Hygiene/ Präventivmedizin/ Umweltmedizin systematisch

UNI-MED

UNI-MED Verlag AG
Bremen - London - Boston

Prof. Dr. Klaus Fiedler
Am Treptower Park 21
12435 Berlin

Prof. Dr. Michael Wilhelm
Ruhr-Universität Bochum
Hygiene-, Sozial- und Umweltmedizin
Universitätsstraße 150
44801 Bochum

unter Mitarbeit von
Dr. Lars Jurzik
Ruhr-Universität Bochum
Hygiene-, Sozial- und Umweltmedizin
Universitätsstraße 150
44801 Bochum

Fiedler, Klaus; Wilhelm, Michael:
Hygiene/Präventivmedizin/Umweltmedizin systematisch/Klaus Fiedler, Michael Wilhelm.-
2. Auflage – Bremen: UNI-MED, 2011
(Klinische Lehrbuchreihe)
ISBN 978-3-8374-1180-5

© 1995, 2011   by UNI-MED Verlag AG, D-28323 Bremen,
International Medical Publishers (London, Boston)
Internet: www.uni-med.de, e-mail: info@uni-med.de

Printed in Germany

UNI-MED. Die beste Medizin.

Die Klinische Lehrbuchreihe des UNI-MED Verlags ist die Lehrbuchreihe zur neuen Approbationsordnung. Die Stoffgebiete werden fächerübergreifend und gegenstandsbezogen in ihrer gesamten medizinischen Breite dargestellt. Klare Systematik und enger Praxisbezug sind die wichtigsten Charakteristika unseres didaktischen Konzepts. Durch die komprimierte Darstellung sind alle Zusammenhänge in Kürze erhassar. Zahlreiche Abbildungen, Schemata und Tabellen sorgen für größtmögliche Übersichtlichkeit. Die Lehrbuchreihe besticht durch ein ebenso ansprechendes wie didaktisch ausgefeiltes Layout.

Die Lehrbücher vermitteln dem Medizinstudenten ärztliche Urteilsbildung und examensgerechte Information, denn sie sind Lehrbücher und Lernbücher zugleich. Auf der Station und in der Ambulanz geben sie dem Kliniker den notwendigen Rückhalt. Aktuelle Standards in Diagnostik und Therapie machen die Bücher für niedergelassene Ärzte zu idealen Nachschlagewerken.

Vorwort und Danksagung

15 Jahre nach Erscheinen der "Hygiene/Umweltmedizin und Präventivmedizin" wird jetzt die zweite Auflage des Buches vorgelegt. Vieles hat sich in den vergangenen Jahren auf dem Gebiet der Hygiene und Umweltmedizin insbesondere durch neue wissenschaftliche Erkenntnisse, wie auch aktuelle Rechtsvorschriften und Empfehlungen geändert. Dem musste Rechnung getragen und der Text an vielen Stellen neu erarbeitet werden.

Aktuelles Wissen auf dem Gebiet der Hygiene und Umweltmedizin ist für den vorbeugenden Gesundheitsschutz nach wie vor unverzichtbar. Die Weltgesundheitsorganisation (WHO) stellte 1998 anlässlich ihres fünfzigjährigen Bestehens fest, dass am Ende des 20. Jahrhunderts weltweit bislang in der Menschheitsgeschichte noch nie erreichte Fortschritte bezüglich Lebensverlängerung und Verbesserung der Lebensqualität erreicht wurden. Hieran hatten Präventionsstrategien und -programme mit maßgeblicher Prägung durch Hygiene (deutsche Tradition) beziehungsweise *Public Health* (angelsächsische Tradition) ganz wesentlichen Anteil.

Doch diese Erfolge waren aufgrund einer Reihe von Entwicklungen bereits in der Vergangenheit gefährdet und sind auch in Zukunft nicht gesichert. Anthropogene Umweltveränderungen, Umweltbelastungen sowie Naturkatastrophen, neue technische Entwicklungen mit vielfach noch nicht bekanntem Risikopotenzial, Ausbrüche wasserbedingter Infektionen durch Trink- und Badewasser, Wiederauftreten alter beziehungsweise Auftreten neuer Krankheitserreger, die nach wie vor hohe Zahl von Krankenhausinfektionen, insbesondere auch durch zunehmende Antibiotika-Resistenz von Krankheitserregern, sind nur einige Aspekte die hier zu nennen sind.

Die Durchsetzung der Prinzipien der Hygiene zur Individualprophylaxe, zur Verhütung und Bekämpfung übertragbarer Krankheiten und zur Schaffung einer gesunden Umwelt kann einen durch Maßnahmen der kurativen Medizin nicht erreichbaren Stand der Gesundheit der Bevölkerung initiieren. Hierzu sind Kenntnisse unter anderem auf dem Gebiet der Lebensmittel- und Ernährungshygiene, des Infektionsschutzes, der Wasser-, Abwasser-, Boden- und Abfallstoffhygiene, der exogenen Krebsnoxen, der Lufthygiene und des Lärmschutzes nicht nur für jeden Arzt unerlässlich. Diese Publikation soll hierzu die erforderlichen Grundlagen vermitteln.

Das Lehrbuch wendet sich vor allem an Studenten der Medizin, Zahnmedizin und anderer Fachrichtungen mit Bezug zur Hygiene und Umweltmedizin sowie Ärzte aller Fachrichtungen, aber auch an sonstige Fachkräfte, die auf dem Gebiet der Hygiene, der Umweltmedizin und des Umweltschutzes tätig sind sowie an interessierte Bürger.

Das für Studium, Prüfung und Berufstätigkeit erforderliche Wissen wurde so konzentriert und aufbereitet, dass der Benutzer bei minimaler Lese- und Lernzeit alle relevanten Informationen aufnehmen kann. Instruktive farbige Abbildungen und Tabellen, welche zum Teil speziell für die Bedürfnisse der studentischen Ausbildung entwickelt wurden, lassen die Problematik auf einen Blick erkennen und aufnehmen. Auch für die Mitarbeiter des öffentlichen Gesundheitswesens ergibt sich die Möglichkeit aktuell benötigte Informationen aus allen Gebieten der Hygiene schnell nachzuschlagen.

Für den Arzt ist der Aspekt des für die Praxis anwendungsbereiten Wissens auf dem Gebiet der Hygiene in mehrfacher Hinsicht entscheidend. So werden 2/3 aller registrierten Todesfälle in der Bundesrepublik Deutschland durch ernährungsabhängige Krankheiten verursacht. Fehler im antimikrobiellen Regime sind mit verantwortlich, dass in Deutschland jährlich circa 150.000 vermeidbare Krankenhausinfektionen auftreten. Eine Vielzahl von Gefahrstoffen in der Umwelt können Gesundheitsstörungen und Erkrankungen hervorrufen.

In den Gesundheitseinrichtungen erscheinen zunehmend Patienten, die wirkliche oder vermeintliche Gesundheitsstörungen und Erkrankungen auf Einwirkungen der Umwelt zurückführen. Diese Publikation soll helfen, die Wahrscheinlichkeit umweltbedingter Einflüsse zu verifizieren und zu erkennen, wann eine weitere Diagnostik in dieser Hinsicht erforderlich ist. Deshalb wurden die Grundbegriffe und Untersuchungsmethoden der Umweltmedizin und der Umwelthygiene sowie die Wohnungshygiene besonders ausführlich behandelt. Risikoeinschätzungen, Grenzwertableitungen sowie häufige klinisch-umweltmedizinische Problemstellungen wie die Amalgamproblematik, Schimmelpilze in Räumen, *Sick-Building*-Syndrom und andere Umweltsyndrome einschließlich Grundlagen der Therapie werden erläutert.

Rechtsvorschriften legen für Ärzte aller Fachrichtungen umfangreiche Verpflichtungen auf dem Gebiet der Hygiene fest, zum Beispiel im Infektionsschutzgesetz hinsichtlich antiepidemischer Maßnahmen, der Meldepflicht und im Chemikaliengesetz zur Meldung von Schadwirkungen. Auch deshalb sollte dieses Buch den Mediziner in der Praxis begleiten.

So erfüllt die vorliegende Publikation drei Funktionen: Studienbegleiter, effektive Prüfungsvorbereitung und Nachschlagewerk für die ärztliche Praxis.

Mitarbeitern des Umweltschutzes können besonders die Kapitel über die Hygiene des Trinkwassers, Abwassers, der Badegewässer und Badeeinrichtungen, des Bodens und der Abfallstoffe, der Lufthygiene sowie über lärmbedingte Gesundheitsgefährdung und die exogenen Krebsnoxen von Nutzen sein.

Für die zweite Auflage wurden zwei zusätzliche Partner von der Ruhr-Universität Bochum gewonnen. Unser Dank gilt der konstruktiven und verständnisvollen Zusammenarbeit mit dem UNI-MED Verlag.

Für die Zukunft wünschen wir uns viele kritische Rückmeldungen, die einer weiteren Qualifizierung des Lehrbuches dienen, und hoffen, dass es sich in der Theorie und Praxis bei hygienischen und umweltmedizinischen Fragestellungen auch künftig bewährt.

Berlin, Bochum im Januar 2011

Klaus Fiedler
Michael Wilhelm

Inhaltsverzeichnis

1. Aufgaben, Ziele und Arbeitsbereiche der Hygiene und Umweltmedizin   22

1.1.   Gesundheitswesen. 24
1.1.1.   Öffentlicher Gesundheitsdienst (ÖGD) 25
1.1.2.   Aufbau des öffentlichen Gesundheitswesens. 25

2. Allgemeine Grundlagen der Verhütung und Bekämpfung von Infektionskrankheiten   28

2.1.   Definitionen 28
2.2.   Rechtsvorschriften (Infektionsschutzgesetz) 29
2.3.   Epidemischer Grundvorgang. 29
2.4.   Stufen des Auftretens übertragbarer Krankheiten und deren Einflussfaktoren. 31
2.4.1.   Einteilung der Stufen 31
2.4.2.   Epidemien und Seuchen. 31
2.4.3.   Extensität und Intensität des Infektionsgeschehens 32
2.4.3.1.   Erreger und Disposition des Organismus 32
2.4.3.2.   Seuchenwanderungen und säkulare Schwankungen 33
2.4.3.3.   Jahreszeit 34
2.4.3.4.   Bedingungen im Territorium. 34
2.5.   Übertragung infektiöser Erkrankungen 34
2.5.1.   Direkte und indirekte Übertragung 34
2.5.2.   Faktoren der Übertragung. 34
2.5.3.   Mechanismen der Aufnahme 35
2.5.4.   Infektketten. 35
2.6.   Maßnahmen zur Verhütung und Bekämpfung übertragbarer Krankheiten 36
2.6.1.   Allgemeine Maßnahmen 36
2.6.2.   Sofortmaßnahmen zur Sicherung des Infektionsschutzes durch alle Ärzte. 36
2.6.2.1.   Übersicht der Sofortmaßnahmen. 36
2.6.2.2.   Befragung des Infektionskranken bzw. -verdächtigen. 37
2.6.2.3.   Meldung an das Gesundheitsamt 37
2.6.3.   Sicherung des Infektionsschutzes bei Ausscheidern von pathogenen Darmbakterien. 40
2.6.4.   Sicherung des Infektionsschutzes durch das Gesundheitsamt beim Auftreten übertragbarer Erkrankungen 42
2.6.4.1.   Epidemiologische Analyse. 42
2.6.4.2.   Allgemeine Maßnahmen 43
2.6.4.3.   Spezielle Maßnahmen 43
2.6.5.   Expositions- und Dispositionsprophylaxe 43
2.7.   Infektionsschutz in Gemeinschaftseinrichtungen 44
2.7.1.   Epidemiologische Bedeutung der Gemeinschaftseinrichtungen 44
2.7.2.   Wichtige Bestimmungen zur Verhütung und Bekämpfung übertragbarer Krankheiten in Gemeinschaftseinrichtungen 44
2.7.2.1.   Erkrankte (und Ausscheider) 44
2.7.2.2.   Belehrung. 45
2.7.3.   Kopflausbefall (Pediculosis capitis) 45
2.8.   Infektionsepidemiologie 47
2.8.1.   Surveillance 47
2.9.   Aufgaben, Strukturen und Zuständigkeiten. 47

3. Krankenhaushygiene – Hygiene in medizinischen Einrichtungen 50

3.1. Definitionen 50
3.2. Rechtsvorschriften/Empfehlungen 51
3.3. Organisation der Krankenhaushygiene 52
3.3.1. Allgemeine Struktur des Hygienemanagements.................................... 52
3.3.2. Krankenhaushygieniker 52
3.3.3. Hygienebeauftragter Arzt 53
3.3.4. Hygienefachkraft bzw. Hygienefachpfleger....................................... 53
3.3.5. Hygienekommission.. 54
3.4. Pathophysiologie und Häufigkeit nosokomialer Infektionen........................ 55
3.4.1. Pathophysiologie 55
3.4.2. Häufigkeit nosokomialer Infektionen.. 55
3.5. Erreger und Surveillance nosokomialer Infektionen 56
3.5.1. Häufigste nosokomiale Infektionen und deren Erreger............................ 56
3.5.2. Surveillance nosokomialer Infektionen 57
3.5.2.1. KISS (Krankenhaus-Infektions-Surveillance-System)............................ 57
3.5.3. Gramnegative Bakterien (Stäbchen)... 59
3.5.4. Grampositive Kokken.. 60
3.5.4.1. MRSA 61
3.5.5. Sporenbildner.. 64
3.5.6. Pilze 64
3.5.6.1. Aspergillose.. 65
3.5.7. Viren... 65
3.5.8. Erregerwandel 66
3.6. Quellen nosokomialer Infektionen.. 67
3.7. Übertragung nosokomialer Infektionen... 68
3.8. Risikofaktoren nosokomialer Infektionen 69
3.9. Maßnahmen zur Verhütung und Bekämpfung nosokomialer Infektionen 70
3.9.1. Standardhygiene.. 70
3.9.1.1. Händehygiene, Handschuhe.. 73
3.9.2. Sanierung von Infektionsquellen.. 75
3.9.3. Beachtung hygienerelevanter Fristen 76
3.9.4. Isolierung 77
3.9.5. Vermeiden der Keimübertragung durch kontaminiertes Wasser 79
3.9.6. Hygienekleidung.. 80
3.9.7. Abfallentsorgung 81
3.9.8. Bauliche Abgrenzung von Risikobereichen 82
3.9.9. Vermeidung der Übertragung pathogener Mikroorganismen durch infizierte Mitarbeiter........ 82
3.9.10. Vermeidung einer Keimübertragung durch und auf die Besucher 83
3.9.11. Reinigungsmaßnahmen, Desinfektion und Sterilisation 83
3.9.12. Maßnahmen bei Ausbrüchen von nosokomialen Infektionen 84

4. Desinfektion, Sterilisation und Entwesung 88

4.1. Definitionen 88
4.2. Rechtsvorschriften.. 89
4.3. Wirksamkeit von Desinfektions- und Sterilisationsverfahren....................... 89

4.4.	Physikalische Desinfektionsverfahren	91
4.4.1.	Thermische Desinfektion	91
4.4.1.1.	Thermische Resistenzstufen	91
4.4.1.2.	Pasteurisieren	91
4.4.1.3.	Abflammen, Ausglühen	91
4.4.1.4.	Verbrennen	92
4.4.1.5.	Kochen mit Wasser	92
4.4.1.6.	Spülen mit heißem Wasser	93
4.4.1.7.	Dampfdesinfektionsverfahren	93
4.4.2.	Chemo-thermisches Desinfektionswaschverfahren	93
4.4.3.	UV-Desinfektion	93
4.4.4.	Entkeimungsfiltration/Sterilfiltration	93
4.5.	Chemische Desinfektion	94
4.5.1.	Allgemeine Anforderungen an chemische Desinfektionsmittel	94
4.5.2.	Wirkstoffgruppen der Desinfektionsmittel	96
4.5.2.1.	Alkohole	96
4.5.2.2.	Aldehyde	97
4.5.2.3.	Phenol und -derivate	99
4.5.2.4.	Oxidantien	99
4.5.2.5.	Halogene	99
4.5.2.6.	Metalle und ihre Salze	100
4.5.2.7.	Guanidine	101
4.5.2.8.	Quartäre Verbindungen (Kationische Tenside)	101
4.5.2.9.	Anionische Tenside	101
4.5.2.10.	Amphotere Tenside (Ampholytseifen)	101
4.5.2.11.	Amine	101
4.5.3.	Desinfektion von Haut, Händen und von Materialien	101
4.5.3.1.	Händedesinfektion	101
4.5.3.2.	Hautdesinfektion	102
4.5.3.3.	Instrumentendesinfektion	102
4.5.3.4.	Flächendesinfektion	103
4.5.3.5.	Desinfektion von Wäsche, Decken, Matratzen	104
4.5.3.6.	Desinfektion von Ausscheidungen	104
4.5.3.7.	Raumluftdesinfektion	105
4.6.	Sterilisationsverfahren	105
4.6.1.	Thermische Sterilisation	105
4.6.1.1.	Heißluftsterilisation	106
4.6.1.2.	Dampfsterilisation (Autoklavierung)	106
4.6.2.	Sterilisation mittels energiereicher Strahlung	108
4.6.3.	Niedertemperaturverfahren	108
4.6.3.1.	Sterilisation mit Ethylenoxidgas (EO;C_2H_4O)	109
4.6.3.2.	Sterilisation mit Formaldehyddampf (CH_2O)	110
4.6.3.3.	Wasserstoffperoxid-Sterilisation	111
4.6.3.4.	Flüssigsterilisation mit Peressigsäure	112
4.6.4.	Qualitätssicherung von Reinigungs- und Desinfektionsprozessen	112
4.6.4.1.	Reinigungs- und Desinfektionsgeräte (RDG)	113
4.6.4.2.	Die Überprüfung der Wirksamkeit der Sterilisationsverfahren	113
4.7.	Entwesung	114
4.7.1.	Definitionen und allgemeine Grundlagen	114
4.7.2.	Wirkstoffgruppen von Schädlingsbekämpfungsmitteln	117

5. Schutzimpfungen/Reisemedizin 120

5.1.	Definition	120
5.2.	Rechtsvorschriften	120
5.3.	Impfstoffe zur aktiven Immunisierung	121
5.3.1.	Lebendimpfstoffe	121
5.3.2.	Totimpfstoffe und Toxoide	122
5.4.	Passive Immunisierung	122
5.5.	Dokumentation von Schutzimpfungen	124
5.6.	Risiken durch Impfen	124
5.7.	Kontraindikationen	125
5.8.	Schutzimpfungen/Reisemedizin	137
5.8.1.	Impfungen für Säuglinge, Kinder und Jugendliche	137
5.8.2.	Standardimpfungen für Erwachsene und Senioren	138
5.9.	Indikations- und Reiseimpfungen	139
5.10.	Impfabstände	143
5.11.	Reisemedizin	143
5.11.1.	Nahtourismus	143
5.11.2.	Ferntourismus	143
5.11.2.1.	Allgemeine hygienische Bedeutung	143
5.11.2.2.	Transport im Flugzeug	144
5.11.2.3.	Zeitverschiebung ("Jet-lag-Syndrom")	144
5.11.2.4.	Klimaeinflüsse	144
5.11.2.5.	Schwimmen und Baden	145
5.11.2.6.	Insekten und übertragbare Krankheiten	145
5.11.2.7.	Gesundheitsgefahren durch Vertebraten	145
5.11.2.8.	Gesundheitsgefährdung durch Nahrungsmittel	146
5.11.2.9.	Malariaprophylaxe	146
5.11.2.10.	Sexuell übertragbare Krankheiten	150
5.11.2.11.	Pesterkrankungen	150
5.12.	Epidemiologie reiseassoziierter infektionsbedingter Erkrankungen	152

6. Grundbegriffe und Untersuchungsmethoden der Umweltmedizin und Umwelthygiene 156

6.1.	Umweltbelastung	156
6.2.	Aufnahme und Ausscheidung von Stoffen (Toxikokinetik)	157
6.2.1.	Aufnahme, Metabolismus, Verteilung	157
6.2.2.	Ausscheidung	158
6.3.	Wirkungen und Wirkungsschwellen	159
6.4.	Risikoeinschätzung und Grenzwertfestlegungen	160
6.4.1.	Grenzwertableitung	161
6.5.	Umweltmedizinische und umwelthygienische Untersuchungsmethoden	162
6.5.1.	Erfassung der Belastung von Personen – Human-Biomonitoring (HBM)	162
6.5.1.1.	HBM-Definitionen	163
6.5.1.2.	Effektmonitoring	164
6.5.2.	Umwelttoxikologische Untersuchungen	164
6.5.3.	Umweltepidemiologische Untersuchungen	165

6.6.   Klinische Umweltmedizin 166
6.6.1.   Aufgaben/Definitionen. 167
6.6.2.   Basis-Elemente der umweltmedizinischen Patientenbetreuung. 168
6.6.2.1.   Inhalt und Technik der umweltmedizinischen Anamneseerhebung 169
6.6.2.2.   Schema für eine umweltmedizinische Befragung. 170
6.6.2.3.   Die körperliche Untersuchung 170
6.6.3.   Ortsbegehung 171
6.6.3.1.   Umwelt-Monitoring 172
6.6.4.   Unkonventionelle Verfahren in der Umweltmedizin 172
6.6.5.   Häufige klinisch-umweltmedizinische Problemstellungen (Umweltsyndrome) 172
6.6.5.1.   Amalgam 172
6.6.5.2.   Schimmelpilze 175
6.6.5.3.   *Multiple Chemical Sensitivity* (MCS) 179
6.6.5.4.   *Idiopathic Environmental Intolerances* (IEI) 179
6.6.5.5.   *Sick Building Syndrome* (SBS) 179
6.6.5.6.   *Chronic Fatigue Syndrome* (CFS) 180
6.6.5.7.   Fibromyalgie 180
6.6.5.8.   Umweltbezogene somatoforme Störung 180
6.6.6.   Umweltmedizinische Ambulanzen. 181
6.6.7.   Meldepflicht für Ärzte gemäß Chemikaliengesetz 181
6.6.8.   Therapie in der Umweltmedizin 183

7.	**Exogene Krebsnoxen**	**186**

7.1.   Definitionen. 186
7.1.1.   Grundlagen. 187
7.2.   Häufigkeit, Trends und allgemeine Ursachen der Kanzerogenese. 190
7.3.   Lebensstilfaktoren 193
7.3.1.   Tabakrauch 193
7.3.2.   Ernährung und Bewegung 197
7.3.3.   UV-Strahlen. 198
7.3.4.   Alkohol 198
7.4.   Chemische Krebsnoxen 198
7.4.1.   Risiken durch die Luft 198
7.4.2.   Risiken durch den Boden 202
7.4.3.   Risiken durch Nahrungsmittel 202
7.4.4.   Kanzerogene in der Natur 207
7.5.   Physikalische Krebsnoxen. 207
7.5.1.   Strahlung 207
7.5.2.   Inhalierbare Mineralfasern. 215
7.6.   Biologische Krebsursachen. 216

8.	**Hygiene des Trinkwassers**	**222**

8.1.   Allgemeines. 222
8.2.   Definitionen. 222
8.3.   Rechtsvorschriften. 223
8.3.1.   Mikrobiologische Parameter. 224
8.3.2.   Bedeutung der mikrobiologischen Parameter/Maßnahmen bei Grenzwertüberschreitung 224
8.3.3.   Chemische Parameter 227
8.3.4.   Aufbereitungsstoffe für Trinkwasser 233
8.3.5.   Pflichten des Wasserversorgungsunternehmens 233
8.3.6.   Natürliche Mineral-, Quell-, Tafel- und Heilwässer 234

8.4.	Wasserkreislauf	236
8.5.	Wasserbilanz der Bundesrepublik Deutschland	237
8.6.	Wasservorkommen	237
8.6.1.	Grundwasser	237
8.6.2.	Quellwasser	239
8.6.3.	Oberflächenwasser	239
8.6.4.	Regenwasser	240
8.6.5.	Meerwasser	240
8.7.	Wasserverbrauch	241
8.8.	Trinkwasserförderung	242
8.8.1.	Allgemeine Prinzipien des Trinkwasserschutzes	242
8.8.1.1.	Eignung eines Trinkwasservorkommens	242
8.8.1.2.	Schutzgebiete und Schutzzonen	243
8.8.2.	Quellfassungen	244
8.8.3.	See- und Talsperrenfassungen	245
8.8.4.	Flusswasserfassungen	245
8.8.5.	Brunnen	245
8.8.5.1.	Allgemeines	245
8.8.5.2.	Schachtbrunnen	245
8.8.5.3.	Bohrbrunnen	246
8.8.6.	Uferfiltration	246
8.8.7.	Grundwasseranreicherung	247
8.8.8.	Zisternen	247
8.9.	Trinkwasseraufbereitung	248
8.9.1.	Allgemeines	248
8.9.2.	Vorklärung	248
8.9.3.	Belüftung, Enteisenung, Entmanganung, Entsäuerung	248
8.9.4.	Flockung und Sedimentation	249
8.9.5.	Filtrierung	249
8.9.6.	Aktivkohlebehandlung	249
8.9.7.	Enthärtung	250
8.9.8.	Kleingeräte zur Aufbereitung von Trinkwasser	250
8.9.9.	Trinkwasserdesinfektion	250
8.9.9.1.	Chlorung	250
8.9.9.2.	Ozonung	252
8.9.9.3.	Desinfektion mit ultravioletten Strahlen	252
8.9.9.4.	Abkochen	253
8.10.	Trinkwasserkonservierung	253
8.11.	Trinkwasserspeicherung und -verteilung	254
8.11.1.	Trinkwasserspeicherung	254
8.11.2.	Trinkwasserverteilung	254
8.12.	Trinkwasserüberwachung	255
8.12.1.	Ortsbesichtigung und Sinnesprüfung	255
8.12.2.	Probenahme	256
8.13.	Chemische Inhaltsstoffe im Trinkwasser	257
8.13.1.	Sulfat	257
8.13.2.	Eisen und Mangan	257
8.13.3.	Wasserhärte	257
8.13.4.	pH-Wert	258

8.13.5.   Chemische Schadstoffe im Trinkwasser 258
8.13.5.1.   Nitrat 258
8.13.5.2.   Fluorid 260
8.13.5.3.   Blei 261
8.13.5.4.   Kupfer 262
8.13.5.5.   Zink 263
8.13.5.6.   Quecksilber 264
8.13.5.7.   Cadmium 264
8.13.5.8.   Aluminium 264
8.13.5.9.   Arsen 265
8.13.5.10.   Nickel 266
8.13.5.11.   Uran 266
8.13.5.12.   Sonstige Wasserschadstoffe 266
8.14.   Übertragung von Infektionen durch Trinkwasser 268
8.14.1.   Wasser und Krankheiten – Globale Betrachtung 268
8.14.2.   Erreger trinkwasserbedingter Infektionen 269
8.14.3.   Wege der Kontaminationen und Infektionen 269
8.14.4.   Die Typhusepidemie 1980 in Jena 270
8.14.5.   Giardien und Kryptosporidien 270
8.14.6.   Cholera 270
8.14.7.   Trinkwasserbedingte Virusinfektionen 271
8.14.8.   Legionellen 271

9.   Hygiene der Badegewässer und Badeeinrichtungen   276
9.1.   Definitionen 276
9.2.   Rechtsvorschriften/Empfehlungen 276
9.3.   Bedeutung der Parameter für Schwimmbeckenwasser und Badebeckenwasser 278
9.3.1.   Mikrobiologische Parameter 278
9.3.2.   Chemische und physikalische Parameter 279
9.4.   Aufbereitungsstoffe von Schwimmbeckenwasser und Badebeckenwasser 280
9.5.   Schwimmbeckenwasser und Badebeckenwasser 281
9.6.   Badegewässer 282
9.6.1.   Kleinbadeteiche 283
9.7.   Spezielle Badeeinrichtungen 284
9.7.1.   Saunatauchbecken 284
9.7.2.   Warmsprudelbecken *(Whirlpools)* 284
9.7.3.   Moorbäder 285
9.8.   Infektionsgefährdung in Schwimmbädern 285

10.   Abwasserhygiene   288
10.1.   Definitionen 288
10.2.   Rechtsvorschriften 288
10.3.   Abwasserarten 290
10.4.   Abwasserbeschaffenheit 291
10.4.1.   Häusliche Abwässer 291
10.4.2.   Industrielle und gewerbliche Abwässer 291
10.4.3.   Krankenhausabwässer 291
10.4.4.   Biochemischer und chemischer Sauerstoffbedarf und Einwohnergleichwert 292
10.5.   Abwasserableitung 292

10.6. Abwasserbehandlung 293
10.6.1. Allgemeines 293
10.6.2. Erste Reinigungsstufe (mechanische Abwasserreinigung) 293
10.6.3. Zweite Reinigungsstufe (biologische Abwasserreinigung) 294
10.6.4. Dritte Reinigungsstufe (chemische Abwasserbehandlung) 294
10.6.5. Schlammbehandlung und -beseitigung. 295
10.6.6. Abwasserdesinfektion. 296
10.6.7. Abwasserbehandlung im ländlichen Bereich 296
10.7. Einfluss von Abwässern auf die Gewässer. 297
10.7.1. Gewässergüte. 297
10.7.1.1. Sauerstoffbedarf/Saprobiensystem 297
10.7.1.2. Gewässergüteklassen 298
10.7.1.3. Eutrophierung 298
10.7.1.4. Chemische Schadstoffe. 299
10.7.1.5. Infektionshygienische Bewertung 299
10.7.1.6. Pharmaka und Hormone im Abwasser 300
10.7.2. Gewässerschutz in der Bundesrepublik Deutschland 300
10.7.2.1. Schutz vor Verunreinigungen. 300
10.7.2.2. Hochwasserschutz 300
10.7.3. Gewässerschutz für die Nord- und Ostsee 301
10.7.3.1. Allgemeines 301
10.7.3.2. Nordsee 303
10.7.3.3. Ostsee (Baltisches Meer). 303
10.7.4. Individuelle Maßnahmen zum Gewässerschutz 303
10.7.4.1. Zusammensetzung der Wasch- und Reinigungsmittel 303
10.7.4.2. Maßnahmen des Gewässerschutzes im Haushalt 305

11. Boden- und Abfallstoffhygiene   308

11.1. Definitionen. 308
11.2. Rechtsvorschriften. 308
11.3. Hygiene des Bodens 311
11.3.1. Bedeutung und biologische Aktivität des Bodens 311
11.3.2. Bodengefährdung 312
11.3.2.1. Eintrag von Nähr- und Schadstoffen 312
11.3.3. Belastungen des Menschen durch Schadstoffe in Böden. 313
11.4. Abfallbeseitigung und -verwertung. 314
11.4.1. Abfallarten, -zusammensetzung und -transport 314
11.4.2. Prinzipien der Abfallbeseitigung und -verwertung 315
11.4.2.1. Thermische Abfallbehandlung. 315
11.4.2.2. Mechanisch-biologische Abfallbehandlung (MBA). 316
11.4.2.3. Bioabfallsammlung, -behandlung und -verwertung 316
11.4.2.4. Chemisch-physikalische Behandlung von gefährlichen Abfällen (CP-Anlagen). 317
11.4.2.5. Beseitigung von gefährlichen Abfällen 317
11.4.2.6. Abfallrecycling 318
11.4.2.7. Abfallexport 320
11.4.2.8. Umweltbewusste Vermeidung und Entsorgung von Abfällen im Haushalt 320
11.4.2.9. Papierverbrauch und Verwertung von Altpapier. 321
11.4.3. Abfallentsorgung in Krankenhäusern und Arztpraxen 322

12. Atmosphärisch bedingte Einflüsse auf die Gesundheit und Umwelt   326

12.1. Definitionen 326

12.2. Klimazonen und Wirkungskomplexe 326

12.3. Biometeorologische Faktoren und Gesundheit 326

12.3.1. Luftdruck 326

12.3.2. Lufttemperatur und -feuchte 327

12.3.3. Sonnenstrahlung 328

12.3.4. Spezielle Wetterlagen 331

12.3.4.1. Föhn 331

12.3.4.2. Hitzewellen 332

12.3.4.3. Atmospheric 332

12.4. Auswirkungen der Wetterlage auf die Immissionssituation 333

12.4.1. Inversion und Smog 333

12.4.2. Wintersmog (London-Smog, Smog vom Reduktionstyp) 334

12.4.3. Sommersmog (Los-Angeles-Smog, Photochemischer Smog, Smog vom Oxidationstyp) 335

12.4.4. Ozon 335

12.4.5. Saurer Regen und Waldschäden 338

12.5. Auswirkungen von Luftverunreinigungen auf die globale Klimasituation 339

12.5.1. Treibhauseffekt 339

12.5.2. Abnahme der Ozonkonzentration (Ozonloch) 343

12.5.3. Gesundheitliche Folgen des Klimawandels 345

13. Lufthygiene   348

13.1. Definitionen 348

13.2. Rechtsvorschriften 348

13.3. Grenzwerte der Lufthygiene 351

13.3.1. Emissionswerte 351

13.3.2. Immissionswerte/MIK-Werte 351

13.3.3. Beurteilungswerte am Arbeitsplatz 355

13.4. Luftzusammensetzung, Hauptverursacher und Verbreitung von Luftverunreinigungen . . . 355

13.4.1. Luftzusammensetzung 355

13.4.2. Hauptverursacher von Luftverunreinigungen 355

13.4.3. Ausbreitung von Luftverunreinigungen 356

13.5. Inkorporation von Luftverunreinigungen 357

13.6. Partikelförmige Luftverunreinigungen 359

13.6.1. Feinstaub 359

13.6.2. Metalle 362

13.6.2.1. Blei (Pb) 362

13.6.2.2. Cadmium (Cd) 364

13.6.2.3. Arsen (As) 364

13.6.2.4. Quecksilber (Hg) 365

13.6.2.5. Nickel (Ni) 365

13.6.3. Asbest 366

13.7. Anorganische Gase und Oxidantien 367

13.7.1. Schwefeldioxid (SO_2) 367

13.7.2. Stickstoffoxide (NO_x) 370

13.7.3. Kohlenmonoxid (CO) 371

13.7.4. Ozon (O_3) und andere Oxidantien 372

13.8. Organische Verbindungen 374
13.8.1. Polyzyklische aromatische Kohlenwasserstoffe (PAH, PAK). 374
13.8.2. Benzol (C_6H_6) 376
13.8.3. Halogenierte organische Verbindungen 376
13.8.3.1. Dioxine und Furane (PCDD und PCDF) 376
13.8.3.2. Pentachlorphenol (PCP) 379
13.8.3.3. Polychlorierte Biphenyle (PCB). 380
13.8.3.4. Fluorchlorkohlenwasserstoffe (FCKW). 381
13.8.3.5. Perchlorethylen (PER, Tetrachlorethylen). 382
13.8.3.6. Chlorchemie und -chemieunfälle 383
13.9. Belebte Verunreinigungen in der Luft 384
13.10. Maßnahmen zur Luftreinhaltung. 385
13.10.1. Globale Maßnahmen. 385
13.10.2. Anlagenbezogene Maßnahmen 386
13.10.2.1. Allgemeines 386
13.10.2.2. Industrie- und gewerbliche Anlagen 386
13.10.2.3. Verkehr 388
13.10.2.4. Hausbrand. 389
13.10.3. Stoffbezogene Maßnahmen 390
13.10.4. Gebietsbezogene Maßnahmen 390
13.10.5. Maßnahmen der Bürger 390
13.10.6. Einsatz erneuerbarer Energien. 390

14. Lärmbedingte Gesundheitsgefährdung 396
14.1. Definitionen. 396
14.2. Rechtsvorschriften. 396
14.3. Messung des Schalldruckpegels. 398
14.4. Lärmquellen und Schallschutzmaßnahmen. 399
14.4.1. Allgemeines 399
14.4.2. Straßenverkehr 401
14.4.3. Fluglärm. 405
14.4.4. Lärmemissionen durch Aktivitäten in Wohnungen 405
14.5. Lärmwirkungen 406
14.5.1. Allgemeines 406
14.5.2. Gehörschäden (aurale Lärmwirkungen) 407
14.5.3. Herz-Kreislauf-Erkrankungen 409
14.5.4. Schlafstörungen 410
14.5.5. Weitere Wirkungen 410
14.5.6. Infraschall. 411

15. Wohnungshygiene 414
15.1. Definition 414
15.2. Rechtsvorschriften/Empfehlungen 414
15.2.1. PCP. 415
15.2.2. PCB. 415
15.3. Raumklima und Behaglichkeit. 416
15.3.1. Raumklimaparameter 416
15.3.1.1. Allgemeines 416
15.3.1.2. Raumklima und Behaglichkeit 417
15.3.1.3. Luftfeuchtigkeit. 418

15.3.2.   Technische Maßnahmen zur Veränderung der Raumklimaparameter 419
15.3.2.1. Heizung 419
15.3.2.2. Lüftung 420
15.3.3.   Einfluss des Raumklimas auf die Gesundheit 421
15.4.   Innenraumluftqualität 421
15.4.1.   Allgemeines 421
15.4.2.   Der Einfluss der Außenluft... 422
15.4.3.   Der Mensch und seine Aktivitäten 422
15.4.4.   Ausstattungsmaterialien und Einrichtungsgegenstände..................................... 424
15.4.4.1. Formaldehyd 424
15.4.4.2. Flüchtige organische Verbindungen 425
15.4.4.3. Holzschutzmittel 427
15.4.4.4. Schwebstaub 428
15.4.4.5. Innen/Außen-Verhältnis von Luftverunreinigungen 428
15.4.5.   Mikrobiologische Raumluftkontamination 429
15.4.5.1. MVOC *(microbial volatile organic compounds)*.. 430
15.4.5.2. Wachstum von Schimmelpilzen im Innenraum 430
15.4.5.3. Untersuchung einer Wohnung auf Schimmelpilzbelastung 431
15.4.5.4. Sanierung.. 432
15.5.   Nichtionisierende elektromagnetische Felder.. 432
15.5.1.   Elektrostatische Gleichfelder 432
15.5.2.   Luftionen 433
15.5.3.   Magnetische Gleichfelder 433
15.5.4.   Niederfrequente Wechselfelder 433
15.5.4.1. Niederfrequente elektrische und magnetische Wechselfelder.............................. 434
15.5.4.2. Gesundheitliche Wirkungen von niederfrequenten elektrischen und magnetischen Feldern.......... 435
15.5.5.   Hochfrequente elektromagnetische Felder 436
15.5.5.1. Mobilfunk – GSM und UMTS 437
15.5.5.2. Schnurlose Festnetztelefone.. 437
15.5.5.3. *Bluetooth* und *Wireless Local Area Networks* (WLAN).. 438
15.5.5.4. Gesundheitliche Wirkungen hochfrequenter elektromagnetischer Felder 438
15.5.6.   Zusammenfassende Beurteilung des Gefährdungspotentials 439
15.6.   *Sick Building Syndrome* und *Building Related Illness* 441
15.7.   Hygiene der Heimtierhaltung 442

16.   Lebensmittel- und Ernährungshygiene   446
16.1.   Definitionen... 446
16.2.   Rechtsvorschriften.. 447
16.3.   Energiebedarf und Nährstoffe... 451
16.3.1.   Energiebedarf... 452
16.3.2.   Nährstoffe 452
16.3.2.1. Eiweiß 452
16.3.2.2. Fett... 454
16.3.2.3. Kohlenhydrate/Ballaststoffe 455
16.3.2.4. Vitamine 456
16.3.2.5. Mineralstoffe/Spurenelemente 460
16.4.   Hygienische Beurteilung der Grundlebensmittel und daraus hergestellter Produkte 462
16.4.1.   Tierische Lebensmittel 462
16.4.1.1. Fleisch und Fleischprodukte 462
16.4.1.2. Fisch und Fischprodukte 462
16.4.1.3. Eier 463
16.4.1.4. Milch 463

16.4.2.   Pflanzliche Lebensmittel 464
16.4.3.   Getränke 464
16.4.3.1. Alkoholfreie Getränke 464
16.4.3.2. Alkoholische Getränke 465
16.5.   Fremdstoffe in Lebensmitteln 466
16.5.1.   Lebensmittelzusatzstoffe 466
16.5.2.   Stoffe mit pharmakologischer Wirkung/Tierarzneimittel 467
16.5.3.   Kontaminanten (Umweltchemikalien) 468
16.5.3.1. Anorganische Kontaminanten (Schwermetalle, Metalle, Metalloide) 469
16.5.3.2. Persistente organische Schadstoffe 471
16.5.3.3. Bei der Herstellung gebildete Kontaminanten 473
16.5.3.4. Pflanzenschutzmittel 473
16.5.3.5. Bisphenol A 473
16.6.   Lebensmittelverderb 474
16.6.1.   Definitionen 474
16.6.2.   Mikrobieller Verderb 475
16.6.2.1. Innere Faktoren des Lebensmittels (intrinsic factors) 475
16.6.2.2. Äußere Faktoren (extrinsic factors) 476
16.6.3.   Nichtmikrobieller Verderb von Lebensmitteln 476
16.7.   Hygiene der Gemeinschaftsverpflegung 477
16.7.1.   Allgemeines 477
16.7.2.   Bau und Einrichtung von Gemeinschaftsküchen 477
16.7.3.   Produktion 478
16.7.4.   Personal 478
16.8.   Haltbarmachen von Lebensmitteln 479
16.8.1.   Allgemeines 479
16.8.2.   Thermische Verfahren 479
16.8.3.   Wasserentzug 480
16.8.4.   Bestrahlung 480
16.8.5.   Chemische Verfahren 481
16.9.   Grundprinzipien der gesunden Ernährung 483
16.10.   Durch Lebensmittel übertragene bakterielle Infektionen, Toxi-Infektionen und
           Intoxikationen 484
16.10.1.   Definitionen 484
16.10.2.   Infektionen 485
16.10.2.1. Typhus und Paratyphus (Salmonella typhi und Salmonella paratyphi A, B, C) 485
16.10.2.2. Yersinia enterocolitica 486
16.10.2.3. Campylobacter jejuni/coli 486
16.10.2.4. Brucellen 487
16.10.2.5. Listeria monocytogenes 487
16.10.3.   Toxi-Infektionen 488
16.10.3.1. Enteritissalmonellen, Salmonellose, Salmonella-Enteritidis 488
16.10.3.2. Shigellen 490
16.10.3.3. Escherichia coli 491
16.10.3.4. Cholera-Vibrionen 492
16.10.3.5. Vibrio parahaemolyticus 492
16.10.4.   Lebensmittelintoxikationen 493
16.10.4.1. Staphylococcus-aureus-Intoxikationen 493
16.10.4.2. Intoxikationen durch Clostridium botulinum 493

16.10.5.   Lebensmittelvergiftungen durch massive mikrobielle Verunreinigungen 495
16.10.5.1. *Clostridium perfringens* 495
16.10.5.2. Streptokokken 495
16.10.5.3. *Bacillus cereus* 495
16.10.5.4. "Unspezifische" Lebensmittelvergiftungen 495
16.11.   Durch Lebensmittel übertragene virale Infektionen und BSE 496
16.11.1.   Hepatitis infectiosa (Hepatitis A) 496
16.11.2.   Norovirus-Gastroenteritis 496
16.11.3.   Rotaviren 497
16.11.4.   Bovine spongiforme Encephalopathie (BSE).. 498
16.12.   Von Lebensmitteln übertragene Infektionen durch Protozoen 498
16.12.1.   *Toxoplasma gondii* 498
16.12.2.   *Entamoeba histolytica* 499
16.13.   Von Lebensmitteln übertragene Infektionen und Infestationen durch Helminthen........ 499
16.13.1.   Nematoden (Fadenwürmer) 499
16.13.1.1. Ascaridiasis *(Ascaris lumbricoides hominis,* Spulwurm).. 499
16.13.1.2. Trichinose *(Trichinella spiralis)* 500
16.13.1.3. Anisakis (Heringswurm) 500
16.13.2.   Zestoden (Bandwürmer) 500
16.13.2.1. *Taenia saginata* (Rinderfinnenbandwurm).. 500
16.13.2.2. *Taenia solium* (Schweinefinnenbandwurm) 501
16.13.2.3. *Diphyllobothrium latum* (Fischbandwurm).. 501
16.13.2.4. *Echinococcus multilocularis* (Kleiner Fuchsbandwurm) 501
16.14.   Sonstige Lebensmittelvergiftungen 503
16.14.1.   Mykotoxine 503
16.14.2.   Pilzvergiftungen 504
16.14.3.   Fisch- und Muschelvergiftungen.. 505
16.14.4.   Natürliche Toxine höherer Pflanzen.. 506
16.14.5.   Chemische Umweltkontaminanten 506
16.15.   Gesundheitsschäden durch fehlerhafte Zusammensetzung der Nahrung.................. 507
16.15.1.   Allgemeines 507
16.15.2.   Unterernährung 508
16.15.3.   Erkrankung durch Imbalancen der Nährstoffaufnahme 508
16.15.3.1. Herz-Kreislauf-Erkrankungen 508
16.15.3.2. Malignome 509
16.15.3.3. Adipositas 509
16.15.3.4. Alkoholbedingte Erkrankungen... 516
16.15.3.5. Karies... 517
16.15.3.6. Sonstige Erkrankungen.. 517
16.16.   Gentechnisch veränderte Lebensmittel... 520
16.17.   Muttermilch 520

Index   524

Aufgaben, Ziele und Arbeitsbereiche der Hygiene und Umweltmedizin

1. Aufgaben, Ziele und Arbeitsbereiche der Hygiene und Umweltmedizin

Das Fach **Hygiene** und **Umweltmedizin** ist die medizinische Disziplin, welche in enger Zusammenarbeit mit anderen wissenschaftlichen Fachgebieten

- die Wechselbeziehungen zwischen Mensch und belebter sowie unbelebter Umwelt, insbesondere den Einfluss der Umwelt auf die Gesundheit untersucht, diesen aus ärztlicher Sicht wertet und
- wissenschaftlich begründete Kriterien, Anforderungen (Normen, Bedingungen, Standards/Grenzwerte) und Maßnahmen für den Umweltzustand sowie für das kollektive und individuelle Verhalten erarbeitet (☞ Abb. 1.1) deren Ziel die **primäre Prävention** ist, d.h. negative Umwelteinflüsse zu vermeiden und positive Umwelteinflüsse zu nutzen, um
- Gesundheitsstörungen und Krankheiten zu verhüten und zu bekämpfen sowie
- das Wohlbefinden und die Lebensqualität der Menschen zu erhalten bzw. zu steigern

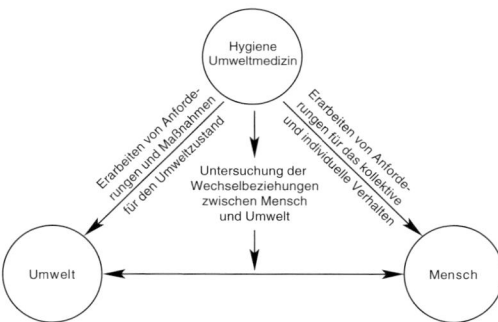

Abb. 1.1: Aufgaben von Hygiene und Umweltmedizin.

Die Weltgesundheitsorganisation (WHO) stellte anlässlich ihres 50-jährigen Bestehens fest, dass am Ende des 20. Jahrhunderts weltweit bislang in der Menschheitsgeschichte noch nie erreichte Fortschritte hinsichtlich **Lebenszeitverlängerung** und **Verbesserung der Lebensqualität** erzielt wurden. Dies beruht auf:

- der sozio-ökonomischen Entwicklung

- der Sicherung der Versorgung mit Wasser einwandfreier Qualität
- der gesicherten Entsorgung von Abfall und Abwasser
- der persönlichen Hygiene
- der Verbesserung der Gesundheitsversorgungsstrukturen

Nach den *Centers for Disease Control and Prevention* (CDC) der USA beruht die Verlängerung der Lebenserwartung der vergangenen hundert Jahre im Wesentlichen auf erfolgreichen **Präventionsstrategien**, während die kurative Medizin nur wenig Anteile daran hat.

Hygiene und Umweltmedizin ist ein **präventivmedizinisches Fachgebiet** mit dem Schwerpunkt in der **Primärprävention**. Wir unterscheiden:

▶ Primärprävention

Das Ziel der Primärprävention ist die **Verringerung der Inzidenz von Krankheiten.** Die Konzepte umfassen u.a. Vermeiden negativer und Nutzen positiver Einflüsse sowie Ausschalten/Minimierung von Krankheitsursachen (z.B. von Infektionskrankheiten durch **Impfen, Hygieneverhalten** wie **Händehygiene, Sterilisation von OP-Besteck, Erhitzen von Lebensmitteln,** durch **Expositionsprophylaxe** wie Vermeidung von *"needle sharing"* und Förderung der Kondombenutzung zur **AIDS Prävention, Chemoprophylaxe** wie Einnahme von "Malariamitteln" bei Reise in Malaria-Endemiegebiete oder Neuraminidasehemmer bei Influenzakontakt; von Durchfallerkrankungen durch **Lebensmittel-** und **Wasserhygiene, reisemedizinische Beratung;** von Atemwegserkrankungen durch **Lufthygiene; Krebsprävention** durch Vermeidung von **Nikotinabusus,** Minimierung der Belastung gegenüber **polyzyklischen aromatischen Kohlenwasserstoffen,** gegenüber **UV-Exposition,** Einhaltung einer **adäquaten Ernährung, persönliche Hygiene,** z.B. wichtig in der Prävention des **Zervixkarzinoms;** Erfassung der **Schadstoffbelastung** durch **Human-Biomonitoring-Untersuchungen;** Erfassung von **Infektionskrankheiten durch Meldepflicht und Surveillance).** Die Primärprävention setzt also **vor dem**

Eintreten einer Krankheit an und richtet sich an Gesunde bzw. Personen ohne Symptomatik.

▶ Sekundärprävention

Das Ziel der Sekundärprävention ist die Eindämmung der Progredienz oder Chronifizierung von Krankheiten. Die Konzepte umfassen Screening von **Risikogruppen** (Stoffwechsel-Screening, **Human-Biomonitoring-Untersuchungen**), rasche und effiziente **Kontrolle von Seuchen** (z.B. Einsatz des Influenza-Pandemieplanes des Robert Koch-Institutes, des Vogelgrippe-Epidemie-Planes, im Krankenhaus *Surveillance* nosokomialer **Infektionen** und Maßnahmen bei gehäuftem Auftreten derselben: **Ausbruchmanagement**), Krankheitsfrüherkennung (z.B. durch Vorsorgeuntersuchung, "Gesundheits-Check-up") und deren Behandlung. Die Sekundärprävention setzt also **in Frühstadien einer Krankheit bzw. Belastung an** und richtet sich an Akutpatienten und Betroffene bzw. **Exponierte.**

▶ Tertiärprävention

Das Ziel der Tertiärprävention ist die Verhütung des Fortschreitens von Krankheiten und von Rezidiven und richtet sich hauptsächlich an chronisch Kranke und Rehabilitanden.

Hygiene und Umweltmedizin ist ein **Fachgebiet,** das sich auch der **Gesundheitsförderung** widmet. Während Prävention von Krankheiten und deren Vermeidbarkeit ausgeht, geht es bei der Gesundheitsförderung um **die Verbesserung der Lebensbedingungen** und die **Steigerung des Wohlbefindens. Umweltfaktoren** spielen für die **Gesundheitsförderung** eine wichtige Rolle, beispielsweise durch **Verbesserung der Luft-, Wasser- und Wohnqualität.** Wichtige Kernstrategien sind z.B. bekannte Programme zu Gesundheit und Umwelt, zu gesunden Städten oder zu gesundem Wohnen. Die Schaffung und der Zugang zu umweltmedizinischen Leistungen, Beratungen und Netzwerken zählen ebenfalls dazu. Gesundheitsfördernde Faktoren des **Lebensstils** umfassen u.a. **gesunde Ernährung** und Stillempfehlungen (Fragen der Schadstoffbelastung von Muttermilch).

Mit der **Approbationsordnung für Ärzte vom 27.6.2002** wurden formal neue Strukturen der Fächer geschaffen, die Bedeutung der Arbeitsbereiche des Faches Hygiene und Umweltmedizin ist an verschiedenen Stellen hervorgehoben. Inhalt des Zweiten Abschnitts der Prüfung ist u.a. der Nachweis darüber,

- dass die Grundlagen und Grundkenntnisse der **Gesundheitsförderung und Prävention** beherrscht werden
- die Einflüsse von Familie, Gesellschaft und **Umwelt auf die Gesundheit** bewertet werden können.

Benotete Leistungsnachweise sind zu erbringen

- in dem Fach Hygiene, Mikrobiologie und Virologie
- in dem Querschnittsbereich Klinische Umweltmedizin
- in dem Querschnittsbereich Prävention, Gesundheitsförderung
- sowie optional in dem Wahlfach Hygiene und Umweltmedizin.

Der Prüfungsstoff des Zweiten Abschnitts der Ärztliche Prüfung umfasst gemäß Approbationsordnung u.a. Grundzüge der Allgemein-, Krankenhaus- und Seuchenhygiene sowie individuelle, epidemiologische und sozialmedizinische Aspekte der Krankheitsentstehung und -verhütung, Öffentliche Gesundheitspflege/*Public Health.*

Folgende **Teildisziplinen** können unterschieden werden:

- Umwelthygiene und präventive (bevölkerungsbezogene) Umweltmedizin
- Infektionsprävention und Krankenhaushygiene/Praxishygiene
- Klinische Umweltmedizin

Die **Umwelthygiene** und **präventive Umweltmedizin** befasst sich mit den Wechselbeziehungen zwischen der Umwelt und der Bevölkerung bzw. bestimmten Bevölkerungsgruppen. Wichtig ist, dass das Fachgebiet Hygiene und Umweltmedizin sich mit biologischen (Infektionserregern u.a.), chemischen (Umweltschadstoffe synonym wird auch der Begriff Fremdstoffe verwendet) und physikalischen Schadfaktoren (Lärm, Strahlung u.a.) der Umwelt befasst. Es lassen sich einzelne Arbeitsbereiche wie Lebensmittel-, Wasser-, Abwasser-, Boden-, Abfallstoff-, Luft- und Städtebauhygiene unterscheiden. Hierzu gehören auch Grundlagen der **Umwelttoxikologie**, die Bedeutung von Grenzwerten, die gesundheitlichen Auswirkungen von Schadstoffen sowie prophylaktische Maßnahmen.

Ziel der allgemeinen **Infektionsprävention** ist die Verhütung, Überwachung und Kontrolle von Infektionen (Einzelerkrankungen und Häufungen). Dabei befasst sich die **Krankenhaus- bzw. Praxishygiene** besonders mit dem Schutz von Patienten sowie medizinischem Personal vor Infektionen. **Immunprophylaxe** (Impfungen) und **Reisemedizin** stellen weitere wichtige Säulen der Infektionsprävention dar.

In den letzten 20 Jahren hat sich die **klinische Umweltmedizin** zu einem neuen ärztlichen Tätigkeitsfeld entwickelt. Die Umweltmedizin steht in enger Beziehung zur Hygiene und Arbeitsmedizin. Darüber hinaus übernahm sie Methoden sowie einzelne Aufgabenbereiche der Epidemiologie, Sozialmedizin und Toxikologie, aber auch der Klinischen Chemie, Pathologie, Rechtsmedizin sowie klinischer Fächer (Dermatologie, Allergologie, Pulmonologie u.a.) und führte sie zu einem eigenen Aufgabengebiet (Querschnittsfach) zusammen. Der Fokus des Gebietes der klinischen Umweltmedizin sollte auf der individualmedizinischen Versorgung von Patienten mit umweltassoziierten Erkrankungen liegen. Aber nach vielen Jahren klinischer Umweltmedizin zeigt sich, dass dieser Ansatz nicht zielführend ist. Nicht nur Patienten, sondern auch Gesunde, einzelne Bevölkerungsgruppen, Bürger/Betroffene oder bestimmte Risikogruppen suchen nämlich Rat zu gesundheitlichen Risiken aus der Umwelt. Eine strenge Trennung in klinische und bevölkerungsbezogene Umweltmedizin erscheint nicht möglich und auch nicht sinnvoll.

Zur **Individualhygiene** gehören die Hygiene der Ernährung und Nahrung, Körperpflege und Kleidung, aus dem Infektionsschutz die Expositions- und Dispositionsprophylaxe, Infektionsrisiken bei Freizeit, Sport und Reisen. Es liegt auf der Hand, dass sich die Umwelthygiene nicht streng von der Individualhygiene trennen lässt und das individuelle Verhalten des Einzelnen vielfach die Umwelthygiene beeinflusst. Es wurde keine Unterteilung der Kapitel in Umwelt- und Individualhygiene vorgenommen, die Abhandlung erfolgt nach den einzelnen Arbeitsbereichen der Hygiene.

Die **Sozialhygiene,** welche sich mit den Wechselbeziehungen zwischen der Gesundheit und dem sozialen Umfeld beschäftigt, wird hier nicht behandelt. Diese hygienische Teildisziplin ist in dem

Buch "Sozialmedizin", die **Arbeitshygiene** in der Publikation "Arbeitsmedizin" des UNI-MED Verlages enthalten.

Die epidemiologische Untersuchungsmethodik ist dem Buch "Sozialmedizin" zu entnehmen.

Merke:

Die **Hygiene und Umweltmedizin** untersucht die Wechselbeziehungen zwischen Mensch und Umwelt (biologische, chemische und physikalische Faktoren) und erarbeitet hygienische Anforderungen und Maßnahmen, deren Durchsetzung Gesundheitsstörungen und Krankheiten verhüten (**Prävention**) und das Wohlbefinden und die Leistungsfähigkeit der Menschen erhalten und steigern soll (**Gesundheitsförderung**).

Der **starke Rückgang in der Morbidität und Mortalität** in den letzten 200 Jahren in Europa ist im Wesentlichen durch Präventionsstrategien und dadurch erzielte Senkung der Infektionskrankheiten infolge Verbesserung der Ernährung, der Hygienebedingungen (z.B. Wasserversorgung und Abwasserbeseitigung) und der Maßnahmen des Infektionsschutzes erreicht worden.

Die Optimierung des persönlichen individuellen Verhaltens, eine gesunde Ernährung sowie die hygienische Gestaltung der Umwelt können die weitaus meisten Gesundheitsstörungen und Erkrankungen verhindern. Die Kenntnis der Einflussfaktoren und ihrer Wirkungen auf den Menschen, das Bestreben, negative Einflüsse zu vermeiden bzw. zu beseitigen und positive zu nutzen, ist daher von entscheidender individueller und gesamtgesellschaftlicher Bedeutung.

1.1. Gesundheitswesen

Das **Gesundheitswesen** (GW) ist ein übergeordneter Begriff und umfasst alle sowohl die staatlichen und kommunalen als auch die privaten Einrichtungen, Organisationen und Personen, die der Erhaltung, Förderung und Wiederherstellung der Gesundheit aber auch der Abwehr von Gefahren für die Gesundheit des Menschen dienen. Dazu gehören freiberufliche oder angestellte Ärzte, Apotheker, Angehörige sonstiger Medizinalberufe, Krankenhäuser, Kureinrichtungen, Apotheken,

Hilfsorganisationen, Heilberufskammern, Ausbildungsstätten für Heilberufe, Gesundheitsvereine, Selbsthilfegruppen usw.. Davon unterschieden wird das **öffentliche Gesundheitswesen (ÖGW)**. Dazu gehören alle Bereiche des GW, die der öffentlichen Hand, d.h. dem Staat und den kommunalen Gebietskörperschaften, unterstehen. Ferner werden alle Einrichtungen der Körperschaften und Anstalten des öffentlichen Rechts, die mit der Gesundheit befasst sind dazu gerechnet. Als Beispiele sind die Krankenhäuser in öffentlicher Trägerschaft (z.B. Universitätskliniken, kommunale Krankenhäuser), ärztlicher Dienst und Einrichtungen der Sozialversicherungsträger und der Versorgungsverwaltung, der Sanitätsdienst der Bundeswehr und nicht zuletzt auch der Öffentliche Gesundheitsdienst zu nennen.

1.1.1. Öffentlicher Gesundheitsdienst (ÖGD)

Neben der ambulanten und der stationären ärztlichen Versorgung ist der ÖGD die "dritte Säule" in der Gesundheitsversorgung der Bevölkerung und nimmt öffentlich-rechtliche Aufgaben wahr. Finanziert wird der ÖGD durch den Staat und öffentliche Träger. Ihm obliegen zahlreiche und vielfältige Aufgaben:

- **Seuchenhygiene und Gesundheitsschutz** (Schutz der Bevölkerung vor der Verbreitung von AIDS durch Aufklärung und kostenloser Antikörpertests; Impfwesen, Krankenhaushygiene)

- **Umwelthygiene und Toxikologie** (Umwelthygiene, Umweltschutz, Trinkwasserhygiene, Abfallhygiene)

- **Gesundheitsförderung und Gesundheitsvorsorge** (Gesundheitserziehung, Mütterberatung, Beratung von Kindergärten, Schulen, Heimen, etc.)

- **Jugendgesundheitspflege** (Gesundheitsversorgung von Kindern und Jugendlichen, Untersuchung der Berufsanfänger, Schulgesundheitspflege, Jugendzahnpflege)

- **Sozialmedizinischer Dienst** (Personen die wegen Krankheit oder Behinderung Hilfe bedürfen sollen beraten bzw. die Hilfe auch direkt gewährt werden)

- **Amtsärztlicher Dienst und gutachterliche Aufgaben** (Untersuchung durch den Amtsarzt, Tätigkeit als ärztlicher Sachverständiger in Straf- oder Zivilprozessen, Beratung im Bereich Seuchen- und Umwelthygiene)

- **Gesundheitsberichterstattung und Epidemiologie** (zunehmend bedeutend ist die Aufgabe des Sammeln, Verknüpfen und Auswerten von vorhandenen gesundheitsbezogenen Daten, um den Kenntnisstand über die gesundheitliche Lage der Bevölkerung zu verbessern)

1.1.2. Aufbau des öffentlichen Gesundheitswesens

In der Bundesrepublik Deutschland sind die Bundes-, die Landes- und die kommunale Ebene an der Gestaltung der öffentlichen Gesundheit beteiligt. Die kommunale Struktur der Gesundheitsämter prägt das Erscheinungsbild und die Praxis des ÖGD. An erster Stelle des Bundes-ÖGD steht das **Bundesministerium für Gesundheit (BMG)**. Folgende Bundesbehörden sind zusätzlich am Bundes-ÖGD beteiligt:

- Bundesinstitut für Arzneimittel und Medizinprodukte
- Robert Koch-Institut (RKI)
- Bundesinstitut für Risikobewertung
- Bundesinstitut für Verbraucherschutz und Lebensmittelsicherheit
- Bundesinstitut für gesundheitliche Aufklärung
- Deutsches Institut für medizinische Dokumentation und Information
- Bundesamt für Sera und Impfstoffe (Paul-Ehrlich-Institut)

Die Aufgaben des Bundes-ÖGD sind vielfältig und reichen von der Gesetzgebungsvorbereitung und -umsetzung über Zulassung, Qualitätssicherung von Seren und Impfstoffen bis hin zur gesundheitlichen Aufklärung und zur medizinischen Dokumentation und Information.

Demgegenüber stehen die Aufgaben des öffentlichen Gesundheitsdienstes der Länder. Dazu zählen die Umsetzung der Bundesgesetzgebung, die Krankenhausplanung sowie die eigenen Gesetze und Maßnahmen auf Länderebene (z.B. Aufklärungsprojekte und Gesundheitsberichterstattung). Der ÖGD in den Ländern ist dreistufig organisiert:

- Gesundheits- oder Sozialministerium
- Regierungspräsidium als mittlere Instanz
- die Städte und Landkreise als untere Verwal-
  tungsebene

Allgemeine Grundlagen der Verhütung und Bekämpfung von Infektionskrankheiten

2. Allgemeine Grundlagen der Verhütung und Bekämpfung von Infektionskrankheiten

2.1. Definitionen

Ein **Krankheitserreger** ist ein vermehrungsfähiges Agens (Virus, Bakterium, Pilz, Parasit) oder ein sonstiges biologisches transmissibles Agens (z.B. mit humanen spongiformen Enzephalopathien assoziiertes Agens), das beim Menschen eine Infektion oder übertragbare Krankheit verursachen kann. Die Definition gilt nur für Erkrankungen gesunder, nicht abwehrgeschwächter Menschen.

Eine **Infektion** ist die Aufnahme eines Krankheitserregers und seine nachfolgende Entwicklung, Vermehrung im menschlichen Organismus. Es muss nicht zwingend damit auch eine Krankheit ausbrechen. **Infektionen** können alle Verläufe von einer subklinischen (abortiven) bis zur voll ausgeprägten Infektionskrankheit zeigen, aber auch ohne Krankheitssymptome (inapparent) verlaufen.

Eine **übertragbare Krankheit** ist eine durch Krankheitserreger oder deren toxische Produkte, die unmittelbar oder mittelbar auf den Menschen übertragen werden, verursachte Krankheit. Die Übertragungswege können also vielfältig sein (Mensch zu Mensch, Tier zu Mensch, Trinkwasser zu Mensch u.a.).

Kolonisation bezeichnet eine Besiedlung der Haut mit Mikroorganismen ohne klinische Zeichen einer Infektion sowie meist ohne Auslösung einer Immunantwort.

Sind Gegenstände, Lebensmittel, Wasser, Luft, Boden oder auch Makroorganismen, ohne dass eine Vermehrung stattfindet, mit Erregern behaftet, spricht man von einer **Kontamination.**

Virulenz ist definiert als die Fähigkeit des Erregers, während der Infektion krankheitsauslösend zu wirken. Virulenz ist damit ein Maß für die Wahrscheinlichkeit mit der ein Erreger eine Infektion verursachen kann.

Pathogenität ist die Fähigkeit eines Erregers, in einem Makroorganismus Krankheit zu erzeugen.

Die **Inkubationszeit** ist der Zeitraum zwischen Eintritt der Infektion und dem Auftreten der ersten Krankheitssymptome (Inkubationszeiten wichtiger übertragbarer Krankheiten ☞ Tab. 2.1). Die **infektiöse Periode** ist der Zeitraum, in dem die infizierte Person die Infektion auf andere übertragen kann. Die **Latenzperiode** umfasst die Zeitspanne von der Infektion bis zum Beginn der infektiösen Periode.

Infektionsquelle ist der Ausgangspunkt, von dem die Infektion herrührt, z.B. infizierte Personen oder Tiere, aber auch Materialien in der Umwelt. Ein **Reservoir** stellt eine ökologische Nische dar, in der sich der Erreger vermehren kann. Man spricht von einem primären Reservoir bei infizierten Lebewesen, die in den typischen Verbreitungsgebieten einer Krankheit ständig als Reservoir dienen (z.B. Wildtiere bei Tollwut). In besonderen Fällen besteht ein primäres Erregerreservoir auch außerhalb von Makroorganismen (z.B. Legionellen im Wasser, Tetanus- und Gasbrandsporen in Staub und Erde). **Zoonosen** sind Infektionen, die von Tieren auf den Menschen übertragen werden. **Vektoren** sind wirbellose Tiere, die Infektionen von infizierten Tieren oder Menschen aufnehmen und dann auf den Menschen weiter übertragen (z.B. Malaria durch die Anophelesmücke).

Die meisten **Infektionskrankheiten** sind kontagiös (ansteckungsfähig), d.h. die Erreger werden ausgeschieden und können auf andere Individuen übertragen werden. Nichtkontagiös ist dagegen eine Erkrankung, wenn der Erreger im Körper verbleibt (z.B. beim Tetanus oder bei der Sepsis) bzw. erst durch einen biologischen Vektor (Zwischenwirt) übertragen werden kann.

Nach § 2 IfSG (Infektionsschutzgesetz) sind Personen hinsichtlich übertragbarer Krankheiten wie folgt definiert:	
Kranker	Erkrankung medizinisch-diagnostisch sicher nachgewiesen
Krankheits-verdächtiger	Symptome, Röntgen-befund, Tuberkulintest o.ä. lassen eine Erkrankung vermuten
Ansteckungs-verdächtiger	Aufnahme von Krankheitserregern vermutet, ohne krank, krankheitsverdächtig oder Ausscheider zu sein
Ausscheider	Ausscheidung von Krankheitserregern nachgewiesen, nicht "krank", oder "krankheitsverdächtig" aber Ansteckungsquelle
Die **Ausscheider** von Erregern infektiöser Erkrankungen werden eingeteilt in:	
Inkubations-ausscheider	Ausscheiden der Erreger bereits vor dem Auftreten klinischer Erkrankungen (z.B. Hepatitis A, AIDS)
Rekonvaleszenten-ausscheider	Ausscheidung noch nach klinischer Heilung (z.B. Ruhr, Diphtherie)
Dauerausscheider	Ausscheidung noch nach mehr als 3 Monaten nach klinischer Heilung, häufig lebenslang (z.B. Typhus abdominalis)

Träger von Hepatitis-B-Viren, HIV-Infizierte sind keine Ausscheider i.S. des § 2 IfSG, da diese nur unter besonderen Voraussetzungen (z.B. Geschlechtsverkehr, Bluttransfusionen) Krankheitserreger weitergeben können.

2.2. Rechtsvorschriften (Infektionsschutzgesetz)

Am 1.1.2001 wurde das **Bundes-Seuchengesetz** durch das **Infektionsschutzgesetz**[1] (**IfSG**) abgelöst. Das Gesetz wurde als Artikel 1 Gesetz vom 20.7.2000 I 1045 (SeuchRNeuG) vom Bundestag mit Zustimmung des Bundesrates beschlossen und stellte das System der meldepflichtigen Krankheiten in Deutschland auf eine neue Basis. Es ist gemäß Art. 5 Abs. 1 Satz 1 dieses Gesetzes mit Wirkung vom 1.1.2001, §§ 37 und 38 mit Wirkung vom 26.7.2000 in Kraft getreten.

Zweck des Gesetzes ist es, übertragbaren Krankheiten beim Menschen vorzubeugen, Infektionen frühzeitig zu erkennen und ihre Weiterverbreitung zu verhindern. Es regelt, welche Krankheiten bei Verdacht, Erkrankung oder Tod und welche labordiagnostischen Nachweise von Erregern **meldepflichtig** sind. Weiterhin legt das Gesetz fest, welche **Angaben von den Meldepflichtigen** gemacht werden und welche dieser Angaben vom **Gesundheitsamt** weiter übermittelt werden. Mit der Einführung des IfSG wurden in Deutschland **Falldefinitionen** zur routinemäßigen Übermittlung der meldepflichtigen übertragbaren Krankheiten eingeführt. Das **Infektiologische Jahrbuch** meldepflichtiger Krankheiten steht jährlich zur Verfügung und gibt eine detaillierte epidemiologische Übersicht über die am Robert Koch-Institut erhobenen Meldedaten nach dem Infektionsschutzgesetz. Es enthält auch die jeweilige **Jahresstatistik** meldepflichtiger Krankheiten nach Bundesland getrennt. Details können über www.rki.de (Robert Koch-Institut in Berlin) eingesehen werden. Das **IfSG** regelt ferner die Wasserhygiene (**Trinkwasserverordnung** u.a.), gesundheitliche Anforderungen an das Personal beim Umgang mit Lebensmitteln und Tätigkeiten mit Krankheitserregern.

2.3. Epidemischer Grundvorgang

Zum Entstehen einer übertragbaren Krankheit müssen drei Grundbedingungen vorhanden sein: Infektionsquelle, Übertragung, empfänglicher Makroorganismus (epidemischer Grundvorgang). Gelingt es, nur ein Glied dieser Kette auszuschalten, können keine Infektionskrankheiten auftreten (☞ Abb. 2.1).

Wenige Stunden	1-3 Tage	2-5 Tage	5-14 Tage	2-4 Wochen	Wochen-Monate
• Staphylo-kokken-Enterotoxi-kose • Puerperal-sepsis *(Staph. aureus, E. coli)*	• Botulismus (18-36 h, längstens 5 Tage) • Cholera (Stunden-5 Tage) • Influenza • Milzbrand • Ulcus molle	• Diphtherie (3-5 Tage) • Gelbfieber • Gonorrhoe • Pest • Scharlach • Ruhr (bis 7 Tage)	• Masern (9-14 Tage) • Malaria tropica (8-12 Tage) • Paratyphus (1-14 Tage) • Psittakose (7-14 Tage) • Poliomyelitis (7-14 Tage) • Tetanus (4-14 Tage und länger)	• Typhus abdominalis (7-21 Tage) • Röteln (14-21 Tage) • Varizellen (14-21 Tage) • Mumps (12-25 Tage)	• AIDS (Monate bis Jahre) • Hepatitis B (9-23 Wochen) • Tollwut (12 Tage-9 Wochen) • Lepra (9 Monate-4 Jahre) • Malaria quartana (3-6 Wochen) • Tuberkulose (Wochen bis Monate)

Tab. 2.1: Inkubationszeiten wichtiger übertragbarer Krankheiten.

	Infektionsquelle (Sanierung)	Übertragung	Empfängliche Menschen (Schutzimpfungen)
Masern		(+)	+
Scharlach	+	(+)	
Ruhr	+	+	
Typhus	+	+	(+)
Tollwut	+	+	+
AIDS	(+)	+	
Tuberkulose	+	+	(+)

Tab. 2.2: Schwerpunkte der Prophylaxe und Bekämpfung ausgewählter übertragbarer Krankheiten. (+ = Maßnahmen möglich und wirksam).

Merke:

Alle **Maßnahmen zur Verhütung und Bekämpfung von Infektionen** zielen auf die Beseitigung mindestens einer der Grundbedingungen zum Entstehen einer übertragbaren Krankheit (Infektionsquelle, Übertragung, empfängliche Makroorganismen). Es ist bei jeder Infektion zu prüfen, welches Glied des epidemischen Grundvorganges am leichtesten als Teil der Infektionskette auszuschalten ist, um Übertragungen dieser Erkrankungen zu vermeiden (☞ Tab. 2.2).

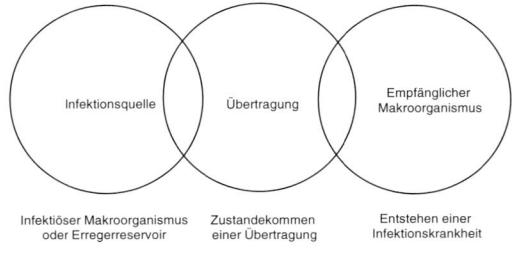

Abb. 2.1: Epidemischer Grundvorgang.

2.4. Stufen des Auftretens übertragbarer Krankheiten und deren Einflussfaktoren

2.4.1. Einteilung der Stufen

Folgende **Stufen des Auftretens übertragbarer Krankheiten** werden unterschieden:	
Sporadisches Auftreten	Seltenes und unregelmäßiges Vorkommen von Erkrankungen, räumlich unbegrenzt, zeitlich unbegrenzt, ohne sichtbare epidemiologische Zusammenhänge (z.B. Meningokokkeninfektion)
Endemie	Regelmäßiges Vorkommen gehäufter Erkrankungen, räumlich begrenzt, zeitlich unbegrenzt (z.B. Pertussis, Malaria, Gelbfieber)
Epidemie	Ungewöhnlich häufiges Vorkommen von Erkrankungen, räumlich begrenzt, zeitlich begrenzt (z.B. Ruhr, Typhus)
Pandemie	Gehäufte Erkrankungen, räumlich unbegrenzt (Länder, Erdteile), zeitlich begrenzt (z.B. Influenzavirusgrippe)

Bekannte Pandemien sind z.B. die Pestseuchen des Mittelalters. Im letzten Jahrhundert traten drei große Influenza-Pandemien auf: 1918 die "Spanische Grippe" mit einer geschätzten Zahl von 20 bis 40 Millionen Toten, 1957 und 1968 (Hongkong-Grippe) mit einer Million Todesfälle. Von Celebes ging 1960 eine Vibrio El Tor-Cholerapandemie aus. Gleiche Infektionserreger können sich z.T. in unterschiedlichen Stufen des Auftretens verbreiten (z.B. sporadisches und epidemisches Auftreten von Typhus abdominalis). Die rasche Ausbreitung des schweren akuten respiratorischen Syndroms (SARS) im Jahre 2005 untermauert das epidemische Potenzial neuer Krankheitserreger. Im Jahre 2009 hat sich weltweit eine neue Grippe (Neue Grippe, Schweinegrippe, A/H1N1) ausgebreitet. Die WHO hat die Pandemie 2009 als moderat eingestuft. In Deutschland wurden in dem Zeitraum April bis Ende August 2009 fast 17.000 Fälle der Neuen Grippe an das RKI übermittelt. Begünsti-

gende Faktoren für das Auftreten neuer Erreger und deren rasanten weltweiten Ausbreitung sind:

- Mobilität der Bevölkerung
- wachsende Weltbevölkerung mit Armut
- mangelnde Versorgungsstrukturen und schlechte Hygienebedingungen in Krisengebieten
- zunehmende Migration
- Zerstörung natürlicher Ökosysteme

2.4.2. Epidemien und Seuchen

Epidemien treten auf als

- *Explosivepidemien*
  Erkranken vieler Menschen innerhalb kurzer Zeit, schnelles Absinken der Zahl der Neuerkrankungen. Ursache: Empfängliches Kollektiv wird etwa zeitgleich infiziert, z.B. durch kontaminierte Lebensmittel einschließlich Trinkwasser (☞ Abb. 2.2).

- *Tardivepidemien*
  Langsamer Anstieg der Erkrankungszahlen und langsames Absinken der Neuerkrankungen. Ursache: Meist Übertragung von Personen zu Personen (☞ Abb. 2.3).

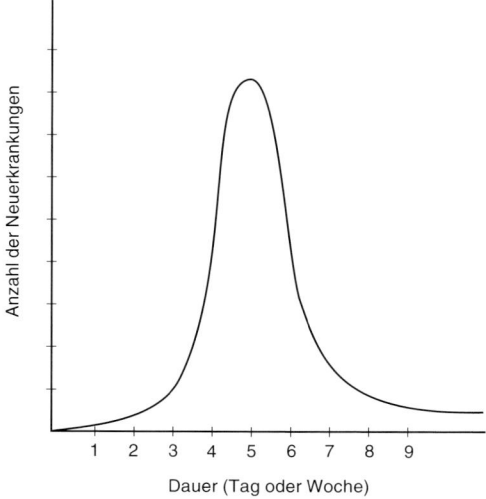

Abb. 2.2: Verlauf einer Explosivepidemie.

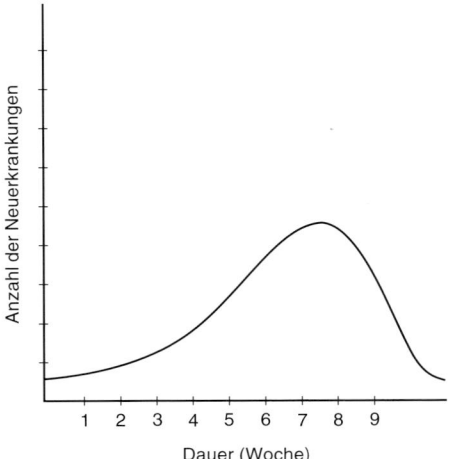

Abb. 2.3: Verlauf einer Tardivepidemie.

Eine lebensmittelbedingte Epidemie erkennt man auch an der räumlichen Begrenzung entsprechend der Lieferbeziehungen der Waren bzw. der Verteilung der Wasserversorgung (☞ Abb. 2.4). An die Explosivepidemie kann sich eine Tardivepidemie anschließen, wenn nicht unverzüglich alle Maßnahmen zur Eindämmung der Infektionen eingeleitet werden (☞ Kap. 2.6.).

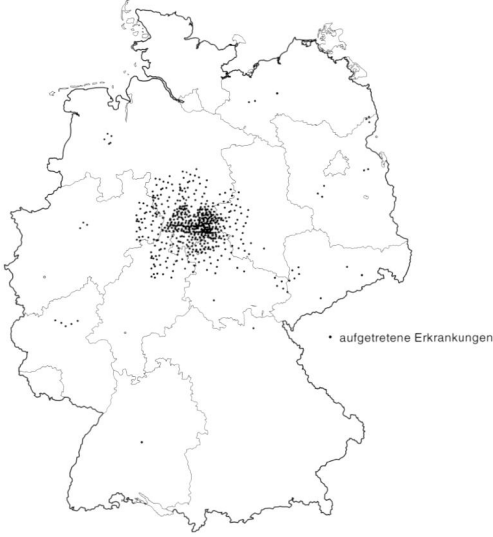

Abb. 2.4: Räumliche Begrenzung einer Lebensmittelepidemie entsprechend der Lieferbeziehungen, dargestellt auf einer Landkarte. Einzelne vom Infektionsherd weit entfernt liegende Erkrankungen des Epidemietyps wurden durch individuellen Lebensmitteltransport verursacht.

Unter **Seuche** versteht man das Auftreten übertragbarer Krankheiten mit der Tendenz zur Massenausbreitung. Dieser eher historische Begriff wird sprachlich oft im Zusammenhang mit schweren Erkrankungen früherer Jahrhunderte gebraucht (z.B. Cholera, Pest, Typhus).

2.4.3. Extensität und Intensität des Infektionsgeschehens

2.4.3.1. Erreger und Disposition des Organismus

Von großer **Extensität** eines Infektionsgeschehens spricht man, wenn viele Menschen erkranken, von großer **Intensität,** wenn viele Menschen schwer erkranken bzw. der Krankheit erliegen.

Für die Häufigkeit, Schwere und Dauer des Auftretens einer übertragbaren Krankheit sind verschiedene Faktoren entscheidend:

- **Eigenschaften der Mikroorganismen** (☞ Abb. 2.5) und deren Fähigkeit zu genetischen Veränderungen einschließlich ihrer Widerstandsfähigkeit gegen Umwelteinflüsse:
  Bei der Übertragung der Keime über die Außenwelt ist deren unterschiedliche Widerstandsfähigkeit gegen Umwelteinflüsse insbesondere gegen Austrocknung und Belichtung zu beachten (hochresistent: z.B. Milzbrand- und Tetanussporen, hochsensibel: z.B. Gonokokken, Meningokokken, Masernviren).

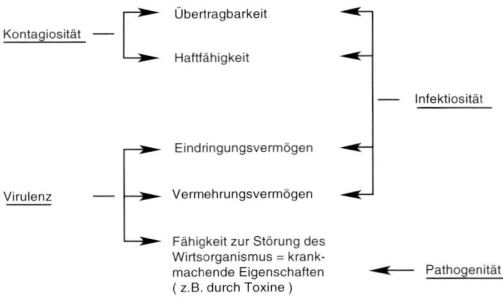

Abb. 2.5: Eigenschaften der Mikroorganismen, welche das Entstehen einer Infektion beeinflussen.

- **Infektionsdosis,** d.h. die Menge der aufgenommenen Erreger:
  Bei Personen, ohne Beeinträchtigung der körpereigenen Abwehrlage ist die erforderliche Keimzahl hoch, während bei Immunge-

schwächten eine wesentliche geringer Infektionsdosis ausreicht, um eine Infektion auszulösen.

- **Empfänglichkeit, Disposition des Makroorganismus:**
  Die Empfänglichkeit wird bestimmt durch die **unspezifische Resistenz** (Summe der angeborenen unspezifischen Abwehreinrichtungen, welche dem Organismus unabhängig vom Immunsystem zur Verfügung stehen) und die **spezifische Immunität** (erworbene antigenspezifische Abwehrleistung):
  - ererbte Immunität (Leihfeiung des Neugeborenen durch spezifische Antikörper der Mutter, z.B. gegen Masern)
  - ererbte Resistenz (unspezifische Abwehr von Krankheitserregern durch mechanische Faktoren (z.B. Haut, Flimmerepithel) und chemische Faktoren (z.B. Säuremantel der Haut, Magensäure)
  - erworbene Immunität
    - durch stattgefundene Infektion
    - durch Schutzimpfung (☞ Kap. 5.)
  - Beeinflussung der Resistenz durch die Lebensweise, z.B. Stärkung der Resistenz durch gesunde Ernährung, Abhärtung, Vermeidung von Genussmittelmissbrauch
  - Prophylaxe und Therapie beim Menschen (z.B. Chemoprophylaxe)
- **Hygienische Maßnahmen gegen die Infektionsquelle** (☞ Kap. 2.6. und 3.)
- **Hygienische Maßnahmen gegen die Übertragung der Erreger** (☞ Kap. 2.6. und 3.)

Merke:

Unter **Disposition** versteht man den Grad der Empfänglichkeit des Makroorganismus, durch infektiöse Mikroorganismen zu erkranken. Sie ist abhängig von der natürlichen Resistenz (unspezifische Abwehrleistung) sowie der erworbenen Immunität (spezifische Abwehrleistung durch Antikörper und T-Lymphozyten) des Makroorganismus.

Resistenz und Immunität sind eng funktionell miteinander verknüpft. Hierbei geht die unspezifische Abwehr infolge der durch die antigene Wirkung des Krankheitserregers hervorgerufenen Immunisierungsvorgänge in die spezifische Abwehr über.

Als **Manifestationsindex** wird die Erkrankungswahrscheinlichkeit nach Ansteckung bei einer Erstinfektion mit den betreffenden Erregern bezeichnet:

$$\frac{Zahl\ der\ manifest\ Erkrankten}{Zahl\ der\ empfänglichen\ Infizierten} = Manifestationsindex$$

Ein Manifestationsindex von 1,0 bedeutet, dass 100 % der erstmalig Infizierten erkranken. Einen hohen Manifestationsindex finden wir bei Masern und Pocken mit 0,95 (95 %), einen niedrigen mit 0,01 (1 %) bei Poliomyelitis (☞ Abb. 2.6).

Der Begriff **Kontagionsindex** wird in der Literatur unterschiedlich gebraucht: synonym mit dem Manifestationsindex oder als Zahl der manifest Erkrankten zur Zahl der empfänglichen Exponierten oder als Zahl der Infizierten zur Zahl der empfänglichen Exponierten.

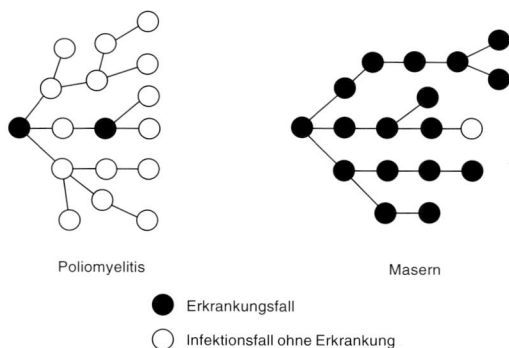

Poliomyelitis

Masern

● Erkrankungsfall

○ Infektionsfall ohne Erkrankung

Abb. 2.6: Epidemische Prozesse bei einer übertragbaren Krankheit mit hohem (Masern) und niedrigem (Poliomyelitis) Manifestationsindex.

2.4.3.2. Seuchenwanderungen und säkulare Schwankungen

Viele Infektionskrankheiten überzogen immer wieder in Abständen von Jahren und Jahrzehnten Regionen, Länder und Erdteile (z.B. Pest, Virusgrippe). Man spricht hierbei von **Seuchenwanderungen**. Die Geschwindigkeit der Ausbreitung kann nicht schneller sein, als es die Verkehrsverhältnisse zulassen. Durch den modernen Flugzeugverkehr ist es möglich, eine Infektionskrankheit in Stunden oder wenigen Tagen von einem Teil der Welt in den anderen zu verschleppen.

Hierbei sind die Reisezeiten meist kürzer als die Inkubationszeiten.

Säkulare Schwankungen der Infektionskrankheiten sind häufig durch unterschiedliche Empfänglichkeit der Bevölkerung sowie durch Veränderung der genetischen Eigenschaften der Mikroorganismen hervorgerufen.

2.4.3.3. Jahreszeit

Die **Jahreszeit** kann ebenfalls die Infektionshäufigkeit direkt beeinflussen (z.B. bevorzugtes Auftreten infektiöser Darmerkrankungen im Sommer; die Influenzaperioden in Deutschland treten meist im Januar/Februar auf). Begünstigend hierfür können sein:

- direkte und indirekte Witterungseinflüsse (z.B. entwickeln sich Bakterien in Lebensmitteln in der warmen Jahreszeit schneller)
- saisonales Auftreten bestimmter Tiere als Überträger (z.B. Fliegen, Zecken)
- jahreszeitlich bedingte Dispositionsschwankungen (z.B. durch eine ungenügende Vitaminversorgung, mangelndes Sonnenlicht im Frühjahr)
- saisonales Verhalten der Bevölkerung (z.B. Möglichkeiten der Infektion durch kontaminiertes Wasser beim Baden im Sommer)

2.4.3.4. Bedingungen im Territorium

Die **Ausbreitung** einer Infektionskrankheit nach einer Einschleppung insbesondere nichteinheimischer Infektionserkrankungen ist neben den Eigenschaften des Erregers an bestimmte **Bedingungen im** betreffenden **Territorium** gebunden. Wichtig ist hierbei z.B. die Entwicklung und Leistungsfähigkeit des Gesundheitswesens:

- hygienische Verhältnisse (u.a. Wasserversorgung, Badeeinrichtungen und Abwasserbeseitigung, ☞ Kap. 8.-10.)
- Wohnverhältnisse (☞ Kap. 15.) und hygienisches Verhalten der Bürger
- Resistenzzustand der Bevölkerung (z.B. Ernährung, Abhärtung)
- Immunzustand der Bevölkerung
- Vorhandensein erforderlicher biologischer Vektoren
- klimatische Bedingungen

O.g. Faktoren sind dafür verantwortlich, dass eingeschleppte sogenannte exotische Krankheiten (z.B. Cholera, Malaria) in unseren Breiten meist Einzelerkrankungen bleiben.

> **Merke:**
>
> **Infektionen** können sporadisch, endemisch, epidemisch (tardiv oder explosiv) und pandemisch auftreten. **Häufigkeit, Schwere** und **Dauer** der Infektionserkrankungen hängen von den Eigenschaften der Erreger, der Infektionsdosis und der Empfänglichkeit bzw. Disposition des Makroorganismus (Resistenz, Immunität) sowie von hygienischen Maßnahmen gegen die Infektionsquelle und die Übertragung der Erreger ab. Die vorhandenen Bedingungen im Territorium (Klima, Entwicklung des Gesundheitswesens, hygienische Verhältnisse, Vorhandensein biologischer Vektoren) sind hierbei von entscheidender Bedeutung.

2.5. Übertragung infektiöser Erkrankungen

2.5.1. Direkte und indirekte Übertragung

Die **Krankheitserreger** können **direkt** von einem infektiösen Makroorganismus oder Erregerreservoir auf den Menschen übertragen werden: durch Haut- und Schleimhautkontakt (z.B. Impetigo contagiosa) oder durch keimhaltige Tröpfchen der Atemwege (z.B. Influenza, Masern).

Indirekt kann ein Krankheitserreger auch durch Zwischenschaltung verschiedener Faktoren zur Infektion führen. Umweltfaktoren sind in einem unterschiedlichen Maß an der Ausbreitung von Infektionskrankheiten beteiligt.

2.5.2. Faktoren der Übertragung

Faktoren der Übertragung von Infektionskrankheiten sind u.a.:

- kontaminierte Lebensmittel (z.B. Shigellosen, Salmonellosen)
- kontaminiertes Wasser (z.B. Hepatitis A, Cholera)
- kontaminierte Luft (z.B. Ornithose, Tuberkulose)
- kontaminierte Böden (z.B. Milzbrand)

- kontaminierte Gegenstände (z.B. infektiöse Darmerkrankungen)
- belebte Vektoren
  - rein mechanische Übertragung (z.B. Verschleppung von Salmonellen und Shigellen durch Fliegen)
  - biologische Vektoren, in denen sich ein Teil der Entwicklungszyklen der betreffenden Erreger abspielen (z.B. Anophelesmücke bei Malaria)

Durch Schmierinfektionen können Infektionskrankheiten insbesondere mit fäkal-oralem Übertragungsweg (z.B. Ruhr, Typhus abdominalis, Hepatitis A), aber auch exogene Krankenhausinfektionen (vor allem mit den Händen) übertragen werden.

2.5.3. Mechanismen der Aufnahme

Es gibt **5 Mechanismen der Aufnahme der Erreger** infektiöser Erkrankungen:

- Ingestion, perorale Aufnahme (z.B. bei Ruhr, Typhus, Salmonellenenteritis)
- Inhalation, aerogene Aufnahme, Tröpfcheninfektion (z.B. bei Röteln, Masern, Keuchhusten, Tuberkulose, Meningokokkenmeningitis)
- Kontaktinfektion, Aufnahme über Haut, Schleimhaut und Wunden durch direkten Kontakt (z.B. als venerische Infektion) oder indirekt als Wundinfektion
- Inokulation, Aufnahme durch verschiedenartiges Durchdringen der Haut, trans- und percutan (z.B. Tollwut bei Bissverletzungen, Malaria und Schlafkrankheit durch Stiche von Arthropoden, gelegentlich iatrogen z.B. Hepatitis B durch Injektionen, Transplantationen)
- diaplazentare, vertikale Infektion (z.B. bei AIDS, Toxoplasmose, Röteln)

> **Merke:**
> **Faktoren** der Übertragung nennt man die zwischen Infektionsquelle und Makroorganismen wirkenden Faktoren, mit welchen die Infektionserreger übertragen werden können. **Mechanismen** der Übertragung sind die Wege des Eindringens der Mikroorganismen in den Makroorganismus.
> Der **gleiche Infektionserreger** wird häufig über verschiedene Faktoren (z.B. Ruhr durch Wasser, Lebensmittel und Gegenstände) übertragen, selten bestehen auch unterschiedliche Mechanismen der Aufnahme des gleichen Erregers (z.B. Milzbrand durch Ingestion, Inhalation und Inokulation).

Wenig widerstandsfähige Krankheitserreger werden vorzugsweise durch direkten Kontakt übertragen, während **resistente Mikroorganismen** auch bei Weitergabe über Faktoren der Übertragung (☞ Kap. 2.5.2.) virulent bleiben.

2.5.4. Infektketten

Die **Übertragung der Infektionserreger** kann über verschiedene **Infektketten** erfolgen (☞ Abb. 2.7):

- homogen → nur Wirbeltiere (Vertebraten) betroffen
- heterogen → Wechsel vom Wirbeltier zum Insekt
- homonom → nur eine Spezies von Wirbeltieren betroffen
- heteronom → mehrere Spezies von Wirbeltieren betroffen

Wichtige Infektionsketten bei Parasiten sind z.B.:

- *Ascaris lumbricoides:*
  Mensch → Mensch → Mensch

- *Taenia saginata:*
  Mensch → Rind → Mensch

- *Taenia solium:*
  Mensch → Schwein → Mensch

- *Toxoplasma gondii:*
  Schwein → Katze → Mensch → Mensch

- *Trichinella spiralis:*
  Wildschwein → Ratte → Hausschwein → Mensch

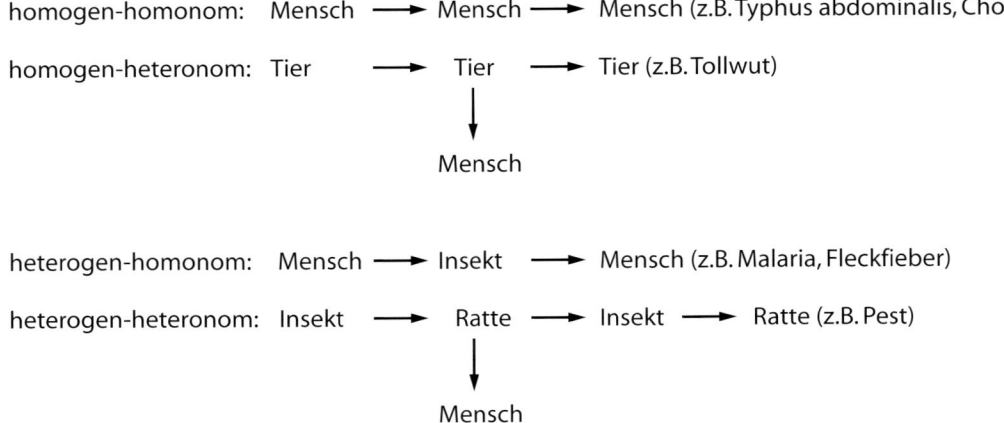

Abb. 2.7: Infektketten.

2.6. Maßnahmen zur Verhütung und Bekämpfung übertragbarer Krankheiten

2.6.1. Allgemeine Maßnahmen

> **Merke:**
> Die Verhütung und Bekämpfung übertragbarer Krankheiten erfolgt durch ein System von Maßnahmen, bei denen die Wirksamkeit von Ärzten und Behörden sowie das Verhalten von Bürgern in enge Wechselwirkungen mit dem Hygienestandard des Territoriums sowie dessen ökologische Bedingungen treten.

Zur Verhütung und Bekämpfung übertragbarer Krankheiten sind folgende allgemeine Maßnahmen durchzuführen:

- Schaffung eines hohen allgemeinen Hygienestandards (z.B. Wasserversorgung, Abwasser- und Abfallbeseitigung, Lebensmittelhygiene, ☞ Kap. 8.-11. und 16.)

- Überwachung infektionsrelevanter Einrichtungen (z.B. Lebensmittelbetriebe, Schulen, Kindergärten, ☞ Kap. 16.7. und 2.7.)

- Sicherung eines hohen hygienischen Niveaus der Gesundheitseinrichtungen (☞ Kap. 3.)

- Aufklärung und Gesundheitserziehung der Bevölkerung

- Durchführung von Schutzimpfungen (☞ Kap. 5.)

- Untersuchung der Bürger
  - Gesamtbevölkerung (Screening verschiedener Art)
  - bestimmte Berufs- (Personal von Kindereinrichtungen, Schulen, Lebensmittelbetrieben) oder Bevölkerungsgruppen (☞ Kap. 2.6.4.3. und 2.7.2.)

2.6.2. Sofortmaßnahmen zur Sicherung des Infektionsschutzes durch alle Ärzte

2.6.2.1. Übersicht der Sofortmaßnahmen

Sofortmaßnahmen (erste Schutzmaßnahmen) des Infektionsschutzes **durch** behandelnde oder hinzugezogene **Ärzte** beim Auftreten übertragbarer Erkrankungen noch **vor Tätigwerden des Gesundheitsamtes** sind:

- vordringliche Untersuchung und Behandlung Infektionskranker bzw. -verdächtiger

- Befragung des Kranken bzw. Krankheitsverdächtigen nach epidemiologischen Zusammenhängen (☞ Kap. 2.6.2.2.)

- Belehrung der Betroffenen über das zur Verhütung einer Weiterverbreitung erforderliche Verhalten (einschließlich Desinfektionsmaßnahmen und ggf. Chemo- und Immunprophylaxe)

- Einleitung spezieller diagnostischer Maßnahmen (klinisch, mikrobiologisch); hierbei ist ein sicheres Arbeiten im Umgang mit infizierten und kontaminierten Personen und Materialien zu gewährleisten und die Technischen Regeln für Biologische Arbeitsstoffe im Gesundheitswesen und in der Wohlfahrtspflege (TRBA 250) sind zu beachten. Die TRBA 250 konkretisiert die Forderungen der **Biostoffverordnung** für diese Bereiche

- ggf. **Veranlassung der vorläufigen Sicherstellung** vermutlich kontaminierter Gegenstände und Lebensmittel
- Entscheidung über eine Krankenhauseinweisung
- **Meldung** an das Gesundheitsamt (☞ Kap. 2.6.2.3., Meldeformular ☞ Abb. 2.8)

2.6.2.2. Befragung des Infektionskranken bzw. -verdächtigen

Die **Erhebung der Anamnese des Infektionskranken bzw. -verdächtigen** nach epidemiologischen Zusammenhängen sollte stets folgende 7 Fragen berücksichtigen:

- **Welche** Symptome zeigte der Erkrankte?
- **Wann** begann die Erkrankung?
- **Wo** begann die Erkrankung?
- **Wo** befand sich der Kranke im Zeitraum zwischen der kürzest- und längstmöglichen Inkubationszeit der Erkrankung?
- **Welche** Lebensmittel wurden im anzunehmenden Infektionszeitraum wo und wann verzehrt, wo und wann gekauft, wo und wann zubereitet bzw. produziert?
- **Welches** Trinkwasser wurde wann, wo und wie aufgenommen?
- **War** der Erkrankte im anzunehmenden Infektionszeitraum mit Erkrankten gleicher oder ähnlicher Symptomatik oder mit bekannten Keimausscheidern bzw. erkrankten Tieren zusammen?

Weiter sind folgende Fragen epidemiologisch relevant:

- **Welche** infektionsrelevanten Lebensgewohnheiten hat der Erkrankte (u.U. auch Sexualanamnese)?
- **Wer** könnte noch infiziert sein?
- **Was** könnte noch kontaminiert sein?
- **Welche** Arbeiten wurden vom Erkrankten im anzunehmenden Infektionszeitraum an welchen Arbeitsplätzen verrichtet?
- **Welchen** infektionsrelevanten Bedingungen im Inkubationszeitraum unterlagen nur Erkrankte, jedoch nicht gesundgebliebene Personen?

Gleichartige Erkrankungen oder schon bekannte Infektionen in der Umgebung des Infektionsverdächtigen geben oft wichtige Hinweise für die Diagnose. So sind z.B. bei Kontaktpersonen von Patienten mit Shigellosen (Reisegruppe, Wohnung, Betrieb) auftretende Durchfallerscheinungen auch bei leichtem und untypischem Verlauf als ruhrverdächtig anzusehen (epidemiologische Zusammenhänge!).

> **Merke:**
> Die sorgfältige Erhebung der epidemiologischen Anamnese und die klinische Untersuchung sind zur Feststellung einer Infektionskrankheit entscheidend. Positive mikrobiologische und serologische Untersuchungen sichern die Diagnose, negative schließen sie nicht aus.

2.6.2.3. Meldung an das Gesundheitsamt

Zur **Meldung an das Gesundheitsamt** sind **bei meldepflichtigen Krankheiten** (§ 6 IfSG[1]) bzw. meldepflichtigem Nachweis von Krankheitserregern (§ 7 IfSG[1]) **verpflichtet** (§ 8 IfSG[1]):

- im Falle von § 6 der feststellende Arzt, in größeren Einrichtungen (z.B. Krankenhaus, Pflegeeinrichtung) zusätzlich auch der leitende Arzt
- im Falle von § 7 die Leiter von Untersuchungsstellen bzw. Laboratorien
- im Falle von §§ 6 und 7 die Leiter der pathologisch-anatomischen Diagnostik, wenn ein Befund erhoben wird, der auf eine meldepflichtige Erkrankung schließen lässt
- im Falle von §§ 6 und 7 bei tollwutverdächtigem Tier mit Menschenkontakt auch der Tierarzt
- im Falle von § 6 Angehörige eines anderen Heil- oder Pflegeberufes
- im Falle von § 6 der Kapitän eines Seeschiffs oder der verantwortliche Luftfahrzeugführer
- im Falle von § 6 Leiter von Pflegeeinrichtungen, Justizvollzugsanstalten, Heimen, Lagern, Sammeleinrichtungen u.ä.
- im Falle von § 6 der Heilpraktiker

Das Gesundheitsamt meldet meist wöchentlich an die zuständige Landesbehörde sowie von dort innerhalb einer Woche an das **Robert Koch-Institut** weiter. Das Robert Koch-Institut hat im Rahmen des IfSG die Aufgabe, Konzeptionen zur Vorbeugung übertragbarer Krankheiten sowie zur frühzeitigen Erkennung und Verhinderung der Weiterverbreitung von Infektionen zu entwickeln. (Details ☞ www.rki.de).

Das Auftreten von Cholera, Diphtherie, Fleckfieber, Gelbfieber, virusbedingte hämorrhagischem Fieber, Pest, Rückfallfieber sowie Fälle von Influenzavirusnachweisen hat das Robert Koch-Institut an die Weltgesundheitsorganisation zu übermitteln.

Merke:

In **Krankenhäusern** oder Entbindungsheimen ist der leitende Arzt dafür verantwortlich, dass die Aufnahme Kranker, Krankheitsverdächtiger und Ausscheider sowie deren Entlassung dem zuständigen Gesundheitsamt angezeigt wird. In der Entlassungsanzeige ist anzugeben, ob der Betreffende geheilt ist oder noch Krankheitserreger ausscheidet.

Die Leiter von Untersuchungsstellen und Laboratorien haben Befunde, die auf meldepflichtige Erkrankungen schließen lassen, ebenfalls dem Gesundheitsamt zu melden.

Die Meldung ist zur Einleitung schneller antiinfektiöser Maßnahmen durch das Gesundheitsamt unerlässlich.

Die **Meldung muss unverzüglich**, spätestens innerhalb 24 Stunden nach erlangter Kenntnis, erfolgen.

---

§ 6 IfSG: Meldepflichtige Krankheiten

Namentlich zu melden sind:

- 1. der Krankheitsverdacht, die Erkrankung sowie Tod an
  - Botulismus
  - Cholera
  - Diphtherie
  - humaner spongioformer Enzephalopathie, außer familiär-hereditärer Formen
  - akuter Virushepatitis
  - enteropathischem hämolytisch-urämischen Syndrom (HUS)
  - virusbedingtem hämorrhagischen Fieber
  - Masern
  - Meningokokken-Meningitis oder -Sepsis
  - Milzbrand
  - Poliomyelitis (als Verdacht gilt jede akute schlaffe Lähmung, außer wenn traumatisch bedingt)

- Pest
- Tollwut
- Typhus abdominalis/Paratyphus

  sowie Erkrankungen und der Tod an einer behandlungsbedürftigen Tuberkulose, auch wenn ein bakteriologischer Nachweis nicht vorliegt

- 2. der Verdacht auf / die Erkrankung an einer mikrobiell bedingten Lebensmittelvergiftung oder an einer akuten infektiösen Gastroenteritis, wenn
  - eine Person betroffen ist, die eine Tätigkeit im Bereich Lebensmittel ausübt
  - zwei oder mehr gleichartige Erkrankungen auftreten, bei denen ein epidemischer Zusammenhang wahrscheinlich ist oder vermutet wird

- 3. der Verdacht einer über das übliche Ausmaß einer Impfreaktion hinausgehenden gesundheitlichen Schädigung

- 4. die Verletzung eines Menschen durch ein tollwutkrankes, -verdächtiges oder ansteckungsverdächtiges Tier sowie die Berührung eines solchen Tieres oder Tierkörpers

- 5. sowie nicht nach den Nummern 1-4 meldepflichtig, das Auftreten
  - einer bedrohlichen Erkrankung
  - von zwei oder mehr gleichartigen Erkrankungen, bei denen ein epidemischer Zusammenhang wahrscheinlich ist oder vermutet wird, wenn dies auf eine schwerwiegende Gefahr für die Allgemeinheit hinweist und Krankheitserreger als Ursache in Betracht kommen, die nicht in § 7 genannt sind

§ 7 IfSG: Meldepflichtige Nachweise von Krankheitserregern

(1) Namentlich ist bei folgenden Krankheitserregern, soweit nicht anders bestimmt, der direkte oder indirekte Nachweis zu melden, soweit die Nachweise auf eine akute Infektion hinweisen:

- 1. Adenoviren; Meldepflicht nur für den direkten Nachweis im Konjunktivalabstrich
- 2. *Bacillus anthracis*
- 3. *Borrelia recurrentis*
- 4. *Brucella sp.*
- 5. *Campylobacter sp.*, darmpathogen
- 6. *Chlamydia psittaci*
- 7. *Clostridium botulinum* oder Toxinnachweis

- 8. *Corynebacterium diphtheriae*, toxinbildend
- 9. *Coxiella burnetii*
- 10. *Cryptosporidium parvum*
- 11. Ebolavirus
- 12.
  - *Escherichia coli*, enterohämorrhagische Stämme (EHEC)
  - *Escherichia coli*, sonstige darmpathogene Stämme
- 13. *Francisella tularensis*
- 14. FSME-Virus
- 15. Gelbfiebervirus
- 16. *Giardia lamblia*
- 17. *Haemophilus influenzae*; Meldepflicht nur für den direkten Nachweis aus Liquor oder Blut
- 18. Hantaviren
- 19. Hepatitis-A-Virus
- 20. Hepatitis-B-Virus
- 21. Hepatitis-C-Virus; Meldepflicht für alle Nachweise, soweit nicht bekannt ist, dass eine chronische Infektion vorliegt
- 22. Hepatitis-D-Virus
- 23. Hepatitis-E-Virus
- 24. Influenzaviren; Meldepflicht nur für den direkten Nachweis
- 25. Lassavirus
- 26. *Legionella sp.*
- 27. *Leptospira interrogans*
- 28. *Listeria monocytogenes*; Meldepflicht nur für den direkten Nachweis aus Blut, Liquor oder anderen normalerweise sterilen Substraten sowie aus Abstrichen von Neugeborenen
- 29. Marburgvirus
- 30. Masernvirus
- 31. *Mycobacterium leprae*
- 32. *Mycobacterium tuberculosis/africanum, Mycobacterium bovis*; Meldepflicht für den direkten Erregernachweis sowie nachfolgend für das Ergebnis der Resistenzbestimmung; vorab auch für den Nachweis säurefester Stäbchen im Sputum
- 33. *Neisseria meningitidis*; Meldepflicht nur für den direkten Nachweis aus Liquor, Blut, hämorrhagischen Hautinfiltraten oder anderen normalerweise sterilen Substraten
- 34. Norovirus; Meldepflicht nur für den direkten Nachweis aus Stuhl
- 35. Poliovirus
- 36. Rabiesvirus
- 37. *Rickettsia prowazekii*
- 38. Rotavirus
- 39. *Salmonella Paratyphi*; Meldepflicht für alle direkten Nachweise
- 40. *Salmonella Typhi*; Meldepflicht für alle direkten Nachweise
- 41. *Salmonella*, sonstige
- 42. *Shigella sp.*
- 43. *Trichinella spiralis*
- 44. *Vibrio cholerae* O 1 und O 139
- 45. *Yersinia enterocolitica*, darmpathogen
- 46. *Yersinia pestis*
- 47. andere Erreger hämorrhagischer Fieber

(2) Namentlich sind in dieser Vorschrift nicht genannte Krankheitserreger zu melden, soweit deren örtliche und zeitliche Häufung auf eine schwerwiegende Gefahr für die Allgemeinheit hinweist.

(3) Nichtnamentlich ist bei folgenden Krankheitserregern der direkte oder indirekte Nachweis zu melden:

- 1. *Treponema pallidum*
- 2. HIV
- 3. *Echinococcus sp.*
- 4. *Plasmodium sp.*
- 5. Rubellavirus; Meldepflicht nur bei konnatalen Infektionen
- 6. *Toxoplasma gondii*; Meldepflicht nur bei konnatalen Infektionen.

Verstöße gegen die Meldepflicht können nach § 73 IfSG[1] als Ordnungswidrigkeiten mit Bußgeld bis 25.000 Euro geahndet werden.

Eine **Übersicht über meldepflichtige Krankheiten** mit einer Inzidenzrate ≥1,0 für das Jahr 2008 in Deutschland gibt Tab. 2.3 (Infektionsepidemiologisches Jahrbuch Robert Koch-Institut, Berlin).

Meldekategorie	Anzahl	Inzidenz-rate
Campylobacter-Enteritis	64.731	78,7
E.-coli-Enteritis	7004	8,5
EHEC-Erkrankung (außer HUS)	7004	8,5
Giardiasis	4736	5,8
Hepatitis A	1072	1,3
Hepatitis B	822	1,0
Hepatitis C	6195	7,5
HIV-Infektion	2806	2,2
Influenza	14.851	18,1
Kryptosporidiose	1014	1,2
Malaria	547	0,7
Norovirus-Gastroenteritis	212.692	258,7
Rotavirus-Erkrankung	77.490	94,2
Salmonellose	42.909	52,2
Shigellose	575	0,7
Syphilis	3172	3,9
Tuberkulose	4.526	5,5
Yersiniose	4.352	5,3

Tab. 2.3: Infektionsepidemiologisches Jahrbuch des Robert Koch-Institutes, Berlin; www.rki.de. Anzahl und Inzidenzrate ($\geq$0,7) von meldepflichtigen Krankheiten in Deutschland 2008.

Meldebögen

Das Infektionsschutzgesetz unterscheidet namentliche und nichtnamentliche Meldungen. Die namentlichen Meldungen (IfSG § 6 und § 7 Abs. 1) werden an das zuständige Gesundheitsamt gesendet. Die dazu benötigten Meldebögen (Länder) werden von den jeweiligen Landesbehörden zur Verfügung gestellt. Gemäß § 6 Abs. 1 Nr. 3 IfSG ist auch der Verdacht einer über das übliche Ausmaß einer Impfreaktion hinausgehenden gesundheitlichen Schädigung meldepflichtig. Das hierfür benötigte Formblatt ist vom Paul-Ehrlich-Institut erhältlich. Die in § 7 Abs. 3 IfSG genannten Erregernachweise sind dagegen nichtnamentlich direkt an das RKI zu melden. Das RKI stellt dafür spezielle Labormeldebögen zur Verfügung. Gemäß § 12 IfSG hat das Gesundheitsamt das Auftreten besonders wichtiger Krankheiten (z.B. von virusbedingtem hämorrhagischen Fieber) und Nachweise von Influenzaviren unverzüglich über die obersten Landesgesundheitsbehörden an das RKI zu über-

mitteln. Diese Meldebögen werden ebenfalls vom RKI zur Verfügung gestellt. Abb. 2.8 zeigt beispielhaft ein Meldeformular für meldepflichtige Krankheiten.

Sofortmaßnahmen und ggf. die Einleitung von Schutzmaßnahmen durch das Gesundheitsamt sind bereits beim Einzelfall von meldepflichtigen übertragbaren Erkrankungen erforderlich.

> **Merke:**
>
> Die Einleitung von wirksamen **Sofortmaßnahmen** durch alle behandelnden Ärzte ist entscheidend zur Verhütung der Weiterverbreitung übertragbarer Krankheiten. Sofortmaßnahmen sind die vordringliche Untersuchung und Behandlung der Infektionsverdächtigen, die Befragung und Belehrung der Betroffenen, die Einleitung spezieller diagnostischer Maßnahmen, die Veranlassung der vorläufigen Sicherstellung vermutlich kontaminierter Gegenstände und Lebensmittel, die Entscheidung über eine Krankenhauseinweisung, sowie die Meldung an das Gesundheitsamt. Die Sofortmaßnahmen sind bereits bei klinisch und/oder epidemiologisch begründetem Verdacht auf eine übertragbare Krankheit einzuleiten.
>
> Die Sicherung des Infektionsschutzes durch die behandelnden oder hinzugezogenen Ärzte erfolgt in enger Zusammenarbeit und wechselseitiger Abstimmung mit den zuständigen Behörden (Gesundheitsamt).

2.6.3. Sicherung des Infektionsschutzes bei Ausscheidern von pathogenen Darmbakterien

Zum Dauerausscheider von **Salmonellen (Typhus-, Paratyphus- und Enteritiserreger) sowie von Ruhrbakterien** kann man nach manifester Krankheit, aber auch nach mildem oder subklinischem Verlauf werden. Dabei sind in erster Linie das Verantwortungsbewusstsein und die Bereitschaft zur aktiven persönlichen Mitarbeit angesprochen. Ausscheider sind verpflichtet, Wechsel von Wohnung und Arbeitsstätte dem Gesundheitsamt zu melden und bei jeder Aufnahme in ein Krankenhaus oder Entbindungsheim dem behandelnden Arzt mitzuteilen, dass sie Ausscheider sind. Diese Mitteilungspflicht besteht auch gegenüber einer in Anspruch genommenen Hebamme. Ausscheider dürfen nicht in Lebensmittelbetrie-

Patient (Name, Vorname, Adresse): Geschlecht: ☐ weibl. ☐ männl.

geb. am:

Telefon[1]:

[1] Telefonnummer bitte eintragen

Meldeformular — - Vertraulich -
Meldepflichtige Krankheit gemäß §§ 6, 8, 9 IfSG

☐ **Verdacht**

☐ **Klinische Diagnose**

☐ **Tod:**

Todesdatum: ....

Für Nadeldrucker bitte den Vordruck 12.a.1/E (Verordnung häuslicher Krankenpflege) der KBV, für Laserdrucker nur Adressfeld verwenden

☐ Botulismus
☐ Cholera
☐ Creutzfeldt-Jakob-Krankheit (CJK) / vCJK
(außer familiär-hereditären Formen)
☐ Diphtherie
☐ Hämorrhagisches Fieber, virusbedingt
☐ Hepatitis, akute virale; Typ [2]: ....
  ☐ Ikterus
  ☐ Oberbauchbeschwerden
  ☐ Lebertransaminasen, erhöhte
  ☐ Fieber
☐ HUS (hämolytisch-urämisches Syndrom, enteropathisch)
  ☐ Durchfall
  ☐ Bauchschmerzen
  ☐ Erbrechen
  ☐ Nierenfunktionsstörung
  ☐ Thrombozytopenie
  ☐ Anämie, hämolytische
☐ Masern
  ☐ Respiratorische Symptomatik
  ☐ Katarrh (wässriger Schnupfen)
  ☐ Konjunktivitis
  ☐ Kopliksche Flecken
  ☐ Fieber
  ☐ Exanthem
☐ Meningokokken-Meningitis/-Sepsis
  ☐ Fieber
  ☐ Haut-/Schleimhautveränderungen/-läsionen
  ☐ Hirndruckzeichen
  ☐ Meningeale Zeichen
  ☐ Kreislaufversagen, rasch einsetzend
☐ Milzbrand

☐ Paratyphus
☐ Poliomyelitis
Als Verdacht gilt jede akute schlaffe Lähmung, außer wenn traumatisch bedingt
☐ Pest
☐ Tollwut
☐ Tollwutexposition, mögliche (§ 6 Abs. 1 Nr. 4 IfSG)
☐ Typhus abdominalis
☐ Tuberkulose
  ☐ Erkrankung/Tod an einer behandlungsbedürftigen Tuberkulose, auch bei fehlendem bakteriologischem Nachweis
  ☐ Therapieabbruch/-verweigerung
☐ Mikrobiell bedingte Lebensmittelvergiftung oder akute infektiöse Gastroenteritis
  ☐ a) bei Personen, die eine Tätigkeit im Sinne des § 42 Abs.1 IfSG im Lebensmittelbereich ausüben
  ☐ b) bei 2 oder mehr Erkrankungen mit wahrscheinlichem oder vermutetem epidemiologischem Zusammenhang
Erreger [2]: ....
☐ Gesundheitliche Schädigung nach Impfung
(Zusätzliche Informationen werden über gesonderten Melde-bogen erhoben, der beim Gesundheitsamt zu beziehen ist)
☐ Bedrohliche andere Krankheit
....
☐ Häufung anderer Erkrankungen
(2 oder mehr Fälle mit wahrscheinlichem oder vermutetem epidemiologischem Zusammenhang) mit Gefährdung für die Allgemeinheit
Art der Erkrankung / Erreger [2]:
....
[2] falls bekannt

Epidemiologische Situation

☐ Patient/in ist im medizinischen Bereich tätig
☐ Patient/in ist im Lebensmittelbereich tätig nur bei akuter Gastroenteritis, akuter viraler Hepatitis, Typhus, Paratyphus, Cholera (§ 42 Abs. 1 IfSG)
☐ Patient/in ist in Gemeinschaftseinrichtung **tätig** z.B. Schule, Kinderkrippe, Heim, sonst. Massenunterkünfte (§§ 34 und 36 Abs. 1 IfSG)
☐ Patient/in wird **betreut** in Gemeinschaftseinrichtung für Kinder oder Jugendliche z.B. Schule, Kinderkrippe (§ 33 IfSG)
☐ Patient/in ist in Krankenhaus / stationärer Pflegeeinrichtung seit: ....
Name/Ort der Einrichtung: ....
☐ Patient/in war im Ausland von: .... bis: .... Land/Länder: ....
☐ Teil einer Erkrankungshäufung (2 oder mehr Erkrankungen, bei denen ein epidemiologischer Zusammenhang vermutet wird): Erregername, Ausbruchsort, vermutete Exposition, etc.:
....

☐ Es wurde ein Labor / eine Untersuchungsstelle mit der Erregerdiagnostik beauftragt [3]
Name/Ort des Labors: .... Probenentnahme am: ....

▶ **unverzüglich zu melden an:**

Adresse des zuständigen Gesundheitsamtes:

Erkrankungsdatum [4]:
....

Diagnosedatum [4]:
....

Datum der Meldung:

Meldende Person
(Ärztin/Arzt, Praxis, Krankenhaus, Adresse, Telefonnr.):

Version 2005-09-19

[3] Die Laborausschlusskennziffer 32006 umfasst Erkrankungen oder den Verdacht auf Erkrankungen, bei denen eine gesetzliche Meldepflicht besteht (§§ 6 und 7 IfSG).
[4] wenn genaues Datum nicht bekannt ist, bitte den wahrscheinlichen Zeitraum angeben.

Abb. 2.8: Meldeformular gemäß Infektionsschutzgesetz (IfSG[1]).

ben oder Kindereinrichtungen tätig sein und am Betrieb der Gemeinschaftseinrichtungen (z.B. Kindergärten, Schulen) nur mit Zustimmung des Gesundheitsamtes und unter Beachtung der vorgeschriebenen Schutzmaßnahmen teilnehmen.

Die Ausscheider unterliegen u.a. folgenden **Verhaltensanforderungen:**

- Sorgfältiges Reinigen der Hände und Nägel mit Wasser, Seife und Bürste und nach jeder Stuhlentleerung (und Harnentleerung bei Ausscheidern pathogener Bakterien durch den Harn) Durchführung einer Händedesinfektion. Auf Reisen Desinfektionstücher mitnehmen!
- Vor der Zubereitung von Speisen ist darüber hinaus die Händedesinfektion mit einem vom Gesundheitsamt empfohlenen Mittel durchzuführen
- Nach Möglichkeit sollte eine nur dem Ausscheider vorbehaltene Toilette benutzt werden. Türgriff, Sitz und Deckel, Wasserzug oder Spülknopf der Toilette sollten häufig mit einer vom Gesundheitsamt empfohlenen Desinfektionslösung abgewischt werden. Ist die Toilette nicht an die Kanalisation angeschlossen, gibt das zuständige Gesundheitsamt Hinweise für besondere Schutzvorkehrungen
- Die vom Ausscheider gebrauchte Leib- und Bettwäsche und die Handtücher können im Privathaushalt zusammen mit der Wäsche der übrigen Haushaltsmitglieder in einer Waschmaschine bei einer Waschtemperatur von mindestens 60°C gewaschen werden.
- Zur Körperreinigung ist der Dusche gegenüber dem Wannenbad der Vorzug zu geben. Die Wanne ist nach dem Baden gründlich zu reinigen
- Keine Zubereitung von Speisen für einen größeren Personenkreis (z.B. Familienfeier)

Merke:

Ausscheider von pathogenen Darmbakterien können durch **persönliche Hygiene**, insbesondere eine **sorgfältige Händereinigung und Desinfektion** nach der Toilettenbenutzung, die Infektion von Personen ihrer Umgebung mit Sicherheit verhüten. Da auch einzelne in Lebensmittel mit guten Vermehrungsbedingungen eingebrachte Salmonellen und Shigellen sich in kurzer Zeit zu einer infektionsfähigen Menge entwickeln können, gilt ein **striktes Verbot** für Ausscheider, **Speisen für einen größeren Personenkreis zuzubereiten!**

Ausscheider, welche die Schutzmaßnahmen nicht befolgen und ihre Umgebung gefährden, können in einem Krankenhaus oder in sonst geeigneter Weise abgesondert werden.

2.6.4. Sicherung des Infektionsschutzes durch das Gesundheitsamt beim Auftreten übertragbarer Erkrankungen

2.6.4.1. Epidemiologische Analyse

Bei gehäuftem Auftreten übertragbarer Krankheiten wird vom Gesundheitsamt eine **epidemiologische Analyse** durchgeführt. Diese beinhaltet:

- **Untersuchung der Infektionsmorbidität im Territorium**
  - Erfassung der Erkrankten und Ausscheider
  - Analyse und Darstellung des Epidemieverlaufs (Diagramme, Kurven)
  - Analyse der Morbiditätsstruktur (Alter, Geschlecht, bestimmte Berufe und Gemeinschaften, Risikogruppen)
  - Untersuchung auf epidemiologische Gemeinsamkeiten (gemeinsam genossene Lebensmittel, Trinkwasser, Aufenthalt, Aktivitäten)
- **Umgebungsuntersuchungen in der Umwelt des Erkrankten**
  - mikrobiologische Untersuchungen von Kontaktpersonen (Wohngemeinschaft, Gemeinschaftseinrichtungen, Arbeitskräfte insbesondere in Risikobereichen im Lebensmittelverkehr)
  - mikrobiologische Untersuchungen von Lebensmitteln, Wasser, Abwasser, Gegenständen (z.B. auch durch Abklatsch- und Tupferproben)

- hygienische Kontrollen im Territorium, Ortsbesichtigungen (z.B. von Objekten des Lebensmittelverkehrs, der Wasserversorgung und Abwasserbeseitigung)

Umgebungsuntersuchungen in der Umwelt Erkrankter werden erforderlichenfalls bereits bei Einzelerkrankungen durchgeführt (z.B. bei Typhus, Ruhr, Salmonellosen).

2.6.4.2. Allgemeine Maßnahmen

Allgemeine Maßnahmen der zuständigen Behörden können sein:

- Nutzung personenbezogener Daten
- Versammlungsverbot bei drohender Pandemie
- Taubenfütterungsverbot
- Sperrung von Kinderspielplätzen
- Betretung von Grundstücken, Räumen (das Grundrecht der Unverletzlichkeit der Wohnung [Artikel 13 Abs. 1 Grundgesetz] wird eingeschränkt), Anlagen und Einrichtungen sowie Verkehrsmittel aller Art
- Proben zur Untersuchung zu fordern oder zu entnehmen
- Es kann Auskunftspflicht verhängt werden, **auskunftspflichtig kann auch ein behandelnder Arzt sein, die ärztliche Schweigepflicht ist aufgehoben**

2.6.4.3. Spezielle Maßnahmen

Weitere Maßnahmen können sein:

- Vernichtung von Gegenständen, wenn diese mit meldepflichtigen Krankheitserregern behaftet sind
- Bekämpfung von Gesundheitsschädlingen
- Beauftragung von Fachkräften
- Kranke, Krankheitsverdächtige, Ansteckungsverdächtige und Ausscheider einer Beobachtung zu unterwerfen
- **Quarantäne** anzuordnen für Personen, die an Lungenpest oder an von Mensch zu Mensch übertragenem hämorrhagischen Fieber erkrankt oder dessen verdächtigt sind
- **Berufliches Tätigkeitsverbot** auszusprechen für Kranke, Krankheitsverdächtige, Ansteckungsverdächtige und Ausscheider (z.B. Arbeit in Lebensmittelbetrieben einschließlich Küchen oder Kindereinrichtungen bei Typhus, Paratyphus, Enteritis infectiosa, Virushepatitis)

2.6.5. Expositions- und Dispositionsprophylaxe

Bei der Prophylaxe der Verbreitung übertragbarer Krankheiten kann jeder Bürger mithelfen durch

- **Expositionsprophylaxe** (Verringerung der Infektionsgefahr durch die Umwelt):
  - Maßnahmen der **persönlichen Hygiene** (z.B. gründliches Händewaschen nach der Toilettenbenutzung und vor der Speisenzubereitung, Vermeiden des Anhustens und Anniesens anderer Personen, keine gemeinsame Benutzung von Waschutensilien)
  - Beachtung der **Lebensmittelhygiene** (z.B. nur Verzehr hygienisch einwandfreier Lebensmittel (☞ Kap. 16.)
  - Beachten der Hygienevorschriften in Bereichen mit möglicher Gefahr der Übertragung infektiöser Erkrankungen (z.B. Sanitärbereiche, Toiletten-, Wasch- und Duschräume, Saunaanlagen, Badeanstalten, Abfallbeseitigung, Umgang mit Tieren)
  - Verwendung von **Kondomen** im Rahmen der AIDS-Prophylaxe und zur Prävention anderer sexuell übertragbarer Krankheiten
  - Durchführung der vom Arzt bzw. dem Gesundheitsamt veranlassten Behandlungs- und Schutzmaßnahmen (z.B. Desinfektion, Absonderung)

- **Dispositionsprophylaxe** (Verringerung des Erkrankungsrisikos durch Erhöhung von Resistenz und Immunität):
  - **Abhärtung** und **körperliches Training** (z.B. Wechselduschen, Trockenbürsten, Saunabäder, Luftbäder, körperliche Aktivität, sportliche Betätigung)
  - **Gesunde Ernährung** (z.B. ausreichendes Angebot an Vitaminen und Mineralien, keine schleimhautreizenden Speisen und Getränke, ☞ Kap. 16.)
  - **Geregelte Lebensführung** (ausreichender Schlaf, Vermeiden physischer und psychischer Überforderungen u.a.)
  - **Vermeiden von Genuss- und Arzneimittelmissbrauch** (z.B. Vermeiden des Rauchens, Einschränken des Alkoholkonsums und der Einnahme von Medikamenten ohne ärztliche Kontrolle)

- Vermeiden sonstiger Einflüsse, welche die Abwehrkraft des Körpers verringern können (z.B. Vermeiden von Unterkühlungen)
- **Teilnahme an Schutzimpfungen** zum Erwerb einer Immunität (☞ Kap. 5.)

Merke:

Expositionsprophylaxe dient der **Verringerung der Infektionsgefahr** durch die Umwelt, **Dispositionsprophylaxe** der **Erhöhung der individuellen Resistenz** und Immunität.

Die Maßnahmen zur Prophylaxe und Bekämpfung übertragbarer Krankheiten sind zusammenfassend in Abb. 2.9 dargestellt.

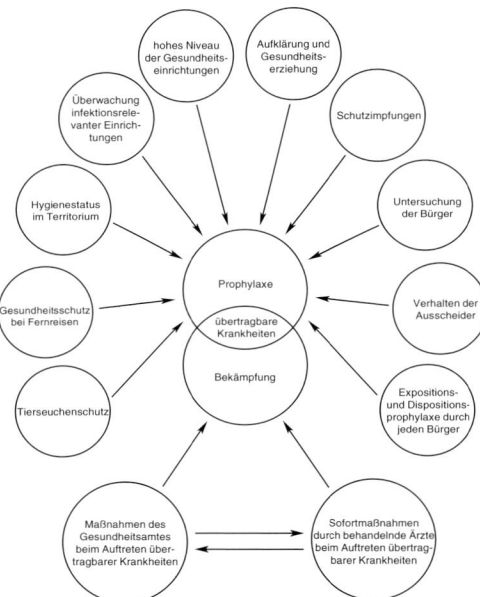

Abb. 2.9: Maßnahmen zur Prophylaxe und Bekämpfung übertragbarer Krankheiten (aus didaktischen Gründen getrennt, obwohl vielfache Wechselbeziehungen bestehen).

2.7. Infektionsschutz in Gemeinschaftseinrichtungen

2.7.1. Epidemiologische Bedeutung der Gemeinschaftseinrichtungen

Gemeinschaftseinrichtungen für Säuglinge, Kinder und Jugendliche sind von **besonderer epidemiologischer Bedeutung,** weil durch das **enge Zusammenleben** und -arbeiten die **Übertragung** infektiöser Erkrankungen begünstigt wird. Deshalb gelten für diese Gemeinschaftseinrichtungen spezielle rechtliche Vorschriften des Infektiosschutzgesetzes[1] (§§ 33-36). Gemeinschaftseinrichtungen sind: Kinderkrippen, Kindergärten, Kindertagesstätten, Kinderhorte, Schulen oder sonstige Ausbildungseinrichtungen, Heime, Ferienlager u.ä. Einrichtungen.

2.7.2. Wichtige Bestimmungen zur Verhütung und Bekämpfung übertragbarer Krankheiten in Gemeinschaftseinrichtungen

2.7.2.1. Erkrankte (und Ausscheider)

Die wichtigsten Bestimmungen sind:

- Personen, die an folgenden Krankheiten **erkrankt** oder **dessen verdächtig** sind, **dürfen am Betrieb der Einrichtungen nur teilnehmen, wenn nach ärztlichem Urteil eine Weiterverbreitung der Krankheit** oder der Verlausung durch sie **nicht mehr zu befürchten ist:** Cholera, Diphtherie, Enteritis durch enterohämorrhagische *E. coli* (EHEC), virusbedingtes hämorrhagisches Fieber, *Haemophilus-influenzae*-Typ-b-Meningitis, Impetigo contagiosa, Keuchhusten, ansteckungsfähige Lungentuberkulose, Masern, Meningokokken-Infektion, Mumps, Paratyphus, Pest, Poliomyelitis, Scabies (Krätze), Scharlach oder sonstigen *Streptococcus-pyogenes*-Infektionen, Shigellose, *Typhus abdominalis*, Virushepatitis A oder E und Windpocken

- Die zuständige Behörde kann im Einvernehmen mit dem Gesundheitsamt für Gemeinschaftseinrichtungen **Ausnahmen** von o.g. Verboten zulassen, wenn geeignete Maßnahmen durchgeführt wurden, mit denen eine Übertragung verhütet werden kann

- **Ausscheider** (*Vibrio cholerae* O 1 und O 139, *Corynebacterium-diphtheriae*-Toxin-bildend, *Salmonella Typhi*, *Salmonella Paratyphi*, *Shigella sp.* und EHEC dürfen am Betrieb der Einrichtung **nur mit Zustimmung des Gesundheitsamts** unter Beachtung der vorgeschriebenen Schutzmaßnahmen teilnehmen

2.7.2.2. Belehrung

Personen, die in den genannten Einrichtungen eine regelmäßige Tätigkeit aufnehmen sind:

- vor erstmaliger Aufnahme einer Tätigkeit und im Weiteren mindestens im Abstand von 2 Jahren über die gesundheitlichen Anforderungen und Mitwirkungspflichten (nach § 34) zu belehren

2.7.3. Kopflausbefall (Pediculosis capitis)

Die **Inzidenz des Kopflausbefalls steigt** in Deutschland seit Jahrzehnten an und wird hier exemplarisch für ein typisches Problem von Gemeinschaftseinrichtungen ausführlicher dargelegt (www.rki.de). Es wird ein Zusammenhang mit der **zunehmenden Mobilität** der Bevölkerung (sprunghafter Anstieg nach den Sommerferien) vermutet. Die Prävalenz der Pediculosis capitis wird in Industrieländern auf 1-3 % geschätzt. Es besteht **keine Meldepflicht** gemäß § 6 oder 7 des IfSG. Zuverlässige Daten über die Verbreitung stehen deswegen nicht zur Verfügung. Allerdings ist eine **Unterrichtungspflicht** der Leiterinnen und Leiter der in § 33 IfSG genannten Gemeinschaftseinrichtungen gegenüber dem **Gesundheitsamt** gegeben (§ 34 Abs. 6 IfSG).

Erreger sind **Kopfläuse** *(Pediculus humanus capitis)*. Sie übertragen keine Infektionserreger. Weitere Läuse, die den Mensch befallen sind die **Kleiderlaus** *(Pediculus humanus humanus seu vestimentorium)* und die **Filzlaus** *(Phthirus pubis)*. Die **Kleiderlaus** überträgt u.a. *Rickettsia prowazekii* (Fleckfieber) und *Borrelia recurrentis* (Rückfallfieber). Fleckfieber ist eine akute fieberhafte Erkrankung mit Hautausschlag, tritt weltweit unter schlechten hygienischen Bedingungen (daher der Begriff "Lausbub") auf (Obdachlose, sonst eher unter reisemedizinischen Aspekten wichtig). Die **Filzlaus** befällt besonders den Schamhaarbereich, die Übertragung erfolgt durch innigen Körperkontakt. Sie überträgt keine Infektionserreger, verursacht aber lästiges Jucken. Vermehrtes Vorkommen bei schlechter Hygiene (Obdachlose).

▶ Reservoir

Einzige Wirtsspezies ist der Mensch, Kopfläuse leben permanent im Kopfhaar, in gemäßigtem Klima sind sie stärker verbreitet als in den Tropen.

▶ Übertragung

Meist direkt von Mensch zu Mensch bei engem Kontakt (besonders Gemeinschaftseinrichtungen für Kinder und Jugendliche), selten über Gegenstände (Kopfbedeckungen, Schals, Kopfunterlagen, Decken, Kämme, Haarbürsten, Plüschtiere, Spielzeug u.a.). **Kopflausbefall ist nicht zwangsläufig ein Zeichen mangelhafter persönliche Hygiene.** Läuse legen keine größeren Strecken außerhalb des Wirtes zurück und trocknen ohne Blut des Wirtes schnell aus. 3 Entwicklungsstadien werden unterschieden: Ei 0,8 (mm), Larve bzw. Nymphe (1-2 mm groß) und adulte Laus (2-3,5 mm). Befruchtete Weibchen heften ihre ovalen mit einem Chitingehäuse versehenen (wasserunlöslich) Eier (**Nissen**) in der Nähe des Haaransatzes. Vom Ei bis zur ersten Eiablage der adulten Laus dauert es in der Regel 3 Wochen. Die optimale Temperatur für die Entwicklung beträgt 32°C. Die natürliche Lebensdauer einer erwachsenen Laus beträgt meist nur wenige Wochen.

▶ Infektion/Klinik

Mittels Stechsaugrüssel wird mehrmals täglich Blut als Nahrung aufgenommen und zugleich Speicheldrüsensekrete in die Wunde eingebracht. Die Stiche der Kopfläuse bewirken örtliche Reaktionen mit erheblichem Juckreiz und entsprechenden Kratzeffekten (Leitsymptom Ekzem). Hochrote urtikarielle Papeln, bakterielle Superinfektionen mit regionalen Lymphknotenschwellungen kommen vor. Eine Ansteckungsfähigkeit ist gegeben, solange die Betroffenen mit geschlechtsreifen Läusen befallen und noch nicht adäquat behandelt sind.

▶ Diagnose

Die Diagnose (Inspektion besonders hinter den Ohren sowie in der Schläfen- und Nackengegend, ggf. Lupe benutzen!) wird meist durch den Nachweis der Nissen gestellt. Nur der Nachweis von Larven, Läusen oder Nissen, die weniger als einen Zentimeter von der Kopfhaut entfernt sind, stellt einen **behandlungsbedürftigen Befund** dar. Nissen, die an weiter entfernten Abschnitten des Haares gesehen werden, sind entweder abgestorben oder leer.

▶ Therapie

Entfernen der Läuse mit Nissenkamm (Zinken nicht mehr als 0,2-0,3 mm breit), von der Kopfhaut aus fest zu den Haarspitzen herunterziehen. Ein **sicherer Erfolg** ist **nur durch eine lokale Behandlung** mit geeigneten Insektiziden (pedikulozide Wirkung) erreichbar. Ziel dieser Therapie ist es, geschlechtsreife Läuse und Larven wirksam abzutöten. Präparate enthalten die **Wirkstoffe Allethrin, Permethrin bzw. Pyrethrum.** Nebenwirkungen sind sorgfältig zu beachten (Kleinkinder, Vorsicht bei Schwangerschaft und Stillzeit). Lindanhaltige Mittel dürfen wegen erhöhter Toxizität nicht mehr verwendet werden. Gegen Pyrethroidderivate werden weltweit zunehmende Resistenzen beobachtet.

Alternative Behandlungen der Haare mit Essigwasser (1 Teil 6 %iger Speiseessig auf 2 Teile Wasser; kein Essigkonzentrat verwenden!) oder Pflanzenextrakte (Cocos, Neem) können erwogen werden. Abtöten von Läusen und Nissen mittels Heißluft (Föhn, Sauna) ist nicht empfehlenswert (unzuverlässig, Gefahr der Kopfhautschädigungen). Grundsätzlich ist eine **zweite Behandlung 8-10 Tage nach der ersten Behandlung** erforderlich. In diesem Zeitfenster sind alle Larven geschlüpft, haben jedoch noch keine Eier ablegen können. Der Nutzen einer Behandlung (Gefrierfach $-10°C$ über 2 Tage, Waschen bei $60°C$ für 30 Minuten) der Umgebung bzw. von Gegenständen ist wahrscheinlich gering. Häufiges Haarewaschen führt lediglich zu saubereren Läusen.

▶ Präventiv-/Bekämpfungsmaßnahmen

In Gemeinschaftseinrichtungen mit Kindern muss immer mit dem Auftreten von Kopfläusen gerechnet werden. Ihrer Ausbreitung kann dann durch entsprechende Aufmerksamkeit und geeignete Maßnahmen verlässlich entgegengewirkt werden. Festgestellter Kopflausbefall erfordert ohne Zeitverzug (möglichst noch am Tage der Feststellung):

- Eine sachgerecht durchgeführte **Behandlung** mit einem zugelassenen Mittel, die in jedem Fall nach 8-10 Tagen wiederholt werden muss
- Die Untersuchung und ggf. Behandlung aller Kontaktpersonen in Familie, Kindereinrichtungen, Schulen und anderen Gemeinschaftseinrichtungen (gleiche Gruppe oder Klasse)
- **Reinigungs- und Entwesungsmaßnahmen** im Umfeld

Nach der sachgerechten Anwendung eines zugelassenen Mittels und einer Kontrollinspektion des behaarten Kopfes ist eine Weiterverbreitung auch bei noch vorhandenen Nissen mit hoher Wahrscheinlichkeit nicht mehr zu befürchten. **Ein längerer Ausschluss vom Schulunterricht bzw. von der Kinderbetreuung ist damit nicht nötig.**

Die Durchführung der Behandlung, Kontrolle, begleitende hygienische Maßnahmen obliegt den Erziehungsberechtigten. Ein ärztliches Attest zur Bestätigung des Behandlungserfolges ist nur bei wiederholtem Kopflausbefall innerhalb von 4 Wochen erforderlich. Eltern sind gemäß § 34 Abs. 5 Infektionsschutzgesetz (IfSG) verpflichtet, der Gemeinschaftseinrichtung, die ihr Kind besucht, Mitteilung über einen beobachteten Kopflausbefall zu machen. Festgestellter Kopflausbefall schließt eine Tätigkeit in einer Gemeinschaftseinrichtung, bei der Kontakt zu den Betreuten besteht, bis zur Behandlung aus (§ 34 Abs. 1 IfSG).

▶ Aufgaben des Gesundheitsamtes

Das durch die Meldepflicht der Einrichtung informierte Gesundheitsamt soll primär **beratend** (betroffenen Einrichtungen, besorgte Bürgern) und unterstützend tätig werden. Im Falle des gehäuften Auftretens von Kopflausbefall in einer Gemeinschaftseinrichtung kann das Gesundheitsamt die zur Verhinderung der weiteren Verbreitung notwendigen Maßnahmen anordnen.

Hygienemaßnahmen und antiparasitäre Maßnahmen zur Reinigung und Entwesung von Gebrauchsgegenständen, Wäsche und Einrichtung **sind wegen der geringen Gefahr des Umgebungsbefalls selten notwendig.** Diese Empfehlungen umfassen:

- Eine gründliche Reinigung von Kämmen, Haar- und Kleiderbürsten
- Das Wechseln von Handtüchern, Leib- und Bettwäsche und Waschen bei mindestens $60°C$
- Die Reinigung von Wohn- und Schlafräumen (Bodenbelag, Teppiche, Polstermöbel) mit einem Staubsauger
- Eine antiparasitäre Behandlung der Oberbekleidung (einschließlich Kopfbedeckungen und Schals) durch Waschen bei mindestens $60°C$ oder Einsprühen mit einem dafür geeigneten Präparat oder Lagerung in einem gut schließbaren Plastikbeutel für 2 Wochen (dadurch werden die Läuse abgetötet und die später noch schlüpfenden Larven ausgehungert) oder die Anwendung warmer trockener Luft (mindestens $45°C$ für 60 Minuten) oder das Einbringen

in Kälteboxen bei −10 bis −15°C über einen Tag (geeignet für Kleidungsstücke, Perücken oder Gegenstände)

- Ggf. Entwesung durch Fachkräfte

2.8. Infektionsepidemiologie

Mit der Einführung des Infektionsschutzgesetzes wurde eine moderne Infektionsepidemiologie in Deutschland aufgebaut.

2.8.1. Surveillance

Surveillance ist die fortlaufende und systematische Sammlung, Analyse, Interpretation, Informationsverbreitung und Beobachtung von Gesundheitsproblemen. Ziele der Surveillance von Infektionskrankheiten sind:

- Identifikation von **Ausbrüchen**
- Einleitung von Kontrollmaßnahmen
- Validierung von Kontroll- und Präventionsmaßnahmen
- Identifikation von Trends und Erstellung von Prognose
- Ggf. Hypothesengenerierung

In der angewandten Infektionsepidemiologie stehen meist akute Probleme mit kurzfristigen Konsequenzen für die öffentliche Gesundheit im Mittelpunkt.

2.9. Aufgaben, Strukturen und Zuständigkeiten

Mit der Einführung des Infektionsschutzgesetzes wurden neue Strukturen und Rahmenbedingungen für die Verhütung und Bekämpfung von Infektionskrankheiten geschaffen.

Die Struktur auf **Bundesebene** wurde in den letzten Jahren durch politischen Aktionismus vielfach verändert, insbesondere durch die Auflösung des ehemaligen Bundesgesundheitsamtes (BGA). **Zentrale Bedeutung hat das Robert Koch-Institut.** Im Jahre 2010 bestehen folgende Einrichtungen:

- Bundesministerium für Ernährung, Landwirtschaft und Verbraucherschutz (BMELV) mit BfR und BVL
- **Bundesinstitut für Risikobewertung (BfR):** Das BfR ist die **wissenschaftliche Einrichtung** der Bundesrepublik Deutschland der **Risikobewertung**, die auf der Grundlage international anerkannter wissenschaftlicher Bewertungskriterien

Gutachten und Stellungnahmen zu Fragen der **Lebensmittelsicherheit** (z.B. gesundheitliche Bewertung chemischer und mikrobieller Risiken in Lebensmitteln) und des **gesundheitlichen Verbraucherschutzes** erarbeitet. Schwerpunktthemen sind z.B. Acrylamid, Chemikalienrecht, Krankheitsausbrüche durch Lebensmittel und Stillberatung.

- **Bundesamt für Verbraucherschutz und Lebensmittelsicherheit (BVL):** Das ist die wissenschaftliche Fachbehörde zuständig für **Risikomanagement**, insbesondere auf den Gebieten der Lebensmittel, Futtermittel, Bedarfsgegenstände, Pflanzenschutzmittel, Tierarzneimittel und Gentechnik. Ein Schwerpunkt ist die **Lebensmittelüberwachung**.
- Bundesministerium für Gesundheit (BMG) mit PEI, BfArM, BZgA und RKI.
- **Paul-Ehrlich-Institut (PEI):** Das PEI ist gemäß Arzneimittelgesetz (AMG) zuständig für die Zulassung, Chargenprüfung und Arzneimittelsicherheit immunbiologischer, hämatologischer Arzneimittel, Gentransfer-Arzneimittel, somatische Zelltherapeutika und xenogene Zelltherapeutika. Zu den Arzneimitteln, für die das Paul-Ehrlich-Institut verantwortlich ist, gehören **Impfstoffe** für Mensch und Tier, Allergene, Immunglobuline, Sera, Monoklonale Antikörper (die gemäß Arzneimittelgesetz wie Sera behandelt werden) und Blutprodukte (inklusive rekombinante Blutprodukte).
- **Bundesinstitut für Arzneimittel und Medizinprodukte (BfArM):** Das BfArM ist zuständig für die Zulassung von Fertigarzneimitteln auf der Grundlage des Arzneimittelgesetzes, für die Risikoüberwachung bei Arzneimitteln, für Betäubungsmittel und für Medizinprodukte. Medizinprodukte sind ein großer Bereich von Produkten, die insbesondere zum Erkennen und Verhüten, zur Behandlung oder Linderung von Krankheiten oder Verletzungen, zur Untersuchung oder Ersetzung des anatomischen Aufbaus oder auch zur Wundversorgung und zur Empfängnisverhütung eingesetzt werden.
- **Bundeszentrale für gesundheitliche Aufklärung (BZgA):** Die BZgA dient der Gesundheitsförderung durch bundesweite Aufklärungskampagnen (gesunde Ernährung, AIDS-Prävention, Suchtprävention u.v.a.m.).

- **Robert Koch-Institut (RKI):** Das RKI (auch Leitinstitut des Öffentlichen Gesundheitsdienstes) ist die **zentrale Einrichtung** der Bundesregierung auf dem **Gebiet der Krankheitsüberwachung und -prävention.** Die Kernaufgaben sind die Erkennung, Verhütung und Bekämpfung von Infektionskrankheiten. Es ist verantwortlich für das Zusammenführen der nach dem IfSG erhobenen Meldedaten, führt Untersuchungen zu pathogenen Viren, Bakterien und Pilzen durch und entwickelt Präventionskonzepte. Auf Grundlage des Meldesystems werden infektionsepidemiologische Daten zur Überwachung der Situation übertragbarer Krankheiten (**Surveillance**) bewertet und daraus Konzepte entwickelt. Einige Schwerpunkte sind u.a.: Surveillance importierter Infektionen, Erfassung der Durchimpfung der Bevölkerung, Methodenentwicklung zur Früherkennung von Infektionsgefahren, Analyse der Verbreitung von und der Risikofaktoren für Tuberkulose. Wichtig sind ferner die Entwicklung von Maßnahmenpläne bei Pandemien (Influenza, SARS) oder bioterroristischen Anschlägen. Dazu wurde am RKI das **Zentrum für Biologische Sicherheit** (ZBS) eingerichtet. Bestandteil eines weiteren Schwerpunktes nämlich der **Infektionsprävention** sind epidemiologische Studien zur Ermittlung von Risikofaktoren und Risikogruppen. Dazu zählen Entwicklung und Bewertung von Impfkampagnen, Präventionsmaßnahmen zu HIV/AIDS, zu Zoonosen und zu gastroenterologischen Erkrankungen. Ein besonderer Schwerpunkt der Infektionsprävention liegt auf dem Gebiet der **Krankenhaushygiene.** Dazu gibt das RKI entsprechende Richtlinien heraus. Ein weiterer Schwerpunkt sind detaillierte **Ausbruchuntersuchungen,** um neue Erkenntnisse über Vehikel, Übertragungswege, Risikogruppen und Strategien des Risikomanagements zu erlangen. Für spezielle Fragen zu bestimmten Erregern, deren Diagnostik und Resistenz wurden ergänzend **Nationale Referenzzentren** und **Konsilarlabore** eingerichtet. Zahlreiche Arbeitskreise und Kommissionen sind ebenfalls am RKI eingerichtet worden. Dazu zählen z.B. die STIKO (Ständige Impfkommission) und die Kommission für Krankenhaushygiene und Infektionsprävention (KRINKO).

Die Strukturen sind in den Bundesländern unterschiedlich. Wichtige Organisationseinheiten sind:

- Gesundheitsämter oder Gesundheitsabteilungen oder ggf. andere entsprechende Verwaltungsbehörden
- Landesgesundheitsämter oder Medizinaluntersuchungsämter oder andere entsprechende Fachabteilungen
- Verwaltungsbehörden wie Regierungspräsidien
- zuständigen Landesministerien

Einige Länder haben Kompetenzzentren für hochinfektiöse Erkrankungen aufgebaut.

Auf lokaler Ebene haben die Gesundheitsämter eine zentrale Rolle. Nach Meldung wird hier das direkte Eingreifen zur Kontrolle und Prävention durchgeführt. Problematisch sind überregionale Ausbrüche. Die Situation auf Landesebene ist allerdings zum Teil kritisch, weil durch Sparmaßnahmen fachliche Kompetenz und Kapazitäten nur eingeschränkt verfügbar sind.

In vielen Bundesländern koordinieren Gesundheitsämter regionale MRSA-Netzwerke. Behandlungsassoziierte Infektionen, insbesondere durch MRSA (Methicillin-resistente Staphylococcus aureus), erfordern die Koordination verschiedener Einrichtungen (Gesundheitsamt, Krankenhäuser, stationäre und ambulante Pflegeeinrichtungen, Rettungsdienst u.a.).

Rechtsvorschriften und Literatur

1. Gesetz zur Verhütung und Bekämpfung von Infektionskrankheiten beim Menschen (Infektionsschutzgesetz – IfSG) vom 20.Juli 2000 (BGBl I, S. 1045). Zuletzt geändert am 17.7.2009, BGBl I, S. 2091

Internet

http://www.rki.de (Robert Koch-Institut)

Krankenhaushygiene – Hygiene in medizinischen Einrichtungen

3. Krankenhaushygiene – Hygiene in medizinischen Einrichtungen

3.1. Definitionen

Ursprünglich befasste sich die Krankenhaushygiene vor allem mit der Hygiene in Krankenhäusern. Die Strategien und Empfehlungen der Krankenhaushygiene sind heute sowohl für den ambulanten operativen Bereich als auch für die Arztpraxen von Belang. Neben dem Begriff Krankenhaushygiene wird deswegen auch der Begriff Praxishygiene verwendet. Es ist das Bestreben der **Krankenhaushygiene/Praxishygiene, infektiöse Komplikationen als Folge medizinischer Maßnahmen zu vermeiden, bzw. zu minimieren.**

Eine **Krankenhausinfektion** oder **nosokomiale Infektion** (**NI**) ist jede durch Mikroorganismen hervorgerufene Infektion, die im kausalen Zusammenhang mit einem Krankenhausaufenthalt steht, unabhängig davon, ob Krankheitssymptome bestehen oder nicht.

Die europäische Gesundheitsbehörde *(European Centre for Disease Prevention and Control,* ECDC) stuft infektiöse Komplikationen in Zusammenhang mit medizinischen/pflegerischen Maßnahmen *(healthcare-associated infections)* als die wichtigste infektiologische Bedrohung in der EU noch vor HIV, Influenza und Pneumokokken ein.

In Deutschland werden jährlich 17 Millionen Menschen vollstationär behandelt. Hinzu kommen zunehmend medizinische Maßnahmen im Rahmen der ambulanten medizinischen Versorgung und anderen Einrichtungen des Gesundheitswesens. Auch operative Eingriffe werden vermehrt ambulant durchgeführt. Pflege und Behandlung in medizinischen Einrichtungen sind je nach Ihrer Art mit einem Infektionsrisiko verbunden. Es ist das Ziel der Hygiene in medizinischen Einrichtungen (Krankenhaushygiene, Praxishygiene) auf der Basis der aktuellen Erkenntnisse, derartige Infektionen zu minimieren.

Im Allgemeinen wird eine **Infektion als nosokomial bezeichnet,** wenn zwischen ihrem Auftreten und der Aufnahme des Patienten im Krankenhaus mindestens 24 Stunden liegen und die Inkubationszeit der betreffenden Infektion nicht deutlich

dagegen spricht. Als nosokomiale Infektionen werden auch solche Infektionskrankheiten bezeichnet, die erst nach einem Krankenhausaufenthalt manifest werden, aber mit Sicherheit auf diesen zurückzuführen sind. Nosokomiale Infektionen können nicht nur bei Patienten, sondern auch bei Personal und Besuchern auftreten. Das Infektionsschutzgesetz (**IfSG**) § 2 [1] definiert den Begriff **nosokomiale Infektion** wie folgt: *"…eine Infektion mit lokalen oder systemischen Infektionszeichen als Reaktion auf das Vorhandensein von Erregern oder ihrer Toxine, die im zeitlichen Zusammenhang mit einer stationären oder einer ambulanten medizinischen Maßnahme steht, soweit die Infektion nicht bereits vorher bestand."*

Für Krankenhäuser bzw. spezielle Abteilungen in Krankenhäusern gibt es eine bestimmte Rate kontinuierlich vorhandener nosokomialer Infektionen. Kommt es zu **epidemischen Häufungen nosokomialer Infektionen** spricht man von einem **Ausbruch.** Nach IfSG liegt eine **epidemische Krankenhausinfektion** vor, wenn Infektionen mit einheitlichem Erregertyp im zeitlichen, örtlichen und kausalen Zusammenhang mit einem Krankenhausaufenthalt nicht nur vereinzelt auftreten.[1]

Besondere Bedeutung hat die systematische Überwachung von Krankenhausinfektionen erlangt. Dies wird als **Surveillance** bezeichnet. Surveillance von nosokomialen Infektionen beinhaltet Erfassung, Bewertung, Maßnahmen und Erfolgskontrolle. **Entscheidend ist, dass sich das medizinische Personal mit den Daten auch befasst.**

Merke:

Infektionen in Zusammenhang mit medizinischen/pflegerischen Maßnahmen *(healthcare-associated infections)* sind eine der wichtigsten infektiologischen Bedrohungen in Europa. Hygiene in medizinischen Einrichtungen soll dieses Infektionsrisiko minimieren.

Nosokomiale Infektionen sind im Krankenhaus erworbene Infektionen.

3.2. Rechtsvorschriften/Empfehlungen

Das **Infektionsschutzgesetz (IfSG)**[1] gibt Vorgaben zur Prävention und Kontrolle nosokomialer Infektionen anhand von mehreren Vorschriften. Danach sind Krankenhäuser und Einrichtungen für ambulantes Operieren verpflichtet, nosokomiale Infektionen und das Auftreten von Krankheitserregern mit speziellen Resistenzen und Multiresistenzen aufzuzeichnen und zu bewerten. Damit ist eine **Verpflichtung zur Surveillance** gegeben. Zum **Hygienemanagement** nach IfSG gehört auch die Erstellung von **Hygieneplänen**. Nach IfSG ist die **infektionshygienische Überwachung** von Krankenhäusern (fakultativ Praxen) durch das **Gesundheitsamt** geregelt. Die Krankenhausgesetze des Bundes ermächtigen die Bundesländer Regelungen zur Krankenhaushygiene zu erlassen. Als Folge existieren auf Länderebene unterschiedliche Regelungen. Nur einige Bundesländer (Berlin, Bremen, Nordrhein-Westphalen, Sachsen, Saarland) haben eine Krankenhaushygiene-Verordnung verabschiedet.

Wichtige Empfehlungen für die Krankenhaushygiene werden von der Kommission für Krankenhaushygiene und Infektionsprävention[2] (KRINKO) erarbeitet. Gemäß § 23 Infektionsschutzgesetz (IfSG) ist diese Kommission beim Robert Koch-Institut angesiedelt. Die Empfehlungen zur Prävention nosokomialer Infektionen schließen solche zu betrieblich-organisatorischen und baulich-funktionellen Maßnahmen der Hygiene, das Hygiene-Management sowie Methoden zur Erkennung, Erfassung, Bewertung und gezielten Kontrolle dieser Infektionen ein. Die Empfehlungen der KRINKO werden offiziell in der Zeitschrift "Bundesgesundheitsblatt – Gesundheitsforschung – Gesundheitsschutz" veröffentlicht (www.bundesgesundheitsblatt.de). Auch über die Internetseiten des RKI (www.rki.de) sind die Empfehlungen zugänglich. **Die Empfehlungen sind kein verbindliches Recht.** In begründeten Ausnahmefällen kann von den Empfehlungen abgewichen werden. Im Folgenden sind einige Empfehlungen mit dem Jahre der Veröffentlichung aufgelistet:

- Empfehlungen zur Händehygiene, 2000
- Anforderung der Krankenhaushygiene und des Arbeitsschutzes an die Hygienebekleidung und persönliche Schutzausrüstung, 2007

- Ausbruchsmanagement und strukturiertes Vorgehen bei gehäuftem Auftreten nosokomialer Infektionen, 2002
- Empfehlungen zur Prävention und Kontrolle Katheter-assoziierter Harnwegsinfektionen, 1999
- Empfehlungen zur Prävention der nosokomialen Pneumonie, 2000
- Prävention Gefäßkatheter-assoziierter Infektionen, 2002
- Empfehlungen zur Prävention postoperativer Infektionen im Operationsgebiet, 2007
- Personelle und organisatorische Voraussetzungen zur Prävention nosokomialer Infektionen, 2009

Die **Empfehlungen der KRINKO werden hinsichtlich ihrer wissenschaftlichen Beweiskraft** gewertet. Das Konzept dieser evidenzbasierten Entscheidungen soll darlegen, inwieweit die Empfehlungen sich aus wissenschaftlich fundierten Studien ableiten lassen. Die Kategorien der Evidenz reichen von I-IV. Kategorie IA bedeutet, dass die Empfehlung auf gut konzipierten experimentellen oder epidemiologischen Studien beruht. Bei ungelösten Fragen erfolgt die Einstufung nach III. Rechtliche Vorgaben werden in Abweichung des Konzeptes in Kategorie IV eingestuft.

Hygienerelevante Aspekte für **berufsbedingte Tätigkeiten** beim Umgang mit Krankheitserregern sind in der **Biostoffverordnung (BioStoffV)**[3] geregelt. Die BioStoffV beinhaltet u.a. folgende Regelungen:

- Schutzmaßnahmen
- Hygienemaßnahmen, Schutzausrüstung
- Arbeitsmedizinische Vorsorge: sie beinhaltet z.B. die Aufklärung und Beratung von Beschäftigten, Erstuntersuchung, Nachuntersuchung, etc.
- Sicherheitsmaßnahmen bei Tätigkeiten mit biologischen Arbeitsstoffen in Laboratorien und laborähnlichen Einrichtungen: sie regelt z.B. die Aufbewahrung von biologischen Arbeitsstoffen, die spezifischen Desinfektionsverfahren etc.

Zur BioStoffV steht ein **Technisches Regelwerk** zur Verfügung. Die Technischen Regeln für Biologische Arbeitsstoffe 250 (TRBA 250) findet Anwendung bei Tätigkeiten mit biologischen Arbeitsstoffen in Arbeitsbereichen des Gesundheitswesens und der Wohlfahrtpflege. Der Anwendungsbereich umfasst z.B. Arztpraxen, Krankenhäuser und Laboratorien.

Für das **ärztliche Handeln im Umgang mit der Hygiene** sind folgende **Urteile des Bundesgerichtshofes** besonders beachtenswert. Der Bundesgerichtshof hat 2007 und 2008 in zwei Urteilen (Az. VI ZR 158/06 und VI ZR 118/06) die **Haftung bei Hygienemängeln verschärft**. Diese zählen zu den *"voll beherrschbaren Risiken"*, d.h. Hygiene ist grundsätzlich regelbar, sowohl durch schriftliche Vorgaben als auch in ihrer Umsetzung. Damit kann es schnell zur Beweislastumkehr kommen, auch schon, wenn sonstige Verstöße gegen Hygienestandards vom Patienten aufgezeigt werden, die noch nicht einmal ursächlich für den geklagten Schaden sein müssen.

> **Merke:**
>
> Das **Infektionsschutzgesetz gibt Vorgaben** zu Kontrolle und Prävention nosokomialer Infektionen. Einige Bundesländer haben spezielle **Krankenhaushygiene-Verordnungen** erlassen. Die Überwachung obliegt dem Gesundheitsamt.
>
> **Empfehlungen für die Krankenhaushygiene und Infektionsprävention werden durch eine Kommission (KRINKO) am Robert Koch-Institut erarbeitet**. Die Empfehlungen haben keinen rechtlich verbindlichen Charakter.
>
> Die **Biostoffverordnung** dient dem Schutz der Arbeitnehmer. Weitere spezielle Erläuterungen geben die **Technischen Regeln für Biologische Arbeitsstoffe**.
>
> Durch Urteile des Bundesgerichtshofes ist die **ärztliche Haftung bei Hygienemängeln verschärft** worden.

3.3. Organisation der Krankenhaushygiene

3.3.1. Allgemeine Struktur des Hygienemanagements

Maßnahmen zur Infektionsprävention sind ein **wesentlicher Bestandteil des Qualitätsmanagements** eines Krankenhauses. Dies erfordert die Einrichtung entsprechender innerbetrieblicher Strukturen mit einem **Hygieneteam**, das eng mit anderen Bereichen (Pflegedienst, Krankenhausleitung, Mikrobiologie, Betriebsärztin/-arzt, Apotheke, Technik, Küche und Funktionsbereiche) zu-

sammenarbeitet. Die Ausgestaltung des Hygieneteams hängt von der Größe des Krankenhauses ab. Große Kliniken verfügen meist über eine eigenständige Abteilung für Hygiene. Diese wird von einem Krankenhaushygieniker, dem mehrere Hygienefachkräfte zugeordnet sind, geleitet. Verantwortlich für die gesamte Hygiene im Krankenhaus **ist die Krankenhausleitung** (Träger, ärztlicher Direktor). Im **ambulanten Bereich**, also auch in **Arztpraxen** gilt ebenfalls, dass die **Verantwortung für die Hygiene der Leiter hat**. Ein Beispiel für die Struktur in einem Klinikum gibt folgende Abbildung.

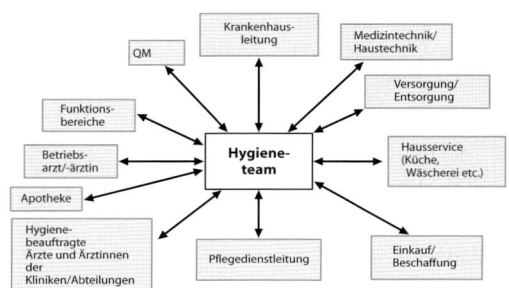

Abb. 3.1: Vernetzung des Hygieneteams mit anderen Bereichen in einem großen Klinikum (nach der KRINKO-Empfehlung; Personelle und organisatorische Voraussetzungen zur Prävention nosokomialer Infektionen Bundesgesundheitsbl. Gesundheitsforsch. Gesundheitsschutz, 9, 951-962, 2009).

3.3.2. Krankenhaushygieniker

Der **Krankenhaushygieniker** soll ein hauptamtlich im Hause angestellter oder hauptamtlich extern beratend tätiger Facharzt für Hygiene und Umweltmedizin oder ggf. auch für Mikrobiologie, Virologie und Infektionsepidemiologie sein. Ein hauptamtlicher Krankenhaushygieniker ist sinnvoll für Akutkrankenhäuser über 400-450 Betten sowie in Krankenhäusern der Maximalversorgung und in Universitätskliniken. Die **Aufgaben** des Krankenhaushygienikers sind gemäß der Empfehlung der KRINKO aus dem Jahre 2009 u.a. wie folgt:

Betrieblich-organisatorisch:

- Analyse wissenschaftlicher Erkenntnisse zur Infektionsprävention und Umsetzung derselben vor Ort

- Beratung der Krankenhausleitung, Fortbildung des Personals auf dem Gebiet der Krankenhaushygiene
- Surveillance von nosokomialen Infektionen sowie von resistenten Erregern und Rückkopplung der Ergebnisse an die Funktionseinheiten der Klinik
- Erstellung des Hygieneplanes
- Supervision von Arbeitsanweisungen aus dem Hygieneteam
- Erarbeitung von einrichtungsspezifischen Präventionsstrategien
- Ausbruchs- und Krisenmanagement
- Kommunikation mit den Aufsichtsbehörden (Gesundheitsamt)

Baulich-funktionell:

- Hygienische Beratung bei der Bauplanung, Bauausführung, beim Betrieb hygienerelevanter Systeme (Wasser, Abwasser, Abfall, Raumluft- und Klimatechnik)

Interdisziplinäre Zusammenarbeit:

- Fortbildung des Krankenhauspersonals, insbesondere bei pflegetechnischen Maßnahmen (wie z.B. Verbandwechsel, Legen von peripheren und zentralen intravasalen Kathetern, Legen von Harnblasenkathetern, Richten von Infusionslösungen), bei Herstellung, Lagerung und Transport von Lebensmitteln sowie von Arzneimitteln und bei Arbeitsabläufen (z.B. bei der Wäsche- und Sterilgutversorgung, bei der desinfizierenden Reinigung und in den technischen Bereichen).

Hygienisch-mikrobiologische Untersuchungen:

- Umgebungsuntersuchung ggf. mit Genotypisierung der Keime bei Ausbrüchen
- Qualitätsprüfungen (Sterilitätsverfahren, Arzneimittelherstellung)

Üblicherweise legt die Krankenhaushygiene Untersuchungsstrategien für Trink-, Bade-, Dialysewasser, lufttechnische Anlagen (z.B. Raumlufttechnische Anlagen, RLT-Anlagen; laminar flow-Werkbänke), Umgebungsuntersuchungen in Risikobereichen, bei Bauabnahmen, zur Prüfung von Desinfektionsmaßnahmen (z.B. hygienische und chirurgische Händedesinfektion, Flächendesinfektion, Instrumentendesinfektion) u.a. fest. Hygienisch-mikrobiologische, hygienisch-physikalische und hygienisch-chemische Untersuchungen

werden z.B. von den Hygieneinstituten häufig in enger Kooperation mit der Mikrobiologie durchgeführt.

3.3.3. Hygienebeauftragter Arzt

Jedes Krankenhaus sollte einen hygienebeauftragten Arzt benennen, in größeren Kliniken ist ein hygienebeauftragter Arzt für die einzelnen Fachrichtungen erforderlich. Der **hygienebeauftragte Arzt** (erfahrener Facharzt mit Kenntnissen in Hygiene und Mikrobiologie) führt u.a. folgende Aufgaben im Einvernehmen mit dem Krankenhaushygieniker durch:

- Vermittlung und Umsetzung der Hygienestrategien des Klinikums im jeweiligen Bereich
- Ausbruchsmanagement
- Analyse der bereichsspezifischen Infektionsrisiken
- Optimierung des Antibiotikagebrauchs

3.3.4. Hygienefachkraft bzw. Hygienefachpfleger

Die Hygienefachkraft bzw. der **Hygienefachpfleger** (mindestens 3-jährige Berufstätigkeit und zusätzliche Ausbildung zur Hygienefachkraft; Fachgesundheits- und Krankenpfleger für Hygiene und Infektionsprävention) hat eine **zentrale Rolle** im Hygieneteam. Sie **vermittelt und schult vor Ort** die pflegerischen Mitarbeiter und Mitarbeiter in Funktionsbereichen wie Küche und Reinigung. Die Aufgaben werden eng mit dem Krankenhaushygieniker und dem Hygienebeauftragten abgestimmt und umfassen u.a.:

- Erstellung von Hygiene-, Reinigungs- und Desinfektionsplänen
- Schulungen vor Ort
- Beratung von Patienten und Angehörigen
- Surveillance von nosokomialen Infektionen
- Mitarbeit bei Ausbrüchen
- qualifizierte Probenahmen bei hygienisch-mikrobiologischen Umgebungsuntersuchungen

Der **Bedarf an Hygienefachkräften** ist von dem **Infektionsrisiko** innerhalb eines Krankenhauses oder einer Abteilung abhängig. Die KRINKO hat hierzu 2009 eine detaillierte Empfehlung gegeben. Danach liegt der Bedarf in Betten führenden Abteilungen im Bereich von 1: 100 (hohes Risiko) bis 1: 500 (niedriges Risiko) Betten. Ein hoher Bedarf mit entsprechend hohen Infektionsrisiken besteht in der Intensivmedizin sowie bei der Betreuung von immunsupprimierten, polytraumatisierten und schwerstbrandverletzten Patienten.

3.3.5. Hygienekommission

Als **Diskussionsforum** und zur **Festlegung hygienischer Regelungen** hat sich in vielen Krankenhäusern die Einrichtung einer **Hygienekommission** bewährt. Diese tagt mehrfach im Jahr. Die Hygienekommission **berät die Leitung** und **soll die Umsetzung der getroffenen Hygieneregelungen gewährleisten**. Die Teilnehmer fungieren als Multiplikatoren für hygienische Aspekte, die sie dann in ihren Bereichen vermitteln und umsetzen.

Die **Hygienekommission** kann sich z.B. **wie folgt zusammensetzen:**

Ärztlicher-, Verwaltungs- und Technischer Leiter, Krankenhaushygieniker, hygienebeauftragter Arzt, Pflegedienstleitung, Hygienefachschwestern bzw. -pfleger, Betriebsarzt, Krankenhausapotheker, Leitung der Hauswirtschaft. Je nach Themen können noch weitere Personen, z.B. Leiter von bestimmten Stationen hinzugezogen werden.

Die **Aufgaben der Hygienekommission sind u.a.:**

* Qualitätsmanagement mit folgenden Punkten:
  - für verschiedene Abteilungen oder bestimmte Infektionsarten empfiehlt sie die Surveillanceaktivitäten

- Verteilung von Informationen
- Induzierung von Verhaltensänderungen
- Mitwirkung beim Aufstellen des Hygieneplanes einschließlich der
  - Festlegung der Reinigungs- und Desinfektionsmaßnahmen
  - Festlegung zu verwendender Desinfektionsmittel
* Mitwirkung bei der baulichen Planung und Beschaffung technischer Einrichtungen
* Analyse der Krankenhaushygiene und der Krankenhausinfektionen
* Festlegung von Verhütungs- und Bekämpfungsmaßnahmen für Krankenhausinfektionen
* Festlegung von Richtlinien für die Anwendung der Chemotherapeutika (insbesondere Antibiotika)
* Mitwirkung bei der Organisation der Fortbildung des Personals auf dem Gebiet der Hygiene

Zur Sicherung der Krankenhaushygiene sind eine klare **Festlegung der Verantwortlichkeiten** und das **bewusste hygienische Arbeiten** jedes Mitarbeiters unabdingbar. Ein Beispiel für ein **Organigramm für das Hygienemanagement** mit Interaktionen zur Hygienekommission ist in Abb. 3.2 dargestellt.

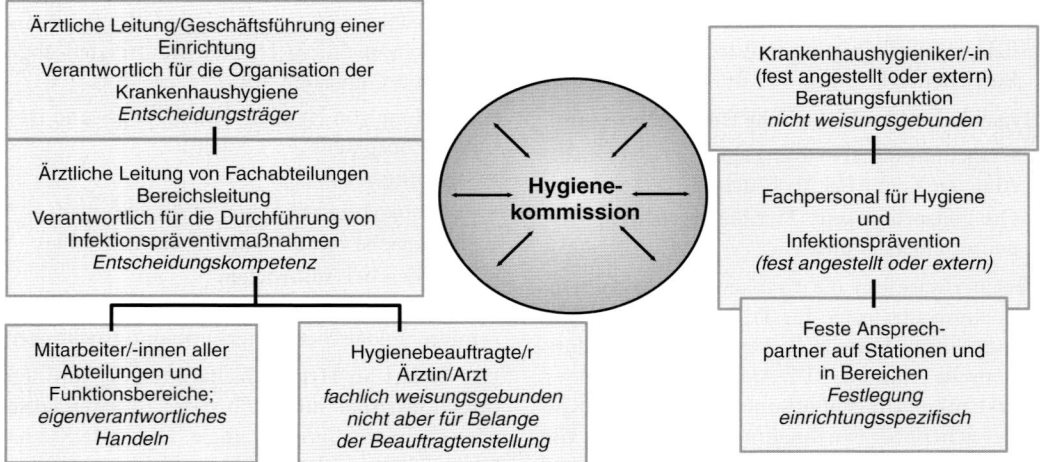

Abb. 3.2: Beispiel für ein Organigramm des Hygienemanagements mit Vernetzungen zur Hygienekommission in einem großen Klinikum (nach der KRINKO-Empfehlung; Personelle und organisatorische Voraussetzungen zur Prävention nosokomialer Infektionen Bundesgesundheitsbl. Gesundheitsforsch. Gesundheitsschutz, 9, 951-962, 2009).

> **Merke:**
>
> Die zentrale Rolle **des Hygienemanagements in einem Klinikum hat das** Hygieneteam. **Das Hygieneteam arbeitet eng mit verschiedenen Bereichen der innerbetrieblichen Struktur zusammen** Die **Verantwortung für die Hygiene hat die ärztliche Leitung der Einrichtung** (Krankenhaus, Praxis).
>
> Die **Sicherung der Hygiene** stützt sich auf den **Krankenhaushygieniker, hygienebeauftragte Ärzte, Hygienefachkräfte,** die **Hygienekommission** sowie auf die **verantwortungsbewusst arbeitenden Mitarbeiter** des Krankenhauses. Das Hygienekonzept und die personelle Struktur richten sich nach der jeweiligen Einrichtung unter besonderer Berücksichtigung des **Risikoprofils.** Das Hygienekonzept ist Teil des **Qualitätsmanagements** einer Klinik.

3.4. Pathophysiologie und Häufigkeit nosokomialer Infektionen

3.4.1. Pathophysiologie

Pathophysiologisch handelt es sich bei den nosokomialen Infektionen um **Infektionen mit meist fakultativ pathogenen Mikroorganismen, sogenannte opportunistischen Keimen,** die einen normalen Standort im Körper haben (z.B. Darm, Nasen-Rachenraum, Haut) und die vorwiegend nur für die Patienten mit ihrer reduzierten Abwehrlage gefährlich werden können. Für das Personal besteht meist kein Infektionsrisiko. Hospitalkeime sind hierbei fast ausschließlich durch Antibiotikaresistenz und Virulenzfaktoren gekennzeichnet.

> **Merke:**
>
> **Exogene Krankenhausinfektionen** (Kreuzinfektionen) entstehen bei Infektionen durch Keime aus der Umgebung des Patienten einschließlich Mitpatienten und Personal (epidemiologische Zusammenhänge) und sind am ehesten vermeidbar.
>
> **Endogene Krankenhausinfektionen** entstehen bei Infektionen durch patienteneigene Keime (keine epidemiologischen Zusammenhänge) infolge der herabgesetzten Abwehrkraft (z.B. bei immunsuppressiver Therapie) und sind schwer vermeidbar.

3.4.2. Häufigkeit nosokomialer Infektionen

Die **Häufigkeit** von NI wird im internationalen Schrifttum mit **5-15 %** angegeben. Eine Übersicht zur Häufigkeit von NI in Deutschland[5] ergibt folgendes Bild. Eine ältere repräsentative Querschnittsstudie (NIDEP-Studie; Nosokomiale Infektionen in Deutschland – Erfassung und Prävention) ergab für die Bundesrepublik Deutschland 1995 eine Infektionsrate von **3,5 %** (für 2006 entspräche dies **370.000 NI**) in **Akutkrankenhäusern.** Vieles spricht dafür, dass die Häufigkeit von NI seit Jahren unverändert ist. Die Anzahl nach einer neueren Schätzung auf der Basis von KISS (Krankenhaus-Infektions-Surveillance-System) ist in der folgenden Tabelle dargestellt.

Nosokomiale Infektionen	Geschätzte Anzahl
Postoperative Wundinfektionen	225.000
Harnwegsinfektionen	155.000
Untere Atemwegsinfektionen	80.000
Primäre Sepsis	20.000
Andere Infektionen (ca. 13 %)	70.000
Summe	550.000

Tab. 3.1: Anzahl nosokomialer Infektionen für 2006 in Deutschland nach Infektionsart hochgerechnet aus KISS (Krankenhaus-Infektions-Surveillance-System); (Quelle: Gastmeier und Geffers, 2008[5]).

Mehr als 80 % aller Krankenhausinfektionen sind auf **4 Diagnosegruppen** zurückzuführen: postoperative Wundinfektionen, Harnwegsinfektionen, Infektionen des Respirationstraktes und Septikämien. Nicht alle Krankenhäuser nehmen an KISS teil. Insofern sind die Angaben der Tabelle mit einer gewissen Einschränkung zu sehen. Man geht grob geschätzt von **400.000-600.000 NI pro Jahr** in Deutschland aus. Die Abschätzung der **Todesfälle** durch NI liegt im Bereich von **15.000-40.000 pro Jahr** in Deutschland (zum Vergleich: 2009 4152 Verkehrstote). Die große Streubreite der Angabe beruht darauf, dass bei schwerkranken multimorbiden Patienten eine nosokomiale Infektion nicht immer alleinige Todesursache ist. Diese **bedenklichen Zahlen** untermauern, dass **nosokomiale Infektionen eine erhebliche Bedrohung** darstellen. Dazu ist zu beachten, dass mit zunehmendem Alter die Zahl der NI (Altersgruppe der 65-74-Jährigen 7,2-7,6 %, ≥75-Jährigen ca. 9 %) ebenfalls ansteigt und der Anteil der über 60-Jährigen an der Bevölkerung von 20,5 auf 33,9 % bis zum Jahr 2040 zunehmen wird.

Wichtige **Risikofaktoren** für das Erleiden von Krankenhausinfektionen sind u.a.:

- hohes Alter, eingeschränkte Immunabwehr, Mangelernährung
- schwere Grunderkrankungen wie Tumorleiden oder Diabetes mellitus
- Immunsuppression
- Verletzungen, Verbrennungen
- therapeutische oder diagnostische Interventionen wie Operationen, zentrale Venenkatheter, Harnwegskatheter, Beatmung, Dialyse
- pflegerische Maßnahmen
- Umweltfaktoren (Wasser, Oberflächen in der Umgebung des Patienten)
- Virulenz und Resistenzen von Erregern

Die **Konsequenzen nosokomialer Infektionen** sind weit reichend:

- chronische Infektionen, Gefährdung des Patienten bis hin zum Tod
- psychische und körperliche Beeinträchtigung des Patienten
- längere Verweilzeit
- Mehrkosten

> **Merke:**
>
> **Nosokomiale Infektion stellen ein erhebliches Gesundheitsproblem dar. Jährlich erleiden 400.000-600.000 Patienten in Deutschland eine nosokomiale Infektion.**
>
> **Mehr als 80 % aller Krankenhausinfektionen** sind auf **4 Diagnosegruppen** zurückzuführen: postoperative Wundinfektionen, Harnwegsinfektionen, Infektionen des Respirationstraktes und Septikämien.
>
> Von den **medizinischen Disziplinen** und Fachrichtungen sind vor allem folgende von bakteriellen NI betroffen: Chirurgie, Innere Medizin (besonders Hämodialyse- und Onkologiestationen), Gynäkologie und Geburtshilfe, Ophthalmologie und Dermatologie.
>
> In **Intensivpflegestationen**, insbesondere chirurgischen, sind NI zwei bis dreimal häufiger als auf anderen Stationen eines Klinikums.
>
> **Ältere Patienten** sind wesentlich häufiger von NI betroffen als jüngere. Bei den jüngeren Patienten besteht die höchste Infektionsrate in der Gruppe der Komplikationen in der perinatalen Medizin.
>
> Als **besondere Risikofaktoren** für NI gelten: Operative Eingriffe, zentrale Venenkatheter, Harnblasenkatheter, Beatmung.
>
> Bei einigen **Virusinfektionen** dominiert die Säuglings- und Kleinkinderstation.
>
> Die **Prävention von nosokomialen Infektionen** hat eine hohe Priorität.

3.5. Erreger und Surveillance nosokomialer Infektionen

3.5.1. Häufigste nosokomiale Infektionen und deren Erreger

Die **Erreger von nosokomialen Infektionen** sind je nach Infektionsart unterschiedlich (Beispiel aus Gesundheitsberichterstattung, Nosokomiale Infektionen)[6]:

- Pneumonien auf Intensivstationen: *Staphylococcus aureus* 18 %, *Pseudomonas aeroginosa* 12 % und *Klebsiella spp.* 9 %
- Katheter-assoziierte Sepsis: koagulasenegative Staphylokokken 29 %, *S. aureus* 18 %, Enterokokken 11 %

Infektionsquelle	Beispiel	Bedeutung für nosokomiale Infektionen
Mensch	Patient, Personal, Mütter, pflegende Angehörige, Mitpatienten, Besucher	hoch ⇓ mittel ⇓ gering
Geräte	Katheter, Beatmungssysteme, Vernebler	
Pharmaka	Inhalations-/Infusionslösungen, Salbentöpfe	
Nahrungsmittel/Trinkwasser	Salate, Fleisch, Trinkwasser, Warmwassersystem	
Umgebung	RLT-Anlagen, Zimmerpflanzen, Putzutensilien, Boden, Waschbecken	

Tab. 3.2: Die Bedeutung unterschiedlicher Infektionsquellen für die Übertragung nosokomialer Infektionen (NI).

- Harnswegsinfektionen: *Escherichia coli* 24 %, Enterokokken 22%, *P. aeroginosa* 11 %.
- Wundinfektionen: *S. aureus* 31 %, *E. coli* 14 %, Enterokokken 12 %

Von besonderer Bedeutung ist das zunehmende Auftreten multiresistenter Erreger. Im Mittelpunkt stehen Methicillin-resistente *S. aureus* (MRSA) und Vancomycin-resistente Enterokokken (VRE).

Nach dem **Ort des Auftretens** der Infektion wird wie folgt unterschieden:

Die **Wundinfektionen** sind unter den NI eine häufige Form (KISS-basierte Abschätzung: die häufigste NI). Die Anzahl der NI hängt zum einen von der Wundkontaminationsklasse, und zum anderen von der Operationsdauer und der Erkrankungsschwere des Patienten ab. Bei den Wundinfektionen gibt es je nach Operationsgebiet Unterschiede.

Ebenfalls häufig sind **Harnwegsinfektionen**. Sie verlaufen in aller Regel asymptomatisch. Die Wahrscheinlichkeit einer nosokomialen Harnwegsinfektion nimmt mit der **Anwendung von Harnwegkathetern** zu.

Bei den unteren Atemwegsinfektionen ist insbesondere die **Pneumonie** hervorzuheben. Sie führt zu einer längeren Verweildauer des Patienten auf der Intensivstation und ist zudem mit einer erhöhten Sterblichkeit verbunden.

Obwohl die **Sepsis** vergleichsweise selten auftritt, hat sie dennoch schwere Konsequenzen. Einer der beachtlichsten Risikofaktoren ist die Anwendung von Gefäßkathetern, vor allem der zentrale Venenkatheter (Katheter-assoziierte Sepsis).

3.5.2. Surveillance nosokomialer Infektionen

Surveillance von NI ist ein zentrales Instrument der Krankenhaushygiene. Um die bei der Surveillance erfassten Infektionsdaten mit anderen Abteilungen und Kliniken vergleichen zu können, sind in Anlehnung an das CDC *(Centers for Disease Control and Prevention)* vom Robert Koch-Institut **einheitliche Fallkriterien** definiert worden (www.nrz-hygiene.de/dwnld/cdc_definitionen.pdf).

Gemäß IfSG sind folgende Erreger zu erfassen: *S. aureus, S. pneumoniae, E. faecalis, E. faecium, E. coli, Klebsiella spp., Enterobacter cloacae, Citrobacter spp., Serratia marcescens, P. aeruginosa, A. baumannii, S. maltophilia, Candida spp. (Candida spp.* – Erfassung nur in hämatologisch-onkologischen Abteilungen, auch von primär resistenten Spezies).

3.5.2.1. KISS (Krankenhaus-Infektions-Surveillance-System)

Die bundesweite Erfassung nosokomialer Infektionen in Deutschland erfolgt mittels KISS. Dieses Krankenhaus-Infektions-Surveillance-System wurde 1997 durch das **Nationale Referenzzentrum für die Surveillance von nosokomialen Infektionen** (NRZ) aufgebaut (www.nrz-hygiene.de). Es nehmen etwa 600 Krankenhäuser teil. Die Teilnahme ist freiwillig. Um die Wirksamkeit der Surveillance und die Aussagekraft der Daten zu erhöhen, erfolgt im KISS keine krankenhausweite Erfassung, sondern eine **Konzentration auf besondere Risikobereiche** innerhalb des Krankenhauses. Hierbei wird auf **bestimmte Patienten** (z.B. NEO-KISS) oder

spezielle Stationen (z.B. ITS-KISS) mit hohem Infektionsrisiko fokussiert. Die Module im KISS entsprechen den unterschiedlichen Risikobereichen. Einige KISS-Module sind hier aufgelistet:

- **ITS-KISS**, Intensivstationen, Patienten haben hier generell ein erhöhtes Infektionsrisiko
- **OP-KISS**, postoperative Wundinfektionen sind eine der häufigsten nosokomialen Infektionen
- **NEO-KISS**, das Surveillance-System erfasst nosokomiale Infektionen bei Frühgeborenen auf neonatologischen Intensivstationen; weltweit sind Infektionen einer der wichtigsten Gründe für die neonatale Mortalität und Morbidität
- **ONKO-KISS**; für nosokomiale Infektionen bei Patienten mit Knochenmark- (KMT) oder peripherer Blutstammzelltransplantation (PBSZT), die wegen der Immunsuppression besonders infektionsgefährdet sind
- **AMBU-KISS**, postoperative Wundinfektionen bei ambulant operierte Patienten
- **DEVICE-KISS**, bei der Analyse wird die Anwendung sogenannter *"devices"* (= Geräte, medizinische Hilfsmittel, deren Gebrauch das Risiko einer NI erhöht, z.B. Harnwegkatheter, zentraler Venenkatheter, Beatmung) erhoben; die Erfassung in DEVICE-KISS konzentriert sich vor allem auf Septikämien, Harnwegsinfektionen und auf die Infektionen der unteren Atemwege (Pneumonien und Bronchitiden)
- **CDAC-KISS**, Infektionen durch *Clostridium difficile* haben erheblich an Bedeutung gewonnen; *Clostridium difficile* ist der häufigste anaerobe Erreger nosokomialer Infektionen; er verursacht neben der *Clostridium-difficile*-assoziierten Diarrhö (CDAD) schwerste Erkrankungen wie die pseudomembranöse Enterocolitis und das oft tödliche toxische Megacolon
- **MRSA-KISS**, mit diesem Modul werden sämtliche MRSA-Fälle eines Krankenhauses erfasst und Referenzdaten generiert
- **HAND-KISS**, die hygienische Händedesinfektion ist die effektivste Methode der Prävention nosokomialer Infektionen und gehört zu den Standardmaßnahmen bei der Versorgung von Patienten im Krankenhaus; das Model hat zum Ziel, durch Vergleich mit dem Händedesinfektionsmittel-Verbrauch einen Anstoß für Verbesserungsmaßnahmen in der Händedesinfektion zu geben

Im Rahmen einer Teilnahme am KISS sollten sich im günstigen Fall rückläufige Raten von nosokomialen **Infektionen** und **Einsparungen** u.a. bei den Medikamenten ergeben.

Mit der Auswertung von KISS Daten lassen sich u.a. wichtige Kenngrößen wie Inzidenz, Inzidenzdichte und **Prävalenz** von nosokomialen Infektionen in den jeweiligen Klinikbereichen ermitteln. Entscheidend ist, dass die Daten standardisiert dargestellt werden. So werden **Device-assoziierte Infektionsraten** z.B. bei beatmungsassoziierten Pneumonien auf die Anzahl der Beatmungstage oder bei mit Harnwegkathetern assoziierten Harnwegsinfektionen auf die Anzahl der Tage mit Harnwegkathetern bezogen.

Inzidenz allgemein beschreibt die Häufigkeit mit der ein Patient oder eine Patientengruppe an einer bestimmten Krankheit neu erkrankt. **Prävalenz** erfasst die Anzahl der NI in Bezug auf alle Untersuchten.

Inzidenz	= Anzahl der neu an NI Erkrankten/Anzahl aller Patienten
Prävalenz	= Anzahl der infizierten Patienten/Anzahl aller Patienten
Inzidenzdichte Device-assoziierter Infektionen	= Anzahl der neu aufgetretenen NI/Anzahl der Anwendungstage

> **Merke:**
>
> Bundesweite Erfassung nosokomialer Infektionen erfolgt mittels **KISS** (**Krankenhaus-Infektions-Surveillance-System**) des NRZ. Die Teilnahme ist freiwillig.
>
> Die einzelnen **KISS Module fokussieren auf Risikobereiche, Risikopatienten und Problemkeime.**
>
> Die teilnehmenden Kliniken können ihre spezifischen nosokomialen Infektionsraten im Vergleich zu **Referenzdaten** betrachten. Im Idealfall bewirkt die KISS-Teilnahme eine Senkung von NI-Raten und Kosten.

Erreger	Nosokomiale Infektion	Nachweishäufigkeit	Persistenz auf den Händen
Staphylococcus aureus	Postoperative Wundinfektion, Pneumomie, Sepsis	10-78 %	>150 min
Pseudomonas spp.	Atemwegsinfektionen	1-25 %	30-180 min
Rotavirus	Gastroenteritis	20-79 %	bis 240 min
Clostridium difficile	Diarrhö	14-59 %	k.A.
E. coli	Harnwegsinfekte	k.A.	60-90 min

Tab. 3.3: Nosokomial wichtige Infektionserreger auf den Händen von medizinischem Personal (nach Kampf et al. 2009[7]).

3.5.3. Gramnegative Bakterien (Stäbchen)

Die **gramnegativen Bakterien sind wichtige Verursacher nosokomialer Infektionen.** Das Spektrum der durch sie hervorgerufenen Infektionen ist breit und umfasst die häufigen NI wie Pneumonien, Harnwegsinfektionen und postoperative Wundinfektion. Viele zählen zu den sogenannten **Nass- oder Feuchtkeimen.** Sie sind sowohl in der physiologischen Darmflora des Menschen und der Tiere als auch in der Umwelt weit verbreitet. Im Krankenhaus findet man diese Keime vor allem in **Feuchtbereichen** wie Waschbecken, Ausgüssen, feuchten Putzlappen, mehrfach benutzten Handtüchern, Kathetern, Drainagen und Beatmungsgeräten, aber auch in kontaminierten Luftbefeuchtungsflüssigkeiten und Infusionslösungen. **Sie besitzen häufig Mehrfachresistenzen gegen Antibiotika.** Besonders gefürchtet sind **ESBL-produzierende** gramnegative Bakterienstämme *(E. coli, Klebsiella u.a.).* ESBL ist die Abkürzung für *extended-spectrum beta-lactamase* und steht für die **erweiterte Resistenz gegenüber Antibiotika** wie Penicilline, Cephalosporine und Aztreonam.

Von den gramnegativen Bakterien haben bei den NI die **größte Bedeutung:**

- **Enterobacteriaceae:** Darmbakterien mit hoher Umweltresistenz, insbesondere im feuchten Milieu, Übertragung meist endogen; häufig Harnweg- und Atemweginfektionen, vor allem in Verbindung mit endotrachealer Intubation bzw. Harnwegkatheter; auch Septikämien, Wundinfektionen, Meningitiden, gelegentlich Infektionen der Gallenwege
  - *Escherichia coli*
  - *Klebsiella pneumoniae* und *oxytoca*

- *Enterobacter spp. Acinetobacter* (vor allem auf Intensivstationen, Pneumonien, Septikämien)
  - *Serratia spp.*
  - *Proteus vulgaris* (vorwiegend Harnwegsinfektionen)
- **Pseudomonaden**: ubiquitär verbreitete Bakterien mit hoher Umweltresistenz, hoher Resistenz gegenüber einigen Desinfektionsmitteln, oft Mehrfachresistenz gegen Antibiotika und geringen Ansprüchen bezüglich des Nährmediums
  - *Pseudomonas aeruginosa* **verursacht häufig Pneumonien** bei **beatmeten** Patienten auf Intensivstationen, ferner wichtiger Erreger von **Septikämien, Harnwegsinfektionen und chirurgischen Wundinfektionen.** Aus Untersuchung mittels molekularer Typisierung gibt es zunehmend Hinweise, dass die **Übertragung auf Intensivstationen in vielen Fällen über Leitungswasser** erfolgt
- **Legionellen:** Befinden sich in natürlichen Gewässern, Kühltürmen, in Wasser - insbesondere Warmwasserleitungen, in kontaminierten Klimaanlagen und Befeuchtern (Erregerreservoir, Temperatur-Optimum 35-45°C; gelegentlich **Verursacher von Pneumonien** (Legionärskrankheit) sowie von Pontiac-Fieber (influenzaähnliches Krankheitsbild)

Seit dem epidemischen Auftreten von schweren Lungenentzündungen mit 29 Todesfällen nach einem Veteranentreffen der *"American Legion"* in einem Hotel in Philadelphia 1976, wurde immer wieder von Einzelerkrankungen und Häufungen von **Legionellosen** vor allem bei **abwehrgeschwächten** Personen berichtet. Im Krankenhaus werden vor allem bei unübersichtlichen Totleitungen und in schlechtem Zustand befindlichen

Leitungssystemen höhere Legionellenkonzentrationen gefunden. Der Übertragungsweg ist das **Einatmen kontaminierter Aerosole** (z.B. beim Duschen, Thermalbad, Whirlpool, Therapiebecken). Infektionen wurden auch durch die Verwendung legionellenhaltigen Trinkwassers zur Spülung von Tuben bei beatmeten Patienten und zur Raumluftanfeuchtung mittels Ultraschallvernebler beobachtet. Die Aufnahme von kontaminiertem Trinkwasser scheint als Infektionsquelle für Legionellosen bei Gesunden keine Gefährdung darzustellen.

3.5.4. Grampositive Kokken

Die grampositiven Kokken sind meist sogenannte **Trocken- oder Luftkeime** mit hoher Umweltresistenz. Die wichtigste Infektionsquelle ist der Mensch:

- **Staphylokokken** besiedeln Haut und Schleimhäute insbesondere den Nasenrachenraum
  - *Staphylococcus aureus*: Keimträger unter der Normalbevölkerung 40-60 %, bei Krankenhauspersonal 60-100 % (durch Abstriche vom Nasenrachenraum, an den Händen, in den Haaren und in der Berufskleidung nachzuweisen, kann im trockenen Milieu [z.B. in Staub] im Gegensatz zu den gramnegativen Keimen wochenlang infektiös bleiben). *Staphylococcus aureus* ist einer der häufigsten Erreger nosokomialer Infektionen.
  Häufig Verursacher von oder beteiligt an:
    - **Wundinfektionen**
    - Haut- und Schleimhautentzündungen
    - Eiterungen (Furunkel, Abszess, Mastitis)
    - Pneumonien
    - Endocarditiden
    - Septikämien
  - *Staphylococcus epidermidis* (hat die Eigenschaft, fest an Plastikoberflächen zu adhärieren [z.B. intravenöse Katheter und implantierte Kunststoffe] und extrazelluläre Schleimsubstanzen (Biofilm) zu bilden, wodurch die eingeschlossenen Staphylokokken offensichtlich vor Abwehrmechanismen des Wirtes sowie vor der Einwirkung der Chemotherapeutika geschützt werden).
  Häufig Verursacher von oder beteiligt an:
    - Septikämien und Endocarditiden
    - Harnwegsinfektionen
    - Eiterungen
    - Venenkatheterinfektionen
    - Entzündungen im Zusammenhang mit Kunststoffimplantaten ("Biofilmbildung")
- **Streptokokken** besitzen eine geringe Umweltresistenz (außer Enterokokken)
  - *Streptococcus pyogenes* (A-Streptokokken, β-hämolysierend), führen auch bei gesunden Personen zu Erkrankungen und sind daher von den sonstigen Erregern NI zu unterscheiden, welche überwiegend nur resistenzgeschwächte Personen betreffen.
  Verursacher von:
    - Anginen
    - Scharlacherkrankungen
    - Erysipelen
    - Pyodermien
    - Septikämien
    - nekrotisierende Fasziitiden (durch bakterielle Stoffwechselprodukte und möglicherweise phagenkodierte Toxine, hohe Letalität [ca. 40 Fälle in Deutschland jährlich])
  - *Streptococcus agalactiae* (B-Streptokokken) Verursacher von:
    - Septikämien und Meningitiden bei Neugeborenen (Infektion meist beim Passieren des Geburtskanals)
    - Wundinfektionen
    - Harnwegsinfektionen
  - *Streptococcus faecalis* und andere Enterokokken
  Die Enterokokken haben ihren normalen Standort im Darm von Menschen und Tieren. Enterokokken zeichnen sich durch eine ausgeprägte Neigung zur Antibiotikaresistenz aus (z. B. gegen viele β-Laktam- und Aminoglykosid-Antibiotika).
  Häufig Verursacher von:
    - Harnwegsinfektionen
    - Septikämien, Endocarditiden
    - Wundinfektionen
  - *Streptococcus pneumoniae* (Pneumokokken) Verursacher von:
    - Pneumonien
    - Sinusitis, Otitis media
    - Septikämie, Meningitis

- Vergrünende und nicht hämolysierende Streptokokken (Viridans-Gruppe)
  Diese Streptokokken gehören der normalen Mundflora an.
  Verursacher von:
    - Endocarditiden
    - Abszessen

Merke:

Gramnegative Bakterien **verursachen häufig nosokomiale Infektionen**. Wichtigstes **Erregerreservoir** ist der **Darm der Patients**. Wegen ihrer ausgeprägten **Antibiotikaresistenz** gelten sie als Problemkeime. Dies trifft besonders für **ESBL-produzierende Stämme** zu. Gramnegative Bakterien verursachen häufig Harnwegsinfektionen und Pneumonien. Ein relevanter Übertragungsweg von *Pseudomonas aeruginosa* auf **Intensivstationen** ist das **Leitungswasser**. *Legionella pneumophila* im **Wassersystem** kann in seltenen Fällen über die **inhalative Aufnahme** von kontaminierten Aerosolen (Duschen) eine **schwere Pneumonie** (Legionellose) verursachen.

Die Mehrzahl der **postoperativen Wundinfektionen** und Septikämien werden durch die grampositiven Keime, insbesondere durch *Staphylococcus aureus* verursacht. Sie weisen eine hohe Umweltresistenz, insbesondere im trockenen Zustand auf.

Die Übertragung erfolgt bei **Nass- oder Feuchtkeimen** fast ausschließlich durch Schmierinfektion (Acinetobacter durch Schmierinfektion und aerogene Infektion; Legionellen nur aerogen im Aerosol). **Trocken- oder Luftkeime** werden durch Schmierinfektion und aerogene Infektion weitergegeben.

3.5.4.1. MRSA

Staphylokokken sind als Besiedler der Haut sowie der Schleimhäute des Nasen-Rachenraumes beim Menschen und bei Tieren weit verbreitet. Als Infektionserreger sind sie **fakultativ pathogen**. Von den bekannten Staphylokokken-Spezies besitzt *S. aureus* die stärkste Pathopotenz. Der Anstieg von Antibiotikaresistenzen bei *S. aureus* hat sich zu einem zentralen Problem der Krankenhaushygiene entwickelt. Resistenz gegen β-Laktamase-empfindliche Penicilline ist weit verbreitet und liegt im Bereich von 70-80 % aller Isolate. Besonders kritisch ist aber die **Mehrfachresistenz**. Diese tritt überwiegend bei **Methicillin-resistenten** *S. aureus* (MRSA) auf. Methicillin ist ein historisches Präparat, getestet wird mit Oxacillin. Die Bezeichnung ORSA (Oxacillin-resistenter *S. aureus)* ist identisch mit MRSA. Das Kernproblem dabei ist, dass wie andere *S. aureus*-Stämme (in der Allgemeinbevölkerung etwa 30 %, bei medizinischem Personal 60 %) auch MRSA als **Besiedlungskeim** vor allem auf der **Nasenschleimhaut** vorkommt. Vom eigentlichen Reservoir kann sich MRSA auf andere Bereiche der Haut und Schleimhäute ausbreiten: Rachen, Hände, Axilla, Perineum und Leistengegend. MRSA-Träger (mit MRSA kolonisiert) sind selbst nicht erkrankt. Es entstehen aber so **Keimreservoirs**, die andere empfängliche Personen, vor allem immungeschwächte Patienten anstecken können.

Folgende **Übertragungswege** sind zu beachten:

- vom Patienten selbst (endogene Infektion)
- exogen von anderen Menschen oder Tieren oder unbelebte Umgebung (z.B. gemeinsam genutzte Handtücher)
- **am häufigsten ist die Übertragung durch die Hände (medizinisches Personal)**

MRSA können bei entsprechend disponierten Patienten vor allem **schwere Wundinfektionen, Pneumonien und Septikämien** hervorrufen.

Prädisponierende Faktoren für *S.-aureus*-Infektionen sind: Diabetes mellitus, Dialysepflichtigkeit, Vorhandensein von Fremdkörpern (Venenkatheter, Urethralkatheter, Tracheostoma, Metalllegierung z.B. bei Gelenkersatz), Verletzung der Haut, Immunsuppression oder bestimmte Infektionen.

Wichtig ist die Feststellung des **Risikoprofils für** MRSA-Besiedlung. Das Robert Koch-Institut und die KRINKO (Kommission für Krankenhaushygiene und Infektionsprävention) haben folgende Faktoren genannt (RKI, 2008); Patienten:

- mit bekannter MRSA-Anamnese
- aus Regionen/Einrichtungen mit bekannt hoher MRSA-Prävalenz
- mit einem stationären Krankenhausaufenthalt (>3 Tage) in den letzten 12 Monaten
- mit direkten engen Kontakt zu Masttieren (Schweinehaltung)

- die während eines stationären Aufenthaltes Kontakt mit MRSA-Trägern hatten
- mit folgenden Risikofaktoren: chronische Pflegebedürftigkeit, zurückliegender Antibiotikatherapie (<6 Monate), liegende Katheter (Harnblasenkatheter, percutane endoskopische Gastronomie, PEG-Sonde), Dialysepflichtigkeit, Brandverletzungen, Hauterkrankungen (Ulcus, Gangrän, chronische Wunden, tiefe Weichteilinfektion)

Maßnahmen bei Ausbrüchen von MRSA-Infektionen umfassen:

- Meldepflicht beachten
- strikte Einhaltung der Standardhygiene (vor allem Händedesinfektion, Einmalhandschuhe, eventuell Mund-Nasen-Schutz)
- (Kohorten-)Isolierung von MRSA-kolonisierten/-infizierten Patienten
- Erhebung des MRSA Status (MRSA-Screening); Abstriche der Nasenvorhöfe und des Rachens aller Patienten der betroffenen Behandlungseinheit sowie des medizinischen Personals, das Kontakt zu dem MRSA-Patienten hatte; bei Besiedlung von Personal Ausweitung des Screening eventuell auf Familienangehörige
- Abstrich aus Risikolokalisationen wie Wunde, Kathetereintrittstelle
- Genotypisierung zur Verifizierung der Klonalität (Identität der Stämme) insbesondere bei gehäuftem Nachweis von MRSA bei mehreren Patienten, die in einem räumlichen und zeitlichen Zusammenhang stehen
- Sanierungsmaßnahmen (Dekolonisierung) sind nicht immer nachhaltig erfolgreich. Die Behandlung nasaler Besiedlung erfolgt mit Mupirocin-Nasensalben, zur Köperwaschung stehen antiseptische Seifen und Lotionen zur Verfügung, Erfolgskontrolle der Maßnahmen

MRSA sind weltweit verbreitet. Es gibt aber erhebliche regionale und **vor allem auch** länderspezifische Unterschiede (☞ Abb. 3.4). Darüber hinaus sind Trendanalysen von erheblicher Bedeutung. Einerseits können sie auf die zunehmende Brisanz des Problems hinweisen, andererseits dienen sie langfristig auch als Indikator für die Effektivität von Hygienemaßnahmen. Als Indikator der MRSA Verbreitung werden die Anteile MRSA (%) von untersuchten *S. aureus* aus klinisch relevantem Untersuchungsmaterial herangezogen.

Der deutliche **Anstieg von MRSA positiven Isolaten in Deutschland** kann der überregionalen multizentrischen Studie zur Antibiotikaresistenz der Paul-Ehrlich-Gesellschaft entnommen werden (☞ Abb. 3.3).

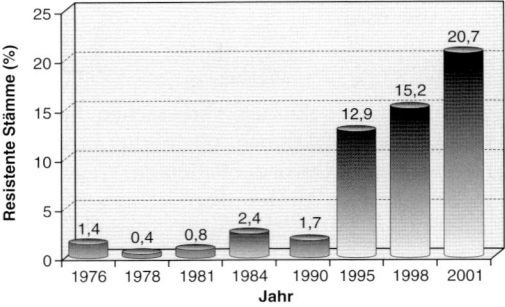

Abb. 3.3: Deutlicher Anstieg des Anteils von MRSA an allen untersuchten *S. aureus* aus klinisch relevantem Untersuchungsmaterial in Deutschland im Zeitraum 1976-2001 (Paul-Ehrlich-Gesellschaft).

Auf europäischer Ebene werden die Daten im Rahmen des European Antimicrobial Resistance Surveillance System (EARSS; www.rivm.nl/earss) aus 31 Ländern von klinischen Laboratorien ausgewertet. Für Deutschland ergibt sich danach im Zeitraum 1999 bis 2004 ein kontinuierlicher Anstieg von 8 auf 19 %. Gegenwärtig haben MRSA in Deutschland weiterhin einen mittleren Anteil von etwa **15-25 %**. Daraus folgt, dass die seit 10 Jahren intensivierten Strategien zur Eindämmung des Problems noch nicht gefruchtet haben.

Das Beispiel **Niederlande** zeigt, dass mit strengen Hygienemaßnahmen (z.B. bei stationärer Aufnahme zunächst Abstrichuntersuchung aus Nasen- und Rachenraum und erst bei negativem MRSA-Befund Verlegung auf weitere Stationen) das MRSA-Problem eingedämmt werden kann. Der Anteil (nach EARSS) lag dort konstant bei <3 %. Auch Dänemark, Schweden und Norwegen haben sehr niedrige MRSA-Raten. Einen Überblick über den Trend in einigen Ländern Europas gibt Abb. 3.4. Länder mit hohen MRSA-Anteilen sind z.B. Großbritannien und Rumänien.

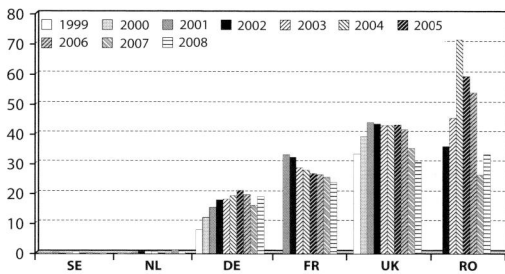

Abb. 3.4: Anteil von MRSA in Europa (Quelle: http://www.rivm.nl/earss/result/Monitoring_reports/#tcm:61-25397).

Ursachen der **zunehmenden MRSA-Ausbreitung** sind:

- Mängel im Einhalten von Hygienevorschriften
- unterlassene Händedesinfektion
- alkoholische Händedesinfektionsmittel sind nicht in allen Ländern Europas üblich
- Selektionsvorteil der MRSA durch unkontrollierte Gabe von Antibiotika
- durch Konzentrierung der MRSA Problematik auf Krankenhäuser wird die Rolle der Alten- und Pflegeheime als Reservoirs von MRSA unterschätzt
- lückenhafter Informationsfluss bei kolonisierten bzw. infizierten Patienten auf den Wegen zwischen Kliniken, Praxen und anderen medizinischen Einrichtungen
- Zunahme von Risikopatienten (hinsichtlich einer MRSA-Infektion)
- klonale Ausbreitung einiger Stämme
- fehlende Sanierung von Patienten im ambulanten Bereich nach Entlassung

Die MRSA-Problematik ist nicht auf Krankenhäuser begrenzt. Es kommt zu einer **überregionalen Verbreitung.** Im Krankenhaus werden MRSA zwischen gesunden Trägern (medizinischem Personal) und Patienten oder zwischen Patienten verbreitet, die Verlegung von kolonisierten Patienten in Pflegeheime und andere stationäre oder ambulante Einrichtung (z.B. Hausarztpraxis) bewirkt eine weitere Verbreitung.

In Deutschland hat das zunehmende MRSA Problem zu einer Reihe von Maßnahmen und Aktivitäten geführt. So wurde am 1. Juli 2009 eine **Meldepflicht bei Nachweis des Krankheitserregers MRSA** aus Blut oder Hirnflüssigkeit von den medizinischen Untersuchungslaboratorien an die zuständigen Gesundheitsämter eingeführt. Mit Hilfe regionaler **MRSA-Netzwerke** in ganz Deutschland wird die Weiterverbreitung von MRSA und anderen resistenten Keimen an den Schnittstellen der medizinischen und pflegerischen Versorgung verhindert und eine gemeinsame Vorgehensstrategie auf regionaler Ebene ermöglicht. Ein überregionales Netzwerk zwischen den Niederlanden und Deutschland ist das EUREGIO-Projekt (www.mrsa-net.org).

Mittels molekularer Typisierung lassen sich die Dynamik und Verbreitung von bestimmten klonalen Linien verfolgen. Dadurch können bestimmte MRSA-Stämme, die eine besondere Fähigkeit, sich epidemisch auszubreiten, identifiziert werden. Das Maß der epidemischen Virulenz beeinflusst, ob nur Einzelerkrankungen oder Ausbrüche auftreten. Da sich auch die Risikofaktoren in unterschiedlichen Bereichen unterscheiden, werden MRSA wie folgt unterteilt (RKI, 2009):

- hospital aquired MRSA (haMRSA), MRSA assoziiert mit stationärer Behandlung bzw. Pflege
- *hospital-aquired community-associated* (hcaMRSA) MRSA in einer stationären Einrichtung erworben und wieder durch kolonisierte Patienten in Krankenhäuser zurückgebracht
- *community-aquired* (caMRSA) Auftreten von MRSA unabhängig von Krankenhäusern und Pflegeeinrichtungen
- *livestock-associated* (laMRSA) MRSA von Masttieren

Eine vollständige Eradikation von MRSA ist nicht zu erwarten. Das MRSA Management soll vor allem die Weiterverbreitung eindämmen.

Zur antibiotischen Therapie bei Infektionen mit MRSA sind Kombinationen von Glykopeptiden (z.B. Vancomycin) mit Rifampicin, mit Clindamycin oder Gentamicin (je nach Antibiogramm) indiziert. Weitere Kombinationspartner stehen zur Verfügung. Es gibt Hinweise, dass sich auch gegen die Reserveantibiotika Resistenzen entwickeln.

> **Merke:**
>
> MRSA haben im klinischen Alltag eine **zentrale Bedeutung**. MRSA werden zunehmend auch außerhalb von Krankenhäusern nachgewiesen. Der Anteil MRSA positiver Isolate hat in den letzten Jahren in Deutschland zugenommen und liegt bei 15-25 %. Die **meisten Menschen sind nur mit MRSA besiedelt**. Bei Patienten mit schweren Grunderkrankungen und abgeschwächter Immunabwehr können durch MRSA **schwere Infektionen** ausgelöst werden. Die Maßnahmen zur Eindämmung der Weiterverbreitung von MRSA umfassen Isolierung/Kohortenisolierung, Sanierung und **vor allem die konsequente Umsetzung der Standardhygiene**.

3.5.5. Sporenbildner

Die Sporenbildner sind ubiquitäre Keime mit hochresistenten Sporen (Clostridien anaerob, Bazillen strikt aerob oder fakultativ anaerob), die vorwiegend im **Erdreich und Staub** vorkommen und u.a. Tetanus (*Clostridium tetani*) und Botulismus (*Clostridium botulinum*) hervorrufen.

Bei den NI hat besondere Bedeutung:

* *Clostridium difficile*
  Verursacher von:
  - Antibiotikainduzierten pseudomembranösen Enterokolitiden

Clostridium difficile **ist der häufigste anaerobe Erreger nosokomialer Infektionen**; er verursacht neben der Clostridium difficile assoziierten Diarrhö (CDAD) schwerste Erkrankungen wie die pseudomembranöse Enterocolitis und das oft **tödliche toxische Megacolon**.

Ein Teil der Normalbevölkerung sind **asymptomatische Träger** von *C. difficile*. Die Prävalenz in Stuhlproben beträgt bei Säuglingen bis zu 80 %, bei Erwachsenen <5 % und bei hospitalisierten Patienten 15-35 %. **Auslöser** der Erkrankung sind in der Regel **Antibiotikatherapie**, Chemotherapie oder große bauchchirurgische Eingriffe. Die Liste der auslösenden Antibiotika umfasst nahezu alle Präparate. Die Infektionswege der nosokomialen CDAC sind die direkte Übertragung von Mensch zu Mensch sowie die **indirekte über Faeces bzw. fäkale Kontamination** von Toiletten, Steckbecken (Bettschüssel), Bettwäsche, Bettgestellen, Telefonen.

Andere Infektionen durch Clostridien haben bei den nosokomialen Infektionen eine geringere Bedeutung:

* *Clostridium perfringens*
  Verursacher von:
  - Gasbrand
    Die Infektion erfolgt exogen durch Verletzungen bei Unfällen oder Einbringen des Erregers beim Spritzen nach ungenügender Desinfektion kontaminierter Haut, endogen durch Operationen (insbesondere am Darm, Uterus sowie bei Amputationen nach Durchblutungsstörungen)

* **Bazillen (insbesondere *B. subtilis* und *B. cereus*) Häufig Verursacher von:**
  - unspezifischen Lebensmittelvergiftungen (☞ Kap. 16.)

  Gelegentlich Verursacher von:
  - Wund- und Augeninfektionen
  - Pneumonien, Endocarditiden, Meningitiden

> **Merke:**
>
> In **Deutschland** treten vermehrt *C. difficile*-Infektionen mit **hoher Letalität** auf. **Durchfälle im Zusammenhang mit einer Antibiotikatherapie** bedürfen deshalb der erhöhten Aufmerksamkeit.

3.5.6. Pilze

Pilze besiedeln den Organismus besonders nach Anwendung von Breitspektrumantibiotika, nach Behandlung mit **Zytostatika** (maligne Erkrankungen) oder **Immunsuppressiva** (Organtransplantationen) bzw. bei sonstigen **Immuninsuffizienzen** z.B. AIDS, wenn eine Verschiebung der normalen bakteriellen Flora bzw. eine Abwehrschwäche des Organismus besteht. Für **Intensivpatienten ist eine Pilzinfektion lebensbedrohlich**. Zu den Erregern nosokomialer Pilzinfektionen (Mykosen) zählen:

* **Sprosspilze** (Hefen)
  - Candida-Arten, insbesondere *Candida albicans*

- Candidainfektionen treten vor allem auf den Schleimhäuten, aber auch bei ausgeprägter Abwehrschwäche als generalisierte Candida-Mykose auf, Candida albicans hat eine spezielle Adhärenz zu Kunststoffmaterialien (z.B. zentrale Venenkatheter)
  - Torulopsis-Arten
  - *Cryptococcus neoformans*
- **Schimmelpilze**
  - Aspergillus-Arten, vorwiegend *A. fumigatus, A. niger, A. nidulans*
  - Mucor-Arten
- **Dermatophyten**
  - Übertragung vor allem im Bereich der physikalischen Therapie

Besonders häufig finden wir die Mykosen durch humanpathogene Pilze in Intensiv-, Säuglings- und onkologischen Stationen sowie im Zusammenhang mit Organtransplantationen (z.B. Knochenmark- und Herztransplantationen).

Merke:

Infektionen durch Pilze können insbesondere bei stark abwehrgeschwächten Patients auftreten. Dabei erfolgt die Infektion durch **Sprosspilze** mittels Schmierinfektion (exogen) oder endogen, die durch **Schimmelpilze** vorwiegend infolge aerogener Verbreitung der Sporen (exogen).

Die **größte Bedeutung** als Hospitalkeime haben die Sprosspilze der Gattungen *Candida* und *Torulopsis* und die Schimmelpilze der Gattung *Aspergillus*.

Pilzinfektionen bei Immunkompetenten kommen praktisch nicht vor. Besiedlungen der tiefen Atemwege mit Aspergillen sind bei Patients häufig.

3.5.6.1. Aspergillose

Bei Patients mit hämatologisch-onkologischen Neoplasien und Intensivpatients nehmen opportunistische Pilzinfektionen zu. Sie werden nicht nur von den Sprosspilzen (*Candida* spp.) sondern auch von Fadenpilzen (v.a. *Aspergillus fumigatus)* ausgelöst. Im Vergleich zu den bakteriellen Infektionen sind die Pilzinfektionen seltener, jedoch mit einer **höheren Letalität** behaftet (bis zu 88 %). Noch schlechter sieht die Prognose bei ZNS-

Aspergillosen aus; dort beträgt die Sterblichkeit mehr als 95 %.

Risikofaktoren sind u.a.:

- Neutropenie <500 µl über mehr als 10 Tage
- Knochenmarkstransplantation
- durchgemachte frühere Pilzinfektion
- langdauernde Glukokortikoidmedikation

Wesentliche exogene Quellen sind Baustellen, Schimmelpilzbefall von Wänden, Topfpflanzen, Bioabfälle und auch Haustiere (v.a. Vögel).

Präventiv sollten in Risikobereichen Luftkeimzahluntersuchungen und Kontrollen der Raumlufttechnischen Anlagen durchgeführt werden.

3.5.7. Viren

Häufige Verursacher von Virusinfektionen sind:

- Influenzaviren
- Masern-, Mumps-, Röteln-, Pertussis-, Varizellenviren
- Noroviren, Rotaviren (Gastroenteritiden)
- Adenoviren (Keratoconjunctivitis epidemica, respiratorische Infekte, Pneumonien, Gastroenteritiden)
- Respiratory Syncytical Viren (RSV)
- Cytomegalieviren
- Herpes-simplex-Viren
- Hepatitis-B- und Hepatitis-C-Viren

Influenzaviren (saisonale und pandemische) breiten sich in **Epidemiezeiten** häufig im Krankenhaus aus und gefährden **Personal und Patients**. Konsequentes Impfen des Personals schützt nicht nur die Mitarbeiter, sondern ist auch wichtig zum Patientenschutz. Eine nosokomiale Influenza kann **für Risikopatients lebensbedrohlich** sein.

Infektionsrisiken gegenüber den **viralen Kinderkrankheiten** Masern, Mumps, Röteln, Pertussis und Varizellen bestehen für nicht geimpftes Personal in der **Pädiatrie**. Für **immunsupprimierte Patients** (Intensivmedizin, Onkologie) ist eine Infektion durch **Varizellen und Masern,** für **Neugeborene und Säuglinge durch Pertussis lebensbedrohlich.** Personal mit entsprechendem Patientenkontakt sollte geimpft sein (Empfehlung der STIKO).

Eine **besondere Bedeutung haben Noroviren** erlangt. Sie sind die **häufigste Ursache gemeldeter Gastroenteritiden** (über 200.000 Fälle in 2008).

Norovirus-Gastroenteritiden treten **gehäuft in den Wintermonaten** auf. Einen Impfstoff gegen die Infektion durch Noroviren gibt es nicht und wird es wegen der **ausgeprägten Genomvariabilität** des Virus möglicherweise auch zukünftig nicht geben. **Norovirusinfektionen sind extrem ansteckend (10-100 Viruspartikel reichen für die Ansteckung aus)**. Die Übertragung erfolgt von Patient zu Patient und über verunreinigte (Stuhl, Erbrochenes) Kontaktflächen und Lebensmittel. Infektionsgefährdungen bestehen nicht speziell im Krankenhaus, sondern allgemein in **Gemeinschaftseinrichtungen**. Bei einem Norovirusausbruch besteht ein **hohes Erkrankungsrisiko auch für Personal**. Wichtige **Maßnahmen bei Ausbrüchen** sind neben der ausreichenden langen **Händedesinfektion mit einem viruzid wirkenden Desinfektionsmittel**, das sofortige **Isolieren** von erkrankten Personen (Kohortenisolierung auch bei Verdacht) und ein **Arbeitsverbot für erkranktes Personal**.

Infektionen mit **Rotaviren** sind im **Kindesalter für 40-60 % aller Durchfallerkrankungen** verantwortlich. Entsprechend kommen **nosokomiale Rotavirusendemien im pädiatrischen Bereich** häufig vor. Es steht ein Impfstoff zur Verfügung.

Ein Infektionsrisiko durch Viren sowohl für Patienten als auch für medizinisches und anderes Personal in medizinischen Einrichtungen besteht beim **Umgang mit Blut und Körperflüssigkeiten**. Die häufigsten relevanten Infektionen blutübertragbarer Virusinfektionen sind: Infektion durch das **Hepatitis-B-Virus** (HBV), das **Hepatitis-C-Virus** (HCV), und das **HI-Virus**. Bei den genannten Viren ist das Übertragungsrisiko am **höchsten für HBV**, am **niedrigsten für HIV**. Etwa 1-2 % der Klinikpatienten sind Träger von HBV. Bei Stichverletzungen mit einer Kanüle, die zuvor bei einem chronischen Virusträger verwandt wurde, beträgt die Wahrscheinlichkeit für eine Infektion bei Personal ohne Impfschutz bis zu 30 %. Hohe Risiken bestehen **intraoperativ** für **Patienten** und **Operationsteam**. Die intraoperative Übertragung erfolgt meist durch Verletzungen der Hände des Operationsteams. Folgende Operationen weisen ein hohes Verletzungsrisiko (Übertragungsrisiko) auf:

- Vaginale Eingriffe
- Eingriffe im kleinen Becken
- Plastisch-chirurgische Eingriffe
- Kardiothorakale Eingriffe
- Operationen in der Unfallchirurgie

Medizinisches Personal mit Patentenkontakt sollte seinen HBV-, HCV- und HIV-Status kennen. Eine Impfung steht nur gegen Hepatitis B zur Verfügung.

Etwa 5-25 % der stationär akuten fieberhaften Erkrankungen des Respirationstraktes im Kindesalter werden durch Adenoviren hervorgerufen. Nosokomiale Infektionen durch Adenoviren kommen entsprechend gehäuft im pädiatrischen Bereich vor. Die nosokomiale Infektion durch Respiratory Syncytical Viren (RSV) ist bei Kindern neben der Influenza die wichtigste Infektion des Respirationstraktes.

Wichtige Infektionsquellen für Cytomegalieviren (CMV) sind unter der Geburt oder über die Muttermilch infizierte Kinder. Herpes-simplex-Virus (HSV) Träger und Infektionen durch HSV sind in der Bevölkerung weit verbreitet. Bei immundefizienten Patienten sind Infektionen mit CMV und HSV gefährlich.

Merke:

Infektionen durch eine Reihe von Viren können insbesondere bei stark abwehrgeschwächten Patienten lebensbedrohlich sein. Konsequentes **Impfen** (Influenza, Masern, Varizellen) von Personal schützt nicht nur die Mitarbeiter, sondern auch die Patienten.

Noroviren sind extrem ansteckend. Infektionen treten gehäuft im Winter und in Gemeinschaftseinrichtungen auf. Wie bei der Influenza sind Patienten und Personal betroffen.

Infektionen durch Rotaviren, Adenoviren, Respiratory Syncytical Viren sind besonders in der **Pädiatrie** von besonderer Relevanz.

Über Blut und Körperflüssigkeiten können Infektionen durch das **Hepatitis-B-Virus** (HBV), das **Hepatitis-C-Virus** (HCV), und das **HI-Virus auftreten. Das Übertragungsrisiko ist dabei für das Hepatitis-B-Virus am höchsten.** Durch die **Impfung gegen Hepatitis B** werden **Patienten und Personal geschützt.**

3.5.8. Erregerwandel

Unter **Erregerwandel** versteht man die in den letzten Jahrzehnten erfolgte Veränderung des mikrobiellen Erregerspektrums von nosokomialen Infektionen. Er ist u.a. bedingt durch:

- das Zurückdrängen früher gefährlicher Erkrankungen wie z.B. Ruhr, Typhus abdominalis und Poliomyelitis durch hygienische Maßnahmen und Schutzimpfungen

- den massiven und unzureichend gesteuerten Einsatz von Antibiotika

- das Vorherrschen opportunistischer antibiotikaresistenter Keime. Die verbreitete Anwendung von Antibiotika löst ein Ungleichgewicht der körpereigenen Flora aus, welches durch den veränderten fehlenden natürlichen Antagonismus (z.B. Zerstören der anaeroben Darmflora) zur Selektion antibiotikaresistenter Keime führt

- gramnegative Keime
  Aufgrund der geringen Empfindlichkeit gegen Antibiotika gewannen zunächst die gramnegativen Keime wie *E.coli*, Klebsiellen und *Pseudomonas aeruginosa* eine stärkere Bedeutung. Viele gramnegative Erreger, aber auch Staphylokokken und Enterokokken sind in der Lage, Plasmide mit Resistenzgenen (R^+-Faktoren) zu erwerben, welche auch auf andere Bakterien übertragen werden können ("infektiöse Resistenz")

- grampositive Keime
  Die in letzter Zeit erfolgte Zunahme der Hospitalinfektionen durch grampositive Keime, wie Staphylokokken und Enterokokken, bei leichter Rückläufigkeit der Infektionsrate der gramnegativen Keime, ist zum Teil eine Folge der neueren Breitspektrum-Cephalosporine, welche im grampositiven Bereich Wirkungslücken zeigen. Ein hoher Anteil des Personals in Krankenhäusern sind Träger von *Staphylococcus aureus*.

3.6. Quellen nosokomialer Infektionen

Die **Transmission nosokomial relevanter Mikroorganismen erfolgt zu etwa 90 % über die Hände.** Andere Infektionsquellen sind dem untergeordnet. Die **Händedesinfektion** ist demnach die wichtigste Hygienemaßnahme zur Senkung nosokomialer Infektionen. Die Bedeutung der Händehygiene wurde erstmals durch Ignaz Semmelweiß (1815-1865) nachgewiesen. Er konnte im Jahr 1848 zeigen, dass nach Einführung der Händewaschung mit Chlorkalklösung in der Wiener Stadt-

klinik die Müttersterblichkeit von 16 % auf unter 2 % sank.

Die **Haut** kann sowohl **Infektionsquelle** als auch **Faktor der Übertragung** sein (Definition ☞ Kap. 2.1. und 2.5.2.):

Die **Infektionsflora** wird von Bakterien oder Pilzen gebildet, die ihre pathogene Potenz auf der Haut des Befallenen z.B. durch Entzündungen bereits bewiesen haben (z.B. β-hämolysierende Streptokokken). Die Infektionsflora ist weder mechanisch durch Waschen noch durch Desinfektion zu entfernen.

Als **residente Flora, Standortflora** oder **körpereigene Flora** wird die Keimpopulation bezeichnet, die Haut und Schleimhäute des Menschen besiedeln (Besiedlung: Vermehrung von Keimen auf äußerer oder innerer Oberfläche ohne Symptome). Diese Mikroorganismen besitzen zum Teil eine Schutzfunktion, weil sie beim Gesunden das Aufkommen pathogener Keime verhindern oder erschweren. Man soll sie daher nicht unnötig durch Antibiotika oder Desinfektionsmittel zerstören. Zur residenten Flora wird eine Vielzahl von Hautbakterien, welche sich in den oberen Schichten des Stratum corneum vermehren können, gezählt. Die Keime der **transienten Flora (Kontaminationsflora)** dagegen können sich auf der Haut nicht vermehren und sterben meist nach kurzer Zeit ab. Die transiente Flora ist mechanisch z.B. durch Waschen und/oder durch Desinfektion zu entfernen.

Die **Hautdesinfektion** (operative Eingriffe, Einstichstelle vor Punktionen) ist deswegen eine wichtige Maßnahme zur Senkung nosokomialer Infektionen.

Bei Verwendung von Mehrdosisbehältern (Infusionslösungen) sind Übertragungen und Ausbreitungen von Infektionen wiederholt beschrieben worden. Ähnliches trifft auch für Blutkonserven zu.

In **wasserführenden Systemen und Leitungswasser** kommen potenziell pathogene Erreger wie *Pseudomonas aeroginosa*, Legionellen (Wassersystem), Acinetobacter u.a mit nosokomialer Relevanz vor. Siebstrahlregler, nicht benutzte Abschnitte der Hausinstallation (Totleitung), lange Stagnation von Wasser und Biofilmbildung sind wichtige Faktoren, die zu einer Verkeimung des Leitungswassers führen. Leitungswasser darf nicht zum Befüllen der Wasserreservoire von Verneblern und Inhaliergeräten benutzt werden (steriles Wasser verwenden). Waschen von Patienten (Wunden, Verbrennungen) mit kontaminiertem Leitungswasser kann lokale und systemische Infektionen bewirken. Auf Intensivstationen konnte ein Zusammenhang zwischen *Pseudomonas aeroginosa* im Leitungswasser und schweren Pneumonien aufgezeigt werden. Mikroaspiration von Legionellen aus dem Wasser (Duschen, Mundpflege) kann eine Legionellenpneumonie auslösen. Gefährdet sind Immunsupprimierte, ältere Patienten und Patienten mit Erkrankungen der Lunge.

Unbelebte **Umgebungsflächen im Umfeld des Patienten** (Fußboden, Nachttisch, Telefon, Bettgestell u.v.a.) können durch Kontakt mit besiedelten Händen oder anderen Körperstellen oder mit erregerhaltigem Patientenmaterial wie Stuhl, Eiter, Blut kontaminiert sein und damit eine relevante Quelle darstellen. Bei Kontamination der Umgebung mit multiresistenten Erregern (MRSA, Vancomycin-resistente Enterokokken) besteht die Gefahr der Transmission auf die Hände des Personals.

Von regelmäßig gewarteten und in der Luftführung den Anforderungen entsprechend eingestellten **Raumlufttechnischen Anlagen** geht nur ein **geringes Infektionsrisiko** aus. Das gilt auch für Risikobereiche wie Intensivstationen oder Operationsräume.

Merke:

Belebte Infektionsquellen führen häufig, **unbelebte Infektionsquellen** selten zu NI (☞ Abb. 3.5.). **Transmission nosokomial relevanter Mikroorganismen erfolgt zu 90 % über die Hände.** Weiterhin sind bei den belebten Infektionsquellen wegen ihres **hohen Keimgehaltes** von besonderer Bedeutung: Haut, Haar, Nasenrachenraum, Darm, Vagina.

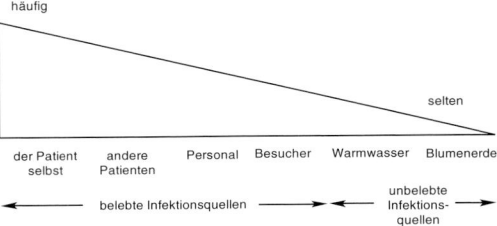

Abb. 3.5: Häufige und seltene Infektionsquellen bzw. Erregerreservoire für nosokomiale Infektionen.

3.7. Übertragung nosokomialer Infektionen

Beim **Zustandekommen einer Übertragung** spielen prinzipiell die gleichen Faktoren und Mechanismen eine Rolle, wie sie im Kap. 2.5. erläutert wurden.

Spezielle Übertragungswege (Faktoren) für NI sind:

• **patientennah:** Hände von Personal und Patienten, kontaminierte Materialien, insbesondere Instrumente und Geräte der Medizintechnik (z.B. Katheter, Drainagen, Beatmungsgeräte), sowie kontaminierte Flüssigkeiten, welche in Kontakt mit Wunden, Harnwegen, Atemwegen oder Körperhöhlen kommen

• **patientenfern:** Waschbecken, Wasserhähne, Badewannen, Türklinken, Lichtschalter, Fenstergriffe, Fußböden, Wände, Betten, Nachttische, Patientenwäsche, Urinflaschen, Bettpfannen, Seife und Seiflappen, Luft, Lebensmittel u.ä.

Merke:

Hauptinfektionsquelle für Krankenhausinfektionen ist der Patient, **Hauptüberträger** das Personal.

Bis zu 90 % aller exogenen Krankenhausinfektionen werden durch patientennahe Wege verbreitet. Hierbei spielen die Hände von Personal (und Patienten) die entscheidende Rolle. An zweiter Stelle sind medizinische Geräte und Instrumente zu nennen (☞ Abb. 3.6.)

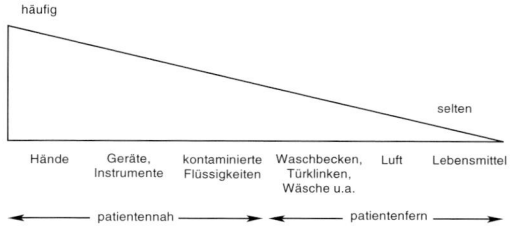

Abb. 3.6: Häufige und seltene Übertragungsfaktoren für nosokomiale Infektionen.

Schwere und Häufigkeit der NI hängen von folgenden Bedingungen ab (☞ auch Abb. 3.7):

- Patienten
  - Disposition (☞ Kap. 2.4.3.1.)
  - Infektionsstatus bzw. Keimbesiedelung
  - Art der zur Aufnahme führenden Krankheit
  - Verweildauer
  - Alter
  - hygienisches Verhalten
  - Zahl der aufgenommenen Patienten
- Personal
  - hygienisches Verhalten (Ausbildung, Qualität der Arbeit)
  - Anzahl
  - Therapieverhalten
  - operative Behandlung
  - medikamentöse Behandlung
  - Infektionsstatus bzw. Keimbesiedelung
- mikrobielles Krankenhausmilieu
  - Zahl der Mikroorganismen
  - Art der Mikroorganismen
  - Eigenschaften der Mikroorganismen
- Bau und Einrichtung des Krankenhauses
- Ver- und Entsorgung des Krankenhauses
- Besucher und deren Verhalten
- Gesundheitsschädlinge

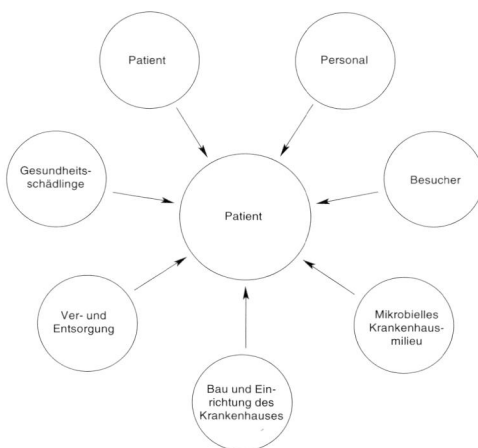

Abb. 3.7: Einflussfaktoren auf die Manifestation nosokomialer Infektionen.

3.8. Risikofaktoren nosokomialer Infektionen

Die Anzahl der nosokomialen Infektionen konnte trotz vieler Bemühungen in den letzten Jahren nicht gesenkt werden.

Folgende Aspekte spielen dabei eine Rolle:

- **erhöhte Infektionsanfälligkeit der Patienten**
- Zunahme von Patienten mit **Resistenz- und Immunschwächen** (z.B. krankheitsbedingt bei Malignomen oder infolge fehlender Reife des Abwehrsystems bei Frühgeborenen)
- verstärkte Durchführung therapeutischer Maßnahmen, welche die Abwehrkraft reduzieren (z.B. Strahlentherapie, Einsatz von Corticoiden/Immunsuppressiva)
- erhöhte Anzahl älterer Patienten, mit großem Anteil an Mehrfacherkrankungen. Die Zahl der über Sechzigjährigen wird erheblich zunehmen.
- Zunahme polytraumatisierter Patienten
- häufiger komplizierte, umfangreiche und zeitaufwendige Operationen (z.B. Transplantationen, Gelenkoperationen)
- verstärkter Einsatz komplizierter, apparativer und invasiver Medizintechnik (z.B. Beatmungstherapie, Endoskopie, Hämodialyse, Blasendauerkatheter, intravasale Katheter), die sich oft längere Zeit in infektionsempfänglichen Körperregionen befindet
- Veränderung des Spektrums von Infektionskrankheiten, z.B. HIV, Legionellose, Tuberkulose

- Selektion und Ausbreitung multiresistenter Erreger im Krankenhaus durch unkritische antimikrobielle Chemotherapie, insbesondere mit Breitbandantibiotika
- Mängel im antimikrobiellen Regime, vor allem ungenügende Händehygiene infolge ungerechtfertigten Sicherheitsgefühles durch die Überschätzung der Wirkung der Chemotherapeutika, der Raumtechnik (Schleusen, Klimaanlagen) und modernen Medizintechnik, begünstigt durch:
  - ungenügende Kenntnis von Übertragungsfaktoren infektiöser Erreger sowie über im Krankenhaus vorhandene Erreger- und Resistenzspektren bzw. Infektionsraten
  - **Personalmangel und Arbeitsüberlastung**
  - Mängel in der Betriebsorganisation, fehlerhafte Pflegetechniken und -abläufe
  - Mängel in Bau und Einrichtung von Krankenhäusern

Merke:

Die Rate nosokomialer Infektionen ist **seit Jahren unverändert hoch.** Sie treten in der Bundesrepublik jährlich bei ca. **400.000-600.000 Patienten** im Krankenhaus auf. Sie verursachen eine Letalität von etwa 2,6 % und **verlängern die Liegedauer** bei den Betroffenen grob geschätzt um 8 Tage. Ihre Bekämpfung ist daher eine Aufgabe von großer medizinischer Dimension. Bis zu **30 % aller NI sind vermeidbar.**

Risikofaktoren für die nosokomialen Infektionen sind vermehrte Infektionsanfälligkeit von Patienten, kompliziertere, zeitaufwendigere Operationen, der verstärkte Einsatz invasiver Medizintechnik, die Ausbreitung multiresistenter Erreger, Fehler im antimikrobiellen Regime sowie Mängel beim Bau und der Einrichtung von Krankenhäusern. **Umgehen physiologischer Barrieren** erleichtert bzw. ermöglicht die Manifestation von NI. Hierzu gehören z.B. Katheter (intravasal, intraurethral), Atemtuben, Traumata, Dermatitiden, Verbrennungen.

3.9. Maßnahmen zur Verhütung und Bekämpfung nosokomialer Infektionen

Maßnahmen zur Verhütung und Bekämpfung nosokomialer Infektionen sind vielfältig (☞ Abb. 3.8).

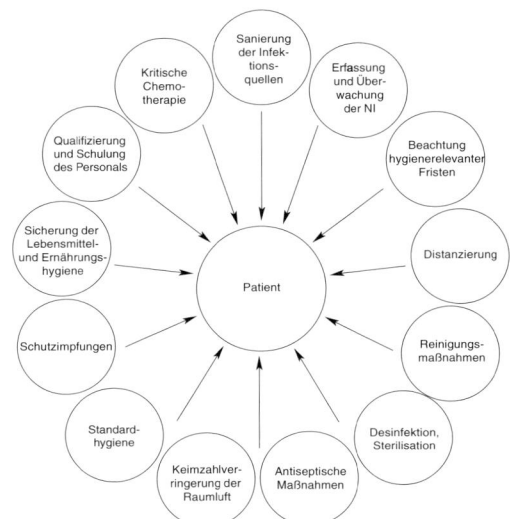

Abb. 3.8: Maßnahmen zur Verhütung und Bekämpfung von NI.

3.9.1. Standardhygiene

Standardhygiene umfasst **einfach durchzuführende, effektive präventive Maßnahmen,** die beim **Umgang mit jedem Patienten** im Krankenhaus, in der Praxis und anderen Gesundheitseinrichtungen vom medizinischen Personal angewandt werden sollte. Bei **speziellen Infektionen** können je nach Übertragungsweg die Standardmaßnahmen durch **zusätzliche Empfehlungen ergänzt** werden. Die Standardhygiene ist nicht erst bei Nachweis von Erregern oder von Ausbrüchen angezeigt, sondern sollte schon im Normalbetrieb gelebt werden. Blut, Körperflüssigkeiten, Exkrete, Sekrete oder Haut- und Schleimhäute von Patienten sind **potenziell infektiös.** Das Konzept der Standardhygiene wird vom CDC *("Standard Precautions")* sowie dem Robert Koch-Institut empfohlen und hat sich **im klinischen Alltag als zentrale Empfehlung** etabliert. Die **Evidenz der Standardhygiene** zur Prävention von nosokomialen Infektionen ist **hoch** und unumstritten. Standardhygiene umfasst:

- **Händehygiene**: Die Händehygiene ist die **wichtigste Maßnahme der Standardhygiene**. 90 % der Erreger von NI werden über die Hände übertragen. Hände sind auch maßgeblich bei der Übertragung von Infektionen in Zusammenhang mit der Anwendung von devices (Geräte, Hilfsmittel wie z.B. zentrale Venenkatheter, Harnwegkatheter) beteiligt.
- **Persönliche Schutzausrüstung** (PSA) des Personals: PSA dient als Barriere zum Schutz der Hände, Augen, Atemwege, Kleidung und Haare des Personals von Erregern, die mit Blut, Körperflüssigkeiten, Sekreten oder Exkreten bzw. von Haut und Schleimhaut des Patienten übertragen werden können. Zu PSA zählen Handschuhe, Schutzkittel, ggf. Plastikschürze, Mund-/Nasenschutz, Schutzbrille und Haarschutz.
  - Einmal-**Schutzhandschuhe (keimarme, unsterile) sind zu tragen**, wenn ein Kontakt der Hände mit Schleimhaut, nicht intakter Haut, kontaminierter/kolonisierter Haut, Blut, Körperflüssigkeit, Sekreten und Exkreten zu erwarten ist oder die Gefahr einer Stichverletzung besteht. **Dies trifft z.B. zu für**: Blutentnahmen, Untersuchung von stuhl- und urininkontinenten Patienten, Untersuchung und Behandlung von MRSA-Patienten, Untersuchung und Behandlung von Patienten mit *Clostridium-difficile*-assoziierter Diarrhö, endotracheales Absaugen, Entfernen von Drainagen und Verbänden. **Nach dem Ablegen der Schutzhandschuhe sollten die Hände desinfiziert werden**, weil unbenutzte Schutzhandschuhe im Gegensatz zu OP-Handschuhen selbst vor Benutzung **häufiger undicht** sind. Außerdem kann beim Ablegen der Handschuhe die potenziell kontaminierte Außenseite mit den Händen in Kontakt gelangt sein. Falls bei der Untersuchung ein Wechsel beim Patienten von z.B. der Perinealregion zu einer sauberen Region wie im Gesicht erfolgt, sind die Handschuhe während der Patientenversorgung auszutauschen. **Handschuhe sind immer vor dem Verlassen des Patientenzimmers auszuziehen und abzuwerfen**. Vor dem Hintergrund des Allergierisikos sind ungepuderte, mindestens hypoallergene Handschuhe zu verwenden.

  - **Schutzkittel**: Bei der Patientenversorgung und anderen Maßnahmen, bei denen Kontakt mit Blut, Körperflüssigkeiten Sekreten und Exkreten zu erwarten ist, sollte ein Schutzkittel getragen werden, um die **Haut (Arme) und Kleidung vor einer Kontamination zu schützen**. An Kleidung und Haut anhaftende Erreger können leicht über die Hände weiterverbreitet werden. Der Schutzkittel ist patienten- und tätigkeitsbezogen einzusetzen. Vor dem Verlassen der Patientenumgebung ist der Schutzkittel auszuziehen und Händehygiene durchzuführen. Die Plastikschürze kommt zum Einsatz (meist anstelle des Schutzkittels) wenn die Kleidung vor Durchnässen geschützt werden soll.
  - **Mund-/Nasenschutz**: Hier geht es um Schutz der Schleimhaut von Augen, Nase und Mund bei Tätigkeiten, bei denen das Verspritzen von Blut, Körperflüssigkeiten, Sekreten und Exkreten zu erwarten ist. Prinzipiell ist das Tragen von Mund-/Nasenschutz abhängig von der individuellen Gefährdungssituation. Ein Risiko besteht z.B. immer bei der Besiedlung des Nasenrachenraumes mit pathogenen Keimen (z.B. MRSA) oder beim Absaugen zur Vermeidung der Verbreitung von Keimen des Personals auf den Patienten (z.B. OP). Zusätzlich kann eine Schutzbrille getragen werden. Mund-/Nasenschutz muss die Kriterien einer FFP1-Maske (partikelfiltrierende Halbmaske; Geräteklasseneinteilung nach Filterdurchlass, Gesamtleckage, Atemwiderstand) erfüllen. Je nach Risiko sind weitere Atemschutzmaßnahmen erforderlich: z.B. bei Gefahr der Aerosolbildung (Bronchoskopie).
- **Korrekter Umgang mit Medizinprodukten, Pflegeutensilien und Wäsche:** Medizinprodukte sind u.a. Blutdruckmanschetten, Stethoskope, Inhalationsgeräte und Thermometer. Diese werden nach Anwendung/Kontamination regelmäßig desinfiziert bzw. sterilisiert. Im Krankenhaus wird dies in der Zentralen Sterilisations- und Versorgungsabteilung (ZVSA) durchgeführt. Bei Verschmutzung bzw. Kontamination wird vor der Desinfektion das organische Material mit einem Reinigungsmittel entfernt. Diese Maßnahmen dienen vor allem dem Patientenschutz. Der korrekte Umgang mit Pflegeutensilien (Waschschüsseln, Kämme, Urinale,

Steckbecken und Lagerungshilfen) umfasst den patientenbezogenen Einsatz und die adäquate Aufbereitung (Reinigung/ Desinfektion) oder Entsorgung (Einmalprodukte). Auch hier steht der Patientenschutz im Vordergrund. Zur adäquaten Behandlung von Bettwäsche, Textilien, Waschlappen und Handtücher gehören Wechseln, Einsammeln, Reinigung mit desinfizierenden Waschverfahren. Sie dient dem Patienten- und Personalschutz. Dabei sind Handhabungen wie Schütteln der Bettwäsche mit der Gefahr einer Verbreitung von Erregern in der Luft und auf patientennahen Umgebungsflächen zu vermeiden. Desinfektionsmittel werden gemäß VAH-Liste verwendet (VAH = Verbund für Angewandte Hygiene; www.vah-online.de). Die Prüfung von Desinfektionsmitteln erfolgt nach europäischen Normen.

- **Flächendesinfektion- und Reinigung:** Routinemäßig werden **Oberflächen in Patientenumgebung** und Arbeitsflächen gereinigt und desinfiziert. Insbesondere solche, die häufig mit Händen und Haut in Kontakt kommen. Dazu zählen z.B. Handläufe, Nachttisch, Telefonhörer, Computertastatur, Türklinken, Oberflächen im Toilettenbereich. Im pädiatrischen Bereich sind **Kinderspielsachen** in die Reinigung und ggf. Desinfektion einzubinden. Eine **gezielte Desinfektion** erfolgt nach Kontamination der Flächen mit Blut, Körperflüssigkeiten, Sekreten und Exkret sowie im Rahmen der Schlussdesinfektion, bei Ausbrüchen und beim Auftreten spezieller Erreger. Die **Anforderungen an die Desinfektionsmittel** sind zu beachten. Sie sollten bei Routinedesinfektion gegen vegetative Bakterien, Pilze und Pilzsporen (Wirkbereich A) wirksam sein. Bei speziellen Erregern sind die Wirksamkeitsbereiche der Desinfektionsmittel zu berücksichtigen. Bei den häufigen Ausbrüchen durch **Rotaviren und Noroviren** sind **viruzid wirksame Desinfektionsmittel** zu verwenden. Informationen über die Wirkspektren, Einwirkzeiten und Hersteller von Desinfektionsmitteln gibt die VAH-Liste. Flächendesinfektion dient vor allem dem Patientenschutz.

- **Abfallentsorgung:** Die sichere Abfallentsorgung erfolgt zum Personal- und Patientenschutz. Grundlage sind die Forderungen der TRBA 250[4] (Biologische Arbeitsstoffe im Gesundheitswesen und in der Wohlfahrtspflege) und der LAGA (Bund/Länder-Arbeitsgemeinschaft Abfall; www.laga-onine.de). Darin sind die **krankenhausspezifischen Abfälle** aufgelistet und bestimmten Kategorien zugeordnet. Z.B. AS 180101 umfasst spitze scharfe Gegenstände wie Kanülen, Nadeln, Skalpellklingen. Diese sind in der Nähe des Arbeits-/Anwendungsplatzes in einem stich- und bruchsicheren Behältnis mit einem Sicherheitsdeckel zu sammeln und so in einem ausgewiesenen Entsorgungsbehälter zu entsorgen. Urin, Stuhl, Anwendungslösungen von Desinfektions- und Reinigungsmitteln werden der Kanalisation zugeführt. Dies führt zu einer Belastung der kommunalen Abwässer z.B. durch Arzneimittel (Ausscheidung über Urin und Stuhl) und durch Erreger. In nur wenigen Krankenhäusern in Deutschland werden Abwässer zwecks Beseitigung der chemischen und mikrobiellen Kontamination speziell aufbereitet.

- **Vermeidung von Verletzungen:** Hier geht es um Personalschutz. Die Präventionsmaßnahmen sind in der TRBA 250 geregelt und umfassen Einhaltung des Recapping-Verbotes für benutzte, nicht gesicherte Kanülen, Entsorgung von spitzen, scharfen Gegenständen, Einsatz von Sicherheitsblutentnahmesystemen oder von Sicherheits-Venenverweilkanülen.

- **Sichere Injektions- und Infusionstechnik:** Aufgezogene Medikamente verbleiben beim Patienten. Keine "Resteverwertung" beim nächsten Patienten. Möglichst Eindosis-Behälter verwenden. Mehrdosis-Behälter müssen bei Erstverwendung mit Datum und Uhrzeit des Erstanbruchs beschriftet und vor jeder Entnahme desinfiziert werden (Einwirkzeit beachten!). Bei jeder Entnahme muss eine neue sterile Spritze/ Kanüle verwendet werden.

- **Richtiges Verhalten beim Husten und Niesen:** Folgende Maßnahmen dienen dem Schutz vor einer Übertragung von respiratorischem Sekret durch Tröpfchen und indirektem Kontakt, insbesondere während saisonaler Ausbrüche viraler, respiratorischer Infektionen (Influenza, RSV, Adenoviren): Patienten die an Atemwegsinfektionen mit Husten und Niesen erkrankt sind, sollten zu anderen Personen möglichst einen Abstand von 1 m halten (kritische Bereiche: Wartezimmer, Empfangsbereich von Kliniken, Aufzüge u.a.), Einmaltücher sollen berührungsfrei entsorgt werden können (Mülleimer mit Deckel und Fußbedienung), Anweisungen an Patienten zur Händehygiene nach Kontakt mit Sekret sowie Bereitstellung von Desinfektionsmittelspendern.

Merke:

Standardhygienemaßnahmen sind einfache und effektive Maßnahmen zur Reduktion nosokomialer Infektionen. Sie dienen dem Patienten- und Personalschutz. Die wichtigsten Komponenten sind: Händehygiene, persönliche Schutzausrüstung, Pflegeutensilien, Medizinprodukte, Wäsche, Flächenreinigung- und Desinfektion, Abfallentsorgung, Vermeidung von Verletzungen, Injektions- und Infusionstechnik.

Bei bestimmten Infektionen können die Standardhygienemaßnahmen um spezielle Empfehlungen ergänzt werden.

3.9.1.1. Händehygiene, Handschuhe

Nosokomial bedeutende Erreger kommen häufig **auf den Händen des medizinischen Personals** vor (☞ Tab. 3.3). Die **Verweildauer der Erreger auf den** Händen liegt im Bereich von 1-4 Stunden.

Die Händehygiene umfasst Händewaschen, hygienische Händedesinfektion und Händepflege.

Das **Waschen der Hände** sollte im klinischen Alltag eher die **Ausnahme** sein. **Indikationen** für das Händewaschen sind:

- vor Arbeitsbeginn, nach Arbeitsende, nach dem Besuch der Toilette

- Entfernung sichtbarer Verschmutzungen

- bei einer Kontamination mit bakteriellen Sporenbildnern, wie beispielsweise *Clostridium difficile*, ist das Waschen nach der Desinfektion sinnvoll, weil Bakteriensporen gegenüber Alkohol von Natur aus resistent sind

Nachteile des Händewaschens (im Vergleich zur hygienischen Händedesinfektion) sind:

- die Händewaschung mit antiseptischer Seife dauert etwa 4 mal so lange wie die Händedesinfektion mit alkoholbasierten Händedesinfektionsmitteln

- Händewaschen über 3 Minuten reduziert die residente Hautflora um weniger als eine $\log_{10}$-Stufe. Die transiente Flora (Kontaminationsflora) kann man durch das Waschen lediglich um circa 2 bis 3 $\log_{10}$-Stufen vermindern; angestrebt wird eine Reduktion von 5 $\log_{10}$-Stufen.

- häufiges Waschen der Hände führt zu trockener Haut in deren Folge vermehrt irritative Hautveränderungen und Handekzeme entstehen können.

Die **Händedesinfektion** ist die **wichtigste Maßnahme** zur Vermeidung nosokomialer Infektionen. Bei Anwendung der alkoholbasierten (Mittel der Wahl: Ethanol, Propan-1-ol = n-Propanol und Propan-2-ol = Isopropanol in Konzentrationen von etwa 60-80 %) Händedesinfektionsmittel werden relevante Erreger wie *S. aureus*, *Enterococcus faecalis*, *Pseudomonas aeroginosa* innerhalb 30 s um **mehr als 6 $\log_{10}$-Stufen reduziert.**

Einige wenige Infektionserreger werden nicht grundsätzlich mit der Wirksamkeit gängiger Händedesinfektionsmittel abgedeckt. Dazu zählen **unbehüllte Viren wie z.B. Noroviren** sowie die Sporenform bakterieller Sporenbildner wie beispielsweise von *Clostridium difficile*. Im Fall von Noroviren werden spezielle viruzide Händedesinfektionsmittel empfohlen (☞ VAH-Liste). Für **bakterielle Sporenbildner** wie *C. difficile* wird empfohlen, zunächst die Hände zu desinfizieren, und anschließend die Hände zu waschen. Das **irritative Potenzial** von alkoholischen Händedesinfektionsmitteln ist **sehr gering**. **Allergien** gegenüber Inhaltsstoffen aus Händedesinfektionsmitteln sind **extrem selten**.

Zur **Händepflege** enthalten Händedesinfektionsmittel **Hautpflegemittel** (rückfettende Substanzen, z.B. Glycerin). Dadurch wird die Hautbarriere selbst bei intensiver Anwendung nur minimal beeinträchtigt und die Hautfeuchtigkeit nur geringfügig reduziert. Zusätzlich sollten die Hände mit Pflegemitteln vorzugsweise aus Pflegemittelspendern geschützt werden. Hautschutzpräparate sollten vor Arbeitsbeginn und nach jeder -pause aufgetragen werden. Damit sollen eine Austrocknung und Barriereschädigung der Haut durch die Feuchtarbeit verringert werden. Nach der Arbeit sollen Pflegecremes helfen, die Regeneration der Haut zu beschleunigen. Da manche Mittel durch ihre Inhaltsstoffe eine Penetration von Irritanzien unterstützen können, sollten diese Pflegecremes vorzugsweise nach der Arbeit aufgetragen werden.

Die Durchführung der korrekten hygienischen Händedesinfektion sollte vor Patientenkontakt, also z.B. für Medizinstudenten schon während des Studiums erlernt werden. Die meisten Universitäten bieten entsprechende Praktika an.

Bei der **Durchführung der hygienischen Händedesinfektion** sind folgende Punkte zu beachten:

- die Hände müssen trocken sein
- Verwendung ausreichender Mengen (3-5 ml) an Desinfektionsmittel; beide Hände sollten vollständig benetzt sein
- das Desinfektionsmittel wird gut eingerieben, die Dauer der Anwendung sollte etwas 30 s betragen
- Ringe u.ä. sind zu entfernen; die Fingerkuppen und der Daumen sind besonders zu berücksichtigen
- bei bekannter Viruskontamination sind die Wirkspektren und Einwirkzeiten der Hersteller zu beachten

Die Durchführung **der hygienischen Händedesinfektion ist im klinischen Alltag verbesserungsfähig.** In Deutschland wurde bezüglich der hygienischen Händedesinfektion eine Compliance von etwa nur 50 % festgestellt. Bei Ärzten ist die Compliance niedriger als beim Pflegepersonal. Männliches medizinisches Personal hat im Vergleich zu weiblichem ebenfalls eine niedrigere Compliance. Die Ursachen für die niedrige Compliance sind vielfältig. Beispiele sind: Zeitmangel, Arbeitsüberlastung, ungenügende Verfügbarkeit von Desinfektionsmittelspendern, mangelndes Wissen über die Wirkungen, schlechte Vorbildfunktion mancher Chef- und Oberärzte und Schulungsmängel. Mit groß angelegten **Kampagnen "Aktion Saubere Hände"** wurde bundesweit (Beginn 2008) eine Verbesserung der Situation erreicht.

Wie erfolgreich eine solche Kampagne sein kann, lässt sich aus einer Untersuchung an der Universitätsklinik in Genf ableiten. Hier konnte durch eine Verbesserung der Compliance-Rate von 48 auf 66 % über einen Zeitraum von 5 Jahren die Rate nosokomialer Infektionen um mehr als 40 % gesenkt werden. Im gleichen Zeitraum ließ sich die Rate neuer Infektionen durch Methicillin-resistente *Staphylococcus aureus* (MRSA) um mehr als 50 % vermindern.

Abschließend sei angemerkt, dass die **hygienische Händedesinfektion bei fast allen ärztlichen Tätigkeiten sinnvoll** ist:[7]

- vor direktem Patientenkontakt (Vitalfunktionen messen, auskultieren, palpieren)
- vor invasiven Maßnahmen, auch wenn dabei Handschuhe getragen werden
  - vor dem Legen eines Venen- oder Blasenkatheters
  - vor Angiografie, Bronchoskopie, Endoskopie
  - vor Injektionen und Punktionen
- vor Kontakt mit Patienten, die in besonderem Maß infektionsgefährdet sind wie z.B.
  - Leukämiepatienten
  - polytraumatisierte Patienten
  - Verbrennungspatienten
  - bestrahlte oder sonstige schwer erkrankte Patienten
- vor Tätigkeiten mit Kontaminationsgefahr wie z.B.
  - Bereitstellung von Infusionen
  - Herstellung von Mischinfusionen
  - Aufziehen von Medikamenten
- vor und nach jeglichem Kontakt mit
  - Wunden
  - Einstichstellen von Kathetern bzw. Drainagen
- nach Kontakt mit
  - Blut, Sekreten, Exkreten, infizierten Körperregionen
  - Urinsammelsystemen, Absauggeräten, Beatmungsgeräten, Beatmungsmasken, Trachealtuben
- Patienten mit Infektionsgefahr, z.B. MRSA-Patienten
- nach dem Ablegen der Schutzhandschuhe
- nach Patientenkontakt während einer Visite oder im Sprech- bzw. Untersuchungszimmer

Die **chirurgische Händedesinfektion** soll die transiente Flora und möglichst weitgehend auch die residente Hautflora reduzieren. Die Wirkung der chirurgischen Händedesinfektion hält etwa 3 h an. Eine Indikation besteht für Mitglieder des OP-Teams mit direktem Kontakt zum OP-Feld und zu sterilem Instrumentarium oder sterilem Material. Die sterilen OP-Handschuhe sind erst nach vollständiger Trocknung des Händedesinfektionsmittels anzulegen.

Die Durchführung umfasst:

- Händewaschung (hautverträgliches Tensidpräparat verwenden) am OP-Tag vor der ersten Händedesinfektion (ggf. auch Unterarme einschließen; in Ausnahmefällen mit Bürste bei hartnäckiger Verschmutzung reinigen)
- Desinfektion der Hände und Unterarme mit einem alkoholischen Präparat mit Einwirkzeiten zwischen 1-5 min je nach Herstellerangaben. Nach Operationen mit einer Zeitdauer <60 min ist eine alkoholische Händedesinfektion für 1 min vor der nächsten OP ohne nochmaliges Händewaschen ausreichend

Prinzipiell wird zwischen **nichtsterilen** ("unsterilen") Handschuhen und **sterilen** Handschuhen unterschieden. Nichtsterile Handschuhe dienen vor allem dem Personalschutz. Sie sollen den Anwender vor dem Kontakt mit infektiösem Material oder Gefahrstoffen (z.B. Zytostatika) schützen. **Sterile** Schutzhandschuhe dienen dem Schutz des Personals **und** der Patienten vor Infektionen. Eine Händedesinfektion ist vor **dem Anlegen nichtsteriler und steriler Handschuhe** empfohlen. Das Tragen von **sterilen Handschuhen erfolgt bei jedem aseptischen Eingriff**, z.B.:

- Operationen; bei Eingriffen mit hohem Perforationsrisiko ggf. Handschuhe doppelt *"double gloving"* tragen oder Perforationsindikatorsystem verwenden
- Eröffnung steriler Körperhöhlen (einschließlich Lumbalpunktionen und Angiographie)
- Wundversorgung
- Legen von Venen- und Blasenkathetern
- Wechsel von Trachealkanülen
- Benutzen von distanzierenden Hilfsmitteln zur Vermeidung hygienisch bedenklicher Kontakte (Non-Touch-Technik), z.B.
  - von sterilen Pinzetten beim Verbandswechsel
  - von sterilen Pinzetten bei der Entnahme von Spritzen, Kanülen oder Verbandsmaterial aus dem Sterilisationsbehälter

Das Tragen von Schutzhandschuhen bei **Blutentnahmen aus peripheren Venen** oder zur Medikamentenapplikation ist grundsätzlich empfohlen, wird aber in der Praxis eher selten umgesetzt. Bei guter Punktionstechnik mit adäquaten Entnahmesystemen und guten Venenverhältnissen, ist das Infektionsrisiko bei Blutentnahmen für Personal und Patient gering. Insofern ist das Tragen von Schutzhandschuhen am ehesten zum Personalschutz für weniger Geübte wichtig.

Merke:

Der **Hauptübertragungsweg** für NI verläuft über die **Hände** des medizinischen Personals. **Bei fast allen ärztlichen und pflegerischen Tätigkeiten ist die hygienische Händedesinfektion empfohlen.** Nach 30 Sekunden Einreibezeit werden bei richtiger Durchführung die wichtigsten **Erreger nosokomialer Infektionen nahezu vollständig entfernt.** Zur Vermeidung von Infektionen durch **unbehüllte Viren wie zum Beispiel Noroviren** sowie die durch bakterielle Sporenbildner wie beispielsweise von *Clostridium difficile* sind zusätzliche Empfehlungen zu beachten. Auch bei intensiver Anwendung von Händedesinfektionsmitteln auf alkoholischer Basis ist bei adäquater Hautpflege das Risiko für **irritative und allergische Wirkungen gering.** Händewaschen ist weniger effektiv und das Risiko für Hautschädigung ist hierbei höher.

3.9.2. Sanierung von Infektionsquellen

Eine **schnelle und sichere (kausale) Sanierung der Infektionsquelle Patient** ist eine wichtige Forderung der Krankenhaushygiene. Das gilt sowohl für Patienten, die sich außerhalb des Krankenhauses, als auch innerhalb des Krankenhauses infiziert haben.

Hierfür sind folgende Voraussetzungen von Bedeutung:

- das Vorhandensein von **Kenntnissen über im Krankenhaus aufgetretene bzw. im Krankenhausmilieu vorkommende Erreger und Resistenzspektren.** Zu ihrer Ermittlung dienen retrospektive (induktive) und prospektive (deduktive) Methoden.
- eine regelmäßige Untersuchung auf nosokomiale Kontaminationen (insbesondere vielfachresistente Erregerspezies mit einheitlichem Resistenzmuster, die gehäuft bei verschiedenen Patienten und in deren Umgebung vorkommen), hilft, Probleme in der Krankenhaushygiene zu erkennen und abzustellen, noch bevor NI auftreten. Nosokomiale Kontaminationen sind doppelt so häufig wie nosokomiale Infektionen und führen oft erst nach längerer Zeit (z.B. bei

sinkender Resistenz des Patienten) zu einer In-fektion.

- die **Beobachtung aller klinischen Befunde** bei den Patienten, **welche auf NI hindeuten** (Allgemeinzustand, Entzündungszeichen, Labor- und Röntgenbefunde)
- die exakte Erfassung der Erreger und Resistenzspektren sowie ggf. Sero- und Lysotyp bei den aktuellen NI. Die Verfolgung von Infektketten ist mit Hilfe molekularbiologischer Techniken möglich
- die Sicherung einer kritischen Anwendung der Chemotherapie zur Sanierung der Infektionsquelle. Die Voraussetzungen hierfür sind:
  - Einsatz von Antibiotika zur Prophylaxe nur kurzzeitig und bei strengster Indikation; zur Qualitätssicherung stehen Fortbildungsprogramme zur Verfügung (ABS, Antibiotic Stewardship)
  - sichere klinische Diagnose (klare therapeutische Indikation)
  - sichere mikrobiologische Diagnose oder mindestens begründete Verdachtsdiagnose
  - Einsatz der Mittel möglichst je nach nachgewiesenen oder vermuteten Erregern, Infektionsart und Resistenzprüfung der Bakterien (Gewinnung von Proben aus dem Infektionsgebiet vor Therapiebeginn)
  - die in dringlichen Fällen eingeleitete Initialtherapie ist nach Eingang der mikrobiologischen Befunde ggf. zu korrigieren
  - richtige individuelle Dosierung zur Erreichung einer bakteriziden oder bakteriostatischen Konzentration im Infektionsgebiet (Überwachung der Wirksamkeit durch klinische und paraklinische Befunde)
  - Festlegung der Zeitdauer der Behandlung gemäß des Verlaufs der infektiösen Erkrankung
  - Dokumentation von Indikation, Auswahl, Dosierung, Behandlungsdauer, Wirkung und Nebenwirkung

> **Merke:**
> Die Durchführung einer kritischen Chemotherapie dient einer erheblichen Kosteneinsparung für das Krankenhaus, hilft unnötige Belastungen für die Patienten zu vermeiden und verringert den Selektionsdruck, welcher das Auftreten und die Verbreitung multiresistenter Keime im Krankenhaus fördert, da die Gegenwart eines Chemotherapeutikums Abnahme oder Verlust der Empfindlichkeit der Mikroorganismen induziert.
> Das Erkennen nosokomialer Kontaminationen hilft, NI vorzubeugen und zu bekämpfen.

3.9.3. Beachtung hygienerelevanter Fristen

Auch bei sorgfältig durchgeführten prophylaktischen Maßnahmen sind **Kontaminationen** von Gegenständen oder Flüssigkeiten oft nicht zu vermeiden. So können z.B. beim Öffnen einer Ampulle einzelne Mikroorganismen in den Inhalt gelangen und sich unter bestimmten Bedingungen vermehren. Hierbei spielt der Zeitraum vom Öffnen bis zum Verbrauch eine entscheidende Rolle.

Wichtige Maßnahmen zur Vermeidung einer Keimvermehrung sind:

- Beachtung der Einstundenfrist von der Vor- und Zubereitung von Infusionslösungen bis zu ihrer Anwendung
- für Injektionen möglichst Verwendung von Einzeldosis-Ampullen, deren Öffnung erst kurz vor der Anwendung erfolgen soll
- Eindosisbehältnis nur einmal und zeitnah verwenden
- Aufbewahrung von angebrochenen Mehrdosisbehältnissen mit Durchstichstopfen ohne Konservierungsmittel (z.B. Aqua dest., NaCl, Na-Citrat, Na-Oxalat) nur für kurzfristigen Gebrauch, maximal gemäß Gebrauchsanweisung, möglichst gekühlt. Kürzere Zeiträume sind, z.B. für Lokalanästhetika, einzuhalten. Ist ein längerer Gebrauch von Mehrdosisbehältnissen unumgänglich (z.B. Heparin), sind die angebrochenen Gefäße immer gekühlt (4°C) aufzubewahren (Datum und Uhrzeit der ersten Entnahme vermerken)
- Beachten der Katheterliegezeiten

> **Merke:**
> Beim **Öffnen von Ampullen und Gefäßen mit Infusionslösungen** ist eine Kontamination des Inhalts zu vermeiden. Je kürzer die Zeit bis zur Anwendung gehalten wird, desto geringer ist die Gefahr, dass einzelne in den Inhalt gelangte Keime sich bis zu einer infektionsfähigen Menge vermehren können.

3.9.4. Isolierung

> Krankenhaushygienisches adäquates Regime für die Dauer der Ansteckungsfähigkeit von Patienten, die an einer Infektionskrankheit mit erhöhter Ansteckungsgefahr für die Umgebung erkrankt sind.

Bei nosokomialen Infektionen werden 3 wichtige Übertragungswege (Kontakt-, Tröpfchen- und aerogene Übertragung) unterschieden. Entsprechend können **3 übertragungsspezifische Maßnahmen der Isolierung** unterschieden werden:

- **Kontaktisolierung:** Kontakt ist der häufigste Übertragungsweg im Krankenhaus, entsprechend wird eine Kontaktisolierung durchgeführt. Beispiel *Clostridium-difficile*-assoziierte Durchfälle: Die Übertragung kann durch direkten und indirekten **Kontakt** über Hände und kontaminierte Gegenstände (Faeces bzw. fäkale Kontamination von Toiletten, Steckbecken, Bettwäsche, Bettgestellen, Telefonen etc.) erfolgen. Die Infektionsfähigkeit außerhalb des Organismus kann bis zu einer Woche erhalten sein. Die Bildung von Sporen in der Umwelt ist anzunehmen. Patienten mit massiven und unkontrollierbaren Durchfällen werden im Einzelzimmer isoliert (**Einzelzimmerisolierung**). Stabilisierten Patienten soll mindestens eine eigene Toilette zur Verfügung stehen. Bei Ausbruchssituationen erfolgt meist die **Kohortenisolierung** (mehrere erkrankte Patienten werden gemeinsam in einem Zimmer zusammengefasst). Weitere Beispiele für Kontaktisolierung (Einzel-/Kohortenisolierung) sind Ausbrüche durch Infektionen mit Noroviren und Rotaviren. Bei MRSA-Patienten (Kolonisation und Infektion) wird ebenfalls die Kontaktisolierung (Einzel- und Kohortenisolierung) empfohlen.

- **Tröpfchenisolierung:** bestimmte Erreger können durch Freisetzung von respiratorischem Sekret übertragen werden z.B durch Husten, Niesen, Sprechen, Absaugen, Bronchoskopieren. Beispiele für Keime sind Meningokokken, A-Streptokokken, Influenza- und Adenoviren. Tröpfchen sedimentieren bei einer Größe von 5 µm rasch und werden nicht über Distanzen von >1-2 m übertragen. Tröpfchen gelangen wegen der Größe nicht in die Alveolen, sondern erreichen nur die Schleimhäute von Mund, Nase, Rachen und Konjunktiven. Viren können auf Oberflächen mehrere Stunden überleben, so dass der Hauptübertragungsweg auch hier die Kontaktinfektion sein dürfte. Der Patient wird in einem **Einzelzimmer** untergebracht. Bei mehreren Patienten mit demselben Erreger können diese gemeinsam in einem Zimmer untergebracht werden (**Kohortenisolierung**). Zusätzlich zu den Standardhygienemaßnahmen sollte medizinisches Personal bei Umgang mit diesen Patienten im **Abstand von <1-2 m eine OP-Maske (Mund-/Nasenschutz)** tragen. Wenn die Konjunktiven als Eintrittspforte infrage kommen (aviäre Influenza), wird auch ein Augenschutz empfohlen. Patienten sollten das Zimmer möglichst nicht verlassen. Falls doch erforderlich, tragen **Patienten bei Verlassen des Zimmers auch einen Mund-/Nasenschutz** (OP-Maske).

- **Aerogene Isolierung:** Übertragung durch die Luft, Erreger hängen an kleinsten Tröpfchenkernen oder Staubpartikeln <5 µm, die als Schwebeteilchen länger in der Luft verbleiben. Es erfolgt keine Sedimentation, die Verbreitung kann über größere Distanzen >1 m erfolgen. Beim Einatmen können die Partikel bis in die Alveolen gelangen. Insgesamt werden nur wenige Infektionskrankheiten von Mensch zu Mensch aerogen übertragen. Klinisch bedeutsame Erreger sind *Mycobacterium tuberculosis* (Lungentuberkulose), seltener Varizella-Zoster- und Masern-Viren. Möglicherweise auch die seltenen viralen Erreger von hämorrhagischem Fieber (VHF). Der Patient wird in einem **Einzelzimmer** untergebracht. **Besondere Anforderungen an die Lüftungstechnik** des Zimmers sind: negativer Luftdruck (Unterdruck) gegenüber den angrenzenden Räumen, 6-12-facher Luftwechsel pro Stunde und Ableitung der Luft nach außen. Der Patient sollte das Zimmer nicht verlassen, die Türe des Zimmers sollte immer geschlossen bleiben. Wenn der Patient das Zimmer verlassen muss, trägt er immer eine Schutzmaske (partikelfiltrierende Halbmaske der Schutzstufe FFP 2S).

Für **wichtige multiresistente Erreger** gilt ebenfalls, dass sich die Isolierung an dem Übertragungsweg orientiert. Wichtig sind: **MRSA** (Methicillin-resistente *Staphylococcus aureus),* **VRE** (Vancomycin-resistente Enterokokken) und **ESBL** (Gruppe von multiresistenten gramnegativen Stäbchenbakterien, Extended-spectrum-Betalaktamasebildner). Die Übertragung erfolgt in der Regel durch direkten oder indirekten Kontakt, also über Hände und Handschuhe. Staphylokokken (MRSA) besiedeln Haut und Schleimhäute (Nasenvorhof), Enterokokken (VRE), *E. coli,* Klebsiellen, Enterobacteriaceae (ESBL) den Darm. MRSA und ESBL können bei Besiedlung des Bronchialsystems auch durch Tröpfcheninfektion übertragen werden. Die Stabilität in der Umwelt ist zum Teil lang: ESBL wenige Stunden bis Tage, MRSA Tage bis Wochen und VRE Wochen bis Monate.

Wegen der weltweiten Bedeutung und Verbreitung sollen hier noch **Maßnahmen bei offener Lungentuberkulose** erwähnt werden. Weltweit ist die Tuberkulose die am häufigsten zum Tode führende behandelbare Infektionserkrankung und eine der **wichtigsten Todesursachen** überhaupt. In Deutschland ist die Tuberkulose trotz rückläufiger Tendenz nach wie vor **differentialdiagnostisch zu berücksichtigen**; auch wegen des nicht selten untypischen Verlaufes vor allem bei Personen in ansonsten guter körperlicher Verfassung. Bei Personen aus Ländern mit erhöhter Tb-Prävalenz (z.B. baltische und ehemalige GUS-Staaten) ist jeder Hinweis auf eine Tb differentialdiagnostisch abzuklären (Tuberkulintest, Röntgenbild des Thorax, Sputum-Mikroskopie, ggf. weiterführende Diagnostik). Bei diesem Personenkreis ist auch mit einer höheren Rate von multiresistenten Erregern (MDR-Tb) zu rechnen. **Schon bei Verdacht** sind folgende hygienische Maßnahmen notwendig:

- Anlegen eines mehrlagigen Mund-/Nasen-Schutzes durch das Personal
- Patient aufklären, niemanden direkt anzuhusten und beim Husten Mund und Nase mit Tuch bedecken
- rasche diagnostische Abklärung

- gründliche Raumdurchlüftung
- Wischdesinfektion potenziell kontaminierter Flächen
- bei Hospitalisierung Isolierung bis zum Diagnoseausschluss

Bei der **geschlossenen Atemweg-Tb sind keine speziellen Maßnahmen erforderlich**. Bei der **offenen Atemweg-Tb** sind **folgende Isoliermaßnahmen notwendig**:

- Einzelzimmer mit eigener Toilette; Kennzeichnung des Zimmers; Tür stets geschlossen halten
- Besuchereinschränkung
- Gesichtsmaske (FFP2; ggf. OP-Maske) eng anliegend, vor Betreten des Zimmers anlegen; Personal und Besucher; Patient beim Verlassen des Zimmers, falls dies unbedingt notwendig ist
- Dauer der Isolierung: bis deutliche klinische und radiologische Besserung unter der Therapie, bei Negativierung der Mikroskopie im Sputum an 3 unterschiedlichen Tagen; regelmäßige Rezidivkontrolle bei MDR-Tb während der gesamten Hospitalisierungsdauer

Eine **strikte Isolierung** (**Quarantäne**) ist entgegen der weit verbreiteten Auffassung nur für wenige Erkrankungen eine **Pflicht**. Sie ist erforderlich bei hochkontagiösen und damit gemeingefährlichen Infektionskrankheiten. Gemäß § 30 IfSG gilt dies für die Lungenpest und das von Mensch zu Mensch übertragbare hämorrhagische Fieber. Für die Unterbringung von Patienten mit besonders kritischen Erregern wie die Auslöser des viralen hämorrhagischen Fiebers stehen in den Bundesländern auch Kliniken mit speziellen Infektionsstationen (Isolierstationen) zur Verfügung.

Im Gegensatz zu o.g. Ausführungen wird bei einer **protektiven Isolierung** (Schutzisolierung oder auch Umkehrisolierung) der immungeschwächte Patient z.B. bei onkologischen und Intensivtherapiepatienten zum Schutz im Einzelzimmer isoliert. Die Maßnahmen umfassen hygienische Händedesinfektion, sterile Schutzkittel, Mund-/Nasenschutz, Haarschutz, Schutzhandschuhe. Instrumente, Geräte, Pflegeutensilien, Bücher und Spielzeug müssen mindestens desinfiziert sein, laufende Desinfektion und Schlussdesinfektion, wenn das betreffende Zimmer wieder mit immungeschwächten Patienten belegt werden soll.

> **Merke:**
>
> Die Isolierung erfolgt in Abhängigkeit des Übertragungsweges. Meist findet eine **Kontaktisolierung** statt. Die Unterbringung der Patienten erfolgt im **Einzelzimmer**, mehrere Patienten mit demselben Erreger können auch in einem Zimmer zusammengelegt werden (**Kohortenisolierung**). Je nach Erreger bzw. Übertragungsweg werden zusätzlich zur Standardhygiene weitere Maßnahmen ergänzend empfohlen. Nur für wenige Infektionserreger gilt die strikte Isolierung (Quarantäne).

3.9.5. Vermeiden der Keimübertragung durch kontaminiertes Wasser

Wasser wird in medizinischen Einrichtungen für vielfältige Zwecke eingesetzt: Trinkwasser, Körperwaschung, Wannenbäder, Wassergeburt, Reinigung des Meatus urethrea, Spülen von Magensonden, Endoskopaufbereitung, u.a.. Eine **Keimübertragung** erfolgt in der Regel nicht über das Trinken, sondern über den **Kontakt** mit Haut, Schleimhaut, Kathetereintrittsstellen, **Einatmung** als Aerosol beim Duschen (Legionellen) oder indirekt über **Kontamination** medizinisch-technischer Geräte, patientennaher Flächen und Medizinprodukte.

Risikogruppen sind u.a. Immunsupprimierte, Patienten mit Wunden oder Verbrennungen, Vorliegen invasiver Systeme wie Katheter oder reduzierte physiologische Normalmikroflora.

Wasser kann als Überträger von NI eine **Bedeutung** haben:

- in Feuchtbereichen der Medizintechnik, vor allem in Befeuchtern von Beatmungsgeräten sowie in Aerosolen
- in Befeuchterkammern von Klimaanlagen
- Warmwasser (Legionellen)
- Kaltwasser (☞ Kap. 8.)
- aus Siphons hochspritzendes Abwasser

Trinkwasser wird regelmäßig gemäß der Trinkwasserverordnung untersucht. Die **allgemeine hygienische Beurteilung** wird anhand der Grenzwerte und Parameterwerte der Trinkwasserverordnung vorgenommen. Für krankenhaushygienisch relevante Erreger wie z.B. **Legionellen,** *Pseudomonas aeroginosa, Stenotrophomonas maltophilia* **und** *Acinetobacter baumannii* **sind in der**

TrinkwV keine Werte festgelegt. Die Erreger können dauerhaft oder vorübergehend die Hausinstallation besiedeln und neigen zur Vermehrung im Biofilm. Ihre **vollständige Beseitigung** ist manchmal **schwierig**. Einige Empfehlungen geben die KRINKO und das Umweltbundesamt nach Anhörung der Trinkwasserkommission. **Weitergehende Empfehlungen gibt es vor allem für Legionellen**. Üblicherweise werden **Legionellen** regelmäßig, z.B. einmal jährlich im Warmwasser von Krankenhäusern und medizinischen Pflegeeinrichtungen untersucht. Ziel- und Gefahrenwert für Hochrisikobereiche in Krankenhäusern lauten: 0 und ≥1 KBE/100 ml (☞ auch Tab. 8.2). Bei Überschreiten des Gefahrenwertes werden Nutzungseinschränkungen (z.B. Duschverbot) oder der Einbau von endständigen Filtern empfohlen. Folgende Möglichkeiten der Sanierung Legionellenkontaminierter Wassersysteme stehen zur Verfügung:

- thermische Desinfektion = Wassererhitzung auf >70°C. Effektive Maßnahme mit Einschränkungen: es besteht Verbrühungsgefahr, manche Heizkessel erlauben nicht eine Erhitzung bis in periphere Leitungen auf solche Temperaturen und der Energieaufwand ist erheblich.
- chemische Behandlung mit Chlordioxid. Der Dauereinsatz von Chlordioxiddosierungsanlagen zur Legionellenbekämpfung bewirkt häufig nur kurz- bis mittelfristig eine Reduktion der Legionellen.
- technische Maßnahmen: endständige Filter (effektiv, aber verursachen Kosten, müssen regelmäßig ausgetauscht werden); bauliche Maßnahmen (Beseitigung von Leitungen mit Stagnation, Neuinstallation mit erheblichen Kosten)

Konzepte zur Vermeidung der Keimübertragung durch kontaminiertes Wasser (gilt für alle wasserrelevanten Keime) sollten nach Gefährdungsbeurteilung vom Hygieneteam nach Abstimmung z.B. mit der Haustechnik oder Leitern von Risikobereichen klinikspezifisch erarbeitet werden. In Bereichen mit infektionsgefährdeten Patienten (Karzinompatienten, Transplantationsempfänger, hämatoonkologischen Patienten, Patienten auf Intensivstationen) sind folgende Maßnahme zur Vermeidung der Keimübertragung durch kontaminiertes Wasser wichtig:

- Verwendung von **sterilem Wasser aus Einweg-behältnissen oder Einbau** von **endständigen Sterilfiltern**
- grundsätzlich keine Verwendung von Trinkwasser für: Mundpflege intubierter Beatmungspatienten, Wundreinigung, Reinigung von Punktionsstellen
- Verwendung von abgekochtem oder sterilem Wasser für Magensondenernährung
- allgemeine hygienische Beurteilung der Trinkwasserqualität

Bei Infektionen und Ausbrüchen, bei denen ein Übertragungsweg über kontaminiertes Wasser denkbar ist, sollte Wasser bzw. sollten wasserführende Systeme auch untersucht werden. Unter Einbindung der gentechnischen Feintypisierungsverfahren lassen sich so eventuell wichtige Rückschlüsse ziehen, aus denen zukünftige hygienische Maßnahmen zur Vermeidung des Risikos ergriffen werden können.

Merke:

Legionellen, *Pseudomonas aeroginosa, Stenotrophomonas maltophilia, Acinetobacter baumannii* u.a. Erreger **können im Trinkwasser vorkommen.** Eine **vollständige Beseitigung** dieser Keime aus dem Leitungswasser kann u.U. **schwierig** sein. Nosokomiale Infektionen durch Keime im Trinkwasser erfolgen über Kontakt oder Kontamination von z.B. medizinisch-technischen Geräten. **Risikopatienten sind Immungeschwächte.** Neben der allgemein hygienischen Überwachung der Trinkwasserqualität stehen zur **Vermeidung von Infektionen über das Trinkwasser in Risikobereichen effektive Maßnahmen zur Verfügung:** Verwendung von sterilem Wasser oder endständigen Sterilfiltern und genereller Verzicht auf den Einsatz von Trinkwasser bei kritischen medizinischen Maßnahmen.

3.9.6. Hygienekleidung

Die Kleidung des medizinischen Personals dient einerseits dem **Personalschutz** (geregelt über die Technische Regeln für Biologische Arbeitsstoffe (TRBA 250) und andererseits dem **Patientenschutz** (Empfehlungen der KRINKO). Die **Verhinderung der Keimübertragung mittels Hygienekleidung** erfolgt durch:

- Trennung von Straßen- und Berufsbekleidung
- Schutzkleidung schützt den Träger vor Kontamination und Verbreitung von Erregern. Schutzkleidung soll Rumpf, Arm und Beine bedecken, waschbar, desinfizierbar und sterilisierbar sein und elektrostatische Aufladung nicht begünstigen. Im Allgemeinen ist hierbei aus Gründen der besseren Reinigung und Desinfektion der Hände und Unterarme kurzärmelige Schutzbekleidung zweckmäßig. Ausnahmen: Infektionsstationen, mikrobiologische Laboratorien
- Schutzkleidung gehört wie Handschuhe, Mund-/Nasenschutz, Schürze, Augenschutz, Haarschutz zur persönlichen Schutzausrüstung (PSA)
- Schutzkleidung schützt Patienten vor der Übertragung nosokomialer Infektionen nur, wenn sie patientenbezogen eingesetzt wird
- Tragen von Schutzkleidung zum Patientenschutz: patientenbezogene, sterile Schutzkleidung bei invasiven Eingriffen mit hohem Infektionsrisiko wie Operationen, Legen eines zentralen Venenkatheters; patientenbezogen, nicht sterile Schutzkleidung bei Umgang mit immunsupprimierten Patienten
- eine farbliche Kennzeichnung der Kleidung in Bereichen (Bereichskleidung) ist zweckmäßig, dient streng genommen aber nicht dem Patientenschutz
- Tragen von **Mund-/Nasenschutz** bei:
  - aseptischen Eingriffen
  - der Behandlung und Pflege Infektionsgefährdeter
  - spezieller Infektionsgefährdung
  - Infektionen im Nasenrachenraum
  - der Mundschutz sollte, wenn er durchnässt ist, sowie alle 2 h gewechselt werden
- Tragen einer Kopfhaube, die alle Haare bedeckt, bei:
  - allen aseptischen Eingriffen
  - der Behandlung und Pflege infektiöser und besonders infektionsgefährdeter Patienten
- Tragen einer Schutzbrille bei Arbeiten, bei denen mit einem Verspritzen von Körpermaterial gerechnet werden muss (z.B. beim Bohren in der zahnärztlichen Praxis)

- Tragen von wasserundurchlässigen Schürzen bei allen Arbeiten, bei denen mit einem Durchfeuchten der Arbeits- bzw. Schutzbekleidung gerechnet werden kann
- Ablegen der Schutzbekleidung vor Betreten der Aufenthaltsräume, insbesondere der Speiseräume

> **Merke:**
>
> **Schutzkleidung** einschließlich Mund-/Nasenschutz, Handschuhen, Augenschutz und Kopfhaube gehört zur **persönlichen Schutzausrüstung** (PSA) und dient dem **Personalschutz** und wenn sie **patientenbezogen eingesetzt** wird, auch zum **Schutz der Patienten** vor der Übertragung nosokomialer Infektionen.

3.9.7. Abfallentsorgung

In Anlehnung an das europäische Abfallverzeichnis wurden 6-stellige Abfallschlüsselnummern eingeführt (Mitteilung der Bund-/Länderarbeitsgemeinschaft Abfall (LAGA) 18 – **LAGA-Richtlinie** über die ordnungsgemäße Entsorgung von Abfällen aus Einrichtungen des Gesundheitsdienstes; 2002). Die **Abfallschlüsselnummern des Kapitels 18** der Richtlinie gelten für Krankenhäuser. Einfach ausgedrückt gibt es danach "**normalen**" und "**gefährlichen**" Abfall.

Abfälle, an deren Sammlung und Entsorgung aus infektionspräventiver Sicht keine besonderen Anforderungen gestellt werden (AS 180104; z.B. Wund- und Gipsverbände, Wäsche, Einwegkleidung, Windeln), sind am Anfallort unmittelbar getrennt zu erfassen. Das heißt, dieser Abfall wird am Reinigungswagen und im Dienstzimmer getrennt vom Papierkorbmüll gesammelt, ggf. im Entsorgungsraum zwischengelagert und dann dem dafür ausgewiesen Entsorgungsbehälter zugeführt. Umfüllen und Sortieren ist nicht gestattet. **Außerhalb der Einrichtung** sind **keine besonderen Anforderungen** einzuhalten.

Gefährliche (infektiologisch relevante) Abfälle (AS 180103*) sind solche die nach **§17 IfSG** besondere Beachtung erfordern. Dazu zählen u.a. Abfälle in Zusammenhang mit folgenden Infektionserkrankungen:

- Übertragung durch Blut: AIDS/HIV, Virushepatitis

- Übertragung durch Gewebe, Liquor: Transmissible spongiforme Enzephalopathie
- Übertragung fäkal-oral, Schmierinfektion: Cholera (Erbrochenes), Ruhr (Stuhl), Typhus/Paratyphus (Stuhl, Urin, Galle, Blut)
- Übertragung durch aerogene Tröpfcheninfektion/Schmierinfektion: aktive Tuberkulose (Sputum, Urin, Stuhl), Meningitis/Enzephalitis (Sputum, Rachensekret), Brucellose (Blut), Diphtherie und Poliomyelitis (Sputum, Rachen-, Wundsekret), Tollwut (Sputum, Rachensekret), virusbedingtes hämorrhagisches Fieber einschließlich Hanta (Blut, Sputum, Rachen-, Wundsekret, Urin)

Die Vorgaben für diese Abfälle sind: Sammeln am Anfallort in bauartgeprüften Einwegbehältern, kein Umfüllen und Sortieren, Lagerung bei 7°C in Kühlzelle für max. 7 Tage. Abfälle sind Gefahrgut (Kennzeichnung), Entsorgung erfolgt über Sondermüllverbrennungsanlagen.

Darüber hinaus gibt es weitere **gefährliche (chemische) Abfälle** (AS 180106*, 180107*,180108*) an deren Entsorgung aus **umwelthygienischer Sicht** besondere Anforderung gestellt werden: z.B. **Chemikalien, zytotoxische Arzneimittel**. Auch diese Abfälle müssen gesondert gesammelt (am Anfallort in Einwegbehältern und Zurückgabe an Apotheke) und entsorgt (Sondermüllverbrennungsanlagen) werden.

In die Kategorie AS 180102 fallen Abfälle, die aus **ethischer Sicht** besonders beachtet werden. Dazu gehören Körperteile, Organe, Blutbeutel und Blutkonserven. Entsorgung erfolgt in Einwegbehältern aus ethischer Sicht (kein Gefahrgut, kein Sonderabfall). Vorgaben sind: getrennte Sammlung am Anfallort, keine Vermischung mit Siedlungsabfällen, kein Umfüllen und Sortieren, Lagerung bei 7°C in Kühlzelle für max. 7 Tage.

Zum **Personalschutz** dienen spezielle Vorgaben für das Sammeln von spitzen und scharfen Gegenständen (AS 180101) wie Nadeln, Kanülen und Skalpellklingen. Diese sind in der Nähe des Arbeits-/Anwendungsplatzes in einem stich- und bruchsicheren Behältnis mit einem ausgewiesenen Entsorgungsbehälter so zu entsorgen, dass auch beim Abfallverwerter keine Verpressung und Sortierung erfolgt (z.B. zugelassene Verbrennung).

> **Merke:**
>
> Krankenhaus- und Praxismüll wird nach **Abfallschlüsselnummern** eingeteilt. Für die verschiedenen Abfallschlüssel gibt es entsprechende Anforderungen an Sammlung und Entsorgung. Besondere Anforderungen werden an **gefährlichen, infektiologisch relevanten** Abfall, an **gefährlichen chemischen** Abfall (aus umwelthygienischer Sicht), und an die Sammlung von Organen und Körperteilen aus ethischer Sicht gestellt. Im **klinischen Alltag** ist besonders die dem Personalschutz dienende sichere Sammlung von spitzen und scharfen Gegenständen zu nennen. **Kanülen** z.B. **sind sofort nach Gebrauch in durchstichsichere Behälter abzuwerfen.**

3.9.8. Bauliche Abgrenzung von Risikobereichen

Zur **baulichen Abgrenzung von Risikobereichen** sind erforderlich:

- **Schleusen** vor Räumen mit besonderer Kontaminationsgefährdung (z.B. vor Operationsabteilungen) sowie vor solchen, von denen eine besondere Infektionsgefährdung ausgehen kann (z.B. Infektionsabteilungen)
- kleine Pflegeeinheiten (z.B. "rooming in" auf Wöchnerinnenstationen, d. h. gemeinsame Unterbringung von Wöchnerinnen mit ihren Neugeborenen in einem Raum, Ersatz von Krankensälen durch Räume, die nur mit wenigen Patienten belegt sind)
- **Trennung von reinen und unreinen** Arbeitsbereichen und Funktionszonen (z.B. in Sterilgutabteilungen, Wäschereien, Bettenaufbereitungszentralen)
- Trennung von reinen und unreinen Wegen: weitgehende Vermeidung des Überschneidens und Kreuzens der Wege kontaminierter und sauberer bzw. desinfizierter oder steriler Gegenstände und Materialien. Die Trennung dieser Transportwege soll horizontal und vertikal (Aufzüge) erfolgen. Wenn das nicht möglich ist, sind durch organisatorische Maßnahmen (z.B. zeitlicher Ablauf, Reinigung und Desinfektion, Transportverpackung) Kontaminationen und Infektionen zu verhindern

> **Merke:**
>
> **Schleusen** sind nur dann wirkungsvoll, wenn allen Mitarbeitern die Arbeitsordnung bekannt ist und sie sich an die erforderlichen Maßnahmen halten. **Trennung von reinen und unreinen Arbeitsbereichen und Funktionszonen ist eine hygienische Grundregel.**

3.9.9. Vermeidung der Übertragung pathogener Mikroorganismen durch infizierte Mitarbeiter

Neben der Übertragung von Infektionen durch die Patienten auf das Personal, besteht auch **ein Risiko für Patienten durch medizinisches Personal.** Eine einfache und effektive präventive Maßnahme ist die Impfung, sofern es sich um **impfpräventable Infektionserkrankungen** handelt. Personal in medizinischen Einrichtungen sollte deswegen sowohl zum Eigenschutz als auch zum Schutz von Patienten geimpft sein gegen:

- **Hepatitis B:** Übertragung von chronisch infiziertem Personal auf Patienten ist gut belegt. Die Impfung gegen **Hepatitis B ist eine allgemein empfohlene Impfung,** die im Säuglingsalter begonnen wird. Für **nicht geimpftes medizinisches Personal** sollte die **Immunisierung mit Erfolgskontrolle** (Bestimmung von Anti-HBs 4 Wochen nach der 3. Impfung, Wert sollte >100 IU/l betragen) während der Ausbildung (**vor Patientenkontakt**) abgeschlossen werden. Spätestens bei der Einstellungsuntersuchung wird der Impfstatus überprüft und ggf. ergänzt. Bei Personen, die nicht auf eine Hepatitis-B-Impfung ansprechen (Nonresponder), erhalten weitere Impfungen. Ist auch diese Maßnahme erfolglos, so muss individuell abgewogen werden, welche Einsatzbereiche im medizinischen Bereich für die betroffene Person weniger oder gar nicht in Frage kommen und welche speziellen Präventionsmaßnahmen ggf. zu ergreifen sind.

- **Influenza:** Die saisonale Influenza stellt ein **erhebliches Infektionsrisiko für Personal und Patienten** dar. Die jährliche Impfung des Personals mit Patientenkontakt wird dringend empfohlen (eine Impfpflicht gibt es nicht). Diese Empfehlung gilt in ganz besonderem Maße auch für die pandemische Influenza. Z.B. standen ab Herbst 2009 Impfstoffe zur Impfung gegen die Schweinegrippe (Influenza A/H1N1) zur Verfügung.
- **Pertussis** (Gefährdung von Neugeborenen und Säuglingen), **Varizellen** und **Masern** (Risikopatienten: Immunsupprimierte auf onkologischen und intensivmedizinischen Einrichtungen)

Die **Vermeidung der Übertragung pathogener Mikroorganismen durch infizierte Mitarbeiter** erfolgt je nach Art der Infektion und der hygienischen Relevanz der ausgeübten Tätigkeiten, z.B. durch:

- Ausschluss vom Kontakt mit Patienten (z.B. bei eitrigen Hauterkrankungen und Infekten nach Entscheidung des Stationsarztes)
- Verbot der Tätigkeit in bestimmten Risikobereichen (z.B. bei Personal mit Herpesinfektionen in der Säuglingspflege)
- Beachten der Hygiene bei Infekten der oberen Luftwege (z.B. Benutzen von Einwegtaschentüchern, andere Personen nicht anhusten oder anniesen)
- medizinisches Personal, das mit **Hepatitis B-Viren, Hepatitis C-Viren oder humanem Immundefizienz-Virus chronisch infiziert** ist, sollte keine verletzungsträchtigen Tätigkeiten ausüben. Bewährt hat sich in solchen heiklen Fällen die vertrauensvolle Beratung mit Betriebsarzt, Hygieniker, Virologen/Mikrobiologen und Klinikleitung. Gemäß § 31 IfSG kann die patientennahe klinische Tätigkeit eingeschränkt oder sogar verboten werden.

> **Merke:**
> Je öfter und intensiver eine Person mit Kranken in Berührung kommt, desto größer ist die Gefahr der Übertragung von Krankheitserregern vor allem durch die Hände (besonders bei Pflegemaßnahmen). Das gilt sowohl für pathogene als auch für opportunistische Keime. Daher ist im Allgemeinen die Übertragung von Hospitalinfektionen durch Pflegepersonal häufiger als durch ärztliches Personal.
>
> Vor Patientenkontakt sollte bei **medizinischem Personal der Impfschutz überprüft** und ggf. ergänzt werden. Das **höchste Infektionsrisiko** besteht für Patienten, aber auch für Personal gegenüber **Hepatitis B und Influenza. Chronisch infiziertes (HBV, HBC, HIV) medizinisches** Personal sollte **keine verletzungsträchtigen Tätigkeiten** ausüben, ggf. kann die patientennahe/klinische Tätigkeit untersagt werden.

3.9.10. Vermeidung einer Keimübertragung durch und auf die Besucher

Eine **Keimübertragung durch und auf die Besucher ist zu vermeiden.** Dazu sollten die allgemeinen hygienischen Prinzipien (z.B. nicht auf das Bett des Kranken setzen) eingehalten werden. Besucherregelungen sollten individuell gestaltbar sein. Das Risiko der Keimübertragung durch Besucher steigt **mit der Immunsuppression der Patienten.** Dementsprechend ist die Zahl der Besucher zu beschränken. Besuchern von Patienten in Risikobereichen ist die Bedeutung der Händehygiene darzulegen und diese sollten entsprechend eingewiesen werden.

3.9.11. Reinigungsmaßnahmen, Desinfektion und Sterilisation

Reinigung ist die **Entfernung sichtbarer Verunreinigung.** Eine exakte Durchführung der Reinigungsmaßnahmen entfernt die sich im Schmutz befindlichen Mikroorganismen von Körperoberflächen, Raumflächen und Gegenständen weitgehend. Die Reinigungswirkung basiert auf mechanischer Entfernung plus der schmutzlösenden Wirkung von Reinigungsmitteln. Wichtig ist die Trocknung der gereinigten Flächen, um eine Vermehrung von Nass- und Feuchtkeime zu verhindern. In Patientenzimmern sollten möglichst die hygienisch günstigen mechanisierten Verfahren zum Einsatz kommen. In Risikobereichen (z.B.

OP-Abteilungen, Infektionsstationen) ist die Feuchtreinigung mit einer Wischdesinfektion zu verbinden.

Die **Durchführung von Desinfektions- und Sterilisationsmaßnahmen** ist im Kap. 4. erläutert.

> **Merke:**
> Das **Fegen des Fußbodens** und **trockenes Staubwischen** ist in Krankenhäusern nicht durchzuführen (Gefahr der Keimaufwirbelung). Bei **Feuchtreinigung** sollen keine Nassstellen zurück bleiben.

3.9.12. Maßnahmen bei Ausbrüchen von nosokomialen Infektionen

Folgende Ereignisse werden als Hinweis auf ein nosokomiales Geschehen bzw. als **Ausbruch** bezeichnet (dazu liegt auch eine Empfehlung der KRINKO aus dem Jahre 2002 vor, www.rki.de; wichtig sind auch die Empfehlungen des Nationalen Referenzzentrums (www.nrz-hygiene.de):

- eine **plötzliche, weit über das übliche Maß hinausgehende Infektionsrate,** z.B. erkranken innerhalb von 2 Tagen 4 Patienten auf 2 Stationen, 2 Krankenschwestern und ein Arzt akut an Gastroenteritis mit Übelkeit und schwallartigem Erbrechen. Am nächsten Tag erkranken 3 weitere Patienten. Erreger von Gastroenteritiden sind häufig Ursache für Ausbrüche (z.B. Noroviren, Rotaviren, Clostridium difficile) Auch ein **plötzlicher Anstieg** von **kolonisierten Patienten,** insbesondere mit Problemkeimen wie MRSA ist entsprechend zu werten.

- Infektionen, bei denen bei einem **gleichartigen Auftreten** bei 2 oder mehr Patienten ein **epidemischer Zusammenhang** gegeben ist (Formulierung aus dem IfSG §6; danach besteht bei Ausbrüchen eine Meldepflicht an das Gesundheitsamt; es soll die Gesundheitsbehörde u.a. auch als Berater beteiligen)

- Infektionen mit **Erregern mit speziellen Resistenzen** bei identischem Resistenzmuster. Relevante Erreger sind u.a.: MRSA (Methicillin-resistente *Staphylococcus aureus*), VRE (Vancomycin-resistente Enterokokken), *Klebsiella spp., Pseudomonas aeruginosa, Acinetobacter baumannii*

- vereinzeltes Auftreten von speziellen Infektionen während eines Krankenhausaufenthaltes, z.B. Legionellose, Organmykose durch *Aspergillus spp.*

- Sepsis mit einheitlichem Erreger

- Infektionen durch blutübertragene Erreger (HBV, HCV, HIV); wegen der langen Inkubationszeiten kann die Erkrankung auch nach dem Aufenthalt im Krankenhaus ausbrechen

Die **Maßnahmen können in folgende Teilschritte** gegliedert werden:

- die **Feststellung einer NI**: diese erfolgt durch den behandelnden Arzt in Zusammenarbeit mit dem Krankenhaushygieniker bzw. dem Hygieneteam. Insbesondere sind ungewöhnliche Häufungen von Infektionen zu beachten. Die Diagnose des Klinikers, welche auf der Beobachtung der Patienten und seiner klinischen Erfahrung beruht, gilt als hinreichend zur Feststellung einer NI. Die **Fälle müssen nach klaren Kriterien definiert** werden. Hierfür können klinische, bakteriologische, serologische und röntgenologische Befunde hinzugezogen werden. Bei einem gehäuften Auftreten von Gastroenteritiden ist z.B. eine rasche klinische Abgrenzung der möglichen Erreger auch ohne Bestätigung der Laborbefunde notwendig. Bei viral bedingten Gastroenteritiden werden die Viren vor der Entwicklung von Symptomen bereits ausgeschieden. Eine **Ortsbesichtigung ist unverzichtbar.** Diese umfasst nicht nur Stationen, sondern auch zentrale Versorgungseinrichtungen und Funktionsabteilungen.

- **Festlegung erster akuter Interventionsmaßnahmen:** Ausschaltung der Übertragung, z.B. durch Sanierung der Infektionsquelle, Distanzierung u.a. Maßnahmen; bei Gastroenteritiden z.B. Einzelzimmer mit eigenem WC, ggf. Kohortenisolierung; Information und Unterweisung des Personals (Standardhygiene, insbesondere Händehygiene), Pflege/Betreuung der Patienten erfolgt mit Einweghandschuh, Schutzkittel patientenbezogen; Arbeitsverbot für erkranktes Personal

  - **Festlegung der weiteren Untersuchungsstrategie:** erfolgt z.B. in Abstimmung im Ausbruchmanagement-Team (Kliniker, Hygieneteam, Mikrobiologe/Virologe, ggf. Hinzuziehung externer Experten) auch unter Berücksichtigung der epidemiologischen Ausbruchsanalyse (soweit schon Erkenntnisse vorliegen). Das **Spektrum der möglichen Untersuchungen ist breit** und sollte **zielgerichtet** festgelegt werden.

- Beispiele für **Untersuchungen am Patienten:** Blutentnahme für Blutkulturen bei unklarem Fieber und Schüttelfrost, Abstriche bei Wundinfektionen, Untersuchung von Trachealsekret bei Patienten mit Intubation bzw. Tracheotomie, bakteriologische Urinuntersuchungen nach Legen und Entfernen eines Katheters sowie bei Verdacht auf Harnwegsinfektion, Stuhluntersuchungen bei Durchfallerkrankungen

- Beispiele für **hygienisch-mikrobiologische Umgebungsuntersuchungen:** mikrobiologische Untersuchung medizinischer Geräte, z.B. Endoskope; Untersuchung von Arzneimitteln; Abklatschuntersuchungen von hygienisch-relevanten Oberflächen (z.B. Spritzentablett) mit Nährbodenspangen oder Platten zum qualitativen und quantitativen Keimnachweis (hierbei wird die Agarplatte auf die zu untersuchende glatte oder runde Fläche gedrückt und anschließend bebrütet); Abklatschproben von Körperoberflächen, z.B. Händen, Haaren sowie Kleidungsstücken z.B. Kittel Tupferproben (Abstrichuntersuchungen) von hygienisch-relevanten Oberflächen, insbesondere solchen, die durch Abklatschspangen nicht zugänglich sind (mit angefeuchtetem [phys. NaCl-Lösung] Wattetupfer abstreichen, anschließend Tupfer in Reagenzglas mit Glucose-Bouillon geben und bebrüten, überwiegend zu qualitativen Keimnachweisen); Keimzahlgrenzwerte bei Abklatschuntersuchungen sind nicht festgelegt; je nach Fragestellung sollte neben der quantitativen auch eine qualitative Beurteilung erfolgen; Durchführung von Luftkeimzahlmessungen vorwiegend mit Impaktoren und Sedimentationsplatten sowie Partikelzahlmessungen insbesondere im OP; Trink- und Badewasseruntersuchungen; mikrobiologische Überprüfung der Wirksamkeit von Sterilisationsgeräten; mikrobiologische Überprüfung von Reinigungs- und Desinfektionsautomaten; mikrobiologische Untersuchung von Befeuchterwasser aus Klimaanlagen, Beatmungs- und Aerosolgeräten sowie von Wasser für Dialysegeräte und Dentaleinheiten; mikrobiologische und chemische Untersuchung von Desinfektionsmittellösungen (Überprüfung auf wirksame Konzentration); mikrobiologische und chemische Lebensmitteluntersuchungen

  - **wichtige Rückschlüsse** lassen sich bei Ausbrüchen aus der **Genotypisierung** der Erreger (Patienten- und Umgebungsmaterial) ziehen. Dazu müssen die Isolate von Patienten- und Umgebungsproben aufgehoben werden und ggf. einer späteren Analyse unterzogen werden.

- **Fallermittlung/epidemiologische Analyse:** Beginn der Infektionen, zeitlicher Verlauf, Suche nach Häufungen in einem bestimmten Zeitraum oder an einem bestimmten Ort, räumliche und zeitliche Beziehung der Fälle; Ermittlung von (gemeinsamen) Risikofaktoren (z.B. Baumaßnahmen, Operationen, Ausfall von Desinfektionsgeräten). Im **Idealfall lässt sich eine Quelle identifizieren.** Quellen können z.B. sein: Patienten (Indexpatient), Mitarbeiter (medizinisches Personal, Reinigungskräfte), Putzutensilien, Arzneimittel, wasserführende Systeme, Lebensmittel u.v.a. Sollte ein Mitarbeiter als Quelle ermittelt werden, ist ein sensibles Vorgehen wichtig. Dies trifft z.B. für den häufigeren Fall von MRSA Trägern zu (Sanierung nicht immer nachhaltig erfolgreich, es können Familienangehörige mit betroffen sein, Einschränkung der Tätigkeit bis zur Sanierung).

- **Abschließende Evaluierung:** die Detailbewertung des Ausbruches dient der Defizitanalyse und mündet in der Festlegung zukünftiger Präventionsstrategien. Daher ist eine ausführliche Dokumentation wichtig.

Wünschenswert ist auch die **Publikation des Ausbruchfalles.** Dies stößt an Grenzen, da die Kliniken nicht unbedingt an der Veröffentlichung der Ergebnisse interessiert sind. Zu bedenken ist auch, dass bei Ausbrüchen mit Todesfällen oder schweren Folgeerkrankungen oder nur kurzfristigem Notaufnahmestopp die mediale Aufmerksamkeit erhöht ist. Mit juristischen Auseinandersetzungen mit der Frage von Hygienefehlern muss wie im Einzelfall auch bei Ausbrüchen immer gerechnet werden.

Merke:
Die **Distanzierung** ist die Trennung infizierter Personen, Körperregionen und kontaminierter Gegenstände beziehungsweise Bereiche von nicht infizierten oder kontaminierten (Schwarz-Weiß-Trennung oder Noninfektion). Maßnahmen zur Distanzierung sind u.a. Isolierung, Hygienekleidung, bauliche Abgrenzung von Risikobereichen, sichere Abfallentsorgung, Vermeiden der Keimübertragung durch Wasser/Abwasser und Einhalten der Prinzipien des hygienischen Arbeitens (Standardhygiene).

Ausbrüche von Infektionskrankheiten (und auch Kolonisationen, z.B. mit MRSA) im Krankenhaus kommen häufig vor. Diese treten meist **plötzlich** auf und **betreffen viele Personen** (Patienten und Personal). Typisch dafür sind **Gastroenteritiden**. Es gibt **auch langsame Verläufe**, die schwer erkennbar sind und bei denen **nur wenige Personen erkranken**. Dies trifft für seltene Erreger oder für Erreger mit langen Inkubationszeiten (Hepatitis-B-Viren) zu. Auch **vereinzelte Fälle** z.B. Legionellosen durch Legionellen im Warmwasser sind als Ausbruch zu sehen. Nach dem **IfSG sind Ausbrüche meldepflichtig.**

Das **Ausbruchmanagement umfasst folgende Einzelschritte:** Feststellen des Ausbruches und Falldefinition, erste akute präventive Maßnahmen, Ortsbegehung, Festlegung einer gezielten Untersuchungsstrategie (Patienten und Umgebungsuntersuchungen), epidemiologische Analyse und Quellensuche, ggf. weitergehende Hygienemaßnahmen, ggf. Auswertung der Typisierungsergebnisse von mikrobiellen Isolaten, abschließend Evaluation mit Defizitanalyse und **Vereinbarung zukünftiger Präventionsstrategien.**

Literatur

1. Gesetz zur Verhütung und Bekämpfung von Infektionskrankheiten beim Menschen (Infektionsschutzgesetz - IfSG); vom 20.7.2000, BGBl. I, S. 1045, zuletzt geändert am 17.7. 2009 BGBl. I, S. 2091

2. Richtlinie für Krankenhaushygiene und Infektionsprävention; Hrsg. Robert Koch-Institut, Berlin, Elsevier & Urban Fischer Verlag, München, Loseblattsammlung seit 2004, fortlaufend

3. Verordnung über Sicherheit und Gesundheitsschutz bei Tätigkeiten mit biologischen Arbeitsstoffen, vom 27. 1.1999, BGBl I S. 50; zuletzt geändert am 18.12.2008, BGBl. I, S.2768

4. Technische Regeln für Biologische Arbeitsstoffe (TRBA 250), Biologische Arbeitsstoffe im Gesundheitswesen und in der Wohlfahrtspflege, BArbBl. 11/2003, S. 53-73, zuletzt geändert am 14.2.2008, GMBl. Nr. 4, S. 83

5. Gastmeier, P, Geffers, C. Nosokomiale Infektionen in Deutschland: Wie viele gibt es wirklich? Eine Schätzung für das Jahr 2006. Dtsch Med Wochenschr (2008) 133, 1111-1115

6. Robert Koch-Institut (Hrsg.) Gesundheitsberichterstattung des Bundes: Nosokomiale Infektionen. Heft 8, 2002, Berlin

7. Kampf, G., Löffler, H., Gastmeier, P. Händehygiene zur Prävention nosokomialer Infektionen. Dtsch Arztebl Int (2009); 106, 649-55

Internet

AWMF, Arbeitsgemeinschaft der Wissenschaftlichen Medizinischen Fachgesellschaften. Leitlinien des AWMF-Arbeitskreises Krankenhaushygiene: www.uni-duesseldorf.de/**AWMF**

Nationales Referenzzentrum für Surveillance von nosokomialen Infektionen: www.nrz-hygiene.de

Robert Koch-Institut: www.rki.de (→ Infektionsschutz → Krankenhaushygiene)

Umweltbundesamt: www.umweltbundesamt.de (→ Wasser, Trinkwasser, Gewässerschutz → Trinkwasser → Fachliche Einbindung → Trinkwasserkommission)

Verbund für Angewandte Hygiene: www.vah-online.de

Desinfektion, Sterilisation und Entwesung

4. Desinfektion, Sterilisation und Entwesung

4.1. Definitionen

Desinfizieren heißt, totes oder lebendes Material in den Zustand zu versetzen, dass es nicht mehr infizieren kann. Also soll mit der Desinfektion eine weitgehende oder vollständige Elimination von potenziell pathogenen Mikroorganismen erzielt werden. Dies wird im Allgemeinen mit einer Keimzahlreduktion **um 5 $\log_{10}$-Stufen** erreicht. Bakterielle Sporen werden mit der Desinfektion nicht immer abgetötet.
Sterilisieren heißt Abtöten oder Entfernen aller lebensfähigen Vegetativ- und Dauerformen von pathogenen und apathogenen Mikroorganismen in Stoffen, Zubereitungen oder an Gegenständen (vollständige Keimfreiheit, auch Prionen müssen inaktiviert werden).

Unter **Aseptik** versteht man die Maßnahmen zur Keimverminderung oder zur Herstellung einer Keimfreiheit (Desinfektion, Sterilisation) sowie zur Verhinderung der Kontamination und Infektion.

Asepsis ist der durch aseptische Maßnahmen zu erreichende Zustand der Keimarmut zur Vermeidung mikrobieller Kontaminationen und Infektionen (z.B. Wundinfektionen bei chirurgischen Eingriffen).

Merke:
Aseptik ist das Verfahren und **Asepsis** das Resultat der Herstellung keimfreier bzw. keimarmer Bedingungen.
Die **Antiseptik (Antisepsis)** umfasst alle Maßnahmen zur Abtötung, irreversiblen Inaktivierung und Wachstumshemmung von Mikroorganismen, welche lebenden Geweben anhaften, unter Verwendung von Antiseptika (chemische Mittel mit antimikrobiellen Eigenschaften). Sie dient der Prophylaxe und Bekämpfung möglicher und bereits vorhandener Infektionen (Haut, insbesondere Schleimhäute und Wunden).
Als **antimikrobielles Regime** bezeichnet man die Gesamtheit der antimikrobiellen Maßnahmen (Aseptik, Antiseptik, Impfprophylaxe, Chemotherapie).

Pasteurisation (nach dem Chemiker L. Pasteur benannt) ist eine Erhitzung bei Temperaturen unter 100°C, bei der eine Reduktion, aber keine vollständige Abtötung der Mikroorganismen zu erreichen ist. Dieses Verfahren wird u.a. bei der Haltbarmachung von Lebensmitteln (z.B. Milch) angewandt.

Tyndallisation (nach dem Physiker I. Tyndall benannt) ist ein schonendes Verfahren zur Keimfreimachung durch fraktioniertes Erhitzen auf 70 bis 100°C an 3 aufeinander folgenden Tagen, um auch zwischenzeitlich ausgekeimte vegetative Stadien der hitzeresistenten Dauerformen (Sporen) abzutöten.

Unter **Mikrobizidie** versteht man die Abtötung, unter **Mikrobistase** die Hemmung der Vermehrung von Mikroorganismen (Bakterien).

Virusinaktivierung führt zu Verlust der Reproduktionsfähigkeit von Viren.

Die **laufende Desinfektion** ist die täglich oder ggf. noch häufiger auszuführende Desinfektion am Krankenbett bzw. in der Umgebung des Kranken während seiner Pflege und Behandlung, um die Kontamination der Räume und Einrichtungsgegenstände möglichst gering zu halten. Die laufende Desinfektion betrifft die infektiösen Ausscheidungen von Patienten sowie alle Objekte, die mit Krankheitserregern kontaminiert sein können (Hände, Instrumente, patientennahe Flächen u.a.).

Schlussdesinfektion ist die Abtötung aller Krankheitserreger eines Bereiches oder Raumes, der zur Pflege oder Behandlung eines Infektionskranken diente und betrifft alle Oberflächen und Gegenstände, die mit Krankheitserregern kontaminiert sein könnten. Sie wird als Flächendesinfektion (Wisch- und Scheuer- bzw. Sprühdesinfektion) und bei besonderen Infektionsgefahren (z.B. bei virusbedingtem hämorrhagischen Fieber) als Formaldehyddampfdesinfektion mit anschließender Flächendesinfektion durchgeführt. Raumdesinfektion (als Teil der Schlussdesinfektion) bei besonders kontagiösen Erkrankungen (hämorrhagisches Fieber, Lungenmilzbrand u.a.) ist kritisch zu sehen, insbesondere wenn der krebserregende Formaldehyd verwendet wird.

4.2. Rechtsvorschriften

Prinzipiell ist zu unterscheiden zwischen:

- **behördlich angeordneten Desinfektionsmaßnahmen** gemäß § 18 IfSG insbesondere im Seuchenfall und
- **prophylaktischer und routinemäßiger Desinfektion** in Krankenhaus, Praxis, öffentlichen Einrichtungen

§ 18 des IfSG dient dem Schutz des Menschen vor übertragbaren Erkrankungen und umfasst behördlich angeordnete Entseuchungen (Desinfektion), Entwesungen (Bekämpfung von Nichtwirbeltieren) und Maßnahmen zur Bekämpfung von Wirbeltieren, durch die Krankheitserreger verbreitet werden. Hierzu dürfen nur Mittel der Liste der vom Robert Koch-Institut geprüften und anerkannten Desinfektionsmittel und -verfahren verwendet werden. Die Liste und aktuelle Nachträge können auf der Homepage des RKI (www.rki.de) eingesehen werden. Die Zulassung setzt neben der **Prüfung auf Wirksamkeit** durch das RKI auch die **Prüfung auf Unbedenklichkeit für Gesundheit und Umwelt**, die vom Bundesinstitut für Arzneimittel und Medizinprodukte (BfArM) bzw. vom Umweltbundesamt (UBA) vorgenommen werden, voraus. Präparate, die direkt am Menschen (Haut- und Händedesinfektionsmittel) angewendet werden, sind in Deutschland Arzneimittel. Flächendesinfektionsmittel unterliegen dem Biozidgesetz und damit Regelungen, die durch die Bundesanstalt für Arbeitsschutz und Arbeitsmedizin in Dortmund (www.baua.bund.de) vorgenommen werden.

Die von der **Desinfektionsmittel-Kommission im Verbund für Angewandte Hygiene e.V.** zertifizierten und in einer Liste zusammengestellten Präparate, sind Grundlage für die Auswahl von Desinfektionsmitteln für die routinemäßige und prophylaktische Desinfektion in Krankenhaus und Praxis sowie in öffentlichen Einrichtungen und anderen Bereichen, in denen Infektionen übertragen werden können. Im Sinne der Qualitätssicherung (gemäß der Hygieneverordnungen einzelner Länder) ist die Verwendung eines zertifizierten und gelisteten Präparates in der aktuellen VAH-Liste entscheidend (die VAH-Liste ist die direkte Fortführung der ehemaligen DGHM-Liste).

Die unterschiedlichen Zielsetzungen der beiden Listen, einerseits behördlich angeordnete Desinfektionsmaßnahmen, andererseits prophylaktische Desinfektion, resultieren in unterschiedlichen Einwirkzeiten und Konzentrationen der eingetragenen Produkte, die streng zu beachten sind.

> **Merke:**
>
> Bei **behördlich angeordneten Entseuchungen und Entwesungen** (§ 18 IfSG) sind nur solche Mittel und Verfahren zu verwenden, die von der zuständigen Bundesoberbehörde in einer Liste bekannt gemacht worden sind. Die **Desinfektionsmittel-Kommission** im **Verbund für Angewandte Hygiene** umfasst zertifizierte Präparate für die routinemäßige und prophylaktische Desinfektion in Krankenhaus und Praxis.

Die Auswahl des Desinfektionsverfahrens muss sich nach der Desinfektionsaufgabe, d.h. nach der Art des zu desinfizierenden Materials und der abzutötenden Erreger richten. Wichtige Orientierungen insbesondere für die Bereiche Krankenhaus- und Praxishygiene gibt die Richtlinie für Krankenhaushygiene und Infektionsprävention.

4.3. Wirksamkeit von Desinfektions- und Sterilisationsverfahren

Die **Effektivität** einer Desinfektions- und Sterilisationsmaßnahme hängt von folgenden Faktoren ab:

- der Art des angewendeten Verfahrens (physikalisch, chemisch)
- der Höhe der Temperaturen bzw. Konzentrationen
- der Zeitdauer der Anwendung des wirksamen Mediums
- der Art der zu desinfizierenden oder zu sterilisierenden Materialien
- dem Vorhandensein von Verunreinigungen (insbesondere Eiweiß), an denen Mikroorganismen haften bzw. von denen sie eingehüllt sind
- der Zahl der Mikroorganismen auf bzw. in den Materialien

Die Verfahren der Reduktion von Mikroorganismen werden entsprechend ihrer Wirksamkeit folgendermaßen eingeteilt:

- **Sterilisation:** Behandlung eines Gegenstandes in einer Art, so dass er frei von vermehrungsfähigen Mikroorganismen ist (praktisch heißt dies, dass höchstens 1 lebender Keim in einer von 10^6 sterilisierten Einheiten nachweisbar sein darf)

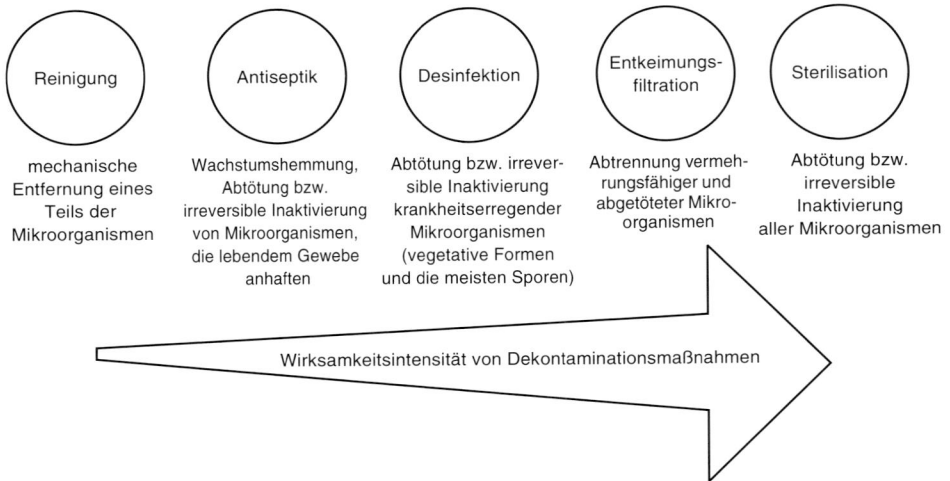

Abb. 4.1: Wirksamkeit der Methoden zur Verminderung, Abtötung bzw. irreversiblen Inaktivierung von Mikroorganismen (Dekontaminationsmaßnahmen).

- **Desinfektion:** Reduktion der Zahl der Infektionserreger auf einer Fläche bzw. einem Gegenstand in einer Art, so dass davon keine Infektion mehr ausgehen kann (Reduktion der Keimzahl um mindestens 5 $\log_{10}$-Stufen)

- **Antiseptik:** Anwendung antimikrobiell wirksamer Präparate am Ausgangsort bzw. der Eintrittsstelle einer möglichen oder vorhandenen Infektion (Schleimhaut, Haut. Wunden).

Die **Sterilisation** ist die **wirkungsvollste Dekontaminationsmaßnahme** (☞ Abb. 4.1). Die Abtötungszeit von Mikroorganismen hängt direkt mit der Ausgangskeimzahl zusammen, die **Absterbekinetik** ist ein exponenzieller Vorgang, d.h. in einer bestimmten Zeitspanne wird unter gleich bleibenden Einwirkungsbedingungen ein gleicher Prozentsatz der Mikroorganismen vernichtet. Wenn z.B. innerhalb einer Minute 90 % der Mikroorganismen abgetötet sind, dann werden innerhalb der nächsten Minuten jeweils weitere 90 % der verbliebenen Keime vernichtet usw. Es handelt sich hier also um eine logarithmische Abtötungsrate. Die Wirksamkeit eines Sterilisationsverfahrens kann somit durch einen Zeitwert ausgedrückt werden, in welchem eine Reduzierung der Keimzahl um eine Zehnerpotenz erreicht wird. Diese Reduktionszeit wird auch D-Wert (Dezimalreduktionszeit) genannt. Die Zeiteinheit ist abhängig von der Art und Intensität des angewandten Verfahrens bzw. Mittels (☞ Abb. 4.2).

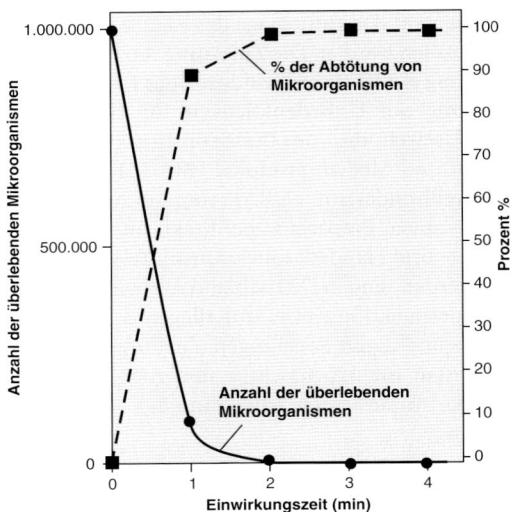

Abb. 4.2: Absterberate von Mikroorganismen. In gleicher Zeiteinheit sterben jeweils 90 % der überlebenden Keime ab. (Beispiel, die Zeiteinheit ist abhängig von der Art und Intensität des angewandten Verfahrens).

> **Merke:**
> Die **Sterilisation** ist umso sicherer, je sauberer das zu sterilisierende Gut und je geringer dessen Kontamination ist. Durch vorherige Reinigung und Desinfektion soll die Ausgangskeimzahl bereits niedrig gehalten werden.

Die vorgegebenen Konzentrationen bzw. Temperaturen sowie die Desinfektions- und Sterilisationszeiten sind so berechnet, dass bei einem in der Praxis der Anwendung dieses Verfahrens vorhandenen üblichen Kontaminationsgrad ein solcher Effekt erzielt wird, dass das zu desinfizierende Gut nicht mehr infizieren kann und an dem zu sterilisierenden Gut alle vermehrungsfähigen Mikroorganismen inaktiviert oder abgetötet werden.

Gemäß der **Liste vom Robert Koch-Institut** werden folgende **Wirkungsbereiche von Desinfektionsmitteln** entsprechend den Gegebenheiten der Anwendungspraxis unterschieden:

A: zur Abtötung von vegetativen Bakterien einschließlich Mykobakterien sowie von Pilzen einschließlich Pilzsporen geeignet

B: zur Inaktivierung von Viren geeignet

C: zur Abtötung von Sporen des Erregers des Milzbrandes geeignet

D: zur Abtötung von Sporen des Gasbrand- und Tetanuserregers (zur Abtötung dieser Sporen müssen Sterilisationsverfahren angewendet werden, z.B. gespannter gesättigter Wasserdampf von 121°C bei einer Einwirkungsdauer von 15 min)

Bei den üblichen Desinfektionsaufgaben ist meist der Wirkungsbereich A und B ausreichend. Der Wirkungsbereich C wird nur bei Vorliegen von Milzbrand benötigt, der Wirkungsbereich D ist nur durch Sterilisation erreichbar.

Das anzuwendende Sterilisationsverfahren muss sich nach den Eigenschaften des Sterilisiergutes, insbesondere seiner Stabilität gegenüber dem wirksamen Medium richten. Es gibt kein Universalsterilisationsverfahren.

> **Merke:**
>
> Wenn die Beschaffenheit des zu sterilisierenden Materials es zulässt (thermostabil), ist stets der **Autoklavierung** (Dampfsterilisation) gegenüber den anderen Sterilisationsverfahren der Vorrang zu geben.
>
> Bei der thermischen Sterilisation gilt grundsätzlich, dass bei gleicher Temperatur die feuchte Hitze erheblich wirksamer ist als trockene Hitze (feuchte Luft besitzt eine höhere Wärmekapazität als trockene; feuchte Keime sind meist deutlich hitzeempfindlicher als trockene).
>
> Bei der Sterilisation **thermolabiler Materialien** werden Ethylenoxid (bei ca. 45°C) und Formaldehyd (bei ca. 65°C) eingesetzt.
>
> Die Anwendung von strömendem Wasserdampf oder siedendem Wasser ist keine Sterilisationsmethode, sondern eine Desinfektion.

4.4. Physikalische Desinfektionsverfahren

4.4.1. Thermische Desinfektion

4.4.1.1. Thermische Resistenzstufen

Durch thermische Einwirkung erfolgt eine Koagulation des Plasmas, insbesondere eine Eiweißdenaturierung der Mikroorganismen, welche zu einer irreversiblen Veränderung führt.

Es werden **sechs Stufen der Resistenz gegen feuchte Hitze** unterschieden (☞ Tab. 4.1).

4.4.1.2. Pasteurisieren

Pasteurisieren wird zur Haltbarmachung hitzeempfindlicher Flüssigkeiten insbesondere in der Lebensmittelindustrie (Milch u.a.) zum Abtöten pathogener Mikroorganismen (z.B. Staphylokokken, Streptokokken, Salmonellen, Mykobakterien, Brucellen in der Milch) sowie im Gesundheitswesen angewandt. Die Inaktivierung thermolabiler Viren z.B. von HIV in Gerinnungsfaktorpräparaten erfolgt durch Erhitzung bei 60°C über einen Zeitraum von 10 Stunden (☞ Tab. 4.1).

Die Ultrahocherhitzung erfolgt <1 s bei 135-150°C.

4.4.1.3. Abflammen, Ausglühen

Diese Verfahren sind unsicher, da sie nicht standardisierbar sind. Ausglühen wird in mikrobiologischen Laboratorien zur thermischen Desinfek-

Resistenz-stufe	Verfahren	Verfahrens-bedingungen		Erfasste Keimarten und Viren	D-Wert
		Temp. °C	Zeit		
I	Niederpasteurisierung	61,5	30 min	*Mycobacterium tuberculosis*, Brucellen, Listerien, Polioviren	$D_{61,5}$ 2-3 min
	Hochpasteurisierung	72	15 s	*Mycobacterium tuberculosis*, Rickettsien, Polioviren	D_{72} 1-2 s
		60	10 h	Hepatitisviren (HAV, Non-A-non-B), Epstein-Barr-Viren, AIDS-Viren	
II	gelindes Erhitzen	80	30 min	vegetative Bakterien, Phagen, Hefen, Schimmelpilze, Viren (außer HBV)	
III	Kochen	100	10 min 15-30 min	Hepatitisviren, Anthraxsporen, Pilzsporen	
	Kochen mit 0,5 % Soda	100	3 min 15 min	AB*, Anthraxsporen, ABC*	
	Dampfströmungsverfahren	100	15 min	ABC*	
IV	gespannter Dampf	105	5 min	Anthraxsporen	
V	gespannter Dampf	121	15 min	*Bac.-stearothermophilus*-Sporen, andere Sporen	D_{121} = 1,5-2 min
	UHT**-Verfahren	134	3 min	*Bac.-stearothermophilus*-Sporen	D_{134} = 10-15 s
		140		*Bac.-subtilis*-Sporen	D_{140} = 1 s
VI	gespannter Dampf	132	60 min	Jakob-Creutzfeldt-Erreger, hochresistente Sporen von Fadenagar	D_{134} ca. 30 min

Tab. 4.1: Hitzeresistenzstufen für feuchte Hitze.
* Wirkungsbereiche gemäß der Liste des RKI (☞ Kap. 4.3.); ** Ultrahochtemperaturverfahren.

tion von Platinösen eingesetzt. Abflammen von Wasserhähnen wird im Rahmen der Probenahme zur Überprüfung der mikrobiologischen Trinkwasserqualität des Hausinstallationswassers durchgeführt.

4.4.1.4. Verbrennen

Verbrennen wird zur **Beseitigung infektiöser Tierkadaver** und **Krankenhausabfälle** (☞ Kap. 11.4.3.) sowie von **Müll** und anderen wertlosen Materia-

lien angewandt. Es entspricht dem Wirkungsbereich: ABCD.

4.4.1.5. Kochen mit Wasser

Durch **kochendes Wassers** können innerhalb von **mindestens 3 Minuten** die meisten vegetativen Krankheitserreger abgetötet werden (Wirkungsbereich: AB). *Bacillus-anthracis*-Sporen benötigen 15 Minuten Einwirkungszeit (Wirkungsbereich: ABC). Da die Desinfektionswirkung bei Verunreinigungen des Desinfektionsgutes z.B. mit Blut, Eiter, Faeces verringert wird, ist zur Reinigungswirkung ein Zusatz von ca. 1 % Soda erforderlich.

Die Anwendung erfolgt u.a. zur Desinfektion von Instrumenten und kochfester Wäsche.

4.4.1.6. Spülen mit heißem Wasser

Dieses Verfahren wird in **Desinfektions-Reinigungs-Geräten** zur Entkeimung von Instrumenten u.a. Utensilien und von Wäsche in **Desinfektions-Waschmaschinen** durchgeführt. Die Desinfektionstemperatur beträgt 85-95°C, die Einwirkungszeit 7-20 Minuten. Zur Abtötung der Mikroorganismen nach Gruppe A und B sind 93°C für 10 Minuten erforderlich.

4.4.1.7. Dampfdesinfektionsverfahren

Bei der **Dampfdesinfektion** wird das Desinfektionsgut in speziellen Apparaten Wasserdampf ausgesetzt. Zum ungehinderten Eindringen des Wasserdampfes muss die Luft aus der Desinfektionskammer und dem Desinfektionsgut entfernt oder das Dampf-Luft-Gemisch in der Kammer umgewälzt werden. Desinfektionsanlagen sind regelmäßig auf Funktionstüchtigkeit zu prüfen.

- **Dampf-Strömungsverfahren** Strömender gesättigter Wasserdampf von mindestens 100°C verdrängt die Luft aus der Kammer und dem Desinfektionsgut. Wirkungsbereich: AB – bei 5 min Einwirkungszeit; Wirkungsbereich: ABC bei 15 min Einwirkungszeit.

- **Dampf-Kreislauf-Verfahren** Das Desinfektionsgut wird einem mechanisch umgewälzten Gemisch aus Dampf und Luft ausgesetzt. Bei 95-105°C und einer Einwirkungszeit von 15 Minuten werden Desinfektionsaufgaben des Wirkungsbereiches A und B erreicht. Das Verfahren erfolgt vor allem bei der Matratzendesinfektion.

- **Fraktioniertes Vakuum-Verfahren** (Vakuum-Dampf-Vakuum-Verfahren, VDV-Verfahren) Das fraktionierte Vakuum-Verfahren ist gekennzeichnet durch eine abwechselnde Entfernung von Luft aus der Desinfektionskammer und dem Desinfektionsgut durch mehrmaliges Evakuieren im Wechsel mit einströmendem Dampf. Nach mehrmaliger Wiederholung wird die abschließende Desinfektion im gesättigten Wasserdampf durchgeführt. Das Trocknen des Desinfektionsgutes erfolgt durch Evakuieren. Je nach Temperatur und Einwirkungszeit werden Desinfektionsaufgaben der Stufen A, AB bzw.

ABC erreicht. In 5 Minuten werden *Bacillus-anthracis*-Sporen abgetötet. Es sind verschiedene Systeme zugelassen (☞ RKI).

4.4.2. Chemo-thermisches Desinfektionswaschverfahren

Das **chemo-thermische Desinfektionswaschverfahren** ist für thermolabile Materialien wie Wolle oder Mischgewebe mit Synthesefasern geeignet.

In Trommelwaschmaschinen erfolgt die Zugabe von Desinfektionsmitteln. Das Waschen wird bei 60-75°C und Waschzeiten von 10-20 min unter Zugaben von Perverbindungen oder Chlor als Wirkstoff durchgeführt. Es erfolgt eine gleichzeitige Reinigung und Desinfektion. Die Wärme steigert die Desinfektionswirkung. Die Verfahren sind nicht für stark verschmutzte und auch nicht für merklich mit Blut behaftete Wäsche geeignet.

> **Merke:**
> Krankenhauswäsche ist grundsätzlich als infektionsverdächtig zu betrachten und soll im Chemo-Thermo-Desinfektionswaschverfahren gewaschen werden, auch wenn Patienten ohne Infektionen die Betten benutzten. Außerdem ist eine Desinfektion der Wäsche in besonderen Fällen auch rein thermisch und rein chemisch möglich.

4.4.3. UV-Desinfektion

Da **UV-Strahlen** nur eine geringe Eindringtiefe besitzen und deshalb lediglich direkt der Strahlung ausgesetzte Mikroorganismen (z.B. auf glatten Flächen) abgetötet werden, werden UV-Strahlen nicht mehr in der Krankenhaushygiene als Desinfektionsverfahren eingesetzt. Auch bei der Luftdesinfektion ist ihr Einsatz nicht zu empfehlen. Ein Einsatzgebiet haben diese Strahlen jedoch bei der Desinfektion von Trinkwasser, Schwimmbeckenwasser und anderen Flüssigkeiten.

4.4.4. Entkeimungsfiltration/Sterilfiltration

Die **Entkeimungsfiltration oder Sterilfiltration** ist keine Desinfektions- oder Sterilisationsmaßnahme, sondern ein aseptisches Verfahren, um Mikroorganismen einschließlich der toten Formen aus Flüssigkeiten und Gasen abzutrennen.

Bei Flüssigkeiten wird die Entkeimungsfiltration vor allem dann angewandt, wenn die betreffende Flüssigkeit nicht erhitzt werden kann, z.B. bei der Herstellung von Arzneimitteln, Impfstoffen oder sporenfreien Alkoholen zur Haut- und Händedesinfektion.

Sowohl die Druck- als auch die Vakuumfiltration kommen zum Einsatz (Porenweiten 0,1-0,45 μm). Es wird keine Sterilität, aber eine erhebliche Verminderung der Keimzahlen erreicht. Bei einer Belastung von 10^7KBE/cm² Filterfläche dürfen keine Mikroorganismen im Filtrat nachzuweisen sein (Reduktion um 7 Zehnerpotenzen).

Filtermaterialien bestehen aus Kieselgur, Porzellan, Glasfasern, Zelluloseestern oder polymeren Ausgangsstoffen.

Man unterscheidet in der Praxis Oberflächenfilter oder Membranfilter (Rückhaltung auf der Oberfläche durch Siebwirkung) und Tiefenfilter (Adsorptionswirkung bzw. Teilchenablagerung beim Durchfluss durch das Filtermaterial).

Durch Ultrafeinfilter (Adsorptionsprinzip) können auch Viren und Pyrogene zurückgehalten werden.

4.5. Chemische Desinfektion

Es wird eine große Anzahl von Präparaten sowohl mit Einzelstoffen als auch in sehr verschiedenen Kombinationen angeboten.

4.5.1. Allgemeine Anforderungen an chemische Desinfektionsmittel

Bei der **chemischen Desinfektion** erfolgt eine **Abtötung** (Bakterien) oder **irreversible Schädigung** (Viren) **der Mikroorganismen,** die nach Art der eingesetzten Wirkstoffgruppen unterschiedlich ist (z.B. Membranblockade, Permeabilitätsstörungen, Enzymblockade, Freisetzung bzw. Koagulation des Zytoplasmas).

Der Wirkmechanismus chemischer Desinfektionsmittel ist in der Regel unspezifisch, was eine Resistenzentwicklung unwahrscheinlich macht. Zu den Mechanismen chemischer Desinfektionsmittel gehören:

- Eiweißdenaturierung (Aldehyde, Alkohole)
- Protoplasmavergiftung (Phenole)
- Schädigung der Zytoplasmamembran (Chlorhexidin)

- Oxidierende Wirkung (Chlor, Ozon, Persäuren)

Folgende Anforderungen sind an ein optimales Desinfektionsmittel zu stellen (☞ Abb. 4.3):

- sichere Abtötung bzw. irreversible Schädigung von Mikroorganismen (sichere Desinfektionswirkung) bei breitem Wirkungsspektrum (Bakterien, Pilze, Viren)
- kurze Einwirkungszeit, je nach Desinfektionsaufgabe z.B. hygienische Händedesinfektion 15-30 s, Flächendesinfektion 5 min-1 h)
- Materialverträglichkeit: geringe Aggressivität gegenüber den zu desinfizierenden Materialien; so wirkt z.B. Chlor auf Metall korrodierend und Alkohol löst Weichmacher aus Weich-PVC
- leichte Löslichkeit in Wasser und gutes Schmutztragevermögen
- gute Stabilität, d.h. Haltbarkeit und Beständigkeit gegenüber Umwelteinflüssen (Luft, Licht, Kälte, Hitze)
- kein Eiweißfehler, d.h. kein Aktivitätsverlust durch organische Substanzen:
  - Stuhl, Sputum, Eiter, Blut u.a. bilden Schutzhüllen um den Mikroorganismus und erschweren besonders im angetrockneten Zustand die Einwirkung des Desinfektionsmittels
  - verschiedene Desinfektionsmittel bewirken eine Eiweißfällung, so dass die Koagulation der Außenschicht des Schutzkolloids ein weiteres Eindringen des Desinfektionsmittels verhindert
  - ein hoher Eiweißfehler besteht bei Alkoholen, Aldehyden und Halogenen. Im Gegensatz hierzu zeigt Phenol einen geringen Eiweißfehler und ist damit zur Desinfektion von Sekreten und Exkreten geeignet
- kein Seifenfehler, d.h. kein Aktivitätsverlust durch Seife. Verschiedene Desinfektionsmittel werden durch Seifen sowie andere anionische Detergentien inaktiviert. Deshalb ist bei diesen Desinfektionsmitteln folgendes zu beachten:
  - Reinigungs- und Desinfektionsmittel nicht mischen
  - Seifenreste an Materialien und auf der Haut vorher sorgfältig entfernen
  - einen hohen Seifenfehler haben kationische Tenside (Quats)
- möglichst keine oder nur geringe Geruchsbelästigung

- gesundheitliche Aspekte: Unschädlichkeit für Menschen und Tiere, z.B. kein Auftreten von Haut- und Schleimhautreizungen, "Hautverträglichkeit" zumindest in der Gebrauchsverdünnung, keine allergisierende Wirkung, keine mutagene/kanzerogene Wirkung
- gute Umweltverträglichkeit: keine Belastung der Umweltmedien Wasser, Abwasser, Boden, Luft; gute biologische Abbaubarkeit, keine schädlichen Wirkungen auf das Ökosystem (ökotoxikologische Prüfung)
- Wirtschaftlichkeit (spielt vor dem Hintergrund knapper Ressourcen eine zunehmende Rolle)

> **Merke:**
> Es gibt **kein optimal wirksames und optimal verträgliches Desinfektionsmittel.** Substanzen, welche in das biologische Geschehen der Mikroorganismen eingreifen, können auch die Zellen von Makroorganismen negativ beeinflussen.

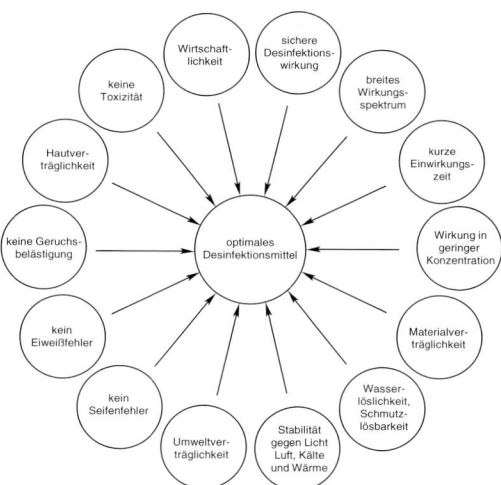

Abb. 4.3: Anforderungen an optimale Desinfektionsmittel.

Bei der Anwendung der chemischen Desinfektionsmittel ist grundsätzlich zu beachten:

- **es gibt kein Universaldesinfektionsmittel,** daher muss eine Auswahl des für den jeweiligen Anwendungsbereich richtigen Desinfektionsmittels bzw. -verfahrens erfolgen
- gegen **Sporen** wirken Aldehyde, Persäuren, chlorabspaltende Verbindungen und z.T. auch Iodpräparate unter speziellen Anwendungsbe-

dingungen (z.B. verlängerte Einwirkung, erhöhte Wirkstoffkonzentration und Temperatur)
- die vorgeschriebene **Konzentration** und **Einwirkungszeit** sind genau einzuhalten (Verwenden von Messvorrichtungen bzw. Dosierapparaten)

> **Merke:**
> Die **Unterdosierung** einer Desinfektionslösung (ungenaue "Schwapp"- oder "Schuss"-Methode bei der Gebrauchsverdünnung) ist einer der häufigsten Fehler in der Desinfektionspraxis.

- eine **Erhöhung der Temperatur der Desinfektionslösung** verbessert meist die Desinfektionswirkung (Peressigsäurelösungen jedoch nicht über 20°C anwenden!)
- bei **Verunreinigungen des Desinfektionsgutes** Eiweißfehler bzw. Seifenfehler des Desinfektionsmittels beachten (s.o.)

Das RKI, der Fachausschuss der Deutschen Vereinigung zu Bekämpfung der Viruskrankheiten (DVV) und die ehemalige Desinfektionsmittel-Kommission der Deutschen Gesellschaft für Hygiene und Mikrobiologie (DGHM) haben in ihrer Leitlinie die Unterteilung der Viren in zwei Gruppen gefordert (behüllte und unbehüllte Viren). Dementsprechend wird die Wirksamkeit von Desinfektionsmitteln wie folgt deklariert:

1. begrenzt viruzid – wirksam gegen behüllte Viren

2. viruzid – zusätzlich wirksam gegen unbehüllte Viren

- behüllte Viren (z.B. Herpes-, Retroviren, Humanes-Immunodefizienz-Virus) besitzen in ihrer Hülle Lipide, in denen Proteine eingelagert sind. Die Infektiosität geht nach Zerstörung der Hülle verloren, so dass diese Viren meist eine erhöhte Labilität zeigen. Es gibt aber auch Ausnahmen. So enthalten z.B. die behüllten Hepadnaviren (z.B. Hepatitis B-Virus) wenig Lipide, besitzen eine geringere Lipophilie und haben damit eine größere Resistenz gegen Umwelteinflüsse und Desinfektionsmittel
- unbehüllte Viren (z.B. Adeno-, Rota-, Parvo-, Papova-, Picornaviren [Polio-, Coxsackie-, Echo-, Entero-, Hepatitis A-Virus]) weisen meist eine erhöhte Stabilität auf

Für die chemische Desinfektion sind folgende Viren als "Testviren" zu verwenden:

- begrenzt viruzid
  - Vakziniavirus, Stamm Elstree
  - Bovine Viral Diarrhea Virus (BVDV), Stamm NADL
- viruzid
  - Vakziniavirus, Stamm Elstree; Polio-Impfstamm Typ I, Stamm LSc-2ab
  - Adenovirus Typ 5, Stamm Adenosid 75
  - Polyomavirus (alt: Papovavirus) SV40, Stamm 777
- für die chemo-thermische Desinfektion (Temperatur >40°C) wird folgendes Virus verwendet:
  - Bovines Parvovirus, Stamm Haden

Für die Virusdesinfektion gilt:

Nur solche Präparate verwenden, die gegen die entsprechenden Viren getestet wurden.

Zur Desinfektion unbehüllter Viren sind gut wirksam:

- Aldehyde insbesondere Formaldehyd
- chlorabspaltende Verbindungen (z.B. Chloramin T, NaOCl)
- Peressigsäure
- Hepatitisviren zeigen eine hohe (Hepatitis B, C, D) bis sehr hohe Resistenz (A, E)
  Zur Desinfektion zum Schutz vor Hepatitis B (HBV) wird empfohlen:
  - Hände: Ethanol 80 %, 5 min Einwirkungszeit
  - Instrumente: Formaldehyd, Glutaraldehyd
- die Angaben über die HIV-Resistenz sind uneinheitlich. Zur Sicherheit sollten Desinfektionsmittel und Verfahren angewendet werden, welche auch bei HBV (s.o.) wirksam sind
- zur Händedesinfektion bei den hochresistenten Polioviren wird empfohlen: Ethanol 80 % in Kombination mit PVP-Iod
- bei amtlich angeordneten Desinfektionen sind die für Viren zugelassenen Desinfektionsmittel der RKI-Liste anzuwenden, z.B. sind für die viruzide Händedesinfektion nur chlorhaltige Verbindungen zugelassen
- die Persistenzrate (Rate des Behaltens der Infektiosität) vieler Viren ist deutlich erhöht, wenn diese an Zellen gebunden, in Geweben oder angetrocknet vorliegen

- die Virusdesinfektion hat neben der AIDS- und Hepatitis-B-Prophylaxe eine besondere Bedeutung bei der Wasser- (Entero-, Adeno- und Hepatitis-A-Viren) und Schwimmbadwasserdesinfektion (Entero-, Polyoma-, Adenoviren), bei der Händedesinfektion sowie bei der Inaktivierung nicht einheimischer Virusarten mit hoher Humanpathogenität

---

Merke:

Es gibt keine Universaldesinfektionsmittel. Die Desinfektionsmittel müssen für die vorgesehene Aufgabe getestet sein. Die meisten Desinfektionsmittel töten vegetative Bakterien und Pilze einschließlich der resistenteren Mykobakterien sicher ab. Unbehüllte Viren sind resistenter als behüllte. Hepatitisviren zeigen eine hohe bis sehr hohe Resistenz. **Spezielle Präparate** sind gegen Sporen und unbehüllte Viren (Aldehyde, chlorabspaltende Verbindungen, Peressigsäure), Hepatitis-B-Viren (Instrumente: Formaldehyd, Glutaraldehyd; Hände: Ethanol 80 %, 5 min Einwirkungszeit) einzusetzen. Zur Desinfektion bei der HIV-Prophylaxe werden Desinfektionsmittel und -verfahren empfohlen, welche auch bei HBV wirksam sind. **Die vorgeschriebenen Konzentrationen und Einwirkungszeiten müssen genau eingehalten werden.** Der Eiweiß- und Seifenfehler vieler Desinfektionsmittel ist zu beachten.

Wichtige Desinfektionsverfahren und chemische Desinfektionsmittel sind in Abb. 4.4, zu desinfizierende Materialien sowie dafür eingesetzte Verfahren in Abb. 4.5, Einsatzbereiche, Wirksamkeit, Eiweißbelastbarkeit und Hautverträglichkeit wichtiger Desinfektionsmittelgruppen in Tab. 4.2 zusammengefasst dargestellt.

4.5.2. Wirkstoffgruppen der Desinfektionsmittel

4.5.2.1. Alkohole

▶ Präparate

n-Propanol (Propylalkohol) 50-60 %, Isopropylalkohol 60-70 %, Ethanol (Ethylalkohol) 70 % zur Desinfektion von trockenen, 80 % von feuchten Gegenständen, Triethylenglykol.

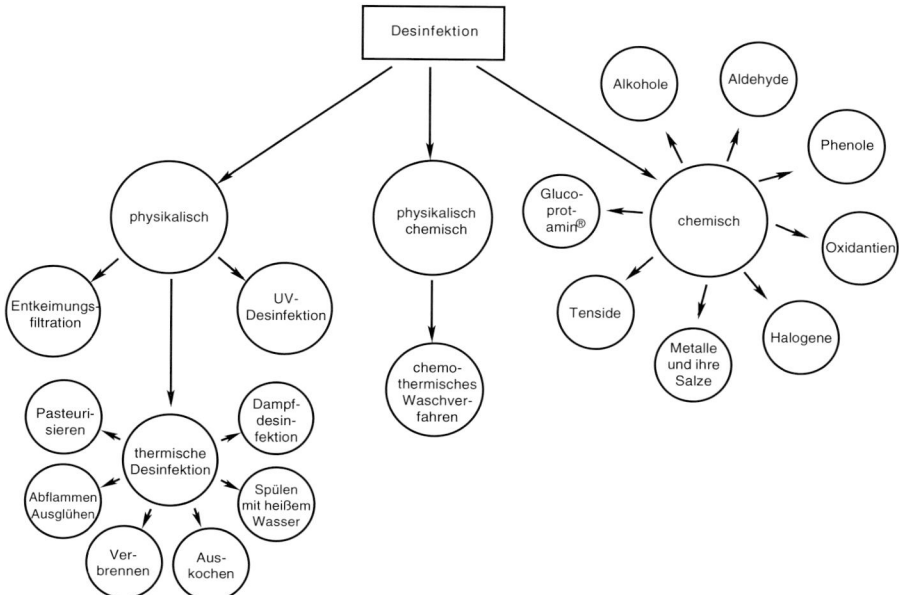

Abb. 4.4: Desinfektionsverfahren und chemische Desinfektionsmittel.

▶ Wirkungsmechanismus

Eiweißdenaturierung (Koagulation), Lösung von Lipoiden.

▶ Wirkungsspektrum

Bakterien einschließlich Mykobakterien, Pilze, behüllte Viren (zur Abtötung von Hepatitis-Viren 80 % Ethanol bei 5 min Einwirkungszeit).

▶ Anwendungsgebiet

Haut- und Händedesinfektion, Desinfektion kleinerer Flächen, Einwirkungszeit 30-60 s, Triethylenglykol zur Luftdesinfektion.

▶ Vorteile

Schnelle Wirksamkeit, gute Wasserlöslichkeit, schnelle Abtrocknung, günstige toxikologische Eigenschaften.

▶ Nachteile

Ungenügende Wirkung gegen unbehüllte Viren (Isopropanol hier unwirksam), Entfettung der Haut (Zusatz rückfettender Substanzen z.B. Glycerin günstig), keine remanente Wirkung (wirkt nur während des Desinfektionsvorgangs, nicht mehr danach), hoher Eiweißfehler.

▶ Hygienische Händedesinfektion

Alkoholische Präparate sind ideal für die Händedesinfektion. Die Wirkung ist stark und setzt schnell ein. Es ist kein Waschplatz notwendig (Spender mit Ellenbogenbedienung).

Merke:
Alkohole wirken in Gebrauchsverdünnungen (s.o.) sehr gut auf vegetative Keime, weniger gut auf Viren und nicht auf Sporen. Höhere und niedrigere Konzentrationen haben einen geringeren Effekt. 96-100 %iger Alkohol erzeugt undurchlässige Membranen (starke hygroskopische Wirkung, Wasserentzug und Zellwandhärtung), welche eine weitere Desinfektionswirkung behindern und wirkt in dieser Konzentration nicht bakterizid (Sporen werden sogar konserviert).

4.5.2.2. Aldehyde

▶ Präparate

Formaldehyd (HCHO) wird als Lösung und Gas eingesetzt, Glutaraldehyd (OCH-[CH$_2$]$_3$-CHO), Glyoxal (OHC-CHO).

▶ Wirkungsmechanismus

Reaktion mit terminalen Gruppen der Proteine, z.B. Carboxyl-, Amino- und Hydroxylgruppen, bei Viren besonders mit Nukleinsäuren.

Substanzgruppe	Einsatzbereiche	Nicht oder ungenügend wirksam gegen	Eiweiß-fehler	Hautver-träglichkeit
Alkohole	Haut, Hände, kleine Flächen	Sporen, unbehüllte Viren	hoch	gut
Aldehyde	Instrumente, Flächen sowie Raumluft (Formaldehyd-Wasserdampf)		hoch	gering, Allergien
Phenole	Ausscheidungen, Flächen, Instrumente, Wäsche	Sporen, unbehüllte Viren	sehr gering	mäßig
Peressigsäure	Instrumente, Flächen, ther-molabile Materialien		mäßig	mäßig
Halogene Chlor und Chlor-verbindungen	Wasser, Flächen,Wäsche, Ausscheidungen		hoch	gering
Iodophore	Haut, Schleimhaut, kleine Wunden	Sporen, unbehüllte Viren	hoch	gut
Quartäre Verbindungen (Quats)	Flächen	Sporen, unbehüllte Viren, gramnegative Keime	hoch	gut

Tab. 4.2: Einsatzbereiche, Wirksamkeit, Eiweißfehler sowie Hautverträglichkeit wichtiger Desinfektionsmittelgruppen.

▶ Wirkungsspektrum

Bakterien einschließlich Mykobakterien, Pilze, auch unbehüllte Viren sowie Sporen bei höherer Konzentration und längerer Einwirkungszeit.

▶ Anwendungsgebiet

Früher Flächen-, Instrumenten- und Wäschedesinfektion, Formaldehyd auch zur Raumdesinfektion z.B. bei Tbc; Einsatz zur Inaktivierung von Viren bei Impfstoffproduktion und als Konservierungsmittel in Kosmetika; Glyoxal in Kombination mit anderen Aldehyden als Desinfektionsmittel.

▶ Vorteile

Breites Wirkungsspektrum.

▶ Nachteile

• Starke Geruchsbelästigung, langsame Wirkung, schleimhautreizend, Kontaktallergen, Verdacht auf kanzerogene Wirkung, starker Eiweißfehler, ungenügendes Eindringvermögen in poröses Material.

• Toxizität (Formaldehyd)

Im Juni 2004 hat die IARC *(International Agency for Research on Cancer)* Formaldehyd als (erwiesenes) Humankanzerogen eingestuft. In 3 Kohortenstudien und in 5 Fall-Kontroll-Studien wurde bei exponierten Industriearbeitern ein erhöhtes Risiko für nasopharyngeale Tumoren festgestellt. Darüber hinaus werden erhöhte Risiken für Leukämie bei Formaldehydexposition (z.B. Pathologen, Anatomen) diskutiert. Ein Verdacht der Kanzerogenität von Formaldhyd besteht bereits seit vielen Jahren aus positiven tierexperimentellen Inhalationsstudien mit Ratten. In der chemischen Kanzerogenese von Formaldehyd sollen sowohl zytotoxische als auch genotoxische Effekte eine Rolle spielen.

Formaldehyd zählt ferner zu den häufigsten Kontaktallergenen. Es kann eine Kontaktdermatitis (Typ IV) und eine Kontakturtikaria (Typ I) auslösen. Die Sensibilisierungsrate beträgt etwa 2-6 %. Ein Großteil der Sensibilisierungen ist auf die Anwendung formaldehydhaltiger Desinfektionsmittel zurückzuführen.

▶ Fazit

Wegen der vielfältigen gesundheitsbeeinträchtigenden Wirkungen sollte Formaldehyd nur sehr zurückhaltend eingesetzt werden.

4.5.2.3. Phenol und -derivate

▶ Wirkungsmechanismus

Protoplasmagift nach Zerstörung der Zellwand und Eindringen in die Zelle, Blockierung von Enzymen (Wirkung in saurem Milieu günstiger).

▶ Wirkungsspektrum

Bakterien, Mykobakterien bei höheren Konzentrationen, Pilze, behüllte Viren.

▶ Anwendungsgebiet

Desinfektion von Ausscheidungen insbesondere Fäkalien, meist in Kombinationspräparaten mit anderen Verbindungen zur Flächen- und Instrumentendesinfektion sowie zur Grobwäsche-, Hände- und Hautdesinfektion, z.T. als Konservierungsmittel für Impfstoffe und Seren eingesetzt.

Methylphenole (Kresole) zur Scheuer- und Sputumdesinfektion, Hexachlorophen als Bakteriostatikum in Seifen und Salben.

▶ Vorteile

Geringer Eiweißfehler.

▶ Nachteile

Starke Geruchsbelästigung, auf der Haut Verätzungen möglich, keine Wirksamkeit gegenüber unbehüllten Viren und Sporen, ungünstige toxische Eigenschaften, ungenügende Umweltverträglichkeit (langsamer Abbau in der Umwelt).

4.5.2.4. Oxidantien

▶ Präparate

Ozon, Wasserstoffperoxid, Persäuren (Peressigsäure), Kaliumpermanganat.

▶ Wirkungsmechanismus

Durch oxidierende Wirkung von aktivem Sauerstoff Schädigung des enzymatischen Systems der Zelle mit DNA-Veränderungen.

▶ Wirkungsspektrum

Bakterien, Pilze, Viren; Ozon und Peressigsäure wirken auch sporozid.

▶ Anwendungsgebiet

Ozon zur Trink- und Badewasserdesinfektion.

Wasserstoffperoxid (als Hände-, Flächen- und Instrumentendesinfektionsmittel nicht geeignet und zugelassen!) zur Wundantiseptik, zum Gurgeln und zum Desinfizieren von Kontaktlinsen (H_2O_2

3 %, Einwirkungszeit 10 min, danach 5 min Desinfektionsmittel abspülen).

Peressigsäure zur Instrumenten- und Flächendesinfektion und zur Desinfektion thermolabiler Materialien, Wäschedesinfektion, als Aerosol besonders in der Lebensmitteltechnologie (nicht innerhalb von Räumen, in denen sich Personen aufhalten) sowie zur Desinfektion von Behältern und Leitungen.

Kaliumpermanganat zum Wundreinigen, Gurgeln, als Waschzusatz von Obst und Gemüse, insbesondere in tropischen Ländern.

▶ Vorteile

Schnelle Wirkung, gute Abbaubarkeit.

▶ Nachteile

Instabilität der Verbindungen, korrosive Wirkung, intensiver Geruch sowie Explosivität der Peressigsäure.

4.5.2.5. Halogene

■ **Chlor**

▶ Präparate

Chlorgas (Cl_2), Chlordioxid (ClO_2), Natriumhypochlorit (NaOCl), Chloramin

▶ Wirkungsmechanismus

Proteindenaturierung und Blockierung des Eiweißstoffwechsels; in wässriger Lösung Bildung von unterchloriger Säure, wirkt als Oxidans durch Freisetzung von Sauerstoff ($HOCl \rightarrow HCl + O$) besonders im sauren Milieu, bei steigendem pH sinkt Hydrolyse von HOCl.

Chlordioxid (ClO_2) wirkt günstiger im alkalischen Milieu.

▶ Wirkungsspektrum

Bakterien; ungenügend wirksam bei der Scheuerdesinfektion gegen Mykobakterien (insbesondere in Gegenwart von Blut) sowie bei der Händedesinfektion gegen Mykobakterien und Pilze; Viren, Sporen (z.T. bei längerer Einwirkungszeit). Chlordioxid (ClO_2) erwies sich als wirksames Mittel, um die Entstehung von Biofilmen zu verhindern, und um Biofilme zu inaktivieren.

▶ Anwendungsgebiet

Chlorgas (Cl_2) und Chlordioxid (ClO_2): Desinfektion von Trink-, Bade- und Abwasser, Anwendung auch in der Lebensmittelindustrie (Anlagen, Geräte, Leitungen).

Chlorkalk: Grobdesinfektion von Flächen und Fäkalien sowie zur behelfsmäßigen Trinkwasserdesinfektion.

Natriumhypochlorit (NaOCl): Desinfektion von Prothesen und ggf. Abformmaterialien im Dentalbereich, Desinfektion von Trinkwasserleitungen und Flächen, in tropischen Ländern auch zur Desinfektion von Obst und Gemüse z.B. Blattsalat.

Chloramin (z.B. Chloramin T = p-Toluolsulfonchloramid-Na): Scheuer-, Wäsche- und Sputumdesinfektion.

▶ Vorteile

Preiswerte großtechnische Anwendung für die Wasserdesinfektion, Wirkung auch noch im Wassernetz.

▶ Nachteile

"Chlorzehrung" durch organische Verbindungen, Eiweißfehler, Geruchsbelästigung, Bildung von Haloformen mit Huminsäuren (☞ Kap. 8.9.9.1.). Bei Anwendung von Chlorkalk Gefahr der Metallkorrosion und der Hautschädigung.

■ Iod

▶ Wirkungsmechanismus

Inaktivierung der Zellproteine durch Iodierung.

▶ Wirkungsspektrum

Bakterien, Pilze, Viren, Sporen unter speziellen Anwendungsbedingungen (verlängerte Anwendungszeit, erhöhte Wirkstoffkonzentration).

▶ Anwendungsgebiet

Iodtinktur (Iod und Alkohol) zur Hautdesinfektion und antiseptischen Behandlung kleiner Wunden.

Iodophore z.B. Polyvinyl-Pyrrolidon-Iod-Komplex = PVP Iod, zur Behandlung oberflächlicher Wunden, Verbrennungen und zur Hautdesinfektion und in der Lebensmittelindustrie.

Iodoform (CHJ_3) zur Anwendung in der Zahnheilkunde.

▶ Vorteile

Breites Wirkungsspektrum der Iodtinktur, bei Iodophoren wenig Hautreizung.

▶ Nachteile

Im alkalischen Milieu Desinfektionseffekt verringert, Eiweißfehler, Hautreizung, Iodallergie, Hautverfärbung (bei PVP-Iod nicht anhaltend, besser auswaschbar), Geruchsbelästigung insbesondere bei Iodoform. Gegenanzeigen bestehen bei Iodüberempfindlichkeit, Schilddrüsenüberfunktion; Anwendungseinschränkungen gelten für Schwangerschaft, Stillzeit, Säuglinge.

■ Brom

Ähnliche Desinfektionswirkung wie Iod, bewirkt selten Allergien, Anwendung vor allem zur Hautdesinfektion.

4.5.2.6. Metalle und ihre Salze

Metalle und ihre Salze (Quecksilber-, Silber- und Kupferverbindungen) haben als Desinfektionsmittel eine lange Tradition. Die früher in großem Umfang gebräuchlichen Substanzen vor allem die auf Quecksilberbasis werden wegen ihrer Toxizität aber nicht mehr verwendet.

▶ Wirkungsmechanismus

Reaktion von freien Metallionen mit SH-Gruppen in Enzymen (Blockierung von Enzymen z.B. bei Oxydasen und Dehydrogenasen).

▶ Wirkungsspektrum

Bakterien (bessere Wirkung auf gramnegative Keime als auf grampositive, unsichere Wirkung auf Mykobakterien), Pilze bei höheren Konzentrationen, keine Sporizidie.

▶ Anwendungsgebiet

Thiomersal (organische Hg-Verbindung) in Impfstoffen (stark rückläufige Tendenz); kolloidale Silberverbindungen werden zur Konservierung kleinerer Mengen von Trinkwasser besonders in den Tropen (Katadynverfahren) verwendet, Kombinationspräparate mit Chlor sind verfügbar. Silber-Nanopartikel werden zur Erzielung einer antimikrobiellen Wirkung z.B. in Katheter eingearbeitet. Kupfer- und Silberionisation wird in einigen Ländern zur Legionellenbekämpfung in wasserführenden Systemen eingesetzt.

▶ Vorteile

Keine Geruchs- und Geschmacksbeeinträchtigung des Wassers durch Silberverbindungen, Wirkung bereits in niedriger Konzentration (oligodynamische Wirkung).

▶ Nachteile

Mögliche Reversibilität der Enzymblockierung und damit Wiederherstellung der Vermehrungsfähigkeit von Mikroorganismen, bei Quecksilber neurotoxische Wirkungen (Einsatz obsolet).

4.5.2.7. Guanidine

▶ Wirkungsmechanismus

Schädigung von Zytoplasmamembranen und Hemmung von Enzymen.

▶ Wirkungsspektrum

Bakterien; Wirkungslücken je nach Verbindung gegen Mykobakterien, Pilze und Viren.

▶ Anwendungsgebiet

Biguanide als Zusatz zu Flächendesinfektionsmitteln insbesondere in der Lebensmittelindustrie.

Chlorhexidin als Konservierungsmittel z.B. für Augentropfen und in Seifen für antiseptische Waschungen.

▶ Vorteile

Geringe Toxizität.

▶ Nachteile

Unsichere Wirkung gegen Mykobakterien, Pilze und Viren, Verringerung des bakteriziden Effekts im alkalischen Milieu.

4.5.2.8. Quartäre Verbindungen (Kationische Tenside)

▶ Präparate

Quartäre Ammonium- und Phosphatverbindungen (Quats, Invertseifen), z.B. Benzalkoniumchlorid.

▶ Wirkungsmechanismus

Besitzen positiv geladene hydrophile Gruppen und wirken eiweißdenaturierend, schädigen Zytoplasmamembranen und hemmen Enzyme.

▶ Wirkungsspektrum

Bakterien, Wirkung auf gramnegative Keime (z.B. Enterobakterien, Pseudomonaden) erst bei höheren Konzentrationen, Unwirksamkeit gegen Mykobakterien, unbehüllte Viren und Sporen.

▶ Anwendungsgebiet

In der Lebensmittelindustrie, zur Flächendesinfektion im Krankenhaus mit anderen Wirkstoffen angewendet.

▶ Vorteile

Geringe Toxizität, gute Wirkung auf grampositive Keime, gute Hautverträglichkeit, geruchlos, wegen ihrer starken Adsorptionsfähigkeit an Grenzflächen (benetzende Eigenschaften) gute schmutzlösende Eigenschaften, flächenaufziehende, remanente Wirkung, kaum Metallaggressivität.

▶ Nachteile

Inaktivierung bei Vorhandensein von Seifenresten oder anderen anionischen Tensiden, starker Eiweißfehler, hartes Wasser vermindert die Desinfektionswirkung, die gute flächenaufziehende Wirkung kann in der Lebensmittelindustrie zu Problemen bei der Wiederentfernung dieser Desinfektionsmittel führen.

4.5.2.9. Anionische Tenside

Langkettige Kohlenwasserstoffe mit negativer Ladung. Hierzu gehören die meisten handelsüblichen Seifen und Haushaltswaschmittel. Sie sind keine Desinfektionsmittel.

4.5.2.10. Amphotere Tenside (Ampholytseifen)

Sie besitzen eine anionische Gruppe (gute Waschwirkung) und eine kationische Gruppe (desinfizierende Wirkung). Ampholytseifen wirken gegen die meisten vegetativen Bakterien sowie in höherer Konzentration auch gegen Tbc-Bakterien. Sie werden durch Eiweiß und Seifen geringer als Quats beeinflusst, sind geruchlos und gering toxisch und können gut in der Lebensmittelindustrie eingesetzt werden.

4.5.2.11. Amine

Glucoprotamin ist das Umsetzungsprodukt eines Amins aus Kokosöl mit Glutaminsäure. Glucoprotamin wirkt gut gegen Bakterien einschließlich Mykobakterien, Pilze und behüllte, z.T. auch unbehüllte Viren.

Anwendungsgebiete sind Flächen- und Instrumentendesinfektion, insbesondere auch im maschinellen Bereich.

4.5.3. Desinfektion von Haut, Händen und von Materialien

4.5.3.1. Händedesinfektion

Hintergrund der Händedesinfektion ist, dass die Hände des Personals das wichtigste Übertragungsvehikel von Krankheitserregern sind. Des Weiteren kann die Hand auch als Infektionsquelle fungieren (Vermehrung von Mikroorganismen in den oberen Hautschichten).

Wasserhähne an Waschbecken mit fließendem warmem und kaltem Wasser, die von Beschäftigten mit direktem Patientenkontakt oder bei direktem Umgang mit Körperflüssigkeiten oder infektiösen Material benutzt werden, müssen ohne Handkontakt zu bedienen sein.

Auslaufarmaturen sollten so am Waschbecken montiert werden, dass der Wasserstrahl nicht direkt in den Siphon fließt. (Gefahr des Verspritzens keimhaltiger Flüssigkeit, Bildung von Aerosolen insbesondere mit *Pseudomonas aeruginosa*).

Spender (für Waschlotionen, Desinfektionsmittel, Handtücher) sollten auf keinen Fall durch direktes Anfassen zu betätigen sein. Ferner sollte der Auslass am Spender nicht mit den Fingern berührt werden. Bezüglich der Desinfektionsmittelspender ist eine leichte Erreichbarkeit von besonderer Bedeutung.

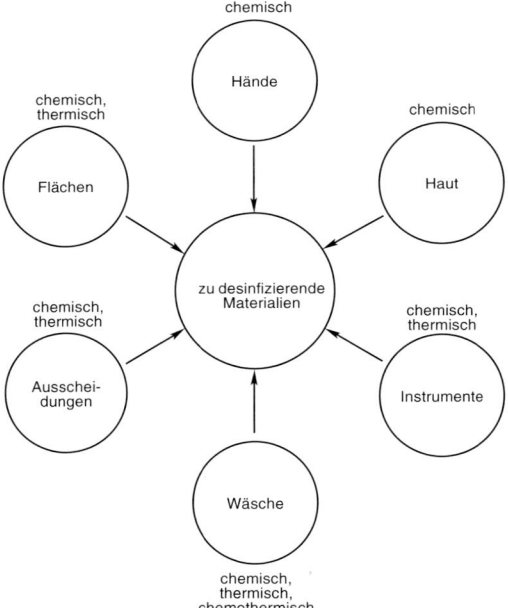

Abb. 4.5: Wichtige zu desinfizierende Materialien und dafür eingesetzte Desinfektionsverfahren.

Desinfektionsmittelspender dürfen aufgrund des Arzneimittelgesetzes nur unter aseptischen Bedingungen in einer Krankenhausapotheke nachgefüllt

werden. Von daher empfiehlt sich die Verwendung von Einwegflaschen.

Fehlerquellen bei der Händedesinfektion

- ungenügende Einwirkungszeit bei der routinemäßigen Desinfektion
- unvollständige Benetzung der Haut mit dem Desinfektionsmittel; häufig ausgespart bleiben: Fingerspitzen, Daumen, Fingerzwischenräume und Handrücken. Um diesen Fehler zu vermeiden sollte eine bestimmte Reihenfolge bei der Händedesinfektion eingeübt werden.
- Berühren des Spenderhebels mit den Händen.
- Unkenntnis über erforderliche Maßnahmen bei gezielter Desinfektion.

Weitere Angaben zur Händedesinfektion ☞ Kap. 3.9.1.1.

4.5.3.2. Hautdesinfektion

▶ Vorbereitung und Durchführung

Reihenfolge: Reinigung → Desinfektion

Vor operativen Eingriffen ggf. erst Haare entfernen (am Operationstag kurz vor operativem Eingriff), dann gründliche Desinfektion der Haut, mindestens 60 s, von zentral nach peripher mit Hautdesinfektionsmitteln.

Vor Injektionen und Blutentnahmen: kräftiges Abreiben der Haut mit dem getränkten Tupfer, vollständiges Benetzen sichern, Einwirkungszeit ½-1 min.

▶ Präparate

Desinfektion mit sterilen Alkoholpräparaten und sterilen Tupfern durchführen.

Zur Schleimhautdesinfektion werden u.a. PVP-Iod, Chlorhexidin und Octenidin-Verbindungen angewendet.

▶ Anwendung

Zur Entfernung der transienten und weitgehenden Reduktion der residenten Hautflora vor chirurgischen Eingriffen, Injektionen, Blutentnahmen, Punktionen und Impfungen.

4.5.3.3. Instrumentendesinfektion

Die Aufbereitung von Medizinprodukten sollte folgende Einzelschritte umfassen:

- sachgerechte Vorbereitung (Vorbehandeln, ggf. Vorreinigen, wenn nötig Zerlegen des Medizinproduktes, usw.)

- Aufbereitung im RDG (Reinigungs- und Desinfektionsgerät): Reinigung/Desinfektion, Spülung und Trocknung
- Prüfung auf Sauberkeit und Unversehrtheit (z.B. Korrosion)
- Pflege und Instandsetzung
- Funktionsprüfung
- Kennzeichnung
- Verpackung und Sterilisation

Gemäß des Qualitäts-Managements (QM) endet die Aufbereitung mit einer dokumentierten Freigabe des Medizinproduktes. Somit ist sicher gestellt, dass von dem aufbereiteten Medizinprodukt bei der nachfolgenden Anwendung keine Gefahr von Gesundheitsschäden insbesondere im Sinne von

- Infektionen
- pyrogenbedingte Reaktionen
- allergische Reaktionen
- toxische Reaktionen

ausgehen.

▶ Vorbereitung und Durchführung
- physikalische Verfahren bevorzugen (s.o.)
- chemische Desinfektion:

Die ersten Schritte einer Aufbereitung finden bereits im OP statt. Vor dem Ablegen der Instrumente sollten Hautdesinfektions-, Gleit- und ätzende Arzneimittel entfernt werden.

Kontaminiertes Instrumentarium kann in Desinfektionslösung eingelegt werden. Englumige Medizinprodukte (MP) mit Desinfektionslösung durchspülen, zusammengesetzte Instrumente nach Herstellerangaben auseinander nehmen.

Es ist sicherzustellen, dass alle Instrumente bzw. Instrumententeile einschließlich der Hohlräume vollständig ohne Luftblasen mit Desinfektionslösung bedeckt sind. Die Einwirkungszeit des Desinfektionsmittels beginnt nach dem Einlegen des letzten Instrumentes.

Anschließend sollen die Instrumente in Reinigungs- und Desinfektionsgeräten (RDG) aufbereitet werden. Dazu müssen die Instrumente spülgerecht auf Instrumententrägern (z.B. Siebschalen) abgelegt werden. Gelenkinstrumente (Scheren, Klammern, Zangen) müssen, um eine hohe Reinigungseffektivität zu erzielen, aufgeklappt werden.

Dieses Vorgehen minimiert die Überlappungsflächen.

Automatisch arbeitende Desinfektionsgeräte bevorzugen. Nur standardisierte Prozesse ermöglichen eine immer gleichbleibende, qualitativ hochwertige Aufbereitung von Medizinprodukten. Um dies zu ermöglichen, müssen RDGs in festgelegten Intervallen (1-3 mal jährlich) von akkreditierten Prüfstellen validiert werden. Um eine generelle Sicherheit der Bauart der RDGs zu gewährleisten, sollten nur typgeprüfte Geräte verwendet werden.

▶ Präparate

Zur Instrumentendesinfektion werden neben Formaldehyden und/oder sonstigen Aldehyden bzw. Derivaten auch Perverbindungen und Phenole verwendet.

▶ Anwendung

Nach jeder Anwendung der Instrumente am Patienten.

4.5.3.4. Flächendesinfektion

▶ Vorbereitung und Durchführung

Günstig für Fußböden sind Mop-Systeme zur Scheuer-/Wischdesinfektion, die auf ein Wischgerät aufgezogen und mit Desinfektionslösung benetzt werden. Nach der Desinfektion von ca. 20 m² (ein Zimmer) erfolgt eine maschinelle Aufbereitung. Für jedes Zimmer wird ein gereinigter Mop verwendet. Bei der Zwei-Eimer-Methode wird mit einem selbstaufnehmenden Mop die Desinfektionslösung aus einem Eimer verteilt und in einen Schmutzeimer ausgepresst.

Sprühdesinfektion ist wegen der Raumluftbelastung ungünstig und bedarf infolge des fehlenden Reinigungs- und Abreibeffektes einer zusätzlichen Wischdesinfektion.

▶ Präparate

Die VAH-Liste als Beispiel für eine nationale Listung schreibt für Desinfektionsmittel folgende Wirkstoffgruppen für die Flächendesinfektion vor:

- Alkohole
- Aldehyde/-abspalter
- Halogene (Chlorabspaltende Verbindungen/Chloramide)
- Oberflächenaktive Verbindungen (Amphotenside u.a.)

- Laugen und Säuren
- Iodabspaltende Verbindungen
- Glykolderivate
- Phenol/-derivate, Phenolether

Die Einwirkungszeit variiert je nach Präparat, Konzentration und Anwendung.

▶ Anwendung

Zur Keimreduktion auf Flächen in Risikobereichen der Krankenhäuser wie OP und Intensivpflegeeinheiten, Infektionsabteilungen, insbesondere "patientennahe" Flächen, sowie Laboratorien, Räume der physikalischen Therapie, Wäschereien, Sanitärräume, Küchen gemäß Hygieneordnung des Krankenhauses.

4.5.3.5. Desinfektion von Wäsche, Decken, Matratzen

▶ Vorbereitung und Durchführung

In Sonderfällen muss die Wäsche für 12 h in Desinfektionslösung eingelegt werden. Dabei sollte die Wäsche von der Desinfektionslösung vollständig bedeckt sein, und keine Luftblasen mehr enthalten.

Besonders zu beachten ist, dass am Ende der Desinfektionsphase die Wäsche, die Flotte (= Flüssigkeitsmenge, mit der das Reinigungsgut, z.B. Wäsche, behandelt wird) und der Innenraum der Maschine desinfiziert sind. Vor dem Ende der Desinfektionsphase darf keine Flotte aus der Maschine abfließen.

Die Einwirkungszeit der unten aufgeführten Desinfektionsmittel beträgt in aller Regel 12 h.

▶ Präparate
- Phenol oder Phenolderivate
- Chlor
- Formaldehyd und/oder sonstige Aldehyde bzw. Derivate
- Amphotensid

▶ Anwendung

Für infektiöse Wäsche sowie alle Krankenhauswäsche chemothermische Waschverfahren bevorzugen (☞ auch Kap. 4.4.2.).

Matratzen sind thermisch (☞ Kap. 4.4.1.7.) oder chemo-thermisch zu desinfizieren. Eine desinfizierende Oberflächenbehandlung kann durch Sprühen, Scheuern und Wischen erfolgen. Bei Matratzenschonbezügen aus Gummi oder Kunststoff

ist eine Wischdesinfektion ausreichend. Wolldecken können durch eine desinfizierende Trockenreinigung dekontaminiert werden.

4.5.3.6. Desinfektion von Ausscheidungen

▶ Vorbereitung und Durchführung

Faezes: Mit der doppelten Menge der Gebrauchsverdünnung des Desinfektionsmittels versehen, verrühren, kompakte Bestandteile zerkleinern, Einwirkungszeit 6 h.

Urin: 1 : 1 mit Gebrauchsverdünnung des Desinfektionsmittels versehen, Einwirkungszeit 2 h

Sputum: Thermische Desinfektion oder bei chemischer Desinfektion Gefäße vor Benutzung zu 2/3 des Fassungsvermögens mit Gebrauchslösung des Desinfektionsmittels füllen, 4 h nach letzter Benutzung Leerung der Gefäße, bei nachträglicher Sputumdesinfektion doppelte Menge der Gebrauchsverdünnung des Desinfektionsmittels zugeben, 4 h Einwirkungszeit

Auffanggefäße: Thermische Desinfektion bevorzugen (Kochen, Wasserdampf), spezielle Desinfektionsspülmaschinen sind günstig. Bei chemischer Desinfektion Gefäße 6 h vollständig von Desinfektionslösung bedeckt einlegen

Abwasser: Thermische Desinfektion bei Temperaturen unter 100°C (Pasteurisierung, thermoresistente Erreger wie Sporen können überleben) sowie über 100°C (Keimfreiheit ist zu erzielen) und chemische Desinfektion (☞ Kap. 10.)

▶ Präparate

☞ Tab. 4.3

▶ Anwendung

Die Desinfektion von Faeces und Urin ist aus Gründen der Abwasserhygiene nur dann notwendig, wenn es sich um pathogene Erreger handelt, die im Abwasser normalerweise nicht vorkommen (z.B. Erreger hämorrhagischer Fieber, Choleraerreger). Ansonsten wird klinisches Abwasser nach dem Wasserhaushaltsgesetz (WHG) insgesamt als Haushaltsabwasser behandelt, da der größte Teil davon human verursacht ist. Die zum Auffangen der Ausscheidungen benutzten Gefäße (Urinflaschen, Bettpfannen, Sputumgefäße), sind nach dem Entleeren, unabhängig davon ob der Patient eine Infektionskrankheit hat, zu desinfizieren (☞ auch Kap. 10.4.3 und 10.6.6).

Desinfektionsmittel	Stuhl-Einwirkungzeit [h]	Urin-Einwirkungzeit [h]	Sputum-Einwirkungzeit [h]
Phenol oder Phenolderivate	6	2	4
Chlor, organ. oder anorgan. Substanzen mit aktivem Chlor	—	—	4
Lauge	6	—	—

Tab. 4.3: Desinfektion von Ausscheidungen.

Sollte eine Desinfektion der Krankenhausabwasser nötig werden, so bieten sich zwei Verfahren an:

- das **thermische Verfahren**: das Wasser wird auf 100°C erhitzt mit einer anschließenden Inkubationsdauer von 15 min (Wirkbereich ABC) und
- das **Chlorungsverfahren**: es eignet sich nur für bereits biologisch gereinigtes Wasser

> **Merke:**
> Abwasser von Krankenhäusern braucht nicht desinfiziert zu werden, wenn keine gefährlichen Erreger nichteinheimischer Infektionskrankheiten im Krankenhausabwasser vorkommen.

4.5.3.7. Raumluftdesinfektion

Die **Raumdesinfektion** (Oberflächen, Gegenstände, Raumluft) wird durch Verdampfung oder Vernebelung von verdünnten Formaldehydlösungen (5 g Formaldehyd/m³ Luft) mit geeigneten Apparaten (z.B. Breslau- oder Autexgeräten) durchgeführt. Sie ist nur in Ausnahmefällen, z.B. bei virusbedingtem hämorrhagischen Fieber, Lungenmilzbrand und bei offenen Lungentuberkuloseerkrankungen einzusetzen. Anschließend sind die betreffenden Flächen einer Scheuerdesinfektion zu unterziehen. Weitere Anforderungen sind: rel. Luftfeuchtigkeit: 70 %, Einwirkungszeit: 6 h. Der Wirkungsbereich umfasst die Kategorien A und B.

Die UV-Raumluftdesinfektion ist in der Krankenhaushygiene wegen unzuverlässiger Wirkung nicht mehr einzusetzen.

Es gilt zu beachten, dass Formaldehyd als kanzerogen (Klasse 1) eingestuft wurde (www.iarc.fr). Daher werden verstärkt auf Wasserstoffperoxid (H_2O_2) -basierte Geräte verwendet.

4.6. Sterilisationsverfahren

4.6.1. Thermische Sterilisation

Bei der **thermischen Sterilisation** ist zu beachten, dass die **Betriebszeit** die Anheizzeit, Ausgleichszeit, Einwirkungszeit und Abkühlzeit beinhaltet (☞ Abb. 4.6).

Die Ausgleichszeit ist die Zeit, bis zu der die Sterilisationsbedingungen an der ungünstigsten Stelle im Sterilisiergut eingetreten sind.

Das **Qualitätsmanagement** sieht vor, dass die erfassten Messwerte und Prozessparameter während der Aufbereitung mit Bezug auf die Chargennummer zu dokumentieren sind.

Auf der Verpackung des Medizinproduktes oder auf dem Medizinprodukt selber müssen folgende Angaben gemacht werden:

- Bezeichnung des Medizinproduktes (z.B. Modell, Größe – falls nicht unmittelbar ersichtlich)
- Freigabeentscheidung (z.B. Prozessindikatoren)
- Chargenkennzeichnung der erfolgten Sterilisation, Sterilisationsdatum, d.h. Zeitpunkt und Art des verwendeten Sterilisationsverfahrens
- Sterilisationsgutlagerfrist, sofern diese kürzer ist als das Verfallsdatum
- Bei der Aufarbeitung durch Dritte sind der Name und die Anschrift des Unternehmens zu vermerken.

Günstig sind automatisch aufzeichnende Geräte. Die Diagramme sind mit den zur Identifizierung der Charge erforderlichen Angaben zu ergänzen. Die Dokumentationen sollten 20 Jahre aufbewahrt werden.

Die Sterilisationsverfahren sind zusammenfassend in Abb. 4.7 dargestellt, die Anwendbarkeit der Sterilisierverfahren ist aus Tab. 4.4 ersichtlich.

Sterilgut für die Vorratshaltung sowie den Transport ist mindestens doppelt zu verpacken.

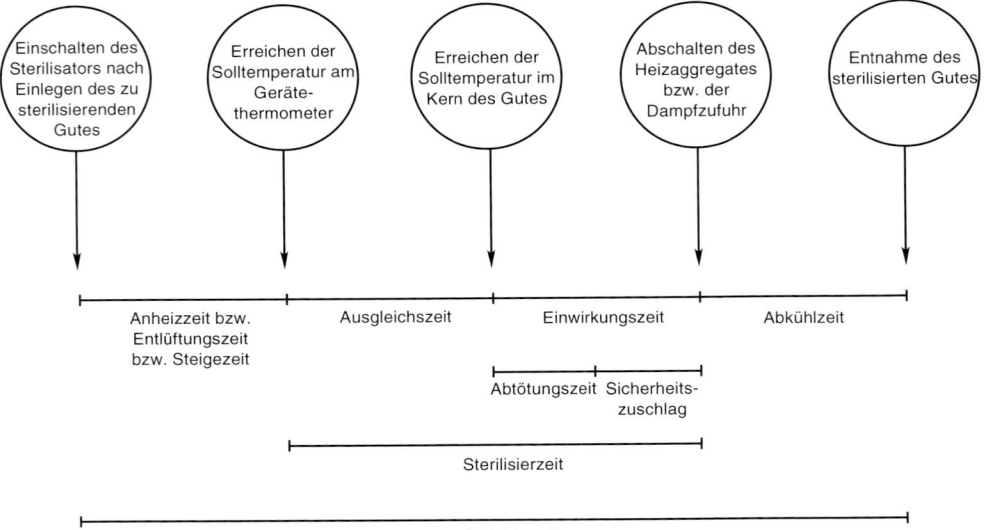

Abb. 4.6: Verlauf der Sterilisation.

4.6.1.1. Heißluftsterilisation

Heißluftsterilisation ist das Sterilisieren mit trockener Hitze. Die Unsicherheiten dieses Verfahrens sind:

- die Wärmeübertragung auf das Sterilisiergut erfolgt relativ langsam
- die Bildung von Kälteinseln kann den Sterilisationserfolg beeinträchtigen
- die Vorbereitung des Sterilisiergutes und die Art der Beschickung des Sterilisators haben einen großen Einfluss auf die Sicherheit der Sterilisation
- das Verfahren kann nicht validiert werden

Merke:
Die Heißluftsterilisation ist aus diesen Gründen im Krankenhaus und in der Praxis nicht mehr zu verwenden!

4.6.1.2. Dampfsterilisation (Autoklavierung)

Die Dampfsterilisation (Autoklavierung) ist das sicherste und z.B. in Krankenhäusern am häufigste eingesetzte Verfahren für thermostabile Materialien.

Objekt	Sterilisierverfahren	
	Dampfsterilisation	Keimtötende Gase: Formaldehyd- und Ethylenoxid-Sterilisation
Instrumente (hitzebeständig)	++	
Schläuche, Sonden, Katheter hitzebeständig hitzeempfindlich	++	++
Textilien, Verbandstoffe[1]	++	
Wässrige Lösungen[2] (hitzebeständig)	++	

Tab. 4.4: Anwendbarkeit der Sterilisierverfahren.
[1] Zur Sterilisation von porösem Gut, wie Textilien und Verbandstoffe, sollten Vakuum-Dampf-sterilisationsverfahren verwendet werden; [2] Vakuum-Dampfsterilisationsverfahren dürfen zur Sterilisation von Lösungen nicht verwendet werden.

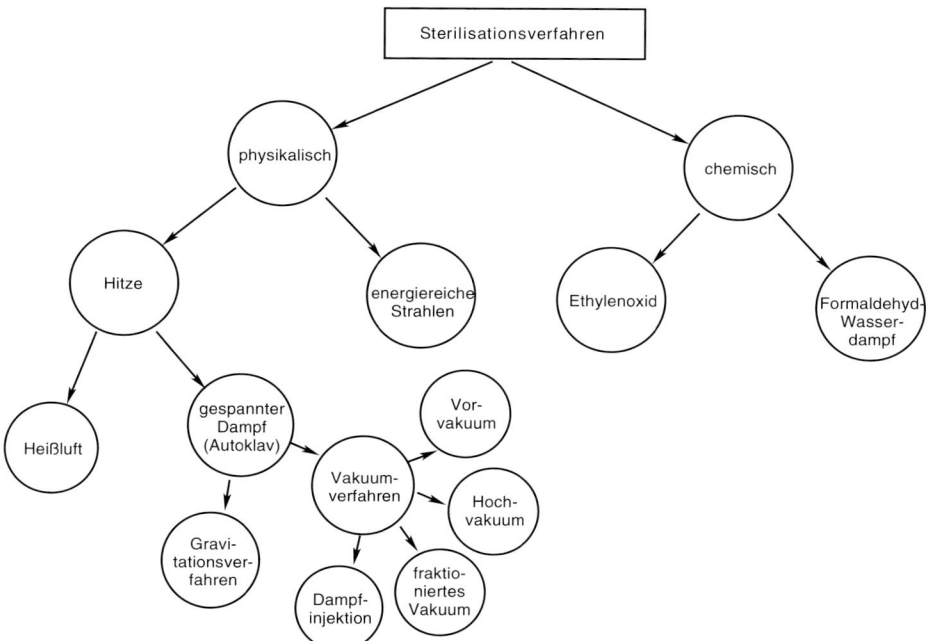

Abb. 4.7: Sterilisationsverfahren.

▶ Wirkungsprinzip

Koagulation des Eiweißes der Mikroorganismen durch Einwirkung gesättigten gespannten Wasserdampfes.

▶ Vorbereitung und Durchführung

Der Autoklav ist so mit gereinigtem und ggf. desinfiziertem Sterilisiergut zu bestücken, dass der Dampf überall guten Zutritt hat (perforierte Zwischenböden, dampfdurchlässige Verpackung). Vor Beginn der Sterilisierzeit muss die Luft entfernt werden.

Merke:
Die **Richtwerte** der Einwirkungszeit (Abtötungszeit und Sicherheitszuschlag) der Dampfsterilisation nach Erreichen der vorgeschriebenen Temperatur in sämtlichen Teilen des Sterilisiergutes sind: • **15 min bei 121°C** (= 2 bar Überdruck) • **oder 3 min bei 134°C** (= 3 bar Überdruck) Bei der Autoklavierung gilt grundsätzlich: Je höher Temperatur und Druck sind, desto geringer ist die Sterilisierzeit.

Bei der Dampfsterilisation kommen folgende **Verfahren** zum Einsatz:

• Gravitationsverfahren und Strömungsverfahren: Der Sattdampf wird von oben in die Sterilisierkammer geleitet und verdrängt so die Luft nach unten aus der Kammer, beim fraktionierten Strömungsverfahren erfolgt diese Verdrängung durch mehrere Dampfstöße. Die Behälter mit dem Sterilisiergut müssen Lochungen im Deckel und Boden haben und die OP-Wäsche ist längs zur Strömungsrichtung so zu lagern, dass die Luft gut verdrängt werden kann

• Vakuumverfahren: Vor der Dampfeinleitung wird die Sterilisierkammer mittels einer Pumpe evakuiert. Die Sterilisierkammer und die mit ihr unmittelbar in Verbindung stehenden Ventile und Rohrleitungen müssen vakuumdicht sein. Der Dampf muss frei von Fremdgasen, insbesondere frei von Luft sein
  - Vorvakuumverfahren: einmaliges Evakuieren des Sterilisierdruckbehälters auf einen Druck von 20-70 mbar und anschließendes Dampfeinlassen bis zum Erreichen des Arbeitsdruckes

- Dampfinjektionsverfahren: einmaliges Evakuieren bis zu einem Druck von ≤70 mbar, bei
  gleichzeitigem Einströmen geringer Dampf-
  mengen und anschließendem Dampfeinlassen
  bis zum Erreichen des Arbeitsdruckes
- Hochvakuumverfahren: einmaliges Evakuieren auf einen Druck von ≤20 mbar und anschließendes Dampfeinlassen bis zum Erreichen des Arbeitsdruckes
- fraktioniertes Vakuumverfahren: mehrfach
  wiederholtes Evakuieren, im Wechsel mit
  Dampfeinströmung (auch Pulsen genannt)
  und anschließendem Dampfeinlassen bis zum
  Erreichen des Arbeitsdruckes. Dieses Verfahren hat in der Praxis eine große Bedeutung

---

Merke:

Bereits kleine Mengen von **Luft, die ungenügend verdrängt werden,** sowie solche, die durch
Undichtigkeiten oder mit dem Dampf in die
Kammer gelangen, können zur Bildung von
"Luftinseln" im Sterilisiergut führen und somit
den Erfolg der Dampfsterilisation behindern
oder verhindern.
"Luftinseln" sind die häufigsten Störungsursa-
chen bei der Dampfsterilisation.

Flüssigkeiten dürfen nicht in Vakuumverfahren,
sondern nur im Strömungsverfahren sterilisiert
werden.

Wenn nach Beendigung der Sterilisierzeit von hit-
zebeständigen Flüssigkeiten eine Druckentlastung
durch Öffnen des Ablassventils erfolgt, kommt es
zum **Siedeverzug,** weil das 120°C heiße Wasser bei
Normaldruck sofort in Dampf übergeht. Bei geschlossenen Flaschen besteht in diesen Fällen Ex-
plosionsgefahr, offene Behälter kochen über. Deshalb wird erst nach der Abkühlzeit das Gerät geöffnet, wenn die Temperatur unter 100°C abgesunken ist.

▶ Verpackung des Sterilisiergutes

• die Luft- und Dampfdurchlässigkeit muss gewährleistet sein
• eine Schicht der Verpackung sollte als Bakte-
  rienfilter dienen
• Lagerungsfähigkeit
• sie muss das Sterilisiergut schützen
• eine praktische Handhabung sollte möglich sein

Sterilisierbehälter aus Metall sollten mit Filter
(perforierter Deckel und/oder perforierter Boden,
wobei die Lochung mit einem keimdichten Filter
abgedeckt ist) versehen sein oder einen Über- und
Unterdruckventil im Deckel und/oder Boden besitzen.

Die Dauer der Sterilität hängt entscheidend von
der Lagerung und dem Transport ab. Von daher
sollte das Sterilgut bei langen Transportwegen und
bei langen Lagerfristen durch eine Dreifachverpa-
ckung und gegebenenfalls sogar durch eine unsterile Staubschutzhülle gesichert werden.

Die Schutzfunktion der Verpackung darf nicht
durch Kondensat, welches sich insbesondere an
Metallinstrumenten (keine aufsaugende Wirkung
bei initial tieferen Temperaturen) sammeln kann,
beeinträchtigt werden. Zu sterilisierende Objekte
ggf. auf Siebschalen legen.

▶ Anwendung

Sämtliches thermostabiles Sterilisiergut: Metall,
Glas, Porzellan, textile Verbandstoffe, Gummi-
handschuhe, hitzebeständige wässrige Lösungen,
hitzebeständige Schläuche, Katheter und Sonden.

4.6.2. Sterilisation mittels energie-reicher Strahlung

Zur Sterilisation werden zum einen Korpuskular-
strahlen (=Teilchenstrahlen) (Kathoden- oder Be-
ta-Strahlen) und zum anderen elektromagnetische
Wellen (weiche und harte Röntgenstrahlen und
Gamma-Strahlen) eingesetzt. Anwendung von
Kathodenstrahlen (Elektronen) und **Gamma-
strahlen** (^{60}Co-Quelle) erfolgt fast ausschließlich
industriell zur Sterilisation keimdicht verpackter
Einwegartikel wie Katheter, Kunststoffspritzen,
Infusionsbestecke, Nahtmaterialien u.ä.. Einige
Weichmacher in Kunststoffen können negativ be-
einflusst bzw. zerstört werden (Versprödung der
Materialien).

Letaldosis für Mikroorganismen $2,5 \times 10^4$ Gray
(Gy).

4.6.3. Niedertemperaturverfahren

In der modernen Medizin werden zunehmend
temperaturempfindliche Werkstoffe (thermolabile Materialien, wie Kunststoffkombinationen, Ge-
fäßprothesen, künstliche Herzklappen, künstliche
Schrittmacher, Schläuche einer Herz-Lungen-
Maschine) eingesetzt. Dies führt zu einem wach-

senden Bedarf für Sterilisationsverfahren, die bei Temperaturen unter 70°C oder niedriger arbeiten und die Anforderungen an die Sicherheit der Sterilisation erfüllen. Die klassischen Sterilisationsverfahren in der Medizintechnik

- die Sterilisation mit feuchter Hitze (Dampfsterilisation im Autoklaven) und
- die Sterilisation mit trockener Hitze (Heißluftsterilisation)

stoßen bei diesen Temperaturen an ihre Grenzen.

Etablierte Niedertemperatur-Sterilisationsverfahren sind die Sterilisation mit Ethylenoxid (EO-Sterilisation) und mit Formaldehyd in Form der Niedertemperatur-Dampf-Formaldehyd-Sterilisation (NTDF-Sterilisation). Weltweit werden etwa 80 % aller thermolabilen und einmal zu verwendenden Medizinprodukte mit EO sterilisiert. Die NTDF-Sterilisation arbeitet in der Regel bei Temperaturen um 60°C.

Die Vielzahl neuer Medizinproduktwerkstoffe hat zur Entwicklung neuer Niedertemperatursterilisationsverfahren geführt, die folgende Vorteile aufweisen:

- kurze Zyklusdauer,
- keine Desorptionsphase,
- keine toxischen Rückstände,
- keine besonderen Entsorgungsmaßnahmen des Gases.

4.6.3.1. Sterilisation mit Ethylenoxidgas (EO; C_2H_4O)

▶ Wirksames Prinzip
Ethylenoxid (EO) ist ein hoch reaktionsfähiges giftiges Gas (Siedetemperatur 10,7°C), welches brennbar ist und mit Luft explosive Gemische bilden kann. Ethylenoxid ist ein mikrobizides Gas, das mit Eiweißen, DNA und RNA reagiert (potentes alkylierendes Agens) und so in die Struktur lebender Zellen eingreift (auch in die menschliche Zelle, was ein karzinogenes Potential nicht ausschließt). EO hat ein breites Wirkungsspektrum einschließlich Viren. Eine weitere Eigenschaft ist die Permeationsfähigkeit (Eindringen des Gases in mikroskopische Risse und Spalten). Dies ist für die Sterilisation von entscheidender Bedeutung, hat allerdings auch den Nachteil, dass es z. B. in den Stoff selbst eindringt und durch intermolekulare Kräfte dort

festgehalten wird. Es entweicht nur sehr langsam aus diesen Materialien.

▶ Durchführung
Das Einbringen der gereinigten/desinfizierten Geräte und Materialien in den Sterilisator erfolgt so, dass das wirksame Prinzip EO guten Zugang hat (locker stapeln, höchstens 75 % des Volumens der Sterilisierkammer füllen). Die Sterilisation mittels Ethylenoxid wird vollautomatisch (Ethylenoxid-Sterilisatoren) durchgeführt. Die Parameter der Geräte liegen in folgenden Bereichen: 250-1.200 mg EOII, Temperatur 28-55°C, relative Feuchte bis 90 %, Einwirkzeit 10-300 min. Der hohe Feuchtigkeits- bzw. Wassergehalt (40-90 % relative Luftfeuchtigkeit) ist von großer Bedeutung, da es nur bei ausreichender Feuchtigkeit zu einer Quellung der Zellmembran und somit zu einer erhöhten Permeation in das Innere der Zelle kommt. Es werden Überdruck- (120-550 kPa Überdruck) und Unterdruckverfahren eingesetzt. Die einzelnen Schritte umfassen z.B. im Überdruckverfahren folgende Abläufe: Hochdrucktest, Niederdrucktest, Vorvakuum, Befeuchtung, Gaseinlass, Sterilisation, Gasauslass, Nachvakuum, Luftspülung, Desorptionszeit. Da das EO während der Sterilisation an den Oberflächen des Sterilisiergutes gebunden wird und auch ein gutes Diffusionsvermögen besitzt, ist nach der Anwendung eine Ausgasungs- bzw. Desorptionszeit erforderlich. Eine Öffnung der Sterilisatoren (elektronisch gesteuerte Zwangsverriegelung) ist erst nach möglich, wenn die Desorptionsphase abgeschlossen ist.

▶ Verpackung des Sterilisiergutes
Als Verpackung sind Papier-Klarsichtfolien mit kontrollierter Schweißnaht zu nutzen. Diese gestatten den Gas- und Luftaustausch, aber auch den Feuchtedurchtritt.

▶ Anwendung
Thermolabile Materialien insbesondere aus Kunststoff, welche für eine EO-Sterilisation geeignet sind (Hersteller befragen)

▶ Gefahren/Toxizität
Die Wirkung des EO ist durch die Reaktion mit Eiweiß der Mikroorganismen begründet. EO ist ein bekanntes Karzinogen (Kategorie 2 MAK-Liste; Kat. 1 nach IARC). Durch die Induktion von DNA-Schäden kommen bei Exposition vor

allem folgende Krankheiten vor: Leukämie, Magentumore, Pankreastumore, Gehirntumore und Non-Hodgkin Lymphom. EO wirkt ferner mutagen, teratogen und allergen. EO als starkes Protoplasmagift verursacht auch Reizungen der Haut (z.B. durch Gasreste auf Gummihandschuhen).

Die Gefahr bei Umgang mit EO besteht ferner darin, dass es schon zu Gesundheitsschäden gekommen ist, bevor das Gas durch seinen süßlichen Geruch wahrgenommen wird (Geruchsschwelle 700 ppm). In hohen Konzentrationen wirkt es narkotisch und führt zu Bewusstlosigkeit und Atemstillstand. Um die Geruchsschwelle zu reduzieren, wird in EO-Gemischen z.B. Methylformiat zugesetzt, wodurch die entstehende Ameisensäure schon in sehr geringen Mengen gerochen wird.

▶ Sicherungsmaßnahmen
Um einerseits die Vorteile der EO-Sterilisation zu nutzen und andererseits die Risiken zu minimieren, um Gefahren für das Personal und Patienten auszuschließen, ist eine breite Palette von Sicherungsmaßnahmen vorgesehen. Die Beimischung von Inertgas, z.B. CO_2 (15 % EO/85 % CO_2) reduziert die Zündfähigkeit. Die Betreiber von EO-Sterilisatoren müssen eine besondere Schulung mitmachen und damit einen Befähigungsnachweis erlangen. Die EO-Sterilisatoren sind nach besonderen EN-Standards zu betreiben. Der Betrieb eines EO-Sterilisators ist nur mit der Erlaubnis nach der Gefahrenstoffverordnung von 12/2004 sowie der Einhaltung eines Minimierungsgebotes des Bundes-Chemikalien-Gesetzes (ChemG) zulässig. In der Gefahrstoffverordnung mit den technischen Regeln TRGS 513 ist seit 1995 die Sterilisation von Medizinprodukten ausschließlich in vollautomatisierten Sterilisatoren erlaubt. Vollautomaten sind Geräte, die im Anschluss an die Begasung eine zwangsverriegelte Desorption (ISO 10993/7) ausführen. Folglich sind die Medizinprodukte unmittelbar danach am Patienten anwendbar. Bei Unterdruckverfahren liegt der Druck in der Kammer während der Sterilisation unter dem Atmosphärendruck, es werden hohe EO-Konzentrationen eingesetzt. Im Überdruckverfahren (z.B. Sterivit) werden geringe EO-Konzentrationen (bis zu 6 %) in CO_2-Gemisch effektiv. Auch in die-

sem Verfahren muss zuerst ein Hochdruck- und Niederdrucktest erfolgen, so dass nach Bestehen die Befeuchtung und Sterilisation unter besonderen Faktoren (Druck, Temperatur 40-55°C, Feuchte 60-90 % relative Feuchte) erfolgt und laufend automatisch kontrolliert wird.

Die Wirksamkeit dieser Faktoren wurde in den Validierungstests auf das jeweilige Sterilisiergut inklusive der Verpackung abgeprüft. Wie auch bei der Sterilisation mit gespanntem und gesättigtem Dampf ist das Ziel mit qualifizierten Anlagen infolge der Kontrolle der Einhaltung der entscheidenden Faktoren eine parametrische Freigabe nach Abschluss der Charge zu ermöglichen.

Merke:

Die Ethylenoxid-Gas-Sterilisation ist weniger wirksam als thermische Sterilisationsverfahren. Sie soll daher grundsätzlich nur bei solchem Sterilisiergut durchgeführt werden, das durch eine Dampfsterilisation geschädigt würde.

Da Ethylenoxid sich an thermolabile Materialien adsorbiert, muss nach der Sterilisation eine ausreichende Desorption erfolgen.

Aufgrund der gesundheitsgefährdenden Wirkungen von EO müssen sowohl bei der Installation als beim Betrieb der Anlagen spezielle Sicherungsmaßnahmen berücksichtigt werden. Die Durchführung erfolgt vollautomatisch.

4.6.3.2. Sterilisation mit Formaldehyddampf (CH_2O)

▶ Wirksames Prinzip
Formaldehyd ist ein nicht brennbares und nicht explosives Gas mit stechendem, reizendem Geruch. Die Geruchschwelle liegt bei 0,05 ml/m^3, der MAK-Wert beträgt 0,3 ml/m^3. Formaldehyd allein ist mikrobizid unwirksam. Erst in Verbindung mit Wasser entsteht ein breites Wirkspektrum gegen Mikroorganismen, Viren und auch Pilze. Sporen werden infolge der Feuchtigkeit und Wärme aktiviert, sodass Formaldehyd in die Zellen eindringt und wirksam wird. Das Formaldehyd-Wasserdampf-Gemisch mit 2-3 % Formaldehyd reagiert mit Amino-Carboxyl- und/oder Sulfhydrylgruppen von Zellproteinen sowie mit Nukleinsäuren von Mikroorganismen.

Die Sterilisation mit Niedertemperatur-Dampf und Formaldehyd (NTDF) ist ein physikalisch-chemisches Verfahren zur Sterilisation von Medizinprodukten, die nicht thermisch sterilisierbar sind. Zum Unterschied zur EO-Sterilisation werden höhere Temperaturen (>60° C) im Unterdruck angewandt. Die Formaldehyd-Wasserdampf-Desinfektion ist besonders geeignet für Medizinprodukte, die sofort nach der Sterilisation wieder benötigt werden.

▶ Durchführung
Nach sorgfältiger Desinfektion und Reinigung sowie ausgiebiger Spülung mit keimarmem destillierten bzw. demineralisierten Wasser trockenes Einbringen der Geräte und Materialien in den Sterilisator. Für die Wirksamkeit der Sterilisation sind Vorgaben für die Verpackung und das Beladung des Sterilgutes zu beachten. Die Betriebsbedingungen erfolgen gemäß Angaben der Hersteller. Die Einwirkzeit eines Wasserdampf-Formaldehyd-Gemisches mit 2 % Formaldehydanteil bei einer Temperatur von 60°C beträgt etwa 60 min.

Formaldehyd hat eine hohe Bindung an Wasser, sodass Kondensattröpfchen in engen Spalten und Poren Formaldehyd binden. Formaldehyd besitzt demnach ein geringes Diffusionsvermögen, d. h. es kann nur gering in Kunststoffe eindringen und deshalb keine verschlossenen Innenoberflächen erreichen. Die dahinter liegenden Bereiche werden somit nicht sterilisiert. Um dies zu vermeiden bedient man sich des fraktionierten Vakuumverfahrens.

Die NTDF-Sterilisation beginnt mit der Konditionierungsphase zur Entfernung der Luft und Dampfeinströmen mit Kondensatbildung. Bereits zum Ende der Konditionierung wird Formaldehyd beigemischt. In der Einwirkzeit (ca. 60 min) werden durch die Temperatur und den Dampfdruck die Formaldehydkonzentration und der Sättigungszustand des Dampfes konstant gehalten. In modernen Geräten werden in der darauf folgenden Desorption der Formaldehyd und seine Rückstände entfernt und das Sterilisiergut getrocknet. Der gesamte Prozess beträgt bei 60°C ca. 3 Stunden. Danach kann das Sterilisiergut gleich verwendet werden. Als Bioindikatoren für mikrobiologische Prüfung sind Sporen von Geobacillus stearothermophilus zweckmäßig in einem 1.500 mm langen Schlauch mit einem Lumen von 2 mm geeignet.

▶ Verpackung des Sterilisiergutes
Zur Verpackung ist Klarsicht-Sterilisierverpackung nach DIN EN 868/Teil 5 geeignet, die für Feuchte (Dampf) und Gas (Luft, Formaldehyd) durchlässig ist. Papierverpackung ist infolge der starken Formaldehydaufnahme ungeeignet. Metallcontainer zur Sterilisation im Autoklaven sind wegen der meist starken Kondensatbildung mit Formaldehydlösung nicht zu befürworten.

4.6.3.3. Wasserstoffperoxid-Sterilisation

Infolge der Risiken bzw. Gefahren der Sterilisationsverfahren mit Ethylenoxid oder Formaldehyd wurden Verfahren mit Wirkstoffen entwickelt, die nur gering toxisch sind bzw. zu nicht toxischen Reaktionsprodukten zerfallen. Im Vordergrund stand die Entwicklung von Prozessen mit Wasserstoffperoxid-Gas als Wirkstoff. Da in solchen Systemen zusätzlich Plasma erzeugt wird, sind sie auch als "Plasmasterilisation" propagiert, wenn auch das Plasma nicht direkt als wirksames Agens auf Oberflächen des Sterilisiergutes genutzt wird. Von Bedeutung ist jedoch die Neutralisation von Wasserstoffperoxid durch Plasma (sekundär) nach der Einwirkzeit. Infolge der attraktiven Auslobung mit einem "atoxischen" Wirkstoff auch thermolabile Medizinprodukte zu sterilisieren, haben diese Systeme bereits einen breiten praktischen Einsatz in Krankenhäusern gefunden. Wasserstoffperoxid ist hochreaktiv und kann aber nur vollständig wirksam werden, wenn es in ausreichender Menge an alle Oberflächen gelangt. Folglich muss das Sterilisiergut einwandfrei gereinigt und getrocknet sein. In dem Prozess und durch die Qualität der eingesetzten Wirkstoffe muss jegliche Kondensation an Oberflächen ausgeschlossen sein, zumal in Wasser (Feuchte)-stellen der Wirkstoff aufgebraucht wird.

Dadurch sind die Berichte über unzulängliche Wirksamkeit in langen englumigen Schläuchen, aber auch Metallstellen mit Kondensation zu erklären. Deswegen sind auch die Validierungsprüfungen mit den diversen Designs und Materialien von besonderer Bedeutung.

Spezifische Normen für die Wasserstoffperoxid-Sterilisation sind derzeit nicht aufgearbeitet.

Die verschiedenen Systeme (z.B. Sterrad ®-Verfahren von Johnson & Johnson) stellen interessante Entwicklungen für besondere Anwendungen dar, deren empfohlener Einsatz jedoch präzise zu beachten ist.

Nicht mehr ist die Anwendung von Peressigsäure als Gas zulässig, nachdem es durch Reste an Medizinprodukten zu Salzinkrustation mit Schäden an Patienten gekommen war.

4.6.3.4. Flüssigsterilisation mit Peressigsäure

Auch bei geringer organischer Belastung auf Oberflächen entfaltet Peressigsäure (PES) eine ausgeprägte mikrobizide Wirksamkeit gegenüber einem breiten Spektrum an Mikroorganismen (Bakterien und bakt. Sporen, Pilzen, Viren). So wird z.B. in Steris System No1® (Steris® Corporation, USA, Köln/D) in Flüssigkeit (0,2 % PES) bei 50°C an allen Oberflächen des in ein spezifisches Gerät eingelegten Medizinproduktes eine sterilisierende Wirksamkeit binnen 30-35 min erreicht. Da die exponierten Medizinprodukte nicht verpackt behandelt werden und ein Risiko der Rekontamination bei der Spülung zur Entfernung der PES-Reste besteht, wird das System nicht als Sterilisation anerkannt. Folglich darf das System nicht für Medizinprodukte genutzt werden, die gesichert steril anzuwenden sind, wie z. B.: Implantate. Für Endoskope hingegen hat sich das Verfahren als Desinfektion unter regelmäßiger Kontrolle bewährt.

4.6.4. Qualitätssicherung von Reinigungs- und Desinfektionsprozessen

Eine effektive Qualitätssicherung erfordert ein Ineinandergreifen vieler Bereiche (Organisation, Risikoanalyse, Festlegung von Kontrollen und nicht zuletzt auch die baulichen Maßnahmen). Sowohl die europäischen als auch die nationalen Gesetze sollen sicherstellen, dass die Gesundheit der Menschen nicht gefährdet wird. Von daher sind bei der Aufbereitung von Medizinprodukten (MP) eine Reihe von Gesetzen und Normen zu beachten:

- Medizinproduktegesetz (MPG), Medizinproduktebetreiberverordnung (MPBetreibV)
- Normen: EN ISO 13485, EN ISO 14971, EN ISO 554, EN ISO 17664
- Empfehlungen der Kommission für Krankenhaushygiene und Infektionsprävention beim Robert Koch-Institut und des Bundesinstitutes

für Arzneimittel und Medizinprodukte zu den "Anforderungen an die Hygiene bei der Aufbereitung von Medizinprodukten" (www.rki.de): Gemäß § 4 MPBetreibV sind die Reinigung, Desinfektion und Sterilisation von Medizinprodukten mit geeigneten, validierten Verfahren so durchzuführen, dass der Erfolg dieser Verfahren nachvollziehbar gewährleistet ist und die Sicherheit und Gesundheit von Patienten, Anwendern und Dritten nicht gefährdet wird.

Entsprechend der RKI und BfArM Empfehlung sind die wichtigsten Maßnahmen für die sachgerechte Durchführung der Aufbereitung die Risikobewertung und Einstufung der aufzubereitenden Medizinprodukte.

Darauf basierend hat der für die Aufbereitung Verantwortliche (der Betreiber) unter Berücksichtigung der Angaben des Herstellers schriftlich festzulegen,

- ob,
- mit welchen Verfahren und
- unter welchen Bedingungen (z.B. Räume, Arbeitsmittel, Qualifikation des Personals)

Medizinprodukte, die in seinem Verantwortungsbereich betrieben werden, aufbereitet und gelagert werden (QM).

Hinsichtlich der Art der folgenden Anwendung und dem sich daraus ableitenden Risiko werden Medizinprodukte eingestuft in:

- **Unkritische Medizinprodukte**
  Medizinprodukte, die lediglich mit intakter Haut in Berührung kommen
- **Semikritische Medizinprodukte**
  Medizinprodukte, die mit Schleimhaut oder krankhaft veränderter Haut in Berührung kommen
- **Kritische Medizinprodukte**
  Medizinprodukte zur Anwendung von Blut, Blutprodukten und anderen sterilen Arzneimitteln und Medizinprodukte, die die Haut oder Schleimhaut durchdringen und dabei in Kontakt mit Blut, inneren Geweben oder Organen kommen, einschließlich Wunden.

Eine weitere Unterteilung von kritischen Medizinprodukten erfolgt in:

- thermostabile (d.h. bei 134°C dampfsterilisierbare) und
- thermolabile (d.h. nicht dampfsterilisierbare)

4.6.4.1. Reinigungs- und Desinfektionsgeräte (RDG)

Um sicherzustellen, dass die bei der Validierung ermittelten Prozessdaten bei jeder Charge erreicht werden sind sogenannte Routinekontrollen durchzuführen. Sie können bei jeder Charge, täglich vor Inbetriebnahme oder wöchentlich, monatlich etc. erfolgen. Dazu zählen folgende Parameter:

- RDG-Check vor Inbetriebnahme: Überprüfung der Einsätze, Siebschalen, etc.
- Funktionskontrolle des RDG
- Sichtkontrolle des aufbereiteten MP (Sauberkeit, Trocknungsgrad)

Um die Effektivität der RDG zu überprüfen, sollte neben den messtechnischen Prüfungen auch mikrobiologische Untersuchungen vorgenommen werden. Dafür können Bio-Indikatoren nach RKI eingesetzt. Beispiele sind:

- Schrauben mit ca. 0,7 g Grießbrei und $>1 \times 107$ KBE *E. faecium* (ATCC 6057)
- Schrauben mit ca. 0,1g defibriniertem Hammelblut und $>1 \times 107$ KBE *E. faecium* (ATCC 6057)
- + 1-2 Schrauben je Prüfanschmutzung als Transportkontrolle

Die Schrauben werden an definierten Positionen zwischen der jeweiligen Beladung gelegt.

Zusätzlich zu den mikrobiologischen Kontrollen können noch thermoelektrische Messungen mit sogenannten Datenloggern durchgeführt werden. Es handelt sich dabei um 30×50 mm große drahtlose Messinstrumente die zwischen der normalen Beladung untergebracht werden. Es sind in aller Regel mindestens zwei von diesen Loggern pro Durchlauf im Gerät unterzubringen. Anschließend können die Geräte über eine spezielle Software am Computer ausgelesen und -gewertet werden. Ein Messbereich von 0-100°C ist für die Funktionskontrolle von RDG ausreichend.

Neben der Desinfektionsleistung von RDG ist auch die Gesamtreinigungsleistung zu überprüfen. Hierzu sind validierte marktübliche Indikatoren zu wählen.

4.6.4.2. Die Überprüfung der Wirksamkeit der Sterilisationsverfahren

Bioindikatoren: Hierbei werden Bakteriensporen bestimmter gegen das zu prüfende Verfahren getesteter Resistenzstufen auf ein Trägermaterial aufgebracht oder geeignete sporenhaltige Erde in Filterpapier eingeschlagen und nach festgelegten Bedingungen für die Dauer einer Sterilisation in den Innenraum des Sterilisators eingebracht. Die Prüfungen sollen unter den Bedingungen erfolgen, unter denen der Sterilisator üblicherweise betrieben wird. Hierbei ordnet man die Indikatoren dort an, wo mit den längsten Ausgleichszeiten zu rechnen ist. Die Bioindikatoren werden anschließend in Nährbouillon 7 Tage bebrütet und dürfen (bei funktionsfähigen Sterilisationsverfahren) kein Keimwachstum zeigen.

D-Wert: Die Zeit, welche bei einer festgelegten Temperatur die Keimzahl um einen Faktor 10 verringert, wird als D-Wert (Dezimalreduktionswert oder Destruktionswert) bezeichnet. Der D-Wert für einen bestimmten Organismus in einem bestimmten physiologischen Zustand kann experimentell ermittelt werden. Wenn die Anzahl der überlebenden Organismen bei einer konstanten Temperatur gegen die Behandlungszeit aufgetragen wird, ergibt sich eine exponentielle Abtötungskurve. Daraus lässt sich der D-Wert ablesen. Die D-Werte werden auch von weiteren Umgebungsparametern wie pH, Schmutz, Luftanteil in der Probe stark beeinflusst.

Art der Sterilisation	Prüfkeime und Prüfkörper
Dampfsterilisation	**Prüfkeime:** *Bacillus stearothermophilus* ATCC 7953 **Prüfkörper:** gemäß DIN EN 866-3/-7 (in der Regel Sporenstreifen)
Ethylenoxyd-Gas-Sterilisation	**Prüfkeime:** *Bacillus atrophens* ATCC 9372 **Prüfkörper:** gemäß DIN EN 866-2 (in der Regel Sporenstreifen – für diese Indikatoren muss der Hersteller den D-Wert jeder Charge angeben)
Formaldehyd-Gas-Sterilisation	**Prüfkeime:** *Bacillus stearothermophilus* ATCC 10149 **Prüfkörper:** gemäß DIN EN 866-5

Tab. 4.5: Die zu verwendenden Bioindikatoren bei verschiedenen Arten der Sterilisation.

- **Vakuumtest**
  Bei kaltem Autoklav und leerer Kammer wird ein Vakuum mit 0,10-0,15 bar erzeugt. Das Gerät muss diesen Unterdruck ohne weiteren Lauf der Vakuumpumpe für mindestens 10 min halten. Ein deutlicher Druckanstieg weist auf Leckagen des Gerätes hin
- **Chemisch-physikalische Farb-Indikatoren** (auf bzw. in Papierstreifen, Papierbögen, Klebestreifen sowie Flüssigkeiten in Röhrchen) dürfen nicht zur Produktfreigabe verwendet werden.
  - Die Behandlungsindikatoren unterscheiden durch Farbänderung lediglich sterilisiertes Gut von nicht sterilisiertem, geben aber keine Aussage, ob die Sterilisation ausreichend war.
  - Die Sterilisationsindikatoren zeigen durch Farbänderung an, ob alle für die Sterilisation maßgeblichen Parameter während der Einwirkungszeit im Sterilisiergut sichergestellt werden. Der Dampf-Durchdringungstest (Bowie-Dick-Test) weist nach, dass gespannter Dampf das Sterilisiergut gleichmäßig durchdringt (Beladung nur mit dem Testpaket).

Verfahren	Zu überwachender Parameter
Strahlen-sterilisation	Dosis
Dampf-sterilisation	Feuchtigkeit & Temperatur & Zeit
Ethylenoxid-Sterilisation	Ethylenoxidkonzentration & Feuchtigkeit & Temperatur & Zeit
Formaldehyd-Gas-Sterilisation	Formaldehydgaskonzentration & Feuchtigkeit & Temperatur & Zeit

Tab. 4.6: Die nichtbiologische Überwachung von Sterilisatoren.

- **Thermoelektrische Messung**
  Hierbei erfolgt eine laufende Temperaturkontrolle im Sterilisator bzw. im Sterilisationsgut.

> **Merke:**
>
> **Täglich** vor den normalen Sterilisationschargen sind bei **Autoklaven** ein Vakuumtest und/oder der Bowie-Dick-Test durchzuführen.
>
> Ein **Sterilisationsindikator** zeigt an, dass alle für die Sterilisation maßgeblichen Parameter während der Einwirkungszeit erreicht wurden.
>
> Ein **Behandlungsindikator** kann keine verbindliche Aussage treffen, ob das Sterilgut wirklich steril ist.
>
> Die **Überprüfung aller Sterilisatoren mit Bioindikatoren** sollte mindestens halbjährlich bzw. nach 800 Chargen (bei Gassterilisation 400 Chargen) sowie zusätzlich nach Reparaturen der Geräte bzw. bei Dampfsterilisatoren auch bei Reparaturen der Dampfversorgungseinrichtung erfolgen sowie zur Prüfung bei Neuaufstellung und bei Verdacht auf Mängel. Die Prüfung ist zu dokumentieren. Die Prüfung mit Bioindikatoren ersetzt nicht die Validierung nach den entsprechenden europäischen Normen für das jeweilige Sterilisationsgerät.

4.7. Entwesung

4.7.1. Definitionen und allgemeine Grundlagen

Entwesung ist eine Maßnahme zur Vernichtung von schädlichen Kleintieren und Insekten (Desinsektion), welche Gesundheits-, Wohnungs-, Haus-, Lebensmittel-, Vorrats- und Pflanzenschädlinge sind.

Als **Gesundheitsschädlinge** bezeichnet man Glieder- oder Wirbeltiere, insbesondere Insekten und Nager, welche Krankheiten übertragen und das Leistungsvermögen bzw. Wohlbefinden des Menschen beeinträchtigen können.

Vorrats- und Lebensmittelschädlinge sind Glieder- oder Wirbeltiere, welche Lebensmittel vernichten, indem sie sich von ihnen ernähren, sich in ihnen entwickeln oder durch Verunreinigungen unbrauchbar machen.

Pestizide sind natürliche oder synthetische Biozide, welche zur Bekämpfung von tierischen und pflanzlichen Schädlingen eingesetzt werden.

Dementsprechend unterteilt man die Schädlinge in folgende drei Kategorien:

- Materialschädlinge: Befall von Holz, Leder, Papier, Textilien u.a.
- Vorratsschädlinge: Befall von Lebensmitteln
- Gesundheits- und Hygieneschädlinge: Übertragung von Krankheitserregern, Erzeugung von Allergien

Erfolgt der Einsatz von Pestiziden als Verdampfungs-, Nebel- und Sprühmittel mit Langzeitwirkung, können die Wirkstoffe von Wänden, Möbeln und Lebensmitteln (!) usw. aufgenommen und je nach Wirkstoff in den folgenden Wochen oder Monaten wieder auf Oberflächen abgeschieden und in die Innenraumluft freigesetzt werden (Desorption). Außerdem ist eine direkte Aufnahme über den Magen-Darm-Trakt durch Lebensmittel möglich.

Hierbei können, vor allem bei unsachgemäßer Anwendung der Schädlingsbekämpfungsmittel, Beeinträchtigungen der Gesundheit der Bewohner auftreten. Außerdem besteht die Gefahr einer verstärkten Resistenzentwicklung bei bestimmten Schädlingsarten, wenn diese über eine längere Zeit den Wirkstoffen in geringen Mengen ausgesetzt sind.

Die Pestizide sollen folgende Kriterien erfüllen:

- Unschädlichkeit für Menschen sowie gegenüber Tieren, gegen welche ihr Einsatz nicht vorgesehen ist
- schnelle, sichere und selektive Abtötung der Schädlinge bzw. ihrer Entwicklungsstadien (möglichst tierartspezifische Wirkung)
- Unbedenklichkeit für Lebensmittel und Gebrauchsgegenstände
- einfache und sichere Ausbringungsmöglichkeit
- schneller Abbau in der Umwelt

Bei den **Maßnahmen zur Prophylaxe und Bekämpfung** von Schädlingen **ist zu beachten:**

- Prophylaxe des Schädlingsbefalls hat den Vorrang vor der Bekämpfung (z.B. Gazefenster, verschließbare Gefäße) (☞ auch Tab. 4.7)
- eine mechanische Bekämpfung (z.B. Fliegenklatsche, Leimköder, kombinierte Leucht- und Klebefallen) ist zu bevorzugen
- Schädlingsbekämpfungsmittel sind wie alle Biozide grundsätzlich gefährlich, z.T. auch für den Menschen

- Im häuslichen Bereich sollte weitestgehend auf die Anwendung von Schädlingsbekämpfungsmitteln verzichtet werden, insbesondere in Wohn- und Schlafräumen
- kritisch ist der Dauereinsatz der dichlorvoshaltigen Strips zu betrachten
- auf die Abgabe langlebiger Pyrethroide in die Innenraumluft insbesondere über Elektroverdampfer sollte verzichtet werden (länger dauernde Belastung der Bewohner, Bildung von Resistenzen)
- zum Schutz der Menschen vor der Einwirkung von Pestiziden sind die gemäß den ausgebrachten Mitteln vorgegebenen Absicherungs-, Dekontaminations- und Reinigungsmaßnahmen einschließlich Nachlüftungsdauer zu beachten

---

Merke:

Da **keine Pestizide die strengen Kriterien für eine unbedenkliche Anwendung erfüllen**, ist ihr sparsamer gezielter Einsatz und die Prophylaxe des Schädlingsbefalls wichtig. Schädlingsbekämpfungsmittel werden zu oft, zu leichtfertig und zum Teil falsch eingesetzt.

Pflanzen produzieren zu ihrem Schutz auch natürliche Pestizide.

Die ökologische (Biotop- bzw. Biozönoseveränderungen) oder biologische Bekämpfung (z.B. Einsatz natürlicher Feinde der Schädlinge) ist vorzuziehen.

Auf den Einsatz von Pestiziden kann jedoch nicht völlig verzichtet werden (höhere Ernteerträge, preiswertere Nahrungsmittel).

Als **Körperungeziefer** haben Bedeutung die Kopflaus *(Pediculus capitis)*, Filzlaus *(Phthirius pubis)*, Kleiderlaus *(Pediculus humanus)* und die Krätzmilbe *(Sarcoptes scabiei)*.

Schaben ("Kakerlaken", "Schwaben") halten sich gern an warmen und feuchten Stellen auf, insbesondere solchen, an welchen sich Lebensmittelreste befinden (Küchen, Vorratslager). Sie sind nachtaktiv. Ihr Anblick ruft Ekelgefühl hervor und sie können Mikroorganismen verschleppen und so z.B. Lebensmittel kontaminieren. Zur Bekämpfung haben sich Köderdosen bewährt.

Schädling	Befallserkennung	Verhütung des Befalls
Hausratte *(Rattus rattus)* Körperlänge ohne Schwanz 16-23 cm, Ohren relativ groß, deutlich sichtbar, Schwanz deutlich länger als der Körper **Wanderratte** *(Rattus norvegicus)* Körperlänge ohne Schwanz 19-27 cm, Ohren relativ klein, Schwanz kürzer als der Körper	Nagespuren, Pfotenabdrücke im Staub in so genannten Rattenwechseln (meist in Wandnähe). Spurensuche: Spuren erscheinen im Licht der gegen den Untergrund gehaltenen Taschenlampe im aufleuchtenden Staub. Kotpillen der Hausratten mit ausgezogenen "Zipfeln"	Dicht schließende Kellerfenster, Außentüren aus nagefestem Material oder mit Beschlägen an unteren Ecken und Kanten, Behebung von Kanalisationsschäden, Beseitigung des Futterangebotes (geschlossene Aufbewahrung von Abfällen), Beseitigung der Verbergeorte (Entrümpelung und Sauberhaltung insbesondere von Kellern, Böden und Grundstücken)
Hausmaus *(Mus musculus)* Körperlänge ohne Schwanz ca. 9 cm	Kleine Kotbröckchen, angenagte Lebensmittel und andere Materialien (z.B. Papier)	Dicht schließende Kellerfenster und Außentüren, Beseitigung des Futterangebots, übersichtliche Lagerung von Lebensmitteln
Pharaoameisen *(Monomorium pharaonis)*	Meist nur Arbeiterinnen sichtbar, 2-2,5 mm lang, bernsteingelb, "Ameisenstraßen", Nester versteckt, oft Befall über weite Gebäudeteile, Anködern zum Nachweis mit Rinder- oder Schweineleber	rechtzeitiges Erkennen und schnelles Bekämpfen des Befalls
Synanthrope Fliegen (Stubenfliegen, Schmeißfliegen, Fleischfliegen)	Befall mit Fliegen meist in Gebäuden (Wohnhäuser, Lebensmittelgeschäfte, Stallungen)	Verhinderung der Larvenentwicklung: Geschlossenhalten und regelmäßiges, kurzfristiges Entleeren von Müllkästen, vorschriftsmäßiges Stapeln von Misthaufen und anderen tierischen und pflanzlichen Materials, Schutz vor Zuflug durch Gazefenster
Stechmücken *(Culex, Aedes, Anopheles)*	Nachweis der erwachsenen Stechmücken insbesondere an den Wänden in der Nähe der Raumdecke, Sitzhaltung von *Anopheles* schräg, von *Culex* parallel zur Wand (☞ Abb. 5.4), Nachweis der Larven aus Brutgewässern	Beseitigung der Brutplätze, Schutz vor Zuflug durch Gazefenster, Einreiben der Haut mit repellenten Mitteln
Schaben Orientalische Schabe *(Blatta orientalis)* 2-3 cm lang Deutsche Schabe *(Blattella germanica)* 12 mm lang	Suchen und Kontrolle der Verbergeorte: Ritzen und Spalten hinter Geschirrspülen, Schränken, Waschbecken, Regalen u.a., Besprühen der Verbergeorte, z.B. mit Pyrethrum, erleichtert die Kontrolle (Schaben verlassen Verbergeorte)	Verhinderung der aktiven Ausbreitung innerhalb von Gebäuden durch Abdichten der Verbreitungswege (Versorgungsleitungen und Schächte), Vermeidung von Verbergeorten in Küchen und ähnlichen Räumen durch entsprechende zweckmäßige Gestaltung und günstige Aufstellung der Einrichtungsgegenstände
Menschenfloh *(Pulex irritans)* 2-4 mm lang, dunkelbraun bis schwarz, seitlich zusammengedrückter Körper	Schmerzhafte Stiche und Blut saugend. Sticht oft mehrmals hintereinander, um sich voll zu saugen. Der Juckreiz hält tagelang an und es kommt zur Bildung von Quaddeln	Kleidung und Bettzeug waschen (auch bügeln tötet die Flöhe), bei Teppichen hilft häufiges saugen

Tab. 4.7: Erkennung und Verhütung des Befalls bei wichtigen Gesundheitsschädlingen.

Von den **Gesundheitsschädlingen haben im Kran-**
kenhaus die Schaben und Ameisen wegen ihres
häufigen Auftretens und der oft schwierigen Bekämpfung eine besondere Bedeutung.

Ameisen, insbesondere Pharaoameisen sind bevorzugt an feuchtwarmen Stellen in medizinischen
Einrichtungen anzutreffen (Mauerritzen, Rohrlei-
tungsschächte). In Krankenhäusern wurden die
Pharaoameisen u.a. in medizinischen Geräten, in
Verbrauchsmaterialien, Nahrungsmitteln und
Abfällen gefunden. Sie können unter Verbände
(Gipsverbände!) kriechen, Wunden befressen und
verschleppen, wie auch die Schaben, Mikroorganismen. Pharaoameisen werden u.a. durch Ausle-
gen vergifteter Lockköder bekämpft, da die Ver-
bergeorte (Nester) z.T. durch Sprühmittel nur
schwer erreichbar sind. Die Pharaoameisen können Ritzen und Fugen von 0,5 mm passieren. Das
Köderangebot muss längere Zeit aufrecht erhalten
werden.

Zur Entwesung können eingesetzt werden:

- thermische Methoden durch Heißluft, Dampf
- mechanische Methoden durch Reinigungsmaßnahmen oder spezielle Geräte (z.B. Fallen)
- chemische Methoden durch Anwendung von
  Pestiziden

4.7.2. Wirkstoffgruppen von Schädlingsbekämpfungsmitteln

Biozid-Wirkstoffe und -Produkte sind gemäß
ChemG definiert. Neben Bioziden gibt es noch die
Pflanzenschutzmittel (Pestizide). Biozidprodukt-
tarten werden unterteilt in:

- Desinfektionsmittel und allgemeine Biozid-
  Produkte
- Schutzmittel
- **Schädlingsbekämpfungsmittel**
- Sonstige Biozid-Produkte

Schädlingsbekämpfungsmittel werden nach ihrer
Wirkungsweise in Kontakt-, Fraß- und Atemgifte
unterteilt, wobei die Wirkungen oftmals kombiniert sind. Nach **Produktart** werden folgende
Schädlingsbekämpfungsmittel unterschieden:

- Rodentizide (gegen Nagetiere wie Wanderrat-
  ten, Wanderraten in Kanalisation, Hausratten,
  Hausmäuse)
- Avizide (gegen Schäden verursachende Vögel
  wie Tauben)

- Molluskizide (Schneckenbekämpfung)
- Fischbekämpfungsmittel
- Insektizide, Akarizide und Produkte gegen andere Arthropoden (Ameisen, Fliegen, Flöhe,
  Läuse, Stechmücken, Schaben, Wanzen, Zecken)
- Repellentien (Wirkstoffe die von einem Organismus, z.B. Zecken, Stechmücken als unange-
  nehmer Geruch wahrgenommen werden und
  diese abschrecken) und Lockmittel

Biozid-Wirkstoffe müssen von der EU geprüft
werden, die Zulassung von Produkten erfolgt auf
nationaler Ebene. Die Anerkennung von Verfahren und Mitteln zur Bekämpfung von tierischen
Schädlingen in Deutschland werden vom Bundesamt für Verbraucherschutz und Lebensmittelsicherheit vorgenommen, die Bekanntmachung
der Liste nach § 18 Infektionsschutzgesetz erfolgt
im Bundesgesundheitsblatt. Mittel gegen **Kopf-**
lausbefall sind **Arzneimittel** oder **Medizinprodukte**
("Läuse-Shampoo").

Folgende **Wirkstoffgruppen** kommen zum Einsatz:

- Pyrethrum-Derivate (Extrakte von Chrysanthe-
  men) und synthetische **Pyrethroide** wie Cyflu-
  thrin, Deltamethrin, Permethrin, d-Phenothrin
- **Antigerinnungsmittel**, cumarinartig, z.B. Bro-
  madiolon, Brodifacoum, Difenacoum, Difethia-
  lon; alle vor allem als Fraßköder in der Rattenbekämpfung
- Blausäure zur Begasung gegen Ratten
- Dichlorvos (Organische Phosphorsäureester),
  z.B. als Vernebelungsmittel in Räumen

Biozide (Wirkstoff d-Phenothrin) werden auch
zur Desinfektion von Flugzeuginnenräumen verwendet. Die Ausbringung erfolgt als Aerosol. Damit sollen krankheitsübertragende Stechmücken
wie z.B. die Anopheles-Mücke (Überträger der
Malaria) bekämpft werden. Da es sich um ein Bio-
zid mit Kurzzeitwirkung handelt, wird das Gesundheitsrisiko für die Besatzung und Passagiere
als gering eingestuft.

Synthetische Pyrethroide sind wirksamer und
langlebiger und damit für die Gesundheit kritischer zu betrachten als das natürliche Pyrethrum
(aus Chrysanthemenblüten gewonnen). Die beobachteten Reizerscheinungen bei empfindlichen
Personen (Reizungen der Schleimhäute, der
Atemwege und der Augen, Missempfindungen,

Taubheitsgefühle der Haut, Kopfschmerzen u.a.) sind reversibel und klingen kurze Zeit nach Beendigung des Kontaktes ab. Ob auch länger anhaltende Befindlichkeitsstörungen und neurologische Beeinträchtigungen mit der Exposition, z.B. nach Anwendung in Innenräumen oder Vorhandensein von behandelten Wollteppichen, in Zusammenhang stehen, ist unwahrscheinlich, aber noch nicht abschließend geklärt.

Schädlingsbekämpfungsmaßnahmen bergen Risiken für die menschliche Gesundheit. Es wird empfohlen, dafür professionelle Schädlingsbekämpfer heranzuziehen. Besonders gefährlich ist das Begasen und Besprühen.

Viele klassische Schädlingsbekämpfungsmittel sind wegen ihrer gesundheitsschädlichen Wirkungen (u.a. Krebsverdacht, hormonähnliche Wirkungen,) und/oder Persistenz und/oder Belastungen von Gewässern in Ländern wie Deutschland nicht mehr zugelassen. Dazu zählen vor allem die chlorierten Kohlenwasserstoffe wie DDT (p, p-Dichlordiphenyl-1,1,1-trichlorethan), Lindan (γ-Hexachlorcyclohexan, γ-HCH, $C_6H_6Cl_6$), Endosulfan (Thiodan, $C_9H_6Cl_6O_3S$), Dieldrin (chloriertes Tetracycloalken, $C_{12}H_8Cl_6O$) und Hexachlorbenzol (HCB, C_6Cl_6). Auch die stark akut toxischen organischen Phosphorsäureester (bekannter Vertreter Parathion E 605®), die als Cholinesterase-Hemmer wirken, spielen als Biozide nur noch eine geringe Rolle. Auch Thalliumsulfat (Tl_2SO_4) ist aufgrund seiner hohen Toxizität schon lange verboten.

Merke:

Im **häuslichen Bereich** haben die Prophylaxe des Schädlingsbefalls sowie dessen mechanische Bekämpfung den Vorrang. Die Ausbringung von Pestiziden durch Begasung und Besprühung sollte hier nur in Ausnahmefällen und dann durch professionelle Schädlingsbekämpfer mit einschlägiger langjähriger Praxis erfolgen. Nur diese sind in der Lage, die Desorptionssituation fachgerecht einzuschätzen und die angemessene Dekontaminationsmethode einzusetzen.

Insektizidfreie Mittel zur Abwehr und Bekämpfung von Schädlingen in Innenräumen tragen zum Teil den "Blauen Engel", das Umweltzeichen (☞ Kap. 10.7.4.2.).

Außerhalb von Gebäuden kann das Einreiben mit Repellentien einen Schutz gegen Insekten bieten. Aber auch hier sind die chemischen Wirkstoffe kritisch zu beurteilen.

Internet

Robert Koch-Institut, www.rki.de

Verbund für Angewandte Hygiene, www.vah-online.de

Lehrbuch

Kramer A, Assadian O (Hrsg.). Wallhäußers Praxis der Sterilisation, Desinfektion, Antiseptik und Konservierung. Thieme, Stuttgart 2008

Schutzimpfungen/ Reisemedizin

5. Schutzimpfungen/Reisemedizin

5.1. Definition

> Der Begriff Impfstoffe (Vakzine) ist in § 4 Abs. 4 AMG des Arzneimittelgesetzes wie folgt definiert: *"Arzneimittel, die Antigene enthalten und dazu bestimmt sind, bei Mensch oder Tier zur Erzeugung von spezifischen Abwehr- und Schutzstoffen angewendet zu werden"*. Es handelt sich um Suspensionen oder Lösungen, die abgetötete, inaktivierte oder abgeschwächte lebende Krankheitserreger oder deren Stoffwechselprodukte bzw. Antigenextrakte enthalten.
>
> Schutzimpfung (aktive Immunisierung) ist die Applikation von Impfstoffen mit dem Ziel, vor einer übertragbaren Krankheit zu schützen, indem im Organismus die Bildung spezifischer Antikörper gegen Krankheitserreger und deren Gifte induziert werden.
>
> Passive Immunisierung ist die Applikation von Antikörpern (Immunglobuline) (keine Induktion des Organismus zur Bildung spezifischer Antikörper).
>
> Die Chemoprophylaxe ist die Gabe von Medikamenten zum Schutz vor der Weiterverbreitung bestimmter übertragbarer Krankheiten.
>
> Impfschaden im Sinne des IfSG (§ 2) *"ist die gesundheitliche und wirtschaftliche Folge einer über das übliche Ausmaß einer Impfreaktion hinausgehenden gesundheitlichen Störung durch die Schutzimpfung"*.

5.2. Rechtsvorschriften

Aspekte zu Schutzimpfungen sind in §§ 20-22 des Infektionsschutzgesetzes (IfSG) geregelt. Jeder Arzt, auch Heilpraktiker (Impfstoffbeschaffung ist aber nur über den Arzt möglich) dürfen impfen. Manche Ärztekammern verlangen zusätzliche Qualifikationsnachweise. Die Durchführung der Impfung gegen Gelbfieber bedarf einer Sondererlaubnis durch die jeweilige oberste Landesgesundheitsbehörde. Nach § 20 des IfSG können durch das Bundesministerium für Gesundheit sowie auch durch die Landesregierungen Schutzimpfungen für bedrohte Teile der Bevölkerung angeordnet werden.

In der Bundesrepublik Deutschland gibt es keine generelle Impfpflicht.

Den **Landesgesundheitsbehörden** wurde durch das IfSG die Verantwortung über die öffentliche Empfehlung von Schutzimpfungen (§ 20 Abs. 3 IfSG) übertragen. Zu den öffentlich empfohlenen Schutzimpfungen für Säuglinge, Kinder, Jugendliche und Erwachsene gehören in der Bundesrepublik die Impfungen gegen Diphtherie (D/d), Pertussis (aP/ap), Tetanus (T), Haemophilus influenzae Typ b (Hib), Hepatitis B (HB), humanen Papillomviren (HPV), Poliomyelitis (IPV), Pneumokokken, Meningokokken, Masern, Mumps, Röteln (MMR), Varizellen und Influenza. Es stehen verschiedene Kombinationsimpfstoffe zur Verfügung, so dass die Zahl der Injektionen gering gehalten werden kann.

Impfempfehlungen (☞ Epidemiologisches Bulletin des Robert Koch-Institutes) werden durch die **Ständige Impfkommission (STIKO)** am Robert Koch-Institut (RKI) ausgesprochen. Die Empfehlungen werden jährlich aktualisiert.

Die Impfleistung des Arztes umfasst:

- Information über den Nutzen der Impfung und über die zu verhütende Krankheit
- Hinweise auf mögliche Nebenwirkungen und Komplikationen
- Erhebung der Anamnese und der Impfanamnese einschließlich der Befragung über das Vorliegen möglicher Kontraindikationen
- Feststellen der aktuellen Befindlichkeit zum Ausschluss akuter Erkrankungen
- Empfehlungen über Verhaltensmaßnahmen im Anschluss an die Impfung
- Aufklärung über Beginn und Dauer der Schutzwirkung
- Hinweise zu Auffrischimpfungen
- Dokumentation der Impfung im Impfausweis bzw. Ausstellen einer Impfbescheinigung

Wer einen Impfschaden erlitten hat, erhält auf Antrag wegen der gesundheitlichen und wirtschaftlichen Folgen Versorgung nach den Vorschriften des Bundesversorgungsgesetzes unter folgender Voraussetzung (§ 60 IfSG):

- gesetzlich vorgeschrieben
- aufgrund des IfSG angeordnet
- von den zuständigen Landesgesundheitsbehörden empfohlen (in amtlichen Mitteilungsblättern veröffentlicht)

- aufgrund der Verordnungen zur Ausführung der internationalen Gesundheitsvorschriften durchgeführte Impfungen

Zur Anerkennung eines Gesundheitsschadens als Folge einer Impfung genügt die Wahrscheinlichkeit des ursächlichen Zusammenhanges. Dieser kann auch gegeben sein, wenn der Impfschaden in zeitlichem Zusammenhang mit der Impfung steht.

Die **Weltgesundheitsorganisation** veröffentlicht die im internationalen Reiseverkehr empfohlenen und vorgeschriebenen Schutzimpfungen. Aktuelle Veränderungen erscheinen in den wöchentlichen epidemiologischen Berichten (*Weekly Epidemiological Records*, www.who.int/wer/en/).

Impfvorschriften außerhalb des IfSG werden im Rahmen der Unfallverhütungsvorschriften der zuständigen Berufsgenossenschaften, der Biostoffverordnung, nach dem Arbeitsschutzgesetz oder für Gelbfieber-Impfung Zulassung von Gelbfieber-Impfstellen durch Gesundheitsbehörde oder Länder ausgesprochen.

Die Impfung ist eine Körperverletzung (§ 223 StGB) und setzt die **Einwilligung des Impflings** und eine **umfassende Aufklärung**, auch über Risiken von geringer Wahrscheinlichkeit, voraus. Hierzu hat es in letzter Zeit eindeutige Urteile gegeben.

Der impfende Arzt benötigt eine Notfallausrüstung zur Beherrschung anaphylaktischer Reaktionen.

Merke:

Eine **Anordnung von Impfungen** kann durch den Bundesgesetzgeber sowie von Landesregierungen für bedrohte Teile der Bevölkerung erfolgen.

Öffentlich empfohlene Schutzimpfungen sind von den obersten Landesgesundheitsbehörden auf Grundlage der STIKO-Empfehlungen und in amtlichen Mitteilungsblättern veröffentlichte Schutzimpfungen.

Impfvorschriften im internationalen Reiseverkehr werden von der Weltgesundheitsorganisation erlassen.

Personen mit **Impfschäden** infolge o.g. Impfungen werden nach dem Bundesversorgungsgesetz entschädigt.

5.3. Impfstoffe zur aktiven Immunisierung

5.3.1. Lebendimpfstoffe

Lebendimpfstoffe enthalten vermehrungsfähige Mikroorganismen (Bakterien oder Viren), welche meist durch wiederholte Passagen über Vermehrungssubstrate (Zellkulturen, Nährböden sowie selten auch Tiere) in ihrer Virulenz abgeschwächt (attenuiert) wurden. Nach einer Impfung mit abgeschwächten lebenden Erregern vermehren sich diese im Organismus, der Impfschutz hält sehr lange, häufig lebenslang. Sie enthalten relativ wenig Antigen, lösen keine oder nur eine sehr abgeschwächte Krankheit (z.B. Impfmasern) aus, aber sie induzieren noch eine der natürlichen Infektion vergleichbare Immunantwort.

Lebendimpfstoffe erzeugen eine gute Immunität, haben aber folgende Nachteile:

- Wärmeempfindlichkeit
- kurze Haltbarkeitsdauer
- vielfach stärkere Nebenwirkungen, insbesondere bei Personen mit Immundefekten
- Inaktivierung einiger viraler Impfstoffe (insbesondere gegen Röteln, Masern, Mumps) durch aktiv oder passiv erworbene spezifische Antikörper gegen das betreffende Virus (z.B. bedeutsam bei Simultanimpfung von Lebendvakzinen und Immunglobulinen). Deshalb darf z.B. bei der Simultanprophylaxe der Tollwut die Dosierung des Immunglobulins nicht überschritten werden (Menge ist so berechnet, dass der passive Schutz gerade ausreicht, ohne den Impfstoff zu neutralisieren). Hierbei ist wichtig, dass Impfstoff und Immunglobulin gleichzeitig und an kontralateralen Stellen verabreicht werden, damit sich Antigen und Antikörper nicht gegenseitig neutralisieren.

Lebendimpfstoffe werden gegen folgende durch Viren hervorgerufenen Krankheiten eingesetzt: Masern, Mumps, Röteln, Varizellen, Rotaviruserkrankung, (in Ausnahmefällen Poliomyelitis, OPV, Regelimpfung mit dem Totimpfstoff IPV) und Gelbfieber. Darüber hinaus stehen orale Lebendimpfstoffe gegen die durch Bakterien hervorgerufenen Krankheiten Typhus und Cholera (plus rekombinante Cholera-Toxin subunit) zur Verfügung.

5.3.2. Totimpfstoffe und Toxoide

Totimpfstoffe enthalten durch chemische (z.B. Phenolderivate oder Formaldehyd) oder physikalische Verfahren (z.B. Hitze, UV-Bestrahlung) abgetötete, inaktivierte Krankheitserreger (Vollvirus- oder Vollbakterienimpfstoff) oder nur einen Teil ihrer Antigene, welcher jedoch noch zur Erzeugung von Antikörpern ausreicht. Je nach Erregerbestandteil können folgende Impfstoffe unterschieden werden: Ganzkeim-, Toxoid-, Polysaccharid-, Konjugat-, Subunit-, Spalt- und azellulärer Impfstoff. Totimpfstoffe enthalten relativ viel Antigen, sind nicht mehr zum Auslösen der Krankheit imstande und induzieren eine der natürlichen Infektion vergleichbare Immunantwort. Meist besteht die Grundimmunisierung aus mehreren Impfungen, und es sind Auffrischimpfungen erforderlich.

Toxoidimpfstoffe (gegen Diphtherie und Tetanus) enthalten durch Formalin- oder Wärmebehandlung entgiftete Toxine (Toxoide), die jedoch ihre antitoxinstimulierende Wirkung behalten haben. Sie können zwar nicht die Infektion mit dem betreffenden Erreger, wohl aber eine Intoxikation verhindern.

Der vollständige Wirkungsmechanismus von **Adjuvanzien** (meist Aluminiumhydroxid bzw. Aluminiumphosphat) ist nicht aufgeklärt, doch werden im Wesentlichen drei Faktoren diskutiert, die vermutlich alle zur Wirkung beitragen. Das adsorbierte Antigen erhält eine Depotwirkung mit nachhaltiger Stimulation. Durch die Adsorption verändert sich die Oberflächenstruktur. Das Adjuvans löst zudem lokale Endzündungen aus, die einen Zustrom von Leukozyten, insbesondere Phagozyten, bewirken. Hierdurch entsteht ein vermehrter Kontakt zwischen Antigen und Immunsystem. Moderne Adjuvanzien sind **Virosomen** (z.B. Hepatitis-A- und Influenza-Impfstoff) und Squalen. Virosomen sind Phospholipid-Partikel, auf deren Hülle die Oberflächenproteine des Influenzavirus, Hämagglutinin und Neuraminidase, aufgesetzt sind. Die Virosomen dienen zum Transport und zur effizienten immunologischen Präsentation von Antigenen. Sie bewirken eine gute Stimulierung von B- und T-Zellen. Squalen ist eine Substanz, die unser Körper selbst produziert, die aber auch in der Natur vorkommt. Squalen ist in seiner chemischen Struktur dem Vitamin E ähnlich und schützt die Zellen unseres Körpers vor Schädigungen durch freie Radikale.

Als **Adsorbatimpfstoff** werden Toxoid- und inaktivierte Virusimpfstoffe mit Adjuvanzien (z.B. Tetanus-, Diphtherie-, Influenza-, Hepatitis-B-Vakzine) bezeichnet.

Durch Konjugation von Oligo- oder **Polysacchariden** (aus der Kapsel von z.B. Meningokokken, Pneumokokken) mit Proteinen entsteht ein **Konjugatimpfstoff.**

Für die Impfpraxis stehen zunehmend **Kombinationsimpfstoffe** zur Verfügung. Diese erlauben mit wenigen Impfungen gegen eine Vielzahl von Krankheiten zu schützen.

Gentechnisch hergestellte Impfstoffe (**DNA-rekombinationstechnisch** hergestellte Produkte) werden durch genetische Modifikation hergestellt, bei der die codierende DNA für das benötigte Produkt gewöhnlich mit Hilfe eines Plasmids oder viralen Vektors in einen geeigneten Mikroorganismus oder eine geeignete Zelllinie eingeführt wird, in denen diese DNA exprimiert und in Protein translatiert wird. Das gewünschte Produkt wird dann durch Extraktion und Reinigung gewonnen. Als erster gentechnisch hergestellter Impfstoff wurde das Hepatitis-B-Virus-Oberflächenantigen zugelassen und ist inzwischen in mehreren Impfstoffen gegen Hepatitis B enthalten. Durch die Herstellung des Proteins in Hefezellen (*Saccharomyces cerevisiae*) entfällt die kritische Aufreinigung aus infektiösen Partikeln.

Totimpfstoffe können **simultan** mit Immunglobulinen gegeben werden. Bei Personen mit Immundefekten ist die Immunantwort abgeschwächt oder bleibt aus, es treten jedoch keine verstärkten Nebenwirkungen auf.

Die Tab. 5.1 gibt eine Übersicht zu Totimpfstoffen.

5.4. Passive Immunisierung

Bei der **passiven Immunisierung** werden Immunglobuline appliziert:

- **homologe (humane) Antiseren**
  - humanes normales Immunglobulin (HNIg, "Gamma-Globulin", "Standardimmunglobulin"), gewonnen aus einem Pool von >1000 nicht ausgewählten Spenderseren

Impfstoffart	Viral	Bakteriell
Ganzkeim	Hepatitis A, FSME, IPV (inaktivierter Poliomyelitis-Impfstoff), Tollwut, Japanische Enzephalitis	
Errreger-bestandteil	Influenza (Spaltimpfstoff, subunit), Hepatitis B (gentechnologisch rekombinant)	Pertussis (azellulär), Typhus (Vi-Antigen), Cholera (Lebendimpfstoff + rekombinante Cholera-Toxin subunit)
Konjugat		*H. influenzae b*, Pneumokokken (7-valent), Meningokokken C, seit 2010 Meningokokken (ACW$_{135}$Y)
Toxoid		Tetanus, Diphtherie
Polysaccharide		Pneumokokken (23-valent), Meningokokken (ACW$_{135}$Y)

Tab. 5.1: Übersicht zu Totimpfstoffen.

- humanes Immunglobulin mit spezifischen Antikörpern ("Hyperimmunserum"), gewonnen aus den Seren von Personen mit hohen Antikörpertitern gegen spezifische Antigene

- **heterologe Antiseren**
  - gegen bakterielle Antigene, insbesondere Gasbrand- und Botulinustoxin (Gasbrand- und Botulismus-Antitoxin), gewonnen aus mit Antigenen immunisierten Tieren, meist Pferden (Antitoxine gegen bakterielle Ektotoxine)

Während homologe Seren gut verträglich sind, ist bei heterologen Seren mit allergischen Reaktionen zu rechnen.

Die Schutzwirkung nach passiver Immunisierung setzt sofort ein, die Schutzdauer ist aber kurz (Wochen bis Monate) und zudem variabel. Ziele der passiven Immunisierung sind:

- Toxine neutralisieren
- klinischen Verlauf mildern
- vorübergehend vor akuter Infektion schützen

Eine besondere Indikation besteht bei Immunsupprimierten und bei der postexpositionellen Simultanprophylaxe (Tollwut, Tetanus). Weitere Indikationen für eine passive Immunisierung sind:

- Röteln: prä-/postexpositionell in der Frühschwangerschaft bei seronegativen Frauen
- Masern: nichtimmune chronisch Kranke bei Kontakt mit an Masern Erkrankten
- Varizellen: Personen mit erhöhtem Risiko ohne Varizellenanamnese (Schwangere, chronisch Kranke, Neugeborene bei Infektion der Mutter)

- Hepatitis B: Neugeborene infektiöser Mütter, bei Exposition mit HBV-haltigem Material und aktueller Anti-HBs-Wert <10 IE/l bzw. Anti-HBs-Wert nicht innerhalb von 48 h zu bestimmen immer in Kombination mit HB-Impfstoff
- Tollwut: bei Bissverletzung, Kratzwunden, Schleimhaut-Kontamination durch tollwutverdächtiges oder tollwütiges Tier einmalig mit der ersten aktiven Impfung
- Tetanus: mit aktiver Impfung bei Verletzung mit großen Wunden und Anzahl der Tetanus-Impfungen unbekannt oder <2

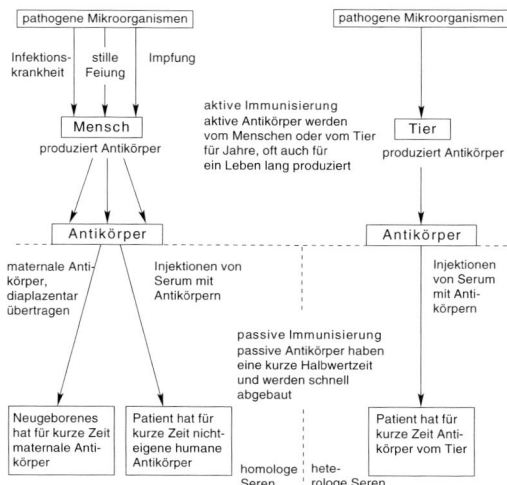

Abb. 5.1: Aktive und passive Immunisierung. Quelle nach Quast U, "100 und mehr knifflige Impffragen", Hippokrates Verlag, Stuttgart 1990.

> **Merke:**
>
> **Aktive Immunisierungen** erfolgen durch Lebendimpfstoffe (vermehrungsfähige Mikroorganismen), Totimpfstoffe (abgetötete, inaktivierte Krankheitserreger bzw. Teile ihrer Antigene) und Toxoidimpfstoffe (entgiftete Toxine).
>
> Bei **passiven Immunisierungen** werden homologe Antiseren (normales Immunglobulin und Immunglobulin mit hohem Antikörpergehalt gegen spezifische Antigene) und heterologe Antiseren (meist gegen Gasbrand- und Botulinustoxin) appliziert.
>
> **Schutzimpfungen** sind im Impfbuch bzw. Internationalen Impfausweis zu dokumentieren.

5.5. Dokumentation von Schutzimpfungen

Der Impfausweis oder die Impfbescheinigung (§ 22 IfSG) muss für jede Schutzimpfung enthalten:

- Datum der Schutzimpfung
- Bezeichnung und Chargenbezeichnung des Impfstoffes
- Name der Krankheit, gegen die geimpft wurde
- Name und Anschrift des impfenden Arztes
- Unterschrift des impfenden Arztes oder Bestätigung der Eintragung des Gesundheitsamtes

Im internationalen Reiseverkehr gelten die Internationalen Impfausweise nach Muster der WHO ("Internationale Bescheinigungen über Impfungen und Impfbuch").

5.6. Risiken durch Impfen

Impfungen gehören zu den wichtigsten und wirksamsten präventiven Maßnahmen der Medizin. Impfungen werden üblicherweise an gesunden Personen vorgenommen. Die Beachtung und Aufklärung über Impfrisiken ist deswegen von besonderer Bedeutung. Moderne Impfstoffe sind gut verträglich und schwere Impfkomplikationen werden nur selten oder in Einzelfällen beobachtet. Die Nebenwirkungen sind abhängig von der Art des Impfstoffs, den Adjuvanzien (☞ Kap. 5.3.2.), Begleitstoffen und dem Geimpften. Nach IfSG ist eine "über das übliche Ausmaß hinausgehende Impfreaktion" namentlich an das Gesundheitsamt zu melden. Die Meldungen werden vom Paul-Ehrlich-Institut gesammelt und ausgewertet.

Impfkritische Internetseiten meist mit Einzelfalldarstellungen haben in Teilen der Bevölkerung eine erhöhte Wahrnehmung von Impfrisiken bewirkt (Folge ist z.B. eine lückenhafte Durchimpfung gegen Masern verbunden mit erheblichen Masernausbrüchen in den letzten Jahren in Deutschland). Impfrisiken umfassen:

- **unspezifische Impfreaktionen** (Häufigkeit im Prozentbereich)
  - lokale Reaktion, z. B. Druckschmerzen, Rötung und Schwellung an der Injektionsstelle, Schwellung der lokalen Lymphknoten (im Bereich der Einstichstelle)
  - Allgemeinreaktionen, z. B. Fieber (<39,5 °C bei rektaler Messung), Abgeschlagenheit, Kopfschmerzen, Unwohlsein innerhalb der ersten 72 Stunden nach Impfung, grippeähnliche Beschwerden
  - zeigen eine Auseinandersetzung des Organismus mit dem Impfstoff an und sind keine über das übliche Ausmaß hinausgehende Impfreaktion (also auch nicht meldepflichtig)
- spezifische Reaktionen als Impfkrankheit oder Unverträglichkeitsreaktionen gegen einzelne Impfstoffbestandteile
  - Impfkrankheit (Häufigkeit im Prozentbereich) nach der MMR-Impfung (abgeschwächter Lebendimpfstoff) kann es zu einer leichten Impfkrankheit mit masern- (Impfmasern) oder mumpsähnlicher Symptomatik kommen
  - **Unverträglichkeitsreaktionen/Allergien** können prinzipiell durch alle Impfstoffe bzw. deren Begleitstoffe (Hühnereiweiß, kann produktionsbedingt in Spuren in einigen Impfstoffen vorkommen; Antibiotika, werden bei der Herstellung zugesetzt, um eine Verunreinigung zu verhindern; Formaldehyd, dient der Inaktivierung von Viren; Thiomersal, ein quecksilberhaltiges Konservierungsmittel ist nur noch in wenigen Impfstoffen enthalten) ausgelöst werden (deswegen detaillierte Anamnese vor Impfung wichtig). Es können verschiedene Formen wie eine lebensbedrohliche Typ-I-Allergie mit anaphylaktoider Schockreaktion, eine lokale Typ-III-Reaktion auf das Antigen oder eine lokale Typ-IV-Reaktion z.B. auf das Konservierungsmittel auftreten. Allergische Reaktionen sind bei sorgfältiger Anamnese extrem selten. Eine besondere Be-

deutung spielt die Hühnereiweißallergie. Sie ist eine häufige Nahrungsmittelallergie (eine Sensibilisierung kann bereits in den ersten Lebensmonaten über die Muttermilch oder Beikost erfolgen). Eine Reihe von Impfstoffen (Gelbfieber, Influenza, Masern, Mumps u.a.) werden auf der Basis von embryonierten Hühnereiern bzw. aus Fibroblastenzellkulturen hergestellt und können Spuren von Hühnereiweiß enthalten. Gelbfieber- und Influenzaimpfung sind bei IgE-vermittelter Sofortreaktion durch den Genuss von Hühnereiweiß kontraindiziert. Bei Personen mit alleinigem positivem Hauttest sollte die Impfung gegen Gelbfieber- und Influenza möglichst vermieden werden oder unter klinischer Überwachung erfolgen. Bei der Gelbfieberimpfung (Pflichtimpfung bei bestimmten Einreisebestimmungen) kann eine intracutane Vortestung mit einem 1:1000 verdünnten Impfstoff (Beobachtung des Patienten über mindestens 20 min) durchgeführt werden.

- Impfkomplikationen umfassen vorübergehend therapiebedürftige Erkrankungen (auch Allergien gehören hierzu) bis hin zu Erkrankungen mit bleibenden Schäden; dazu zählen folgende Erkrankungen mit unterschiedlichen Häufigkeiten: Arthritis/Arthralgie nach Rötelnimpfung; Apnoe bei Frühgeborenen (im Prozentbereich), Fieberkrämpfe bei Kindern <5 Jahre alt (im Promillebereich), hypotone hyporesponsive Episode (<1:1.000 Kinderimpfstoffe zur Grundimmunisierung), Thrombozytopenie (<1:10.000 nach MMR- oder Varizellenimpfung) Vaskulitis, Nephrotisches Syndrom, Guillian-Barré-Syndrom, Meningitis, Neuritis, Polyradikulitis (<1:1.000.000 bzw. Einzelfälle). Für weitere Informationen siehe Paul-Ehrlich-Institut (http://www.pei.de/). Als Ursache/Pathomechanismus wird u.a. die Bildung von Immunkomplexen angenommen. Ein Kausalzusammenhang lässt sich häufig nicht sicher belegen. Ebenfalls ist ein zufälliges Zusammentreffen zwischen Erkrankung und Impfung möglich. Schwere unerwünschte Arzneimittelwirkungen nach Impfungen erfordern deswegen eine sorgfältige unverzügliche differenzialdiagnostische Abklärung vor allem auch hinsichtlich des Auftretens von Erkrankungen anderer Genese in zeitlichen Zusammenhang mit der Impfung.

Lokalreaktionen wie bakterielle Abszesse (Stunden bis Tage nach der Impfung) lassen auf eine Infektion durch die Injektion schließen und beruhen meist auf (vermeidbaren) Hygienefehlern, umschriebene schmerzhafte Knötchen, Zysten und Granulome (6-48 Stunden nach Injektion und von mehrwöchiger Dauer) können auf eine falsche Injektionsmethode (subcutane statt tiefe i.m. Gabe von Adsorbatimpfstoffen) hinweisen.

5.7. Kontraindikationen

Die Kontraindikationen der Schutzimpfungen sind in den Gebrauchsinformationen der Impfstoffe enthalten. Es gelten folgende **allgemeine Prinzipien für Kontraindikationen:**

- bei akuten behandlungsbedürftigen Erkrankungen aller Art sollte frühesten 2 Wochen nach Genesung geimpft werden(Ausnahme postexpositionelle Impfung)
- unerwünschte Arzneimittelwirkungen im zeitlichen Zusammenhang mit einer Impfung sind bis zur endgültigen Abklärung der Ursache eine Kontraindikation
- Impfhindernisse können Allergien gegen Bestandteile des Impfstoffs (z.B. Hühnereiweiß der Impfstoffe gegen Gelbfieber und Influenza; Neomycin und Streptomycin)
- bei Gabe von Lebendimpfstoffen an Personen mit Immunmangelerkrankungen, Immunsuppression, Malignome, chronisch infektiöse Erkrankungen ist eine Abklärung erforderlich. Der Impferfolg ist durch serologische Kontrolle zu überprüfen

Für **Schutzimpfungen in der Schwangerschaft gilt:**

- Schutzimpfungen möglichst vor Beginn der Schwangerschaft durchführen
- keine Impfung mit Lebendimpfstoffen (z.B. Masern, Mumps, Röteln, Varizellen, Gelbfieber)

Die Kontraindikationen gelten nicht bei vitaler Indikation (z.B. postexpositionelle Impfung gegen Tollwut).

Impfung gegen	Kate-gorie*	Indikation bzw. Reiseziel	Anwendungshinweise (Beipackzettel beachten)
Cholera	R	Aufenthalte in Infektionsgebieten, speziell unter mangelhaftenHygienebedingungen bei aktuellen Ausbrüchen, z. B. in Flüchtlingslagern oder bei Naturkatastrophen	Nach Angaben des Herstellers.
Diphtherie	S/A	Alle Personen bei fehlender oder unvollständiger Grundimmunisierung, wenn die letzte Impfung der Grundimmunisierung oder letzte Auffrisch-impfung länger als 10 Jahre zurückliegt.	Erwachsene sollen die nächste fäl-lige Diphtherie-Impfung einmalig als Tdap-Kombinationsimpfung erhalten, **bei entsprechender Indi-kation als Tdap-IPV-Kombina-tionsimpfung.** Bei bestehender Diphtherie-Impf-indikation und ausreichendem Tetanus- und Pertussis-Impf-schutz sollte monovalent gegen Diphtherie geimpft werden. Ungeimpfte oder Personen mit fehlendem Impfnachweis sollten 2 Impfungen im Abstand von 4-8 Wochen und eine 3. Impfung 6-12 Monate nach der 2. Impfung er-halten. Eine Reise in ein Infektionsgebiet sollte frühestens nach der 2. Imp-fung angetreten werden.
	P	Bei Epidemien oder regional erhöhter Morbidität.	Entsprechend den Empfehlungen der Gesundheitsbehörden.
	P	Für enge *(face to face)* Kontaktpersonen zu Erkrankten, Auffrischimpfung 5 Jahre nach der letzten Impfung.	Unabhängig vom Impfstatus prä-ventive antibiotische Therapie, z.B. mit Erythromycin.
FSME (Frühsommer-meningo-enzephalitis)	I	Personen, die in FSME-Risikogebieten Zecken exponiert sind oder	Grundimmunisierung und Auf-frischimpfungen mit einem für Er-wachsene bzw. Kinder zugelasse-nen Impfstoff nach Angaben des Herstellers.
	B	Personen, die durch FSME beruflich gefährdet sind (exponiertes Laborpersonal sowie in Risiko-gebieten z.B. Forstarbeiter und Exponierte in der Landwirtschaft). Saisonalität beachten: April - November **Risikogebiete in Deutschland** sind (2010): → **Baden-Württemberg.** → **Bayern** (außer dem größten Teil Schwabens und dem westlichen Teil Oberbayerns). → **Hessen** (Landkreis (LK) Odenwald, LK Berg-straße, LK Darmstadt-Dieburg, Stadtkreis (SK) Darmstadt, LK Groß-Gerau, LK Offenbach, LK Main-Kinzig-Kreis, LK Marburg-Biedenkopf). → **Rheinland-Pfalz** (LK Birkenfeld). → **Thüringen** (SK Jena, SK Gera, LK Saale-Holzland-Kreis, LK Saale-Orla-Kreis, LK Saal-feld-Rudolstadt, LK Hildburghausen, LK Sonne-berg).	
	R	Zeckenexposition in FSME-Risikogebieten außerhalb Deutschlands	

Impfung gegen	Kate-gorie*	Indikation bzw. Reiseziel	Anwendungshinweise (Beipackzettel beachten)
Gelbfieber	R/B	Entsprechend den Impfanforderungen der Ziel- oder Transitländer sowie vor Aufenthalt in be-kannten Endemiegebieten im tropischen Afrika und in Südamerika; die Hinweise der WHO zu Gelbfieber-Infektionsgebieten sind zu beachten.	Einmalige Impfung in den von den Gesundheitsbehörden zugelasse-nen Gelbfieber-Impfstellen; Auffrischungen in 10-jährigen Intervallen.
Haemophilus influenzae Typ b (Hib)	I	Personen mit anatomischer oder funktioneller Asplenie.	
	P	Nach engem Kontakt zu einem Patienten mit in-vasiver *Haemophilus-influenzae-b*-Infektion wird eine Rifampicin-Prophylaxe empfohlen: → für alle Haushaltsmitglieder (außer für Schwangere) ab einem Alter von 1 Monat, wenn sich dort ein ungeimpftes oder unzureichend ge-impftes Kind im Alter bis zu 4 Jahren oder aber eine Person mit einem relevanten Immundefekt befindet. → für ungeimpfte exponierte Kinder bis 4 Jahre in Gemeinschaftseinrichtungen. Falls eine Prophylaxe indiziert ist, sollte sie zum frühestmöglichen Zeitpunkt, spätestens 7 Tage nach Beginn der Erkrankung des Indexfalls, be-gonnen werden.	Dosierung Rifampicin: **ab 1 Monat:** 20 mg/kg/Tag (maxi-mal 600 mg) in 1 ED für 4 Tage. **Erwachsene:** 600 mg p.o. in 1 ED für 4 Tage. Da bei Schwangeren die Gabe von Rifampicin und Gyrasehemmern kontraindiziert ist, kommt bei ih-nen zur Prophylaxe ggf. Ceftriaxon in Frage.
Hepatitis A (HA)	I	1. Personen mit einem Sexualverhalten mit hoher Infektionsgefährdung. 2. Personen mit häufiger Übertragung von Blut-bestandteilen, z. B. Hämophile, oder mit Krank-heiten der Leber/mit Leberbeteiligung. 3. Bewohner von psychiatrischen Einrichtungen oder vergleichbaren Fürsorgeeinrichtungen für Menschen mit Verhaltensstörung oder Zerebral-schädigung.	Grundimmunisierung und Auf-frischimpfung nach Angaben des Herstellers. Die serologische Vortestung auf Anti-HAV ist nur bei den Perso-nen erforderlich, die länger in Endemiegebieten gelebt haben **oder** in Familien aus Endemie-gebieten aufgewachsen sind **oder** vor 1950 geboren wurden.
	B	4. Gesundheitsdienst (inkl. Küche, Labor, techni-scher und Reinigungs- bzw. Rettungsdienst, psychiatrische und Fürsorgeeinrichtungen, Behindertenwerkstätten, Asylbewerberheime) Durch Kontakt mit möglicherweise infektiösem Stuhl Gefährdete inkl. Auszubildende und Studenten. 5. Kanalisations- und Klärwerksarbeiter mit Abwasserkontakt. 6. Tätigkeit (inkl. Küche und Reinigung) in Kindertagesstätten, Kinderheimen u.ä.	
	P	Kontaktpersonal zu Hepatitis-A-Kranken (Riege-lungsimpfung vor allem in Gemeinschaftsein-richtungen).	Nach einer Exposition von Perso-nen, für die eine Hepatitis A eine besonders große Gefahr darstellt (z.B. chronisch HBV- oder HCV-Infizierte), sollte simultan mit der ersten Impfung ein Immun-globulin-Präparat gegeben werden.
	R	Reisende in Regionen mit hoher Hepatitis-A-Prävalenz.	

Impfung gegen	Kate-gorie*	Indikation bzw. Reiseziel	Anwendungshinweise (Beipackzettel beachten)
Hepatitis B (HB)	I	1. Patienten mit chronischer Nieren-(Dialyse)/Leberkrankheit/Krankheit mit Leberbeteiligung/häufiger Übertragung von Blut(bestandteilen, z.B. Hämophile), vor ausgedehntem chirurgischem Eingriff (z.B. unter Verwendung der Herz-Lungen-Maschine), HIV-Positive. 2. Kontakt mit HBsAg-Träger in Familie/Wohngemeinschaft. 3. Sexualkontakt zu HBsAg-Träger bzw. Sexualverhalten mit hoher Infektionsgefährdung. 4. Drogenabhängigkeit, längerer Gefängnisaufenthalt. 5. Durch Kontakt mit HBsAg-Trägern in einer Gemeinschaft (Kindergärten, Kinderheime, Pflegestätten, Schulklassen, Spielgemeinschaften) gefährdete Personen. 6. Patienten in psychiatrischen Einrichtungen oder Bewohner vergleichbarer Fürsorgeeinrichtungen für Zerebralgeschädigte oder Verhaltensgestörte sowie Personen in Behindertenwerkstätten.	Hepatitis-B-Impfung nach serologischer Vortestung (Indikationen 1-4, 6, 7, Anti-HBc-Test negativ); Impferfolgskontrolle erforderlich (Indikationen 1, 2, 7, 8: Anti-HBs-Test 4-8 Wochen nach 3. Dosis) bzw. sinnvoll bei über 40-Jährigen/anderen Personen mit möglicher schlechter Ansprechrate (z.B. Immundefizienz). Bei Anti-HBs-Werten <100 IE/l sofort Wiederimpfung mit erneuter Kontrolle; bei erneutem Nichtansprechen Wiederimpfungen mit in der Regel max. 3 Dosen wiederholen. Bei erfolgreicher Impfung (Anti HBs ≥ 100 IE/l) Auffrischung nach 10 Jahren (1 Dosis). Bei in der Kindheit Geimpften mit neu aufgetretenem HB-Risiko (z.B. Indikation 1-8) eine Dosis HB-Impfstoff mit anschließender serologischer Kontrolle (Anti-HBs-und Anti-HBc-Bestimmung) 4-8 Wochen nach Wiederimpfung für die Indikation 1, 2, 7, 8.
	B	7. Gesundheitsdienst (inkl. Labor, technischer Reinigungs-/Rettungsdienst) sowie Personal psychiatrischer/Fürsorgeeinrichtungen/Behindertenwerkstätten, Asylbewerberheime. Durch Kontakt mit infiziertem Blut oder infizierten Körperflüssigkeiten Gefährdete, Auszubildende und Studenten. 8. Möglicher Kontakt mit infiziertem Blut oder infizierten Körperflüssigkeiten (Gefährdungsbeurteilung durchführen), z.B. Müllentsorger, industrieller Umgang mit Blut(produkten), ehrenamtliche Ersthelfer, Polizisten, Sozialarbeiter, (Gefängnis-)Personal mit Kontakt zu Drogenabhängigen.	
	R/B	Reisende in Regionen mit hoher Hepatitis-B-Prävalenz bei Langzeitaufenthalt mit engem Kontakt zu Einheimischen.	
	P	Verletzungen mit möglicherweise HBV-haltigen Gegenständen, z.B. Nadelstich. Neugeborene HBsAg-positiver Mütter oder von Müttern mit unbekanntem HBsAg-Status (unabhängig vom Geburtsgewicht).	☞ Tab. 5.3

Impfung gegen	Kate-gorie*	Indikation bzw. Reiseziel	Anwendungshinweise (Beipackzettel beachten)
Humane Papillomviren (HPV)			Frauen, die zum von der STIKO empfohlenen Zeitpunkt (12-17 Jahre) keine Impfung gegen HPV erhalten haben, können ebenfalls von einer Impfung gegen HPV profitieren. Es liegt in der Verantwortung des Arztes, nach individueller Prüfung von Nutzen und Risiko der Impfung seine Patientinnen auf der Basis der Impfstoffzulassung darauf hinzuweisen.
Influenza	S I	Personen über 60 Jahre. Kinder, Jugendliche und Erwachsene mit erhöhter gesundheitlicher Gefährdung infolge eines Grundleidens wie z.B. → chronische Krankheiten der Atmungsorgane (inklusive Asthma und COPD). → chronische Herz-Kreislauf-, Leber- und Nierenkrankheiten. → Diabetes und andere Stoffwechselkrankheiten. → chronische neurologische Krankheiten, z.B. Multiple Sklerose mit durch Infektionen getriggerten Schüben. → Personen mit angeborenen oder erworbenen Immundefekten mit T- und/oder B-zellulärer Restfunktion. → HIV-Infektionen. Bewohner von Alters- oder Pflegeheimen. Alle Schwangeren ab 2. Trimenon.	Jährliche Impfung im Herbst mit einem Impfstoff mit aktueller von der WHO empfohlener Antigenkombination.
	B/I	Personen mit erhöhter Gefährdung, z.B. medizinisches Personal, Personen in Einrichtungen mit umfangreichem Publikumsverkehr sowie Personen, die als mögliche Infektionsquelle für von ihnen betreute ungeimpfte Risikopersonen fungieren können.	unabhängig von Jahreszeit
	I/B	Personen mit erhöhter Gefährdung durch direkten Kontakt zu Geflügel und Wildvögeln.	Eine Impfung mit dem aktuellen saisonalen humanen Influenza-Impfstoff bietet keinen direkten Schutz vor Infektionen durch den Erreger der aviären Influenza, sie kann jedoch Doppelinfektionen mit den aktuell zirkulierenden Influenzaviren verhindern.
	R/I	Für Reisende aus den unter S (Standard-) und I (Indikationsimpfung) genannten Personengruppen, die nicht über einen aktuellen Impfschutz verfügen, ist die Impfung generell empfehlenswert, für andere Reisende ist eine Influenza-Impfung nach Risikoabwägung entsprechend Exposition und Impfstoffverfügbarkeit sinnvoll.	

Impfung gegen	Kate-gorie*	Indikation bzw. Reiseziel	Anwendungshinweise (Beipackzettel beachten)
Influenza (Fortsetzung)	I	Wenn eine intensive Epidemie aufgrund von Erfahrungen in anderen Ländern droht oder nach deutlicher Antigendrift bzw. eine Antigenshift zu erwarten ist und der Impfstoff die neue Variante enthält.	Entsprechend den Empfehlungen der Gesundheitsbehörden.
Masern	S	Nach 1970 geborene ungeimpfte bzw. in der Kindheit nur einmal geimpfte Personen ≥18 Jahre oder nach 1970 geborene Personen ≥18 Jahre mit unklarem Impfstatus.	Einmalige Impfung, vorzugsweise mit einem MMR-Impfstoff.
	B	Nach 1970 Geborene mit unklarem Impfstatus, ohne Impfung oder mit nur einer Impfung in der Kindheit, die im Gesundheitsdienst und bei der Betreuung von Immundefizienten sowie in Gemeinschaftseinrichtungen tätig sind.	Einmalige Impfung, vorzugsweise mit einem MMR-Impfstoff.
	P	Postexpositionsprophylaxe: Ungeimpfte ab dem Alter von 9 Monaten bzw. in der Kindheit. Nur einmal geimpfte Personen oder Personen mit unklarem Impfstatus mit Kontakt zu Masernkranken; möglichst innerhalb von 3 Tagen nach Exposition.	Einmalige Impfung, vorzugsweise mit einem MMR-Impfstoff. Die Immunglobulingabe ist zu erwägen für gefährdete Personen mit hohem Komplikationsrisiko und für Schwangere.
	I	Im Rahmen eines Ausbruchs: Nach 1970 Geborene mit unklarem Impfstatus, ohne Impfung oder mit nur einer Impfung in der Kindheit.	Einmalige Impfung, vorzugsweise mit einem MMR-Impfstoff.
Meningo-kokken-Infektionen (Gruppen A, C, W$_{135}$, Y)	I	Gesundheitlich Gefährdete: Personen mit angeborenen oder erworbenen Immundefekten mit T- und/oder B-zellulärer Restfunktion, insbesondere Komplement-/Properdindefekte, Hypogammaglobulinämie; Asplenie.	**Kinder im Alter von 2 Monaten bis 2 Jahren:** Impfung mit konjugiertem Meningokokken-C-(MenC-)Impfstoff; nach Vollendung des 2. Lebensjahres durch 4-valenten Polysaccharid-Impfstoff (PS-Impfstoff) ergänzen. Mindestabstand von 2 Monaten beachten. **Kinder im Alter von 2 bis 10 Jahren:** ggf. fehlende Impfung mit konjugiertem MenC-Impfstoff nachholen, gefolgt von einer Impfung mit 4-valentem PS-Impfstoff. Mindestabstand von 2 Monaten beachten. **Ab einem Alter von 11 Jahren** Impfung mit 4-valentem Konjugatimpfstoff.

Impfung gegen	Kate-gorie*	Indikation bzw. Reiseziel	Anwendungshinweise (Beipackzettel beachten)
Meningo-kokken-Infektionen (Gruppen A, C, W135, Y) (Fortsetzung)	B	Gefährdetes Laborpersonal (bei Arbeiten mit dem Risiko eines *N.-meningitidis*-Aerosols!).	Impfung mit 4-valentem Konjugatimpfstoff. Bei bereits mit einem PS-Impfstoff geimpften Personen sollte bei der nächsten fälligen Auffrischung mit 4-valentem Konjugatimpfstoff geimpft werden. Ist bereits eine Impfung mit konjugiertem MenC-Impfstoff erfolgt, ist eine weitere Impfung mit 4-valentem Konjugatimpfstoff empfohlen.
	R	Reisende in epidemische/hyperendemische Länder, besonders bei engem Kontakt zur einheimischen Bevölkerung; Entwicklungshelfer; dies gilt auch für Aufenthalte in Regionen mit Krankheitsausbrüchen und Impfempfehlungen für die einheimische Bevölkerung (WHO- und Länderhinweise beachten).	Ab einem Alter von 11 Jahren Impfung mit einem 4-valenten Konjugatimpfstoff. Bis zum Alter von 10 Jahren eine Impfung mit epidemiologisch indiziertem AC-, oder A,C,W135,Y-Polysaccharid-Impfstoff (für den afrikanischen Meningitis-Gürtel wird wegen der Zirkulation der Serogruppe W_{135} in einigen Ländern derzeit der A,C,W_{135},Y-Impfstoff bevorzugt). Der Impferfolg ist bei Kindern unter 2 Jahren vor allem für die Serogruppen C, W_{135} und Y deutlich schlechter als bei Erwachsenen; es kann für diese Altersgruppe jedoch zumindest ein kurzfristiger Schutz gegen die Serogruppe A erreicht werden. Bei Kindern von 1 bis 10 Jahren sollte die Standardimpfung mit Men-C-Konjugatimpfstoff möglichst vor einer PS-Impfung durchgeführt werden. Wenn vor einer Krankheit durch die Serogruppe C geschützt werden soll, steht für Personen ab 2 Monaten eine Impfprophylaxe mit konjugiertem Impfstoff zur Verfügung.
	R	Vor Pilgerreise (Hadj).	Bis zum Alter von 10 Jahren Impfung mit 4-valentem PS-Impfstoff. Ab dem Alter von 11 Jahren Impfung mit 4-valentem Konjugatimpfstoff (Einreisebestimmungen beachten).
	R	Schüler/Studenten vor Langzeitaufenthalten in Ländern mit empfohlener allgemeiner Impfung für Jugendliche oder selektiver Impfung für Schüler/Studenten.	Entsprechend den Empfehlungen der Zielländer.

Impfung gegen	Kate-gorie*	Indikation bzw. Reiseziel	Anwendungshinweise (Beipackzettel beachten)
Meningo-kokken-Infektionen (Gruppen A, C, W₁₃₅, Y) (Fortsetzung)			Bei fortbestehendem Infektionsrisiko Wiederimpfung für alle oben angegebenen Indikationen nach Angaben des Herstellers, für PS-Impfstoff im Allgemeinen nach 3 Jahren. Die Wiederimpfung erfolgt bei Personen ab 11 Jahren mit dem 4-valenten Konjugatimpfstoff.
	I/P	Bei Ausbrüchen oder regionalen Häufungen auf Empfehlung der Gesundheitsbehörde.	
	P	Für Personen mit engem Kontakt zu einem Erkrankten mit einer invasiven Meningokokken-Infektion (alle Serogruppen) wird eine Rifampicin-Prophylaxe empfohlen (außer für Schwangere). Hierzu zählen: → alle Haushaltskontaktmitglieder. → Personen mit Kontakt zu oropharyngealen Sekreten eines Patienten. → Kontaktpersonen in Kindereinrichtungen mit Kindern unter 6 Jahren (bei guter Gruppentrennung nur die betroffene Gruppe). → Personen mit engen Kontakten in Gemeinschaftseinrichtungen mit haushaltsähnlichem Charakter (Internate, Wohnheime sowie Kasernen). Die Chemoprophylaxe ist indiziert, falls enge Kontakte mit dem Indexpatienten in den letzten 7 Tagen vor dessen Erkrankungsbeginn stattgefunden haben. Sie sollte möglichst bald nach der Diagnosestellung beim Indexpatienten erfolgen, ist aber bis zu 10 Tage nach letzter Exposition sinnvoll.	**Dosierung:** → Rifampicin **Neugeborene:** 10 mg/kg/Tag in 2 ED p.o. für 2 Tage. **Säuglinge, Kinder, Jugendliche bis 60 kg:** 20 mg/kg/Tag in 2 ED p.o. für 2 Tage (maximale ED 600 mg). **Jugendliche/Erwachsene ab 60 kg:** 2 × 600 mg/Tag für 2 Tage Eradikationsrate: 72-90 %. → ggf. Ceftriaxon: **bis 12 Jahre:** 125 mg i. m. **ab 12 Jahre:** 250 mg i.m. in 1 ED. Eradikationsrate: 97%. → ggf. Ciprofloxacin: **ab 18 Jahre:** einmal 500 mg p.o. Eradikationsrate: 90-95 %. Da bei Schwangeren die Gabe von Rifampicin und Gyrasehemmern kontraindiziert ist, kommt bei ihnen zur Prophylaxe ggf. Ceftriaxon in Frage. Der Indexpatient mit einer invasiven Meningokokken-Infektion sollte nach Abschluss der Therapie ebenfalls Rifampicin erhalten, sofern er nicht intravenös mit einem Cephalosporin der 3. Generation behandelt wurde.

Impfung gegen	Kategorie*	Indikation bzw. Reiseziel	Anwendungshinweise (Beipackzettel beachten)
Meningo-kokken-Infektionen (Gruppen A, C, W$_{135}$, Y) (Fortsetzung)		Zusätzlich zur Chemoprophylaxe wird für bisher ungeimpfte enge Kontaktpersonen (Haushaltskontakte oder enge Kontakte mit haushaltsähnlichem Charakter) eines Erkrankten mit einer impfpräventablen invasiven Meningokokken-Infektion sobald wie möglich nach dem Kontakt die Meningokokken-Impfung empfohlen.	**Bei Serogruppe C:** Impfung mit einem Konjugatimpfstoff ab dem Alter von 2 Monaten, nach Empfehlungen des Herstellers **Bei Serogruppe W$_{135}$ oder Y:** Ab dem Alter von 24 Monaten bis zum Alter von 10 Jahren Impfung mit einem 4-valenten PS-Impfstoff. Ab dem Alter von 11 Jahren: Impfung mit 4-valentem Konjugatimpfstoff. **Bei Serogruppe A:** Ab dem Alter von 3 Monaten bis zum Alter von 10 Jahren Impfung mit einem bi-valenten (A,C) oder ab dem Alter von 6 Monaten bis zum Alter von 10 Jahren mit einem 4-valenten PS-Impfstoff. Ab dem Alter von 11 Jahren: Impfung mit einem 4-valenten Konjugatimpfstoff.
Mumps	B	Ungeimpfte bzw. empfängliche Personen in Einrichtungen der Pädiatrie, in Gemeinschaftseinrichtungen für das Vorschulalter und in Kinderheimen.	Einmalige Impfung, vorzugsweise mit MMR-Impfstoff.
	P	Ungeimpfte oder einmal geimpfte Personen mit unklaren Impfstatus mit Kontakt zu Mumps-kranken; möglichst innerhalb von 3 Tagen nach Exposition.	Vorzugsweise mit MMR-Impfstoff.
Pertussis	S/A	Erwachsene sollen die nächstfällige Td-Impfung einmalig als Tdap-Kombinationsimpfung erhalten. Sofern **in den letzten 10 Jahren keine Pertussis-Impfung stattgefunden hat**, sollen Frauen im gebärfähigen Alter, enge Haushaltskontaktpersonen (Eltern, Geschwister) und Betreuer (z.B. Tagesmütter, Babysitter, ggf. Großeltern) möglichst 4 Wochen vor Geburt des Kindes 1 Dosis Pertussis-Impfstoff erhalten. Erfolgte die Impfung nicht vor der Konzeption, sollte die Mutter bevorzugt in den ersten Tagen nach der Geburt des Kindes geimpft werden.	Tdap-Kombinationsimpfstoff, **bei entsprechender Indikation als Tdap-IPV-Kombinationsimpfung.**
	B	Sofern in den letzten 10 Jahren keine Pertussis-Impfung stattgefunden hat, sollte Personal **im Gesundheitsdienst sowie in Gemeinschaftseinrichtungen** eine Dosis Pertussis-Impfstoff erhalten.	
	P	In einer Familie bzw. Wohngemeinschaft oder einer Gemeinschaftseinrichtung für das Vorschulalter ist für enge Kontaktpersonen ohne Impfschutz eine Chemoprohylaxe mit einem Makrolid empfehlenswert.	

Impfung gegen	Kate-gorie*	Indikation bzw. Reiseziel	Anwendungshinweise (Beipackzettel beachten)
Pneumo-kokken-Krankheiten	S	Personen über 60 Jahre.	Eine Impfung mit Polysaccharid-Impfstoff.
	I	Kinder (ab vollendetem 2. Lebensmonat), Jugendliche und Erwachsene mit erhöhter gesundheitlicher Gefährdung infolge einer Grundkrankheit: 1. Angeborene oder erworbene Immundefekte mit T- und/oder B-zellulärer Restfunktion, wie z.B.: → Hypogammaglobulinämie, Komplement- und Properdindefekte → bei funktioneller oder anatomischer Asplenie → bei Sichelzellanämie → bei Krankheiten der blutbildenden Organe → bei neoplastischen Krankheiten → bei HIV-Infektion → nach Knochenmarktransplantation → vor Organtransplantation und vor Beginn einer immunsuppressiven Therapie 2. Chronische Krankheiten, wie z.B.: → Herz-Kreislauf-Krankheiten → Krankheiten der Atmungsorgane (inklusive Asthma und COPD) → Diabetes mellitus oder andere Stoffwechselkrankheiten → chronische Nierenkrankheiten/nephrotisches Syndrom → neurologische Krankheiten, z.B. Zerebralparesen oder Anfallsleiden → Liquorfistel	Gefährdete Kleinkinder (vom vollendeten 2. Lebensjahr bis zum vollendeten 5. Lebensjahr) erhalten eine Impfung mit **Pneumokokken-Konjugat-Impfstoff.** Personen mit fortbestehender gesundheitlicher Gefährdung können ab dem vollendeten 2. Lebensjahr **Polysaccharid-Impfstoff** erhalten. Bei den – wie empfohlen – zuvor mit Konjugatimpfstoff geimpften Kindern (s. o.) beträgt der Mindestabstand zur nachfolgenden Impfung mit Polysaccharid-Impfstoff 2 Monate. Bei folgenden Indikationen sind eine, ggf. auch mehrere Wiederholungsimpfungen mit Polysaccharid-Impfstoff im Abstand von 5 (Erwachsene) bzw. mindestens 3 Jahren (Kinder unter 10 Jahren) in Erwägung zu ziehen (Risiko-Nutzen-Abwägung beachten): 1. angeborene oder erworbene Immundefekte mit T- und/oder B-zellulärer Restfunktion 2. chronische Nierenkrankheiten/nephrotisches Syndrom.
Poliomyelitis	S	Alle Personen bei fehlender oder unvollständiger Grundimmunisierung. Alle Personen ohne einmalige Auffrischung.	Erwachsene, die im Säuglings- und Kleinkindalter eine vollständige Grundimmunisierung und im Jugendalter oder später mindestens eine Auffrischimpfung erhalten haben oder die als Erwachsene nach Angaben des Herstellers grundimmunisiert wurden und eine Auffrischimpfung erhalten haben, gelten als vollständig immunisiert. Darüber hinaus wird eine routinemäßige Auffrischimpfung nach dem vollendeten 18. Lebensjahr nicht empfohlen. Ungeimpfte Personen erhalten IPV entsprechend den Angaben des Herstellers. Ausstehende Impfungen der Grundimmunisierung werden mit IPV nachgeholt.

Impfung gegen	Kategorie*	Indikation bzw. Reiseziel	Anwendungshinweise (Beipackzettel beachten)
Poliomyelitis (Fortsetzung)	I	Für folgende Personengruppen ist eine Auffrischimpfung indiziert: → Reisende in Regionen mit Infektionsrisiko (die aktuelle epidemische Situation ist zu beachten, insbesondere die Meldungen der WHO) → Aussiedler, Flüchtlinge und Asylbewerber, die in Gemeinschaftsunterkünften leben, bei der Einreise aus Gebieten mit Polio-Risiko	Impfungen mit IPV, wenn die Impfungen der Grundimmunisierung nicht vollständig dokumentiert sind oder die letzte Impfung der Grundimmunisierung bzw. die letzte Auffrischimpfung länger als 10 Jahre zurückliegen. Personen ohne Nachweis einer Grundimmunisierung sollten vor Reisebeginn wenigstens 2 Dosen IPV erhalten.
	B	→ Personal der oben genannten Einrichtungen → Medizinisches Personal, das engen Kontakt zu Erkrankten haben kann → Personal in Laboratorien mit Poliomyelitis-Risiko	
	P	Bei einer Poliomyelitis-Erkrankung sollten **alle** Kontaktpersonen unabhängig vom Impfstatus ohne Zeitverzug eine Impfung mit IPV erhalten. Ein Sekundärfall ist Anlass für Riegelungsimpfungen.	Sofortige umfassende Ermittlung und Festlegung von Maßnahmen durch die Gesundheitsbehörde. Riegelungsimpfung mit IPV und Festlegung weiterer Maßnahmen durch Anordnung der Gesundheitsbehörden.
Röteln	I	Ungeimpfte Frauen oder Frauen mit unklarem Impfstatus im gebärfähigen Alter. Einmal geimpfte Frauen im gebärfähigen Alter.	Zweimalige Impfung – bei entsprechender Indikation mit einem MMR-Impfstoff. Einmalige Impfung – bei entsprechender Indikation mit einem MMR-Impfstoff.
	B	Ungeimpfte Personen oder Personen mit unklarem Impfstatus in Einrichtungen der Pädiatrie, der Geburtshilfe und der Schwangerenbetreuung sowie in Gemeinschaftseinrichtungen.	Einmalige Impfung – bei entsprechender Indikation mit einem MMR-Impfstoff.
Tetanus	S/A	Alle Personen bei fehlender oder unvollständiger Grundimmunisierung, wenn die letzte Impfung der Grundimmunisierung oder die letzte Auffrischimpfung länger als 10 Jahre zurückliegt. Eine begonnene Grundimmunisierung wird vervollständigt, Auffrischimpfung in 10-jährigem Intervall.	Erwachsene sollen die nächste fällige Tetanus-Impfung einmalig als Tdap-Kombinationsimpfung erhalten, **bei entsprechender Indikation als Tdap-IPV-Kombinationsimpfung.**
	P	Im Verletzungsfall (☞ Tab. 5.5).	

Impfung gegen	Kate-gorie*	Indikation bzw. Reiseziel	Anwendungshinweise (Beipackzettel beachten)
Tollwut	B	1. Tierärzte, Jäger, Forstpersonal u.a. Personen mit Umgang mit Tieren in Gebieten mit neu aufgetretener Wildtiertollwut. 2. Personen mit beruflichem oder sonstigem engen Kontakt zu Fledermäusen. 3. Laborpersonal mit Expositionsrisiko gegenüber Tollwutviren.	Dosierungsschema nach Angaben des Herstellers. Personen mit weiter bestehendem Expositionsrisiko sollten regelmäßig eine Auffrischimpfung entsprechend den Angaben des Herstellers erhalten. Mit Tollwutvirus arbeitendes Laborpersonal sollte halbjährlich auf neutralisierende Antikörper untersucht werden. Eine Auffrischimpfung ist bei <0,5 IE/ml Serum indiziert.
	R	Reisende in Regionen mit hoher Tollwutgefährdung (z.B. durch streunende Hunde).	
	P	Postexpositionell: bei Exposition durch ein tollwutverdächtiges Tier (☞ Tab. 5.4).	
Tuberkulose		Die Impfung mit dem derzeit verfügbaren BCG-Impfstoff wird nicht empfohlen.	
Typhus	R	Bei Reisen in Endemiegebiete.	Nach Angaben des Herstellers.
Varizellen	S	Ungeimpfte 9- bis 17-jährige Jugendliche ohne Varizellen-Anamnese.	2 Dosen nach Herstellerangabe.
	I	1. Seronegative Frauen mit Kinderwunsch. 2. Seronegative Patienten vor geplanter immunsuppressiver Therapie oder Organtransplantation. 3. Seronegative Patienten unter immunsuppressiver Therapie (s. spez. RKI-Empfehlung). 4. Empfängliche Patienten mit schwerer Neurodermitis. 5. Empfängliche Personen mit engem Kontakt zu den unter Punkt 2 bis 4 Genannten.	"Empfängliche Personen" bedeutet: anamnestisch keine Windpocken, keine Impfung und bei serologischer Testung kein Nachweis spezifischer Antikörper.
	B	Seronegatives Personal im Gesundheitsdienst, insbesondere in den Bereichen Pädiatrie, Onkologie, Gynäkologie/Geburtshilfe, Intensivmedizin und im Bereich der Betreuung von Immundefizienten sowie bei Neueinstellungen in Gemeinschaftseinrichtungen für das Vorschulalter.	
	P	**Empfehlung zur postexpositionellen Varizellen-Prophylaxe:** **Durch Inkubationsimpfung:** Bei ungeimpften Personen mit negativer Varizellen-Anamnese und Kontakt zu Risikopersonen ist eine postexpositionelle Impfung innerhalb von 5 Tagen nach Exposition* oder innerhalb von 3 Tagen nach Beginn des Exanthems beim Indexfall zu erwägen. Dies ist jedoch keine ausreichende Begründung für den Verzicht auf die Absonderung gegenüber Risikopersonen.	Durch **passive Immunisierung** mit Varizella-Zoster-Immunglobulin (VZIG): Die postexpositionelle Gabe von VZIG wird empfohlen innerhalb von 96 Stunden nach Exposition*, sie kann den Ausbruch einer Erkrankung verhindern oder deutlich abschwächen. Sie wird empfohlen für Personen mit erhöhtem Risiko für Varizellen-Komplikationen, dazu zählen:

Impfung gegen	Kategorie*	Indikation bzw. Reiseziel	Anwendungshinweise (Beipackzettel beachten)
Varizellen (Fortsetzung)		*Exposition heißt: → 1 Stunde oder länger mit infektiöser Person in einem Raum → *Face-to-face*-Kontakt → Haushaltskontakt	→ ungeimpfte Schwangere ohne Varizellen-Anamnese → immundefiziente Patienten mit unbekannter oder fehlender Varizellen-Immunität → Neugeborene, deren Mutter 5 Tage vor bis 2 Tage nach der Entbindung an Varizellen erkrankte. Für Applikation und Dosierung von VZIG sind die Herstellerangaben zu beachten!

Tab. 5.2: Indikations- und Auffrischimpfungen sowie andere Maßnahmen der Prophlaxe (Quelle: Impfempfehlungen der ständigen Impfkommission am Robert Koch-Institut, Epidemiologisches Bulletin 30, 2010 (Stand: August 2010). Es ist davon auszugehen, dass die Empfehlungen jährlich aktualisiert werden.
S = Standardimpfungen mit breiter Anwendung = Regelimpfung; SM = Standardimpfung für Mädchen; A = Auffrischimpfungen, I = Indikationsimpfungen für Risikogruppen bei individuell (nicht beruflich) erhöhtem Expositions-, Erkrankungs- oder Komplikationsrisiko sowie auch zum Schutz Dritter; B = Impfungen aufgrund eines erhöhten beruflichen Risikos, z.B. nach Gefährdungsbeurteilung entsprechend der Biostoffverordnung und dem G 42 und aus hygienischer Indikation; R = Reiseimpfungen; P= Postexpositionelle Prophylaxe/Regelschutzimpfungen bzw. andere Maßnahme der spezifischen Prophylaxe (Immunglobuline oder Chemoprophylaxe) bei Kontaktpersonen in Familie und Gemeinschaft.

5.8. Schutzimpfungen/Reisemedizin

5.8.1. Impfungen für Säuglinge, Kinder und Jugendliche

Der **Impfkalender für Säuglinge, Kinder und Jugendliche** (gemäß STIKO) umfasst Impfungen zum Schutz gegen:

- Diphtherie (D/d), Diphtherie (d) ist ein Impfstoff mit reduziertem Diphtherietoxoid-Gehalt, der zur Auffrischung ab einem Alter von 5-6 Jahren meist in Kombination mit Tetanustoxoid und Pertussis-Antigen verwendet wird.

- Pertussis (aP/ap), ein monovalenter Impfstoff steht nicht zur Verfügung (Kombination z.B. Tdap). Wegen des schweren Verlaufs des Keuchhustens im Säuglingsalter wird die Pertussis-Impfung auch im Säuglingsalter empfohlen.

- Tetanus (T)

- Haemophilus influenza Typ b (Hib), nur Grundimmunisierung, eine Auffrischung und eine Impfung ab einem Alter von 5 Jahren ist nicht erforderlich.

- Hepatitis B (HB), serologische Vor- und Nachtestungen wie bei beruflichen Risikogruppen (z.B. medizinischem Personal) sind in der Regel nicht notwendig; Sonderempfehlungen bei Neugeborenen von HBsAg-positiven Müttern.

- Humane Papillomviren (HPV), zum Schutz vor Gebärmutterhalskrebs für alle Mädchen zwischen 12 und 17 Jahren (Impfung mit 3 Dosen sollte möglichst vor dem ersten Geschlechtsverkehr abgeschlossen sein). Die Impfung schützt nur vor humanen Papillomviren Typ 16 und 18, die Früherkennungsmaßnahmen (Abstrichuntersuchungen) zum Gebärmutterhalskrebs können durch die Impfung nicht ersetzt werden. Die Einführung der Impfung 2007 ist nicht unumstritten. Der Impfstoff ist teuer, es stehen keine Langzeitbeobachtungen zur Verfügung und auch andere Virentypen der Papillomviren sind krebserregend.

- Poliomyelitis (IPV)

- Pneumokokken, Pneumokokken können Entzündungen von Hirnhaut, Lunge, Mittelohr, Nasennebenhöhlen verursachen. Die Pneumokokkenimpfung wird seit 2006 für Säuglinge und Kleinkinder von der STIKO empfohlen

- Meningokokken, Meningokokken können vor allem schwere bakterielle Hirnhautentzündungen hervorrufen. Bei den Meningokokken gibt es 13 Untertypen, von denen in Deutschland fast nur B und C vorkommen. Gegen die häufigste Serogruppe B (etwa 65 % der Meningokokken-

Infektionen) schützt die Impfung nicht. Infektionen mit der Serogruppe C nehmen zu und es wurden auch schwere Verläufe beschrieben. Für die Impfung gegen Meningokokken stehen monovalente (Serogruppe C), 2- (Serogruppen A, C) und 4-valente (Serogruppen A, C, W135, Y) Impfstoffe zur Verfügung. Die Menongokokkenimpfung gegen die Serogruppe C wird seit 2006 für Kleinkinder von der STIKO empfohlen. Jugendliche (Schüleraustausch), die für längere Zeit nach Ländern wie England, Spanien u.a. (Länder mit generellen Impfempfehlungen gegen Meningokokken C) reisen, wird die Impfung empfohlen.

- Masern, Mumps, Röteln (MMR) und Varizellen (MMRV), seit 2004 wird auch die Impfung gegen Windpocken generell für Säuglinge empfohlen; die Verbabreichung erfolgt entweder gleichzeitig mit der MMR Impfungen oder mindesten 4 Wochen nach der 1. MMR-Impfung oder in Kombination MMRV. Eine 2. MMRV bzw. MMR und V wird zur Schließung von Immunitätslücken empfohlen.

- Rotavirusinfektion (keine Standardimpfung), die Impfung gegen Rotaviruserkrankungen wird nur von einigen Bundesländern, aber nicht aber generell von der STIKO empfohlen. Rotaviruserkrankungen bei Säuglingen nehmen zu und stellen wegen der mit Durchfall verbundenen lebensbedrohlichen Flüssigkeits- und Elektrolytverlusten eine ernste Erkrankung dar. Es gibt 2 Schluckimpfstoffe, die an Säuglinge ab einem Alter von 6 Wochen verabreicht werden. Die Grundimmunisierung sollte bis zur 24. bis 26. Woche abgeschlossen sein.

- Influenza (keine Standardimpfung), bei Kindern mit schweren Erkrankungen (chronische Bronchitis, Herz-Kreislauf, Niere) kann ab dem 6. Lebensmonat eine Impfung vorgenommen werden.

Die Eliminierung der Masern ist ein wichtiges Ziel der Gesundheitspolitik. Das Ziel (WHO, RKI), Masern bis 2010 in der deutschsprachigen Region zu eliminieren, wurde nicht erreicht. Es hat erhebliche Masernausbrüche in den vergangenen Jahren, z.B. in Nordrhein-Westfalen gegeben. Eine Elimination ist erreichbar, wenn die Durchimpfungsrate gegen Masern bei Kindern >95 % erreicht. Deswegen wird zur Schließung von Immunitätslücken schon lange eine zweite MMR-Impfung ab 4 Wochen nach der ersten MMR-

Impfung empfohlen. Eine Altersbegrenzung für die MMR-Impfung besteht nicht. Grundsätzlich sind Impfstoffkombinationen zu bevorzugen. Antigenkombinationen sind verfügbar z.B. für D/Pa/IPV/HB/Hib-Impfstoff.

Der Impfkalender (Standardimpfungen) für Säuglinge, Kleinkinder und Jugendliche kann wie folgt im zeitlichen Verlauf zusammengefasst werden:

- **Grundimmunisierung gegen Tetanus (T), Diphtherie (D), Pertussis (aP), Haemophilus influenzae Typ b (Hib), Poliomyelitis (IPV), Hepatitis B (HB) und Pneumokokken:** Beginn mit dem vollendeten 2. Lebensmonat und 4 Impfungen (bzw. ggf. 3 Hib, IPV, HB) bis zum 11.-14. Monat; eine Wiederimpfung 10 Jahre nach der Impfung im Säuglings- und Kleinkindalter gegen Hepatitis B (Alter 9-17 Jahre) kann bei Risikogruppen erwogen werden, ist aber nicht generell empfohlen.

- **Grundimmunisierung gegen Meningokokken C ab dem vollendeten 12. Monat** (der Meningokokken-Konjugat-Impfstoff sollte nicht gleichzeitig mit Pneumokokken-Konjugat-Impfstoff oder MMR- und Varizellen oder MMRV-Impfstoff gegeben werden).

- **Impfung gegen humane Papillomviren bei Mädchen zwischen 12-17 Jahren** (Abschluss der 3 Impfungen vor dem ersten Geschlechtsverkehr).

- **Wiederholte Auffrischimpfungen gegen Tetanus, Diphtherie und Pertussis im Alter von 5-17 Jahren** (Vorschul- und Jugendalter), auch bei Pertussis ist die Dauer der Immunität mit etwa 10 Jahren gering, eine Neuinfektion ist auch bei Jugendlichen möglich und schließlich **eine Auffrischimpfung gegen Poliomyelitis vor dem 18. Lebensjahr**.

5.8.2. Standardimpfungen für Erwachsene und Senioren

Empfohlene Standardimpfungen für **Erwachsene** und **Senioren** sind **Auffrischimpfungen gegen Tetanus (T), Diphtherie (d) und Pertussis (ap)** (jeweils alle 10 Jahre: Tdap). Ggf. sind bei Impflücken Grundimmunisierungen vorzunehmen. Aus präventivmedizinischer Sicht, sollten Arztbesuche mehr zur Überprüfung des Impfstatus genutzt werden. Das gilt insbesondere im Rahmen der reisemedizinischen Beratung. Empfohlene Standardimpfungen für **Senioren** ab 60 Jahren sind die Impfung **gegen Pneumokokken** (bei bestimmten Indikationen auch weitere Wiederholungsimpfungen) und **gegen Influenza** (jährlich nach dem von der WHO empfohlenen aktuellen Impfstoff).

Bei **besonderen epidemischen** Situationen, wie z.B. der Ausbreitung der **Schweinegrippe (Influenza A/H1N1)** im Jahre 2009 gelten spezielle Empfehlungen. Gemäß WHO sollen folgende Personengruppen geimpft werden: **Mitarbeiter im Gesundheitswesen und öffentlichen Dienst, Schwangere und Menschen mit chronischen Erkrankungen** (Asthmatiker, Patienten mit chronischer Bronchitis, mit chronischen Herz-Kreislauf-Erkrankungen sowie solche mit Leber- und Nierenerkrankungen, Diabetiker, HIV-Infizierte, Menschen, die an Multipler Sklerose und schwerer Fettleibigkeit leiden).

5.9. Indikations- und Reiseimpfungen

Die Tab. 5.3 gibt die STIKO-Empfehlungen zu Indikations- und Auffrischimpfungen sowie anderer Maßnahmen der spezifische Prophylaxe wider (2010).

Weitere Impfungen können bei speziellen epidemiologischen Situationen bzw. Gefährdungen indiziert sein.

Auffrischungsimpfungen sind wegen der Abnahme des Impfschutzes bzw. bei hohem Infektionsrisiko in bestimmten Abständen erforderlich:

- Tetanus → nach 10 Jahren
- Poliomyelitis → nach 10 Jahren
- Diphtherie → nach 10 Jahren
- Gelbfieber → nach 10 Jahren
- Hepatitis B → nach 5-10 Jahren
- FSME → nach 3-5 Jahren
- Influenza → jährlich

Bei Exposition mit Hepatitis-B-haltigem Material (typischerweise Nadelstichverletzung) gibt die STIKO folgende Empfehlungen:

- **keine Maßnahmen notwendig,** wenn bei der exponierten Person Anti-HBs nach Grundimmunisierung ≥100 IE/l betrug und die letzte Impfung nicht länger als 5 Jahre zurückliegt oder wenn innerhalb der letzten 12 Monate ein Anti-HBs-Wert von ≥100 IE/l gemessen wurde (unabhängig vom Zeitpunkt der Grundimmunisierung)

- **sofortige Verabreichung einer Dosis Hepatitis-B-Impfstoff,** wenn die letzte Impfung 5-10 Jahre zurückliegt – selbst wenn Anti-HBs direkt nach Grundimmunisierung ≥100 IE/l betrug

- **sofortige Testung des Empfängers (Exponierten),** wenn Empfänger nicht bzw. nicht vollständig geimpft ist **oder** wenn Empfänger *"Low Responder"* ist (Anti-HBs nach Grundimmunisierung ≤100 IE/l) **oder** wenn der Impferfolg nie kontrolliert wurde **oder** wenn die letzte Impfung länger als 10 Jahre zurückliegt.

Das weitere Vorgehen in Abhängigkeit des Testergebnisses ist in Tab. 5.3 dargestellt.

Aktuell gemessener Anti-HBs-Wert	Erforderlich ist Gabe von	
	HB-Impfstoff	HB-Immunglobulin
≥100 IE/l	Nein	Nein
≥10 bis <100 IE/l	Ja	Nein
<10 IE/l	Ja	Ja
Nicht innerhalb von 48 h zu bestimmen	Ja	Ja

Tab. 5.3: Hepatitis B-Prophylaxe nach Exposition.

Die Tollwut ist wegen ihres in der Regel tödlichen Ausganges eine hinsichtlich der Schutzmaßnahmen sowie der Impfung besonders zu beachtende Erkrankung:

- Die Krankheit wird durch neurotrope Viren (Genus Lyssaviren; innerhalb der Lyssaviren existieren verschiedene Sero- und Genotypen; klassische Tollwut durch Rabiesvirus) verursacht.

- Die Tollwuterkrankung kommt weltweit in etwa 150 Ländern, insbesondere in Asien und Afrika vor.

- Weltweit sterben etwa 55.000 Menschen/Jahr (hohe Dunkelziffer) an Tollwut.

- Der Hund stellt aufgrund seines besonders engen Kontaktes zum Menschen die größte Gefahr dar (99% der Todesfälle an Tollwut werden durch Hunde hervorgerufen).

- Vereinzelt gibt es Hinweise auf eine Übertragung durch Fledermäuse.

- Der geimpfte Hund ist hinsichtlich der Gefahren, die von ihm ausgehen, dem ungeimpften gleichzustellen (außer wenn eine Immunität durch Antikörperbestimmung nachgewiesen wurde).

- Die klinischen Krankheitssymptome beim Tier sind sehr variabel, z.B. Unruhe oder Teilnahmslosigkeit, Agression oder Benommenheit, Lähmungen u.a.
- Auch von Impfflüssigkeiten beschädigter Impfstoffköder kann bei Kontamination ein Risiko ausgehen.
- Für in Deutschland lebende Personen bestehen erhöhte Infektionsrisiken fast ausschließlich bei Reisen in Länder mit endemischen Vorkommen der Tollwut (reisemedizinische Indikation; Trekkingtouren in entlegene Gebiete, Gefährdung durch streunende Hunde).
- Die orale Immunisierung von Füchsen hat in Deutschland und weiten Teilen Europas zu einer Ausrottung der Tollwut bei Wild- und Haustieren geführt.
- Eine Indikation für eine präexpositionelle Immunisierung besteht in Deutschland bei Tierärzten, Jägern, Forstpersonal u.a. Personen mit Tieren in Gebieten mit neu aufgetretener Wildtiertollwut sowie bei Personal mit engem Kontakt zu Fledermäusen.

> **Merke:**
> Wildtiere, welche die natürliche Scheu vor Menschen verloren haben und einen hilfsbedürftigen Eindruck machen, können an Tollwut erkrankt sein und dürfen deshalb nicht berührt werden. Sie reagieren bei Berührung häufig mit Beißen.

Das Tollwutvirus kann die intakte Haut nicht passieren, dringt jedoch über die Schleimhäute auch ohne Verletzung ein.

- Ein tollwutverdächtiges Tier darf nicht getötet, ein totes Tier nicht beseitigt werden, damit die Diagnose gestellt werden kann. Der Amtstierarzt entscheidet über weitere Maßnahmen.
- Erkrankungsverdächtige Tiere oder Tierkadaver oder mit infektiösem Speichel kontaminierte Gegenstände sind nur mit wasserundurchlässigen Handschuhen anzufassen. Kadaver von an Tollwut verendeten Tieren können längere Zeit infektiös bleiben. Direkte Sonneneinstrahlung tötet den Erreger ab.

Grad der Exposition	Art der Exposition		Immunprophylaxe (Beipackzettel beachten)
	Durch ein tollwutverdächtiges oder tollwütiges Wild- oder Haustier	Durch einen Tollwut-Impfstoffköder	
I	Berühren/Füttern von Tieren, Belecken der intakten Haut	Berühren von Impfstoffködern bei intakter Haut	Keine Impfung
II	• Nicht blutende, oberflächliche Kratzer oder Hautabschürfungen • Lecken oder Knabbern an der nicht intakten Haut	Kontakt mit der Impfflüssigkeit eines beschädigten Impfstoffköders mit nicht intakter Haut	Tollwut-Schutzimpfung
III	• Jegliche Bissverletzungen oder Kratzwunden, Kontakt von Schleimhäuten oder Wunden mit Speichel (z.B. durch Lecken) • Verdacht auf Biss oder Kratzer durch eine Fledermaus oder Kontakt der Schleimhäute mit einer Fledermaus	Kontamination von Schleimhäuten und frischen Hautverletzungen mit der Impfflüssigkeit eines beschädigten Impfstoffköders	Tollwut-Schutzimpfung und einmalig mit der ersten Impfung passive Immunisierung mit Tollwut-Immunglobulin (20 IE/kg KG)

Tab. 5.4: Postexpositionelle Tollwut-Immunprophylaxe (STIKO 2010).

- Im Laboratorium wird die Diagnose durch Fluoreszenzserologie im Tierversuch oder in der Zellkultur gestellt. Die histologische Untersuchung des Gehirns auf Negri-Körperchen hat an Bedeutung verloren.
- Bleibt das tollwutverdächtige Tier (Hund, Katze) unter amtstierärztlicher Aufsicht 10 Tage am Leben und zeigt es keine entsprechenden Symptome, kann eine Tollwutübertragung weitgehend ausgeschlossen werden.

Bei Verletzungen durch tollwütige oder tollwutverdächtige Tiere sind folgende Maßnahmen einzuleiten:

- gründliches Waschen und Ausspülen der Wunde mit fließendem Wasser und Seife
- anschließend Wunde mit alkoholischem Desinfektionsmittel (60-80 %) oder Iodtinktur desinfizieren
- behutsame, aber ausreichende Wundexzision
- unverzügliche Meldung einer Erkrankung, des Verdachtes einer Erkrankung und des Todes an Tollwut, jeder Verletzung eines Menschen durch ein tollwutkrankes oder -verdächtiges Tier sowie die Berührung eines solchen Tieres oder Tierkörpers an das Gesundheitsamt

> **Merke:**
> **Die Tollwutschutzimpfung ist bei gegebener Indikation unverzüglich durchzuführen.** Eine beim Menschen ausgebrochene Tollwuterkrankung hat eine Letalität von nahezu 100 %.

Die Empfehlung der postexpositionellen Tollwut-Immunprophylaxe ist in Tab. 5.4, die Tetanus-Immunprophylaxe im Verletzungsfall in Tab. 5.5 dargelegt.

Impfanamnese: Anzahl der erhaltenen Impfungen	saubere, geringfügige Wunden		andere Wunden[a]	
	DTaP/ Tdap	TIG	DTaP/ Tdap	TIG
unbekannt	ja	nein	ja	nein
0-1	ja	nein	ja	ja
2	ja	nein	ja	nein[b]
≥3	nein[c]	nein	nein[d]	nein

Tab. 5.5: Empfehlungen zur Tetanus-Immunprophylaxe im Verletzungsfall.
TIG = Tetanus-Immunglobulin; 250-500 IE, simultan mit DTaP bzw. Tdap.
DTaP/ = Kombinationsimpfstoff Diphtherie-Tetanus-Pertussis für Kinder unter 6 Jahren.
Tdap = Kombinationsimpfstoff Diphtherie-Tetanus-Pertsussis für Kinder über 6 Jahren und Erwachsene (wenn sie noch keine Tdap-Impfung im Erwachsenenalter erhalten haben) mit reduziertem Gehalt an Diphtherietoxoid und azellulärer Pertussiskomponente.
[a] tiefe, verschmutzte Wunde, Verletzung mit Gewebezertrümmerung, Eindringen von Fremdkörpern, schwere Verbrennungen und Erfrierungen, Gewebsnekrosen, septische Aborte.
[b] Ja, wenn seit der letzten Impfung mehr als 24 Stunden vergangen sind.
[c] Ja (1 Dosis), wenn seit der letzten Impfung mehr als 10 Jahre vergangen sind.
[d] Ja (1 Dosis), wenn seit der letzten Impfung mehr als 5 Jahre vergangen sind.

Bei Fernreisen gelten folgende **Impfindikationen,** welche zum individuellen Schutz empfehlenswert oder aufgrund internationaler Gesundheitsvorschriften (Gelbfieberimpfung) vorgeschrieben sind:

- **Cholera**
  Cholera ist eine durch *Vibrio cholerae* verursachte, durch kontaminiertes Wasser oder Lebensmittel übertragene Infektion des Dünndarms, die durch Enterotoxinbildung potenziell lebensbedrohlich ist. Die Prophylaxe beruht auf **Hygienemaßnahmen.** In Deutschland wurden in den letzten Jahren nur Einzelfälle importierter Erkrankungen gemeldet. Es steht ein Cholera-Schluckimpfstoff zur Verfügung. Er handelt sich um einen Totimpfstoff mit hitzeinaktivierten *Vibrio cholerae* und rekombinante Cholera-Toxin-B-Untereinheit. Eine 2 malige Schluckimpfung schützt für ca. 6 Monate bis 2 Jahre und bietet gleichzeitig auch eine gewisse Immunität

gegen das "cholera-like-Toxin" enterotoxischer *E. coli* (ETEC), einem der häufigen Erreger der Reisediarrhoe. Impfempfehlung bei engem Kontakt zur Bevölkerung in Endemiegebieten mit schlechten hygienischen Zuständen, z.B. in Flüchtlingslagern, Naturkatastrophen.

- **FSME (Frühsommermeningoenzephalitis)**
Die Übertragung der Viren erfolgt durch Zecken (Hauptaktivität Frühjahr). In Naturherden sind nur 0,05-1 % der Zecken infiziert. 20-30 % der von einer infizierten Zecke gestochenen Personen entwickeln nach einer Inkubationszeit von 2-3 Wochen "grippale Symptome". Bei weiteren ca. 10 % der Betroffenen kommt es zur ZNS-Beteiligung (Meningitis, Meningoencephalitis; Folgeschäden bei bis zu 7 % der Erkrankten, Letalität 1-2 %). Die Inzidenz steigt in Europa stark an. In Deutschland werden 200-500 Fälle pro Jahr gemeldet. Die Dunkelziffer ist hoch. FSME-Risikogebiete sind vor allem in Süddeutschland, Osteuropa und Österreich. Prävention durch Expositionsprophylaxe (Verhalten, Kleidung, Repellents, Zeckenkontrolle) und Impfung.

Impfschutz hält nach vollständiger Immunisierung (3 Impfstoffgaben) ca. 3-5 Jahre. Eine FSME-Impfung nach Zeckenstich (postexpositionelle FSME-Prophylaxe) ist nur sehr eingeschränkt empfehlenswert. Die Impfung schützt nicht vor der ebenfalls durch Zecken übertragene, häufiger vorkommende und weiter verbreitete Lyme-Borreliose. Empfehlung: nach Exposition, rasch nach Zecken suchen und sachgerecht entfernen.

- **Gelbfieber**
Durch Stechmücken übertragene Viren. Krankheit beginnt akut mit Fieber, Myalgien, Schüttelfrost, Kopfschmerzen und dauert 3-4 Tage. Bei etwa 15 % der Erkrankten entwickelt sich eine toxische Phase mit Multiorganbeteiligung und hoher Letalität. Einzige Impfung, die von der Weltgesundheitsorganisation für eine Ausreise aus bestimmten Ländern Mittel- und Südamerikas sowie Afrikas (zwischen 15° nördlicher und 15° südlicher Breite) als obligatorisch festgelegt ist. Sie wird für die Einreise in diese Länder empfohlen (Impfung ausschließlich in staatlich zu-

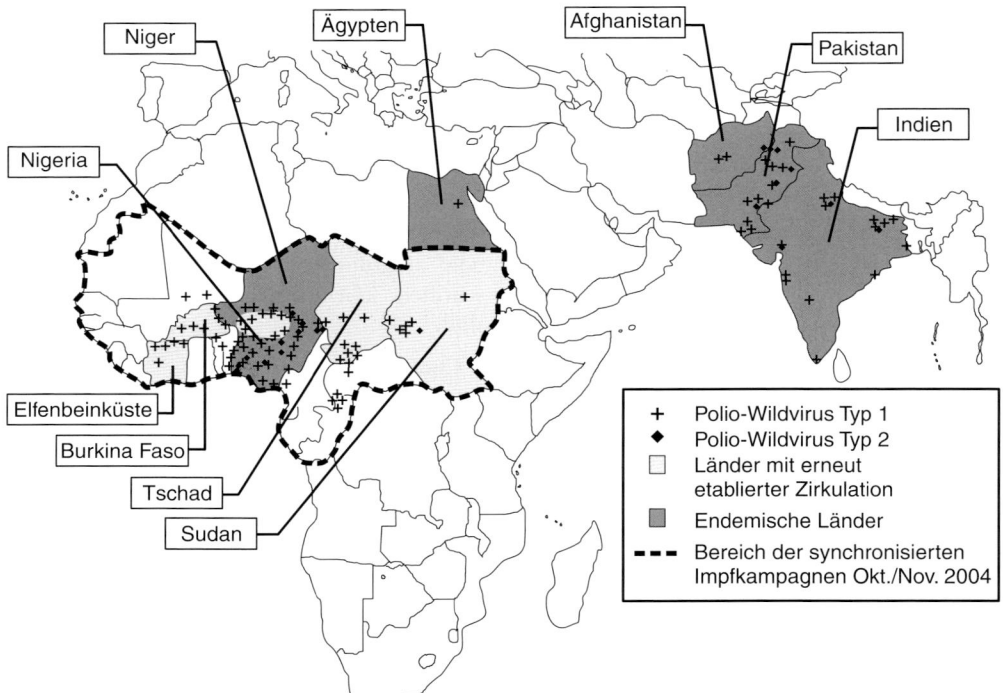

Abb. 5.2: Poliofälle, die vom 1.1. bis 28.9.2004 registriert wurden. Länder mit endemischem Vorkommen der Polio sowie Bereich der synchronisierten Impfkampagnen Ende 2004 (Quelle WHO, modifiziert).

gelassenen Impfstellen). Allergie gegen Hühnereiweiß beachten. Die Wirksamkeit der Impfung beginnt ca. 10 Tage nach der Impfung und hält >10 Jahre. Nach internationalen Gesundheitsbestimmungen Wiederimpfung alle 10 Jahre. Ferner allgemeine präventive Maßnahmen durch Expositionsprophylaxe.

- **Hepatitis A**
Reisende in Gebiete mit hoher HAV-Durchseuchung, besonders tropische und subtropische Länder.

- **Hepatitis B**
Reisende in HB-Endemiegebiete bei engen und intimen Kontakten zur einheimischen Bevölkerung. (Der Impferfolg kann durch die Bestimmung des Anti-HBsAG-Titers kontrolliert werden.)

- **Japanische Enzephalitis**
Seit 2009 in Deutschland zugelassener Totimpfstoff für Langzeitreisende in Endemiegebiete (Südostasien), speziell in ländliche Regionen und während der Regenzeiten.

- **Poliomyelitis**
Reisende in Regionen mit Infektionsrisiko. Die Situation im Jahre 2004 gibt Abb. 5.2. wieder.

- **Meningokokkenmeningitis**
Exponierte Personen, z.B. Entwicklungshelfer, vor Aufenthalten im Meningitisgürtel Afrikas sowie weiteren Endemiegebieten.

- **Typhus**
Reisende in Endemiegebiete, insbesondere Entwicklungsländer.

Weitere Einzelheiten sind der Tab. 5.3 zu entnehmen.

Merke:

Die **Gelbfieberimpfung** ist z.Z. die einzige von der Weltgesundheitsorganisation obligatorisch für bestimmte Länder Mittel- und Südamerikas sowie Afrikas festgelegte Impfung.
Die **Impfungen nach dem Impfkalender** sollten rechtzeitig vor Auslandsreisen durchgeführt werden.

5.10. Impfabstände

Es gelten folgende Prinzipien:

Maximalabstände für Schutzimpfungen gibt es in der Regel nicht (jede Impfung zählt). Bei bestehender Grundimmunisierung ist keine erneute Grundimmunisierung erforderlich

- Lebendimpfstoffe (Gelbfieber-, Masern-, Mumps-, Röteln-Impfstoff) können simultan verabreicht werden.
Werden Lebendimpfstoffe nicht simultan verabreicht, wird ein Mindestabstand von 1 Monat empfohlen (Voraussetzung: vollständiges Abklingen der Impfreaktion, keine Impfkomplikationen).

- Bei Schutzimpfungen mit Totimpfstoffen sind keine Abstände zu anderen Impfungen, auch zu solchen mit Lebendimpfstoffen erforderlich. Impfreaktionen vorausgegangener Impfungen sollten vor erneuter Impfung vollständig abgeklungen sein.

Merke:

Lebendimpfstoffe können **simultan oder im Abstand von 4 Wochen** verabreicht werden.
Bei Impfstoffen aus inaktivierten Erregern oder Toxoiden sind **keine Abstände** zu anderen Impfungen erforderlich.
Allgemeine Kontraindikationen bei allen aktiven Impfungen sind akute Erkrankungen einschließlich Inkubation und Rekonvaleszenz.

5.11. Reisemedizin

5.11.1. Nahtourismus

Beim **Nahtourismus** sind vor allem **gesundheitliche Gefährdungen** möglich durch

- kontaminierte Badegewässer (☞ Kap. 9.)
- ungenügende Campinghygiene

Beim **Camping** ist zu beachten, dass eine gute Trinkwasserversorgung sowie hygienisch einwandfreie Sanitäreinrichtungen, Abwasser- und Abfallbeseitigungsanlagen zur Verfügung stehen. Die Schädlingsbekämpfung (vorwiegend gegen Nager, Insekten) muss gesichert sein. Leichtverderbliche Lebensmittel sollten nicht ohne Kühlung in den Zelten gelagert werden.

5.11.2. Ferntourismus

5.11.2.1. Allgemeine hygienische Bedeutung

Fernreisen in warme Länder, vor allem **tropische Regionen,** können gesundheitliche Gefahren beinhalten, bei welchen neben der Reise selbst, die Klimasituation des Reiseortes, die dort bestehenden örtlichen Gesundheitsgefahren (z.B. Vorkommen biologischer Vektoren, Wasser- und Abwassersituation) und auch der örtliche Stand der Entwicklung des Gesundheitswesens zu berücksichtigen sind. Außerdem ist der Gesundheitszustand des Fernreisenden zu beachten. Ggf. muss eine ärztliche Untersuchung und Beratung erfolgen. Medikamente des persönlichen Bedarfs sind im Handgepäck mitzunehmen. Mögliche Gesundheitsgefahren bei Fernreisen werden zusammenfassend in Abb. 5.3 dargestellt.

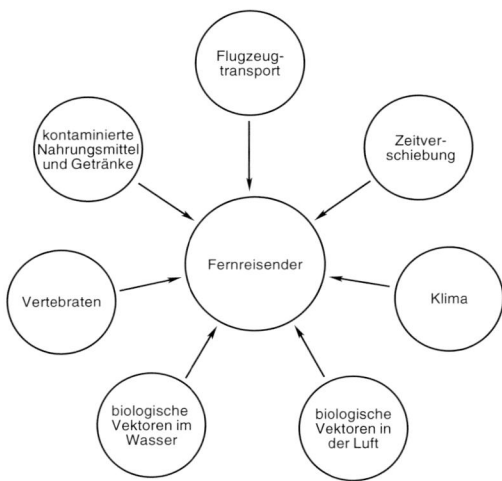

Abb. 5.3: Gesundheitsgefahren bei Fernreisen, insbesondere in tropische Regionen.

5.11.2.2. Transport im Flugzeug

Beim **Transport im Flugzeug** sind folgende Probleme zu beachten:

In Verkehrsflugzeugen besteht kein voller Druckausgleich. Der Innendruck ist so geregelt, dass er bei einer Flughöhe von 10.000 m dem Druck entspricht, der in 2000 m Höhe herrscht. Durch das hierdurch bedingte Absinken des Sauerstoffpartialdruckes der Kabinenluft kann es bei Passagieren mit Vorerkrankungen des kardiopulmonalen Systems zu Verschlechterungen des Gesundheitszustandes kommen. Bei Schwellungen im Bereich der Tuba auditiva (Eustachii) bzw. bei Verschluss des äußeren Gehörganges treten z.T. Ohrenschmerzen auf.

- Das lange beengte Sitzen begünstigt eine Hämostase mit Gefahr der Thrombose *("Economy Class Syndrome")*. Prophylaktisch sollten hier isometrische Übungen durchgeführt werden
- Eine zu geringe Frischluftzufuhr bei der Kabinenlüftung sowie ungenügende Filter können zur Übertragung aerogener Infektionen beitragen
- Ein Einsatz von Schädlingsbekämpfungsmitteln im Flugzeug (z.B. zur Malariaprophylaxe), könnte bei besonders empfindlichen Personen zu Gesundheitsstörungen führen.

5.11.2.3. Zeitverschiebung *("Jet-lag-Syndrom")*

Transkontinentale Flüge über mehrere Zeitzonen stören den Biorhythmus empfindlich, da die meisten physiologischen und mentalen Vorgänge nach einer "inneren Uhr" im 24-Stunden-Rhythmus ablaufen. Bei Störung der Schlaf-Wach-Phasen kann es zu einer Verminderung der unspezifischen Resistenz gegen Infektionskrankheiten kommen. Ein Flug nach Westen wird vom Organismus besser verkraftet als ein Flug nach Osten, weil der Rhythmus etwas über 24 Stunden liegt.

Zur Verringerung der Auswirkungen der transmeridianen Desynchronisierung *("Jet-lag-Syndrom")* ist zu empfehlen, den Schlaf-Wach-Rhythmus bereits rechtzeitig vor Reisebeginn um 2-3 Stunden zu verschieben, um sich schneller an die neue Zeit zu gewöhnen. An den ersten Tagen sollten größere Ruhephasen berücksichtigt werden. Die Anpassung an den neuen Schlaf-Wach-Rhythmus kann u.U. eine Woche und länger dauern.

5.11.2.4. Klimaeinflüsse

Die **Klimaeinflüsse** sind durch folgende Faktoren charakterisiert:

- große Hitze → Wasser- und Salzverlust, Gefahr von Hitzekollaps und Hitzschlag
- z.T. erhöhte Luftfeuchtigkeit → wird besonders bei hohen Lufttemperaturen schlecht vertragen ("Schwüle")
- z.T. beträchtliche Temperaturunterschiede zwischen Tag und Nacht → Erkältungserscheinungen insbesondere in hochgelegenen Gebieten
- z.T. Aufenthalt in ungewohnten klimatisierten Räumen → *"Sick Building Syndrome"* (☞ Kap. 15.)

- starke UV-Einstrahlung → Verbrennungsgefahr

▶ Schutzmaßnahmen

- ärztliche Untersuchung und Beratung zur Tropentauglichkeit
- Sonnenschutz (Behausung, Bäume, Kleidung, Schirm, Sonnenschutzcremes oder -öle mit hohem Lichtschutzfaktor), Dauer von Sonnenbädern nur langsam steigern

5.11.2.5. Schwimmen und Baden

Die größte Gefahr beim Schwimmen und Baden in tropischen Gebieten besteht in der Übertragung von Zerkarien und der Entstehung einer Schistosomiasis (Bilharziose).

Die für den Menschen bedeutsamsten Trematodeninfektionen sind die verschiedenen Formen der Schistosomiasis. Man rechnet mit ca. 200 Millionen Infizierter auf der Welt. Die verschiedenen Entwicklungsstadien und unterschiedliche Menge der abgelegten Eier bestimmen den Krankheitsverlauf. Frühe Zeichen sind juckende Hauterscheinungen (Zerkariendermatitis), Hämaturie, Fieber u.a.. Schwere chronische Verläufe können Pneumonitis, Leber- und Milzerkrankungen, Kolitis und ein erhöhtes Blasenkrebsrisiko bewirken. Durch Bewässerungsprojekte und Dammbauten, welche für die Zwischenwirte günstige Bedingungen schaffen, ist die Tendenz noch steigend.

Die erwachsenen 1-2 cm langen Würmer geben in großer Zahl mit Stuhl und Urin Eier, in denen sich eine Larve, das Mirazidium, befindet, an die Umwelt ab. Im Süßwasser schlüpft das Mirazidium und schwimmt im Wasser, bis es in eine geeignete Schnecke eindringt und dort ein neues Stadium, die Sporozyste, bildet. Hieraus entsteht ein weiteres Larvenstadium, die Zerkarie, die über das Wasser mit einem Wirt in Berührung kommt. Dabei heften sich die Zerkarien an Haut und Schleimhäute, dringen in den Organismus ein und es entwickeln sich die Saugwürmer (Schistosoma), welche paarweise ("Pärchenegel") in den Venen des Bauchraumes und kleinen Beckens leben (*S. haematobium, S. japonicum, S. mansoni*).

▶ Schutzmaßnahmen

- kein Baden oder Waschen in Binnengewässern
- Benutzen von Schwimmbecken mit gechlortem Wasser

- Schwimmen im Meer (an Stellen wo keine gesundheitliche Gefährdung durch Abwasser besteht). An bestimmten Küstenregionen empfiehlt sich das Tragen leichten Schuhwerks zum Baden (Schutz vor Korallen, Seeanemonen, Stachelhäutern, Schalentieren und ggf. giftigen Fischen)

5.11.2.6. Insekten und übertragbare Krankheiten

Eine Vielzahl von **Arthropoden** (Gliederfüßler) können **übertragbare Krankheiten** verbreiten, z.B.

- Anopheles-Mücken → Malaria
- Tsetse (Glossina)-Fliegen → Schlafkrankheit (Afrikanische Trypanosomiasis)
- Aedes aegypti → Gelb- und Denguefieber
- Phlebotomus-Mücken → Leishmaniasis (viszerale Form: Kala-Azar, Orientbeule) (Sandmücken)
- Raubwanzen → Chagas-Krankheit (Südamerikanische Trypanosomiasis)
- Flöhe → Pest
- Läuse, Zecken → Rückfallfieber
- Flöhe, Läuse → Fleckfieber
- Zecken → Lyme-Borreliose, FSME

▶ Schutzmaßnahmen

- Schutzimpfungen
- Malariaprophylaxe
- geeignete Kleidung, die insbesondere nach Sonnenuntergang Arme und Beine bedecken sollte
- Einreiben mit insektenabwehrenden Mitteln (Repellents)
- Schlafen in geschützten Räumen
- Moskitonetze (ggf. mit Insektiziden imprägniert) über das Bett spannen
- Anwendung von Insektenvertilgungsmitteln

5.11.2.7. Gesundheitsgefahren durch Vertebraten

Folgende **Gesundheitsgefahren durch Vertebraten** (Wirbeltiere) bestehen u.a.:

- Hunde, Katzen, Wildtiere → Tollwut
- Schlangen → Vergiftung
- Mäuse, Ratten → hämorrhagisches Fieber, Pest

▶ Schutzmaßnahmen

- Tetanusschutzimpfung
- nur gegen Tollwut geimpfte Haustiere mitnehmen

- keine Kontakte zu Tieren
- Schutz der Unterkünfte vor Nagern
- feste Schuhe (Stiefel als Schutz vor Schlangen und Insektenstichen) tragen
- Wunden sofort mit Wasser und Seife reinigen
- nach Schlangenbissvergiftung Schlangenserum applizieren lassen
- nach Exposition Tollwutschutzimpfung sowie ggf. Tetanusauffrischungsimpfung

5.11.2.8. Gesundheitsgefährdung durch Nahrungsmittel

20-40 % aller Fernreisenden erkranken an einer **Diarrhoe**. Neben den in unseren Breiten vorkommenden durch Lebensmittel übertragenen Infektionen, Toxi-Infektionen und Intoxikationen (☞ Kap. 16.10-16.14.) sind u.a. Erkrankungen mit folgenden Erregern zu beachten:

- *Vibrio cholerae*
- *Trichinella spiralis*
- *Entamoeba histolytica*
- Hepatitis-A- und Hepatitis-E-Viren
- *Salmonella typhi und paratyphi* A, B und C
- Shigellen
- ▶ Schutzmaßnahmen
- bei Indikation Impfung gegen Typhus, Paratyphus und Cholera
- kein Leitungswasser trinken, Zähne mit Mineralwasser putzen (evtl. Wasser abkochen)
- keine Eiswürfel in die Getränke geben lassen
- kein ungekochtes Fleisch essen
- besondere Vorsicht bei Speisen mit Remouladen und Mayonnaisen
- offenes Speiseeis vermeiden
- kein ungeschältes, ungekochtes Obst und Gemüse essen, das Waschen auch mit desinfizierenden Zusätzen ist unsicher
- zum Geschirrspülen nur abgekochtes Wasser verwenden

Merke:

Infektionen durch verunreinigtes Bade- und Trinkwasser und verunreinigte Lebensmittel sind eine der Hauptursachen für die hohe Morbidität und Mortalität in tropischen Ländern. Bei Reisen in tropische Länder nichts essen, was nicht gebraten, gekocht oder geschält wurde: *"Boil it, cook it, peel it, or forget it!"*

- bei Durchfallerkrankungen: Ersatz von Flüssigkeit und von Elektrolyten (z.B. viel lauwarmen Tee mit einem Teelöffel Salz pro Liter trinken; Elektrolytlösungen), Antidiarrhoika (schnelle Besserung von Beschwerden, aber Ausscheidung von Krankheitserregern behindert)

5.11.2.9. Malariaprophylaxe

Aktuelle Informationen zur Malaria gibt die DTG (Deutsche Gesellschaft für Tropenmedizin; www.dtg.mwn.de).

Malaria, HIV/AIDS und Tuberkulose sind global betrachtet die am weitesten verbreiteten Infektionserkrankungen, von denen besonders die Entwicklungsländer betroffen sind.

Überträger der Malaria sind blutsaugende Moskitos (Anopheles-Mücken), welche überwiegend in der Dämmerung und nachts stechen.

Folgende **Malariaarten und -erreger** kommen vor:

- Malaria tertiana → *Plasmodium vivax* und *P. ovale*
- Malaria quartana → *Plasmodium malariae*
- Malaria tropica → *Plasmodium falciparum*

Am schwersten ist der Verlauf der Malaria tropica. Innerhalb von wenigen Tagen kann es zum Tode des Infizierten insbesondere durch eine Gehirnbeteiligung (zerebrale Malaria) kommen. Das Risiko einer Malaria hängt von vielen Faktoren ab. Dazu gehören:

- vorherrschende Plasmodienarten
- Häufigkeit infizierter Vektoren (Anophelesmücken)
- Vorkommen von Resistenzen
- Jahreszeit
- Aufenthaltsdauer
- Reiseart

Empfehlungen, die für alle Reisenden gelten, sind nur eingeschränkt möglich. Auch das konsequente Einhalten der hier genannten Empfehlungen kann keinen absolut sicheren Schutz vor einer Malaria bieten, jedoch das Infektions- und Erkrankungsrisiko erheblich senken. Vor Reiseantritt sollte eine fachkompetente Beratung (Reisemedizinische Zentren, Tropenmedizinische Institute, Hygiene-Institute u.a.) erfolgen. Der Reisende sollte über das Malariarisiko an den Aufenthaltsorten während der Reise und über die Bedrohlichkeit der Erkrankung informiert sein. Reisende sollten zudem wissen, dass auch noch Monate nach Rückkehr bei Fieber oder anderen unklaren Krankheitssymptomen unbedingt und unverzüglich ärztlicher Rat gesucht werden muss. Eine wirksame Impfung gegen Malaria wird auch in naher Zukunft nicht zur Verfügung stehen. Die komplizierte Struktur der Plasmodien und ihr komplexer Lebenszyklus erschweren die Entwicklung eines Impfstoffes.

Wesentliche Schutzmaßnahmen vor Malaria bestehen in:

- der Vermeidung vor Insektenstichen = **Expositionsprophylaxe**
- der Einnahme von Malaria-Medikamenten = **Chemoprophylaxe** (☞ Tab. 5.6)

Die **Expositionsprophylaxe** umfasst:

- Anwendung von Moskitonetzen
- Einreiben unbedeckter Hautstellen mit mückenabweisenden Mitteln (Repellents mit den Wirkstoffen DEET (z.B. Nobite® Haut) oder Bayrepel (z.B. Autan®)

Medikament (Handelsname)	Prophylaxe	Notfallmäßige Selbstbehandlung
Artemether/Proguanil [1] (Riamet®)	nicht geeignet	80 mg/480 mg (=4 Tbl.) initial, nach 8 h weitere 4 Tbl., dann 2 × tgl. je 4 Tbl. an Tag 2 und 3 (entspricht insg. 24 Tbl.)
Atovaquon/Proguanil [1] (Malarone®)	250 mg/100 mg (=1 Tbl.) pro Tag, 1-2 Tage vor bis 7 Tage nach Aufenthalt im Malariagebiet (Erwachsene mit >40 kg KG; max. Aufenthaltsdauer: 28 Tage)	1000 mg/400 mg (=4 Tbl.) als Einmaldosis an 3 aufeinanderfolgenden Tagen bei >40 kg KG. Spezielle Empehlungen für Kinder
Atovaquon/Proguanil (Malarone® Junior)	62,5 mg/25 mg (=1 Tabl.). Kinder ab 11-20 kg KG: 1 Tbl./Tag, 21-30 kg KG: 2 Tbl./Tag, 31-40 kg KG: 3 Tbl./Tag. (Max. Aufenthaltsdauer 28 Tage)	Spezielle Empehlungen für Kinder
Chloroquin (Resochin®, Weimerquin®, Chloroquin®)	300 mg Chloroquin-Base (=2 Tbl. Resochin®) pro Woche; bei über 75 kg KG: 450 mg pro Woche (Kinder: 5 mg/kg KG pro Woche) 1 Woche vor bis 4 Wochen nach Aufenthalt im Malariagebiet	600 mg Base (=4 Tbl. Resochin®) (Kinder: 10 mg/kg KG), 6, 24 und 48 Stunden nach Therapiebeginn: je 300 mg (Kinder: je 5 mg/kg KG)
Doxycyclin (diverse Monohydrat-1H$_2$O-Präparate)	100 mg pro Tag (Kinder ab 8 Jahren: 1,5 mg Salz/kg KG pro Tag), 1-2 Tage vor bis 4 Wochen nach Aufenthalt im Malariagebiet	Nicht geeignet
Mefloquin [2] (Lariam®)	250 mg (=1 Tbl.) pro Woche (Kinder ab 3. Lebensmonat über 5 kg KG: 5 mg/kg KG pro Woche), 1-3 Wochen vor bis 4 Wochen nach Aufenthalt im Malariagebiet	Initial 750 mg (=3 Tbl.), nach 6-8 h weitere 500 mg (=2 Tbl.); falls >60 kg KG: nach weiteren 6-8 h weitere 250 mg (=1 Tbl.) (Kinder ab 3. Lebensmonat >5 kg KG: 15 mg/kg KG und 6-24 h später 10 mg/kg KG)
Proguanil [3] (Paludrine®)	200 mg pro Tag (Kinder: 3 mg/kg KG pro Tag)	Nicht geeignet

Tab. 5.6: Übersicht zur Malariaprophylaxe (Quelle DTG, Stand 2009). Empfehlungen der DTG werden regelmäßig aktualisiert (www.dtg.org)
[1] Einnahme mit Mahlzeit oder Milchprodukten zur jeweils gleichen Tageszeit; [2] Bei erstmaliger Mefloquin-Prophylaxe kann auch 2-3 Wochen vor Abreise begonnen werden; [3] Nur in Kombination mit Chloroquin für besondere Personengruppen empfohlen.

- zusätzliche Verwendung von Insektenvertilgungsmitteln (Insektiziden) in Aerosolen, Verdampfern, Räucherspiralen *("mosquito coils")* u.ä. sowie zur Imprägnierung von Moskitonetzen und Kleidungsstücken bietet einen zusätzlichen Schutz. Die Kombination von imprägnierter Kleidung (Wirkstoff Permethrin z.B. in Nobite® Kleidung) mit einem Repellent bietet den höchstmöglichen Schutz gegen Moskitos und Zecken
- Tragen von hautbedeckender, heller Kleidung
- Aufenthalt in mückensicheren Räumen (Klimaanlage, Fliegengitter)
- Beobachtung der *Anopheles*-Mücken; *Anopheles* sitzt mit dem Körper schräg zur Wand, *Aedes* und *Culex* parallel (☞ Abb. 5.4)

Die konsequente Anwendung der Maßnahmen zur Vermeidung von Insektenstichen kann das Risiko einer Malaria, aber auch von anderen durch Arthropoden übertragenen Erkrankungen (z.B. Dengue-Fieber) erheblich verringern.

Die Expositionsprophylaxe gegen die vorwiegend nacht- und dämmerungsaktiven Anophelesmücken ist angesichts der Resistenzentwicklung bei der Chemoprophylaxe besonders wichtig. Vor allem bei Säuglingen und Kleinkindern ist sie sehr effektiv durchführbar (z.B. Moskitonetz über dem Bett).

Die medikamentöse Vorbeugung (**Chemoprophylaxe**) der Malaria ist erschwert durch die Verbreitung von Resistenzen, die – nach Region und Ausmaß unterschiedlich – bereits gegen jedes der zur Verfügung stehenden Antimalariamittel möglich sind. Auf der Malariakarte (☞ Abb. 5.5) ist der Einsatz der verschiedenen Malariamedikamente dargestellt. Auch strikte Befolgung der jeweils aktuellen Empfehlungen der Medikamentenprophylaxe kann keinen 100 %igen Schutz bieten. Von besonderer Bedeutung ist die Resistenz von *Plasmodium falciparum*, dem Erreger der Malaria tropica, gegen Chloroquin (z.B. Resochin®), die vor allem in Asien sowie in Afrika südlich der Sahara und im Amazonasbecken vorkommt. Auch Resistenzen gegen Sulfonamid/Pyrimethamin-Kombinationen (z.B. Fansidar®) und andere Mittel (häufig als sog. "Multiresistenzen") haben erheblich zugenommen; gegen Chinin, Mefloquin, Atovaquon und Artemisinine sind sie noch selten. Einige Antimalariamittel sind jedoch nicht zur Prophylaxe geeignet oder mit dem Risiko erheblicher Nebenwirkungen belastet.

Eine **Chemoprophylaxe** ist bei Reisen in Malariagebiete mit **hohem Übertragungspotential grundsätzlich empfehlenswert** und kann das Risiko auch in Regionen mit multiresistenten Malaria-tropica-Erregern nach wie vor wesentlich reduzieren.

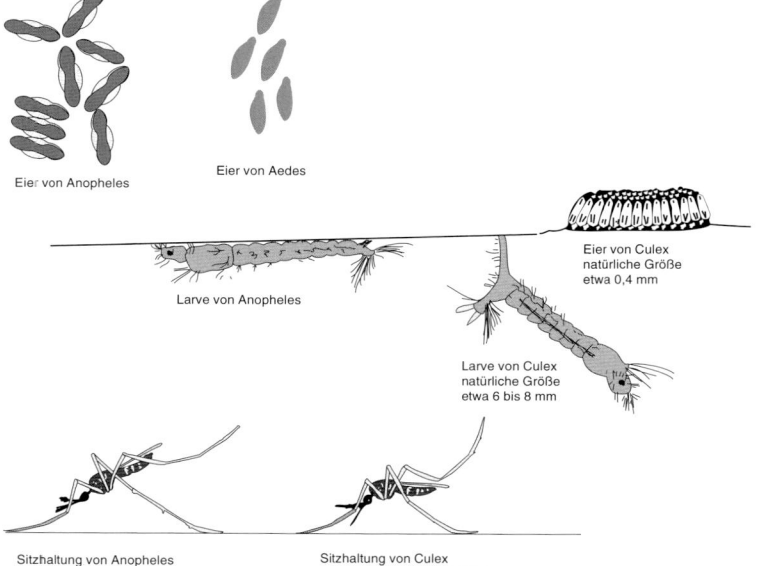

Eier von Anopheles

Eier von Aedes

Larve von Anopheles

Eier von Culex
natürliche Größe
etwa 0,4 mm

Larve von Culex
natürliche Größe
etwa 6 bis 8 mm

Sitzhaltung von Anopheles

Sitzhaltung von Culex
natürliche Körpergröße 6 mm

Abb. 5.4: Entwicklungsstadien von Stechmücken.

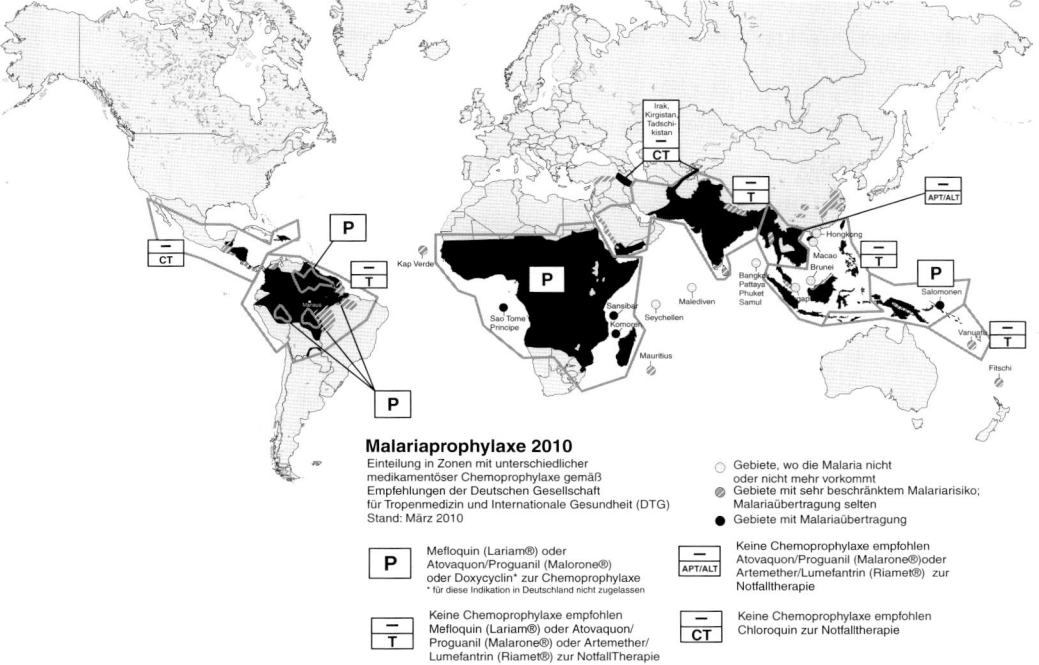

Malariaprophylaxe 2010
Einteilung in Zonen mit unterschiedlicher
medikamentöser Chemoprophylaxe gemäß
Empfehlungen der Deutschen Gesellschaft
für Tropenmedizin und Internationale Gesundheit (DTG)
Stand: März 2010

○ Gebiete, wo die Malaria nicht
   oder nicht mehr vorkommt
◉ Gebiete mit sehr beschränktem Malariarisiko;
   Malariaübertragung selten
● Gebiete mit Malariaübertragung

| P | Mefloquin (Lariam®) oder Atovaquon/Proguanil (Malarone®) oder Doxycyclin* zur Chemoprophylaxe
* für diese Indikation in Deutschland nicht zugelassen |

| APT/ALT | Keine Chemoprophylaxe empfohlen Atovaquon/Proguanil (Malarone®)oder Artemether/Lumefantrin (Riamet®) zur Notfalltherapie |

| — T | Keine Chemoprophylaxe empfohlen Mefloquin (Lariam®) oder Atovaquon/ Proguanil (Malarone®) oder Artemether/ Lumefantrin (Riamet®) zur NotfallTherapie |

| — CT | Keine Chemoprophylaxe empfohlen Chloroquin zur Notfalltherapie |

Abb. 5.5: Malariaprophylaxe 2010 nach DTG (www.dtg.org/uploads/media/Malariakarte_2010.de).

Wenn in Gebieten mit niedrigem oder mittlerem Malariarisiko keine regelmäßige Chemoprophylaxe durchgeführt wird, sollte die therapeutische Dosis eines Reservemittels mitgeführt werden, das bei malariaverdächtigen Symptomen und nicht erreichbarer ärztlicher Hilfe eingenommen wird (notfallmäßige Selbstbehandlung oder *"Standby"*). Dies sollte jedoch nur eine Notfallmaßnahme bis zum Erreichen ärztlicher Hilfe darstellen. Die alleinige Mitnahme eines Malariamedikamentes zur eventuellen notfallmäßigen Selbstbehandlung ohne prophylaktische Medikamenteneinnahme kommt ebenfalls in Betracht bei bekannter Unverträglichkeit einer Chemoprophylaxe.

Die Entscheidung über die Art der Malariaprophylaxe muss anhand des konkreten Reisezieles sowie der Reisezeit, der Reisedauer und des Reisestils vom Arzt individuell getroffen werden, unter Berücksichtigung von Vorerkrankungen, Unverträglichkeiten und Medikamenteneinnahme.

Bei Krankheitszeichen ist zu beachten:

• Bei Auftreten von Fieber ab dem 7. Tag nach Einreise in ein Malariagebiet ist sofort ein Arzt zu konsultieren. Wurde das Gebiet bereits verlassen, ist der Arzt darauf hinzuweisen, dass Aufenthalt in einem Malariagebiet bestand

• Charakteristische Malariasymptome sind:
  - Fieberanstieg unter heftigem Schüttelfrost auf 40-41°C
  - mehrere Stunden anhaltendes hohes Fieber
  - Temperaturabfall unter starkem Schweißausbruch
  - in Abständen von meist 48 h (Malaria tertiana) bzw. 72 h (Malaria quartana) erneut Fieberschübe mit Schüttelfrost und Schweißausbruch

• Da jedoch vor allem die Malaria tropica oft uncharakteristisch verläuft, sollte **bei allen fieberhaften Erkrankungen im Zusammenhang mit einem Aufenthalt in Epidemiegebieten an Malaria gedacht werden**

• Die Sofortbehandlung mit dem "Standby-Medikament" sollte erst nach einer Arztkonsultation durchgeführt werden. Wenn kein Arzt zur Verfügung steht, ist eine Selbstbehandlung nur als kurzfristige Notmaßnahme bei Malariaverdacht durchzuführen (Gefahr toxischer Wirkungen)

• Spätrezidive sind noch bis zu 3 Jahren nach Verlassen des Epidemiegebietes möglich

Die verfügbaren Malaria-Schnelltests haben eine rasche, aber eingeschränkte Aussagekraft. Anwendungsfehler können ein falsches Ergebnis nach sich ziehen. Bei jedem Malariaverdacht, unabhängig von einem Testergebnis, sollte ärztlicher Rat eingeholt werden.

5.11.2.10. Sexuell übertragbare Krankheiten

In einigen Ländern besteht eine **erhöhte Infektionsgefahr für sexuell übertragbare Krankheiten** durch

- häufigeres Vorkommen sexuell übertragbarer Krankheiten in vielen tropischen Ländern im Vergleich zu Zentraleuropa. Während die HIV-Prävalenz in Deutschland bei 0,1 % liegt, wurden für Thailand 1,5 %, für Haiti 5,6 %, für Kenia 6,7 %, für Südafrika 21,5 % und für Zimbabwe 24,6 % berichtet. Weltweit sind 5-7 % der Bevölkerung Hepatitis-B-Virusträger, in Deutschland 0,4-0,7 %. In China und Zentralafrika sind es bis 20 %. In Afrika leiden 6-14 % der Erwachsenen an einer unbehandelten Syphilis. In Deutschland betrug 2008 die Inzidenzrate der Syphilis 3,9 Erkrankungsfälle pro 100.000 Einwohner. Die Gonorrhoe ist in Fernost und Ostafrika besonders häufig.
- die z.T. leichte Bereitschaft von Touristen und der einheimischen Bevölkerung, flüchtige Intimkontakte einzugehen sowie durch
- blutverschmutzte, unsterile Kanülen und Spritzen und andere hautdurchdringende Instrumente

▶ Schutzmaßnahmen

- Vermeiden von Sexualkontakten mit flüchtigen Bekanntschaften und mit hochpromiskuitiven Personen (Personen mit häufigem Partnerwechsel)
- Schutz mit Kondomen
- keine Benutzung kontaminierter Injektionsnadeln und Spritzen. Wenn eine Injektion unbedingt erforderlich ist, sollte gewährleistet sein, dass die Nadeln und Spritzen ordnungsgemäß sterilisiert wurden (Notbehelf 20 min auskochen in Wasser), oder aus einer sterilen Verpackung stammen. Zumindest Personen, die ständiger Injektionen bedürfen (z.B. Diabetiker), sollten eine ausreichende Anzahl steriler Spritzen und Nadeln für den Reisebedarf mitnehmen

- bei unbedingt erforderlichen Bluttransfusionen HIV-getestete Präparate verlangen
- Verzicht auf Tätowieren, Ohrlochstechen oder anderweitiges Durchtrennen der Haut

5.11.2.11. Pesterkrankungen

In den letzten Jahrzehnten sind in Deutschland keine Pestfälle vorgekommen. Mögliche bioterroristische Anschläge mit Pestbakterien haben die Erkrankung wieder in den Blickpunkt gerückt. Hierfür werden viele Eigenschaften des Erregers wie hohe Infektiosität, Letalität, Stabilität, fehlende natürliche Immunität beim Menschen, kurze Inkubationszeiten, leichte Verfügbarkeit des Erregers, leichte Anzucht und Verbreitung von Pestsuspensionen als Aerosol herangeführt. Die Pest kommt endemisch in Afrika, Amerika und Asien vor. Nach Angaben der WHO traten 2003 in 9 Ländern 2.118 Pestfälle, davon 98,7 % in Afrika mit 182 Todesfällen auf. Die Verbreitung der Pesterkrankungen korreliert mit den Naturherden.

▶ Erreger

Yersinia (Y.) *pestis,* gramnegatives, bekapseltes nichtsporenbildendes Stäbchen aus der Familie der Enterobacteriaceae. Ein wichtiger Virulenzfaktor ist das 110 Kb große Plasmid (pFra). Es kodiert für ein Oberflächenkapsel-Protein, das Fraktion-1-Antigen. Diese wirkt der Phagozytose durch Makrophagen entgegen. *Y. pestis* kann sich in eingetrocknetem Sputum, in den Fäkalien von Flöhen oder im Erdreich längere Zeit (bis zu 7 Monaten) am Leben halten. Der Organismus ist nicht anspruchsvoll und kann sich zwischen −2-45°C vermehren. Der Pesterreger wird leicht durch hohe Temperaturen und Desinfektionsmittel abgetötet.

▶ Infektionsquelle

Wildlebende Nagetiere, besonders Ratten und deren Flöhe als Zwischenwirte.

▶ Übertragung

Stich infizierter Flöhe: Nager mit infektiösen Rattenflöhen → Übertragung der *Y. pestis* durch **Rattenflöhe** auf den Menschen (Regurgitation des Vormageninhaltes beim Saugversuch) → Entstehung der Beulenpest → durch systemische Ausbreitung über den Blutweg Entwicklung einer Lungenpest.

Kontakt mit infizierten Tieren (Jäger, Fallensteller), direkter Kontakt oder Kontakt von Flöhen mit erregerhaltigem Material wie Sekrete von Infektionsherden, Eiter, respiratorische Sekrete (bei der Lungenpest), Blut.

Aerogene Übertragung von *Y. pestis*, Anwendung im Rahmen terroristischer Angriffe denkbar.

Direkte Übertragung von Mensch zu Mensch durch Tröpfcheninfektion ist bei der primären Lungenpest möglich; Menschen spielen aber im längerfristigen Überlebenszyklus des Pesterregers keine Rolle.

▶ Inkubationszeit

Beulenpest → 2-6 Tage (sehr selten bis 13 Tage)
Lungenpest → 1-2 Tage

Sehr hoher Kontagionsindex

▶ Krankheitszeichen

• **Verdachtsfall:**
  - **akute hochfieberhafte Erkrankungen**, Leukozytose (>40.000 Leukozyten/µl), zunehmende Beeinträchtigung des Allgemeinzustandes

  und

  - schmerzhafte Schwellung von Lymphknoten (vor allem inguinal, axillar oder zervikal = **Beulenpest**)

  oder

  - schwere (hämorrhagische) Bronchitis oder Pneumonie bzw. radiologischer Nachweis einer Pneumonie = **Lungenpest**

  oder

  - septische Allgemeininfektionen ohne sichtbare Lymphadenitis (**Pestsepsis**)

  und

  - möglicher Kontakt mit infizierten Nagern oder Flöhen oder mit Menschen während eines Aufenthaltes in einem bekannten Naturherd bzw. Infektionsgebiet (innerhalb einer Woche vor Einsetzen der Symptomatik)

• **Bestätigte Diagnose:**
  - typische Krankheitszeichen (s.o.)

  und

  - direkter Erregernachweis (mikroskopisch, kulturell; Nukleinsäure-Nachweis; Antigen-Nachweis F-1-Kapselantigen durch Fluoreszenzmikroskopie) in Blut, Eiter, Sputum oder Lymphknotenpunktat (nur in speziellen Labors mit der Sicherheitsstufe BSL 3)

  - indirekter serologischer Nachweis (deutliche Änderung zwischen zwei Proben beim Anti-F1-IgG-Antikörpernachweis)

▶ Therapie

Schnelle Einleitung einer Antibiotikatherapie (z.B. Streptomycin, Gentamycin). Trotz Behandlung beträgt die Letalität 10 %.

▶ Prävention und Bekämpfungsmaßnahmen

Isolierung von Patienten mit Verdacht auf Pest-Erkrankung in einem Infektiologischen Kompetenzzentrum mit Isolierstation (Quarantäne). **Medizinisches Personal** sollte beim Umgang mit Pestkranken bzw. -verdächtigen Masken der Schutzstufe 3P, Einmal-Kleidung, Einmal-Handschuhe und Augenschutz tragen.

In Endemiegebieten ist die Bekämpfung von Ratten und Flöhen bei Menschen von wesentlicher Bedeutung. Eine präexpositionelle Chemoprophylaxe (z.B. mit Ciprofloxacin oder Doxycyclin) ist nur in Ausnahmefällen (z.B. Pflegepersonen von Personen, die an Lungenpest erkrankt sind) sinnvoll. Impfstoffe mit allerdings begrenzter Schutzdauer und vielen unerwünschten Wirkungen sind beispielsweise in den USA und Russland zugelassen. Sie stehen nur in begrenztem Umfang zur Verfügung. Rekombinante Subunit-Impfstoffe sind in der Entwicklung. Eine Eradikation der Pesterkrankung ist zurzeit wahrscheinlich nicht möglich.

Maßnahmen bei Ausbrüchen, insbesondere nach bioterroristischen Attacken umfassen u.a. Absperrung kontaminierter Gebiete, Ausstattung der Einsatzkräfte mit HEPA Feinstaubmasken *(high efficiency particulate air)* und Chemoprophylaxe.

Krankheitsverdacht, die Erkrankung sowie de Tod sind namentlich zu melden.

Merke:

Fernreisen in warme Länder, insbesondere tropische Regionen können **gesundheitliche Gefahren** beinhalten, bei welchen neben der Reise selbst die Zeitverschiebung, die Klimasituation, die Verbreitung von Infektionserregern durch Insekten und durch sonstige Tiere, Wasser von Binnengewässern sowie Nahrungsmittel und Getränke eine Bedeutung haben. Die Untersuchung auf Reisetauglichkeit, individuell vorbeugende Maßnahmen, Impfungen einschließlich einer wirksamen Malariaprophylaxe sind wichtige Maßnahmen, um Infektionen zu vermeiden.

5.12. Epidemiologie reiseassoziierter infektionsbedingter Erkrankungen

Folgende Zusammenfassung gibt einen Überblick zu reiseassoziierten infektionsbedingten Erkrankungen:

▶ Malaria

Die Malaria-Erkrankung ist in Deutschland bedeutend. Ca. 500 Fälle werden jährlich gemeldet (Inzidenz 0,7/100.000 für 2008), die klinischen Verläufe sind meist schwerwiegend. Vereinzelte Sterbefälle kommen vor. Ein klarer Trend ist nicht erkennbar (☞ Abb. 5.6). Nahezu 90 % davon werden aus Afrika importiert. Am häufigsten wurde *Plasmodium falciparum* (Erreger der Malaria tropica) diagnostiziert. Die meisten Patienten hatten keine oder eine ungeeignete Chemoprophylaxe vorgenommen. Die häufigsten Symptome sind Fieber (>90 % der Fälle), Kopfschmerzen, muskuloskeletale Beschwerden und Müdigkeit. Zwei wesentliche Punkte zur Verbesserung der Situation sind:

• eine qualifizierte reisemedizinische Beratung
• richtige Bewertung von verdächtigen Symptomen und daraus abzuleitenden Maßnahmen

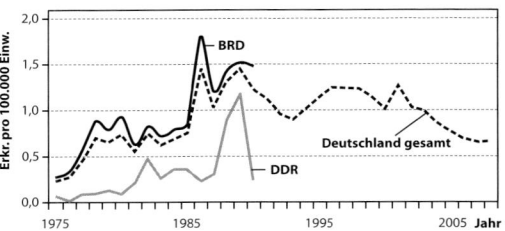

Abb. 5.6: Gemeldete Malariaerkrankungen in Deutschland nach Jahren, 1975-2008 (Zahlen des Statistischen Bundesamtes bis 2000; IfSG-Meldedaten des RKI ab 2001). Quelle: Epidemiologisches Bulletin 39/2009.

▶ Shigellose (Bakterienruhr)

Über 500 Fälle werden jährlich gemeldet (Inzidenz 0,7/100.000 für 2008). Im Jahre 2008 wurden 28 % der Fälle in Deutschland erworben, 19 % aus Ägypten importiert.

▶ Typhus abdominalis, Paratyphus

Über 50 Fälle werden pro Jahr übermittelt. Mehr als die Hälfte der Infektionen werden importiert (Indien, Türkei u.a.).

▶ Dengue-Fieber

Das Dengue-Virus wird durch Stechmücken übertragen. Im Jahre 2008 wurden 273 Fälle (Inzidenz 9 Fälle/100.000 Reisende 2007) übermittelt. Die häufigsten Infektionsländer waren Thailand und Indien.

Aus tropenmedizinischen Einrichtungen in Deutschland werden weniger als 50 Fälle jährlich an nicht meldepflichtigen Infektionen wie Schistosomiasis (Bilharziose) (Infektion durch Sauwürmer) und Leishmaniose (Protozoeninfektion, Überträger Schmetterlingsmücken, *sandflies*) berichtet.

Folgende weitere Infektionskrankheiten wurden vereinzelt übermittelt: Cholera, Fleckfieber (meist über Zecken übertragene Rickettsien), Läuserückfallfieber (meist über Kleiderläuse übertragene Borrelien) und Lepra. Fälle von virusbedingtem hämorrhagischen Fieber (Ebola-, Gelbfieber-, Lassa-, Marburg-Virus) wurden 2001-2008 nicht übermittelt.

Internet

www.rki.de/
Robert Koch-Institut

www.dtg.mwn.de/
Deutsche Gesellschaft für Tropenmedizin

www.fit-for-travel.de

www.auswaertiges-amt.de

www.crm.de

www.tropenmedzin.de

www.cdc.gov

www.who.int

Literatur und Rechtsvorschriften

1. Mitteilungen der Ständigen Impfkommission am Robert Koch-Institut: Empfehlungen der Ständigen Impfkommission (STIKO) am Robert Koch-Institut, Epidemiologisches Bulletin 30:279-298 (2010)

Grundbegriffe und Untersuchungs- methoden der Umweltmedizin und Umwelthygiene

6. Grundbegriffe und Untersuchungsmethoden der Umweltmedizin und Umwelthygiene

6.1. Umweltbelastung

Unter einer **Umweltbelastung** versteht man
- die von einer Quelle ausgehenden **Emissionen**
  - Stoffabgaben (z.B. Luftverunreinigungen) und/oder
  - Energieabgaben (z.B. Geräusche, Erschütterungen, Licht, Wärme, Strahlen)
- welche als **Immissionen** und **Kontaminationen** einwirken auf
  - die Umweltmedien (Wasser, Boden, Luft)
  - Menschen, Tiere, Pflanzen, damit auch Lebensmittel oder
  - Sachen
- und Gefahren, nachteilige Wirkungen oder Belästigungen hervorrufen können

Schadstoffe sind in der Umwelt vorkommende Stoffe oder Stoffgemische, welche bei Eintrag in Ökosysteme oder bei der Aufnahme durch lebende Organismen oder an Sachgütern nachteilige Wirkungen hervorrufen können. Da der Begriff **Schadstoff** streng genommen auch von der Dosis abhängt, wird auch der wertneutrale Begriff **Fremdstoff** verwendet.

Gefahrstoffe sind gefährliche Chemikalien. Sie werden entsprechend ihrer spezifischen gefährlichen Eigenschaften nach dem Chemikaliengesetz (☞ Kap. 11.2.) für gefährliche Stoffe und Zubereitungen gekennzeichnet (z.B. giftig, gesundheitsschädlich, ätzend, reizend, sensibilisierend, explosionsgefährlich, brandfördernd, krebserzeugend, fortpflanzungsgefährdend oder umweltgefährlich). Die Verwendung von Stoffen kann je nach deren spezifischen Eigenschaft auch eingeschränkt oder verboten werden.

Jegliche Art der Abgabe von Stoffen, Energien und Strahlen an die Umgebung durch eine bestimmte Quelle wird als **Emission** bezeichnet. Häufig handelt es sich dabei um die Abgabe von Schadstoffen bzw. Schadenergien (ionisierende Strahlung wie Alpha- oder Gammastrahlen, nicht ionisierende Strahlung wie UV-Strahlung, elektromagnetische Wellen, Schallwellen und chemische Verbindungen). **Immission** ist die Einwirkung der genannten Schadstoffe bzw. Schadenergien auf den Organismus. Der Begriff Emission beinhaltet zum einen den Vorgang, dass immissionsverursachende Stoffe oder Energieabgaben (z.B. Schallwellen) den Bereich der Entstehungsstelle überschreiten, zum anderen den immissionsverursachenden Stoff oder die Energieabgabe selbst beim Zeitpunkt ihres Übertrittes aus dem Bereich der Entstehungsstelle (☞ Kap. 13.1.-13.3.).

Die **Höhe der Immissionen** (☞ Kap. 13.1.) in der Luft bzw. der **Kontaminationen** auf und in der belebten und unbelebten Umwelt **hängen ab von** (☞ auch Abb. 6.1)
- der Quantität und Qualität (z.B. physikalische Eigenschaften, Stabilität) der Emissionen
- der Zeitdauer der Abgabe der Schadstoffe
- den Emissionsbedingungen (z.B. Schornsteinhöhe)
- den Ausbreitungsbedingungen (z.B. unterschiedliche Verteilung [Verdünnung] durch die Wetterlage [z.B. Windstärke, Luftfeuchtigkeit und -temperatur] und Möglichkeiten der Ablagerung, Ausgasung und Auswaschung)
- Bindungsfähigkeit der Immissionen an den spezifischen Ablagerungsorten (z.B. an Bodenpartikel)

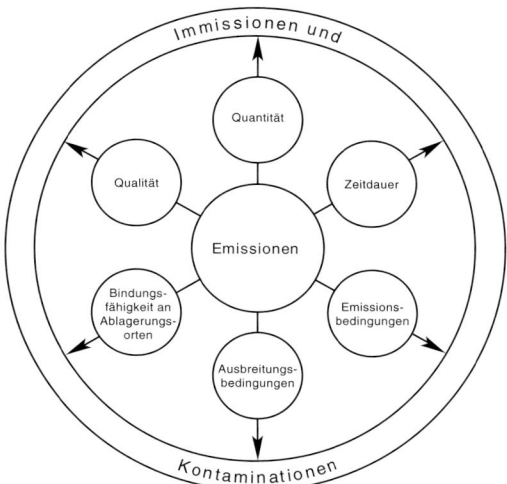

Abb. 6.1: Einflussfaktoren auf die Höhe der Immissionen und Kontaminationen.

6.2. Aufnahme und Ausscheidung von Stoffen (Toxikokinetik)

6.2.1. Aufnahme, Metabolismus, Verteilung

Die **Exposition** des Menschen gegenüber Immissionen und Kontaminationen erfolgt über die Luft, Lebensmittel, Wasser, Boden, Gegenstände (auch Bauprodukte und Textilien) sowie Tiere und Pflanzen (☞ Abb. 6.2).

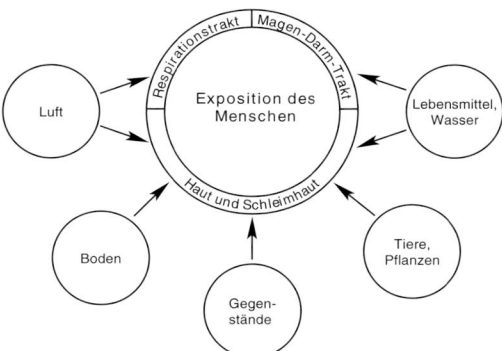

Abb. 6.2: Exposition des Menschen durch Immissionen und Kontaminationen.

Die **Aufnahme eines Stoffes** in den Organismus ist abhängig von der

- Qualität (physikalische und chemische Eigenschaften, pH-Wert)

- vorhandenen Menge und Konzentration
- Art der Exposition (z.B. Luft, Wasser, Lebensmittel, Boden, Gegenstände, Tiere, Pflanzen)
- Aufnahme (Resorption) durch das Körperorgan, mit dem der Stoff in Kontakt steht:
  - **Respirationstrakt**
    Über den Respirationstrakt werden Gase, Dämpfe und Partikel aufgenommen. Gase mit hoher Wasserlöslichkeit (z.B. Formaldehyd) werden im oberen Atemtrakt aufgenommen, bei geringer Wasserlöslichkeit (Ozon) dringen die Gase tief in die Alveolen ein. Ähnliches gilt für Dämpfe, allerdings können durch Agglomeration größere Partikel entstehen, die nur den oberen Respirationstrakt erreichen. Größere Staubpartikel (>10 µm) werden bereits im Nasen-Rachen-Raum zurückgehalten. Die Flimmerepithelien transportieren Partikel, die in den Bronchialbereich gelangt sind, mit dem Bronchialsekret nach oben, wo sie z.T. verschluckt werden und dann den Magen-Darm-Trakt erreichen können. Gesundheitlich relevant sind besonders Feinstäube (inhalierbare <10 µm, lungengängige <2,5 µm und ultrafeine Partikel <0,1 µm). Je kleiner die Teilchen sind, desto tiefer können sie in den besonders empfindlichen Alveolen deponiert werden. Die bis zu 100 m² große Oberfläche der Lungenalveolen bietet den in der Luft enthaltenen Stoffen eine günstige Möglichkeit, nahezu vollständig durch nur zwei Zellschichten direkt zu den Blutgefäßen und ins Blut zu gelangen. Lipidlösliche Stoffe können bereits in den oberen Atemwegen aufgenommen werden.
  - **Magen-Darm-Trakt**
    Die große resorbierende Oberfläche (120 m²) und gute Blutversorgung erleichtert eine Stoffaufnahme. Die unterschiedlichen pH-Werte in den verschiedenen Abschnitten des Magen-Darm-Traktes sowie die Menge der aufgenommenen Nahrung beeinflussen die Aufnahme der Stoffe. Vor der Verteilung über den großen Kreislauf kann eine Metabolisierung und damit eine Veränderung der Stoffe bereits in der Darmwand und in der Leber erfolgen *(First-pass-Effekt)*. Für die Umweltmedizin ist die orale Aufnahme die wichtigste Expositionsroute. So werden wichtige Fremdstoffe wie Dioxine und Furane zu über 90 % oral aufgenommen. Die orale Aufnahme erfolgt über

die Aufnahme von Fremdstoffen über die Nahrung, das Trinkwasser und bei Kleinkindern zusätzlich durch Hand-zu-Mund-Aktivitäten über die direkte Ingestion von Staub- und Bodenpartikeln.

- Haut

  Durch die gute Barrierefunktion der intakten Haut (Fläche 1,7 m²) können nur lipidlösliche Stoffe, welche länger mit der Haut in Berührung sind, aufgenommen werden. Zu häufiges und intensives Waschen entfernt die Fettschicht und oberflächliche Teile der Hornschicht, wodurch das Eindringen von Chemikalien begünstigt wird.

- Konjunktiva

  Aufnahme vor allem wasserlöslicher Luftschadstoffe

Die Aufnahme und Resorption wird durch den toxikokinetischen Parameter **"Bioverfügbarkeit"** charakterisiert.

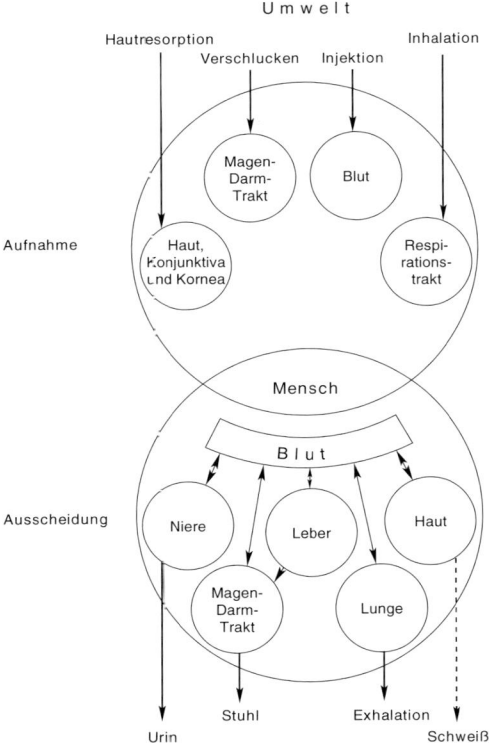

Abb. 6.3: Aufnahme und Ausscheidung von Stoffen durch den Menschen.

> **Merke:**
>
> Die **Aufnahme von Stoffen** erfolgt durch
>
> - den **Respirationstrakt**
> - den **Magen-Darm-Trakt**
> - die **Haut** nur wenig (meist unverändert)
> - die **Konjunktiva** und Kornea vor allem bei wasserlöslichen Luftschadstoffen (z.B. PAN, PBN [☞ Kap. 12.4.3.])

Metabolismus: Die meisten körperfremden Stoffe werden durch Fremdstoff-metabolisierende Enzyme verändert (toxifiziert und detoxifiziert). Viele Fremdstoffe werden in der Leber transformiert. Es werden Phase-I- (Veränderungen durch Oxidation, Reduktion, Hydrolyse) und Phase-II-Metabolisierung (Konjugatbildung mit Glucuronsäure, Schwefelsäuren oder Aminosäuren) unterschieden. Ziel dieser Vorgänge ist die Verbesserung der Ausscheidung durch Erhöhung der Polarität und Hydrophilität. Während der Phase-I-Reaktionen entstehen häufig hoch reaktive Intermediate, die mit Proteinen und der DNA reagieren können. In diesem Falle wird von einer Giftung (Toxifizierung) gesprochen. Genetische Polymorphismen der Fremdstoff-metabolisierenden Enzyme werden für die unterschiedliche Empfindlichkeit von Individuen (**Suszeptibilität**) gegenüber komplexen chemischen Gemischen von Chemikalien verantwortlich gemacht.

Die **Verteilung** der Stoffe im Organismus ist abhängig von deren Eigenschaften:

- lipidlösliche Stoffe: gute Aufnahme in die Zellen
- wasserlösliche Stoffe: schlechte Aufnahme in die Zellen

Die Verteilung wird durch den toxikokinetischen Parameter "Verteilungsvolumen" beschrieben.

> **Merke:**
>
> Die **Hauptaufnahme von Schadstoffen** durch den Menschen erfolgt über die Luft (Atemwege) sowie Lebensmittel (Magen-Darm-Trakt).
> **Lipidlösliche Stoffe** reichern sich in den Organen je nach Fettgehalt an und verbleiben länger im Organismus als wasserlösliche.

6.2.2. Ausscheidung

Die **Ausscheidung** der Stoffe im Organismus erfolgt (☞ auch Abb. 6.3)

- durch die Nieren:
  - leichte Eliminierung wasserlöslicher Stoffe
  - Eliminierung vieler lipidlöslicher Stoffe nach Metabolisierung zu wasserlöslichen Folgeprodukten
  - geringe Eliminierung stark proteingebundener Stoffe
  - Ausscheidung wenig wasserlöslicher Stoffe durch aktive Transportmechanismen der Tubuluszellen
- durch die Leber:
  - Ausscheidung über die Gallenwege in den Darm nach Verbindung mit Transportmolekülen z.B. Glucuronsäure
  - Spaltung in den Darmwegen
- durch den Darm
- durch die Lunge:
  - Alkohol
  - Lösungsmittel
- durch die Haut

Die Ausscheidung bzw. Elimination wird durch die toxikokinetischen Parameter "Clearance und Halbwertszeit" charakterisiert.

6.3. Wirkungen und Wirkungs- schwellen

Aufgenommene Schadstoffe verursachen nicht notwendigerweise eine Wirkung bzw. Schadwirkung. Von einer Wirkung wird gesprochen, wenn eine Veränderung der normalen physiologischen Prozesse messbar, fühlbar oder auf sonstige Weise erkennbar ist. Diese Veränderung kann sofort oder verzögert eintreten und sowohl kurz- wie langdauernd bzw. bleibend sein. Man spricht von einem **adversen Effekt**, wenn dieser nachteilig oder schädlich ist. Die Abgrenzung von nicht-adversen, ggf. tolerablen Effekten ist schwierig.

Die Wirkung eines Stoffes ist im Wesentlichen von seiner Dosis abhängig, d.h. die Wahrscheinlichkeit der Wirkung sowie deren Stärke nehmen mit der Dosis zu. Dieser Zusammenhang ist auch unter dem Begriff **Dosis-Wirkungs-Beziehung** oder Dosis-Wirkungs-Kurve bekannt. Eine zentrale Grundlage für die Festlegung von Grenzwerten ist die Annahme, dass es für einzelne Stoffe (außer für kanzerogene bzw. mutagene Stoffe) jeweils eine Dosis gibt, unterhalb derer auch bei lebenslanger Aufnahme keine Wirkung beobachtet wird bzw.

nicht erwartet werden kann. Hierfür wird der Begriff **"Wirkungsschwelle"** verwendet. Die Wirkungsschwelle wird üblicherweise in Tierversuchen ermittelt. Die höchste Dosis ohne beobachtbare schädliche Wirkung wird als **NOAEL** *(No Observed Adverse Effect Level)* bezeichnet. Der **Schwellenwert ist abhängig** von

- den Abwehrmechanismen des Körpers
- der Redundanz (Auftreten von klinisch und paraklinisch fassbaren Symptomen erst, wenn bereits eine größere Zahl von Zellen eines Organs geschädigt ist)
- der Spezies (Tier, Mensch)
- den individuellen Besonderheiten bei der Metabolisierung und Elimination von Fremdstoffen (z.B. Vorgeschädigte)

> **Merke:**
> **Mutagene und Kanzerogene** besitzen keinen Schwellenwert (☞ Kap. 7.).

Für die Auslösung **allergener Reaktionen** kann ebenfalls keine Wirkungsschwelle angegeben werden, da die Empfindlichkeit für Sensibilisierungsreaktionen individuell stark unterschiedlich ist. Die Konzentration liegt hierbei weit unter der, welche toxische Wirkungen erzeugt. Die Prävalenz allergischer Erkrankungen hat in den letzten Jahrzehnten deutlich zugenommen. Neben genetischen Einflüssen spielen qualitative und quantitative Veränderungen der Allergenexposition sowie möglicherweise auch Umweltschadstoffe eine Rolle. Diskutiert wird auch, dass ein früherer Kontakt zu viralen, bakteriellen oder parasitären Allergenen über eine komplexe Immunmodulation das Risiko eine allergische Erkrankung zu erleiden, verringert (Hygienehypothese).

> **Merke:**
> Die **Zunahme allergischer Reaktionen** in der Bevölkerung ist ein Ausdruck der großen Zahl potenzieller Allergene in der Umwelt.

In der Bevölkerung gibt es **Personengruppen unterschiedlicher Empfindlichkeit** gegenüber Umweltexpositionen. Besonders sensitive Gruppen sind z.B. Kinder, Schwangere (hinsichtlich des ungeborenen Kindes; pränatale Belastung) und Personen mit chronischen Atemwegserkrankungen sowie eingeschränkter Leberfunktion. Diese Variabilität wird u.a. durch einen hohen Sicherheitsfaktor bei der Grenzwertfestlegung berücksichtigt. Das Spektrum der biologischen Reaktion zeigt gemäß dieser unterschiedlichen Empfindlichkeit eine Pyramidenform (☞ Abb. 6.4).

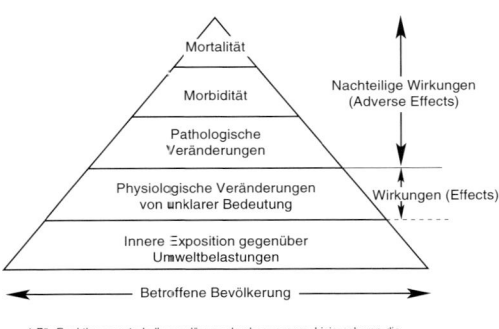

* Für Reaktionen unterhalb der dünnen durchgezogenen Linie nehmen die Nachweismöglichkeiten mit verbesserter Messmethodik stark zu

Abb. 6.4: Spektrum biologischer Reaktionen auf Umweltbelastungen.

Kombinationswirkungen können dann auftreten, wenn mehrere gleichzeitig einwirkende Stoffe die gleichen Zielorgane oder biochemischen Funktionen beeinflussen. Die Wirkung kann sich verdoppeln oder vervielfachen, wenn zwei oder mehrere Stoffe entsprechender Wirkung in vergleichbaren Wirkkonzentrationen vorhanden sind. Liegen z.B. drei Stoffe in Mengen von je $1/1000$ der Wirkkonzentration vor, so verdreifacht sich das Wirkpotential. Eine Wirkkonzentration könnte jedoch erst erreicht werden, wenn 1000 entsprechend wirkende Stoffe vorhanden sind. Neben der additiven Wirkung treten aber auch überadditive Wirkungen auf. So verursachen Tetrachlorkohlenstoff und Alkohol in bestimmten Mengen Leberschädigungen. Wirken beide Stoffe zusammen, erhöht sich die leberschädigende Wirkung überadditiv (Wirkungsverstärkung durch Hemmung der Entgiftung). Überadditive Wirkungen sind nur dann festzustellen, wenn die vorhandenen Einzelstoffe in dem Bereich ihrer Wirkkonzentration vorliegen. Wenn ungenügende toxikologische oder epidemiologische Daten vorhanden sind, wird synergistischen Faktoren durch Anwendung eines Sicherheitsfaktors Rechnung getragen.

6.4. Risikoeinschätzung und Grenzwertfestlegungen

Grenzwerte (auch Umweltstandards genannt) sind Höchstmengen oder -konzentrationen, die in Stoffen oder Medien einen zulässigen vom unzulässigen Konzentrationsbereich unterscheiden. Hoheitliche Grenzwerte werden in Gesetzen, Verordnungen und Verwaltungsvorschriften festgelegt. Nicht zwingend einzuhalten sind dagegen Empfehlungen, Richtwerte, sofern sie nicht in rechtsverbindliche Regeln überführt sind (z.B. MAK-Werte). Grenzwerte können nicht jedes Risiko ausschließen. Über sie wird unter Berücksichtigung wissenschaftlicher Annahmen und Abschätzungen im weitesten Sinne politisch entschieden, d.h. unterschiedliche Ziele und Interessen fließen in die Entscheidung ein. Oftmals werden jedoch von Experten vorgeschlagene Grenzwerte unverändert vom Normgeber übernommen. Ein Problem bei den verbindlichen Grenzwerten ist, dass ihre Überschreitung verboten, ihre Ausschöpfung jedoch erlaubt ist und somit der Anreiz für den Emittenten fehlt, diese zu unterschreiten. Grenzwerte haben den Charakter von Konventionen auf der Basis wissenschaftlicher Nutzen/Risiko-Abschätzung und gesellschaftlicher Kompromisse über die Vertretbarkeit von Risiken.

Risiko im Sinne der Umweltmedizin ist die Wahrscheinlichkeit des Auftretens einer Gesundheitsstörung oder Erkrankung bei einer exponierten Bevölkerung. Ein Nullrisiko ist praktisch nicht erreichbar, denn auch ohne jegliche anthropogene Aktivität bestehen Risiken (z.B. durch die natürliche Strahlung, Zubereitung von Lebensmitteln). Es gilt ein **Minimierungsgebot** von Risiken, die durch Stoffeinträge in die Umwelt hervorgerufen werden können, d.h. Risiken sind so gering wie möglich zu halten. Der Begriff **vertretbares Risiko** berücksichtigt, dass nur dann die Inkaufnahme von Risiken gerechtfertigt ist, wenn sie gering sind und diesen ein angemessener wirtschaftlicher oder anderer Nutzen gegenübersteht (z.B. Aufrechterhaltung bestimmter Produktionen). Die Größe des vertretbaren Risikos oder des Restrisikos ist nicht wissenschaftlich ableitbar, sondern muss auf einem politischen und sozialen Konsens beruhen. Das Minimierungsgebot gilt insbesondere für Stoffe mit mutagenen und kanzerogenen Eigenschaften. Für diese Wirkungen gelten die klassischen Dosis-Wirkungs-Beziehungen mit der Existenz von Schwellenwerten nicht. Ein international anerkanntes Prinzip für genotoxische, irreversible Effekte erzeugende Stoffe, folgt dem **ALARA**-Prinzip (*As Low As Reasonably Achievable;* so niedrig wie vernünftigerweise erreichbar).

Die **Risikowahrnehmung** in der Bevölkerung ist erheblich different. So akzeptiert z.B. ein großer Personenkreis freiwillig ein höheres Gesundheitsrisiko durch Rauchen, ist aber nicht bereit, das sehr viel geringere Gesundheitsrisiko durch Luft- oder Wasserverschmutzung zu tolerieren.

Die wissenschaftliche Abschätzung des gesundheitlichen Risikos eines Stoffes, das *Risk Assessment*, ist die wichtigste Basis für regulatorische Entscheidungen und das Hauptziel toxikologischer Forschungen. Die Schritte zur Risikoabschätzung umfassen die Identifizierung der Gefährdung (Daten zur Toxizität aus Tierversuchen, Humandaten), die Expositionsabschätzung (Schadstoffe in der Umwelt, Expositionspfade, Human-Biomonitoring, Expositionshöhe, Dauer, Häufigkeit), Erstellung von Dosis-Wirkungs-Beziehung und die Risikocharakterisierung.

6.4.1. Grenzwertableitung

Am Anfang steht die kritische Evaluation toxikologischer und epidemiologischer Daten.

▶ Tierexperimentelle Methoden

Wenn keine aussagekräftigen epidemiologischen Daten zur Verfügung stehen, stützt sich die Grenzwertfestlegung auf tierexperimentelle Studien (meist mit Nagern).

Toxikologische Testverfahren werden zur Prüfung von Industriechemikalien, Kosmetikinhaltsstoffen, Arzneimitteln und Pestiziden durchgeführt. In der Regel werden Ratten, Mäuse und Hunde eingesetzt. Die internationalen Richtlinien dazu werden vom OECD (*Organization for Economic Cooperation and Development),* der WHO und EU standardisiert. Auch tierversuchsfreie toxikologische Prüfmethoden werden von der OECD akzeptiert. Statt Kaninchen werden für die Prüfung auf ätzende Eigenschaften an der Haut biotechnologisch hergestellte menschliche Hautmodelle verwendet. Treten gesundheitliche Schäden nach Exposition gegenüber UV-Licht (Sonnenlicht) wie Sonnenbrand, Verbrennungen mit Hautnekrosen oder Störungen des Allgemeinbefindens auf, so

spricht man von einer phototoxischen Reaktion. Insbesondere Kosmetika und Arzneimittel können ein phototoxisches Potenzial aufweisen. Die Prüfung auf Phototoxizität kann seit 2004 an Zellkulturen (Mäusefibroblasten) anstelle mit Versuchstieren durchgeführt werden. Dermale Bioverfügbarkeit zwecks Untersuchungen zur Aufnahme von Stoffen über die Haut können seit 2004 an menschliche Hautproben und Hautproben von Schlachttieren durchgeführt werden.

Folgende **Prüfmethoden** werden unterschieden:

- Akute Toxizität → Einmalverabreichung von Dosierungen mit klinischen Schäden oder im letalen Bereich zur Bestimmung der LD_{50} (gesetzlich vorgeschrieben zwecks Einstufung von Chemikalien nach Giftklassen), Abschätzung der Wirkungsstärke, Suche nach Zielorgan

- Subakute Toxizität → tägliche Applikation mehrerer Dosierungen über 14-28 Tage als orientierende Untersuchung für weiterführende Studien

- Subchronische Toxizität → Dosierungen über 90 Tage zur Ermittlung des toxischen Wirkungsprofils, Dosis-Wirkungs- und Dosis-Häufigkeitsbeziehungen, Toxikokinetik, NOAEL (höchste Dosis, die den empfindlichsten Parameter nicht nachteilig verändert)

- Chronische Toxizität in Kombination mit Test auf Kanzerogenität → Aussagen zuverlässiger als bei subchronischer Toxizität; Feststellung kanzerogener Eigenschaften unter besonderer Einbeziehung umfangreicher histopathologischer Untersuchungen von Organen und Geweben auf Tumoren

- Reproduktionstoxizität → diverse Verfahren zur Erfassung von Störungen im weiblichen bzw. männlichen Reproduktionssystem (Gonadenfunktion, Befruchtung, Verpaarungsverhalten, Östruszyklus, Trächtigkeitsverlauf, Geburt, postnatale Entwicklung der F_1-Generation)

- Genotoxizität → diverse In-vitro- und In-vivo-Testverfahren zur Erfassung von DNA-Schäden (DNA-Addukte, Strangbrüche, Basenmodifikationen, Schwester-Chromatid-Austausch) und deren Folge (Gen-, Chromosomen-, Genommutationen)

- Toxikokinetik → Bestimmung der toxikokinetischen Parameter (Bioverfügbarkeit, Verteilungsvolumen, Clearance, Halbwertszeit) und metabolischer Vorgänge

Aus der Summe der Befunde sind folgende Aspekte für die Grenzwertableitung wichtig:

- Vorhandensein/Fehlen einer Wirkungsschwelle
- Biologische Wertung der Effekte, welche ist die für den Menschen kritische Wirkung?
- Ermittlung des NOAEL und der Dosis-Wirkungs- und Dosis-Häufigkeits-Beziehungen

Aus dem NOAEL-Wert, bei welchem keine Wirkung in Tierversuchen bei chronischer Aufnahme festzustellen ist, wird unter Zugrundelegung von Unsicherheitsfaktoren (USF; 10-10.000) der *"Acceptable Daily Intake"* = ADI-Wert oder ähnlich bezeichnete Werte (TDI = *Tolerable Daily Intake*, RfD = *Reference Dose*), d.h. die duldbare tägliche Aufnahme für den Menschen bei einer lebenslangen Exposition (70 Jahre) berechnet. Die jeweiligen Unsicherheitsfaktoren werden multiplikativ aus Einzelfaktoren (jeweils 1-10, meist 10) ermittelt. Folgende Arten von Unsicherheiten werden bedacht:

- Zwischenartliche Variation (höhere Empfindlichkeit des Menschen im Vergleich zum Versuchstier)
- Innerartliche Variation (Streuung der Empfindlichkeit bei Menschen, dient dem Schutz empfindlicher Personen)
- Zuverlässigkeit der Datenbasis
- Art der Schädlichkeit der Wirkung (reversible vs. irreversible; systemische vs. lokale Toxizität)

Falls kein NOAEL bekannt ist, kann – wenn vorhanden – auch ein LOAEL *(Lowest Observed Adverse Effect Level)* herangezogen werden.

Berechnung der duldbaren Aufnahmemenge:

$$TDI\,bzw.\,ADI = \frac{NOAEL}{USF}\,mg\,/\,kg\,KG$$

Der Grenzwert in einem Umweltmedium, z.B. im Trinkwasser, wird dann wie folgt ermittelt:

$$GW = TDI \times kg\,KG \times \frac{ZQ}{TA}$$

GW = Grenzwert; ZQ = Zuteilungsquote für das jeweilige Medium an der Gesamtzufuhr (für Trinkwasser wird z.B. häufig eine Zuteilungsquote von 10 % gewählt, das heißt 10 % der Gesamtaufnahme eines Stoffes erfolgt über die Aufnahme mit dem Trinkwasser); TA = tägliche Aufnahme (z.B. für Trinkwasser für Erwachsene wird ein

Konsum, Trink- und Kochzwecke, von 2 Liter pro Tag zugrundegelegt)

▶ Stoffe ohne Wirkungsschwelle

Für krebserzeugende Stoffe wird üblicherweise ein tolerables Risiko betrachtet. Das tolerable Risiko liegt meist bei $(1\text{-}10)\,10^{-6}$. Das heißt, ein lebenslanges zusätzliches Krebsrisiko von einer Neuerkrankung durch die Schadstoffexposition in der Bevölkerung von einer Million Einwohnern (10^{-6}). Dieses Krebsrisiko durch Schadstoffe wird als gesellschaftlich akzeptierbar angesehen. Allerdings ist diese theoretisch sichere Dosis *(virtually safe dose)* praktisch nicht einzuhalten. Das lebenslange Krebsrisiko durch die natürliche Hintergrundstrahlung in Meereshöhe beträgt bereits 1.400×10^{-6}, das Krebsrisiko durch Luftschadstoffe in ländlichen Gebieten Deutschlands 150×10^{-6}. Der Sachverständigenrat für Umweltfragen hat für Einzelstoffe zur Standardsetzung von Immissionskonzentrationen als Ziel eine stufenweise Senkung auf das Risiko 10×10^{-6} vorgeschlagen (☞ auch Kap. 7.).

Merke:

Ein **Risiko** in der Umweltmedizin ist die Wahrscheinlichkeit des Auftretens einer Gesundheitsstörung bei einer exponierten Bevölkerung.

Grenzwerte sind festgelegte Höchstmengen oder -konzentrationen in Stoffen oder Medien. Sie stützen sich auf wissenschaftliche Untersuchungen, enthalten jedoch darüber hinaus normative Elemente auf der Grundlage einer Abschätzung des vertretbaren Risikos.

6.5. Umweltmedizinische und umwelthygienische Untersuchungsmethoden

6.5.1. Erfassung der Belastung von Personen – Human-Biomonitoring (HBM)

Die Erfassung der **Belastung der Umwelt** wird durch Messungen und Berechnungen am Emissionsort und in der Umwelt durchgeführt (☞ entsprechende Kapitel). Die **Erfassung der Belastung von Personen** durch Stoffe der Umwelt erfolgt

- *indirekt* durch Abschätzung der Aufnahme von Umweltschadstoffen in der Bevölkerung

- *direkt* durch Messung von Konzentrationen in
  - Körperflüssigkeiten
  - Ausscheidungen
  - Organproben (z.B. Milchzähne, Haare)

Die Messung von Schadstoffen in Körpermedien, das sogenannte Human-Biomonitoring, dient hauptsächlich dem Expositionsnachweis bzw. der Bestimmung der internen Belastung für den Betroffenen gegenüber einem grundsätzlich in leicht zugänglichen Körpermedien nachweisbaren Fremdstoff. In der Praxis wird der Arzt gelegentlich mit der Forderung konfrontiert, Messungen von Schadstoffkonzentrationen in Körperflüssigkeiten durchführen zu lassen, um einen Kausalzusammenhang zwischen einer realen oder vermeintlichen Umweltbelastung und den Beschwerden des Patienten zu objektivieren. Solche Messungen sollten nur durchgeführt werden, wenn sie medizinisch zur Abklärung des Krankheitsbildes indiziert sind. Dann können sie in der Regel zu Lasten der Gesetzlichen Krankenversicherung (GKV) angeordnet werden. Das Konzept des Human-Biomonitoring sowie Stoffmonografien werden in Deutschland von der Human-Biomonitoring-Kommission des Umweltbundesamtes erarbeitet (www.umweltbundesamt.de/gesundheit/monitor/index.htm).

Für die Begründung der medizinischen Indikation ist neben den Rahmenbedingungen des Einzelfalles von entscheidender Bedeutung, ob die Ergebnisse einer solchen Messung in ihrer Wertigkeit für die Beurteilung des zur Diskussion stehenden Krankheitsbildes überhaupt beurteilbar sind. Zumindest die Existenz geeigneter Referenzwerte für den in Frage kommenden Stoff ist somit unabdingbar.

Für die Indikationsstellung leitend ist die Anamnese. Anhand der Anamnese müssen zunächst folgende Fragen geklärt werden:

- ist überhaupt eine Exposition denkbar?
- welche Stoffe kommen als Ursache für die Beschwerden in Frage?
- eignet sich der Stoff für ein Human-Biomonitoring (häufig in der Innenraumluft nachgewiesene Kontaminanten wie Formaldehyd oder flüchtige organische Stoffe eignen sich wegen sehr kurzer biologischer Halbwertszeiten nicht für ein HBM)

- welche Körpermedien sind für eine Bestimmung anhand der Toxikokinetik am besten geeignet?

Zur Vermeidung präanalytischer Fehler und Kontaminationen sind für die fraglichen Stoffe jeweils geeignete Probeentnahmestandards, wie z.B. Wahl des Desinfektionsverfahrens (vor allem bei Messungen organischer Schadstoffe), geeignete Kanülen und Spritzen, geeignete Transportgefäße (z.B. bei Messungen von Schwermetallen) und -verfahren wichtig. Die Abnahme- und Versandverfahren sollten möglichst vorher mit dem für die Messung zu beauftragenden Laboratorium abgesprochen werden.

6.5.1.1. HBM-Definitionen

Der **Referenzwert** für einen chemischen Stoff in einem Körpermedium (z.B. Blut, Urin) ist ein Wert, der aus einer Reihe von Messwerten einer Stichprobe aus einer definierten Bevölkerungsgruppe nach einem vorgegebenem statistischen Verfahren abgeleitet ist. Der Referenzwert ist danach das innerhalb des 95-%-Konfidenzintervalls gerundete 95. Perzentil der Messwerte einer Stoffkonzentration in dem entsprechenden Körpermedium der Referenzpopulation. Außerdem werden, wo sinnvoll und anhand der Datenlage möglich, Referenzwerte für besonders belastete bzw. für bezüglich bestimmter Belastungen bereinigte Teilgruppen angegeben (z.B. Cadmium im Blut bei Rauchern, Quecksilber im Urin bei Amalgamträgern, Arsen im Urin und Fischkonsum). Nach Möglichkeit werden die Referenzwerte an einer geeigneten Referenzpopulation, wie dem **Umwelt-Survey**, ermittelt. Sie ermöglichen u.a.

- die **Beschreibung des Ist-Zustandes (sogenannte Hintergrundbelastung)** bei einer bestimmten Bevölkerungsgruppe mit oder ohne erkennbare spezifische Belastung zum Zeitpunkt der Untersuchung
- die Festlegung einer besonderen Belastung von Einzelpersonen oder Personengruppen mit Stoffen
- die Überprüfung von Qualitätszielen für die menschliche Belastung unter präventivmedizinischen Aspekten
- die Verwendung als Beurteilungsmaßstab bei epidemiologischen Untersuchungen von Populationen mit besonderer Umweltbelastung ohne die Notwendigkeit, zusätzliche umfangreiche Vergleichskollektive zu untersuchen.

Referenzwerte sind rein statistisch definierte Werte, denen per se keine gesundheitliche Bedeutung zukommt.

Die **Human-Biomonitoring- (HBM-) Werte** (HBM-I und -II) werden dagegen auf der Grundlage von toxikologischen und epidemiologischen Untersuchungen im Sinne eines expert judgement abgeleitet. Der HBM-I-Wert entspricht der Konzentration eines Stoffes in einem Körpermedium, bei dessen Unterschreitung nach dem Stand der derzeitigen Bewertung durch die Kommission nicht mit einer gesundheitlichen Beeinträchtigung zu rechnen ist und sich somit kein Handlungsbedarf ergibt. Eine Überschreitung des HBM-I-Wertes und gleichzeitiger Unterschreitung des HBM-II-Wertes sollte Anlass sein, den Befund durch weitere Messungen zu kontrollieren, bei Bestätigung des Befundes nach spezifischen Belastungsquellen zu suchen und gegebenenfalls die Quelle unter vertretbarem Aufwand zu minimieren oder zu eliminieren. Für den Bereich zwischen HBM-I-Wert und HBM-II-Wert existieren aus wissenschaftlich anerkannten Studien keine sicheren Belege, weder für eine Gefährdung der Gesundheit noch für eine sichere gesundheitliche Unbedenklichkeit. Der HBM-I-Wert ist quasi als Prüf- oder Kontrollwert anzusehen. Der HBM-II-Wert entspricht der Konzentration eines Stoffes in einem Körpermedium, bei dessen Überschreitung eine als relevant anzusehende gesundheitliche Beeinträchtigung möglich ist, so dass akuter Handlungsbedarf zur Reduktion der Belastung besteht und eine umweltmedizinische Betreuung (Beratung) zu veranlassen ist. Der HBM-II-Wert ist somit als Interventions- und Maßnahmenwert anzusehen.

Für folgende Stoffe stehen Referenzwerte der HBM-Kommission zur Verfügung (www.umweltbundesamt.de/gesundheit/monitor/definitionen.htm):

- DEHP-Metabolite: 5oxo-MEHP und 5OH-MEHP im Urin (DEHP gehört zu den Phthalaten, die als Weichmacher weit verbreitet sind)
- Arsen (As) und Metalle (Pb, Cd, Hg, Pt, Ni, Pt) in Blut oder Urin
- Pentachlorphenol (PCP) in Serum und Urin
- Organophosphat-Metabolite (DMP, DMTP, DEP) im Urin
- Pyrethroid-Metabolite: cis-Cl_2CA, trans-Cl_2CA und 3-PBA im Urin

- PAK-Metabolite, wie z.B. 1-Hydroxypyren im Urin
- Organochlorverbindungen im Vollblut (PCBs, β-HCH, HCB, DDE)
- PCB, β-HCH, HCB und Gesamt-DDT in Frauenmilch

Für Kinder (3-14 Jahre) konnten aus dem Kinder-Umwelt-Survey (KUS) ebenfalls Referenzwerte abgeleitet werden.

Für folgende Stoffe stehen Human-Biomonitoring-(HBM)-Werte zur Verfügung:

▶ Cadmium, Quecksilber, Pentachlorphenol und DEHP-Metabolite in Blut oder Urin

Die HBM-Werte für Blei wurden 2010 aufgrund der Hinweise auf Wirkungen bis in den Bereich der Hintergrundbelastung und wegen des Fehlens einer Wirkungsschwelle ausgesetzt.

6.5.1.2. Effektmonitoring

Das **Effektmonitoring** dient der Objektivierung von expositionsabhängigen Wirkungen: z.B. Kohlenmonoxid-Hämoglobin-Addukt COHb, Konzentrationserhöhung der δ-Aminolävulinsäure in Blut und Urin durch Hemmung der δ-Aminolävulinsäuredehydratase durch Blei, Hemmung der Acetylcholinsterase durch organische Phosphorsäure- und Carbaminsäureester, DNA-Addukte, Proteinaddukte, Reparaturleistungen somatischer Zellen, Chromosomenaberrationen und Schwesterchromatidaustausche durch kanzerogene und mutagene Substanzen, DNA-Einzelstrang- und DNA-Doppelstrangbrüche durch ionisierende Strahlen. Jedoch stehen zurzeit nicht für alle Expositionsfaktoren Effektparameter zur Verfügung. Für eine valide Diagnostik in der Umweltmedizin fehlen vor allem Möglichkeiten der diagnostischen Objektivierung der von den Patienten geklagten unspezifischen funktionellen Gesundheitsstörungen.

6.5.2. Umwelttoxikologische Untersuchungen

Die **Aufgabe der Umwelttoxikologie** besteht darin, die gesundheitlichen Risiken durch eine Exposition mit in der Umwelt befindlichen Chemikalien zu erkennen, abzuschätzen und Grenzwertkonzentrationen schädlicher Wirkungen abzuleiten. Sie führt hierzu In-vivo- oder In-vitro-Experimente durch.

Zur **Einschätzung der gesundheitlichen Risiken** sind folgende **Kenntnisse des betreffenden Stoffes** erforderlich:

- qualitativ (Eigenschaften)
  - Verteilung im Organismus
  - Akkumulierungs- bzw. rasche Ausscheidungsfähigkeit unverändert oder als Metabolit
  - Wirkungsmechanismen
  - verursachte Symptome bei
    - akuten Vergiftungen
    - chronischenVergiftungen bei Versuchstieren sowie ggf. bei Menschen
- quantitativ
  - Dosis-Wirkungs-Beziehungen, NOAEL (☞ Kap. 6.3.)
  - Konzentration in der Umwelt (vor allem Atemluft und Nahrung), Aufnahmemenge

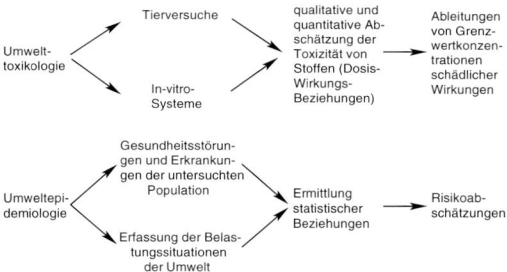

Abb. 6.5: Umweltmedizinische und umwelthygienische Untersuchungsmethoden.

Umwelttoxikologische Untersuchungen werden mit folgenden Methoden durchgeführt (☞ Abb. 6.5):

- **Tierversuche**
  Hierbei wird die zu prüfende Substanz den Tieren täglich bis zu einer Zeit von 6 Monaten und länger, gemäß des voraussichtlichen Expositionsweges des Menschen, verabreicht.
  Um Folgerungen für die Menschen ziehen zu können, muss
  - a) von den **hohen Expositionen** im Tierversuch auf die entsprechende Wirkung **sehr niedriger Dosen** und
  - b) vom **Risiko für das Versuchstier** auf das **Risiko beim Menschen**

  geschlossen werden.

- **In-vitro-Testsysteme**
  Hierbei werden mit Mikroorganismen, Säugetierzellen, Zellfraktionen oder isolierten Organen toxikologische, pharmakologische, biologische und biochemische Untersuchungen durchgeführt.
  Die **Ergebnisse** solcher Tests **gestatten nur Aussagen über wenige Wirkungseigenschaften,** z.B. die relative Wirkungsstärke verschiedener in einem System getesteter Substanzen, jedoch nicht über Wirkungsstärken oder kanzerogene Risiken im Organismus von Säugetieren oder Menschen

Hinsichtlich der **Kanzerogene** wird auf Kap. 7. verwiesen.

Mutagene können durch biologische Kurzzeittestsysteme erfasst werden. Im **Amestest** werden spezielle Mutanten von *Salmonella-typhimurium*-Stämmen eingesetzt, die die Fähigkeit zur Synthese von Histidin, welches sie zur Vermehrung benötigen, verloren haben. Durch Einwirkung mutagener Noxen können die Salmonellen durch Rückmutation wieder die Fähigkeit erlangen, Histidin zu erzeugen.

6.5.3. Umweltepidemiologische Untersuchungen

Während in der Umwelttoxikologie Experimente durchgeführt werden, untersucht die **Umweltepidemiologie** direkt Einflüsse realer Umweltbelastungen auf die menschliche Gesundheit. Mittels statistischer Untersuchungen erfolgt eine Einschätzung der Eintrittswahrscheinlichkeit (Risiko) von Gesundheitsstörungen oder Erkrankungen bei einer exponierten Population (☞ Abb. 6.5).

Einige wichtige **Probleme der umweltepidemiologischen Forschung:**

- es ist oft schwierig, konkrete Angaben über die risikoverursachenden toxischen Substanzen zu machen. In der Umwelt liegen meist Substanzgemische vor, daher wird häufig mit Schadstoffen als Leitsubstanzen oder Indikatoren, welche in Messstationen erfasst werden, gearbeitet (z.B. SO_2, NO_2 für die Luftverunreinigung), weil man nicht alle Wirksubstanzen kennt oder messen kann

- eine Vielzahl anderer Faktoren (Störgrößen) können das Ergebnis beeinflussen (z.B. Rauchen, Berufsexpositionen) bzw. so dominant sein, dass Umwelteinflüsse verdeckt werden
- Umweltrisiken sind im Vergleich zu Individualrisiken oft relativ klein, deshalb sind meist umfangreiche epidemiologische Studien (Vielzahl von Untersuchten) erforderlich
- Gesundheit bzw. Krankheit der untersuchten Population sind nicht scharf zu trennen. Von der Gesundheit gibt es einen fließenden Übergang zu Warnsignalen (z.B. Befindlichkeitsstörungen), die schwer erfassbar sind, bis zur manifesten Erkrankung
- umweltepidemiologische Untersuchungen können keine Schwellenwerte gesundheitsschädlicher Umweltfaktoren ermitteln
- aus negativen epidemiologischen Ergebnissen ist häufig nicht auf das Fehlen eines Zusammenhanges zwischen der Umweltnoxe und dem Gesundheitszustand zu schließen

Die Aufklärung der Emissions-Expositions-Wirkungskette (☞ Abb. 6.6) **ist trotz aller Schwierigkeiten der entscheidende Faktor umweltmedizinischer und -hygienischer Forschung.**

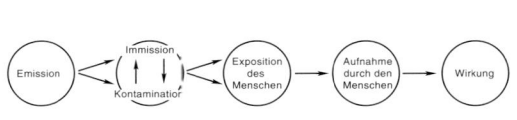

Abb. 6.6: Emissions-Expositions-Wirkungskette.

6.6. Klinische Umweltmedizin

Die **Umweltmedizin** ist ein fester Bestandteil der ärztlichen Tätigkeit. Immer mehr Patienten sehen in dem Arzt ihren ersten Ansprechpartner, wenn sie den Verdacht auf eine umweltbedingte Erkrankung haben. Die Umweltmedizin versteht sich als interdisziplinäres Fach (Querschnittsfach "Klinische Umweltmedizin" gemäß Approbationsordnung), das sich mit den gesundheits- und krankheitsbestimmenden Aspekten der Umwelt-Mensch-Beziehung befasst.

Die individualmedizinisch orientierte Umweltmedizin wird im Wesentlichen von niedergelassenen Ärzten unterschiedlicher Fachrichtungen mit der Zusatzbezeichnung Umweltmedizin bzw. mit umweltmedizinischer Weiterbildung durchgeführt. Seit 2007 kann neben der Ausbildung zum

Facharzt für Hygiene und Umweltmedizin nur noch die berufsbegleitende Qualifikation als strukturierte curriculäre Fortbildung Umweltmedizin erlangt werden. Die Lehr- und Lerninhalte wurden dafür gemäß den Richtlinien der Bundesärztekammer 2006 festgelegt. Das Curriculum "Umweltmedizin" setzt sich aus folgenden Lehr- und Lerninhalten mit insgesamt 80 Stunden zusammen:

- Grundlagen und Methoden der Umweltmedizin (20 Stunden)
- Umweltbelastung (20 Stunden)
- Klinisch-umweltmedizinische Aspekte (40 Stunden)
- Praxisteil (Exkursionen, Begehungen, Fallbesprechungen, Qualitätszirkel) (20 Stunden)

Die Grundlagen umfassen für die Umweltmedizin wichtige Aspekte aus den Bereichen Hygiene (Umwelthygiene), Toxikologie (Umwelttoxikologie) und Epidemiologie (Umweltepidemiologie) und das Human-Biomonitoring. Zu Block II gehören umweltmedizinisch relevante Stoffe/Stoffgruppen und die Expositionsfaktoren (Umweltmedien, Lebensmittel, Bedarfsgegenstände, Dentalmaterialien, Schall, Elektromagnetische Felder u.a.). Der klinisch-umweltmedizinische Block umfasst Anamneseerhebung und körperliche Untersuchung in der Umweltmedizin, diagnostische Verfahren, häufige klinisch-umweltmedizinische Problemstellungen (MCS, *Sick Building Syndrome* u.a.), therapeutische Konzepte, Prophylaxe, unkonventionelle Methoden, Fallberichte und Qualitätssicherung.

In einigen Ärztekammern werden gesondert auf die Umweltmedizin ausgerichtete Modellvorhaben mit Schadstoffmessungen im Innenraum und Abrechnungsmöglichkeiten durchgeführt. Neben den niedergelassenen Ärzten gibt es eine Reihe umweltmedizinischer Beratungsstellen (umweltmedizinischer Ambulanzen) an den Universitäten, Gesundheitsämtern, selbständigen Instituten für Hygiene bzw. Arbeitsmedizin sowie in interessierten Klinikabteilungen. Studierende der Humanmedizin müssen in dem Querschnittsbereich Klinische Umweltmedizin einen Leistungsnachweis erbringen.

Wozu Umweltmedizin?

In der Bevölkerung besteht eine hohe Sensibilität für umweltmedizinische Fragestellungen (die Medien haben daran auch einen erheblichen Anteil) und der Arzt des Vertrauens ist möglicherweise eine erste Anlaufstelle, wenn es um Fragen geht wie: *"Kann ich mein Kind nach der Rheinüberschwemmung noch bedenkenlos an den Rheinwiesen spielen lassen?",* oder *"Kann ich denn mein Kind noch weiterstillen, nachdem ich Jahre lang das mit perfluorierten Chemikalien belastete Trinkwasser getrunken habe?"* oder *"Ist meine Leukämieerkrankung möglicherweise durch die bekannte Holzschutzmittelbelastung in dem Kindergarten, in dem ich mehr als 15 Jahre gearbeitet habe, verursacht worden?".* Typisch sind auch die Anliegen von Amalgamträgern, bei Sanierungswunsch (meist mit erheblichen eigenen Kostenanteilen verbunden) eine ärztliche Indikation für die Sanierung und damit eine Kostenübernahme durch die Kassen zu erlangen. Dass die moderne Industriegesellschaft mit Risiken verknüpft ist, ist seit Tschernobyl (Reaktorkatastrophe mit Radionuklidfreisetzung 1986) und Seveso (Dioxinfreisetzung nach Chemieunfall 1976) bekannt. Aktuelle Studien belegen eindeutig, dass z.B. von der Feinstaubbelastung in der Außenluft, der Radonbelastung im Innenraum oder dem Passivrauchen höhere gesundheitliche Gefährdungen als bisher angenommen ausgehen. Bei dem einzelnen Patienten, der wegen gesundheitlicher Beschwerden eine Praxis aufsucht, werden solche Zusammenhänge nicht unbedingt direkt auffallen. Es wäre aber sehr zu begrüßen, wenn die Ärzteschaft Cluster von Erkrankungen erkennen würde und dies zeitnah einer Aufklärung zugeführt werden könnte. Der einzelne Arzt kann auch dazu beitragen, bei seinem Patienten einen Noxenwahn zu erkennen und die Familie vor dem finanziellen Ruin zu bewahren, der durch aufwendige Sanierungsmaßnahmen in Wohnungen oder durch teure obskure therapeutischen Verfahren bedingt sein kann. Anderseits sind Fälle bekannt, wo ganze Familien mit diversen Beschwerden seit Jahren die gesamte medizinische Diagnostik durchlaufen, ohne dass eine Ursache gefunden werden konnte. Eine (einfache) detaillierte Expositionsanamnese konnte als Ursache z.B. eine verschimmelte Wohnung oder mit Holzschutzmitteln belastete Häuser aufdecken.

6.6.1. Aufgaben/Definitionen

Umweltmedizin ist interdisziplinäres Querschnittsfach. Es ist eng mit der Hygiene (Umwelthygiene), Toxikologie (Umwelttoxikologie), Epidemiologie (Umweltepidemiologie) und Arbeitsmedizin assoziiert. Es bestehen ferner Bezüge zum Öffentlichen Gesundheitsdienst und zu den Umweltwissenschaften. Die klinischen Fächer mit besonderer Nähe zur Umweltmedizin sind Dermatologie/Allergologie, Pädiatrie, HNO, Neurologie, Innere/Pulmologie, Psychosomatik und Psychiatrie. Wissenschaftliche Säulen der Umweltmedizin sind Toxikologie und Epidemiologie.

Als Umweltmedizin wird dasjenige interdisziplinäre Fachgebiet verstanden, das sich mit der Erforschung, Erkennung, Behandlung und Prävention umweltbedingter und umweltassoziierter Gesundheitsstörungen befasst. Die klinische Umweltmedizin folgt einem individualmedizinischen Ansatz, während der präventiv ausgerichtete, nicht-kurative Zweig eine bevölkerungsbezogene Orientierung aufweist und vor allem der Vermeidung umweltbedingter Beeinträchtigungen von Gesundheit und Befinden dient. In der Umweltmedizin spielt auch die Sorge vor einer umweltbedingten Gesundheitsschädigung eine erhebliche Rolle. In der Bevölkerung bestehen zunehmend Ängste und Befürchtungen, durch Umwelteinflüsse chemischer, physikalischer und biologischer Art zu erkranken. Möglicherweise relevante psychosoziale Einflüsse als auch Lebensstilfaktoren (Rauchen u.a.) werden manchmal weniger wahrgenommen.

Auch die heute allgemein akzeptierte WHO-Definition von Gesundheit schließt Umwelteinflüsse mit ein. Danach ist Gesundheit durch eine Vielzahl individueller (z.B. genetische Ausstattung), sozialer (z.B. Bildungsstand, sozialer Status), ökonomischer (z.B. Berufstätigkeit) und ökologischen Faktoren (z.B. Wohnbedingungen, Infrastruktur, Lufthygiene, soziale Integration) beeinflusst, die vermittelnd auf den individuellen Lebensstil und damit auch auf das Gesundheitsverhalten und den Gesundheitsstatus wirken. Gesundheit ist nach diesem Verständnis das Ergebnis eines immer wieder neu herzustellenden Gleichgewichts zwischen den die Gesundheit bedrohenden Risikofaktoren und sogenannter protektiven Faktoren.

Umweltbedingte, d.h. durch Umweltfaktoren verursachte, Gesundheitsbeschwerden oder Erkrankungen sind selten. Bisherige Erfahrungen umweltmedizinischer Einrichtungen zeigen mit wenigen Ausnahmen, dass Umweltfaktoren nur bei bis zu 13 % der dort behandelten Patient(inn)en für die beklagten Beschwerden verantwortlich gemacht werden können. Dem gegenüber sind umweltbezogene, d.h. durch Umweltfaktoren mit beeinflusste, gesundheitliche Beschwerden oder Erkrankungen häufiger anzutreffen. Die Terminologie **"umweltassoziierte Erkrankungen"** soll ausdrücken, dass relevante Einflüsse von Umweltbelastungen auf den Gesundheitszustand bestehen, ohne dass diese bereits als Kausalursachen bewertet werden können.

Gesundheitsrisiken frühzeitig zu erkennen und entsprechende Vorsorge zu treffen, erweist sich im Hinblick auf das veränderte Krankheitsspektrum von Bedeutung. Hier sind insbesondere multifaktorielle Erkrankungen mit Umweltbezug (z.B. Atemwegserkrankungen), Erkrankungen mit unklarer Umweltbeteiligung (z.B. bestimmte Krebserkrankungen) sowie umweltbezogene funktionelle Syndrome und Befindlichkeitsstörungen zu nennen.

Für das Fach Umweltmedizin konnten bisher keine klaren diagnostischen und therapeutischen Konzepte etabliert werden. Da sich schädigende Einflüsse in einer Vielzahl von körperlichen Reaktionen auswirken und bestimmte Krankheitsbilder kausale umweltbezogene Verursachungsfaktoren haben können, ist die Problematik umweltbezogener Krankheiten insgesamt in ihrer Komplexität zu sehen. Umweltmedizinische Diagnostik ist daher auf ein umfassendes analytisches Instrumentarium wie das der Expositionsanamnese, gegebenenfalls auf Ortsbegehungen und Schadstoffanalytik (Umwelt-Monitoring) sowie dem Human-Biomonitoring zur Abschätzung der inneren Exposition angewiesen. Das Fehlen einheitlicher Konzepte hat zur Folge, dass in der ärztlichen Praxis ein weites Spektrum von Verfahren angewendet wird. Auch muss sich der Arzt von umweltmedizinischen Patienten nicht selten mit ungewöhnlichen Laboranalysen (z.B. Haar-Mineralstoff- und -Spurenelementanalyse) und Befunden aus komplementärmedizinischen Verfahren (z.B. Bioenergetik) auseinandersetzen.

Grundlegende Aspekte und Fragen der Qualitätssicherung in der Umweltmedizin sind von der Kommission "Methoden und Qualitätssicherung in der Umweltmedizin" am Robert Koch-Institut

erarbeitet worden. Die folgenden Ausführungen basieren im Wesentlichen auf deren Publikationen (Internet:
www.rki.de/cln_048/nn_196964/DE/Content/
GBE/Auswertungsergebnisse/Umweltmedizin/
UmweltKommission/umweltkommission_ node.
html?__nnn=true).

6.6.2. Basis-Elemente der umweltmedizinischen Patientenbetreuung

Basis-Elemente umweltmedizinischer Patientenbetreuung sind

- umweltmedizinische Anamnese, ggf. unterstützt durch einen umweltmedizinischen Fragebogen
- körperliche Untersuchung, Differentialdiagnostik
- Human-Biomonitoring (Belastungs- und Effektmonitoring)
- Ortsbegehung, Umweltmonitoring
- Therapieempfehlungen

Im Rahmen des umweltmedizinischen Untersuchungsganges kommt der Anamneseerhebung eine zentrale Rolle zu. Bei Frage- und Problemstellungen, die im Zusammenhang mit einer exogenen Verursachung von Beschwerden stehen können, gilt es nicht nur, die Symptome des Patienten und ihre zeitlichen und räumlichen Bezüge detailliert zu erfassen, sondern auch Hinweisen auf bestimmte Kofaktoren und Dispositionen nachzugehen. Außerdem ist es erforderlich, sich ein Bild von der Exposition zu machen.

Patienten suchen eine umweltmedizinische Sprechstunde überwiegend mit den drei folgenden Anliegen auf:

- Abklärung vermuteter Schadstoff- oder anderer Umweltbelastungen ohne/mit gesundheitlichen Beschwerden (Noxenbezug)
- Abklärung einer vermuteten umweltbedingten (toxischen) Verursachung primär unspezifischer Symptome (Symptombezug)
- Abklärung einer vermuteten ätiopathogenetischen Bedeutung von Umweltbelastungen bei manifesten, meist chronischen Erkrankungen (Krankheitsbezug)

Bei der erstgenannten Patientengruppe liegt in der Mehrzahl der Fälle eine konkrete Exposition oder ein als Belastung empfundener Kontakt zu chemischen Stoffen oder anderen Noxen vor. Die Betroffenen verfügen nicht selten über stoffspezifische Detailkenntnisse und wünschen gezielte Schadstoffmessungen (Umgebungsuntersuchung und/oder Biomonitoring). Als typische Beispiele können Patienten gelten, die im Zusammenhang mit einer Lösemittel- oder Holzschutzmittelexposition die Sprechstunde aufsuchen.

Bei der zweiten Patientengruppe stehen dagegen die Symptome im Vordergrund. Dabei werden meist unspezifische Gesundheitsstörungen ohne eindeutige Organbezüge angegeben. Typisch ist ein langer Vorlauf mit einer Vielzahl von Arztkontakten, ohne dass eine verlässliche Diagnosestellung erfolgt ist und ohne dass dem Patienten, bei dem ein erheblicher Leidensdruck besteht, nachhaltig geholfen werden konnte. Im Gegensatz zu der erstgenannten Patientengruppe werden die unspezifischen Symptome häufig nicht mit einem konkreten Schadstoff, sondern mit zahlreichen weiteren Umweltfaktoren in Zusammenhang gebracht. Nicht selten bestehen Vorerkrankungen (überzufällig häufig aus dem psychosomatischen oder psychiatrischen Formenkreis) oder es liegt eine Multimorbidität vor.

Die dritte Gruppe beschreibt Patienten, bei denen meist chronische Leiden mit häufig multifaktorieller oder bislang ungeklärter Ätiologie vorliegen. Bei in der Regel gesicherter medizinischer Diagnose geht es diesem Personenkreis darum, im Rahmen der umweltmedizinischen Sprechstunde abklären zu lassen, inwieweit ein Zusammenhang zwischen der Erkrankung und Umweltschadstoffen bestehen könnte. Auch viele gerichtsrelevante Fälle fallen hierunter.

Als eine Untergruppe können Patienten mit psychischen Erkrankungen gelten, die im Rahmen der mediengetriggerten Auseinandersetzung über die Bedeutung bestimmter Umwelteinflüsse als Externalisierung der eigentlichen Problematik ein Projektionsfeld gefunden haben.

Viele dieser Patienten fassen ihre Gesundheitsstörungen als monokausales Geschehen im Sinne eines klassischen Noxenmodells auf.

Hieraus ergeben sich für die Arzt-Patienten-Kommunikation Schwierigkeiten. Die Patienten fühlen sich unverstanden, ihre Beschwerden würden als psychisch bedingt "abgetan". Der Arzt fühlt sich "genervt", weil er entgegen seines klassischen Rollenverständnisses Kranke betreuen soll, die ihn nicht konsultieren, um die Ursache ihres Leidens abklären zu lassen, sondern weil sie einen Experten suchen, der ihnen ihr Erklärungsmodell für die Gesundheitsstörungen bestätigt.

Patienten mit umweltassoziierten Beschwerden haben oft lange Leidenswege mit häufigem Wechsel des behandelnden Arztes hinter sich. Bei einem nicht unerheblichen Teil muss dabei primär an das Vorliegen einer Somatisierungsstörung oder eines Angstsyndroms gedacht werden. In hohem Maße sind solche Patienten auf ihr subjektives Erklärungsmodell für die von ihnen geklagten Beschwerden fixiert.

6.6.2.1. Inhalt und Technik der umweltmedizinischen Anamneseerhebung

Gerade bei einem Querschnittsfach wie der Umweltmedizin ist es notwendig, in umfassender Weise den Patienten zu befragen und dabei auch arbeitsmedizinische, sozialmedizinische und allgemeinmedizinische sowie allergologisch/immunologische Aspekte einzubeziehen. In Ergänzung einer allgemeinmedizinischen Anamnese muss eine auf Ursache-Wirkungsbezüge zielende umweltmedizinische Anamnese besonders folgende Punkte berücksichtigen:

- **Effekte/Wirkungen:** Beschwerden und Symptome mit Angaben zu Zeitraum, Qualität und Häufigkeit: Sind auch andere Personen betroffen (Familienmitglieder, Hausgemeinschaft, Kollegen am Arbeitsplatz)? Zunahme oder Besserung der Beschwerden bei Aufenthalt in bestimmten Räumen und zu bestimmten Zeiten (Besserung im Urlaub oder am Arbeitsplatz)?

- **Exposition:** Ernährungsgewohnheiten, lebensstilbezogene Gesundheitsfaktoren, Medikamente, Drogen, Genussmittel, Wohnung, Wohnumfeld, Haushalt, Freizeitaktivitäten, Ausbildungsplatz, aktueller Arbeitsplatz

- **Disposition und modulierende Faktoren:** Eigene Vorerkrankungen, familiäre Erkrankungen, Überempfindlichkeitsreaktionen, Arbeitsplatzbelastungen, psychosoziale Faktoren, Schwangerschaft, Stillzeit

Am Ende einer solchen ersten Befragung muss eine vorläufige Aussage zu folgenden Fragen getroffen werden:

Handelt es sich um eine individualmedizinische oder eine gruppenmedizinische Fragestellung?

Letztere würde den Verdacht auf das Vorliegen von ortsbezogenen Ursachen erhärten.

Erscheint der Zusammenhang zwischen einer von dem Patienten geschilderten Exposition und den bestehenden klinischen Symptomen unwahrscheinlich, möglich, wahrscheinlich oder sehr wahrscheinlich (zeitlich plausibel, als Kausalfaktor aufgrund der erhobenen Befunde und wissenschaftlicher Daten zu belegen)?

Welche Untersuchungen zur Erhärtung der Hypothese sind notwendig (Vorortbegehung, Umgebungsuntersuchungen, Biomonitoring, etc.)?

Die Fragen nach den modulierenden Faktoren geben Hinweise auf möglicherweise bis dato nicht erkannte Ursachen der Beschwerden: chronische oder akute somatische Erkrankungen (z.B. eine Schilddrüsenfunktionsstörung oder ein Diabetes), langjährige Krankheitsentwicklungen, die als psychovegetative Beschwerdekomplexe imponieren, insbesondere aber auf Überempfindlichkeitsreaktionen in Form von klassischen Allergien oder Pseudoallergien.

6.6.2.2. Schema für eine umweltmedizinische Befragung

- Wo? (Expositionsort) → Wohninnenraum, Wohnumfeld, Arbeitsplatz, Kindergarten/Schule, Kraftfahrzeuginnenräume etc.
- Woher? (Quellen) → Abfall, Altlast/Deponie, Baustoffe, Bedarfsgegenstände, Bekleidung/Schmuck, Dentalwerkstoffe, Industrie/Gewerbe, Raumausstattung, Verkehr, Strom-, Wärme- und Wasserversorgung etc.
- Wie? (Medien/Belastungspfad) → Trinkwasser, Oberflächenwasser, Badewasser, Boden, Außenluft, Innenraumluft, Lebensmittel, sonstige Medien
- Was? (Belastungsfaktoren) → Allergene, Amalgam, Asbest/künstliche Mineralfasern, Dämpfe/Gase/Rauch, Dioxine/Furane, elektromagnetische Felder, Formaldehyd, Gerüche, Holzschutzmittel, Lärm, Lösemittel, Metalle/Schwermetalle, Ozon, PCB, Pflanzenbehandlungs-/Schädlingslingsbekämpfungsmittel, Radioaktivität, Raumklima, Staub, Schimmelpilze, UV-Strahlung, sonstige Belastungen

Nach einer Analyse der auf dem oben skizzierten Weg gewonnenen Informationen sollte sich der Untersucher fragen, ob und wie es bei dem Patien-

ten zu einer Belastung gekommen sein könnte (inhalativ, oral, dermal oder sensorisch), in welchem Konzentrationsbereich sich diese bewegen dürfte und wie es sich mit Zeitpunkt und Dauer der Exposition verhält.

Ätiologische und differentialdiagnostischen Überlegungen sollen andere oder auch konkurrierende Ursachen erfassen, so u.a. genetisch bedingte, durch Erreger verursachte, endogen-metabolisch oder lebensstilbedingte Erkrankungen und auch psychosomatisch/psychiatrische Aspekte.

6.6.2.3. Die körperliche Untersuchung

Auch bei Patienten mit umweltassoziierten Erkrankungen erfolgt die körperliche Untersuchung einschließlich eines orientierenden neurologischen Status nach den allgemein gültigen klinischen Regeln. Die erhobenen Befunde werden dokumentiert, wobei sich standardisierte Erhebungsbögen bewährt haben.

▶ Labor- und Funktionsdiagnostik im Rahmen der umweltmedizinischen Basisdiagnostik

Labor- und Funktionsuntersuchungen im Rahmen der umweltmedizinischen Basisdiagnostik können angezeigt sein, wenn keine aktuellen Befunde vorliegen und wenn die Patienten über Beschwerden und körperliche Befunde klagen.

Umweltmedizinische Basisdiagnostik verfolgt mit Hilfe von Screening-Untersuchungen das Ziel:

- in der umweltmedizinischen Sprechstunde und im Rahmen von umweltepidemiologischen Studien häufige und wichtige Erkrankungen nicht zu übersehen
- zur Differentialdiagnose umweltbezogener Gesundheitsstörungen beizutragen
- einen Beitrag zur allgemeinen Gesundheitsvorsorge zu liefern

Umweltmedizinische Basisdiagnostik ergänzt damit sinnvoll die Erfassung der inneren Schadstoffbelastung (Expositions-Biomonitoring) und die Ermittlung spezieller Beanspruchungsreaktionen (Effektmonitoring), indem sie pathologische Reaktionen des Organismus erfasst.

Umweltmedizinische Basisdiagnostik bedient sich keines spezifischen Methodenspektrums, sondern umfasst die in der klinischen Medizin üblichen und qualitätsgesicherten Methoden und Verfahren. Das Basisprogramm zur Labor- und Funktionsdiagnostik in der umweltmedizinischen Praxis, wie es unter Screening-Gesichtspunkten sinnvoll sein könnte umfasst folgende Parameter:

Parameter	Material
Blutkörperchensenkungsgeschwindigkeit	Zitrat-Blut
Hämoglobin	EDTA-Blut
Leukozyten	EDTA-Blut
γ-Glutamyl-Transferase (γ-GT)	Serum
Alanin-Amino-Transaminase (ALAT)	Serum
Kreatinin	Serum
Cholesterin	Serum
Triglyceride	Serum
HDL-Cholesterin	Serum
Glucose	Vollblut
Immunglobulin E *	(Serum)
TSH	Serum
Harnstatus	Harn
EKG mit Brustwandableitungen *	
Spirometrie mit Fluss-Volumen-Kurve *	

Tab. 6.1: Basisprogramm der umweltmedizinischen Labor- und Funktionsdiagnostik (in Abhängigkeit von der Fragestellung, dem Alter und Gesundheitszustand erweitern oder reduzieren).
* zählt nicht zwingend zur Basisdiagnostik.

Eine Erweiterung des labor- und funktionsdiagnostischen Programms wird erforderlich sein, wenn:

- nach der Erhebung der Anamnese und nach der körperlichen Untersuchung spezielle Methoden und Verfahren indiziert sind
- auffällige Screening-Testergebnisse eine weiterführende organorientierte Diagnostik angebracht erscheinen lassen
- für spezielle Expositionen spezielle Wirkungsendpunkte bekannt sind
- es um die Validierung neuartiger Testmethoden geht
- im Rahmen wissenschaftlicher Untersuchungen besondere Fragestellungen zu beachten sind

Die folgenden 10 Leitsätze für die umweltmedizinische Labordiagnostik sind gleichermaßen für den Arzt und den Patienten von Bedeutung:

- Einordnung der Labordiagnostik in das diagnostische Stufenprogramm (Anamnese → klinische Untersuchung → Labordiagnostik unter Einbeziehung der Umweltanalytik)
- keine "Schrotschussdiagnostik" (möglichst gezielter Einsatz diagnostischer Methoden)
- hochspezialisierte Verfahren nicht primär und ohne spezielle Indikation anwenden (z.B. *Single Photon Emission Computed Tomography* = SPECT, nicht vor konventioneller neurologischer Diagnostik)
- nur erprobte Methoden mit geprüfter analytischer und diagnostischer Qualität indikationsgerecht benutzen
- nur Methoden mit ermittelten Referenzwerten in der Individualdiagnostik einsetzen (keine DNA-Expositonsmarker in peripheren Lymphozyten, keine Haaranalyse)
- Diagnostikverfahren, für die keine ausreichende wissenschaftliche Begründung vorliegt, vermeiden
- kritische Interpretation der Laborbefunde (alleiniger Nachweis eines Fremdstoffes hat per se noch keine Bedeutung; ein Schadstoffmesswert oberhalb des 95-%-Bereichs ist nicht gleichzusetzen mit einem pathologischen Wert)
- Einflussfaktoren berücksichtigen (z.B. Trink-, Rauch- und Ernährungsgewohnheiten, Arzneimitteleinnahme)
- Patienten mit der Abwicklung einer indizierten Labordiagnostik nicht alleine lassen (Klärung von Kompetenzen)
- Berücksichtigung der bisher zumeist ungeklärten Kostenfragen hinsichtlich umweltmedizinischer Labordiagnostik, insbesondere von Biomonitoring und Umweltanalytik.

Eine allergologische Basisdiagnostik kann bei anamnestischen Hinweisen indiziert sein.

6.6.3. Ortsbegehung

Eine Ortsbegehung wird immer dann angestrebt, wenn sich in der umweltmedizinischen Anamnese der Verdacht einer ortsabhängigen Problematik erhärtet. Die Ortsbegehung kann nicht durch eine reine Fragenbogenerhebung oder alleine durch das Arzt-Patienten-Gespräch ersetzt werde. Die Ortsbegehung wird strukturiert, standardisiert durchgeführt und adäquat dokumentiert. Begehungsprotokolle liegen aus verschiedenen Umweltmedizinischen Ambulanzen und Beratungsstellen vor. Im Regelfall wird auf der Grundlage der bei der Ortsbegehung erhobenen Auffälligkeiten die Indikation zum Umwelt-Monitoring gestellt. Die Ortsbegehung wird auch, wie z.B. im Falle von Expositionen gegenüber flüchtigen organischen Substanzen (VOC), zu einem ortsabhängigen Belastungs-Monitoring genutzt.

6.6.3.1. Umwelt-Monitoring

Das Umwelt-Monitoring kann Belastungen in der Lebensumwelt des Menschen erfassen, aber kann keine verlässlichen Informationen über die wahre Belastung einer Person geben, da im Rahmen des Umwelt-Monitoring nur die Konzentrationen von Substanzen in einem umschriebenen Lebensumfeld (z.B. Innenraumluft eines Wohnraumes) einer Person gemessen werden, während konkurrierende Aufnahmepfade für diese Substanzen (z.B. Ernährung) unberücksichtigt bleiben. Aber das Umwelt-Monitoring kann spezifische Quellen aufdecken.

Die Umweltanalytik im Innenraum (Beispiele) umfasst:

- physikalischen Faktoren (Raumlufttemperatur, relative Luftfeuchte, Luftwechselrate pro Stunde)
- anorganische Gasen (Ozon, CO u.a.)
- radioaktive Elemente (Radon)
- flüchtige organische Verbindungen (z.B. Benzol)
- Aldehyde (Formaldehyd)
- Schwere flüchtige halogenierte Kohlenwasserstoffe (Polychlorierte Biphenyle PCB)
- Pestizide
- Schimmelpilze

6.6.4. Unkonventionelle Verfahren in der Umweltmedizin

In der Umweltmedizin muss man sich häufig auch mit unkonventionellen diagnostischen und therapeutischen Verfahren auseinandersetzen. Beispiele unkonventionell eingesetzter diagnostischer Methoden in der Umweltmedizin sind:

- Belastungsuntersuchungen in Körpermedien (z.B. Multielementanalysen, Haaranalysen, Zahnanalysen, 'Blutgifttests")

- allergologische Untersuchungen (z.B. *Challenge*-Tests, *serial dilution tritration*, zytotoxische Blutuntersuchungen, Bestimmung von gegen Schadstoffe, Schimmelpilze und/oder Nahrungsmittel gerichteten IgG- und IgA-Antikörpern)
- Untersuchungen zu chronisch-rezidivierenden Infekten (z.B. multiple Antikörper-Bestimmungen gegen Krankheitserreger, Darmdysbiose einschließlich Candida-Diagnostik)
- Untersuchungen zu Störungen des Immunsystems (z.B. Lymphozytenstimulationstest)
- Untersuchungen zu Mangelzuständen (z.B. Mineralien, Spurenelemente, Vitamine)
- Untersuchungen zur Entgiftungskapazität und oxidativen Stress (z.B. Bestimmung der Glutathion-Transferase-Aktivität, Bestimmung von H_2O_2)
- physikalische Untersuchungen (z.B. Bestimmung von Elektrosmog, Erdstrahlen, Wasseradern, sogenannte Geopathie)

6.6.5. Häufige klinisch-umweltmedizinische Problemstellungen (Umweltsyndrome)

Zu den häufigsten klinisch-umweltmedizinischen Problemstellungen zählen Amalgam, Gesundheitsbeeinträchtigungen durch Schimmelpilze in Innenräumen sowie umweltassoziierte Syndrome wie *Multiple Chemical Sensitivity* (MCS), *Idiopathic Environmental Intolerances* (IEI), *Sick Building Syndrome* (SBS), *Chronic Fatigue Syndrome* (CFS), *Candida Syndrome* (CS), *Burnout Syndrome* (BS) und umweltbezogenen somatoformen Störungen. Zu den Syndromen fehlen meist grundlegende Kenntnisse zur Ätiologie, Pathologie, Pathophysiologie, Diagnostik, Therapie, Prognose und Prävention.

6.6.5.1. Amalgam

Eine häufige Anfrage im umweltmedizinischen Kontext betrifft Amalgam. **Amalgam besteht zu etwa 50 % aus Quecksilber.** In vielen Anfragen in der ärztlichen Praxis wird von Patienten eine medizinisch indizierte Amalgam-Sanierung (damit verbunden die Kostenübernahme durch die Kassen) angestrebt. Im Folgenden werden einige Empfehlungen zu Amalgam zusammengestellt.

▶ Vorbemerkung

Aus Amalgamfüllungen wird Quecksilber in geringen Mengen freigesetzt. Dentalamalgam ist neben dem Fischverzehr die Hauptquelle für die Quecksilberaufnahme beim Menschen. Während die Toxizität des Quecksilbers unbestritten ist, werden die mit Amalgamfüllungen verbundenen gesundheitlichen Risiken kontrovers diskutiert.

▶ Indikationseinschränkungen

Amalgamfüllungen sollen aus Gründen des vorbeugenden Gesundheitsschutzes nicht gelegt werden:

- bei Sanierungsmaßnahmen am Milchgebiss. Hier ist zeitlich begrenzte Haltbarkeit ausreichend, deshalb ist auch die Verwendung von Kompositen, Glas-Ionomeren und Kompomeren möglich; die Mehrzahl kariöser Milchzähne bleibt bis zum Ausfallen symptomlos, mögliche nachteilige Wirkungen kariöser Milchzähne auf die Entwicklung der bleibenden Zähne sind jedoch zu berücksichtigen

- bei Frauen während einer Schwangerschaft und während der Stillzeit. Amalgamfüllungen wie auch Fischverzehr führen nachweislich zu einer transplazentaren Quecksilberexposition des Feten (und vermutlich auch des Embryos). Obwohl es keine wissenschaftlichen Belege für eine pränatale Schädigung durch Quecksilber aus Amalgamfüllungen gibt, sollte die Hg-Exposition, angesichts der für höhere Hg-Belastungen belegten Quecksilbertoxizität, so niedrig wie möglich gehalten werden. Beim Legen und Entfernen von Amalgamfüllungen entstehen Expositionsspitzen, die besonders während einer Schwangerschaft und in der Stillzeit zum Schutz des Kindes vermieden werden sollen und können. Aus vorsorglichen Gründen sollte die Anwendung von Amalgam auch generell bei "Frauen im gebärfähigen Alter" kritisch gesehen werden

- bei Vorhandensein anderer metallischer Restaurationen mit direktem approximalen oder okklusalen Kontakt

- bei der Diagnose oraler lichenoider Reaktionen

- bei Patienten mit Niereninsuffizienz

- bei festgestellter Allergie (Typ IV) gegenüber Amalgam

Bestehende Amalgamfüllungen:

- müssen entfernt werden bei festgestellter Allergie (Typ IV) gegenüber Amalgam, also bei positiver Reaktion im Epikutantest und einem mit einer "Amalgam-Allergie" kompatiblen klinischen Bild; ein positives Testergebnis genügt nicht zur Diagnose einer Kontaktallergie

- sollen entfernt werden bei der Diagnose oraler lichenoider Reaktionen

- sollen während der Schwangerschaft und Stillzeit nicht entfernt werden, sofern keine dringende zahnärztliche Indikation dazu besteht. Bei akuter zahnmedizinischer Indikation können jedoch einzelne Füllungen mit schonender Technik entfernt werden.

▶ Abklärung einer eventuell erhöhten Quecksilber-Exposition aus Amalgamfüllungen

- Anamnese
Im Rahmen der umweltmedizinischen Anamneseerhebung sind einige Fragen zu Amalgamfüllungen angezeigt: wann gelegt? wie viele? wann entfernt? Zusätzlich sollte gefragt werden, ob die Füllungen nach dem Legen poliert wurden. Außerdem besteht die Möglichkeit, dass Amalgam bei einer Wurzelspitzenresektion mit retrogradem Verschluss verwendet worden ist; die meisten Patienten dürften dazu allerdings keine näheren Angaben machen können. Das Kauverhalten (Kaugummikauen, Bruxismus erhöhen die Hg-Freisetzung) sowie die Häufigkeit des Zähneputzens sind zu berücksichtigen.

- Beurteilung des Zustandes der Amalgamfüllungen
Die Beurteilung sollte durch einen Zahnarzt vorgenommen werden. Hinweise auf erhöhte Quecksilberfreisetzung geben folgende Befunde: Viele Füllungen, große Oberflächen, korrodierter Zustand, andere Legierungsarten mit direktem Kontakt zu Amalgamfüllungen.

- Quecksilberbestimmung in humanem Probenmaterial
  - Quecksilberbestimmung im Urin
  Zur Abschätzung einer internen Belastung mit anorganischem Quecksilber ist die Hg-Bestimmung im Urin eine praktikable und geeignete Methode. Optimal, aber unter klinischen Bedingungen nicht realisierbar, wäre die Bestimmung von Organkonzentrationen (z.B. Hirn, Niere).

Für die Quecksilberbestimmung bezüglich Amalgam ist 24-h-Urin oder Morgenurin geeignet. Proben, deren Kreatiningehalt außerhalb von 0,3 bis 3 g/l liegt, können nicht bewertet werden.

Die Quecksilberkonzentration im Urin korreliert mit der Zahl sowie der Qualität der vorhandenen Amalgamfüllungen, jedoch weit weniger gut mit dem Quecksilbergehalt des Körpers.

Die Quecksilberbestimmung im Urin nach Mobilisation mit Komplexbildnern, z.B. DMPS, ist für patientenbezogene umweltmedizinische Diagnostik nicht geeignet.

- Quecksilberbestimmung im Vollblut
  Die Quecksilberbestimmung im Vollblut ist wenig geeignet, da hierbei Gesamtquecksilber (anorganisches Quecksilber z.B. aus Amalgamfüllungen und organisches Quecksilber, z.B. aus Fischkonsum) erfasst wird und weil anorganisches Quecksilber im Blut nur eine kurze Halbwertszeit hat.

- Quecksilberbestimmung im Speichel
  Der "Kaugummitest" mit nachfolgender Quecksilberbestimmung im Speichel ist zur Überprüfung einer inneren Belastung aus Amalgamfüllungen nicht geeignet: dabei wird auch nicht resorbierbares Quecksilber, z.B. aus Legierungspartikeln, erfasst.

- Quecksilberbestimmung in den Haaren
  Die Quecksilberbestimmung in den Haaren eignet sich nicht zur Erfassung einer amalgambedingten Quecksilberbelastung: Anorganisches Quecksilber, z.B. aus Amalgamfüllungen, wird nur geringfügig in die Haarmatrix eingebaut; organisches Quecksilber, z.B. aus Fischkonsum, wird dagegen nachhaltig im Haar gespeichert.

- Bewertung der Ergebnisse von Quecksilberbestimmungen
  Die Bewertung der Quecksilbergehalte im Urin erfolgt an Hand der HBM-Werte. Ergebnisse oberhalb des HBM-I-Wertes (7 µg/l bzw. 5 µg/g Kreatinin) müssen durch eine Wiederholungsmessung bestätigt werden. Auch schon bei Werten, die eindeutig oberhalb des Referenzwertes 1,0 µg/l (Erwachsene) bzw. 0,4 µg/l (Kinder) ohne Zähne mit Amalgamfüllungen liegen, ist Aufmerksamkeit geboten. Um auszuschließen, dass andere Quellen eine Rolle spielen, sind zusätzliche Quecksilberexpositionen zu erfragen. Neben einer beruflichen Belastung spielen die Häufigkeit des Fischkonsums sowie die Art der verzehrten Fische (höhere Belastung bei Verzehr von Raubfischen) eine Rolle. Expositionen durch nicht fachgerecht entsorgte zerbrochene Quecksilberthermometer können ebenfalls von Bedeutung sein. Die in Deutschland verfügbaren Impfstoffe sind bis auf wenige Ausnahmen thiomersal- bzw. quecksilberfrei bzw. enthalten in einigen wenigen Fällen geringe Spuren von Thiomersal aus dem Herstellungsprozess. Quecksilber- bzw. Merbromin-haltige Desinfektionsmittel sind bei uns nur noch in Augentropfen im Handel. Außerdem sollte an die Anwendung (nicht zugelassener) quecksilberhaltiger Salben zur Hautaufhellung gedacht werden.

Inwieweit quecksilberhaltige Energiesparlampen (Entsorgung, Bruch) eine Hg-Belastung bewirken, ist umstritten.

Wenn der HBM-I-Wert wiederholt überschritten wird und dies mit hinreichender Wahrscheinlichkeit auf Amalgamfüllungen zurückgeführt werden kann (nach Beachtung und Ausschluss anderer möglicher Quellen), sollten die Amalgamfüllungen ersetzt werden. Gegebenenfalls ist die zusätzliche Ermittlung des Selenstatus zu empfehlen, da Selenmangel die Toxizität von Quecksilber steigern kann (die Selenkonzentration im Serum sollte über 50 µg/l liegen).

▶ Abklärung und Bewertung einer Überempfindlichkeit

Von einer Überempfindlichkeit im Sinne einer Typ-IV-Allergie gegenüber Amalgam bzw. Quecksilber kann ausgegangen werden, wenn ein positiver Epikutantest-Befund und das klinische Bild einer Kontaktallergie bestehen bzw. orale lichenoide Reaktionen diagnostiziert werden.

Bei Vorliegen gesicherter Hinweise auf eine Überempfindlichkeit (Typ-IV-Allergie) muss das Amalgam entfernt werden.

▶ Vorgehen bei Patienten mit selbstvermuteter Amalgamkrankheit (Amalgamsyndrom)

Bei Vorstellung von Patienten mit selbstvermuteter "Amalgamkrankheit" sind zunächst eingehende differentialdiagnostische Überlegungen und

Untersuchungen anzustellen. Vom Patienten berichtete unspezifische Symptome, z.B. Konzentrationsschwäche, Abgeschlagenheit, Kopfschmerz usw. können nicht ursächlich auf Amalgamfüllungen zurückgeführt werden.

Mit dem Patienten ist detailliert zu besprechen, dass es hinsichtlich der Vermutungen über Zusammenhänge zwischen Amalgam und bestimmten Krankheiten (wie z.B. Morbus Alzheimer, Morbus Parkinson, amyotrophe Lateralsklerose, Autismus, Multiple Sklerose) oder Hormonstörungen unterschiedliche Meinungen gibt und dass keine klaren, wissenschaftlichen Bestätigungen solcher angenommener Kausalzusammenhänge bestehen. Therapeutische Maßnahmen, wie Quecksilber-"Ausleitungen" mit Chelatbildnern oder die Entfernung amalgamhaltiger Zahnfüllungen, sind in solchen Fällen in der Regel nicht hinreichend begründet.

6.6.5.2. Schimmelpilze

Schimmelpilze sind ein ubiquitärer Bestandteil unserer Biosphäre. Sie sind in den gemäßigten Breiten in Gebäuden, in der Stadt- oder Landluft allgegenwärtig. "Schimmelpilze" stellen keine taxonomisch klar definierte Einheit von Pilzen dar.

▶ Schimmelpilzquellen und -expositionspfade

Unter dem Begriff Schimmelpilze werden folgende Organismen und biologische Strukturen zusammengefasst:

- kultivierbare und nicht (mehr) kultivierbare Sporen und Konidien
- Myzel- und Hyphenfragmente
- Zellbestandteile
- im erweiterten Sinne auch Stoffwechselprodukte von Schimmelpilzen

Eine quantitative Bestimmung der Schimmelpilzexposition ist kaum möglich. Es ist davon auszugehen, dass die Raumluft in den Industrieländern der Hauptexpositionspfad für den Menschen ist, da sich die Menschen hier in der Regel bis zu 90 % des Tages aufhalten.

Schimmelpilzquellen für den Innenraum sind die Außenluft, bewachsene Oberflächen (Baumaterialien, verschimmelte Lebensmittel) und Hausstaub (sedimentierte Pilzsporen). Die Schimmelpilzkonzentration und auch die Artenzusammensetzung in der Außenluft sind sehr stark von der Jahreszeit und von der Witterung abhängig. Im Win-

ter kann die Schimmelpilzkonzentration der Luft unter 100 KBE/m³ liegen, im Sommer können Konzentrationen von über 2.000 KBE/m³ vorliegen. *Cladosporium herbarum, Alternaria alternata, Epicoccum nigrum* und *Botrytis cinerea* gelangen vorwiegend über die Vegetation in die Außenluft, wobei vor allem *Cladosporium herbarum* dominiert. *Aspergillus fumigatus* ist sehr häufig in geringen Konzentrationen (5-10 KBE/m³ Luft) in der Außenluft nachzuweisen, da es sich um einen ubiquitären Bodenpilz handelt.

Schimmelpilze können von folgenden kontaminierten Oberflächen freigesetzt werden:

- ein aufgrund eines Feuchteschadens vorliegender aktiver Schimmelpilzbefall
- ein ehemals aktiver Schimmelpilzbefall, dessen Wachstumsbedingungen sich grundsätzlich verschlechtert haben, so dass kein aktives Wachstum mehr stattfindet und ein Teil der Schimmelpilzsporen nicht mehr kultivierbar ist
- Verderben und/oder Verrotten von biologischen Materialien (Lebensmittel, Abfälle, Biokompost, unter Umständen auch Futtermittel usw.)

Das in einer Innenraumluftprobe nachgewiesene Artenspektrum lässt auf die Wahrscheinlichkeit einer zusätzlichen Quelle schließen. Schimmelpilze und ihre Bestandteile kommen in der Luft einzeln oder partikelgebunden vor, wobei die Schimmelpilzsporen sowohl als Einzelspore als auch in Aggregat-Form vorliegen können. Zellbestandteile und Stoffwechselprodukte wie z.B. Allergene und Toxine liegen möglicherweise als ultrafeine Partikel oder an größere Partikel gebunden in der Luft vor, genauere Kenntnisse hierüber fehlen bisher. Je nach der Größe des aerodynamischen Durchmessers der jeweiligen Partikel werden diese unterschiedlich schnell sedimentieren und sich als Staub ablagern. Die von den Schimmelpilzen emittierten Stoffwechselprodukte (MVOC = *Microbial Volatile Organic Compounds*) liegen als flüchtige Verbindungen in der Raumluft vor. Aufgrund des aerodynamischen Durchmessers von Schimmelpilzsporen (viele Einzelsporen haben einen aerodynamischen Durchmesser <5 µm) ist davon auszugehen, dass sie lungengängig sind. Diesem Expositionspfad kommt im Zusammenhang mit atemwegsbezogenen Allergien und Infektionen die größte Bedeutung zu. Zielorgan für eine allergene oder auch toxische, im Einzelfalle eventuell auch infektiöse Wirkung können aber auch die Schleimhäute oder die Haut sein.

▶ Mögliche gesundheitliche Wirkungen durch Schimmelpilze und Prädispositionen

Als mögliche gesundheitliche Wirkungen durch Schimmelpilze werden Sensibilisierungen und Allergien, irritative Wirkungen – *Mucous Membrane Irritation Syndrome* (MMIS), simple chronische Bronchitis, Infektionen, Intoxikationen, Geruchsbelästigungen sowie Befindlichkeitsstörungen diskutiert.

Gesicherte und objektivierbare Ursachen-Wirkungszusammenhänge liegen bisher für Allergien und Infektionen (Mykosen) sowie für Atemwegserkrankungen an hoch belasteten Arbeitsplätzen vor. Nach dem heutigen Kenntnisstand haben von den schimmelpilzassoziierten Gesundheitsstörungen allergische Reaktionen und Schleimhautirritationen von Augen und Atemwegen wahrscheinlich die größte Bedeutung.

▶ Sensibilisierungen und Allergien

Sensibilisierungen gegen Schimmelpilze sind an sich noch keine Erkrankung, sind aber unabdingbare Voraussetzungen für die Entwicklung und Ausprägung atopischer Erkrankungen. Schimmelpilze können allergische Typ-I-Reaktionen (z.B. Rhinokonjunktivitis, Asthma bronchiale) oder kombinierte Typ-III- und -IV-ähnliche Reaktionen (z.B. exogen-allergische Alveolitis) auslösen oder verstärken. Die Inhalation geringer Mengen an Schimmelpilzallergenen kann bei sensibilisierten Personen eine IgE-Reaktion hervorrufen. Eine massive pulmonale Exposition gegenüber Schimmelpilzallergenen kann sowohl eine IgE- als auch eine IgG-Reaktion auslösen. Die Inhalation großer Mengen an Schimmelpilzantigenen in organischen Stäuben, wie sie normalerweise an belasteten Arbeitsplätzen vorkommen, kann auch bei nicht atopischen Personen eine IgG-Antwort induzieren.

Die Häufigkeit von Schimmelpilzallergien liegt bei Personen mit Atemwegssymptomen in verschiedenen Studien zwischen 1 % und 10 %, bei Atopikern bei bis zu ca. 30 %. Ungefähr 5 % der Bevölkerung sollen gegen Schimmelpilze sensibilisiert sein. Eine monovalente Sensibilisierung gegen eine Schimmelpilzart ist selten und wird auf unter 1 % geschätzt. Die Diagnose einer Schimmelpilzallergie ist wegen unzureichender allergologischer Testsysteme schwierig. Nur etwa 20 Pilzarten können routinemäßig in der allergologischen Diagnostik getestet werden (Prick-Test, Intrakutan-Test, Provokation), wobei die Testextrakte der verschiedenen Hersteller keine vergleichbaren Ergebnisse liefern. Alleine in den Gattungen *Aspergillus* und *Penicillium* kommen ca. 30 bis 40 Arten im Innenraum vor.

Bei Vorliegen einer Schimmelpilzallergie lösen Schimmelpilze in der Außenluft (z.B. *Alternaria, Cladosporium, Epicoccum, Fusarium*) eine saisonale allergische Rhinitis aus, die häufig auch von konjunktivalen Reaktionen begleitet wird (Rhinokonjunktivitis). Schimmelpilze in Innenräumen (*Aspergillus, Penicillium*) führen hingegen zur perennialen allergischen Rhinitis (ganzjähriger allergischer Dauerschnupfen). Leitsymptome der saisonalen allergischen Rhinitis sind Niesreiz, Sekretion und Obstruktion in unterschiedlichem Ausmaß sowie ggf. konjunktivale Reaktionen. Asthma, Sinusitis und Hautreaktionen treten häufig mit der saisonalen allergischen Rhinitis kombiniert auf.

Auch bei der perennialen allergischen Rhinitis gibt es Schwankungen der Beschwerden, die von der Allergenbelastung abhängen. Das Beschwerdebild ist mehr durch eine behinderte Nasenatmung geprägt, als durch Nasensekretion, Niesattacken oder Konjunktivitis. Oft entwickeln sich eine bronchiale Hyperreagibilität, ein Asthma bronchiale und/oder eine chronische Sinusitis.

Die typischen Symptome des Asthma bronchiale sind Husten, Giemen, Atemnot oder thorakales Engegefühl. Asthma tritt vorzugsweise nachts auf. Betroffene berichten oft über Atemnot bei Kontakt zu Nebel, Rauch, Abgasen, scharfen Gerüchen und anderen Atemwegsirritantien sowie nach körperlicher Anstrengung. Das allergische Asthma bronchiale ist häufig mit anderen atopischen Erkrankungen vergesellschaftet (atopische Dermatitis, allergische Rhinokonjunktivitis).

Wie bei der allergischen Rhinitis induzieren Schimmelpilze in der Außenluft (z.B. *Alternaria, Cladosporium, Epicoccum, Fusarium*) ein saisonales allergisches Asthma bronchiale, während Schimmelpilze in Innenräumen (*Aspergillus, Penicillium*) zum perennialen allergischen Asthma bronchiale führen.

Auch Schimmelpilzallergene können für die Entstehung einer Urticaria ätiologisch relevant sein. Als Aeroallergene können Schimmelpilzallergene auch Trigger für eine atopische Dermatitis (= atopisches Ekzem = Neurodermitis) sein.

▶ Irritative Wirkungen – *Mucous Membrane Irritation Syndrome* (MMIS), simple chronische Bronchitis

Neben diversen Umweltfaktoren, wie z.B. sauren und alkalischen Substanzen, flüchtigen organischen Verbindungen (*Volatile Organic Compounds* = VOC) und organischen Stäuben, werden auch Schimmelpilze mit dem *Mucous Membrane Irritation Syndrome* (MMIS) oder der simplen chronischen Bronchitis assoziiert. Die pathophysiologischen Zusammenhänge zwischen Expositionen gegenüber diesen Umweltfaktoren und dem MMIS oder der simplen chronischen Bronchitis sind bisher nicht eindeutig geklärt, dem Schleimhautepithel und lokalen Neuronen wird jedoch eine Schlüsselrolle beim MMIS zugeschrieben. Verlässliche Angaben über die Häufigkeit dieser nicht-allergischen irritativen entzündlichen Wirkungen liegen generell und speziell für Schimmelpilzexpositionen bisher nicht vor.

Zu den möglichen irritativen Wirkungen im Rahmen des MMIS zählen unspezifische Reizungen der Schleimhäute der Augen (z.B. Brennen, Tränen), der Nase (Niesreiz, Sekretion und Obstruktion der Nasenhaupthöhlen) und des Rachens (z.B. Trockenheitsgefühl, Räuspern). Darüber hinaus können irritative entzündliche Prozesse in den tieferen Atemwegen sich als simple chronische Bronchitiden manifestieren. Bisher ist unklar, ob von MMIS oder von simpler chronischer Bronchitis betroffene sensible Personen (Personen die bei geringerer Dosis reagieren als nicht sensible Individuen) oder sensibilisierte Personen (Personen die dosisunabhängig anders reagieren als nicht sensibilisierte Personen dosisabhängig reagieren würden) sind. Mögliche prädisponierende Faktoren für MMIS und simple chronische Bronchitis können andere entzündliche Prozesse im Bereich der Schleimhäute der Augen und des Respirationstraktes, wie z.B. Infektionen, atopische Schleimhauterkrankungen, Keratokonjunktivitis sicca und trockene Nasenschleimhäute, sein.

▶ Infektionen

Infektionen durch Pilze werden als Mykosen bezeichnet. Thermotolerante Schimmelpilz-Arten (z.B. *Aspergillus fumigatus, A. flavus*) verursachen nur selten Infektionen bei gesunden, immunkompetenten Personen, können aber invasive Mykosen bei Menschen auslösen, deren Immunsystem aufgrund von Erkrankungen oder anderer Umstände inkompetent ist.

Wenn Schimmelpilzinfektionen entstehen, entwickeln sie sich meist über die Atemorgane. Primäre Infektionsherde sind am häufigsten die Lunge, seltener die Nasennebenhöhlen, das Ohr oder die traumatisierte Haut. Vom Atemtrakt ausgehend können die Schimmelpilze hämatogen oder lymphogen streuen und somit andere Organe befallen.

Im Krankenhausbereich erfolgen Schimmelpilzinfektionen, vor allem durch inhalierbare Sporen von Aspergillus und Mucor, nosokomial im Wesentlichen durch kontaminiertes Material, Baumaßnahmen oder Topfpflanzen. Allerdings können auch außerhalb des Krankenhauses (*community-acquired*) Schimmelpilzinfektionen auftreten.

Schimmelpilzinfektionen lassen sich klinisch nicht immer eindeutig von allergischen Reaktionen abgrenzen. Nicht selten führt eine probatorische systemische antimykotische Behandlung zur Diagnosestellung. Schimmelpilzmykosen erscheinen vorwiegend klinisch wenig charakteristisch und sind schwere lebensbedrohliche Erkrankungen mit schlechter Prognose. Aspergillosen und Mucormykosen sind die bedeutsamsten Schimmelpilzinfektionen.

Aufgrund des stetigen Anstiegs des Anteils immunsupprimierter Patienten in der Bevölkerung und des immer längeren Überlebens dieser Betroffenen kann zurzeit nicht ausgeschlossen werden, dass Schimmelpilzinfektionen ein zunehmender Risikofaktor für die menschliche Gesundheit werden können. Da Schimmelpilzmykosen opportunistische Infektionen sind, ist eine verminderte Abwehrlage eine Grundvoraussetzung bei exponierten Personen. Besonders gefährdet sind vor allem Transplantations-, Intensiv-, AIDS-, Krebs- und Mukoviszidose-Patienten.

▶ Intoxikationen

Über luftgetragene Intoxikationen durch Mykotoxine im Innenraum liegt bisher kein gesichertes

Wissen vor. Es besteht weiterer Klärungsbedarf, ob die in der Innenraumluft entstehenden Mykotoxinkonzentrationen toxikologisch relevant sind.

Wie in Zellkultur- und Tierversuchen gezeigt werden konnte, lösen Mykotoxine zytotoxische Effekte aus und haben immunmodulatorische Wirkungen. Die maximal zu erwartenden Konzentrationen einzelner Mykotoxine in situ (Bioaerosole) können dennoch offenbar die zytotoxischen Effekte nicht alleine erklären. Vielmehr scheinen synergistische Wirkungen verschiedener Mykotoxine bzw. von Mykotoxinen mit anderen Zellbestandteilen (z.B. Glucane, Endotoxine) für die Wirkung verantwortlich zu sein.

Die toxische Alveolitis (Mykotoxikose, Toxomykose, Organic dust toxic syndrome (ODTS) ist eine grippeähnliche akute Erkrankung, die durch Inhalation hoher Konzentrationen organischer Feinstäube ausgelöst wird (bestimmte Arbeitsplätze, nicht im normalen Innenraum). Sie ist häufiger als die exogen-allergische Alveolitis und kann von dieser nur schwer diagnostisch abgegrenzt werden.

▶ Geruchsbelästigungen und deren gesundheitliche Auswirkungen

Stoffwechselprodukte von Schimmelpilzen, wie z.B. MVOC *(Microbial Volatile Organic Compounds)*, können zu Geruchsbelästigungen führen. So riecht beispielsweise 2-Octen-1-ol modrigmuffig, 1-Octen-3-ol pilztypisch und Geosmin erdig.

Die Geruchsbelästigung umfasst die folgenden drei Komponenten:

- eine emotionale Komponente (z.B. Gefühl der Verärgerung)
- eine Interferenzkomponente (z.B. Behinderung von Entspannung)
- eine somatische Komponente (z.B. Übelkeit, Erbrechen)

Geruchsbelästigungen können auf diesen Wegen zu unterschiedlichsten Befindlichkeitsstörungen führen. Zur Auslösung von Geruchsbelästigungen können beispielsweise subjektiv wahrgenommene Geruchsempfindlichkeiten, objektive Geruchsstörungen (v.a. Kakosmie, Hyperosmie) sowie eine aufgrund von Duftstoffallergien oder der Multiple Chemical Sensitivity (MCS) induzierte gesteigerte Geruchswahrnehmung prädisponieren.

▶ Befindlichkeitsstörungen

Befindlichkeitsstörungen spielen eine prominente Rolle bei Umwelt-assoziierten Gesundheitsstörungen im Allgemeinen sowie bei Innenraumassoziierten Gesundheitsstörungen im Speziellen. Oft resultieren solche Befindlichkeitsstörungen in Umweltmedizinischen Syndromen.

Umwelt- bzw. Innenraum-assoziierte Befindlichkeitsstörungen, die nicht Teil umweltmedizinischer Syndrome sind, sind vielfältig und werden von den Betroffenen primär auf den Innenraum bezogen. Von den Umweltmedizinischen Syndromen wird für die folgenden Syndrome eine mikrobiologische Ätiologie (mit)diskutiert: *Multiple Chemical Sensitivity* (MCS), *Sick Building Syndrome* (SBS), *Chronic Fatigue Syndrome* (CFS).

▶ Quantitative Bestimmung von Schimmelpilzsporen

In der umweltmedizinischen Praxis spielt die quantitative Schimmelpilzmessung eine große Rolle, insbesondere auch weil Umweltlaboratorien dazu vielfältige Messungen durchführen. Die Aussagekraft ist aber umstritten. Bisher konnte keine Korrelation zwischen Schimmelpilzexposition und Erkrankung aufgestellt werden. Die Probleme mit der quantitativen Expositionserfassung hinsichtlich Schimmelpilze im Innenraum dürfen jedoch nicht dazu führen, dass Schimmelpilzwachstum im Innenraum als unproblematisch angesehen wird. **Da Schimmelpilze gesundheitliche Wirkungen haben können, darf Schimmelpilzwachstum in Innenräumen aus Vorsorgegründen nicht toleriert werden.**

Eine Schimmelpilzquelle im Innenraum ist wahrscheinlich, wenn die Differenz zwischen der KBE-Summe Innenraumluft minus Außenluft der untypischen Außenluftarten der Schimmelpilze über 500 KBE/m³ liegt (Umweltbundesamt: "Schimmelpilzsanierungsleitfaden").

Schimmelpilzmessungen können genutzt werden um abzuklären, ob bei nicht sichtbarem Befall, aber gezieltem Verdacht auf das Vorhandensein einer Schimmelpilzquelle, diese als wahrscheinlich bestätigt werden kann. Bei sichtbarem Befall ist in der Regel keine Schimmelpilzmessung erforderlich, wenn nicht der Verdacht auf das Vorliegen besonders toxischer Schimmelpilze besteht (z.B. *Stachybotris chartarum*).

▶ Risikoanalyse und -bewertung

Allergiker sind durch den Aufenthalt in feuchten und/oder schimmelbelasteten Innenräumen gefährdet. Darüber hinaus ist eine Gefährdung für immunsupprimierte Personen sowie für Patienten mit chronischen Atemwegserkrankungen und chronischen Hauterkrankungen denkbar und in Einzelfällen belegt. Eine eindeutige Bewertung von gesundheitlichen Wirkungen durch Schimmelpilzexpositionen in Innenräumen ist vor allem aufgrund von gleichzeitig vorhandenen erhöhten Konzentrationen an Schimmelpilzen und anderer Komponenten des Bioaerosols sowie dem Fehlen hinreichend aussagekräftiger Expositionsdaten zurzeit nicht möglich. Unabhängig von den Bewertungsproblemen ist Schimmelpilzwachstum im Innenraum grundsätzlich ein hygienisches Problem, das nicht hingenommen werden sollte. Vielmehr sollte hier nach dem Vorsorgeprinzip die Belastung minimiert oder wenn möglich beendet werden.

6.6.5.3. *Multiple Chemical Sensitivity* (MCS)

Beim MCS handelt es sich um ein klinisches Syndrom mit rezidivierenden multiplen unspezifischen Beschwerden wie z.B.:

* Konzentrationsstörungen, Gedächtnisstörungen, Kopfschmerzen, Nervosität
* Chemikalien-, Medikamentenunverträglichkeit
* Hauterscheinungen
* Gelenk- und Muskelschmerzen

Es sind verschiedene Organsysteme betroffen. Pathophysiologisch wird MCS als Reaktion auf eine Vielzahl chemisch nicht miteinander verwandter Stoffe im Sinne einer nicht aufgeklärten Überempfindlichkeit in niedrigsten Konzentrationsbereichen, bei denen gesunde Personen üblicherweise keine Reaktionen zeigen, gesehen. Zu den Hypothesen der Ätiologie von MCS zählen toxikologische Wirkungsweisen in niedriger, toxikologisch unbedenklicher Konzentrationen vor allem nach chronischer Exposition gegenüber geringsten Konzentrationen von z.B. Duftstoffen, Pestiziden, Formaldehyd, organischen Lösungsmitteln, polychlorierten Biphenylen (PCB) und Schwermetallen. Auch Lebensmittelinhaltsstoffe, elektromagnetische Felder oder Mikroorganismen werden als Auslöser von MCS diskutiert. Eine vorwiegend von der "Klinischen Ökologie" formulierte Hypothese stellt MCS als Überreaktion des Immunsystems bei Personen mit deutlich gesteigerter Empfindlichkeit gegenüber verschiedenen chemischen Substanzen dar oder sieht einen toxisch induzierten Toleranzverlust als mögliche Ursache nicht objektivierbarer Körperbeschwerden an. Verstärkermodelle gehen von einer Prädisposition aus, die ähnlich wie die Enzym-Polymorphismus-Modelle der Toxikologie eine gesteigerte Empfindlichkeit einzelner Personen und das Versagen klassisch toxikologischer Dosis-Wirkungs-Beziehungen erklären sollen. Psychosomatische und psychiatrische Erklärungsansätze spielen in der Diskussion um die Pathogenese des MCS-Phänomens ebenfalls eine beachtliche Rolle. Oft wird MCS als Attributionsversuch eines Betroffenen im Sinne einer Ursachenzuweisung anderweitig bedingter Beschwerden angesehen. All diesen Hypothesen zur Ätiologie von MCS ist gemeinsam, dass es derzeit keine eindeutigen klinischen Nachweise oder experimentellen Belege gibt.

Eine spezifische Diagnostik und Therapie bei MCS gibt es nicht. Die Diagnose basiert auf den Klassifikationskriterien und nach differentialdiagnostischer Abklärung. Die Therapie hängt von den differentialdiagnostischen Untersuchungsergebnissen ab. In der Regel werden supportive Maßnahmen durchgeführt. Die Expositionsminderung bis hin zur -meidung ist aufwendig. Eine generelle Isolierung aus der Umwelt hat eher gegenteilige Effekte.

6.6.5.4. *Idiopathic Environmental Intolerances* (IEI)

Es handelt sich um eine erworbene Gesundheitsstörung mit multiplen, wiederkehrenden Beschwerden, die mit unterschiedlichen Umweltfaktoren, welche von der Mehrzahl der Menschen toleriert werden, assoziiert ist, und die nicht durch irgendeine bekannte somatische, psychosomatische u./o. psychiatrische Funktionsstörung erklärt werden kann. Der Begriff Idiopathic Environmental Intolerances (IEI) wird häufig synonym zu MCS verwandt.

6.6.5.5. *Sick Building Syndrome* (SBS)

Nach internationaler Konvention wird dann von einem Sick Building Syndrome gesprochen, wenn Nutzer eines Gebäudes über Befindlichkeitsstörungen klagen, die überwiegend die Augen, die oberen und unteren Atemwege, die Haut und das Zentrale Nervensystem betreffen (☞ auch Kap. 15.6.). Im Vordergrund der Beschwerden stehen Schleimhautreizungen der Augen und Atemwege. SBS gehört mit den *Building-Related Complaints* (BRC) oder *Building-Related Illness* (BRI) zu den gebäudebezogenen Gesundheitsstörungen. SBS bezieht sich primär auf Gruppen, BRC oder BRI auf Individuen. Unter BRI werden klar definierte gebäudebezogene Krankheitsbilder (z.B. Befeuchterfieber, Legionellose, gebäudebezogene Malignome) zusammengefasst. SBS wird seit Mitte der 1970er Jahre zunehmend beobachtet. Bis zu 30 % der neu erbauten oder frisch renovierten Gebäude in allen größeren Städten der Welt sollen betroffen sein. Anfang der 1980er Jahre waren in den alten Bundesländern der BRD einschließlich West-Berlin von 2,5 Mio. Menschen an klimatisierten Arbeitsplätzen ca. 0,5 Mio. von Befindlichkeits- und Behaglichkeitsstörungen betroffen. Der Hauptverband der gewerblichen Berufsgenossenschaften gab 1995 bekannt, dass von 19 Mio. Büroarbeitsplätzen (ca. 3 Mio. klimatisiert) in Deutschland ca. 20 % von SBS betroffen sein sollen. SBS-Patienten werden zwar vorwiegend in Bürogebäuden, aber auch in Kindergärten, Schulen und Krankenhäusern beobachtet. Physikalische, chemische, biologische, personengebundene Faktoren werden als mögliche Ursachen für SBS diskutiert. Eine eindeutige Ätiologie konnte aber bisher nicht ermittelt werden. Am ehesten ist anzunehmen, dass SBS multifaktoriell bedingt ist. Entscheidende ätiologische Rollen sollen künstliche Belüftung, geringe Lüftungsraten, Überbelegung von Arbeitsräumen/-bereichen, Bildschirmtätigkeit sowie weibliches Geschlecht, Allergien und/oder Asthma und Arbeitsplatzunzufriedenheit spielen. Bei SBS-Verdacht wird die Anwendung eines einfachen Fragebogens empfohlen. Falsches Vorgehen bei SBS-Verdacht kann bei den Betroffenen Misstrauen induzieren und damit zu einer Chronifizierung der Symptomatik führen. Die Vorgehensweise bei SBS-Verdacht umfasst zunächst die individuelle differentialdiagnostische Abklärung anderer Gesundheitsstörungen bzw. Erkrankungen, dann ggf. die Einbeziehung aller Gebäudenutzer, Ortsbegehung, umwelthygienische Innenraumanalyse einschließlich Raumlufttechnischer Anlagen (RLTA).

Therapeutische Maßnahmen reichen von individueller Therapie orientiert an den Beschwerden, über zeitlich befristete Expositionskarenz bis hin zu gebäudebezogenen Sanierungsmaßnahmen (meist sehr aufwendig und teuer).

6.6.5.6. *Chronic Fatigue Syndrome* (CFS)

Als CFS wird ein 6 Monate oder länger persistierender oder rezidivierender chronischer Erschöpfungszustand, der von weiteren Symptomen, wie z.B. Muskel-, Gelenk- und Halsschmerzen, Lymphknotenschwellungen, neu aufgetretenen Kopfschmerzen, Konzentrationsschwierigkeiten sowie Störungen des Kurzzeitgedächtnisses, begleitet wird bezeichnet. Bislang konnte kein wissenschaftlich überzeugendes pathogenetisches Konzept für CFS gefunden werden. Die vielfältigen Hypothesen zur Krankheitsentstehung verfolgen mikrobiologisch-immunologische, endokrinologische und neurologisch-psychiatrische Ansätze.

Eine spezifische Diagnostik und Therapie bei CFS gibt es nicht. Die Diagnose basiert auf den Klassifikationskriterien und nach differentialdiagnostischer Abklärung. Die Therapie hängt von den differentialdiagnostischen Untersuchungsergebnissen ab. In der Regel werden supportive Maßnahmen durchgeführt.

6.6.5.7. Fibromyalgie

Auch dieses Syndrom entzieht sich einer klassischen Einordnung. Es steht in naher Verwandtschaft zu CFS, wobei allerdings das Symptom Schmerz ganz im Vordergrund steht. Pragmatische Diagnosekriterien beruhen auf der Zahl bestimmter Schmerzpunkte nach digitaler Palpation.

6.6.5.8. Umweltbezogene somatoforme Störung

Die in fast allen Studien festgestellte hohe Komorbidität umweltbezogener Gesundheitsstörungen mit psychischen Störungen legt eine psychische Genese nahe. Zum Teil sind die somatoformen Störungen den Manifestationen der umweltbezogenen Gesundheitsstörungen bereits lange vorausgegangen und auf Symptomebene nicht davon zu unterscheiden. Man kann in umweltbezogenen Gesundheitsstörungen eine Unterform somatoformer Störungen sehen. Aus der Gruppe der somatoformen Störungen ähnelt am meisten die Somatisierungsstörung dem MCS-Profil. Die Somatisierungsstörung ist der Prototyp der somatoformen Störung. Klinische Hauptmerkmale sind wiederkehrende, multiple körperliche Beschwerden, die nicht vollständig durch organische Erkrankungen oder pathopyhsiologische Mechanismen erklärt werden können. Für die Diagnostik ist der Nachweis einer Vorgeschichte mit zahlreichen körperlichen Symptomen von mehreren Jahren Dauer erforderlich. Für die Registrierung als Symptom ist ausreichend, dass der Patient darüber berichtet. Die Symptome brauchen nicht durch den Arzt legitimiert zu werden. Patienten mit einer Somatisierungsstörung betrachten sich selbst als ernsthaft krank. Tatsächlich schildern sie ihre Gesundheit als deutlicher gestört, als die Patienten mit chronischen, auf organische Erkrankung zurückführbaren Beschwerden tun. Typischerweise entwickeln Patienten neue Symptome während Zeiten emotionaler Belastung. Obwohl somatoforme Störungen zu den häufigsten psychischen Störungen zählen, ist der Prototyp Somatisierungsstörung aufgrund seiner diagnostisch hochschwelligen bzw. restriktiven Kriterien mit einer Prävalenz von 0,4-0,5 % selten. Senkt man die Schwelle der für die Diagnose erforderlichen multiplen Symptome, so ist davon auszugehen, dass Somatisierungsstörungen bei 5-11 % der Allgemeinbevölkerung auftritt. Frauen sind deutlich häufiger betroffen. Charakteristisch für die Somatisierungsstörung sind weiterhin ein niedrigeres Bildungsniveau, eine niedrigere soziale Schicht und ein bestimmtes Krankheitsverhalten mit häufigen Arztbesuchen und stationären Aufnahmen. Der Verlauf der Somatisierungsstörung ist in der Regel chronisch mit auffallender Stabilität der Diagnose und selten medizinischen Fehldiagnosen. Typisch für die Somatisierungsstörungen ist weiterhin die hohe Komorbidität mit depressiven Störungen (60-70 %), Angststörungen (30-50 %) und Persönlichkeitsstörungen (60 %).

6.6.6. Umweltmedizinische Ambulanzen

In Deutschland wurde mit der Etablierung des Faches Umweltmedizin eine Reihe von umweltmedizinischen Ambulanzen, meist an Universitätskliniken gegründet. Eine Synopsis der Erfahrungen aus 2 Einrichtungen in Aachen und Düsseldorf gibt Tab. 6.2.

6.6.7. Meldepflicht für Ärzte gemäß Chemikaliengesetz

Das Chemikaliengesetz (ChemG) wurde zuerst 1980 verabschiedet. Es dient dem Schutz des Menschen und der Umwelt vor Chemikalien und wurde mehrfach novelliert. Dabei hat die Vorbeugung einen besonderen Rang. Von Bedeutung für den Arzt sind die in § 16e genannten Mitteilungspflichten der Hersteller (oder Einführer) von Produkten, die für den Verbraucher bestimmt sind. Es handelt sich hierbei um Zubereitungen, die unter einem Handelsnamen verkauft werden. Das Bundesinstitut für Risikobewertung (BfR) gibt diese Informationen den Behandlungs- und Informationszentren für Vergiftungen in den Ländern weiter. Auf diese Weise besteht ein aktuelles Kataster über Produkte, wenn Vergiftungsfälle auftreten.

Eine weitere Mitteilungspflicht an das BfR besteht für alle Ärzte, wenn sie den Verdacht auf eine Vergiftung bei einem Patienten haben. Die Mitteilung erfolgt auf einem speziellen Formblatt, welches vom BfR herausgegeben wird.

Zu melden sind Vergiftungen, gesundheitliche Beeinträchtigungen durch:

- chemische Stoffe und Produkte, die im Haushalt verwendet werden wie Wasch- und Putzmittel, Hobby- und Heimwerkerartikel
- Kosmetika
- Schädlingsbekämpfungsmittel
- Holzschutzmittel
- beruflich verwendete Chemikalien
- gesundheitsschädigende chemische Stoffe aus der Umwelt
- giftige Pflanzen und Tiere

Jeder Arzt, der zu Behandlung oder Beurteilung der Folgen von Erkrankungen durch chemische Stoffe oder Produkte hinzugezogen wird, ist verpflichtet, der Dokumentations- und Bewertungsstelle für Vergiftungen im BfR wesentliche Informationen zum Vergiftungsgeschehen mitzuteilen.

Herausragendes Beispiel der letzten Jahre sind Erkrankungen/Todesfälle durch Lampenölingestionen bei Kindern. Durch die Meldepflicht konnte das Problem erkannt und präventive Maßnahmen eingeleitet werden. Ähnliches trifft auch auf für flüssige Grillanzünder zu. Wenn Kleinkinder flüssige Grillanzünder oder paraffinhaltige Lampenöle mit Getränken verwechseln und davon trinken,

	UMA Aachen	UMEB Düsseldorf
Patienten-Beratungsfrequenz	682 Patienten in 8 Jahren und 9 Monaten	1.240 Patienten in 8 Jahren
Anzahl ausgewerteter Patienten	682 Patienten	772 Patienten
Altersspanne	1-81 Jahre	13-90 Jahre (986 Patienten)
Durchschnittliches Alter	37 Jahre	Mittleres Lebensalter (986 Patienten)
Verhältnis Frauen zu Männern	1,4 : 1	1,4 : 1 (986 Patienten)
Sozialstatus	k.A.	k.A.
Häufigste Beratungsanlässe	1. Abklärung unspezifischer gesundheitlicher Beschwerden bei vermuteter Schadstoffbelastung 2. Abklärung eines möglichen Zusammenhangs zwischen diagnostizierter Erkrankung und Umweltfaktoren	1. Abklärung unspezifischer gesundheitlicher Beschwerden bei vermuteter Schadstoffbelastung 2.Abklärung eines möglichen Zusammenhangs zwischen diagnostizierter Erkrankung und Umweltfaktoren
Häufigst genannte Erkrankungen mit vermutetem Umweltbezug	1. Allergien 2. Neurologische Erkrankungen 3. Innere Erkrankungen	1. Rezidivierende Infektionen 2. Allergien
Vorwiegende Beschwerdebilder	Unspezifische Beschwerden	Unspezifische Beschwerden
Häufigst genannte Grund-erkrankungen	1. Atopische Erkrankungen 2. Psychosomatische, psychiatrische Erkrankungen 3. Neurologische Erkrankungen	k.A.
Häufigste vermutete Exposition	Innenraum	Innenraum
Liste der am häufigsten genannten Belastungsfaktoren	1. Holzschutzmittel 2. Unspezifische Innenraum-noxen 3. Unspezifische Umweltnoxen 4. Formaldehyd 5. Amalgam 6. Andere Metalle 7. Lösungsmittel	1. Holzschutzmittel 2. Unspezifische Innenraum-faktoren 3. Leben neben Fabrik/Deponie 4. Formaldehyd 5. Unspezifische Expositionen
Referenzwertüberschreitungen im Human-Biomonitoring	9 % von 1.299 Analysen	6 % von 105 Analysen bei 44 Patienten
Referenzwertüberschreitungen im Umwelt-Monitoring	15 % von 269 Analysen	57 % von 14 Analysen bei 10 Patienten
Beurteilung eines wahrscheinlichen Ursachen-Wirkungs-Zusammenhangs durch Umweltmediziner	4 %	13 %

Tab. 6.2: Synopsis zu publizierten Erfahrungen der umweltmedizinischen Ambulanzen in Düsseldorf (UMEB = Umweltmedizinische Beratungsstelle) und Aachen (UMA = Umweltmedizinische Ambulanz) (adaptiert aus Hornberg et al. 2005). k.A.= keine Angaben.

gelangen schon kleinste Mengen dieser paraffinhaltigen Öle beim Verschlucken in die Lunge und lösen dort schwere chemische Lungenentzündungen aus.

Folgende Maßnahmen sind nach Trinken kleinster Mengen an paraffinhaltigen flüssigen Grillanzündern, Gartenfackeln- oder Lampenölen bei Kleinkindern zu beachten:

- Kein Erbrechen auslösen! Erbrochenes, und damit das Öl, kann in die Lungen eindringen.

- Lebensgefahr! Selbst bei den geringsten Symptomen, wie unmittelbarem, anhaltendem Husten besteht Lebensgefahr.

- Eine Kontaktaufnahme zu einem Giftinformationszentrum ist anzuraten. Die Eltern sollten das betreffende Produkt möglichst in der Originalverpackung mitbringen.

6.6.8. Therapie in der Umweltmedizin

Umweltbedingte Tumorerkrankungen werden entsprechend der jeweiligen onkologischen Konzepte therapiert, für allergische Erkrankungen stehen Expositionskarenz, Hyposensibilisierung und antiallergische Pharmakotherapie zur Verfügung. Für unspezifische Befindlichkeitsstörungen fehlen – selbst bei unterstellter umweltassoziierter Ursache – spezifische, effektive und validierte therapeutische Ansätze. Immer dort, wo gesundheitlich relevante Expositionen vorhanden sind, müssen diese beendet oder so weit wie möglich minimiert werden (Expositionskarenz). Allerdings ist vor einer generellen Isolierung aus der Umwelt zu warnen, da diese Vorgehensweise erfahrungsgemäß längerfristig zu einer Verschlechterung des Beschwerdebildes führen kann. Fehlt eine kausale Therapieoption, stehen zur Optimierung der Lebensqualität des Patienten eine Vielzahl psychotherapeutischer Konzepte zur Verfügung. Selbstverständlich müssen auch umweltmedizinische Patienten verständnisvoll und stützend geführt werden.

Eine Vielzahl von therapeutischen Verfahren, deren therapeutischer Nutzen in der Umweltmedizin nicht gesichert ist, werden eingesetzt: antimykotische Behandlung, Entgiftungstherapie (z.B. mit DMPS oder DMPA), Ernährungsumstellungen, homöopathische Behandlungen, Symbioselenkung, Milieu-Therapie, orthomolekulare Therapie, Bioresonanztherapie (Moratherapie), ganzheitliche Darmsanierung.

> **Merke:**
> Umweltbedingte Gesundheitsstörungen und Erkrankungen können durch anthropogen verursachte Immissionen und Kontaminationen der Umwelt hervorgerufen, verstärkt bzw. aufrechterhalten werden.
> Umweltmedizinische Beratungsstellen führen umweltbezogene Beratungen für Bürger und Ärzte durch, erarbeiten Datenbanken von Umweltschadstoffen und gesundheitlichen Auswirkungen, dokumentieren Verdachtsfälle der Schädigung durch Umweltnoxen und führen eine patientenbezogene Diagnostik einschließlich Untersuchung der Umwelt durch.
> Die Herstellung eines kausalen Zusammenhanges zwischen einer klinischen Symptomatik und Schadstoffen der Umwelt in niedriger Konzentration ist gegenwärtig vielfach nicht zu erbringen.
> **Die Beseitigung bzw. Verringerung der Umweltbelastung (Immission, Kontamination) ist der entscheidende Faktor zur Verhütung und Bekämpfung umweltassoziierter Erkrankungen.**

Kurzlehrbücher

Bachert C, Wiesmüller A: Allergie und Umwelt. UNIMED Verlag, Bremen 2002

Böse-O'Reilly S, Kammerer S, Mersch-Sundermann V, Wilhelm M (Hrsg.): Leitfaden Umweltmedizin. Urban&Fischer, 2. Auflage, München 2001

Reichl XR: Taschenatlas der Umweltmedizin. Thieme Verlag, Stuttgart 2000

Seidel HJ: Klinische Umweltmedizin. Shaker Verlag, Aachen 2005

Umweltbundesamt: Innenraumlufthygiene-Kommission des Umweltbundesamtes (Hrg.): Leitfaden zur Ursachensuche und Sanierung bei Schimmelpilzwachstum in Innenräumen ("Schimmelpilzsanierungs-Leitfaden"). www.umweltdaten.de/publikationen/pdf/-I/2951.pdf

Handbücher und Lehrbücher

Beyer A, Eis D (Hrsg): Praktische Umweltmedizin. Springer Verlag, Berlin 1994-2006 (Loseblattwerk, 2006 eingestellt)

Dott W, Merk HF, Neuser J, Osieka R (Hrsg.): Lehrbuch der Umweltmedizin. Wissenschaftliche Verlagsgesellschaft, Stuttgart 2002

Wichmann HE, Schlipköter HW, Fülgraff G (Hrsg.): Handbuch der Umweltmedizin. Ecomed-Verlag, Landsberg ab 2002 fortlaufend (Loseblattwerk)

Spezielle Literatur

Hornberg C, Malsch AKF, Weißbach W, Wiesmüller GA: Situationsbericht klinische Umweltmedizin Beispiel Nordrhein-Westfalen (NRW). Arbeitsmed. Sozialmed. Umweltmed. 40, 12-27; 2005

Wilhelm M, Wichmann HE: Ableitung von Grenzwerten. In: Wichmann H, Schlipköter HW, Füllgraff G: Handbuch der Umweltmedizin, ecomed Verlagsgesellschaft, Landsberg/Lech, 31. Erg. Lfg. 2004/2005

Internet

www.rki.de

www.umweltbundesamt.de

Exogene Krebsnoxen

7. Exogene Krebsnoxen

7.1. Definitionen

Kanzerogene (Krebsrisikofaktoren) sind Stoffe und Strahlen, welche eine maligne Transformation von Zellen auslösen können.

Kokanzerogene sind Stoffe, die selbst nicht krebserzeugend wirken, aber krebsfördernd wirken, in dem sie den Stoffwechsel, DNA-Reparatur oder die Ausscheidung krebserzeugender Stoffe beeinflussen. Sie können einen durch ein Kanzerogen eingeleiteten Krebsprozess verstärken.

Synkanzerogenese: Zusammenwirken mehrerer kanzerogener Stoffe. Bei der Synkanzerogenese bedingt der gleichzeitige Einfluss zweier oder mehrerer schädlicher Wirkungen mit derselben Organspezifität gemeinsam die Entwicklung eines Krebses (z.B. Teer und ultraviolette Strahlen; Tabakrauch und Alkohol; Asbest und Rauchen). Bei genotoxischen Stoffen führt das Zusammenwirken zu einer Summation (Addition) des genetischen Effektes und damit zu einer Erhöhung des Krebsrisikos.

Initiatoren: Stoffe, die eine irreversible Schädigung der DNA verursachen und dadurch die Entstehung von Tumoren auslösen.

Promotion: Verstärkung der krebserzeugenden Wirkung eines genotoxischen Stoffes durch einen zweiten Stoff (Promotor), der mit einem zeitlichen Abstand nach dem genotoxischen Stoff (Initiator) einwirkt. Der Promotor fördert das Wachstum des malignen Zellhaufens (Klons) durch Anregung der Zellteilung oder durch Hemmung des Zelltodes (Apoptose).

Kanzerogene werden in unterschiedliche Kategorien (Klassifikation) eingeteilt. Nationale und internationale Expertengruppen bzw. Kommissionen geben die entsprechenden Empfehlungen. Zwei wichtige Kommissionen sind die IARC (International Agency for Research on Cancer), eine Unterorganisation der WHO und die MAK-Kommission (diese DFG Senatskommission zur Prüfung gesundheitsschädlicher Arbeitsstoffe erarbeitet u.a. Vorschläge für maximale Arbeitsplatz-Konzentrationen [MAK-Werte], für flüchtige Chemikalien und Stäube, biologische Arbeitsstoff-Toleranzwerte [BAT-Werte] bzw. biologische Leitwerte [BLW] und biologische Arbeitsstoff-Referenzwerte [BAR]). Die zugrunde liegenden Bewertungen beider Gremien sind nicht identisch. Die MAK-Bewertungen berücksichtigen im Gegensatz zu den Einstufungen der WHO-IARC auch Wirkungsmechanismen und -stärke. Sie sind im deutschen Berufskrankheitenrecht verankert. Die IARC-Liste ist umfassender und ist nicht auf berufliche Krebsfaktoren begrenzt. Deswegen sind durchaus unterschiedliche Einschätzungen (z.B. Benzo[a]pyren, 2,3,7,8-Tetrachlordibenzo-p-dioxin, Formaldehyd) und Kategorien (s.u.) der beiden Gremien möglich.

IARC-Gruppierung:

- Gruppe 1: kanzerogen für den Menschen, Beispiele: Arsen, Asbest, Benzol, Benzo[a]pyren, Beryllium, Cadmium, Chrom VI, 2,3,7,8-Tetrachlordibenzo-p-dioxin, Ethanol in alkoholischen Getränken, Epstein-Barr-Virus, Gamma-Strahlen, *Helicobacter pylori* (Infektion), Hepatitis-B-Virus (chronische Infektion), Hepatitis-C-Virus (chronische Infektion), *Human Immunodeficiency Virus* Typ 1 (Infektion), Humane Papillomviren Typ 16, 18, 31, 33, 35, 39, 45, 51, 52, 56, 58, 59 und 66, Humanes T-Zell lymphotropischer Virus Typ 1, Nickel, Östrogen-Progesteron (kombinierte Therapie in Menopause), Östrogen-Progesteron (kombiniert in Kontrazeptiva), Östrogene, Plutonium-239 und Zerfallsprodukte, Radium-224 und Zerfallsprodukte, *Schistosoma haematobium* (Infektion), Sonnenstrahlung, Tamoxifen, Vinylchlorid; Gemische: Aflatoxine, alkoholische Getränke; Bestimmte Expositionen: Arsen im Trinkwasser, Tabakrauchen

- Gruppe 2A: wahrscheinlich kanzerogen für den Menschen, Beispiele: Acrylamid, Blei (anorganisch), Karposi-Sarkom verursachender Herpesvirus 8, UV-A,B,C-Strahlen; Gemische: Polychlorierte Biphenyle; Bestimmte Expositionen: Benutzung von Höhensonne

- Gruppe 2B: möglicherweise kanzerogen für den Menschen, Beispiele: Aflatoxin M1, Ethylcarbamat, Furan, Hexachlorbenzol; Gemische: Polybromierte Biphenyle

- **Gruppe 3:** keine Bewertung hinsichtlich der Kanzerogenität für den Menschen möglich, Beispiele: Aldrin, Blei (organische Verbindungen), Dieldrin, Hepatitis-D-Virus, Quecksilber, Selen
- **Gruppe 4:** wahrscheinlich nicht kanzerogen für den Menschen

Klassifizierung beruflicher Kanzerogene nach MAK-Kommission:

- **Kategorie 1:** Nachgewiesene Kanzerogene beim Menschen. Stoffbeispiele: Aflatoxine, Arsen, Asbest, Benzol, Blei, Cadmium, Nickel, Passivrauchen am Arbeitsplatz, Trichlorethen, Vinylchlorid, Zinkchromat
- **Kategorie 2:** Wahrscheinliche Kanzerogene beim Menschen, positiv im Tierversuch. Stoffbeispiele: Acrylamid, Benzo[a]pyren (und einige weitere PAK, Polyzyklische Aromatische Kohlenwasserstoffe), Chrom VI-Verbindungen, Cobalt, Dieselmotor-Emissionen, Ethylenoxid, Furan, Faserstäube (Glasfasern, Keramikfasern, Steinwolle), einige Nitrosoamine, Ochratoxin, Pentachlorphenol, Vanadium
- **Kategorie 3 A:** Wegen Datenmangel keine Einstufung. Stoffbeispiele: Bisphenol-A-diglycidylether, Nitriloessigsäure, Ölsäure, Terpentinöl
- **Kategorie 3 B:** Verdachtsstoffe, die sich keiner Kategorie zuordnen lassen. Stoffbeispiele: Ethylen, Ozon, Quecksilber, Selen
- **Kategorie 4:** nicht-genotoxische Kanzerogene. Stoffbeispiele: Anilin, Formaldehyd, Lindan, 2,3,7,8-Tetrachlordibenzo-p-dioxin, Wasserstoffperoxid
- **Kategorie 5:** krebserzeugende und genotoxische Stoffe mit geringer Wirkungsstärke. Stoffbeispiele: Acetaldehyd, Ethanol, Styrol

7.1.1. Grundlagen

Stoffe und Stoffgemische, die beim Menschen oder Tier zur Entstehung von gutartigen oder bösartigen Tumoren führen, werden als Krebsrisikofaktoren bezeichnet. Diese kommen meist ubiquitär in der Umwelt vor. Das **Krebsrisiko** wird im Allgemeinen durch die Gesamtdosis eines krebserzeugenden Stoffes, die während einer Lebensspanne aufgenommen wird, bestimmt. Die Krebsentstehung ist ein längerdauernder (>10, meist >20 Jahre) Prozess. Zur Erklärung wird heute das **Mehrstufenkonzept** herangezogen (☞ Abb. 7.1).

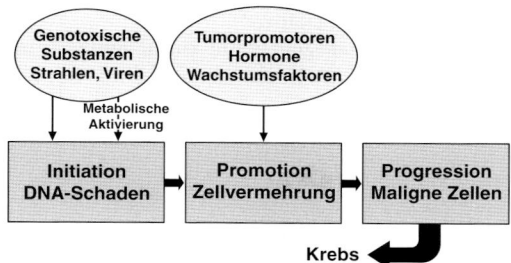

Abb. 7.1: Mehrstufenkonzept der Kanzerogenese.

Danach vollzieht sich die Kanzerogenese in drei Schritten. Die **Initiation** steht am Beginn der Kanzerogenese und führt zu einer **persistierenden** Veränderung der Zelle. Sie wird bei der Zellteilung weitergegeben. Der Vorgang vollzieht sich schnell, muss allein aber nicht zur Tumorbildung führen. In der Regel handelt es sich um **Mutationen.** Die Wahrscheinlichkeit für das Fortschreiten der Kanzerogenese hängt entscheidend von den DNA-Reparaturmechanismen ab. Die **Promotion** charakterisiert die häufigere und schnellere Teilung von initiierten Zellen. Sie kann demnach erst nach Einwirkung eines Initiators ablaufen und dauert Wochen bis zu mehreren Jahren. Auch die Promotion muss nicht zwangsläufig in einen bösartigen Prozess übergehen, sie **erhöht** aber die **Wahrscheinlichkeit** für eine Progression zu einem **malignen Tumor.** Die **Progression** schließlich ist irreversibel und beschreibt den Übergang von einer Präneoplasie bis hin zum Malignom. **Isolierte Progressorwirkungen** chemischer Substanzen sind bisher nicht bekannt. Die Übergänge zwischen den einzelnen Stufen sind unscharf und fließend, eine eindeutige Unterscheidung verschiedener Kanzerogene ist demnach **nicht** möglich. Nicht zuletzt auch weil für viele kanzerogene Stoffe nur **lückenhafte Kenntnisse** ihrer Wirkmechanismen vorliegen.

Kanzerogene werden demnach unterteilt in:

- **Kanzerogene mit initiierender Wirkung:** Unter Initiation versteht man hier eine **irreversible Zellveränderung,** welche durch die **genotoxischen** Eigenschaften der Kanzerogene bewirkt wird. Da hier auch kleinste Dosen eine irreversible Wirkung haben können, gibt es für diese Stoffe keine Wirkungsschwelle (Dosis), unterhalb der kein Effekt erwartet werden kann. Es gibt für diese Substanzen also keine unbedenkliche Dosisrate (☞ Kap. 6.3.), auch kleinste Dosen stellen ein Risiko dar.

Zu den Kanzerogenen mit initiierender Wirkung gehören z.B. Benzo(a)pyren, Nitrosamine, ionisierende Strahlung.

- **Krebsrisikofaktoren ohne initiierende Wirkung:**
  Die Applikation dieser Stoffe führt zu Zellschädigungen oder Wachstumsstimulationen. Letztere können auch durch physiologisch relevante Stoffe, z.B. Hormone, hervorgerufen werden. Hierzu gehören die Stoffe, welche als Tumorpromotoren wirken (z.B. Crotonöl, DDT, polychlorierte Biphenyle). Derartige Stoffe haben wahrscheinlich einen Schwellenwert.

Im Folgenden werden weitere wichtige Begriffe erläutert.

Genotoxische Noxen schädigen das genetische Material einer Zelle. Genotoxische Wirkungen schließen nicht nur Effekte an den DNA-Molekülen und Chromosomen ein, sondern beinhalten auch Reaktionen der Zelle, die als Folge der Interaktion mit dem genetischen Material ausgelöst werden. Wird eine persistente Änderung des genetischen Materials an die Tochterzelle weitergegeben, entstehen **Mutationen**. Sind **Körperzellen** betroffen, bleiben die Auswirkungen auf den Organismus begrenzt, während **Schädigungen von Keimzellen** weitervererbt werden.

Die Veränderungen des genetischen Materials können auf verschiedene Weise an unterschiedlichen Stellen erfolgen:

- **Genmutationen** (Punktmutationen, Deletionen, Basenpaarsubstitutionen)
- **Chromosomenmutationen** (Chromosomenbrüche, -translokationen)
- **Genommutationen** (numerische Chromosomenaberrationen)
- **Rekombinationen** (Austausch zwischen Chromosomen)

Eine Schädigung der Erbsubstanz kann zum Zelltod (programmierter Zelltod, Apoptose) führen. Jede Zelle verfügt über ein **DNA-Reparatursystem**, das derartige Veränderungen erkennen und teilweise auch beheben kann. Gelingt dies nicht und lebt die Zelle weiter, so werden die Veränderungen in der Zelle fixiert und auf die Tochterzellen weitergegeben (**Mutation**). Nach der gängigen Vorstellung reichen wenige oder nur ein Treffer *(one-hit)* aus, um Mutationen auszulösen. Die

Wahrscheinlichkeit einer solchen Reaktion wird mit abnehmender Exposition immer geringer, erreicht den Nullwert aber erst, wenn die Konzentration des Stoffes ebenfalls auf Null abgesunken ist.

Mutationen stellen den Anfang der **Krebsentstehung** dar. Da **initiierend kanzerogen** wirkende Stoffe meistens auch mutagen sind, haben die recht einfach, schnell und billig durchzuführenden **Mutagenitätstests** erheblich an Bedeutung gewonnen. Sie stehen in aller Regel am Anfang der Toxizitätsprüfung einer neuen Substanz und dienen als Screening-Test von Substanzen auf mögliche kanzerogene Eigenschaften. Meist handelt es sich um **In-vitro-Kurzzeittests** mit Bakterien und Hefen oder auch kultivierten Mammalierzellen (z.B. Lymphozyten). Am bekanntesten ist der **Ames-Test**, bei dem Mangelmutanten von *Salmonella typhimurium*, die nur auf Nährmedien mit der Aminosäure Histidin wachsen, unter der Einwirkung von Noxen zur Normalform rückmutieren können. Auf histidinfreiem Medium können nur die rückmutierten Bakterien wachsen. Daneben wird auch eine Reihe von In-vivo-Untersuchungen (z.B. Maus-Spot-Test, Mikrokerntest) eingesetzt. Je nach den verwendeten Testsystemen lassen sich die verschiedenen **genotoxischen Effekte** wie Gen-, Chromosomen-, Genommutationen und DNA-Schäden erfassen.

Die **prognostische Aussage** der Kurzzeittests ist recht hoch. Fast alle **initiierenden Kanzerogene** wirken in einem oder mehreren Testsystemen auch **mutagen**. Der Anteil besonders bedenklicher **falsch-negativer** Ergebnisse (kanzerogener Stoffe ohne mutagene Wirkung im Kurzzeittest) ist jedoch **erheblich**. Die Übereinstimmung der Ergebnisse von In-vitro-Mutagenitätstests und Langzeitstudien beträgt etwa 60 %. Die Ursachen für die begrenzte Aussagekraft der In-vitro-Untersuchungen sind vielfältig. Manche Kanzerogene wirken nicht genotoxisch (sondern **epigenetisch**, d.h. nicht über Wechselwirkungen mit der DNA), ferner werden **Metabolismus** und **Toxikokinetik** nicht erfasst. Zur Einstufung von Mutagenen und Kanzerogenen sind letztlich In-vivo-Untersuchungen erforderlich.

Solitärkanzerogene (komplette Kanzerogene) können den gesamten Prozess der Tumorentstehung auslösen. Ihre Wirkung ist **irreversibel** und mindestens **additiv**. Sie können bei einmaliger Exposition Krebs induzieren, ohne dass weitere Faktoren einwirken. Solitärkanzerogene sind **mutagen** und bilden häufig mit der DNA Addukte. Wegen ihrer **genotoxischen** Wirkung werden sie im Mehrstufenkonzept zu den **Initiatoren** gezählt. Solitärkanzerogene werden in zwei Gruppen unterteilt. Zu den **direkt** (elektrophil) wirkenden genotoxischen chemischen Kanzerogenen (z.B. **Alkylantien**) gehören u.a. therapeutisch verwendete Platinverbindungen, das Kampfgas Stickstoff-Lost, Nitrosoharnstoff und Nitrosamide. Die größere Anzahl genotoxischer Kanzerogene wirkt erst nach **metabolischer Aktivierung** (**indirekte Kanzerogene**). Hierzu gehören die weit verbreiteten polyzyklischen aromatischen Kohlenwasserstoffe (Leitsubstanz Benzo(a)pyren), aromatische Amine, Nitrosamine und Mykotoxine (Aflatoxin B_1 u.a.). Ein wichtiger metabolischer Aktivierungsschritt ist beispielsweise die **Epoxidierung** der polyzyklischen aromatischen Kohlenwasserstoffe und der Aflatoxine. Die eigentlichen Wirkformen heißen **ultimale Kanzerogene.**

Stoffe, die nicht initiierend und genotoxisch wirken, aber dennoch Krebs erzeugen, werden zu den **epigenetischen** ("am genetischen Material vorbei") **Kanzerogenen** gezählt. Im Gegensatz zu einem Initiator werden die Primärwirkungen solcher Stoffe als **reversibel** betrachtet. Folgende biologischen Wirkungen werden für epigenetische Kanzerogene diskutiert: **Zytotoxizität mit massiver Zellproliferation, chronische Entzündungsreaktionen, hormonelle Einflüsse, immunologische Wirkungen, Tumorpromotion, Peroxisomen-Proliferation.**

Generell wirken epigenetische Kanzerogene über die Beeinflussung der Wachstumsregulation. Asbest, Gallen- und Harnblasensteine erhöhen in den betroffenen Organen die Zellproliferation (chronische entzündliche Reaktion auf mechanisches Trauma). Auch bei hormoninduzierten Tumoren (z.B. Mammatumor durch Östrogene) spielen u.a. auch zellproliferative Wirkungen im Zielorgan eine Rolle. Polychlorierte Dibenzo-p-dioxine binden an den zytosolischen Ah-Rezeptor, der u.a. die genetische Expression von **Wachstums- und Differenzierungsfaktoren** reguliert. Immunsuppressiva wie Azathioprin und Cyclosporin A können sowohl im Tierexperiment als auch beim Menschen Tumoren induzieren. Als weiterer Mechanismus der gestörten Wachstums-

kontrolle wird die Beeinflussung der intrazellulären Kommunikation diskutiert. Die Promotorwirkung ist meist **organspezifisch**. Zu den chemischen Tumorpromotoren gehören beispielsweise chlorierte Kohlenwasserstoffe wie DDT und Biphenyle, Phenobarbital, und Saccharin. Da epigenetische Kanzerogene nicht unmittelbar genotoxisch wirken, lassen sich für ihre biologischen Wirkungen möglicherweise (umstritten) auch eine **Schwellendosis** und damit duldbare Aufnahmemengen angeben.

Grundsätzlich können chemische Krebsrisikofaktoren **lokal** (Lungenkrebs durch Asbest; Hautkrebs durch Teer) oder **systemisch** (Hautkrebs durch orale Arsenaufnahme, Leberkrebs durch Vinylchlorid) Tumoren auslösen. Besonders aufgrund tierexperimenteller Daten ist auch von einer **diaplazentaren Krebsentstehung** auszugehen. Hinweise für eine vorgeburtliche Krebsverursachung beim Menschen ergeben sich aus den gehäuften Adenokarzinomen von Vagina und Zervix bei jungen Mädchen, deren Mütter während der Schwangerschaft (bei drohendem Abort) mit **Diethylstilbestrol** (DES; synthetisches Östrogen) behandelt worden waren.

Zur Prüfung auf kanzerogene Eigenschaften werden neben den **Mutagenitätstests** Langzeitversuche an zwei Spezies (meist Maus, Ratte, Hund) durchgeführt. Zur Bewertung werden umfangreiche pathologisch-anatomische und histopathologische Untersuchungen verlangt. Wichtige Kriterien für die Einstufung als **chemischer Krebsrisikofaktor** sind:

- Erhöhung der Tumorinzidenz
- Verkürzung der Latenzzeit von Spontantumoren
- Auftreten ungewöhnlicher Tumorarten
- Verschiebung des normalen Tumorspektrums

Um ein **Null-Risiko** bei Kanzerogenen mit initiierender Wirkung zu erreichen, müsste der betreffende Stoff vollständig aus der Umwelt entfernt werden. Das ist natürlich nicht möglich. Es ist daher von der Gesellschaft zu entscheiden, welches Risiko zu akzeptieren sie bereit ist. Da es für diese Stoffe keine **Wirkungsschwelle** gibt, kann bei Exposition ein Risiko, an Krebs zu erkranken, nicht ausgeschlossen werden. Für die Exposition gegenüber krebserzeugenden Stoffen gilt deswegen das **Minimierungsgebot.**

Es wird von der EPA *(Environmental Protection Agency,* USA) ein **akzeptables, zusätzliches, lebenslanges Krebsrisiko** zwischen 1:10.000 bis 1 : 100.000 diskutiert. Mit **"praktisch sichere Dosis"** *(virtually safe dose)* wird die Dosis bezeichnet, welche dem Risiko 1 : 1.000.000 entspricht.

Zur **Risikoabschätzung** für Kanzerogene im Niedrigdosisbereich kommen verschiedene Modelle zur Anwendung. Die Ergebnisübertragung von Tierversuchen und Zellkulturen auf den Menschen, die für Stoffe mit toxikologischer Wirkungsschwelle eingesetzt wird (☞ Kap. 6.3.), ist für Kanzerogene umstritten.

Es sei noch darauf hingewiesen, dass die Existenz einer Wirkungsschwelle für krebserzeugende Stoffe derzeit kontrovers diskutiert wird.

Merke:
Kanzerogene mit initiierender Wirkung (z.B. Benzo(a)pyren und Nitrosamine) können durch ihre genotoxischen Eigenschaften auch in kleinster Dosis irreversible Zellveränderungen bewirken. Für sie besteht deshalb kein Schwellenwert. Zur Erreichung eines Null-Risikos müsste der betreffende Stoff völlig aus der Umwelt entfernt werden. Da dies nicht möglich ist, gilt als "praktisch sichere Dosis" *(virtually safe dose)* die Dosis, welche einem zusätzlichen lebenslangen Krebsrisiko von 1 : 1.000.000 entspricht. **Kanzerogene ohne initiierende Wirkung** wirken als Tumorpromotoren und besitzen wahrscheinlich einen Schwellenwert.

Exogene Krebsnoxen sind zusammenfassend in der Abb. 7.2 dargestellt.

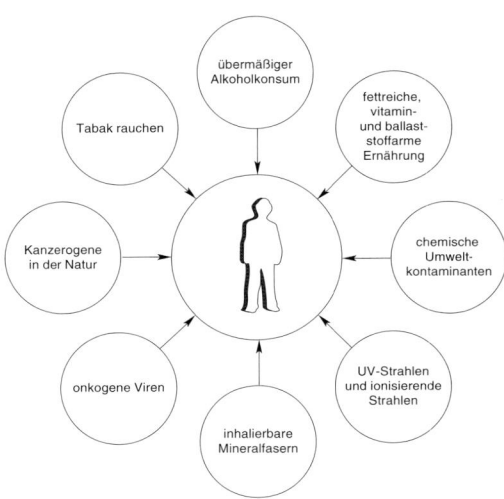

Abb. 7.2: Exogene Krebsnoxen.

7.2. Häufigkeit, Trends und allgemeine Ursachen der Kanzerogenese

Grundlage für Angaben zu Häufigkeit und Trends von Krebserkrankungen in Deutschland ist das **Krebsregister**. In den einzelnen Bundesländern besteht eine gesetzliche Meldepflicht für Krebsneuerkrankungen. Die Einführung des Krebsregisters in den Bundesländern erfolgte jedoch zu unterschiedlichen Jahren. In den neuen Bundesländern 1953, in Hamburg 1926, im Saarland 1967. Die meisten anderen Bundesländer führten die epidemiologische Krebsregistrierung 1998, einige sogar noch später, ein. Das Krebsregister erlaubt die Ermittlung wichtiger Punkte:

- **Krebsinzidenz** (Häufigkeit mit der Krebserkrankungen pro Jahr in der Bevölkerung auftreten; meist als Rate pro 100.000 Einwohner angegeben; Angabe differenziert nach Krebsform, Alter, Geschlecht u.a. Merkmalen)

- **häufigste Krebslokalisationen** (>10 %, bezogen auf Neuerkrankungen) **sind bei Männern Prostata, Darm und Lunge, bei Frauen Brustdrüse und Darm**

- **häufigste Krebslokalisationen** (>10 %, bezogen auf Krebssterbefälle) **sind bei Männern Lunge, Darm und Prostata, bei Frauen Brustdrüse, Darm und Lunge**

- **Trends** zur Inzidenz (z.B. Abnahme der Magenkrebserkrankungen seit 30 Jahren durch bessere Ernährung; Angleichung der Lungenkrebserkrankungen zwischen Männern und Frauen durch das vermehrte Rauchen bei Frauen; Anstieg der Erkrankungen an Malignem Melanom durch zunehmende Sonnenexposition)
- **Clusteranalysen** (räumliche Häufungen von Krebserkrankungen, z.B. Häufungen von Leukämien bei Kindern unter 5 Jahren in der Nähe von Atomkraftwerken)
- **Überlebensaussichten** (z.B. deutliche Besserung für Männer mit Hodenkrebs in den letzten 25 Jahren)
- auf Basis des Krebsregisters lassen sich eine Vielzahl **spezifischer Fragestellung näher analysieren** (z.B. zur prognostischen Aussagekraft des Mammographie-Screenings, zur Effektivität der Früherkennungs-Koloskopie, zur Hormontherapie als Risikofaktor für Brustkrebs)

Die Zahl der Krebserkrankungen und Mortalität durch Krebs in Deutschland sind bedeutend:

- über ein Viertel aller Gestorbenen (113.405 Männer und 98.360 Frauen) erlag im Jahr 2007 einem Krebsleiden
- Krebs ist damit die **zweithäufigste Todesursache**
- die Zahl der jährlich auftretenden Neuerkrankungen an Krebs in Deutschland wird auf ca. 230.500 Männer und ca. 206.000 bei Frauen geschätzt
- die geschätzten Krebsneuerkrankungsraten für Deutschland zeigen ab dem Jahr 1980 für beide Geschlechter einen ähnlich zunehmenden Verlauf auf unterschiedlichem Niveau (hierbei spielen z.B. im Rahmen von Vorsorgeuntersuchungen mehr und früher diagnostizierte Erkrankungen, bei Männern vor allem Prostatakrebsneuerkrankungen, eine wesentliche Rolle)
- die altersstandardisierte Krebsmortalität geht dagegen kontinuierlich zurück; für Frauen seit 1970, für Männer seit Mitte der 1980er Jahre

Zum Vergleich:

- insgesamt verstarben im Jahre 2007 in Deutschland 827.155 Personen (391.139 Männer und 436.016 Frauen).
- die häufigste Todesursache ist seit Jahren eine Erkrankung des Herz-Kreislauf-Systems
- im langfristigen Vergleich sinkt die Sterblichkeit seit 1990 in allen Bundesländern

- Details zur Todesursachenstatistik können Angaben des Statistischen Bundesamtes Deutschland entnommen werden (www.destatis.de). Angaben zur Epidemiologie von Krebserkrankungen in Deutschland werden vom Robert Koch-Institut (www.rki.de) im Rahmen der Gesundheitsberichterstattung (www.gbe-bund.de) veröffentlicht. Weitere wichtige Einrichtungen (mit Internetadressen) zum Thema Krebs sind: Deutsches Krebsforschungszentrum (DKFZ), www.dkfz-heidelberg.de; *International Agency for Research on Cancer* (IARC), www.iarc.fr; Deutsche Krebshilfe, www.krebshilfe.de; *National Cancer Institute*, www.cancer.gov.

Details zu den Krebslokalisationen bezüglich Krebsneuerkrankungen und Krebssterbefällen können den Abb. 7.3. und 7.4 entnommen werden.

Die Chancen eine Krebserkrankung zu überleben, sind je nach Krebsform und Lokalisation sehr unterschiedlich. Ein wichtiges Kriterium hierfür ist die 5-Jahres-Überlebensrate. Tab. 7.1 gibt eine Übersicht zur altersstandardisierten Inzidenz, Mortalität und 5-Jahres-Überlebensrate. Sehr ungünstige Prognosen haben Pankreas- und Lungenkrebs. Gute Überlebenschancen ergeben sich für Prostatakrebs, Brustkrebs, Korpuskarzinom (Gebärmutterkörperkrebs) und das Maligne Melanom der Haut. Früherkennung und Behandlungsmöglichkeiten bestimmen im Wesentlichen diese Größe.

Bei der **Entstehung von Krebserkrankungen** sind neben der spezifischen Exposition auch die genetische Disposition und das Alter der betreffenden Person von Bedeutung. Die meisten Krebserkrankungen sind **multifaktoriell** bedingt und können endogen und exogen verursacht sein. Wesentlich für die Schädlichkeit Krebs fördernder Einflüsse ist die Dauer des Einwirkens. Zusammen mit der **Abnahme der Reparaturfähigkeiten** des menschlichen Organismus im Alter ist dies einer der Gründe dafür, dass Krebserkrankungen bei älteren Menschen wesentlich häufiger sind als im jüngeren Lebensalter. **Die Krebserkrankungsrate nimmt mit steigendem Alter erheblich zu.** Anstieg (Beispiele) der altersspezifischen Inzidenz (Neuerkrankungen pro 100.000 in Altersgruppen für häufige Krebsformen in Deutschland): für Lungen-

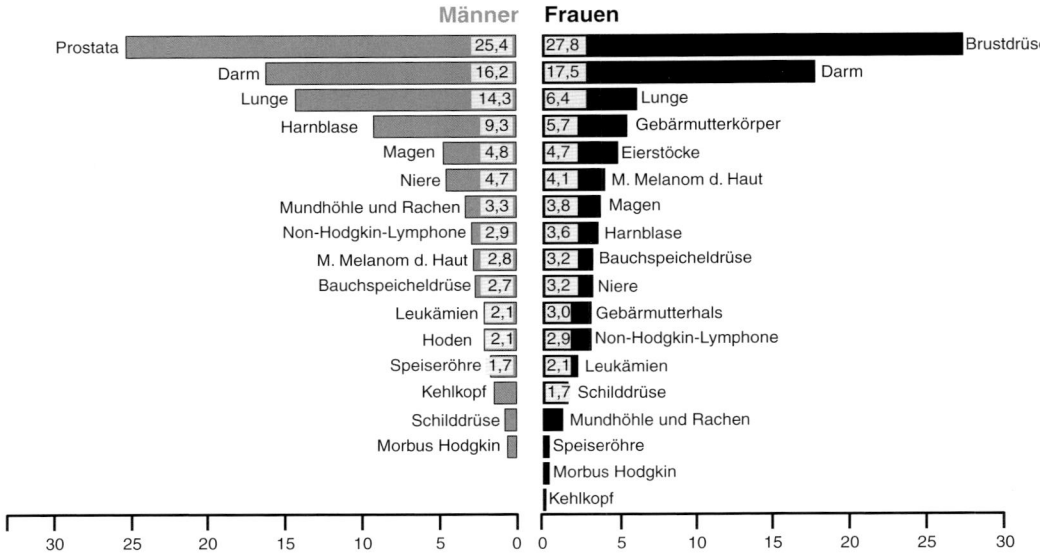

Abb. 7.3: Prozentualer Anteil ausgewählter Krebslokalisationen an allen **Krebsneuerkrankungen** ohne nicht-melanotischen Hautkrebs in Deutschland 2004. Quelle: Schätzung der Dachdokumentation Krebs im Robert Koch-Institut, Krebs in Deutschland 2003-2004, Häufigkeiten und Trends, Robert Koch-Institut, Berlin, 2008; S. 12.

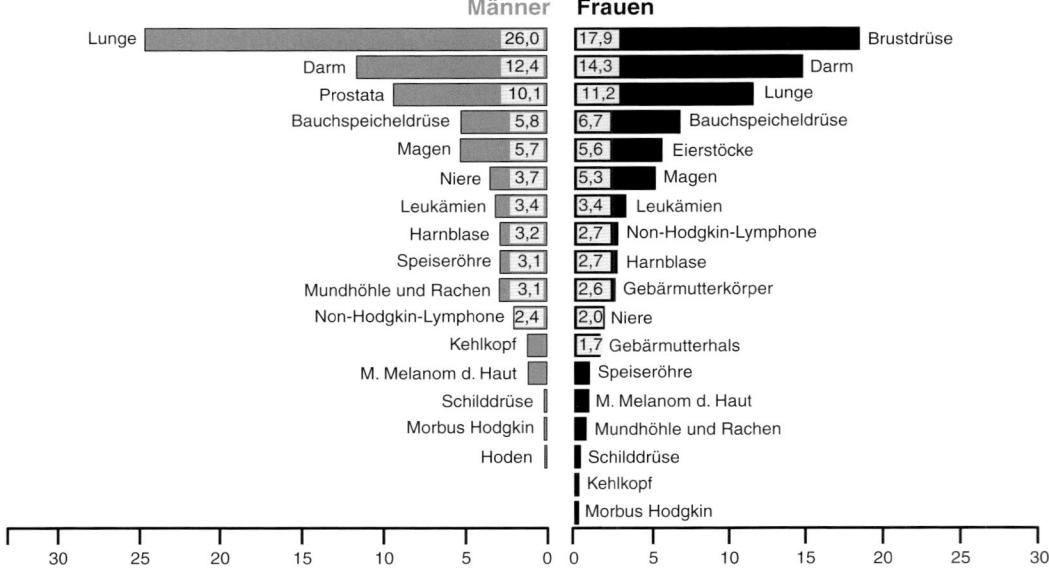

Abb. 7.4: Prozentualer Anteil ausgewählter Krebslokalisationen an allen **Krebssterbefällen** in Deutschland 2004. Quelle: Schätzung der Dachdokumentation Krebs im Robert Koch-Institut, Krebs in Deutschland 2003-2004, Häufigkeiten und Trends, Robert Koch-Institut, Berlin, 2008; S. 13.

krebs bei Männern von <50 im Alter von 0-49 Jahren auf >400 im Alter von 75-79 Jahren; für Brustdrüsenkrebs bei Frauen von etwa 100 im Alter von 40-44 Jahren auf ca. 300 im Alter von 60-69 Jahren; Darmkrebs bei Frauen von <100 bis 59 Jahre auf >400 ab 80 Jahren.

Für viele Krebsarten sind **Risikofaktoren** bekannt. Tab. 7.2 gibt eine Übersicht über die häufigen Krebserkrankungen in Deutschland unter besonderer Berücksichtigung von Lebensstil- und Umweltfaktoren (biologische, chemische, physikalische). Exogene Noxen, insbesondere chemische Substanzen, spielen als Ursache für Krebserkrankungen die größte Rolle. An erster Stelle steht dabei das Tabakrauchen.

Allgemein können aus unterschiedlichen Schätzungen die in Tab. 7.3 aufgelisteten Krebsursachen unterschieden werden.

7.3. Lebensstilfaktoren

Lebensstilfaktoren sind die wichtigsten Ursachen für Krebserkrankungen. Tabakrauch, Fehlernährung, Bewegungsmangel, Alkoholkonsum und UV-Exposition umfassen mehr als 60 % der Hauptursachen. Damit werden klare Felder für die **Krebs-Präventionsstrategien** aufgezeigt. Es wird geschätzt, dass mit Maßnahmen der Krebsprävention mittelfristig eine Senkung der Krebserkran-

kungen um 30-40 % erreicht werden kann. **Kombinationen von Tabakrauch und Alkoholkonsum potenzieren das Krebsrisiko.** Die Kombination Alkohol plus Tabakrauch ist verantwortlich für:

- 60-80 % aller Krebsarten der Mundhöhle und des Rachenraumes
- 85 % aller Kehlkopfkrebserkrankungen
- 75 % aller Speiseröhrenkrebserkrankungen

7.3.1. Tabakrauch

Besonders beeindruckend ist der **Hauptrisikofaktor Rauchen für die Entstehung des Lungenkrebses.** Bei Männern sind bis zu 90 %, bei Frauen bis zu 60 % der Lungenkrebserkrankungen auf das aktive Zigarettenrauchen zurückzuführen. Zigarettenrauch enthält Hunderte schädlicher Substanzen. Kanzerogene Verbindungen im Tabakrauch umfassen die eindeutigen Humankanzerogene (IARC Gruppe 1) wie Benz[a]pyren, Benzol, Ethylenoxid, Formaldehyd, Vinylchlorid, 2,3,7,8-Tetrachlorodibenzo-p-dioxin, 4-Aminodiphenyl, 2-Naphthylamin, Cadmium, Arsen, Nickel, Chrom, Beryllium und Polonium-210. Dazu kommen noch viele der Gruppen 2A und 2B.

	Inzidenz (%)		Mortalität (%)		Relative 5-Jahres-Überlebensrate (%)	
	Männer	Frauen	Männer	Frauen	Männer	Frauen
Lungenkrebs	64	22	60	17	15	18
Brustkrebs		104		27		81
Prostata	112		22		87	
Kolorektale Karzinome	73	49	27	17	60	60
Korpuskarzinom		19		3		82
Zervixkarzinom		12		3		61
Magenkrebs	22	11	12	6	35	31
Leukämien	10	7	7	4	43	38
Pankreaskarzinom	13	9	13	8	6	8
Nierenkrebs	21	10	8	3	66	67
Harnblasenkrebs	42	10	7	2	76	70
Malignes Melanom	14	17	3	2	84	88

Tab. 7.1: Altersstandardisierte Inzidenz, Mortalität und 5-Jahres-Überlebensrate zusammengestellt aus: Schätzung der Dachdokumentation Krebs im Robert Koch-Institut, Krebs in Deutschland 2003-2004, Häufigkeiten und Trends, Robert Koch-Institut, Berlin, 2008.

Organ	Risikofaktoren			Umweltfaktoren (Genotoxische und nicht-genotoxische Schadfaktoren)
	Lebensstil	Andere	Medizinische Behandlung und Infektionen	
Lunge	• Tabakrauchen • Passivrauchen • Schutz durch ausreichenden Obstverzehr wahrscheinlich			• Radonbelastung in Wohnhäusern • Dieselruß, PAK in der Außenluft • berufliche Exposition u.a. gegenüber Asbest, Radon, Quarzstäube
Weibliche Brustdrüse	• Übergewicht • Bewegungsmangel • verstärkter Alkoholkonsum	• frühe Menarche • Kinderlosigkeit • hohes Alter bei erster Geburt • später Eintritt in Wechseljahre • Brustkrebs in der Familie • Trägerinnen der Brustkrebsgene BRCA1 und 2	• (östrogen- und progesteronhaltige Ovulationshemmer) • Östrogen und Gestagene in Klimakterium und Postmenopause	
Prostata	• (Übergewicht) • (fett-/kalorienreiche Nahrung) • (Bewegungsmangel) • (Tabakrauchen)	• (genetische Prädisposition)		
Kolon und Rektum	• Übergewicht • fettreiche Nahrung • hoher Anteil an rotem Fleisch • faserarme Ernährung • geringer Anteil an Gemüse • Bewegungsmangel • verstärkter Alkoholkonsum	• chronisch-entzündliche Darmerkrankung • familiäre adenomatöse Polyposis • erbliches nicht-polypöses kolorektales Krebssyndrom		
Pankreas	• (Übergewicht) • (tierische Fette) • (geringer Anteil an Obst und Gemüse) • (verstärkter Alkoholkonsum) • (Tabakrauchen)	• (Pankreas-Entzündungen) • (Diabetes mellitus) • familiär bedingt		

Magen	• Mangel an Obst und Gemüse • hohe Salz-, Nitrat- und Nitritaufnahme • hoher Verzehr von gepökelten, gegrillten und geräucherten Speisen • verstärkter Alkoholkonsum • Tabakrauchen	• Adenome des Magens • Perniziöse Anämie • Morbus Ménétrier	• *Helicobacter pylori*	
Harnblase	• Tabakrauchen • Passivrauchen		• Zytostatika • Schisostomiasis (nicht in Deutschland)	• berufliche Exposition gegenüber aromatischen Aminen, z.B. Benzidin, β-Naphthylamin
Lymphatisches und hämatopoetisches Gewebe			• Ionisierende Strahlen, Röntgen • Zytostatika • Viren: HIV, HTLV-I	• (Kinder im Umfeld von Atomkraftanlagen) • berufliche Exposition gegenüber Benzol, ionisierende Strahlung
Niere	• Übergewicht • Tabakrauchen • Passivrauchen	• chronische Niereninsuffizienz • familiäre Disposition • Hippel-Lindau-Syndrom	• phenacetinhaltige Schmerzmittel	• berufliche Exposition gegenüber Cadmium, Halogenkohlenwasserstoffen
Gebärmutterhals	• Tabakrauchen • Passivrauchen • ungünstige Ernährung	• frühe Aufnahme des Geschlechtsverkehrs • ungeschützter Geschlechtsverkehr mit wechselnden Partnern • hohe Geburtenzahl	• chronische Infektion mit Humanen Papillomviren • (Infektionen mit Chlamydien, Herpessimplex-Viren) • (Kontrazeptiva mit Östrogenen und Gestagenen)	

Tab. 7.2: Risikofaktoren für verschiedene Krebserkrankungen; zusammengestellt aus: Schätzung der Dachdokumentation Krebs im Robert Koch-Institut, Krebs in Deutschland 2003-2004, Häufigkeiten und Trends, Robert Koch-Institut, Berlin, 2008. Angaben in Klammern bedeuten einen fraglichen bzw. sehr geringen Einfluss.

Ursache	Gefährdete Organe	Anteil (%)
Tabakrauch	Lunge, Harnblase, Mundhöhle, Rachen, Kehlkopf, Speiseröhre, Niere, Gebärmutterhals, Pankreas	25-30
Ernährung/Übergewicht/ Bewegungsmangel	Darm, Brust, Pankreas, Magen, Mundhöhle, Speiseröhre, Kehlkopf	20-40
Infektionen	Leber, lymphatisches System, blutbildendes System, Magen	5
Genetische Disposition	Auge, Darm, Brust, Schilddrüse	5
Mykotoxine (Aflatoxin)	Leber	4
Alkohol	Mundhöhle, Rachen, Speiseröhre, Leber	3
Berufliche Expositionen	Harnblase, Lunge, Leber	2-4
Sonnenlicht	Haut (Melanom)	2
Luftschadstoffe	Lunge	2
Strahlen, Arzneimittel	lymphatisches System, u.a.	2

Tab. 7.3: Krebsursachen und gefährdete Organe; grobe Abschätzung der Anteile aus verschiedenen Angaben.

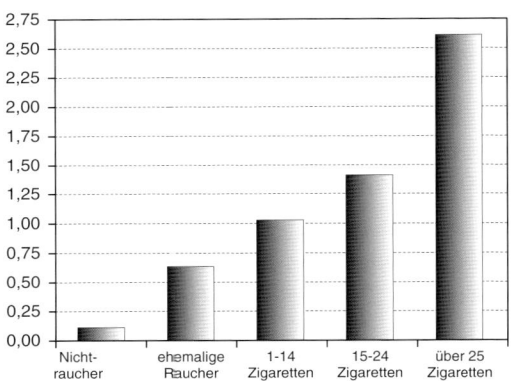

Abb. 7.5: Einfluss des Rauchens auf die Sterblichkeit durch chronisch-obstruktive Lungenerkrankungen (Todesfälle pro 1000 Männer pro Jahr), es besteht eine klare Dosis-Wirkungs-Beziehung (Doll u.a., 2004).

Das Lungenkrebsrisiko steigt in Abhängigkeit von der Anzahl der gerauchten Zigaretten pro Tag und der Zahl der "Raucherjahre" bis auf das 20- bis 30-fache des Risikos eines Nichtrauchers an (☞ Abb. 7.6).

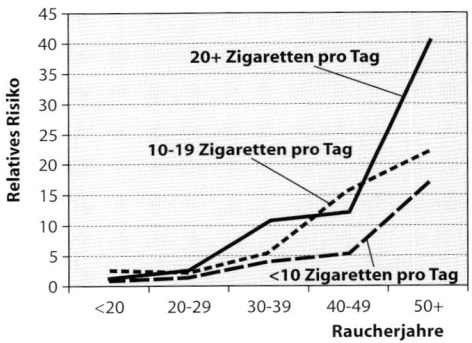

Abb. 7.6: Relatives Risiko für Lungenkrebs nach Dauer und Intensität des Rauchens (Männer).

Zur Dosisabschätzung werden sogenannte Packungsjahre *(package years)* verwendet. Dazu wird die Zahl der täglich konsumierten Zigarettenpackungen (Inhalt ca. 20 Stück) mit der Zahl der Raucherjahre multipliziert. Etwa jeder zehnte Raucher erkrankt im Laufe seines Lebens an Lungenkrebs, im Durchschnitt 30 bis 40 Jahre nach Beginn mit dem Rauchen. Je jünger die Menschen bei Beginn des Zigarettenkonsums sind, desto höher ist ihr späteres Erkrankungsrisiko. Jugendliche Raucher sind daher in besonderem Maße gefährdet, später einmal Lungenkrebs zu bekommen. Das derzeitige "Einstiegsalter" liegt in Deutschland bei unter 14 Jahren. Auch **Passivrauchen** erhöht das Lungenkrebsrisiko. Im sogenannten Nebenstromrauch ist ebenfalls eine Vielzahl von Schadstoffen enthalten. Bei Pfeifenrauchern oder Zigarrenrauchern ist das Risiko für Lungenkrebs etwas geringer als bei Zigarettenrauchern, aber immer noch sehr viel höher als bei Nichtrauchern.

Tabakrauch ist auch der wichtigste Risikofaktor für Harnblasenkrebs. Weitere mit Tabakrauchen assoziierte Krebslokalisationen betreffen Mundhöhle, Rachen, Kehlkopf, Speiseröhre. Magen, Pankreas, Niere und die lymphatischen Organe. Passivrauchen ist ein Risikofaktor für Lungenkrebs, Brustkrebs (Frauen vor der Menopause) und wahrscheinlich Gebärmutterhalskrebs.

Prävention: Wichtigste Maßnahme ist Vermeidung von Tabakrauch. Wenn ein starker Raucher seine Gewohnheit aufgibt, sinkt sein Erkrankungsrisiko innerhalb von 10 Jahren vom 15-fachen auf das 5-fache des Risikos eines Nichtrauchers, nach 15 Jahren ist das Risiko nur noch doppelt so hoch wie das eines Menschen, der nie geraucht hat. Bei Frauen scheint das Risiko rascher zurückzugehen.

Viele Maßnahmen wurden in den letzten Jahren eingeleitet: Erhöhung der Tabaksteuer, neue größere Warnhinweise zur Gesundheitsschädlichkeit auf Zigarettenpackungen, massenmediale Nichtraucherkampagnen, rauchfreie öffentliche Gebäude, Nichtraucherschutzgesetz, Werbeverbote, Tabakentwöhnungsprogramme, Heraufsetzung des Bezugsalters für Tabakwaren für Jugendliche von 16 auf 18 Jahren, Verbot für Kinder und Jugendliche, in der Öffentlichkeit zu rauchen.

Erste Erfolge zeichnen sich ab. So sank der Anteil von rauchenden Kindern und Jugendlichen von 28 % im Jahre 2001 auf 18 % im Jahre 2007. Allerdings rauchen Jugendliche häufiger Wasserpfeife (Shisha). 38 % der Kinder und Jugendlichen haben eine Shisha schon einmal probiert.

Trotz bekannter Gesundheitsgefahren und Kampagnen ist das Rauchen in Deutschland aber weit verbreitet. Mehr als die Hälfte der deutschen Bevölkerung beginnt jemals im Leben mit dem Rauchen und jeder zweite regelmäßige Raucher blickt insgesamt auf eine mindestens 25-jährige Raucherkarriere zurück. Im Jahre 2006 rauchten in der Erwachsenenbevölkerung 35 % der Männer und 27 % der Frauen. Das Durchschnittsalter, in dem Mädchen und Jungen ihre erste Zigarette rauchen, liegt zwischen dem 13. und 14. Lebensjahr.

Zahlreiche soziale Faktoren beeinflussen das individuelle Rauchverhalten. Hohe Raucheranteile weisen vor allem Bevölkerungsgruppen mit gerin-

ger Bildung, geringem Einkommen und niedrigem beruflichem Status sowie Arbeitslose und Sozialhilfeempfänger auf. In Bevölkerungsgruppen, die mehrere dieser Risikomerkmale auf sich vereinigen, ist die Raucherquote im Vergleich zu sozioökonomisch besser gestellten Bevölkerungsgruppen um das Vier- bis Sechsfache höher.

7.3.2. Ernährung und Bewegung

Kalorienreiche, insbesondere fettreiche Ernährung führt zusammen mit Bewegungsmangel zu Adipositas. Übergewicht erhöht das Krebsrisiko für:

- Dickdarmkrebs: bei BMI >30 2-fach höher als bei BMI <23
- Brustkrebs: bei Frauen nach der Menopause; Mitursache verlängerter Östrogeneinfluss durch Bildung von Östrogenen im Fettgewebe
- Endometriumkarzinom (Gebärmutterschleimhautkrebs): bei BMI >25 2-3-fach höher im Vergleich zu Normalgewicht; Mitursache verlängerter Östrogeneinfluss durch Bildung von Östrogenen im Fettgewebe
- Niere: 2-3-fach höher im Vergleich zu Normalgewicht
- Speiseröhre: 2-3-fach höher im Vergleich zu Normalgewicht
- Gallenblase: 2-fach bei Frauen

Nach Schätzungen für Westeuropa werden durch **Übergewicht** 11 % der kolorektalen Karzinome, 9 % der Brustkrebse, 40 % der Endometriumkarzinome und Speiseröhrenkrebse sowie 25 % der Nieren- und Gallenwegsblasenkarzinome verursacht.

Prävention: BMI *(Body Mass Index)* im Bereich 18,5 und 25 halten. Bei Übergewicht BMI <25 anstreben.

Bewegung und Übergewicht hängen eng zusammen. Auch unabhängig vom Gewicht senkt Bewegung das Krebsrisiko für einige Krebsarten. Insgesamt senkt Bewegung das Krebsrisiko für Dickdarmkrebs, Brustkrebs, Gebärmutterkörperkrebs und möglicherweise auch für Prostatakrebs.

Prävention: mindestens 3 mal/Woche Bewegung mit leichtem Schwitzen.

20-40 % aller Tumoren werden durch falsche (ungünstige) Ernährung ausgelöst oder begünstigt. Dies trifft besonders auf Krebslokalisationen im Verdauungstrakt zu: Speiseröhre, Magen, Darm und Pankreas. Gesunde Ernährung scheint auch vor Lungenkrebs zu schützen.

Prävention: ausgewogene Ernährung mit täglich 5 mal Obst und Gemüse (reich an Vitaminen und sekundären Schutzstoffen sowie Ballaststoffen), wenig tierische Fette, wenig gepökelte und geräucherte Speisen. Vitamin- und Spurenelementsupplementationen haben keinen protektiven Effekt.

7.3.3. UV-Strahlen

Seit den 1980er Jahren haben sich die Erkrankungsraten an dem Malignen Melanom der Haut verdreifacht. Das veränderte Freizeitverhalten, die verstärkte Nutzung von Solarien sowie intensive Sonnenurlaube rund ums Jahr sind die Hauptgründe für den Anstieg. In Deutschland erkranken jährlich etwa 14.900 Menschen an einem Malignen Melanom. Bei Frauen macht das Maligne Melanom 4,1 %, bei Männern 2,8 % aller bösartigen Neubildungen aus. Die Erkrankung verursacht etwa 1 % aller Krebstodesfälle. Risikofaktoren sind:

- Anzahl von Pigmentmalen (Nävi), mehr als 40-50, atypische Pigmentmale, angeborenes großes Pigmentmal
- Melanom in der eigenen Anamnese oder bei Familienangehörigen 1. Grades
- heller Hauttyp (Hauttyp I und II)
- intensive Sonnenexposition, Sonnenbrände, insbesondere in der Kindheit
- Exposition gegenüber künstlicher UV-Strahlung

Prävention: Allgemeine Empfehlungen der Arbeitsgemeinschaft Dermatologischer Prävention: Verhaltensweisen ändern, Mittagssonne meiden, Schatten suchen, schützende Kleidung tragen, Sonnencreme benutzen, auf den UV-Index achten, Sonnenschutz nicht vernachlässigen und Sonnenstudios meiden. Wichtige Vorsorge ist das Hautkrebs-Screening (seit 2008 Leistung der gesetzlichen Krankenkassen; ab einem Alter von 35 Jahren im 2-Jahres-Rhythmus).

7.3.4. Alkohol

Alkohol selbst wirkt **nicht direkt kanzerogen.** Er fördert jedoch die Empfindlichkeit für andere Risikofaktoren, möglicherweise sogar überadditiv. Für viele Krebsarten kommt **Alkohol gemeinsam mit**

dem Risikofaktor Tabakrauchen vor. Die IARC stuft den Konsum von **alkoholischen Getränken (Gruppe 1 Kanzerogene)** zu den 10 wichtigsten Krebsrisikofaktoren ein.

Das Risiko durch alkoholische Getränke steigt für folgende Krebslokalisationen:

- Mundhöhle, Rachenraum, Kehlkopf: zwei- bis dreifaches Risiko bei Konsum von 50 g Ethanol/Tag; Tabakrauch und Alkohol verstärken die kanzerogene Wirkung multiplikativ
- Speiseröhre: Tabakrauch und Alkohol verstärken die kanzerogene Wirkung
- Leber: über eine chronische Entzündung und Verfettung der Leber kann Alkohol zu einer Leberzirrhose führen, welche in einen Leberkrebs übergehen kann. Frauen, die täglich etwa 20 g Alkohol – ein Viertel Wein oder zwei Glas Bier – trinken, haben ein um das sechsfache erhöhtes Risiko, an der Leberzirrhose zu erkranken; bei Männern liegt die Grenze bei täglich etwa 40 g. In den Industrienationen werden die meisten Leberkrebsfälle durch diese Spätfolge chronischen Alkoholkonsums ausgelöst.
- Brustkrebs, weiblich: 1,5-faches Risiko bei 50 g Ethanol/Tag
- Darm, Lunge, Pankreas, Magen: Risikoerhöhung durch Alkoholkonsum wahrscheinlich

Bei dem Einfluss von Alkohol auf diese und weitere Krebsarten könnten alkoholbedingte Folgen wie Entzündungen, Übergewicht, ungünstige Ernährung und Beeinflussung von Hormonspiegel eine Rolle spielen.

Prävention: Meiden bzw. Reduktion des Alkoholkonsums: Männer <20 g/Tag, Frauen <10 g/Tag. 20 g Alkohol = 0,25 l Wein = 0,5 l Bier = 3 Gläschen Schnaps.

7.4. Chemische Krebsnoxen

7.4.1. Risiken durch die Luft

Die **Rechtsvorschriften** sehen in § 5 des Bundesimmissionsschutzgesetzes vor, dass

- Anlagen so zu betreiben sind, dass schädliche Umweltwirkungen nicht hervorgerufen werden können und
- Vorsorge gegen schädliche Umwelteinwirkungen so getroffen wird, dass die Emissionsbegrenzung dem Stand der Technik entspricht

Allgemeiner Zweck dieses Gesetzes ist es, **Menschen**, Tiere und Pflanzen, den Boden, das Wasser, die Atmosphäre sowie Kultur- und sonstige Sachgüter vor schädlichen Umwelteinwirkungen zu schützen. Für genehmigungsbedürftige Anlagen dient dieses Gesetz auch der integrierten Vermeidung und Verminderung schädlicher Umwelteinwirkungen durch Emissionen in Luft, Wasser und Boden unter Einbeziehung der Abfallwirtschaft, um ein hohes Schutzniveau für die Umwelt insgesamt zu erreichen, sowie dem Schutz und der Vorsorge gegen Gefahren, erhebliche Nachteile und erhebliche Belästigungen, die auf andere Weise herbeigeführt werden.

Zur **Beurteilung der Luftqualität** werden unterschiedliche Arten von "Grenzwerten" (Umweltstandards) herangezogen:

- Leitwerte (nicht gesetzlich bindende Empfehlungen) der WHO für Luftschadstoffe zum Schutz des Menschen (*WHO Air Quality Guidelines for Europe*; seit 1987, werden regelmäßig aktualisiert)

- EU-Immissionsgrenzwerte und Zielwerte; Richtlinien für einzelne Luftschadstoffe zum Schutz vor schädlichen Umwelteinwirkungen auf der Basis der WHO-Empfehlungen

Die EU-Richtlinien werden im Rahmen des Bundes-Immissionsschutzgesetzes und entsprechenden Verordnungen in nationales Recht umgesetzt.

Da für genotoxische Kanzerogene in der Regulation davon ausgegangen wird, dass sie keine Wirkschwelle aufweisen, werden für die Festlegung von Umweltstandards unterschiedliche Wege beschritten. So lässt sich für die genotoxischen Humankanzerogene Arsen, Cadmium, Nickel und einige polyzyklischen aromatischen Kohlenwasserstoffe (PAK), keine Dosis ableiten, für die kein Risiko für die menschliche Gesundheit besteht. Eine Nullexposition ist nicht realisierbar. Zur Verringerung der schädlichen Auswirkung von Arsen, Cadmium, Nickel und Benzo[a]pyren (Leitsubstanz für PAK) in der Luft auf die menschliche Gesundheit – unter besonderer Berücksichtigung empfindlicher Bevölkerungsgruppen – wurden sogenannte Zielwerte festgelegt (☞ Tab. 7.4).

Der für Benzol ab 1.1.2010 rechtsverbindliche Grenzwert von 5 µg/m³ wird in Deutschland schon seit Jahren weitestgehend eingehalten (☞ Abb. 7.7).

2007 wurden erstmals keine Grenzwertüberschreitungen festgestellt. Die Bleigehalte in der Luft liegen mit mittleren Werten um 0,02 µg/m³ deutlich unterhalb des Grenzwertes. **Ein großer Teil der Schadwirkungen der Luftbelastung beruht auf dem Feinstaub.** Für die Wirkungen konnte bisher keine Schwellenkonzentration ermittelt werden. Erhöhte Mortalität, Atemwegserkrankungen und Herzkreislauferkrankungen stehen dabei im Mittelpunkt. Die Feinstaubbelastung ist auch mit einer erhöhten Rate an Lungenkrebssterblichkeit assoziiert. Mit der 22. Verordnung zum Bundes-Immissionsschutzgesetz vom 11. September 2002 sind die seit dem 1.1.2005 europaweit geltenden Grenzwerte für Feinstaub (PM_{10}) in deutsches Recht übernommen worden. Zum Schutz der menschlichen Gesundheit legt die Verordnung Grenzwerte (☞ Tab. 7.4) fest. Der PM_{10}-Jahresmittelwert darf 40 µg/m³ nicht überschreiten. Der PM_{10}-Tagesmittelwert darf 50 µg/m³ nicht öfter als an 35 Tagen im Kalenderjahr überschreiten. Die Feinstaubbelastung in Deutschland hat sich in den letzten Jahren nicht verringert. Die seit 2005 geltenden Grenzwerte werden Jahr für Jahr an stark vom Verkehr beeinflussten Standorten in Städten und Ballungsräumen regelmäßig überschritten.

Auf der Basis des Bundes-Immissionsschutzgesetzes wurde die Verwaltungsvorschrift **TA-Luft** (Technische Anleitung zur Reinhaltung der Luft) im Jahre 2002 verabschiedet. Darin sind Grenzwerte für Emission und Immission enthalten. Die Grenzwerte finden Anwendung bei Errichtung und Betrieb genehmigungspflichtiger Anlagen. Auch für einige krebserzeugende Stoffe sind in der **TA-Luft** (☞ Kap. 13.2.) Grenzwerte festgelegt. Diese Stoffe dürfen bestimmte Massekonzentrationen im Abgas nicht überschreiten. Hierzu gehören Acrylamid, Acrylnitril, Arsen, Asbest, Benzol, Benzo[a]pyren, Cadmium, Cobalt, Chrom-VI-Verbindungen, Ethylenoxid, Vinylchlorid (zur Herstellung von PVC benötigt) u.a..

Für kanzerogene Stoffe am Arbeitsplatz wurden bis 2004 **TRK-Werte** (Technische Richtkonzentrationen) aufgestellt. Die Einhaltung des (ehemaligen) TRK-Wertes sollte das Risiko für die Gesundheit vermindern.

Zur **Krebsrisikoeinschätzung** wird u.a. die *Unit-Risk*-Methode der *Environmental Protection Agen-*

Stoff	Umweltstandard	Bemerkung
Arsen	6 ng/m³	Zielwert[a], EU-Richtlinie 2004
Benzol	5 µg/m³	Grenzwert[b], EU-Richtlinie 2000, seit 1.1.2010 rechtsverbindlich
Blei	0,5 µg/m³	Grenzwert[a], EU-Richtlinie, seit 1.1.2010[c]
Cadmium	5 ng/m³	Zielwert[a], EU-Richtlinie 2004
Feinstaub PM_{10} PM_{10}	40 µg/m³ 50 µg/m³	Grenzwert[b] Grenzwert[d]
Feinstaub PM_{10} $PM_{2,5}$	20 µg/m³ 10 µg/m³	Leitwert[b], *WHO Air Quality Guideline* 2005 Leitwert[b], *WHO Air Quality Guideline* 2005
Nickel	20 ng/m³	Zielwert[a], EU-Richtlinie 2004
BaP	1 ng/m³	Zielwert[b], EU-Richtlinie 2004

Tab. 7.4: Luftqualitätsleitlinien für krebserzeugende Stoffe/Gemische und für Stoffe/Gemische mit kanzerogenem Potenzial. BaP = Benzo[a]pyren.
[a] Gesamtgehalt in der PM_{10}-Fraktion als Durchschnitt eines Kalenderjahres (PM = particulate matter, Feinstaubfraktion <10 µm); [b] Bemessungszeitraum Kalenderjahr; [c] gilt seit 1.1.2010 auch in unmittelbarer Nachbarschaft zu Emittenten; [d] der Tagesmittelwert darf 50 µg/m³ nicht öfter als an 35 Tagen im Kalenderjahr überschreiten, Richtlinie 2004/107/EG des Europäischen Parlaments und des Rates vom 15.12.2004 über Arsen, Kadmium, Quecksilber, Nickel und polyzyklische aromatische Kohlenwasserstoffe in der Luft, in nationales Recht umgesetzt durch 22. Bundes-Immissionsschutzverordnung (BImSchV) vom 11.9.2002, Verordnung über Immissionswerte, 27.2.2007. Richtlinie 2000/69/EG des Rates vom 16.11.2000 über Grenzwerte für Benzol und Kohlenmonoxid in der Luft, Amtsblatt Nr. L 313, vom 13.12.2000, S. 12-21. Richtlinie 1999/30/EG des Rates vom 22.4.1999, über Grenzwerte für Schwefeldioxid, Stickdioxid und Stickoxide, Partikel und Blei in der Luft, Amtsblatt Nr. L 163 vom 29.6.1999, S. 41-60, in nationales Recht umgesetzt durch 22. Bundes-Immissionsschutzverordnung (BImSchV) vom 11.9.2002, Verordnung über Immissionswerte, 27.2.2007.

Unit-Risk-Konzept	
Zusätzliches Krebsrisiko bei lebenslanger (70-jähriger) Exposition gegenüber 1 µg/m³ des Stoffes	
Beispiel:	
Unit Risk für BaP:	$0{,}09 \ (\mu g/m^3)^{-1}$
Mittlere Belastung im Ruhrgebiet:	$0{,}005 \ \mu g/m^3$
(Lungen-)krebsrisiko durch PAK:	
• lebenslang:	$0{,}005 \times 0{,}09 = 45 \times 10^{-5}$
• jährlich:	$\dfrac{(45 \times 10^{-5})}{70} = 0{,}64 \times 10^{-5}$
zum Vergleich:	
Jährliches Lungenkrebsrisiko insgesamt (alle Risikofaktoren) = jährliche Mortalitätsrate:	
• männliche Bevölkerung:	90×10^{-5}
• weibliche Bevölkerung:	15×10^{-5}

Tab. 7.5: Das *Unit-Risk*-Konzept am Beispiel des Benzo(a)pyren für die Gruppe der polyzyklischen aromatischen Kohlenwasserstoffe (PAK).

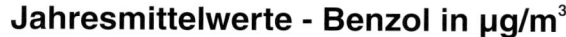

Jahresmittelwerte - Benzol in µg/m³

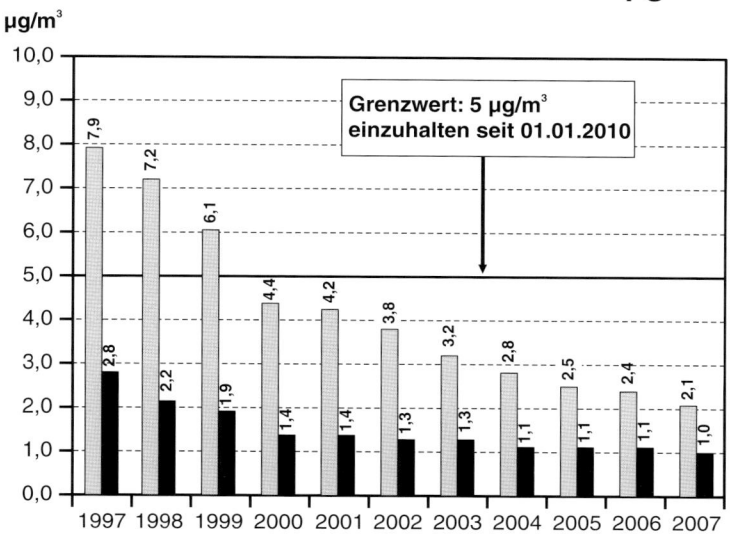

Abb. 7.7: Umweltbundesamt (UBA): Entwicklung der Benzolbelastung in der Luft, Deutschland.

cy (EPA) angewandt. Hierbei beschreibt das *Unit Risk* (UR) das zusätzliche Krebsrisiko für Personen, welche lebenslang einer Einheitskonzentration, z.B. 1 µg Schadstoff pro m³ Luft, ausgesetzt sind. Der Berechnung wird eine Lebensdauer von 70 Jahren zugrunde gelegt.

Das **zusätzliche, lebenslange Risiko** P(X) durch den Schadstoff X kann dann berechnet werden, indem die betreffende, über die Lebenszeit gewichte-

te, Konzentration C(X) mit dem *Unit Risk* UR(X) multipliziert wird:

$$P(X) \ = \ C(X) \times UR(X)$$

In der Tab. 7.5 wird die Risikoabschätzung bei 70jähriger Exposition gegenüber einem Gemisch von **polyzyklischen aromatischen Kohlenwasserstoffen** (PAK), welches 5 ng/m³ Benzo(a)pyren (BaP) enthält, dargestellt. Hieraus ergibt sich ein **zusätzliches lebenslanges Krebsrisiko von 45 auf 100.000 exponierte Personen.**

Schadstoff	Immissionsbelastung in Ballungsgebieten	Lebenslanges Krebsrisiko	
		pro 100.000	%
Dieselrußpartikel	7,2 µg/m³	50,0	63,1
PAK	1,8 ng/m³	13,0	15,8
Benzol	7,2 µg/m³	6,5	8,1
Arsenverbindungen	11,0 ng/m³	4,3	5,3
Cadmiumverbindungen	3,3 ng/m³	3,9	4,9
Asbest	110,0 F/m³	2,1	2,7
2,3,7,8-TCDD	8,7 fg/m³	0,0	0,0
Gesamt		79,8	99,9
zum Vergleich			
Ländliche Gebiete		15,0	
*Virtually Safe Dos*e (EPA)		0,1	

Tab. 7.6: Risikoabschätzungen für kanzerogene Luftschadstoffe in Ballungsgebieten. Quelle: LAI 1991.

Für eine Reihe von Schadstoffen bzw. Schadstoffgruppen in Ballungsräumen der alten Bundesländer der Bundesrepublik Deutschland wurden für die typischen Schadstoffkonzentrationen Krebsrisiken berechnet (☞ Tab. 7.6). Hieraus ist ersichtlich, dass die Krebsrisiken durch Luftverunreinigungen selbst in Ballungsgebieten gering sind. Dieselrußpartikel haben danach mit >60 % den höchsten Anteil.

Einige Beispiele für unit-risk-Abschätzungen der WHO sind in Tab. 7.7 zusammengefasst.

Substanz	Unit Risk
Arsen	$1,5 \times 10^{-3}$
Benzol	6×10^{-6}
Chrom VI	4×10^{-2}
Nickel	$3,8 \times 10^{-4}$
BaP	$8,7 \times 10^{-5}$

Tab. 7.7: Krebsrisiken bei lebenslanger Exposition gegenüber 1 µg/m³ des Stoffes in der Luft (WHO Air Quality Guidelines, 2002).

7.4.2. Risiken durch den Boden

Altlasten können für die Umwelt ein erhebliches Gefährdungspotential bedeuten. Die Aufnahme der von Altlasten ausgehenden Schadstoffe durch die Menschen ist jedoch schwieriger zu quantifizieren als in der Lufthygiene (☞ auch Kap. 11.3.3.).

Die orale Aufnahme von Schadstoffen aus Altlasten ist möglich durch

- Trinkwasser
- Nahrung
- Verschlucken von Staub- und Bodenpartikeln
- Inhalation von schädlichen Gasen, von Staubpartikeln und Aerosolen sowie
- in Ausnahmefällen durch die Haut (hier sind aber so hohe Schadstoffkonzentrationen erforderlich, die im allgemeinen bei Altlasten nicht bestehen)

Bei Kindern von 2-6 Jahren wird von einer direkten Aufnahme von Erde und Staub in einer Menge von 100 bis 200 mg täglich ausgegangen.

Durch die **Dosisrate** kann die Belastung der Menschen mit den einzelnen Schadstoffen berechnet werden. Das sich hieraus ergebende Einzelrisiko kann bestimmt werden:

- bei Substanzen mit Schwellenwert (keine genotoxischen Kanzerogene) durch Vergleich mit dem ADI-Wert (☞ Kap. 6.3.)
- bei Substanzen ohne Schwellenwert (Kanzerogene) durch Multiplikation mit dem *"potency factor"*, welcher einer Einheitsdosisrate von 1 mg/kg KG/Tag ein bestimmtes zusätzliches Krebsrisiko zuordnet

Das **Gesamtrisiko** der Wirkung verschiedener Stoffe lässt sich durch den Einsatz von Sicherheitsfaktoren (Berücksichtigung unterschiedlich empfindlicher Personengruppen), die Addition der Dosisraten oder die Wirkungen der Einzelstoffe erfassen. Da nicht alle denkbaren Schadstoffe untersucht werden können, wird z.B. nach den toxikologischen Kenndaten und physikalischen Eigenschaften eine Vorauswahl in Form von "Leitsubstanzen" vorgenommen. Vielfach wird einfach davon ausgegangen, dass eine Schadstoffklasse hinsichtlich einzelner Substanzen ein ähnliches Verteilungsprofil aufweist und man somit nach Bestimmung eines Schadstoffs auf Menge und Toxizität der gesamten Gruppe schließen kann.

7.4.3. Risiken durch Nahrungsmittel

Nahrungsmittel können über Kontaminanten und natürliche Inhaltsstoffe das Krebsrisiko des Menschen erhöhen. Zu den im Tierversuch **kanzerogenen Kontaminanten** in Lebensmitteln gehören Dioxine (☞ Kap. 13.8.3.1.), N-Nitrosodimethylamin, Ethylcarbamat, Benzo(a)pyren (☞ Kap. 13.8.1.), Benzol (☞ Kap. 13.8.2.) und Perchlorethylen (☞ Kap. 13.8.3.5.). In der Tab. 7.8 sind diese Stoffe, ihre durchschnittliche Aufnahmemenge aus Lebensmitteln sowie die niedrigste im Langzeitfütterungsversuch geprüfte Dosis mit kanzerogener Wirkung aufgeführt.

Acrylamid ist im Tierversuch kanzerogen. Auch in In-vitro-Tests sind genotoxische Effekte eindeutig nachgewiesen. Ein Schwellenwert für diese Wirkungen ist nicht bekannt. Das Risiko wächst, je mehr Acrylamid aufgenommen wird. Acrylamid entsteht in Lebensmitteln, die Stärke und Asparagin enthalten bei der Zubereitung unter hohen Temperaturen. Besonders belastet sind Pommes frites, gerösteter Kaffee, knusprige Kekse oder frisch gebackener Kuchen. Viele Lebensmittel enthalten Stärke und Asparagin. Entscheidender Auslöser der Acrylamid-Bildung ist die Zubereitung von Speisen unter hohen Temperaturen beim Backen, Braten oder Frittieren, bei Kaffee durch den Röstvorgang. Die durchschnittliche Aufnahme durch den Verzehr von Lebensmitteln, die viel Acrylamid enthalten, wird auf 0,5 µg/kg KG Acrylamid je Kilogramm Körpergewicht und Tag geschätzt. Rauchen trägt erheblich zur Belastung mit Acrylamid bei. Es wird angenommen, dass Raucher täglich mit 0,5 bis 2 µg/kg KG zusätzlich belastet werden. Für kanzerogene Stoffe, wie Acrylamid (Gruppe 2A) werden keine Höchstmengen in Lebensmittel festgesetzt. Es gilt deswegen das Minimierungsgebot. Durch Senkung der Temperatur, mit der man Speisen bäckt, grillt oder brät und frittiert, lässt sich Acrylamid-Bildung deutlich verringern. Auf zu starke Bräunung, hohe Temperaturen beim Backen oder scharfes Anbraten sollte deshalb verzichtet werden ("Vergolden statt Verkohlen"). Zur Expositionserfassung ist die Bestimmung der Hämoglobin-Addukte im Blut geeignet. Acrylamid reagiert mit dem N-terminalen Valin des Hämoglobins der Erythrozyten, die zum Acrylamid-Addukt N-2-Carbamoylethylvalin (AAVal) führt. Die Hb-Addukt-Spiegel geben somit, entsprechend der Lebensdauer der Erythrozyten von 120 Tagen, die Exposition für einen Zeitraum von 4 Monaten wieder. Die HBM-Kommission (www.umweltbundesamt.de) hat 2008 folgende Referenzwerte für Nichtraucher vorgeschlagen:

- 1,8 µg AAVal/l Blut für Kinder
- 1,2, AAVal/l Blut für Erwachsene
- Raucher weisen 4-5-fach höhere Werte auf

Maßnahmen zur Reduktion der inneren Acrylamid-Belastung (besonders bei Überschreiten der Referenzwerte) sind: Verzicht auf Tabakrauchen, Reduktion des Verzehrs belasteter Lebensmittel: Chips, Kräcker, Salzstangen, Knäckebrot, Pommes frites, Erdnussflips, Kekse, Waffeln, Bratkartoffeln, Cornflakes, Fertigmüsli, Müsliriegeln, Toastbrot, Erdnüsse, Kaffee (Angabe in der Reihenfolge der Acrylamid-Belastung: Chips am höchsten, Kaffee am niedrigsten).

Die hohe orale **Arsenaufnahme** über das **Trinkwasser kann Hautkrebs bewirken** (☞ Trinkwasser). Fraglich ist, ob die Arsenaufnahme über Nahrungsmittel ebenfalls an der Krebsentstehung nennenswert beteiligt ist. Die Hauptquelle der inneren Arsenbelastung erfolgt über den Verzehr von Fischen und Meeresfrüchten, die vor allem nicht kanzerogene organische Arsenverbindungen enthalten. Zur Beurteilung der Arsenbelastung dient der Arsengehalt im Urin: Referenzwert 15 µg/l (48 Stunden vor Probenahme kein Fischverzehr).

Benzol (☞ Kap. 13.8.2.) und **Perchlorethylen** (☞ Kap. 13.8.3.5.) können als Verunreinigung in Lebensmitteln vorkommen. Die Differenz zwischen der Aufnahmemenge durch Lebensmittel und der im Tierexperiment beobachteten kanzerogenen Dosis ist sehr groß. Es besteht der Verdacht, dass sich Benzol in nichtalkoholischen Erfrischungsgetränken in Gegenwart von Ascorbinsäure aus Benzoesäure (beide sind zugelassene Lebensmittelzusatzstoffe) bilden könnte.

Ethylcarbamat (Gruppe 2B IARC) ist eine Verbindung die natürlicherweise in fermentativ gewonnenen Lebensmitteln insbesondere Getränken (z.B. Joghurt, Brot, Weine, Steinobstbrände) vorkommen kann. Hohe Gehalte (bis 10 mg/l) werden in Steinobstbränden (Bildung aus der Vorstufe Cyanid, das in Steinobstkernen natürlicherweise vorkommt) gemessen. Ethylcarbamat ist krebserregend und erbgutschädigend. Die durchschnittliche Aufnahme über Lebensmittel liegt aber wie auch bei anderen Kanzerogenen (☞ Tab. 7.8) weitaus niedriger als die Dosen, welche im Tierexperiment Tumoren erzeugten.

Mykotoxine sind natürliche, giftige Stoffwechselprodukte von Schimmelpilzen, die in einer großen Anzahl von Lebensmitteln vorkommen können. Einige Mykotoxine, wie die Aflatoxine, insbesondere **Aflatoxin B1**, sind genotoxische und krebserzeugende Substanzen. Da es oft technologisch nicht möglich ist, das Auftreten von toxinbildenden Schimmelpilzen und damit die Bildung von Mykotoxinen völlig zu vermeiden, wurden für ihren Gehalt in Lebensmitteln möglichst niedrige, technologisch einhaltbare Grenzwerte festgelegt.

Bei **Aflatoxinen** (Gruppe 1 IARC) (Stoffwechselprodukt von Schimmelpilzen, Aspergillusspezies) ist ein Zusammenhang zwischen dem Vorkommen in Lebensmitteln und erhöhter **Krebshäufigkeit** (Leberkrebs) bei Menschen belegt (☞ auch Kap. 16.14.1.). Verschiedene epidemiologische Studien ergaben einen deutlichen Zusammenhang zwischen der Exposition gegenüber **Aflatoxin** und der Inzidenz von **hepatozellulären Karzinomen** in Regionen mit einer hohen Prävalenz von chronischer Hepatitis B, welche ebenfalls ein Risikofaktor für Leberkrebs ist. Besonders hohe Raten an primärem Leberkrebs (in Deutschland selten) findet man in asiatischen und afrikanischen Ländern (feuchte warme Lagerungsbedingungen begünstigen Schimmelpilzbefalle und hohe Prävalenz von Infektionen durch Hepatitis B und C). Während in den o.g. Gebieten die Belastung mit Aflatoxinen zum Teil sehr hoch ist – in einer Region der chinesischen Provinz Guangxi erreichte sie 2027 ng/kg KG/d – wird die durchschnittliche Exposition durch Lebensmittel in den USA auf nur ca. 0,25 ng/kg KG/d geschätzt. Für diese Aufnahmemenge wurde nach einer Extrapolation der für höhere Dosen vorliegenden epidemiologischen und tierexperimentellen Daten weniger als ein Leberkrebsfall auf 1 Million Einwohner der USA berechnet.

Aflatoxine (Mykotoxine) befinden sich in verschimmelten Lebensmitteln (z.B. Nüsse, besonders Erdnüsse und Pistazien, Obst, Fruchtsäfte, Getreide, Gewürze, Trockenfrüchte). Die Europäische Union (EU) verabschiedete 1998 eine Verordnung für diese Toxine mit Aufnahmemengen, die als so niedrig wie vernünftigerweise erreichbar betrachtet wurden. Die zulässigen Höchstgehalte liegen für verschiedene Erzeugnisse (Nüsse, Getreide, Trockenfrüchte) im Bereich von 2-8 µg/kg. Es wird derzeit in der EU über eine Anhebung der Höchstgehalte für einige Erzeugnisse diskutiert: für Gesamtaflatoxine in Mandeln, Haselnüssen und Pistazien von 4 auf 8 bzw. 10 µg/kg (Begründung: geringe Auswirkungen auf die Schätzwerte für ernährungsbedingte Exposition und Krebsrisiko). Lebensmittel-Monitoring-Untersuchungen in Deutschland zeigen, dass die Aflatoxinbelastung in den letzten Jahren deutlich abgenommen hat.

Prävention: Mykotoxine sind in den üblicherweise vorliegenden Konzentrationen in den Lebensmitteln für Konsumenten nicht wahrnehmbar und durch Kochen, Rösten oder Backen nicht relevant entfernbar. Daher sollten Verbraucher Produkte, die sichtbaren Schimmelbefall aufweisen, nicht mehr verwenden.

Die Hauptbelastung durch **polyzyklische aromatische Kohlenwasserstoffe (PAK)** erfolgt über das Tabakrauchen. Bei Nichtrauchern ist Aufnahme über die Nahrung meist die wichtigste Quelle. Eine zusätzliche Exposition gegenüber PAK besteht über verbrauchernahe Produkte (PAK-haltige Weichmacher-Öle, die für die Herstellung von Gummi und Kunststoffen eingesetzt werden; Aufnahme über die Haut). PAK entstehen bei der **Zubereitung von Lebensmitteln (Räuchern, Grillen).** So wurden bis zu 50 mg Benzo(a)pyren pro kg gegrilltem Steakfleisch gefunden (☞ auch Kap. 16.9.). Es wird ein Zusammenhang zwischen PAK-Aufnahme (insbesondere Benzo[a]pyren, Gruppe-1-Kanzerogen IARC) und einigen Krebsarten (Brustkrebs, Darmkrebs) vermutet. Die epidemiologischen Daten dazu sind widersprüchlich.

N-Nitroso-Verbindungen (Nitrosamine) sind wichtige Kanzerogene mit initiierender Wirkung. Die mittlere tägliche Pro-Kopf-Aufnahme von 0,5 mg N-Nitrosodimethylamin (NDMA) in der Bundesrepublik Deutschland, welche nach Reduktion des NDMA-Gehaltes in Bier erreicht wurde, liegt um den Faktor 1000 niedriger als die Dosis, deren kanzerogene Wirkung in Langzeitversuchen bei der Ratte noch nachweisbar war (☞ Tab. 7.8). Auch in anderen Nahrungsmitteln finden sich N-Nitroso-Verbindungen.

Durch Zubereitung **gepökelter Fleischwaren** bei hohen Temperaturen (Braten, Grillen) können aus dem Nitrit (Pökelsalz ☞ Kap. 16.8.5.) und bestimmten Eiweißstoffen (Amine) Nitrosamine entstehen. Kochen ist unbedenklich, weil hierbei nicht so hohe Temperaturen auftreten. Nitrosamine bilden sich jedoch z.T. bereits bei der Pökelung nicht mehr frischen Fleisches.

Nitrosamine entstehen endogen aus sekundären Aminen unter Einwirkung von Nitrit im sauren Milieu des Magens. Amine können auch aus Medikamenten (z.B. Aminophenazon, Oxytetracyclin) stammen. Nitrate werden u.a. als Düngemittel verwandt (☞ Kap. 8.13.5.1.). Die Rolle von Nitrosamin besonders als Risikofaktor des Magenkrebses gilt heute als nicht mehr eindeutig belegt.

Stoff	Durchschnittliche Aufnahme durch Lebensmittel (A)		Niedrigste kanzerogene Dosis (CD)[1]		CD/A
	mg/Tag	mg/kg KG/Tag	mg/kg KG/Tag		
TEQ[2]		0,000001-0,000002	0,01	Ratte	10.000 5.000
Aflatoxin B$_1$		0,00025	0,05		200
NDMA[3]	0,5	0,008	10	Ratte	1.250
Ethylcarbamat		0,02-0,2	100	Maus	5.000 500
Benzo(a)pyren	0,25	0,004	2.500	Ratte	600.000
Benzol	5[4]	0,084	25.000	Ratte Maus	300.000
Perchlorethylen	1.000[5]	175	500.000	Maus	30.000

Tab. 7.8: Gegenüberstellung von täglicher Aufnahmemenge und tierexperimentell wirksamer Dosis von kanzerogenen Verunreinigungen in Lebensmitteln.
[1] niedrigste im Langzeitversuch geprüfte Dosis mit kanzerogener Wirkung.
[2] 2,3,7,8-Tetrachlordibenzo-p-dioxin (TCDD)-Äquivalente.
[3] N-Nitrosodimethylamin.
[4] Extrembelastung durch täglich 100 g Lebensmittel mit 0,05 mg Benzol/kg.
[5] Extrembelastung durch täglich 100 g Lebensmittel mit 10 mg Perchlorethylen/kg.

Merke:

Aflatoxin ist das einzige in Nahrungsmitteln vorkommende Kanzerogen, für welches der Zusammenhang zwischen Krebsauslösung (Leberkrebs) und Aufnahme über die Nahrung belegt ist. Betroffen sind Regionen Asiens und Afrikas, in denen feucht warme klimatische Bedingungen vorliegen und eine hohe Prävalenz der Infektion durch Hepatitis B besteht.

Bei der Nahrungszubereitung können folgende wichtige Kanzerogene gebildet werden:

- **Acrylamid** beim Frittieren, Braten (hohen Temperaturen) von stärkehaltigen Lebensmitteln
- **Nitrosamine** (Produkte der Nitrosierung [Umsetzung mit salpetriger Säure] von sekundären Aminen) Pökelung nicht mehr frischen Fleisches (Eiweißabbau → sekundäre Amine + Pökelsalz [Nitrit] → Nitrosamine) bei der Zubereitung gepökelter Fleischwaren bei hohen Temperaturen (Braten, Grillen)
- **Polyzyklische aromatische Kohlenwasserstoffe** (besonders Benzo(a)pyren) beim Grillen mit Holzkohle

Die Berechnung der Risiken durch Nahrungsmittel erfolgt bei Stoffen mit Schwellenwerten wie im Kap. 6.4. angegeben.

Bei der Einschätzung des Einflusses lokaler Emittenten auf das gesundheitliche Risiko bei der Aufnahme der Schadstoffe über Lebensmittel sind folgende Faktoren zu berücksichtigen:

- Emission und Deposition durch die Quelle
- Retention und Halbwertszeit von Flugasche auf Pflanzen
- Halbwertszeit in der Umgebung
- Art der Tierhaltung und Tierfütterung
- Bioverfügbarkeit
- Metabolismus und Pharmakokinetik in Tieren
- Verzehrgewohnheiten
- Halbwertszeiten im Menschen

Eine Simulationsrechnung unter Einbeziehung der o.g. Faktoren ergab eine zusätzliche Aufnahme von Dioxinen und Furanen in der Nähe einer modernen Abfallverbrennungsanlage (gemessen als internationale toxische Äquivalente TEQ) durch den Verzehr von

- tierischen Lebensmitteln insgesamt von 0,01-0,04 pg TEQ/kg KG und Tag
- pflanzlichen Lebensmitteln insgesamt von 0,001-0,005 pg TEQ/kg KG und Tag

Hierbei wurde angenommen, dass die betreffenden Personen für die angegebenen Lebensmittel Selbstversorger sind (zum Vergleich: Grundbelastung über Lebensmittel 1-2 pg TEQ/kg KG und Tag).

Außer den Kontaminanten können auch **natürliche Inhaltsstoffe** bzw. deren Fehlen für die Kanzerogenese bedeutsam sein. Hierbei werden insbesondere Vitamine und Spurenstoffe wegen ihrer antioxidativen Wirkung diskutiert.

Antioxidantien schützen vor der Entstehung von Krebs, indem sie zellmembranschädigende freie Radikale und Singulett-Sauerstoff abfangen können.

Freie Radikale mit hoher chemischer Aktivität entstehen, wenn Molekülen z.B. bei der Immunabwehr oder als Folge belastender Umwelteinflüsse ein Elektron entrissen wird. Die freien Radikale versuchen dann, dieses Elektron von anderen Molekülen zurückzugewinnen (Reduktion der Radikale).

In der Atmosphäre und im Körper tritt gasförmiger Sauerstoff überwiegend in seinem Grundzustand als Triplett-Sauerstoff auf. Durch Vermittlung leicht anregbarer Moleküle können auf ihn Lichtquanten unter Entstehung des extrem reaktionsfreudigen Singulett-Sauerstoffs übertragen werden. Letzterer kann auch bei enzymatisch katalysierten Stoffwechselprozessen entstehen.

Freie Radikale und Singulett-Sauerstoff-Moleküle können in Proteinen, Lipiden und Desoxyribonukleinsäure strukturelle Veränderungen verursachen und kanzerogene Verbindungen aktivieren, wenn sie nicht durch Antioxidantien als "Radikalfänger" inaktiviert werden.

Der **oxidative Stress** wird durch Traumen, operative Eingriffe, Rauchen und intensive sportliche Aktivitäten verstärkt.

Natürlich vorkommende Antioxidantien sind die Vitamine C, E und A einschließlich der Karotinoide sowie Harnsäure, Flavonoide, Glutathion und die enzymgebundenen Spurenelemente Kupfer, Selen, Zink und Mangan.

Mit der Nahrung werden auch andere Antioxidantien aufgenommen wie z.B. BHA (tert-Butylhydroxyanisol) und BHT (Di-tert-Butylhydroxytoluol), welche zur Familie der phenolischen Antioxidantien gehören und als Konservierungsmittel verwendet werden.

Umfassende epidemiologische Studien der letzten Jahre konnten **die Krebs vorbeugende Wirkung von Antioxidantien-Supplementationen meist nicht bestätigen.**

So wurde z.B. die SELECT-Studie (Selen- und Vitamin-E-Krebspräventionsstudie des *National Cancer Institute,* USA) im Herbst 2008 abgebrochen, da bei den Teilnehmern (35.000 Männer >50 Jahre) kein Schutzeffekt durch Vitamin-E- und/oder Selengabe gegen Prostatakrebs erzielt wurde. Schon in den 1990er Jahren musste die CARET-Studie abgebrochen werden, da die Krebsrate bei Rauchern, die Vitamintabletten (Provitamin Beta-Karotin, Vorstufe von Vitamin A) erhielten, anstieg, statt zu sinken.

Deutschland ist kein Vitamin- und Spurenelement-Mangelgebiet. Die Lebensmittel hier enthalten ausreichend Vitamine und Spurenelemente. Im Gegenteil viele Lebensmittel werden mit Vitaminen angereichert, so dass erstmals 2005 zum Schutz vor Überdosierung Höchstmengen vorgeschlagen wurden. Im Jahre 2006 hat auch die EU mit der Verordnung (EG Nr. 1924/2006 des Europäischen Parlaments und des Rates vom 20.12.2006 über nährwert- und gesundheitsbezogene Angaben über Lebensmittel) entsprechende Regelungen geschaffen.

Kein Zweifel besteht an der krebspräventiven Wirkung von Obst und Gemüse. Darin enthaltene Vitamine, sekundäre Schutzstoffe und Ballaststoffe sind im Wesentlichen dafür verantwortlich.

7.4.4. Kanzerogene in der Natur

Einige potente Kanzerogene werden durch Mikroorganismen und Pflanzen gebildet. Am wichtigsten sind die **Mykotoxine** (s.o.). Zu den pflanzlichen Kanzerogenen gehören:

- **Cycas-Arten:** Enthalten das Glykosid Cycasin. Die krebserzeugende Substanz ist hierbei das Methylazoxymethanol, welches durch Darmbakterien abgespalten wird. Cycas-Arten dienen als Nahrungsmittel z.B. bei den Eingeborenen auf der Insel Guam. Im Tierversuch konnten bei Ratten durch Cycasin Leber- und Nierentumoren verursacht werden
- **Betelnuss:** Bei Betelkauern wurde ein gehäuftes Auftreten von Krebsen der Mundschleimhaut festgestellt. Allerdings ist hier für die Kanzerogenese zu beachten, dass die Betelnuss zum Kauen neben Betelpfeffer z.T. auch mit einem Blatt aus Rohtabak umwickelt wird

- **Safrole** sind Bestandteil verschiedener ätherischer Öle (z.B. Campferöl). Sie induzieren bei der Verfütterung an Ratten Lebertumore
- **Crotonöl** aus Crotonsamen ist ein Kokarzinogen, welches in der experimentellen Krebsforschung verwendet wird

Feinstaub, welcher beim Schleifen und Schneiden von **Buchen- und Eichenholz** entsteht, kann Karzinome im Nasenbereich auslösen.

7.5. Physikalische Krebsnoxen

7.5.1. Strahlung

Strahlen können eine kanzerogene Wirkung haben und zwar als

- UV-Strahlen (☞ Kap. 12.3.3.)
- ionisierende Strahlen

Ionisierende Strahlung ist hauptsächlich Risikofaktor für Leukämien, Tumore des Zentralnervensystems und embryonale Tumoren. Die Hälfte der Strahlenexposition der Allgemeinbevölkerung stammt aus natürlichen Quellen, die andere Hälfte aus medizinischen Anwendungen. Detaillierte Information zu dem Thema Strahlung gibt das Bundesamt für Strahlenschutz (☞ www.bfs.de).

Radiologische Einheiten sind u.a.:
- **Becquerel (Bq)** → Einheit der **Aktivität** (Stärke, nicht Wirkung) **eines radioaktiven Stoffes:** Anzahl der Zerfälle pro Sekunde; rein physikalische Eigenschaft
- **Gray (Gy)** → Einheit der **Energiedosis zur Beschreibung der Schwere bzw. Wahrscheinlichkeit einer Strahlenwirkung:** Quotient aus der Strahlungsenergie, die in einem Volumenelement beliebigen Materials absorbiert wird und der Masse des Volumenelementes. Die Dimension ist Energie pro Masseneinheit, also Joule pro kg. Früher wurde die Einheit Rad (rd) verwendet: 1 Gray = 100 Rad

- Sievert (Sv) → Einheit der **Organdosis** und der **effektiven Dosis** (Äquivalentdosis), d.h. die **Bewertung der unterschiedlich relevanten Effekte verschiedener Strahlen hinsichtlich ihrer biologischen Wirkung.** So verursacht z.B. α-Strahlung eine höhere Wirkung bei gleicher Energiedosis als β- und γ-Strahlung. Die Äquivalentdosis wird aus der Energiedosis durch Multiplikation mit dem Bewertungs- (Qualitäts-) Faktor QF berechnet (z.B. Röntgen-γ- und -β-Strahlung QF = 1, α-Strahlung QF = 10). Die alte Einheit ist das Rem (rem). 1 Sievert entspricht 100 Rem. **Die Einheit Sv bietet den Vorteil, die mögliche gesundheitliche Gefährdung durch unterschiedliche Quellen ionisierender Strahlung direkt vergleichen zu können.**

Strahlung mit hoher Energie, die beim Durchdringen von Stoffen an Atomen und Molekülen Ionisationsvorgänge auslöst wird **ionisierende Strahlung** genannt. **Ionisierende Strahlen** wurden nach der Entdeckung der **Röntgenstrahlen** als kanzerogen bekannt. Lange vorher wurde bereits über die "**Schneeberger Bergkrankheit**" berichtet, ehe man feststellte, dass es sich dabei um eine Lungenkrebserkrankung handelte, die durch die Inhalation des radioaktiven Edelgases **Radon und seiner radioaktiven Folgeprodukte** verursacht wurde. Diese Erkrankung trat bei Bergarbeitern nach langjähriger Exposition auf.

Radioaktivität bezeichnet die Eigenschaft bestimmter Atomkerne, sich ohne äußere Einwirkung von selbst in andere Kerne umzuwandeln und dabei energiereiche Strahlung auszusenden. Die Kernumwandlung wird als Kernzerfall und die abgegebene Strahlung also **ionisierende Strahlung** bezeichnet. Bei Kernzerfall können 4 Arten ionisierender Strahlen emittiert werden:

- **Alpha-Strahlen:** Teilchenstrahlung in Form des Elements Helium (2 Protonen und 2 Neutronen); geringe Eindringtiefe in menschliche/s Haut bzw. Gewebe
- **Beta-Strahlen:** Teilchenstrahlung von negativen oder positiv geladenen Teilchen; wird im Gewebe absorbiert, Durchdringungsvermögen wenige Millimeter bis Zentimeter
- **Gamma-Strahlen:** Elektromagnetische Strahlung; hohes Durchdringungsvermögen, wird teilweise absorbiert

- **Neutronenstrahlung:** Neutronen sind elektrisch neutrale Elementarteilchen, die bei der Kernspaltung freigesetzt werden

Röntgenstrahlung zählt zur ionisierenden Strahlung und unterscheidet sich in ihrer physikalischen Natur nicht von der Gamma-Strahlung.

Radioaktive Stoffe und ionisierende Strahlung kommen sowohl natürlich (Erdkruste, Gesteine, Böden) als auch durch menschliche Aktivitäten (Medizin, Technik, Nutzung der Kernenergie) vor. Die biologische Wirksamkeit der verschiedenen ionisierenden Strahlung wird wie folgt gewichtet: Röntgen-/Beta- und Gamma-Strahlen Faktor 1, Neutronenstrahlung je nach Energie Faktor 5-20, Alpha-Strahlen Faktor 20. Mit dem Wichtungsfaktor kann aus der Energiedosis auf die Organdosis geschlossen werden. Die effektive Dosis wichtet die Organdosis unter Berücksichtigung der Strahlenempfindlichkeit von Organen und Geweben (z.B. Keimdrüsen Faktor 0,20, Knochenmark 0,12, Haut 0,01).

Der natürlichen Hintergrundstrahlung (terrestrische und kosmische Strahlung) sind alle Menschen ausgesetzt.

Umweltmedizinisch ist die Belastung durch Radon wichtig. In **Wohnungen** (über die Innenraumluft) besteht eine Strahlenbelastung durch Inhalation **des gasförmigen Radon-222** und seiner kurzlebigen radioaktiven Zerfallsprodukte ("Radontöchter"): Radon-222 (HWZ 3,8 Tage; Alpha-Strahler) ⇒ Polonium-218 (3,1 min; Alpha-Strahler) ⇒ Blei-214 (26,8 min; Beta- und Gamma-Strahler) ⇒ Wismut-214 (19,9 min; Beta- und Gamma-Strahler) ⇒ Polonium-214 (160 ms; Alpha- und Gamma-Strahler) ⇒ Blei (22,3 Jahre; Beta- und Gamma-Strahler). Radon selbst entsteht aus dem Zerfall von Uran (HWZ der natürlich im Boden vorkommenden: Uran-238 4,4 Milliarden Jahre; Uran-235 700 Millionen Jahre) über Radium-226 zu Radon-222. Letzteres ist sehr mobil.

Bei Inhalation kann es durch die Partikelform der radioaktiven Zerfallsprodukte zu einer punktförmigen Strahlenbelastung des Lungengewebes und zur Entstehung von **Lungenkarzinomen** kommen. Es wird geschätzt, dass rund 30 % der Lungenkrebse bei amerikanischen Nichtrauchern und 10 % der Lungenkrebsfälle in den USA insgesamt auf eine langandauernde niedrige Belastung mit Radon zurückzuführen sind. In Deutschland beträgt der Anteil der durch Radon verursachten ca. 35.000 Todesfälle infolge von Lungenkrebs etwa 7 %. Pro Jahr gehen in der EU 20.000 Lungenkrebstodesfälle und in Deutschland 1.700 auf Radon zurück. **Radon ist damit nach dem Tabakrauchen in Deutschland die zweithäufigste Ursache für Lungenkrebs.** Die Lungenkrebsrate steigt um etwa 10 %, wenn sich die Radonkonzentration in der Wohnraumluft um 100 Bq/m³ erhöht (☞ Tab. 7.9). Da Raucher aber ein wesentlich höheres Ausgangsrisiko für Lungenkrebs haben, führt ein vergleichbar hohes relatives Risiko zu einem deutlich höheren absoluten Risiko für Raucher als für Nichtraucher. Die Mehrheit der radoninduzierten Lungenkrebsfälle stellen deshalb Raucher dar.

Radonkonzentration	Todesfälle je 1000 Nichtraucher	Todesfälle je 1000 Raucher
0 Bq/m³	4,1	101
100 Bq/m³	4,7	116
200 Bq/m³	5,4	130
400 Bq/m³	6,7	160
800 Bq/m³	9,3	216

Tab. 7.9: Wahrscheinlichkeit bis zum 75. Lebensjahr an Lungenkrebs zu versterben in Abhängigkeit von der Radonkonzentration (Quelle: Darby et al., BMJ 2005).

Da ab 100-200 Bq/m³ die Lungenkrebsrate signifikant ansteigt, wird aus Vorsorgegründen ein Zielwert von 100 Bq/m³ (WHO, BMU) empfohlen. Die empfohlenen Richtwerte nationaler und internationaler Expertengruppen liegen für bestehende Gebäude im Bereich von 200-600 Bq/m³ (Deutschland 250 Bq/m³), für zu errichtende Gebäude lautet der Richtwert in Deutschland 250 Bq/m³.

Im Rahmen des **Uran**abbaus der Wismut-Betriebe der ehemaligen DDR wurden bis 1999 ca. 8.000 Fälle von Bronchialkrebs als Berufskrankheit anerkannt. Die Bergleute waren extrem hohen Radonbelastungen ausgesetzt. Die sogenannte **Wismut-Studie** (2008) mit 59.000 Männern, die zwischen 1946 und 1989 bei dem ehemaligen Uranerzbergbaubetrieb in Thüringen und Sachsen beschäftigt waren ergab, dass Radon neben Lungenkrebs (Risiko 15-fach höher) auch das **Risiko für andere bösartige Tumoren** wie die der Mundhöhle, des Rachenraums und der Leber **erhöht**.

Radon ist ein **geruchloses**, radioaktives Edelgas, das aus uranhaltigem Boden stammt. Der Untergrund unter Häusern in bestimmten Regionen Deutschlands ist die Hauptquelle erhöhter Radonkonzentrationen. **In Wohnhäusern, die auf radonhaltigen Böden stehen, z.B. auf sehr alten Gesteinen, wurden zum Teil erhebliche Konzentrationen gemessen.** Besonders betroffen sind in Deutschland Erzgebirge, Eifel, Schwarzwald, Fichtelgebirge und Teile des Bayerischen Waldes. In den neuen Bundesländern bestehen verstärkte Belastungen insbesondere in Thüringen und Sachsen durch einen erhöhten Urangehalt des Bodens, welcher u.a. durch den Abraum aus dem Uranerzbergbau nach dem Krieg, aber auch durch den Silbererzbergbau aus dem Mittelalter bedingt ist. In Deutschland wird etwa die Hälfte der natürlichen Strahlenexposition der Bevölkerung auf das Einatmen von Radon und seiner radioaktiven Zerfallsprodukte in Häusern zurückgeführt. Das radioaktive Radon-222 kann durch Risse und Fugen, Abwasser- und Entlüftungsrohre, Rohr- und Kabeldurchführungen aus dem Erdboden in das Gebäude übertreten, sich dort anreichern. Häuser aus Naturstein und mit Lehmböden können stärker belastet sein. Im Freien geht von Radon keine Gefahr aus.

Die **Strahlenexpositionen durch Radon-222 können** sowohl passiv – als auch durch direkt anzeigende Geräte **gemessen werden**. Zu den passiven Messgeräten zählen mit Kernspurdetektoren ausgerüstete Radon-Diffusionskammern, deren Messwert proportional zu der während des Messzeitraumes durch Radon akkumulierten Strahlenexposition ist. Die Messgeräte eignen sich insbesondere für Langzeituntersuchungen über mehrere Monate. Für die Messung der momentanen Radonkonzentration und zur Untersuchung ihrer zeitlichen Änderung sollten direkt anzeigende Messeinrichtungen verwendet werden. Sowohl deutschlandweit als auch in den Bergbaugebieten der neuen Bundesländer werden normalerweise Jahreswerte der natürlichen Radonkonzentration im Freien von ca. 5 bis 30 Bq/m³, in Ausnahmefällen auch bis ca. 50 Bq/m³ gemessen. In den vom intensiven Alt- und Uranbergbau gekennzeichneten Regionen Sachsens, Sachsen-Anhalts und Thüringens können zwar in unmittelbarer Nähe bergbaulicher Anlagen (Abwetterschächte, Halden) deutlich über den Untergrund erhöhte Radonkonzentrationen auftreten (der höchste gemessene Wert betrug 1700 Bq/m³ am Fuß einer Halde), eine großräumige, bergbaubedingte Beeinflussung besteht aber nicht. **Der Jahresmittelwert der Radonkonzentration beträgt in Aufenthaltsräumen durchschnittlich 50 Bq/m³.** In Gebieten, in denen höhere Radonkonzentrationen in der Bodenluft vorkommen und gute Transportwege für das Radon existieren, sind erhöhte Radonkonzentrationen in Gebäuden häufiger anzutreffen. Jahresmittelwerte über 1000 Bq/m³ sind jedoch selten. Die geografische Verteilung zeigt Abb. 7.9.

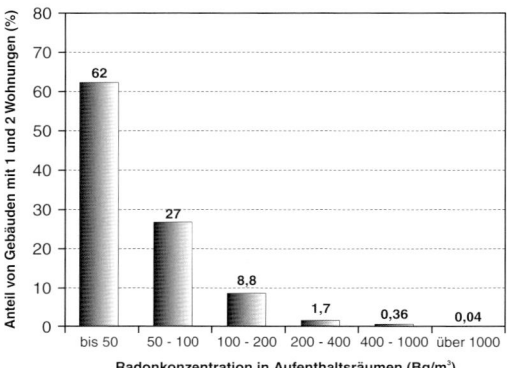

Abb. 7.8: Häufigkeitsverteilung der Radonkonzentration in Aufenthaltsräumen von Gebäuden mit 1 und 2 Wohnungen.

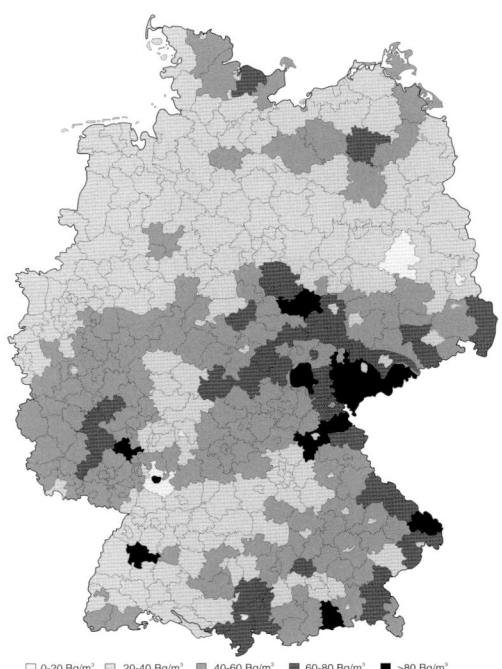

Abb. 7.9: Durchschnittliche Radon-Konzentrationen (geometrischer Mittelwert) in Wohnungen in Deutschland (nach Menzler et al. 2006).

Prävention: Langzeitmessungen zur Ermittlung der realen Belastung und erforderlichenfalls Sanierungsmaßnahmen: Oberhalb von 100 Bq/m³ sollten Maßnahmen zur Senkung der Radonbelastung in Betracht gezogen werden. Da die Radonmenge, die durch Luftaustausch mit der Außenluft in das Gebäude gelangt und aus Baumaterialien freigesetzt wird, kaum reduziert werden kann, ist eine generelle Verringerung der Radonkonzentrationen deutlich unter 100 Bq/m³ praktisch nicht realisierbar. Eine erhöhte Radonkonzentration in Wohnungen ist zu reduzieren durch:

- intensive Belüftung der Keller, Wohn- und Schlafräume
- Abdichtung offensichtlicher Radon-Eintrittspfade im bodenberührenden Hausbereich (Risse, Fugen, Rohrdurchführungen)
- Abdichtung des Kellerbodens, der Seitenwände der Kellertüren sowie erforderlichenfalls
- Absaugung der Bodenluft unterhalb des Hauses

Die **gesamte natürliche Strahlenexposition in Deutschland** beträgt durchschnittlich **2,1 mSv im Jahr** (effektive Dosis). Sie setzt sich aus der inneren (inkorporierte Menge) und äußeren Strahlenexposition zusammen. Je nach Wohnort, Ernäh-rungs- und Lebensgewohnheiten reicht sie im Einzelnen von 1 bis zu 10 mSv. Die Inhalation des radioaktiven Edelgases Radon mit seinen Folgeprodukten bewirkt im Durchschnitt pro Jahr eine Strahlenexposition von 1,1 mSv. Mit der Nahrung werden natürliche Radionuklide aus den radioaktiven Zerfallsreihen des Thoriums und Urans und das Kalium-40 (HWZ 1,3 Milliarden Jahre) aufgenommen; dadurch kommen im Mittel jährlich 0,3 mSv hinzu. Diese Ursachen der inneren Strahlenexposition machen den Hauptanteil der natürlichen Strahlenbelastung aus. Die äußere Strahlenexposition (kosmische und terrestrische Strahlung) beträgt mit ca. 0,7 mSv ein Drittel der gesamten natürlichen Strahlenbelastung. Die Intensität der kosmischen Strahlung hängt somit von der Höhenlage ab. Auf der Zugspitze ist sie viermal höher als an der Küste. Ursache terrestrischer Strahlen sind natürliche radioaktive Stoffe, die in den Böden und Gesteinsschichten der Erdkruste vorhanden sind. Daraus gewonnene Baustoffe können auf diese Weise beim Aufenthalt in Häusern ebenfalls zu einer äußeren Strahlenexposition beitragen.

Die **ionisierende Strahlung aus medizinischer und technischer Anwendung** (zivilisatorische Strahlenexposition) beträgt in Deutschland ca. 2,0 mSv pro Jahr mittlere effektive Dosis. Der weitaus größte Anteil davon ist den diagnostischen Anwendungen in der Medizin (Röntgen und Nuklearmedizin) zuzurechnen. Insgesamt wird die effektive Dosis durch medizinische Anwendung auf durchschnittlich 1,9 mSv pro Jahr geschätzt, 1,8 mSv davon durch Röntgenaufnahmen und Computertomographien. Den höchste Anteil (54 %) davon hat die Computertomographie (ein CT des Bauchraumes = 10-25 mSv). Trend und Anteile einzelner Röntgen- und CT-Untersuchungen sind in Abb. 7.11 dargestellt. In den Jahren 1996-2004 wurden in Deutschland 3,6 Millionen **nuklearmedizinische Untersuchungen** pro Jahr durchgeführt. Am häufigsten wurden Szintigraphien der Schilddrüse und des Skeletts durchgeführt. Pro Einwohner wurde eine mittlere effektive Dosis von 0,12 mSv ermittelt.

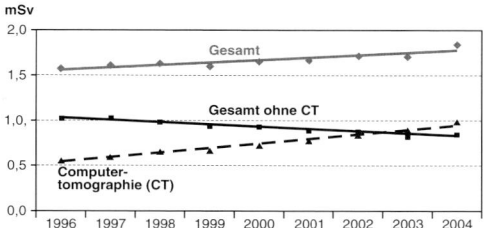

Abb. 7.10: Mittlere effektive Dosis [mSv] pro Einwohner und Jahr durch Röntgen- und CT-Untersuchungen in Deutschland.

Weitere **Strahlenbelastungen** (kosmische Strahlen) bestehen beim **Fliegen**. Für Gelegenheitsflieger wie es die meisten Urlaubsflieger sind, ist die zusätzliche Strahlenexposition durch das Fliegen sehr gering und gesundheitlich unbedenklich; das gilt auch für Schwangere und Kleinkinder. Für einen Flug von Frankfurt nach New York und zurück ergibt sich z.B. eine Dosis von 0,1 mSv. Dies entspricht etwa einem Zwanzigstel der jährlichen natürlichen Strahlendosis. Piloten, flugbegleitendes Personal oder Vielflieger können, vor allem wenn sie häufig Langstrecken auf den nördlichen Polrouten fliegen, deutlich höhere Strahlendosen erhalten. Der Grenzwert für fliegendes Personal für die effektive Dosis durch kosmische Strahlung beträgt 20 mSv pro Kalenderjahr.

Nach dem Abwurf der **Atombomben in Hiroshima und Nagasaki** wurden bei den Überlebenden sehr hohe Erkrankungsraten an **Leukämien** festgestellt. Während diese Erkrankungen eine Latenzzeit von nur wenigen Jahren aufwiesen, traten solide Tumoren erst nach einer Latenzzeit von >10 Jahren auf.

Die Strahlenexposition der Bevölkerung in Deutschland durch Kernkraftwerke beträgt im Mittel weniger als 0,01 mSv/Jahr.

Eine Untersuchung des Deutschen Kinderkrebsregisters ergab einen Zusammenhang zwischen Wohnungsnähe zum Kernkraftwerk und dem Leukämieerkrankungsrisiko bei Kindern (Deutsches Ärzteblatt, 2008). Ein direkter Zusammenhang mit Strahlenemissionen der Reaktoren ist allerdings fraglich. Möglicherweise spielen weitere kombinierte Faktoren eine Rolle.

Beim **Reaktorunfall im Kernkraftwerk Tschernobyl** wurden 1986 u.a. **radioaktiven Isotope** der Edelgase Krypton und Xenon (Kr-85, Xe-133), der flüchtigen Stoffe Iod, Cäsium (I-131, Cs-134, Cs-

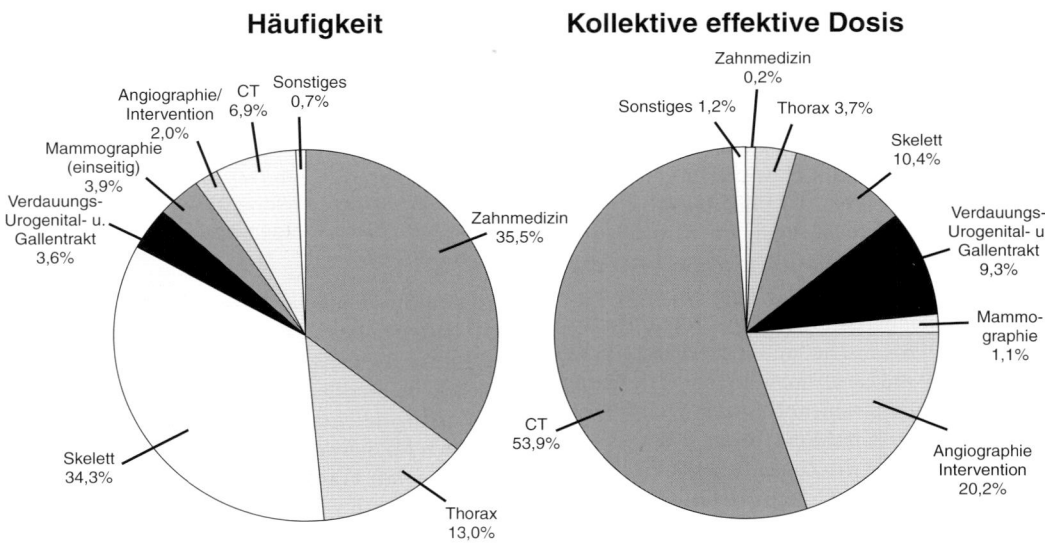

Abb. 7.11: Prozentualer Anteil der verschiedenen Untersuchungsarten an der Gesamthäufigkeit und an der kollektiven effektiven Dosis 2004.

137), der schwerer flüchtigen Stoffe wie Strontium (Sr-89, Sr-90) und der schwer flüchtigen Transuranen wie Plutonium (Pu-138, Pu-139, Pu-140) freigesetzt. Die Halbwertszeiten (HWZ) dieser Radioisotope sind sehr unterschiedlich: Iod-131 8 Tage, Cäsium-137 30 Jahre, Plutonium-239 24.000 Jahre. Höchste Belastungen wurden im Nahbereich **in Belarus, Ukraine und Russland** festgestellt. Reisen nach Russland, Weißrussland oder in die Ukraine – auch für längere Dauer – sind heute unbedenklich. Die stärker kontaminierten Gebiete in der Gegend um Tschernobyl wurden abgesperrt und sind nicht öffentlich zugänglich. Darüber hinaus wurde die radioaktive Wolke über die Nordhalbkugel verteilt. Betroffen waren Polen, Skandinavien, die Slowakei, Tschechien, Österreich, **Deutschland**, Rumänien, Bulgarien, Griechenland und die Türkei. In Deutschland wurde der **Süden,** bedingt durch heftige lokale Niederschläge, **deutlich höher belastet als der Norden:** lokal im Bayerischen Wald und südlich der Donau bis zu 100.000 Becquerel (Bq) Cäsium-137 pro m², in der norddeutschen Tiefebene betrug die Aktivitätsablagerung dieses Radionuklids meist <4.000 Bq/m². Heute lässt sich infolge des Reaktorunfalls noch **das langlebige Cäsium-137 nachweisen** (HWZ **30**

Jahre). Das im Boden befindliche Cs-137 trägt in den am höchsten kontaminierten Gebieten Südbayerns noch ca. 5 % zusätzlich zur gemessenen natürlichen Ortsdosisleistung bei. Cäsium ist aus Waldböden im Gegensatz zu Ackerflächen leicht verfügbar. Die Cäsium-137-Aktivität von **Speisepilzen**, wild wachsenden **Beeren** und **Wildbret** ist deshalb noch erhöht und wird nur langsam abnehmen. Inkorporationsmessungen bei Personen aus Süddeutschland mit häufigem Verzehr solcher Lebensmittel ergaben ebenfalls den Nachweis einer leicht erhöhten Belastung, die aber nur einen Bruchteil der natürlichen Strahlenbelastung ausmachte. Es sei noch darauf hingewiesen, dass neben dem Reaktorunfall von Tschernobyl Radionuklide, die aus den oberirdischen Kernwaffenversuchen stammen, zur radioaktiven Belastung Deutschlands beitragen.

Feuerwehrleute und Mitarbeiter des Kernkraftwerkes erlitten beim Reaktorunfall eine schwere **Strahlenkrankheit** (ASS = Akutes Strahlen-Syndrom) infolge hoher Strahlendosen. Krankheitserscheinungen waren Trockenheit im Mund, Brennen im Hals, quälender Husten und Erosionen im Bereich der Mundschleimhaut und des Rachens infolge Inhalation radioaktiven Staubes. Die β-Strahlung verursachte Epidermitis, Konjunktivitis und ein oropharyngeales Syndrom. Dazu traten die typischen Folgen von ASS wie Verbrennungen und Zerstörung des Knochenmarks auf. Todesursachen umfassten u.a. Infektionen, Blutungen, auch hämorrhagisch-nekrotische Pneumonien. Es wird eingeschätzt, dass 1.500-2.000 Personen eine Ganzkörperbestrahlung von mehr als 1 Gray erhalten haben.

Bei den **Liquidatoren** (insgesamt ca. 600.000-800.000 mit Aufräumarbeiten beschäftigte Katastrophenhelfer), für die Dosen über 150 mGy dokumentiert sind, wurden im Vergleich zu einer Gruppe mit einer niedrigeren Exposition für die ersten 10 Jahre nach dem Unfall (1986-1996) eine 2,2-fach höhere Leukämie-Inzidenz festgestellt. Für die zweite Untersuchungsperiode von 1997 bis 2003 konnte dieser Unterschied in den Leukämie-Inzidenzraten allerdings nicht mehr bestätigt werden. Eine Zunahme von Herz-Kreislauf-Erkrankungen bei den höher belasteten Liquidatoren ist ebenfalls wahrscheinlich.

Wichtigste Erkrankung in der Allgemeinbevölkerung, betroffen waren vor allem **Kinder und Jugendliche**, war **Schilddrüsenkrebs**, der bereits vier Jahre nach dem Reaktorunfall gehäuft in den am höchsten kontaminierten Gebieten in Belarus, Russland und der Ukraine beobachtet wurde. **Die Schilddrüsenkrebsrate stieg bei Kindern und Jugendlichen um mehr als das sechsfache an.** Möglicherweise begünstigt wurde der starke Anstieg durch eine Unterversorgung mit Jod in der betroffenen Bevölkerung. Bei Frauen in den hoch belasteten Regionen hat sich etwa 10 Jahre nach dem Unfall das **Brustkrebsrisiko** verdoppelt. Es ist aber damit zu rechnen, dass in Zukunft auch für weitere solide Tumoren ein Anstieg der Erkrankungsraten in der Population im Nahbereich zu verzeichnen sein wird. Umstritten sind aber Ergebnisse über einen Anstieg der Leukämierate sowie der allgemeinen Krebsrate als auch zu teratogenen Schäden (Frühgeburten, Totgeburten, Säuglingssterblichkeit, Fehlbildungen) in der direkt betroffenen Population im Nahbereich und in der anderen vom Fallout betroffenen Bevölkerung in Europa.

Die Strahlenbelastung und deren Folge für die Bundesrepublik Deutschland durch die Havarie im Kernkraftwerk Tschernobyl sind wie folgt einzuschätzen:

- Die zusätzliche Strahlenexposition in Deutschland ist sehr gering: im ersten Jahr maximal 50 % der jährlichen natürlichen Strahlenexposition von 2,1 mSv, auf 50 Jahre hochgerechnet insgesamt 4 mSv

- Daraus folgt, dass für Deutschland sich mögliche strahlenbedingte Krebsfälle durch Tschernobyl nur schwer vor dem Hintergrund der sogenannten spontanen Krebshäufigkeit nachweisen lassen werden (das Risiko an einer strahlenverursachten Krebserkrankung zu sterben wird generell auf etwa 1,2 % pro 100 mSv geschätzt)

- Durch Einatmen radioaktiver Stoffe aus der Luft erhielt die Bevölkerung eine einmalige Dosis von höchstens 0,1 mSv (10 × kleiner als die mittlere jährliche Dosis durch Einatmen von Radon aus der Luft in den Wohnungen)

- Durch die Strahlung der *Fallout*-Produkte des Kernkraftwerkes Tschernobyl, welche am Boden abgelagert wurden, waren die Bürger kurzzeitig (weniger als 1 Monat) einer Dosisleistung ausgesetzt, welche bis zu 10-fach höher sein konnte als die durch die natürlichen radioaktiven Stoffe, die kosmische Strahlung und den Atombombenfallout der sechziger Jahre

- Die aus der Lebensmittelkontamination resultierende Dosis von 0,2 mSv im Jahr 1986 war noch geringer als die durch die natürlichen radioaktiven Stoffe in Lebensmitteln

- Es gibt keine Hinweise für ein Risiko teratogener Schädigungen bei den o.g. Dosen

- Es gibt keine Hinweise für das vermehrte Auftreten von Schilddrüsenkrebs bei Kindern

Präventive Maßnahme: Bei Unfall in einem Atomkernkraftwerk kann durch Gabe von jodhaltigen Tabletten an die Bevölkerung die Schilddrüse vor der Aufnahme von radioaktivem Jod über eingeatmete Luft und die Nahrung geschützt werden. Im Katastrophenfall ist die Verteilung von Kaliumjodidtabletten vorgesehen. Dies betrifft insbesondere Kinder und Jugendliche bis 18 Jahren, da hier der Jodstoffwechsel der Schilddrüse am größten ist. Bei Schwangeren dient die Einnahme von Jodtabletten der Blockierung auch der Jodaufnahme durch das Ungeborene.

Der **Strahlenschutz** in der Praxis folgt dem **ALARA-Prinzip** (*As Low As Reasonably Achieva-*

ble). Das heißt, die Strahlenbelastung beim Umgang mit ionisierenden Strahlen (auch unterhalb von Grenzwerten) ist so gering zu halten, wie dies mit vernünftigen Mitteln machbar ist. Zur Verringerung der Strahlenbelastungen sind die Sicherheitsvorkehrungen beim Umgang mit radioaktiven Materialien weiter zu verbessern. Da vor allem die **Röntgendiagnostik** die **zivilisatorische Strahlenbelastung** bestimmt (insbesondere hat der Einsatz der dosisintensiven Computertomographie deutlich zugenommen), sind Maßnahmen zur Minimierung der Strahlenbelastung konsequent fortzusetzen:

- kritische Indikationsstellung, unnötige Untersuchungen vermeiden
- auf Eignung von Alternativverfahren (Sonographie, Endoskopie, Magnetresonanztomographie, MRT) achten
- Leitlinien zur Qualitätssicherung in der Röntgendiagnostik beachten (Einsatz von technisch einwandfreien Röntgengeräten mit möglichst reduzierter Strahlendosis)
- Verbesserung der Akzeptanz der Röntgenpässe

Maßnahmen zum Schutz vor schädlichen Wirkungen durch ionisierende Strahlen sind in Gesetzen und Verordnungen geregelt: Atomgesetz, Strahlenschutzverordnung, Röntgenverordnung, Strahlenschutzvorsorgegesetz. Nach dem Strahlenschutzvorsorgegesetz (vom 19.12.1986, zuletzt geändert durch Erstes Gesetz zur Änderung des Strahlenschutzvorsorgegesetzes vom 8.4.2008) ist zu überwachen:

- die Radioaktivität der Umwelt
- die Strahlenexposition der Menschen und die radioaktive Kontamination der Umwelt im Fall von Ereignissen mit möglichen nicht unerheblichen radioaktiven Auswirkungen

Hierbei wird die Radioaktivität besonders ermittelt in:

- Lebensmitteln, Bedarfsgegenständen, Arzneimitteln
- Futtermitteln
- Trinkwasser, Grundwasser und in oberirdischen Gewässern
- Abwässern, Klärschlamm, Abfällen
- Boden und Pflanzen
- Düngemitteln

Das Gesamtkrebsrisiko pro Dosis wird für die Allgemeinbevölkerung nach Angaben aus den USA auf 5×10^{-2}/Sv eingeschätzt.

Krebsrisiken durch nichtionische Strahlung betreffen vor allem UV-Strahlen (☞ Lebensstilfaktoren). Die ultraviolette Strahlung ist der energiereichste Teil der optischen Strahlung. Sie bildet im elektromagnetischen Spektrum den Übergang zur ionisierenden Strahlung. Der UV-Bereich umfasst:

- UV-A-Strahlung, Wellenlänge 320-400 nm; gelangt fast vollständig auf die Erdoberfläche
- UV-B-Strahlung, Wellenlänge 280-320 nm; wird zu 90 % durch Ozon absorbiert (Ozonloch erhöht Anteil)
- UV-C-Strahlung, Wellenlänge 200-280 nm; wird fast vollständig in der Atmosphäre absorbiert

Für Krebsrisiken durch andere nichtionische Strahlen gibt es bisher keine hinreichenden Hinweise. Dazu gehören auch die hochfrequenten Felder durch Mobilfunk (Basisstationen), schnurlose Festnetztelefone, Rundfunk, Fernsehsender oder Radaranlagen. Dies gilt nicht für die unerwünschte Röntgenstrahlung im Inneren von leistungsstarken Sendern (Exposition bei Wartungsarbeiten).

Merke:

Radon und dessen kurzlebige radioaktive Zerfallsprodukte verursachen bei einer Durchschnittsbelastung von ca. 50 Bq/m³ in Wohnungen ca. 7 % aller Lungenkrebserkrankungen.

Aus **Vorsorgegründen** sollten ab Radonkonzentrationen von **100 Bq/m³** Sanierungsmaßnahmen in Betracht gezogen werden.

Die **Belastung durch Röntgenstrahlen** kann durch kritische Indikationsstellung, Röntgengeräte mit reduzierter Strahlendosis und Einsatz hochempfindlicher Filme erheblich verringert werden.

Die **Havarie im Kernkraftwerk Tschernobyl** ist für die Kanzerogenese in der Bundesrepublik Deutschland praktisch nicht von Bedeutung.

Die **Strahlenbelastung durch natürliche Strahlenexposition** liegt in der Bundesrepublik Deutschland etwa gleich hoch wie die durch **zivilisatorische Einflüsse**.

UV-Strahlen verursachen ca. 2 % der Krebserkrankungen und sind in Zukunft besonders zu beachten (☞ Kap. 12.3.3.).

7.5.2. Inhalierbare Mineralfasern

Asbest ist die Bezeichnung für eine Gruppe **natürlich vorkommender, feinfaseriger Minerale**. Am häufigsten wurden Weißasbest (Chrysotil) und Blauasbest (Krokydolith) verwendet. Da Asbest außerordentlich **hitzebeständig** und weitgehend **chemikalienbeständig** ist, wurde er zur Herstellung vielfältiger Produkte eingesetzt: zur Wärmeisolation, zum Brandschutz, in Bremsbelägen und Kupplungen, in Elektrogeräten, in Maschinen und technischen Anlagen, in Heizungen und vor allem als Baustoff in sehr vielen Gebäuden. Lange bekannt ist, dass eine Asbestexposition eine Asbestose (bindegewebige Verhärtung und Vernarbung des Lungengewebes, Fibrose) verursachen kann. Erst vor rund 60 Jahren wurden die kanzerogenen Wirkungen anerkannt. Asbest verursacht:

- Bronchialkarzinome
- Kehlkopfkarzinome
- sowie Mesotheliome der Pleura, des Perikards und des Peritoneums

Es ist als Humankanzerogen in die Kategorie 1, gemäß MAK-Liste eingestuft. Später konnte auch bei künstlichen Mineralfasern mit einem Durchmesser <1 mm (Glas-, Steinwolle) eine kanzerogene Potenz nachgewiesen werden. Im Zellexperiment und im Tierversuch zeigte sich, dass die Fasergeometrie (Länge, Breite, Durchmesser) sowie die Beständigkeit der Fasern in der Kanzerogenese die entscheidende Rolle spielen (☞ auch Kap. 13.6.3.). Wichtige Charakteristika der kanzerogenen Potenz von mineralischen Fasern sind:

- Länge >10 µm
- Durchmesser <2 µm
- Persistenz in der Lunge

Der Körper ist kaum in der Lage, diese Fasern wieder auszuscheiden. So wird Asbest zum Auslöser chronischer Entzündungen, das Gewebe reagiert mit Vernarbung. Der genaue molekulare Mechanismus, der zur Krebsentstehung führt, ist noch nicht in allen Details aufgeklärt. Es wird vermutet, dass unter anderen immunologische Prozesse eine Rolle spielen, die durch den dauernden Reiz der Faser ausgelöst werden. Der proinflammatorische Stimulus löst eine Kaskade von Mediatoren, reaktiven Sauerstoff- und Stickstoffspezies aus, die zu genotoxischen Effekten und zu einer erhöhten Proliferation von Lungenzellen führen. Die als erster Schritt einer Tumorentstehung sonst für erforderlich gehaltene punktförmige Veränderung der makromolekularen Struktur der Desoxyribonukleinsäure, die sogenannte Genmutation oder Punktmutation, konnte für die Asbestfaserkanzerogene nicht nachgewiesen werden. In Zellkultur bewirken Asbestfasern Abweichungen von der normalen Chromosomenzahl (Aneuploidie), Strukturveränderungen an einzelnen Chromosomen (z.B. Bruchbildungen, Verlust von Bruchstücken) und abweichendes Wachstumsverhalten, die sogenannten morphologischen Zelltransformationen. Mit zunehmender Faserlänge nimmt die zelltransformierende Wirkung zu.

Asbestexpositionen spielen vor allem in der Arbeitsmedizin eine wichtige Rolle. In der Berufskrebsstatistik steht Asbest an der Spitze mit z.B. im Jahre 2002 als Berufskrebs neu anerkannten 750 Lungenkrebsfällen und 730 Mesotheliomfällen.

Erste Schutzvorschriften zum Umgang mit Asbest wurden in den 1970er Jahren veröffentlicht. Seit 1993 ist Asbest in Deutschland verboten, ein EU-weites vollständiges Verbot wurde allerdings erst 2005 ausgesprochen. Wegen der langen Latenzzeit (mindestens 10 Jahre) zwischen Asbestbelastung und der Krebsentstehung ist auch zukünftig mit neuen Erkrankungen zu rechnen.

Expositionen gegenüber Asbest sind wegen der extremen Beständigkeit und des weit verbreiteten Vorkommens als Altlast trotz Verbots weiterhin umweltmedizinisch relevant. Dies betrifft z.B. Heimwerker im Rahmen von Sanierungsarbeiten (z.B. Abriss alter Zwischendecken, Reinigung von alten Eternit-Dächern, Umgang mit alten asbesthaltigen Nachtspeicheröfen). Asbesthaltige Abfällen fallen insbesondere bei Abbruch-, Sanierungs- oder Instandhaltungsarbeiten, für die der Umgang in der Gefahrstoffverordnung geregelt ist (vgl. Technische Regeln für Gefahrstoffe, TRGS 519, aktualisiert 2007) und bei der Entsorgung asbesthaltiger Produkte aus Haushalt, Gewerbe und Industrie an.

Eine multiplikative synkanzerogene Kombinationswirkung ist bei eingeatmeten Asbestfasern und Zigarettenrauchinhalation festzustellen. Ein eindrucksvolles Beispiel hierfür bietet die klassische Untersuchung von Hammond und Mitarbeitern (1979). In der Abb. 7.12 wurde das relative Todesfallrisiko für Lungenkrebs bei der nichtrauchenden übrigen Bevölkerung (jeweils 1. Säule) als Vergleichsmaßstab gesetzt.

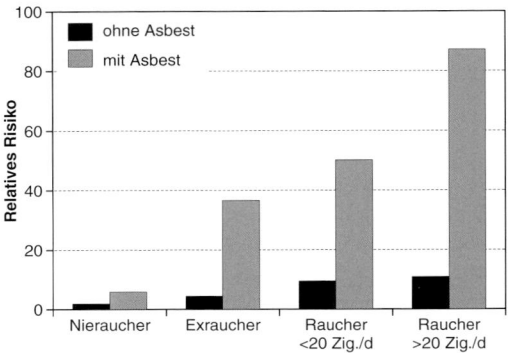

Abb. 7.12: Synkanzerogene (multiplikative) Kombinationseffekte. Quelle: Hammond EC und Mitarbeiter.

Als Ergebnis **steigert sich das relative Todesfallrisiko für Lungenkrebs**

- bei Nichtrauchern, die langjährig und erheblich im Beruf Asbestfaserstaub exponiert waren, etwa um das Fünffache
- bei langjährigen Zigarettenrauchern ohne Asbestfaserstaubexposition etwa um das Zehnfache
- beim Zusammentreffen beider Lungenkrebsnoxen (Rauchen und Asbestfaserstaubeinwirkung) auf mehr als das Fünfzigfache

---

Merke:

Die **Kanzerogenese der Asbestfasern** ist vor allem auf die Fasergeometrie und die Beständigkeit der Fasern zurückzuführen. Bei Rauchern, die langjährig und erheblich im Beruf Asbestfaserstaub ausgesetzt waren, zeigte sich eine multiplikative synkanzerogene Kombinationswirkung. Umweltmedizinisch relevante Expositionen sind trotz Asbestverbots weiterhin möglich (z.B. Sanierungsmaßnahmen am Bau, Heimwerker).

7.6. Biologische Krebsursachen

Etwa **20 % aller Krebserkrankungen weltweit** sind durch **Infektionen** bedingt. Viren, Bakterien und Parasiten sind an der Krebsauslösung beteiligt. Der Beitrag dieser Infektionen zur jeweiligen Krebsentstehung unterscheidet sich sehr deutlich zwischen den einzelnen Infektionserregern. Mehrere **onkogene Viren** lassen sich als **direkte Karzinogene**

charakterisieren. Hier erfordert die maligne Transformation der infizierten Zellen die ständige Aktivität spezifischer viraler Onkogene. Andere tragen indirekt zur Krebsentstehung bei, indem sie onkogene Veränderungen beispielsweise durch **Immunsuppression** (bei HIV) fördern. Eine dritte Gruppe trägt partiell direkt, aber auch indirekt zum Krebsgeschehen bei (Hepatitis-B-Viren).

Für die **Prävention von Krebskrankheiten** ergeben sich neue Dimensionen. Mit Hepatitis-B- und Papillomvirus-Impfstoffen sind erstmalig **spezifische Immunisierungen** zur Vorbeugung bestimmter Krebserkrankungen möglich. Die Entdeckung von *Helicobacter-pylori*-Infektionen als Mitverursacher des Magenkarzinoms ermöglicht eine gezielte Therapie und trägt wahrscheinlich mit zur Senkung der Häufigkeit des Tumors bei.

Die kausale Rolle von Viren in der Kanzerogenese (Onkoviren) beim Menschen ist erwiesen bzw. hoch wahrscheinlich bei:

- **Hepatitis-B-Virus (HBV)**
- **Hepatitis-C-Virus (HCV)**
- **Humane Papillomviren (HPV)**
- **Epstein-Barr-Virus (EBV)**
- **Humanem T-Zell-Leukämie-Virus-1 (HTLV-1)**

Das Hepatitis-B-Virus (HBV) ist wesentlich an der Entstehung von Leberkrebs beteiligt. Eine chronische Infektion mit HBV bedingt ein etwa 100-faches Risiko für die Entwicklung eines Leberzellkarzinoms gegenüber der Normalbevölkerung. Besteht eine Zirrhose, so beträgt das Risiko eines Leberzellkarzinoms 2 bis 7 % pro Jahr, während dieses ohne zugrunde liegende Zirrhose wesentlich seltener auftritt (0,1 bis 0,6 % pro Jahr). Die Ansteckung mit **HBV** erfolgt meistens über Geschlechtsverkehr. Aus diesem Grund ist oft die Gruppe junger Erwachsener von akuten Hepatitis-B-Infektionen betroffen. Auch über Blut, in welchem sich Erreger befinden, ist eine Ansteckung möglich. Bei ca. 5 bis 10 % der HBV-infizierten Erwachsenen entwickelt sich eine **chronische Verlaufsform** (HBsAg länger als 6 Monate nach Infektion nachweisbar). Bei der chronischen Infektion kann eine akute Erkrankung unbemerkt bleiben. Die chronische Hepatitis B geht in aller Regel mit dem Vorhandensein des HBs-Ag einher. Infolge einer chronischen Hepatitis B können eine **Leberzirrhose** und ein **Leberzellkarzinom** entstehen. Es wird vermutet, dass das Virus die Entstehung des Tumors fördert, indem es den Zelltod verhindert. Bei HBe-Ag-Positiven wird das Risiko einer Leberzirrhose auf 8 bis 10 % pro Jahr, bei HBe-Negativen auf 2 bis 5,5 % pro Jahr geschätzt. **Weltweit** gesehen, ist die **Mehrheit** aller Leberentzündungen mit anschließender Entwicklung eines Karzinoms auf HBV zurückzuführen. In Europa und anderen Industrienationen steht allerdings Alkoholkonsum als Hauptursache von Lebertumoren an erster Stelle.

Prävention der HBV-Infektion: Die gegenwärtige Prävalenz und Mortalität der chronischen Hepatitis B resultieren vorwiegend aus früher erworbenen Infektionen. Da es für einen Großteil der Patienten auch heute noch auf Dauer keine wirkungsvolle Therapie im Sinne einer Heilung gibt, ist die **Impfung gegen Hepatitis B** besonders wichtig. Die Impfempfehlungen der STIKO beinhalten seit Oktober 1995 neben den Impfungen für Gruppen mit erhöhtem Infektionsrisiko eine Hepatitis-B-Grundimmunisierung im Säuglings- und Kleinkindalter und das Nachholen der Grundimmunisierung bis dahin noch ungeimpfter Kinder und Jugendlicher möglichst vor der Pubertät, spätestens aber bis zum 18. Lebensjahr. Eine Hepatitis-B-Impfung schützt auch vor einer Hepatitis-D-Virus-Infektion.

Das **Hepatitis-C-Virus (HCV)**, das in erster Linie auf dem Blutweg übertragen wird, ruft eine Leberentzündung des Typs C, die Hepatitis C hervor. Bei den meisten Betroffenen (75 %) verläuft die Infektion selbst fast ohne Symptome. 50-85 % der Infizierten entwickeln eine chronische Hepatitis, die bei jedem fünften Patienten zu einer Zirrhose führt. Die Zeitdauer von der Infektion bis zum Vollbild der Zirrhose beträgt meist 20-30 Jahre. Patienten mit HCV-induzierter Zirrhose haben ein **hohes Risiko**, ein **Leberzellkarzinom** zu entwickeln (**jährliche Rate 1-5 %**). Es wird vermutet, dass Hepatitis-C-Viren, wie auch HBV, den Zelltod unterbinden und so zur Entartung der Leberzellen beitragen können. Das Virus ist für über **70 %** aller **weltweiten Fälle von Leberkrebs** verantwortlich.

Prävention: Bis heute gibt es **keine** vorbeugende **Impfung** gegen das Virus. Eine schon durchgemachte Hepatitis-C-Infektion stellt keinen sicheren Schutz gegen eine erneute Infektion dar.

Humane Papillomviren (HBV) gehören zur Gruppe der **Papillomviren** und sind weltweit die häufigsten sexuell übertragbaren viralen Infektionserreger. Die **Übertragung** von Papillomviren erfolgt hauptsächlich über **Geschlechtsverkehr.** HPV infizieren vorwiegend die Zellen der Haut- und Schleimhäute. In der Regel führen die Viren zu gutartigen Warzen an Händen und Füßen, im Mund- und Rachenbereich oder an den Geschlechtsorganen. Meistens ist das Immunsystem aber in der Lage, die Viren erfolgreich zurückzudrängen, so dass die Warzen von selbst wieder verschwinden. Von den über 120 bekannten HPV-Typen tragen vor allem die sogenannten Hochrisikotypen zur Entwicklung von Tumoren bei. Gebärmutterhalskrebs (Zervixkarzinom), die weltweit zweithäufigste Krebserkrankung der Frau, spielt hier eine herausragende Rolle. In fast allen Fällen sind Humane Papillomviren nachzuweisen, davon allein in über 70 % die beiden Hochrisikotypen HPV16 und HPV18. Bei den meisten Frauen heilt die HPV-Infektion nach einigen Monaten von alleine aus und das Virus ist nach rund einem Jahr nicht mehr nachweisbar. Ein **erhöhtes Risiko an Krebs** zu erkranken, haben nur Patientinnen, die eine **chronische HPV-Infektion** aufweisen. Langfristig erkranken aber höchstens 3-5 % der Betroffenen, die über viele Jahre Träger des Virus waren, an Gebärmutterhalskrebs. Auch weitere Krebserkrankungen der weiblichen Geschlechtsorgane sowie Tumoren im Analbereich, das Peniskarzinom, Tumoren im Bereich der oberen Atemwege und in Tumoren der Haut, den sogenannten Plattenepithelkarzinomen und in Basaliomen stehen mit humanen Papillomviren in Zusammenhang. Papillomviren können auf verschiedenen Wegen zur Entartung der infizierten Zellen führen. Bisher wurden zwei Virus-Eiweiße identifiziert, die wesentlich dazu beitragen, dass das Zellwachstum außer Kontrolle gerät. Da nur eine geringe Anzahl an HPV infizierten Frauen an Zervixkarzinom erkrankt, müssen weitere Faktoren außer der Viruserkrankung bei der Tumorentstehung eine Rolle spielen. Dazu zählen häufiger Partnerwechsel, frühe Aufnahme des Geschlechtsverkehrs, andere Erreger sexuell übertragbarer Krankheiten wie Chlamydien oder *Herpes-simplex*-Viren, Rauchen, Passivrauchen und schlechter Ernährungszustand. Auch eine erblich bedingte Veranlagung scheint von Bedeutung zu sein. Die

Rolle hormoneller Verhütungsmittel ("Pille") konnten in diesem Zusammenhang noch nicht eindeutig geklärt werden.

Prävention: In Deutschland stehen zwei **HPV-Impfstoffe** zur Verfügung, die in erster Linie vor Gebärmutterhalskrebs und dessen Vorstufen schützen sollen. So richten sie sich vor allem gegen die beiden **Papillomvirustypen HPV16 und HPV18**, die in über 70 % der Fälle von Gebärmutterhalskrebs nachgewiesen werden. Offiziell empfohlen ist die HPV-Impfung für Mädchen und junge Frauen zwischen 12 und 17 Jahren. Seit Mitte 2007 bieten die gesetzlichen Krankenkassen für alle Mädchen im Alter von 12-17 Jahren die Dreimal-Impfung gegen HPV an. Als wirksame Präventionsmaßnahme hat sich seit vielen Jahren die Untersuchung des Abstrichs von Zellen am Gebärmutterhals (PAP-Abstrich), die für Frauen ab einem Alter von 20 Jahren Teil der gesetzlichen **Krebsfrüherkennung** ist, bewährt.

Das **Epstein-Barr-Virus (EBV)** gehört zur Gruppe der Herpesviren. Eine Infektion mit EBV kann zur Entstehung von B-Zell-Lymphomen, einer bösartigen Erkrankung von B-Lymphozyten, führen. Erbmaterial des Virus konnten in Gewebe von sogenannten Hodgkin-Lymphomen nachgewiesen werden. EBV kann über verschiedene Mechanismen zur Entartung infizierter Zelle führen. Es kann den programmierten Zelltod verhindern und zudem zelleigene Eiweiße außer Kraft setzen, die für ein kontrolliertes Zellwachstum wichtig sind. Die tatsächliche Rolle bei der Entstehung dieser Tumoren ist derzeit aber noch nicht einschätzbar. Eine EBV-Infektion kann auch die Entstehung des Burkitt-Lymphoms begünstigen. Dieses Non-Hodgkin-Lymphom tritt vorwiegend in Zentral- und Ostafrika auf. Für die meisten Lymphompatienten in Europa bleibt derzeit unklar, ob und in welchem Umfang EBV an der Entstehung ihrer Erkrankung beteiligt war. In Tumoren von T-Lymphozyten (T-Zell-Lymphome) konnte das Epstein-Barr-Virus ebenfalls nachgewiesen werden. In Ostasien gilt EBV als Risikofaktor für Tumoren des Nasen- und Rachenraums (nasopharyngeales Karzinom). Eine EBV-Infektion führt häufig bei Menschen mit einem **dauerhaft geschwächten Immunsystem** zur Entstehung von Krebs. Betroffen sind daher vor allem **HIV- oder Transplantationspatienten.** In Afrika neben

AIDS-Kranken außerdem **Kinder**, die an **Malaria** erkrankt sind.

Prävention: Bis heute existiert kein Impfstoff, der vor einer Infektion mit dem Epstein-Barr-Virus schützt.

Die häufigeren Herpesviren (*Herpes-simplex*-Viren), also die Auslöser von Lippenbläschen, Infektionen im Genitalbereich, sowie das Varizella-Zoster-Virus, Erreger der Windpocken und der Gürtelrose, **haben mit der Krebsentstehung nach heutigem Kenntnisstand nichts zu tun.** Herpesviren können in infizierten Zellen über Jahre hinweg "schlafen". Erst bei Stressreizen, UV-Strahlung und anderen Reizen oder einem allgemein geschwächten Immunsystem werden sie wieder reaktiviert.

Die **Humanen T-Zell-Leukämie-Viren (HTLV-1)** gehören zu den sogenannten Retroviren. Ein bekanntes Virus dieser Gruppe ist das humane **Immundefizienzvirus (HIV)**, der Erreger der **Immunschwächekrankheit AIDS.** Das HTLV-1 ist fast nur auf Länder der dritten Welt beschränkt. Seinen Namen trägt das Virus aufgrund seiner Rolle bei der Entstehung der adulten lymphatischen T-Zell-Leukämie. Diese Krankheit wird sowohl zu den Formen der Leukämie als auch der Lymphome gerechnet und ist in Deutschland sehr selten. Das HTLV-2 scheint an der Entstehung der äußerst selten auftretenden Haarzell-Leukämie beteiligt zu sein.

Prävention: Bis heute steht kein Impfstoff zur Verfügung, der einer Infektion mit dem Virus vorbeugen kann.

Das Humane Immundefizienzvirus (HIV), das für die Immunschwäche AIDS verantwortlich ist, trägt selbst nicht zur Umwandlung von gesunden Zellen in Krebszellen bei. Dennoch tragen AIDS-Patienten, vermutlich aufgrund des geschwächten Immunsystems, ein gesteigertes Risiko für bösartige Erkrankungen der weißen Blutkörperchen (Non-Hodgkin-Lymphome oder Burkitt-Lymphome) und Kaposi-Sarkome. Auch Tumoren, die mit humanen Papillomviren in Zusammenhang stehen, treten bei ihnen vermehrt auf.

Prävention: Bislang steht **keine Impfung** zum Schutz vor HIV zur Verfügung.

Das **Humane Herpesvirus 8 (HHV-8)** gehört wie das Epstein-Barr-Virus ebenfalls zur Gruppe der

Herpesviren, ist jedoch nicht zu verwechseln mit den Herpesviren, die Lippenbläschen, Genitalherpes oder Gürtelrose auslösen. Dieses Herpesvirus wird hauptsächlich über sexuellen Kontakt oder über den Austausch von Blut übertragen. Symptome der Infektion sind hauptsächlich Fieber und Hautausschlag. HHV-8 trägt maßgeblich zur Entstehung der sogenannten **Kaposi-Sarkome** bei. Hierbei handelt es sich um dunkel gefärbte Haut- und Schleimhauttumoren, die aus Blutgefäßwandzellen entstehen. Überwiegend betroffen von Kaposi-Sarkomen sind Personen mit einem geschwächten Immunsystem. So sind Kaposi-Sarkome die häufigsten Tumoren bei AIDS-Kranken. Aber auch ältere Männer und Patienten nach einer Transplantation leiden häufig unter der Krebserkrankung. Eine weitere klinische Variante dieser Krebserkrankung existiert in Afrika; auch dort spielen bei der Entstehung der Tumoren vermutlich außer der Virusinfektion noch weitere Risikofaktoren eine Rolle. HHV-8 ist in allen Formen des Tumors nachweisbar. Wie auch das nah verwandte Epstein-Barr-Virus kann HHV-8 die infizierten Zellen zur unkontrollierten Teilung anregen und so zur Entstehung des Tumors beitragen.

Prävention: Bislang steht **keine Impfung** zum Schutz vor HHV-8 zur Verfügung.

Von den krebsverursachenden **bakteriellen Infektionen** ist die durch *Helicobacter pylori* am wichtigsten. Über die Hälfte der Weltbevölkerung ist mit *Helicobacter pylori* infiziert. Die Prävalenz der *H.-pylori*-Infektion beträgt bei deutschen Kindern im Alter zwischen 5 und 7 Jahren 5-7 %, bei Frauen/Männer im Alter unter 30 Jahren liegt sie bei 25 % / 30 %, bei den 30-34-Jährigen bei 19 %/16 % und im Alter über 35 Jahre bei 12 %/24 %. Die *H.-pylori*-Infektion induziert eine chronisch aktive Gastritis. Mögliche Komplikationen oder Folgeerkrankungen sind die gastroduodenale Ulkuskrankheit, das distale Adenokarzinom des Magens, das Marginalzonen-B-Zell-Lymphom das MALT *(Mucosa-Associated Lymphoid Tissue)* und das diffuse großzellige B-Zell-Lymphom (DLBCL) des Magens. Eine *H.-pylori*-Infektion erhöht das Risiko, ein distales Magenkarzinom zu entwickeln, um den Faktor 2-3 im Vergleich zu nicht-infizierten Individuen. Die Infektion verursacht weltweit etwa 500.000 Todesfälle pro Jahr durch Magenkrebs. Wie genau der Zusammenhang zwischen Infektion und Krebsentstehung aussieht, weiß

man bis heute nicht. Neue Studien belegen aber einen deutlich Anstieg (Faktor 5) des Magenkrebsrisikos bei Infizierten mit dem Verzehr von viel Fleisch. Vor allem rotes Fleisch liefert viel Eisen, von dem das Bakterienwachstum abhängig ist. Viele Menschen sind aber auch mit *Helicobacter* infiziert, ohne dass sie Anzeichen dauerhafter Entzündungen zeigen.

Prävention: Zur Diagnose der *Helicobacter*-Infektion stehen nicht invasive (^{13}C-Harnstoff-Atemtest, *H.-pylori*-Stuhl-antigen ELISA, Serologie IgG-Antikörper-Nachweis) als auch invasive Verfahren (Endoskopie mit Urease-Schnelltest, Kultur, PCR, und histopathologische Untersuchung) zur Verfügung. Mit der sogenannten Tripeltherapie (Protonenpumperhemmer plus 2 Antibiotika z.B. Clarithromycin und Metronidazol oder Amoxicillin) können Eradikationen bis zu 90 % erzielt werden. Eine **wirksame Impfung** steht **nicht** zur Verfügung.

Weitere bakterielle Erreger, die in Zusammenhang mit Krebserkrankungen diskutiert werden, sind z.B. Mykoplasmen (Kofaktor der Onkogenese), Salmonellen (Risikofaktor chronische Entzündung der Gallenblase durch Salmonellen für Gallenblasenkarzinom) und Chlamydien (Kofaktor bei Gebärmutterhalskrebs).

Infektionen durch den Saugwurm *Schistosoma haematobium* verursachen chronische Entzündungen im Bereich der Harnblase (urogenitale Schistosomiasis = Bilharziose). Damit geht ein erhöhtes Risiko für eine bösartige Neubildung einher. In Afrika und Teilen der arabischen Welt ist die durch den **Parasiten** ausgelöste Schistosomiasis ein wichtiger Risikofaktor für das Entstehen von **Harnblasenkrebs**.

Prävention: Eine Impfung gegen die urogenitale Schistosomiasis steht **nicht** zur Verfügung. Einzige Vorbeugemaßnahme ist das Vermeiden von Wasserkontakt mit Oberflächengewässern in betroffenen Gebieten.

Ein weiteres Beispiel für Krebsrisiken durch **Parasiten** stellen Infektionen der Gallenwege durch Leberegel dar, die die Entstehung von **Gallengangskarzinomen** begünstigen.

> **Merke:**
>
> Etwa **20 % aller Krebserkrankungen** werden weltweit durch Viren, Bakterien und Parasiten verursacht. Am wichtigsten sind Infektionen durch **Viren** wie z.B. durch Hepatitis-B- und -C-Viren.

Literatur

Hammond EC, Selikoff IJ, Seidmann H: Asbestos Exposure, Cigarette Smoking and Death Rates. Ann N.Y. Acad. Sci. 330 (1979) 473-490

Marquardt H, Schäfer S (Hrsg.) Lehrbuch der Toxikologie. Wissenschaftliche Verlagsgesellschaft, Stuttgart, 2004

Menzler S, Schaffrath-Rosario A, Wichman HE, Kreienbrock L: Abschätzung des attributablen Lungenkrebsrisikos in Deutschland durch Radon in Wohnungen. Ecomed-Verlag, Landsberg, 2006.

Wilhelm M, Wichmann HE: Ableitung von Grenzwerten (Umweltstandards) – Allgemeine Konzepte. In: Wichmann, Schlipköter, Fülgraff (Hrsg.): Handbuch der Umweltmedizin. 31. Erg. Lfg. 04/05, Ecomed, Landsberg

Deutsches Ärzteblatt, 2008, 105, 725-32

Internet

Bundesamt für Strahlenschutz: www.bfs.de/de/bfs

Deutsches Krebsforschungszentrum (DKFZ): www.dkfz-heidelberg.de

Deutsche Krebshilfe: www.krebshilfe.de

Gesundheitsberichterstattung: www.gbe-bund.de

International Agency for Research on Cancer (IARC): www.iarc.fr

Landesamt für Umwelt, Natur und Verbraucherschutz Nordrhein-Westfalen (LANV): www. lanv.nrw.de

National Cancer Institute: www.cancer.gov

Robert Koch-Institut: www.rki.de

Statistisches Bundesamt Deutschland: www.destatis.de

Hygiene des Trinkwassers

8. Hygiene des Trinkwassers

8.1. Allgemeines

Die **Sicherung und Versorgung mit Wasser einwandfreier Qualität** hat ganz entscheidend zur **Verlängerung der Lebenszeit der letzten 100 Jahre in vielen Ländern beigetragen** und gehört zu den **grundlegenden Menschenrechten.** Nach Schätzungen der WHO haben weltweit mehr als 1 Milliarde Menschen keinen Zugang zu einer adäquaten Wasserversorgung und bis 2025 soll die Hälfte der Weltbevölkerung davon betroffen sein. Die Vereinten Nationen riefen 2005 eine **neue Wasserdekade (2005-2015)** aus. Bis 2015 soll entsprechend den UN-Millenniumszielen die Anzahl der Menschen ohne Zugang zu sauberem Trinkwasser und sanitärer Grundversorgung halbiert werden.

Trotz **hoher Trinkwasserqualität in Deutschland** sollte nicht vergessen werden, dass auch in **weiten Teilen Europas** insgesamt 140 Millionen Menschen (16 %) in Haushalten ohne Trinkwasseranschluss leben. 10 % leben ohne Kanalisationsanschluss und **5 % haben keine sichere Trinkwasserversorgung.** Besonders besorgniserregend sind mikrobielle Verunreinigungen in deren Folge **trinkwasserbedingte Durchfallerkrankungen** sowie Erkrankungen an Typhus und Hepatitis A in der europäischen Region häufig vorkommen. Die auf Wasser bzw. Abwasser zurückgeführten Todesfälle bei Kindern im Alter 0-14 Jahre wurde in der europäischen Region im Jahre 2002 auf etwa 14.000 geschätzt. Weitere in Europa zunehmend relevante wasserassoziierte Krankheitserreger sind Cryptosporidien und Giardien. Chemische Verunreinigungen des Trinkwassers kommen in Europa meist lokal begrenzt vor. Zukünftige Herausforderungen an die Trinkwasserhygiene sind in den extremen Wetterereignissen mit Hochwasser (Oderflut 1997), Naturkatastrophen (Südasien Dezember 2004) und Wasserknappheit zu sehen. Mit großer Sorge zu sehen ist die strategische Einbindung der Trinkwasserversorgung in kriegerische Auseinandersetzungen und im Rahmen möglicher terroristischer Anschläge.

> **Merke:**
>
> Trinkwasser ist das wichtigste Lebensmittel. Die Sicherung und Versorgung mit Wasser einwandfreier Qualität gehört zu den grundlegenden Menschenrechten. Unzureichende Versorgung mit adäquatem Trinkwasser trägt erheblich zur Krankheitsbelastung der Weltbevölkerung bei. Am wichtigsten sind Durchfallerkrankungen, die vor allem für Kinder lebensbedrohlich sind. Eine weitere Herausforderung stellt die zunehmende Wasserknappheit dar. Im Jahre 2025 werden fast 2 Milliarden Menschen in Regionen mit Wasserknappheit leben.

8.2. Definitionen

Trinkwasser ist Süßwasser mit einem hohen Maß an Reinheit, das für den menschlichen Genuss und Gebrauch geeignet ist. Das heißt, es muss so beschaffen sein, dass durch seinen Genuss oder Gebrauch eine Schädigung der menschlichen Gesundheit nicht zu besorgen ist. Unter Gesundheit ist dabei nicht nur die körperliche, sondern auch wie von der WHO definiert, das soziale und seelische Wohlbefinden zu verstehen. Das heißt, dass auch ästhetische und hygienische Aspekte der Herkunft, der Aufbereitung und Verteilung des Trinkwassers mit berücksichtigt werden. Die Ausweitung der Begrifflichkeit auf "**Wasser für den menschlichen Gebrauch**" (nach Sprachregelung der EG-Trinkwasserrichtlinie und der Trinkwasserverordnung) ist bewusst gewählt worden. Damit wird

- nicht nur das Wasser zum Trinken,
- sondern auch das zum Kochen, zur Zubereitung von Speisen
- oder zu anderen häuslichen (hygienischen) Zwecken (Duschen, Baden, Zähneputzen, Wäschewaschen) erfasst.

Dabei spielt es keine Rolle, ob das Wasser im ursprünglichen Zustand oder nach Aufbereitung verwendet wird, oder ob es aus einem Verteilungsnetz, in Flaschen, in Tankfahrzeugen oder anderen Behältern hergestellt wird. Die Gütevorschriften sind in der Trinkwasserverordnung (TrinkwV 2001)[1] vorgegeben. Die darin festgelegten Grenzwerte sind rechtlich verbindlich und orientieren sich vor allem an der Gesundheitsvorsorge. Zudem müssen technische Anforderungen, wie keine Korrosionsschäden, Vermeidung von Ablagerungen und ausreichender Druck an der Übergabestelle gewährleistet sein. Aus präventivmedizinischer Sicht muss betont werden, dass Trinkwasser das wichtigste und darüber hinaus ein gesundes Lebensmittel ist und deswegen sollte das Trinkwasser nicht nur keine gesundheitsschädigenden Eigenschaften aufweisen, sondern zum Genuss anregen. Dies soll gewährleistet werden, indem Wasser keimarm, appetitlich, farblos, kühl, geruchlos und geschmacklich einwandfrei ist.

8.3. Rechtsvorschriften

In Deutschland gilt die **Trinkwasserverordnung** (TrinkwV 2001)[1]. Die am 1. Januar 2003 in Kraft getretene Fassung stellt die Umsetzung der EG Richtlinie über die Qualität von Wasser für den menschlichen Gebrauch (98/83/EG) in nationales Recht dar. Eine Novellierung der TrinkwV erfolgte 2010. Dies tritt 2011 in Kraft. Die TrinkwV 2001 wurde auf der Grundlage des Infektionsschutzgesetzes (IfSG)[2] erlassen. Im § 37 Abs. 1 des IfSG wird die Qualität des Trinkwassers im Hinblick auf die menschliche Gesundheit grundsätzlich definiert: *"Wasser für den menschlichen Gebrauch muss so beschaffen sein, dass durch seinen Genuss oder Gebrauch eine Schädigung der menschlichen Gesundheit, insbesondere durch Krankheitserreger, nicht zu besorgen ist".* Folgende Anforderungen sind in der TrinkwV detailliert festgelegt:

- die Beschaffenheit des Trinkwassers
- die Aufbereitung des Wassers
- die Pflichten der Wasserversorger
- die Überwachung des Trinkwassers
- Grenzwerte und andere Beurteilungswerte

Die **Verpflichtung der Überwachung der Wassergewinnungs- und Wasserversorgungsanlagen** wird gemäß TrinkwV an die **Gesundheitsämter** übertragen. Die **Überwachung der Trinkwasserqualität** obliegt somit den Bundesländern und ihren nachgeordneten Behörden. Ein weiterer Kernpunkt der TrinkwV ist ihr **Bezug zu den allgemein anerkannten Regeln der Technik** (a.a.R.d.T.). Sie umfassen das Gesamtwerk nationaler (z.B. DIN, DVGW, VDI) und internationaler (z.B. CEN, ISO) Regelsetzer zur fachgerechten Gewinnung, Aufbe-

reitung und Verteilung von Trinkwasser, das im Trinkwassersektor allgemein akzeptiert und verwendet wird. Gemäß TrinkwV (§ 11) ist zudem eine Liste der **Aufbereitungsstoffe** und **Desinfektionsverfahren**, die vom Umweltbundesamt geführt wird, zu beachten.

Die Trinkwasserverordnung ist eine **Rechtsnorm zum Schutz des Verbrauchers**. Sie gilt am Zapfhahn, also dort wo der Verbraucher sein Wasser entnimmt. Damit regelt die Trinkwasserverordnung auch Einflüsse durch das Hausinstallationssystem (z.B. Metallfreisetzung aus dem Rohrmaterial, mikrobielle Kontamination in Zusammenhang mit Biofilm). Die TrinkwV verfügt dementsprechend über unterschiedliche Listen von Grenzwerten.

Die novellierte Trinkwasserverordnung tritt 2011 in Kraft. Ziel der Überarbeitung war es, die TrinkwV insgesamt praktikabler zu gestalten, sie genauer an die Vorgaben der EG-Trinkwasserrichtlinie 98/83/EG anzupassen und Regelungslücken zu schließen.

Wichtige Neuerungen sind:

- Es werden bei der Novellierung zahlreiche neue Begriffsbestimmungen eingeführt. Dazu zählen auch die Definitionen der einzelnen Wasserversorgungsanlagen (WVA) die von ehemals 3 auf 6 WVA erhöht werden.
- Es wird eine Untesuchungspflicht für Legionellen im gewerblichen Bereich eingeführt, wenn Duschen oder andere Einrichtungen enthalten sind, bei denen es zur Vernebelung von Trinkwasser kommen kann. Diese neue Regelung bezieht sich jedoch nur auf Großanlagen im Sinne der a.a.R.d.T. mit einem Speichervolumen für Warmwasser mit mehr als 400 Liter und/oder Warmwasserinstallationen mit mehr als 3 Liter Inhalt zwischen dem Trinkwassererwärmer und der Entnahmestelle.
- Zukünftig können auch geogen bedingt erhöhte Gehalte von Eisen, Mangan, Ammonium und Sulfat bei Eigenwasserversorgungsanlagen zugelassen werden.
- Als weiterer chemischer Parameter wird Uran eingeführt mit einem Grenzwert von 10 µg/l.
- Neben der Gesamtrichtdosis und Tritium wird als weiterer Parameter Radon-222 eingeführt. Die Eingliederung der Radioaktivitätsparameter in die Indikatorparameter analog der EG-Trink-

wasserrichtlinie unterstreicht den Richtwert-charakter. Bis zur Untersuchungsverpflichtung ist ein Zeitraum von 3 Kalenderjahren angesetzt worden.

Da für die novellierte Trinkwasserverordnung zum Zeitpunkt der Erstellung dieses Kapitels nur ein Bundesratsbeschluss vom 26.11.2010 (877. Sitzung) vorlag, wird in den nachfolgenden Kapiteln lediglich auf die Trinkwasserverordnung aus dem Jahre 2001 eingegangen.

Spezielle Fragen der Trinkwasserhygiene werden von der **Trinkwasserkommission** (TWK) bearbeitet. Es handelt sich um eine nationale Fachkommission des Bundesministeriums für Gesundheit (BMG). Sie ist beim Umweltbundesamt (UBA) angesiedelt. Die Empfehlungen und Stellungnahmen der TWK werden in der Zeitschrift "Bundesgesundheitsblatt – Gesundheitsforschung – Gesundheitsschutz" veröffentlicht (www.bundesgesundheitsblatt.de). Auch über die Internetseiten des UBA (www.umweltbundesamt.de) sind die Empfehlungen zugänglich. So wurden z.B. Beurteilungskonzepte für chemische Kontaminanten und für Legionellen im Trinkwasser erarbeitet. Empfehlungen der TWK sind kein verbindliches Recht.

8.3.1. Mikrobiologische Parameter

Die **größte Bedeutung** hinsichtlich **gesundheitlicher Gefahren** (insbesondere akuter), die von kontaminiertem Trinkwasser ausgehen können, haben **Mikroorganismen**. Der Einhaltung der mikrobiologischen Qualität kommt deswegen eine besondere Bedeutung zu. Natürlich kann Trinkwasser nicht völlig keimfrei sein. Die allgemeine Anforderung der Trinkwasserverordnung, dass Wasser für den menschlichen Gebrauch frei von Krankheitserregern sein muss, gilt u.a. als erfüllt, wenn die Grenzwerte der mikrobiologischen Parametern (☞ Tab. 8.1) eingehalten werden. Die Anwesenheit persistenter Krankheitserreger nicht fäkaler Herkunft wie Viren oder Parasiten kann damit allerdings nicht sicher ausgeschlossen werden. Eine Untersuchung des Trinkwassers auf alle erdenklichen mikrobiellen Verunreinigungen ist praktisch nicht möglich.

8.3.2. Bedeutung der mikrobiologischen Parameter/Maßnahmen bei Grenzwertüberschreitung

Escherichia coli gilt allgemein als spezifischer Indikator für eine definitive fäkale Verunreinigung. Den Hauptanteil an den Darmbakterien nehmen zwar Anaerobier ein, *E. coli* ist aber leichter nachzuweisen. Bei Nachweis von *E. coli* nach der Aufbereitung oder an verschiedenen Stellen im Wasserverteilungssystem muss unverzüglich die Bevölkerung informiert werden. Weitere Maßnahmen sind sofortige Nachprobe, Abkochgebot und Desinfektion. Mit den zugelassenen mikrobiologischen Verfahren kann nach einer Bebrütungszeit von ca. 20 Stunden der Befund abgesichert werden. Ein anschließendes Risikomanagement soll nicht nur die Ursachen aufdecken, sondern auch eine langfristige Beseitigung der Kontamination bewirken.

Bei dem in der Trinkwasseranalytik verwendeten Begriff "**coliforme Bakterien**" handelt es sich nicht um eine taxonomisch eindeutige Gruppe, sondern um eine Zusammenfassung von Bakterien aus der Familie der Enterobakterien (Klebsiella, Enterobacter, Citrobacter, Serratia) mit bestimmten biochemischen Eigenschaften. Sie gelten nicht als reine Fäkalindikatoren, da sie auch oder zum Teil ausschließlich in der Umwelt (Boden, Wasser) vorkommen. Coliforme Bakterien sind demnach Indikatoren der allgemeinen Wasserqualität und können auch auf eine mögliche fäkale Verunreinigung hinweisen. Das Vorkommen von coliformen Bakterien, besonders in desinfiziertem Wasser weist auf Mängel bei der Aufbereitung, Desinfektion oder Verteilung hin. Auch bei Nachweis von coliformen Bakterien im Wasserverteilungssystem sind mittelfristig ggf. ähnlich umfassende Maßnahmen wie bei positiven *E. coli*-Befunden zum Schutz der Bevölkerung, insbesondere infektionsgefährdeter Personen erforderlich.

Die mit dem Referenzverfahren der TrinkwV 2001 erfassten **Enterokokken** sind hauptsächlich Fäkalindikatoren für Bakterien aus dem Darm des Menschen und von Tieren. Enterokokken kommen in geringerer Zahl vor als *E. coli*, sie sind aber durch ihren Zellwandaufbau widerstandsfähiger gegenüber chemischen Desinfektionsmitteln als coliforme Bakterien und können auch länger in der Umwelt überleben. Sie ergänzen daher die mikrobio-

Anlage 1, Teil I: allgemeine Anforderungen an Wasser für den menschlichen Gebrauch		
Lfd. Nr.	Parameter	Grenzwert (Anzahl/100 ml)
1	*Escherichia coli (E. coli)*	0
2	Enterokokken	0
3	Coliforme Bakterien	0
Anlage 1, Teil II: abgepacktes Trinkwasser am Ort der Abfüllung		
Lfd. Nr.	Parameter	Grenzwert
1	*Escherichia coli (E. coli)*	0/250 ml
2	Enterokokken	0/250 ml
3	*Pseudomonas aeruginosa*	0/250 ml
4	Koloniezahl bei 22°C	100 /ml
5	Koloniezahl bei 36°C	20/ ml
6	coliforme Bakterien	0/250 ml
Anlage 3 Indikatorparameter		
Lfd. Nr.	Parameter	Grenzwert/Anforderung
4	*Clostridium perfringens* (einschließlich Sporen)	0/100 ml Messung nur, wenn Einfluss durch Oberflächenwasser besteht
9	Koloniezahl bei 22°C	nach altem Verfahren TrinkwV 1990: - 100 KBE/ml am Zapfhahn des Verbrauchers - 20 KBE/ml in desinfiziertem Wasser unmittelbar nach Abschluss der Aufbereitung - 1000 KBE/ml für Kleinanlagen nach TrinkwV 2001: - Ohne anormale Veränderungen
10	Koloniezahl bei 36°C	nach altem Verfahren TrinkwV 1990: - 100 KBE/ml nach TrinkwV 2001: - Ohne anormale Veränderungen
§ 20 Abs. 1 Nr.4 andere als in Anlage 1 genannten Mikroorganismen		
		Anforderung
	Salmonella spec., *Pseudomonas aeruginosa*, Legionellen spec., Campylobacter spec., enteropathogene E. coli, *Cryptosporidium parvum*, *Giardia lamblia*, Coliphagen oder enteropathogene Viren	Keine Konzentration im Wasser, die eine Schädigung der menschlichen Gesundheit besorgen lassen. Bei der Überwachung der Hausinstallation, insbesondere in Risikobereichen hat die Untersuchung auf *Pseudomonas aeruginosa* und Legionellen eine besondere Bedeutung

Tab. 8.1: Grenzwerte bzw. Anforderungen der Trinkwasserverordnung (TrinkwV 2001) für mikrobiologische Parameter.

logische Beurteilung desinfizierten Wassers gut und ihr Nachweis weist auf eine länger zurückliegende fäkale Kontamination des Wassers hin. Positive Befunde auf Enterokokken ergeben sich eher bei Rohwasseruntersuchungen, äußerst selten im Trinkwasser. Die Maßnahmen bei Nachweis von Enterokokken sind wie bei positiven *E. coli*-Befunden.

Pseudomonas aeruginosa als gramnegatives aerobes Stäbchen kommt natürlicherweise in aquatischen Biotopen ("Nass- oder Pfützenkeim") vor. Pseudomonaden gehören zu den widerstandsfähigsten und anspruchslosesten Bakterien überhaupt. Sie sind als Erreger nosokomialer Infektionen gefürchtet (☞ Kap. 3.). *Pseudomonas aeruginosa* können in neu verlegten Rohrleitungssystemen und in Hausinstallationssystemen, insbesondere im Endstrang sowie in Warmwassersystemen vorkommen. *Pseudomonas aeruginosa* ist ein opportunistischer Krankheitserreger, sein Vorhandensein in Wasser für den menschlichen Gebrauch ist nicht tolerabel. *Pseudomonas aeruginosa* wird durch *E. coli*, coliforme Bakterien bzw. Enterokokken nicht indiziert und muss nicht zwangsläufig mit einer erhöhten Koloniezahl einhergehen. Nach einer Empfehlung der Trinkwasserkommission sollte der Nachweis von *Pseudomonas aeruginosa* als Nebenbefund im Untersuchungsbericht angegeben werden. Aus Wasserversorgungsanlagen, aus denen Wasser für die Öffentlichkeit bereitgestellt wird, ist je nach Art der Einrichtung eine Untersuchung des Hausinstallationssystems auf *Pseudomonas aeruginosa* routinemäßig durchzuführen. Dies gilt insbesondere für Krankenhäuser, medizinische Einrichtungen (Einrichtungen für ambulantes Operieren, Dialysezentren, Tageskliniken, Entbindungseinrichtungen) und Pflegeeinrichtungen (Altenheime, Pflegeheime, Kinder-

krippen). Für diese Einrichtung beträgt der **Grenzwert 0 KBE/ml.**

Legionella pneumophila verursacht die **Legionellose** (☞ Kap. 3.). Es handelt sich um heterotrophe Bakterien, die sich u.a. in Hausinstallationssystemen in Biofilmen oder in Amöben vermehren können. Legionellen führen nicht über den oralen Weg zur Infektion, sondern nahezu ausschließlich über den Inhalationsweg (Inhalation von legionellenhaltigen Aerosolen). Problematisch sind insbesondere **Warmwasser-Hausinstallationen,** dort vor allem in Bereichen, die nicht ausreichend durchströmt werden oder in denen sich Ablagerungen ansammeln (Boiler, Speicher). Legionellen sind somit nicht fäkaler Herkunft und können daher mit üblichen mikrobiologischen Parametern nicht sicher angezeigt werden. In der Trinkwasserverordnung 2001 ist in der Anlage 4 die Untersuchung auf Legionellen geregelt. Danach sind periodische Untersuchungen auf Legionellen in zentralen Erwärmungsanlagen der Hausinstallation, aus denen Wasser für die Öffentlichkeit (Krankenhäuser, Pflegeinrichtungen, Schulen, Kindergärten, Gaststätten, Hotels, Heime, Sportstätten) bereitgestellt werden, erforderlich. Die hygienische Bewertung erfolgt nach den in Tab. 8.2 zusammengefassten Kriterien.

Mit der Bestimmung der **Koloniezahl** bei 22°C und 36°C werden Bakterien und Pilze, nicht aber Viren und Parasiten erfasst. Die Indikatoreigenschaften beziehen sich auf die allgemeine Charakterisierung der Wasserbeschaffenheit ohne direkten Zusammenhang zum Vorkommen von obligat-pathogenen Krankheitserregern wie Legionellen. Es wird ein hoher Anteil von Mikroorganismen mit fakultativ-pathogenen Eigenschaften wie *Pseudomonas spp.* oder *Acinetobacter spp.* erfasst. Die Koloniezahl dient ferner der Erkennung von

Legionellenkonzentrationen KBE/100 ml	Maßnahmen	Weitergehende Untersuchungen
<100 = Zielwert	keine	1-3 Jahre
≥100 = Abklärungswert	keine	innerhalb von 4 Wochen
>1000 = Handlungswert	Sanierungserfordernis in Abhängigkeit von weiteren Untersuchungen	umgehend
>10.000 = Gefahrenwert	Gefahrenabwehr	unverzüglich

Tab. 8.2: Bewertung von Legionellenkonzentrationen in zentralen Erwärmungsanlagen der Hausinstallation aus denen Wasser für die Öffentlichkeit bereitgestellt wird. In Hochrisikobereichen in Krankenhäusern gelten strengere Vorgaben (Empfehlung gemäß TWK).

Biofilmen und des Wiederverkeimungspotenzials von Hausinstallationssystemen. Mit der Koloniezahlbestimmung bei 22°C werden vorwiegend autochthone Mikroorganismen, bei 36°C eher die fakultativ-humanpathogenen erfasst. Folgende Faktoren erhöhen die Koloniezahl:

- **Stagnation** in der Hausinstallation
- erhöhte Temperatur des Kaltwassers
- Vorkommen von Biofilmen
- unzureichende Desinfektionsleistung
- erhöhte Verfügbarkeit von Nährsubstrat, z.B. aus Materialien.

Als Beurteilungsmaßstab für die Koloniezahl ist nicht die absolute Höhe, sondern die plötzliche (z.B. Abwassereinbruch) oder kontinuierliche (z.B. Bildung von Biofilm) Veränderung entscheidend. Obwohl die Koloniezahl zu den Indikatorparametern gehört und damit nicht unmittelbar gesundheitlich relevant ist, besteht auch bei einem Anstieg der Koloniezahl Handlungsbedarf im Sinne von Ursachenforschung.

Zu den wasserassoziierten Krankheitserregern zählen auch resistente Parasiten wie *Cryptosporidium parvum* und *Giardia lamblia*. Die Nachweismethoden zum Vorkommen der genannten Parasiten im Trinkwasser sind äußerst komplex und für die Routineüberwachung ungeeignet. Cryptosporidien und Giardien kommen regelmäßig in Oberflächengewässern vor. Jährlich werden in Deutschland einige Tausend Fälle von Durchfallerkrankungen, die durch die beiden Parasiten verursacht werden, gemeldet. *Clostridium perfringens* und dessen Sporen sind ausgesprochen widerstandsfähig gegen Inaktivierungsverfahren und wurden deshalb als Indikatorparameter für gleichermaßen resistente Parasiten in die TrinkwV 2001 aufgenommen, sofern das Trinkwasser aus Oberflächenwasser gewonnen wird.

Grenzwertüberschreitungen der mikrobiologischen Parameter bzw. Auffälligkeiten in Bezug auf *E. coli* und Enterokokken oder auch Hinweise auf andere Mikroorganismen während der Bebrütung der Proben sind unverzüglich an das Gesundheitsamt zu melden. Damit geht auch die Verantwortung über Maßnahmen an das Gesundheitsamt über. Die Einleitung von Maßnahmen erfolgt auf der Basis einer Risikoabwägung. Dabei ist es von Bedeutung, dass Trinkwasser nicht einfach so wie andere Lebensmittel aus dem Verkehr gezogen

werden kann. Die Unterbrechung der Wasserversorgung ist nämlich mit erheblichen trinkwasserhygienischen Gefahren verbunden. Je nach der Risikoabwägung und dem sich daraus ergebenden Handlungsbedarf kommen folgende akuten Maßnahmen, z.B. bei Nachweis von *E. coli* im Trinkwasser in Betracht:

- Wasserversorgung unterbrechen (nur nach sehr strenger Abwägung)
- Rohrnetz und Behälter spülen
- Desinfektion (Chlorung)
- Verbraucherinformation, Abkochempfehlung
- Risikopatienten insbesondere in Krankenhäusern und Altenheimen schützen
- Ursache ermitteln

> **Merke:**
>
> **Trinkwasser muss frei von Krankheitserregern sein.** Diese Forderung gilt als erfüllt, wenn die mikrobiologischen Parameter *E. coli*, Enterokokken und coliforme Bakterien in 100 ml nicht nachweisbar sind. **Wo *E. coli* oder Enterokokken sind, könnten pathogene Darmbakterien sein** (z.B. Salmonellen und Shigellen). Im Verdachtsfall ist auf spezielle Krankheitserreger zu untersuchen. Bei der **routinemäßigen Trinkwasseruntersuchung** werden ggf. vorhandene Krankheitserreger selbst nicht nachgewiesen. Opportunistische Krankheitserreger nicht fäkaler Herkunft wie *Pseudomonas aeruginosa* oder Legionellen werden mit den klassischen Indikatorbakterien nicht erfasst. Sie können sich im Bereich der Hausinstallation zu infektionsrelevanten Anzahl vermehren und stellen dann für Risikopatienten z.B. im Krankenhaus oder in Altenheimen eine Gefahrenquelle dar.

8.3.3. Chemische Parameter

Bei der Bewertung der gesundheitlichen Gefährdung durch chemische Inhaltsstoffe im Trinkwasser stehen Spätfolgen nach langfristiger Exposition mit niedrigen Dosen im Mittelpunkt. Bei der Grenzwertfestsetzung sind unterschiedliche Kriterien eingeflossen. Die **toxikologische Einzelbewertung** (z.B. Grenzwerte für Blei, Fluorid, Quecksilber) basiert auf tierexperimentellen Studien oder **epidemiologischen Beobachtungen** (z.B. Arsen). Dabei sind folgende Aspekte wichtig: Wirkungen in den Zielorganen, Dosis-Wirkungsbeziehung,

Lfd. Nr.	Parameter	Grenzwert in mg/l	Bemerkungen
	**Anlage 2 Chemische Parameter, Teil I: Chemische Parameter, deren Konzentration sich im Verteilungsnetz einschließlich der Hausinstallation in der Regel nicht mehr erhöht**		
1	Acrylamid	0,0001	Aufbereitungsstoff; wird in der Trinkwasseraufbereitung als Flockungsmittel (Polymere) verwendet. Der Grenzwert bezieht sich auf die Restmonomerkonzentration im Wasser, berechnet auf Grund der maximalen Freisetzung nach den Spezifikation des entsprechenden Polymers und der angewandten Polymerdosis.
2	Benzol	0,001	kanzerogen
3	Bor	1	Im Tierversuch reproduktionstoxisch, Eintrag in Flüsse aus Waschmitteln
4	Bromat	0,01	Im Tierversuch kanzerogen
5	Chrom	0,05	Zur Bestimmung wird die Konzentration von Chromat auf Chrom umgerechnet
6	Cyanid	0,05	
7	1,2-Dichlorethan	0,003	Kanzerogen
8	Fluorid	1,5	
9	Nitrat	50	Die Summe aus Nitratkonzentration in mg/l geteilt durch 50 und Nitritkonzentration geteilt durch 3 darf nicht größer als 1 mg/l sein.
10	Pflanzenschutzmittel und Biozidprodukte	0,0001	Pflanzenschutzmittel und Biozidprodukte bedeuten: organische Insektizide, organische Herbizide, organische Fungizide, organische Nematizide, organische Akarizide, organische Algizide, organische Rodentizide, organische Schleimbekämpfungsmittel, verwandte Produkte (u.a. Wachstumsregulatoren) und die relevanten Metaboliten, Abbau- und Reaktionsprodukte. Es brauchen nur solche Pflanzenschutzmittel und Biozidprodukte überwacht zu werden, deren Vorhandensein in einer bestimmten Wasserversorgung wahrscheinlich ist. Der Grenzwert gilt jeweils für die einzelnen Pflanzenschutzmittel und Biozidprodukte. Für Aldrin, Dieldrin, Heptachlor und Heptachlorepoxid gilt der Grenzwert von 0,00003 mg/l.
11	Pflanzenschutzmittel und Biozidprodukte insgesamt	0,0005	Der Parameter bezeichnet die Summe der bei dem Kontrollverfahren nachgewiesenen und mengenmäßig bestimmten einzelnen Pflanzenschutzmittel und Biozidprodukte.
12	Quecksilber	0,001	
13	Selen	0,01	
14	Tetrachlorethen und Trichlorethen	0,01	Reinigungs-/Lösungsmittel; Summe der für die beiden Stoffe nachgewiesenen Konzentrationen

Tab. 8.3a: Chemische Parameter der TrinkwV 2001; Teil 1: Chemische Parameter, deren Konzentration sich im Verteilungsnetz einschließlich der Hausinstallation nicht mehr erhöht.

Anlage 2 Chemische Parameter, Teil II: Chemische Parameter, deren Konzentration im Verteilungsnetz einschließlich der Hausinstallation ansteigen kann			
Lfd. Nr.	Parameter	Grenzwert in mg/l	Bemerkungen
1	Antimon	0,005	
2	Arsen	0,01	
3	Benzo-(a)-pyren	0,00001	
4	Blei	0,01	Grundlage ist eine für die durchschnittliche wöchentliche Wasseraufnahme durch Verbraucher repräsentative Probe; hierfür soll nach Artikel 7 Abs. 4 der Trinkwasserrichtlinie ein harmonisiertes Verfahren festgesetzt werden. Die zuständigen Behörden stellen sicher, dass alle geeigneten Maßnahmen getroffen werden, um die Bleikonzentration in Wasser für den menschlichen Gebrauch innerhalb des Zeitraums, der zur Erreichung des Grenzwertes erforderlich ist, so weit wie möglich zu reduzieren. Maßnahmen zur Erreichung dieses Wertes sind schrittweise und vorrangig dort durchzuführen, wo die Bleikonzentration in Wasser für den menschlichen Gebrauch am höchsten ist.
5	Cadmium	0,005	einschließlich der bei Stagnation von Wasser in Rohren aufgenommenen Cadmiumverbindungen
6	Epichlorhydrin	0,0001	Epichlorhydrin dient als Monomer zur Herstellung von Epoxydharzen. Epoxydharze werden zur werkseitigen Beschichtung von Behältern und Rohrleitungen aus Metall eingesetzt. Der Grenzwert bezieht sich auf die Restmonomerkonzentration im Wasser, berechnet auf Grund der maximalen Freisetzung nach den Spezifikationen des entsprechenden Polymers und der angewandten Polymerdosis
7	Kupfer	2	Grundlage ist eine für die durchschnittliche wöchentliche Wasseraufnahme durch Verbraucher repräsentative Probe; hierfür soll nach Artikel 7 Abs. 4 der Trinkwasserrichtlinie ein harmonisiertes Verfahren festgesetzt werden. Die Untersuchung im Rahmen der Überwachung nach § 19 Abs. 7 ist nur dann erforderlich, wenn der pH-Wert im Versorgungsgebiet kleiner als 7,4 ist.
8	Nickel	0,02	Grundlage ist eine für die durchschnittliche wöchentliche Wasseraufnahme durch Verbraucher repräsentative Probe; hierfür soll nach Artikel 7 Abs. 4 der Trinkwasserrichtlinie ein harmonisiertes Verfahren festgesetzt werden.
9	Nitrit	0,5	Die Summe aus Nitratkonzentration in mg/l geteilt durch 50 und Nitritkonzentration in mg/l geteilt durch 3 darf nicht höher als 1 mg/l sein. Am Ausgang des Wasserwerks darf der Wert von 0,1 mg/l für Nitrit nicht überschritten werden.
10	Polyzyklische aromatische Kohlenwasserstoffe	0,0001	Summe der nachgewiesenen und mengenmäßig bestimmten nachfolgenden Stoffe: Benzo-(b)-fluoranthen, Benzo-(k)-fluoranthen, Benzo-(ghi)-perylen und Indeno- (1,2,3-cd)-pyren.

| 11 | Trihalogen-methane | 0,05 | Summe der am Zapfhahn des Verbrauchers nachgewiesenen und mengenmäßig bestimmten Reaktionsprodukte, die bei der Desinfektion oder Oxidation des Wassers entstehen: Trichlormethan (Chloroform), Bromdichlormethan, Dibromchlormethan und Tribrommethan (Bromoform); eine Untersuchung im Versorgungsnetz ist nicht erforderlich, wenn am Ausgang des Wasserwerks der Wert von 0,01 mg/l nicht überschritten wird. |
| 12 | Vinylchlorid | 0,0005 | Freisetzung bei Verwendung von Kunststoffrohren möglich. Der Grenzwert bezieht sich auf die Restmonomerkonzentration im Wasser, berechnet auf Grund der maximalen Freisetzung nach den Spezifikationen des entsprechenden Polymers und der angewandten Polymerdosis. |

Tab. 8.3b: Chemische Parameter Teil II: Chemische Parameter, deren Konzentration im Verteilungsnetz einschließlich der Hausinstallation ansteigen kann.

Indikatorparameter der TrinkwV 2001			
Lfd. Nr.	Parameter	Grenzwert/Anforderungen	Bemerkungen
1	Aluminium	0,2 mg/l	Zugelassen in der Trinkwasseraufbereitung (Flockungsmittel)
2	Ammonium	0,5 mg/l	Geogen bedingte Überschreitungen bleiben bis zu einem Grenzwert von 30 mg/l außer Betracht. Die Ursache einer plötzlichen oder kontinuierlichen Erhöhung der üblicherweise gemessenen Konzentrationen ist zu untersuchen.
3	Chlorid	250 mg/l	Das Wasser sollte nicht korrosiv wirken (Anmerkung 1)
4	*Clostridium perfringens* (einschließlich Sporen)	0/100 ml	Dieser Parameter braucht nur bestimmt zu werden, wenn das Wasser von Oberflächenwasser stammt oder von Oberflächenwasser beeinflusst wird. Wird dieser Grenzwert nicht eingehalten, veranlasst die zuständige Behörde Nachforschungen im Versorgungssystem, um sicherzustellen, dass keine Gefährdung der menschlichen Gesundheit auf Grund eines Auftretens krankheitserregender Mikroorganismen, z.B. Cryptosporidium, besteht. Über das Ergebnis dieser Nachforschungen unterrichtet die zuständige Behörde über die zuständige oberste Landesbehörde das Bundesministerium für Gesundheit.
5	Eisen	0,2	Geogen bedingte Überschreitungen bleiben bei Anlagen mit einer Abgabe von bis 1000 m^3 im Jahr bis zu 0,5 mg/l außer Betracht
6	Färbung (spektraler Absorptionskoeffizient Hg 436 nm)	0,5 m^{-1}	Bestimmung des spektralen Absorptionskoeffizienten mit Spektralphotometer oder Filterphotometer

7	Geruchs-schwellenwert	2 bei 12°C 3 bei 25°C	Stufenweise Verdünnung mit geruchsfreiem Wasser und Prüfung auf Geruch
8	Geschmack	für den Ver-braucher an-nehmbar und ohne anormale Veränderung	
9	Kolonialzahl bei 22°C	ohne anormale Veränderung	Bei der Anwendung des Verfahrens nach Anlage 1 Nr. 5 TrinkwV. A.F. gelten folgende Grenzwerte: 100/ml am Zapfhahn des Verbrauchers; 20/ml unmittelbar nach Abschluss der Aufbereitung im desinfizierten Wasser; 1000/ml bei Wasserversorgungsanlagen nach § 3 Nr. 2 Buchstabe b sowie in Tanks von Land-, Luft- und Wasserfahrzeugen. Bei Anwendung anderer Verfahren ist das Verfahren nach Anlage 1 Nr. 5 TrinkwV. a. F. für die Dauer von mindestens einem Jahr parallel zu verwenden, um entsprechende Vergleichswerte zu erzielen. Der Unternehmer oder der sonstige Inhaber einer Wasserversorgungsanlage haben unabhängig von angewandten Verfahren einen plötzlichen oder kontinuierlichen Anstieg unverzüglich der zuständigen Behörde zu melden.
10	Kolonialzahl bei 36°C	ohne anormale Veränderung	Bei der Anwendung des Verfahrens nach Anlage 1 Nr. 5 TrinkwV. a.F. gilt der Grenzwert von 100/ml. Bei Anwendung anderer Verfahren ist das Verfahren nach Anlage 1 Nr. 5 TrinkwV. a.F. für die Dauer von mindestens einem Jahr parallel zu verwenden, um entsprechende Vergleichswerte zu erzielen. Der Unternehmer oder der sonstige Inhaber einer Wasserversorgungsanlage haben unabhängig vom angewandten Verfahren eine plötzlichen oder kontinuierlichen Anstieg unverzüglich der zuständigen Behörde zu melden.
11	elektrische Leitfähigkeit	2500 µS/cm bei 20°C	Das Wasser sollte nicht korrosiv wirken (Anmerkung 1).
12	Mangan	0,05 mg/l	Geogen bedingte Überschreitungen bleiben bei Anlagen mit einer Abgabe von bis zu 1000 m³ im Jahr bis zu einem Grenzwert von 0,2 mg/l außer Betracht.
13	Natrium	200 mg/l	
14	organisch gebundener Kohlenstoff (TOC)	ohne anormale Veränderung	
15	Oxidierbarkeit	5 mg/l O_2	Dieser Parameter braucht nicht bestimmt zu werden, wenn der Parameter TOC analysiert wird.
16	Sulfat	240 mg/l	Das Wasser sollte nicht korrosiv wirken (Anmerkung 1). Geogen bedingte Überschreitungen bleiben bis zu einem Grenzwert von 500 mg/l außer Betracht.

17	Trübung	1,0 nephelo-metrische Trü-bungseinheiten (NTU)	Der Grenzwert gilt am Ausgang des Wasserwerks. Der Unternehmer oder der sonstige Inhaber einer Wasserversorgungsanlage haben einen plötzlichen oder kontinuierlichen Anstieg unverzüglich der zuständigen Behörde zu melden.
18	Wasserstoffionen-Konzentration	pH >6,5 und <9,5	Das Wasser sollte nicht korrosiv wirken (Anmerkung 1). Die berechnete Calcitlösekapazität am Ausgang des Was­serwerks darf 5 mg/l $CaCO_3$ nicht überschreiten; diese Forderung gilt als erfüllt, wenn der pH-Wert am Wasser­werksausgang >7,7 ist. Bei der Mischung von Wasser aus zwei oder mehr Wasserwerken darf die Calcitlösekapazität im Verteilungsnetz den Wert von 10 mg/l nicht überschreiten. Für in Flaschen oder Behältnisse abgefülltes Wasser kann der Mindestwert auf 4,5 pH-Einheiten herabgesetzt werden. Für in Flaschen oder Behältnisse abgefülltes Wasser, das von Natur aus kohlesäurehaltig ist oder das mit Kohlensäure versetzt wurde, kann der Mindestwert niedriger sein.
19	Tritium	100 Bq/l	Anmerkung 2 und 3
20	Gesamtdosis	0,1 mSv/Jahr	Anmerkung 2 bis 4

Tab. 8.4: Indikatorparameter der TrinkwV 2001 zur Beurteilung der Beschaffenheit des Trinkwassers gemäß Anlage 3.
Anmerkung 1: Die entsprechenden Beurteilungen, insbesondere zur Auswahl geeigneter Materialien im Sinne von § 17 Abs. 1, erfolgen nach den allgemeinen Regeln der Technik.
Anmerkung 2: Die Kontrollhäufigkeit, die Kontrollmethoden und die relevantesten Überwachungsstandorte werden zu einem späteren Zeitpunkt gemäß dem nach Artikel 12 der Trinkwasserrichtlinien festgesetzten Verfahren festgelegt.
Anmerkung 3: Die zuständige Behörde ist nicht verpflichtet, eine Überwachung von Wasser für den menschlichen Gebrauch im Hinblick auf Tritium oder der Radioaktivität zur Festlegung der Gesamtdosis durchzuführen, wenn sie auf der Grundlage anderer durchgeführter Überwachungen davon überzeugt ist, dass der Wert für Tritium bzw. der berechnete Gesamtrichtwert deutlich unter dem Parameter liegt. In diesem Fall teilt sie dem Bundesministerium für Gesundheit über die zuständige oberste Landesbehörde die Gründe für ihren Beschluss und die Ergebnisse dieser anderen Überwachung mit.
Anmerkung 4: Mit Ausnahme von Tritium, Kalium-40, Radon und Radonzerfallsprodukten.

Risikogruppen wie z.B. nicht gestillte Säuglinge, Anteil der Aufnahme des Stoffes über das Trinkwasser im Vergleich zu anderen Quellen (☞ Kap. 6.4.). Das **Vorsorgeprinzip** wird auf Stoffe angewendet, deren Vorkommen im Trinkwasser prinzipiell vermeidbar und ohne Nutzen sind (z.B. Pestizide). Für kanzerogene Stoffe wie z.B. Benzo(a)pyren gilt das **Minimierungsgebot**. Schließlich spielen auch ästhetische Gesichtspunkte wie Geruch, Geschmack und Färbung eine Rolle (die Beschaffenheit des Wassers soll zum Genuss anregen).

In der TrinkwV 2001 wurden zur Vereinfachung der Überwachungstätigkeit zwischen Parametern (☞ Tab. 8.3a+b) unterschieden, die sich nach Ausgang aus dem Wasserwerk nicht mehr verändern und solchen, deren Konzentration sich im Verteilungsnetz einschließlich der Hausinstallation sich verändern kann. So spiegeln die Gehalte an Blei oder Kupfer im Trinkwasser die Freisetzung aus den Trinkwasserleitungen wider, während Pestizide durch den Eintrag über die Landwirtschaft ins Trinkwasser gelangen können.

Überschreitungen der Grenzwerte für chemische Stoffe im Trinkwasser bedeuten meist keine akute Gesundheitsgefahr und können über eine bestimmte Dauer zwecks Durchführung von Sanierungen toleriert werden. Dazu wurden von der Trinkwasserkommission Empfehlungen erarbeitet, nach denen je nach Stoff für bestimmte Exposi tionszeiträume (30 Tage, 3 Jahre, 9 Jahre) unbedenkliche Höchstkonzentrationen (gesundheitliche Leitwerte) eines Stoffes im Wasser festgelegt wurden. Im Einzelfall wird eine Risikoabschätzung unter Beteiligung des Gesundheitsamtes, des Wasserversorgungsunternehmens und der Hygieneinstitute vorgenommen. Die Verantwortung liegt beim Gesundheitsamt.

Weitere Grenzwerte bzw. Anforderungen (Indikatorparameter) zur Beurteilung der Beschaffenheit des Trinkwassers wurden in Anlage 3 der TrinkwV 2001 festgelegt (☞ Tab. 8.4). Auch für diese gilt, dass je nach Einzelfall und Parameter bei Überschreitungen ggf. Maßnahmen zu ergreifen sind.

8.3.4. Aufbereitungsstoffe für Trinkwasser

Es ist zu unterscheiden zwischen **Aufbereitungsstoffen in der Trinkwasseraufbereitung** (Entfernen von Schadstoffen aus dem Rohwasser im Wasserwerk, Veränderung der Zusammensetzung des fortzuleitenden Wassers zur Einhaltung der durch Rechtsnormen geforderten technischen Eigenschaften des Wassers) und solchen für die **Desinfektion** (Abtötung bzw. Inaktivierung von Krankheitserregern) von Trinkwasser. Zur Trinkwasseraufbereitung dürfen gemäß Lebensmittelgesetz auch nicht zulassungspflichtige Stoffe verwendet werden, die aus dem Trinkwasser vollständig oder so weit entfernt werden, dass ihre Reste oder Umwandlungsprodukte gesundheitlich, geruchlich oder geschmacklich unbedenklich sind. Zur Aufbereitung und zur Desinfektion von Trinkwasser ist eine Vielzahl von Stoffen zugelassen. Die Zulassung erfolgt durch das Umweltbundesamt (ständige Aktualisierung, www.umweltbundesamt.de). Im Trinkwasser, das mit Chlor, Natrium-, Magnesium- oder Calciumhypochlorit oder Chlorkalk desinfiziert wurde, muss nach Abschluss der Aufbereitung ein Restgehalt von 0,1 mg freiem Chlor je Liter nachweisbar sein (bei Desinfektion mit Chlordioxid 0,05 mg Chlordioxid).

8.3.5. Pflichten des Wasserversorgungsunternehmens

In der TrinkwV 2001 sind umfassende Pflichten des Wasserversorgungsunternehmens dargelegt und die Zuständigkeiten geregelt. Die TrinkwV 2001 unterscheidet zwischen:

- Wasserversorgungsanlagen mit einer Abgabe von mehr als 1000 m³ pro Jahr
- Kleinanlagen mit einer Wasserabgabe- bzw. -entnahme von bis zu 1000 m³ pro Jahr sowie sonstige nicht ortsfeste Anlagen
- Anlagen der öffentlichen Hausinstallation (Schulen, Kindergärten, Krankenhäuser, Gaststätten, Hotels) und
- Anlagen der privaten Hausinstallation.

Dem Gesundheitsamt kommt beim Vollzug der Trinkwasserverordnung die zentrale Bedeutung zu. Die **Inbetriebnahme einer Wasserversorgungsanlage für Trinkwasser** oder Lebensmittelbetriebe sowie bauliche oder betriebstechnische Veränderungen, welche auf die Beschaffenheit des Trinkwassers Auswirkungen haben können, sind dem Gesundheitsamt spätestens vier Wochen vorher anzuzeigen. Das gilt auch für die Hausinstallation, sofern von den Hausinstallationsanlagen Wasser für die Öffentlichkeit abgegeben wird. Für die Inhaber privater Hausinstallationen gibt es keine derartige Anzeigepflicht. Die öffentlichen Hausinstallationen werden von dem Gesundheitsamt überwacht. Private werden von dem Gesundheitsamt ebenfalls bei bekannt werden von Beanstandungen in die Überwachung einbezogen. **Unternehmer** und der sonstige Inhaber von **Wasserversorgungsanlagen** haben u.a.:

- **Untersuchungen des Wassers** auf mikrobiologische, physikalische, physikalisch-chemische und chemische Parameter durchzuführen
- die Wasserschutzgebiete regelmäßig zu besichtigen
- Maßnahmenpläne für den Fall, dass das Wasser nicht den Anforderungen der Trinkwasserverordnung entspricht, zu erstellen
- eine Aufbereitung bei mikrobiell belasteten Rohwässern durchzuführen
- ggf. eine hinreichende Desinfektionskapazität in Leitungsnetzen vorzuhalten und
- die vollziehbaren Anordnungen des zuständigen Gesundheitsamtes durchzuführen.

Umfang und Häufigkeit der Untersuchungen bei Trinkwasser abgebenden Betrieben werden vom Gesundheitsamt festgelegt. Auch für Betreiber von Eigen- und Einzelwasserversorgungsanlagen, aus denen jährlich weniger als 1000 m³ Trinkwasser abgegeben werden, bestimmt das Gesundheitsamt, ob und in welchen Zeitabständen Kontrollen durchzuführen sind.

Zur Überwachung der Wasserversorgungsanlage sind die Beauftragten des Gesundheitsamtes befugt:

- Grundstücke (einschließlich Schutzzonen), Einrichtungen und Räume, in denen sich Wasserversorgungsanlagen befinden, zu betreten
- Proben zu entnehmen, in Unterlagen einzusehen und
- erforderliche Auskünfte insbesondere über den Betriebsablauf zu verlangen.

Vorsätzliche oder fahrlässige Verstöße gegen die Bestimmungen der Trinkwasserverordnung können nach dem Infektionsschutzgesetz als Ordnungswidrigkeiten oder Straftaten verfolgt werden.

Schlagzeilen wie "Trinkwasser wird zum Medikamenten-Cocktail" verdeutlichen, dass auch **nicht über die Trinkwasserverordnung geregelte Stoffe** im Trinkwasser (s. andere Stoffe im Trinkwasser) vorkommen können. Dazu gehören z.B. Antirheumatika, Röntgenkontrastmittel, synthetische Hormone (Abbauprodukte der Anti-Baby-Pillen), persistente perfluorierte Verbindungen, Metabolite von Pestiziden oder Inhaltsstoffe von Kosmetika. Ob diese in meist nur sehr geringen Mengen vorkommenden Stoffe ein gesundheitliches Risiko darstellen, ist umstritten. Aus pragmatischer Sicht wurde für Stoffe im Trinkwasser, deren toxikologische Bewertung aufgrund fehlender Daten nicht möglich ist, ein **gesundheitlicher Orientierungswert** (GOW) von 0,1 µg/l vorsorglich festgelegt. Mit zunehmender Datendichte der toxikologischen Befunde insbesondere zu kritischen Endpunkten wie Gen-, Reproduktions- und Neurotoxizität können ggf. auch höhere GOW bis ≤ 3 µg/l oder auch darüber festgelegt werden. Für eindeutig gentoxische Stoffe wird ein GOW von 0,01 µg/l festgelegt. Das Bewertungsschema für Stoffe mit lückenhafter Datenbasis ist in Abb. 8.1 dargestellt.

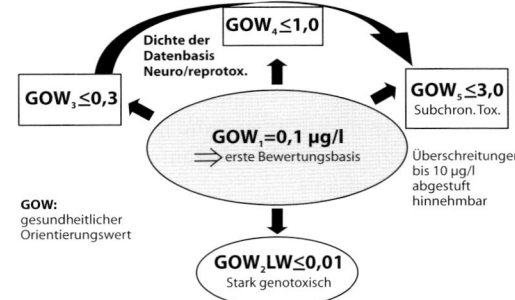

Abb. 8.1: Das GOW-Konzept für chemische Stoffe im Trinkwasser nach Empfehlung der Trinkwasserkommission (www.umweltbundesamt.de).

Merke:
Trinkwasser muss frei von Krankheitserregern, keimarm und appetitlich sein und darf keine gesundheitsschädigenden Eigenschaften haben. Der **menschliche Organismus** besteht zu zwei Dritteln aus Wasser und benötigt zum Leben täglich 1,5 bis 2,5 l Wasser. (Der Pro-Kilogramm-Bedarf des Säuglings ist 5 × größer als der des Erwachsenen.) Ohne Wasser ist ein Überleben nicht länger als fünf bis sechs Tage möglich. Mikrobiologische, chemische, physikalisch-chemische und physikalische **Grenzwerte** sind in der Trinkwasserverordnung festgelegt und so bemessen, dass bei lebenslangem Gebrauch des Trinkwassers eine Schädigung der menschlichen Gesundheit nicht zu befürchten ist. **Die Grenzwerte sind einzuhalten. Überschreitungen von Grenzwerten** sind nur zulässig, wenn diese gesundheitlich unbedenklich sind.

8.3.6. Natürliche Mineral-, Quell-, Tafel- und Heilwässer

In Deutschland hat in den letzten Jahren neben dem Trinkwasser das Trinken von anderen Wässern stark zugenommen. Sie sind ebenso Lebensmittel und dienen einer gesunden Ernährung. Eine zum Trinkwasser vergleichende Übersicht der wichtigsten Eigenschaften der verschiedenen Wässer gibt die Tab. 8.5.

Zum Schutz der Gesundheit des Verbrauchers sind die Qualitätsanforderungen an Mineral-, Quell- und Tafelwässer in der Mineral- und Tafelwasserverordnung[4] festgelegt. Die mikrobiologischen

	Natürliches Mineralwasser	Quellwasser	Tafelwasser	Trinkwasser
Ursprung	definiertes, unterirdisches Vorkommen	definiertes, unterirdisches Vorkommen	Trinkwasser, natürliches Mineralwasser, natürliches salzreiches Wasser [*], Meerwasser[*]	geschütztes Einzugsgebiet, Schutzzonen
Reinheit	ursprünglich rein, nur geogene Belastungen (z.B. As, F, Fe, Mn, Cl, SO_4)	wie Mineralwasser	wie Trinkwasser	genusstauglich und rein; natürlicher Kreislauf des Wassers als Orientierung
ernährungsphysiologische Wirkungen	gegebenenfalls vorhanden	nicht ausgeschlossen	nicht ausgeschlossen	nicht ausgeschlossen
Temperatur	konstant, bei Abfüllung			jahreszeitliche Schwankungen
Zusammensetzung und Merkmale	charakteristisch, konstant	wie Mineralwasser	wie Trinkwasser	regionale Besonderheiten
amtliche Anmerkung	erforderlich	nicht erforderlich, jedoch amtl. Kontrolle	wie Trinkwasser	nicht vorgesehen, jedoch amtl. Kontrolle
Gewinnung	nur mit behördlicher Genehmigung für die Quelle	nur mit amtl. Zustimmung	wie Trinkwasser	nur nach Anmeldung beim Gesundheitsamt
Herstellungsverfahren	nur Verfahren, welche die wesentlichen Eigenschaften nicht verändern	wie Mineralwasser	Kochsalz, Zusatzstoffe nach Maßgabe der Zusatzstoffverordnung	nur zugelassene Mittel und Verfahren zur Wahrung der Reinheit (Minimierungsgebot)
Verteilung	abgepackt, über den Handel	abgepackt, über den Handel	abgepackt, über den Handel	auf festen Leitungswegen
Unterbrechung der Versorgung	unbegrenzt möglich	unbegrenzt möglich	unbegrenzt möglich	nur in Ausnahmefällen und nur kurzfristig möglich (z.B. bei Rohrbruch)

Tab. 8.5: Eigenschaften von natürlichen Mineralwasser, Quellwasser und Tafelwasser im Vergleich zu Trinkwasser (nach Grohmann, Dieter, Höring in Höll[3]).
* bei mehr als 570 mg Natriumhydrogencarbonat je Liter ist auch die Bezeichnung Sodawasser erlaubt.

Anforderungen an Mineral-, Quell- und Tafelwässer unterscheiden sich nur wenig von den Anforderungen der TrinkwV, die sich auf abgepacktes Wasser beziehen. Bei den chemischen Parametern ist die Situation komplexer. Mineral-, Quell- und Tafelwässer, die z.B. als "**geeignet für die Zubereitung von Säuglingsnahrung**" ausgelobt werden, müssen besonderen Anforderungen genügen. So wurden besondere Grenzwerte für Mangan, Arsen, Uran und Fluorid in diesen Wässern festgelegt. **Heilwässer** sind dagegen eher als Medikamente zu betrachten, die nach ärztlicher Anordnung und unter Kontrolle verwendet werden.

8.4. Wasserkreislauf

Die Wassermenge auf der Erde ist unveränderlich. Nur **2,5 % der Gesamtwassermenge ist Süßwasser**. Davon ist **nur 30 % verfügbar,** der Rest ist in Gletscher, Schnee, Eis und Dauerfrostboden eingeschlossen. Wasser bedeckt drei Viertel der Erdoberfläche. Von der Gesamtmenge des Wassers (1,38 Milliarden km³) sind:

- 97,5 % Salzwasser (1,35 Mio. km³)
- 2,5 % Süßwasser (35 Mio. km³)
  - davon 30,1 % (10,6 Mio. km³) verfügbar als Grundwasser und
  - 0,4 % (135.000 km³) verfügbar in Seen, Bodenfeuchte, Luftfeuchtigkeit, Sümpfen, Feuchtgebieten, Flüssen, Pflanzen, Tieren
  - 69,5 % (24,5 Mio. km³) sind eingeschlossen und nicht verfügbar.

Das Wasser der Erde unterliegt einem ständigen natürlichen Kreislauf:

Das Wasser verdunstet an der Oberfläche der Kontinente und Meere durch die Energie der Sonne. Der aufsteigende Wasserdampf kühlt sich mit zunehmender Höhe ab, kondensiert zu Wolken und kommt als Niederschlag (Regen, Schnee) wieder zurück. Das Niederschlagswasser durchdringt den Boden, bis es sich über undurchlässigen Schichten (z.B. Ton) staut und dort durch Füllung der Hohlräume des darüber liegenden Bodens das Grundwasser bildet (☞ Abb. 8.2).

Als **zivilisatorischen Kreislauf** bezeichnet man die Nutzung des Grund- und Oberflächenwassers durch die Industrie, Gewerbetreibende sowie die Haushalte, welche das meist verschmutzte Wasser wieder an die Umwelt zurückgeben.

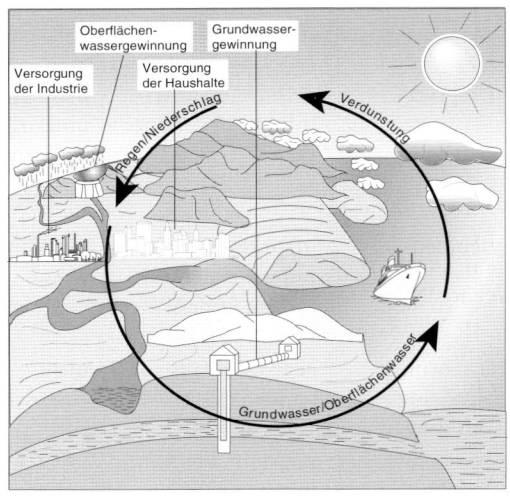

Abb. 8.2: Kreislauf des Wassers. Quelle: Der Bundesumweltminister[5] (modifiziert).

Wasser ist eine Grundbedingung des Lebens auf der Erde. Die meisten Lebewesen benötigen Süßwasser.

Der **globalen Wasserknappheit** liegt nicht eine Verminderung des Gesamtvorkommens zu Grunde. Die Süßwassermenge, die als Regen fällt, bleibt konstant. Das nutzbare Süßwasser, das auf der Erde vorhanden ist, reicht theoretisch für die Trinkwasserversorgung der gesamten Menschheit. Das Problem ist die **ungleiche Verteilung** des globalen Wasservorkommens. In vielen Regionen der Erde (z.B. Nordafrika) beträgt die Wasserverfügbarkeit pro Kopf <1000 m³/Jahr (entspricht Wassermangel), wohin gehend andere Regionen wie Nordeuropa, Kanada oder Russland mit mehr als 10.000 m³/Kopf und Jahr reichlich mit Wasserressourcen ausgestattet sind. Weitere Probleme sind:

- steigende Bevölkerungszahlen
- Wachstum der Städte
- steigende Nachfrage (Landwirtschaft, Industrie, fleischreiche Kost und konsumintensiver Lebensstil)
- schwindende Vorräte (Austrocknung der Grundwasserleiter)
- Konflikte, Kriege

8.5. Wasserbilanz der Bundesrepublik Deutschland

Die **Wasserbilanz wird abgeschätzt** durch die Größen Niederschlagshöhe, gebietsbezogene Zu- und Abflussmenge und Verdunstung. Das jährliche **Wasserangebot** in der Bundesrepublik Deutschland beträgt (1990-2006):

- Niederschlag 215-359 Mrd. m³
- Zufluss aus Oberliegern 54-87 Mrd. m³
- Abfluss aus den über Deutschland gefallenen Niederschlägen 77-150 Mrd. m³
- Verdunstung 161-186 Mrd. m³

Mit einem verfügbaren Wasserdargebot von 188 Mrd. m³ **ist Deutschland ein wasserreiches Land.** Der größte Anteil hiervon (>80 %) bleiben ungenutzt (☞ Abb. 8.3). Hauptnutzer sind die **Wärmekraftwerke (Kühlwasser).** Sie entnehmen fast ausschließlich Oberflächenwasser. Zweitgrößter Nutzer ist der Bergbau und das verarbeitende Gewerbe. **Die öffentliche Wasserversorgung nutzt nur 2,7 % der verfügbaren Wasserressourcen.** Die **Wasserentnahme** ist in allen Bereichen seit Jahren **rückläufig,** am stärksten wirkt sich jedoch der sinkende Wasserbedarf der Wärmekraftwerke aus.

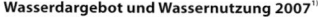

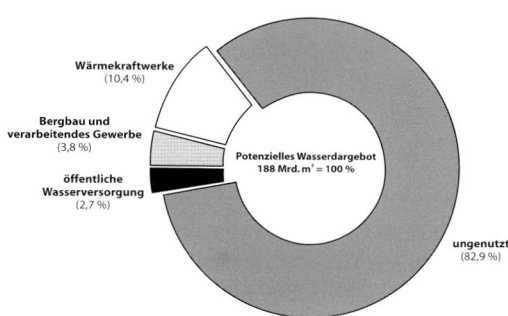

1) Anteile der Nutzergruppen vorläufige Ergebnisse

Abb. 8.3: Wasserbilanz in Deutschland (Quelle: www.umweltbundesamt-daten-zur-umwelt.de/umweltdaten/public/theme.do?nodeldent=2303).

Trotz eines insgesamt ausreichenden Wasserdargebots gibt es **auch in Deutschland regional begrenzte Wassermangelgebiete** mit nur geringen nutzbaren Grundwasservorkommen bzw. jahreszeitlichen Schwankungen der Niederschlagsmengen und der Wassernachfrage. Vor allem **in Ballungsgebieten übersteigt der Wasserbedarf das Dargebot.** Bei der Bewirtschaftung der Wasserressourcen schaffen **Fernleitungssysteme** – hauptsächlich in der Trinkwasserversorgung – den Ausgleich zwischen Wassermangelgebieten und Wasserüberschussgebieten, beispielsweise in Bayern, Baden-Württemberg, Niedersachsen, Sachsen, Sachsen-Anhalt, Thüringen, im Ruhrgebiet und im Raum Frankfurt/Main. Für einen Ausgleich in der Wasserversorgung stehen über 500 **Talsperren** mit ca. 4 Mrd. m³ Speicherraum für Trinkwasserzwecke, Energieerzeugung, Hochwasserschutz und Niedrigwassererhöhung zur Verfügung.

8.6. Wasservorkommen

8.6.1. Grundwasser

Grundwasser entsteht durch die Versickerung von Niederschlägen. Es füllt die Hohlräume der Erdrinde zusammenhängend aus und fließt unter dem Einfluss der Schwerkraft sehr langsam (z.B. Feinböden ca. 1 m/Tag) bis schnell (z.B. Karst [Kalk- und Gipsgesteine mit Klüften und Schichtfugen]). Grundwasser kann einem Oberflächengewässer (See, Fluss, Meer) zufließen oder als Quelle oberirdisch austreten. Etwa ein Fünftel des verbrauchten Wassers weltweit stammt aus Grundwasserleitern. Nicht alle unterirdischen Speicher werden wieder aufgefüllt. In Gebieten mit geringen Niederschlägen sind diese Speicher nicht erneuerbar und größere Mengen **versiegen endgültig**.

Grundwasserleiter sind grundwasserführende Schichten. Je nach Beschaffenheit der geologischen Formation spricht man von Poren- oder Kluftgrundwasser, wobei Karstgrundwasser zur letzteren Gruppe gehört.

Die untere Begrenzung der grundwasserführenden Schicht ist die wasserundurchlässige

- Grundwassersohle (z.B. Tonschicht)

Die obere Begrenzung heißt

- Grundwasseroberfläche bzw.
- Grundwasserspiegel (in Brunnen oder Bohrlöchern)

Durch die Überlagerung mehrerer Grundwasserleiter entstehen die

- Grundwasserstockwerke

Grundwasser gehört zum natürlichen Wasserkreislauf und unterliegt in Abhängigkeit von den Niederschlägen bzw. den Vorflutverhältnissen (z.B. Hochwasser) natürlichen Schwankungen.

Die **Deckschichten** der Grundwasserleiter bilden ein **natürliches Filtersystem**, welches vor Verunreinigungen schützt.

Die oberen Schichten des Bodens verunreinigen das Wasser zunächst, wobei jedoch die Bodenbakterien (mehrere Millionen pro cm³ Boden) vorhandene organische Substanzen bereits abbauen. Die Zahl der Bodenbakterien nimmt schnell ab (1 m Tiefe: mehrere Tausend, 4 m Tiefe: wenige Bakterien/cm³).

Das Erdreich wirkt dann beim Passieren des Wassers als **mechanischer und adsorptiver Filter** je nach dessen Porösität (Sand besser als Kies).

In 6-7 m Tiefe ist das Grundwasser im Allgemeinen **sauber und keimarm** und hat eine Temperatur von 7-11°C. Die Jahresschwankungen der Temperatur

betragen weniger als 2°C. Bei höheren Temperaturen und stärkeren Temperaturschwankungen ergibt sich der Verdacht, dass ein direkter Zufluss von der Oberfläche besteht (Gefahr von Verunreinigungen). Bei den löslichen Stoffen ist die Rückhaltefähigkeit des Bodens unterschiedlich: Phosphate > Sulfate > Chloride. Bei Anwesenheit von Sauerstoff werden stickstoffhaltige Fäulnisprodukte in Nitrat überführt, welches zum größten Teil in das Grundwasser gelangt.

Das Grundwasser kann beim Passieren des Grundwasserleiters verschiedene Stoffe wie z.B. Eisen, Mangan, Sulfat, Chlorid, Kohlensäure und Huminsäuren aufnehmen.

Die Filterwirkung ist abhängig von der Kornzusammensetzung und -größe. Karstgrundwasser ist erheblich mehr verschmutzungsgefährdet als Porengrundwasser.

Beim **Bodendurchgang wird das Grundwasser physikalisch und chemisch gereinigt**, auch biologische Vorgänge laufen dabei ab. Nach einer Durchgangszeit von 50-100 Tagen ist das Wasser nicht nur sauber, sondern meist auch **praktisch keimfrei**. In Deutschland befindet sich der Grundwasserspiegel meist nur wenige Meter unter der Erde und kann somit die Vegetation teilweise mit Wasser versorgen.

Durch übermäßige Entnahme von Grundwasser kann dessen Spiegel so weit absinken, dass es zu ökologischen Schäden kommt.

Das Regenwasser sollte möglichst gut versickern können, um Grundwasser zu bilden. Deshalb ist die Versiegelung des Bodens durch Beton und Asphalt einzuschränken.

Wird ein durch besondere geologische Verhältnisse gespanntes Grundwasser angebohrt, entsteht ein Artesischer Brunnen, d.h. es tritt unter Druck aus.

In besonderen Fällen kann bei entsprechender Höhendifferenz auch die Versickerung von Flusswasser zur Grundwasserspeisung beitragen.

Das Grundwasser kann belastet sein durch:

- Nitrat; an 14 % der etwa 800 Messstellen wurde im Jahre 2005 in Deutschland eine Überschreitung des Grenzwertes von 50 mg/l festgestellt. Die Nitratbelastung des Grundwassers stellt damit ein beachtenswertes Problem dar. Wesentliche Ursache ist der Stickstoffeintrag aus der

Landwirtschaft. Die mittlere Nitratbelastung des Grundwassers ist seit vielen Jahren nahezu unverändert. Zur Begrenzung des Nitrateintrages dienen auch gesetzliche Vorgaben (EU-Nitratrichtlinie, in Deutschland durch die Düngeverordnung 2009 umgesetzt)

- **Pflanzenschutzmittel**; Überschreitungen des Grenzwertes von 0,1 µg/l kommen in etwa 5-<10 % der Untersuchungen vor. Die Belastung ist seit Jahren rückläufig und beruht auf Anwendungsverboten für einige Wirkstoffe (z.B. Atrazin).
- **Sulfat und Chlorid**; hohe Sulfat- (<10 % oberhalb des Grenzwertes der TrinkwV von 240 mg/l) und vereinzelt auch hohe Chloridgehalte des Grundwassers kommen vor. Sulfat und Chlorid im Grundwasser stammt aus natürlichen und anthropogenen Quellen.

Merke:

Grundwasser entsteht durch die Versickerung von Niederschlägen im Rahmen des Wasserkreislaufes. Mehr als 70 % des deutschen Trinkwassers werden aus Grundwasser gewonnen. Grundwasser ist

- vor Verunreinigungen zu schützen (z.B. Verzichten auf übermäßige Düngung) und
- sparsam zu verwenden

Die Deckschichten des Grundwasserleiters bilden ein natürliches Filtersystem. So **enthält Grundwasser natürlicherweise keine anthropogen verursachten Schadstoffe und pathogenen Keime.** Eine Aufbereitung ist trotzdem erforderlich, wenn das Wasser aus geologischen Gründen z.B. zu viel Eisen, Mangan und Härtebildner enthält.

In Ausnahmefällen kann auch natürliches Grundwasser gesundheitlich bedenklich sein (z.B. natürlicher Arsengehalt in einigen deutschen Gebirgsregionen).

Bei einer massiven anthropogenen Verunreinigung reicht die natürliche Reinigungsleistung der Bodenschichten nicht aus.

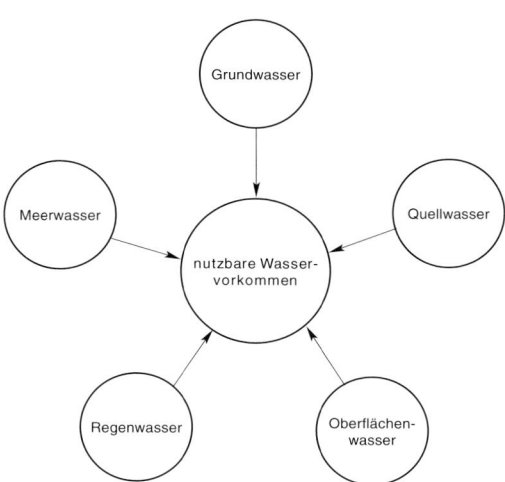

Abb. 8.4: Nutzbare Wasservorkommen.

8.6.2. Quellwasser

Eine **Quelle** ist ein örtlich begrenzter **natürlicher Grundwasseraustritt.** Quellwasser ist nur dann mikrobiologisch einwandfrei, wenn es aus gut filtrierenden Schichten stammt.

Man unterscheidet nach der Quellschüttung:

- perennierende Quellen: fließen ganzjährig
- periodische Quellen: fließen nur in niederschlagsreichen Jahren bzw. Jahreszeiten
- intermittierende Quellen: fließen kurzfristig, regelmäßig oder unregelmäßig

Man unterscheidet nach der mittleren Jahrestemperatur:

- warme Quellen: bis 20°C
- Thermalquellen: >20 bis 50°C
- heiße Quellen: >50°C

Man unterscheidet nach den chemischen und physikalischen Eigenschaften:

- Mineralquellen: mit gelösten Mineralien (>1000 mg/l)
- Heilquellen: Wasser mit heilkräftigen Wirkungen, z.B. bestimmte Mineralgehalte und/oder bestimmte Temperaturen

8.6.3. Oberflächenwasser

Oberflächenwasser ist Wasser aus **natürlichen oder künstlichen oberirdischen Gewässern** (Teiche, Seen, Talsperren, Bäche, Flüsse, Kanäle). Oberflächenwasser ist meist mehr oder weniger durch die Umwelt **verschmutzt.**

Wasserverunreinigungen können verursacht werden durch:

- Regen (☞ Kap. 8.6.4.)
- industrielle Abwässer (☞ Kap. 10.4.2.)
- landwirtschaftliche Abwässer (Gülle, Düngemittel, Schädlingsbekämpfungsmittel)
- häusliche Abwässer (☞ Kap. 10.4.1.)
- Straßenverkehr (Treib- und Schmierstoffe, Bitumen, Reifenabrieb, Streusalz)
- Schiffsverkehr (Treibstoffe, Öl, Fäkalien)
- Badebetrieb
- Tiere (Nutztiere, Wild, Vögel, Ratten, Mäuse)

Oberflächengewässer werden in der Bundesrepublik Deutschland im Rahmen internationaler und nationaler Überwachungsprogramme regelmäßig untersucht. In den Messprogrammen werden für Flüsse und Seen biologische Kenngrößen, chemische Messgrößen wie Nährstoffe (Gewässergüte und Belastungsquellen), Schwermetalle (Gewässergüte und Belastungsquellen) und organische Mikroverunreinigungen – Industriechemikalien (Gewässergüte und Belastungsquellen) und Pestizide (Gewässergüte und Belastungsquellen) und die Merkmale der ökomorphologischen Qualität (Gewässerstruktur) erfasst. Die Ergebnisse und eine Bewertung der Gewässergüteentwicklung werden in Gewässergüteberichten der Länder und Flussgebietskommissionen oder bundesweit durch die Länderarbeitsgemeinschaft Wasser (LAWA) und das Umweltbundesamt zusammengefasst und veröffentlicht.

Wegen der Verschmutzung der Oberflächengewässer ist eine Nutzung als Trinkwasser nur nach Aufbereitung und Desinfektion möglich.

Trinkwassertalsperren nehmen eine Sonderstellung unter den Oberflächengewässern ein. Wenn die Talsperren und deren Einzugsgebiete ohne beeinträchtigende Nutzungen gehalten werden können, ist eine gute Wasserqualität erreichbar. Auch dieses Wasser muss fast ausnahmslos aufbereitet werden.

8.6.4. Regenwasser

Regenwasser ist immer als verunreinigt anzusehen. Insbesondere der saure Regen (☞ Kap. 12.5.1.) ist hier zu nennen. Im Regen und Schnee wurden auch hohe Konzentrationen an krebserzeugenden polyzyklischen Kohlenwasserstoffen festgestellt (☞ Kap. 13.8.1.). Bei einer Speicherung

des Regenwassers in Zisternen kann es zu einer Vermehrung von Mikroorganismen kommen. Zisternenwasser wird als Trinkwasser nur in Ausnahmefällen dort benutzt, wo Wasser aus Grund- und Oberflächengewässern nicht zur Verfügung steht. Vor der Entnahme soll das Zisternenwasser gefiltert werden.

Die **Regenwassernutzung in privaten und öffentlichen Gebäuden** wird **unterschiedlich bewertet**. Uneingeschränkt zu empfehlen ist die Nutzung von Regenwasser zur Gartenbewässerung. Aus Sicht der Wasserversorgungsunternehmen ist die Regenwassernutzung problematisch, weil die relativ hohen Fixkosten der Wasserversorgung auf weniger verbrauchte m³ Wasser umgelegt werden müssen und damit der Wassertarif für den Verbraucher ansteigt. Der Spareffekt der Regenwassernutzung im Haushalt z.B. zum Wäschewaschen ist ebenfalls gering. Ferner führt Regenwassernutzung im Haushalt nur begrenzt zu einer Kostenersparnis, da Anschaffungs- und Wartungskosten bei korrekter Handhabung der notwendigen Installationen vergleichsweise hoch sind. Aus ökologischen Gründen ist die Regenwasserversickerung die bessere Alternative. Hygienische Risiken bei Regenwassernutzung im Haushalt bei sachgerechter Installation und regelmäßiger Wartung (Vermeidung des Kontaktes zur Trinkwasserversorgung) sind gering. Nicht auszuschließen sind Infektionsrisiken bei Verwendung von Regenwasser zum Wäschewaschen für Personen mit schwerer Immundefizienz. In Ballungsgebieten, Entwicklungs- und Schwellenländern und generell in weniger wasserreichen Regionen der Erde kann die Regenwassernutzung eine ökologische Entlastung bringen und auch volkswirtschaftlich sinnvoll sein.

8.6.5. Meerwasser

Um **Meerwasser** als Trinkwasser zu nutzen, ist eine weitgehende Entmineralisierung erforderlich. Die Salzgehalte des Meerwassers sind sehr hoch (z.B. Nordsee 3,5 %). In großtechnischen Verfahren werden die Destillation von Meerwasser und die Umkehrosmose eingesetzt. Die Umkehrosmose beruht auf dem Effekt, dass unter Druck bestimmte Membranen die in Wasser gelösten Moleküle und Ionen weitgehend zurückhalten, das Wasser aber passieren lassen. Die Entsalzung von Meerwasser ist energieaufwendig und kostenintensiv.

Zukünftig werden vermehrt solare Meereswasserentsalzunganlagen zum Einsatz kommen, insbesondere in Regionen mit hoher Sonneneinstrahlung. Die meisten der etwa 10.000 Anlagen arbeiten im Mittleren Osten und in der Karibik.

Abwassereinleitungen führen insbesondere in Küstenregionen zu mikrobiellen Kontaminationen (z.B. Salmonellen, Hepatitis-A-Viren) und chemischen Verunreinigungen je nach der Art der eingeleiteten Abwässer. Auch die Einbringung von Abfällen auf hoher See (z.B. früher die Verklappung von Dünnsäure) verschlechtert zumindest regional die Wasserqualität.

Zum **Meeresschutz** wurden in internationalen Übereinkommen das Versenken von Industriemüll, das Verklappen von Klärschlamm, das Verbrennen giftiger Chemikalien auf See und die Verwendung von schädlichen Bewuchsschutzsystemen für Schiffe (Tributylzinn, TBT, eine Organozinnverbindung, die hormonähnliche Wirkung aufweist) verboten.

8.7. Wasserverbrauch

Der **Anschlussgrad** der Bevölkerung an die **öffentliche Wasserversorgung** beträgt in Deutschland **99 %**. Diese Quote erlaubt eine Ermittlung des Pro-Kopf-Verbrauchs an Trinkwasser pro Einwohner und Tag. Die Gesamtwasserabgabe beträgt pro Jahr etwa **5000 Mio. m³**. Zwischen 1991 und 2007 ist die Wasserabgabe von 5.750 auf 4.500 Mio. m³ **gesunken**.

Der größte Anteil der Wasserabgabe der öffentlichen Wasserversorgung erfolgt an die Endverbraucher (Haushalte und Kleingewerbe). Der **individuelle Wasserverbrauch** pro Kopf und Tag schwankt zwischen 65-400 l. Im Bundesdurchschnitt nahm der **Wasserverbrauch** (Haushalte und Kleingewerbe, Anteil Kleingewerbe ca. 9 %) zwischen **1991 und 2007 von 144 auf 122 Litern pro Einwohner und Tag im Jahr l/(E und Tag) ab** (☞ Abb. 8.5).

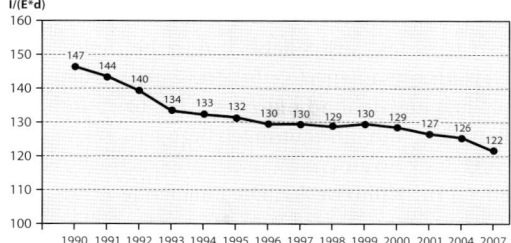

Abb. 8.5: Abnahme des Wasserverbrauchs in Haushalten und Kleingewerbe (Anteil Kleingewerbe ca. 9 %). Quelle: Umweltbundesamt.

Die Verwendung des Trinkwassers im Haushalt erfolgt zu >60 % für die Toilettenspülung sowie Baden und Duschen (☞ Abb. 8.6). Für eine Toilettenspülung werden ca. 9 l Trinkwasser verbraucht (Sparspülung 6 l bzw. nur 3 l bei ausschließlicher Spülung von Urin). Für ein Wannenbad verbraucht man 150-250 l Wasser, ein Duschbad 40-80 l. Eine Autowäsche verbraucht bis zu 500 l Wasser.

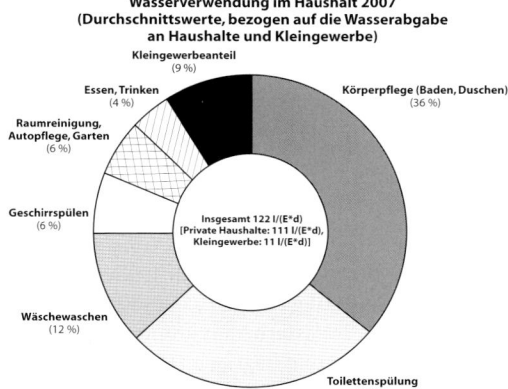

Abb. 8.6: Verwendung des Trinkwassers im Haushalt. Quelle: Umweltbundesamt.

Der Wasserverbrauch durch Haushalte und Kleingewerbe ist gering im Vergleich zu der Wasserentnahme durch die Industrie (☞ Abb. 8.7). Der **Wasserbedarf der privaten Haushalte macht ca. 16 % an der Gesamtentnahme** aus. Der wesentliche Anteil der Wassergewinnung entfällt mit 84 % auf den industriellen Bereich. Davon werden gut 73 % von Wärmekraftwerken, knapp 27 % benötigt der Bereich Bergbau und Verarbeitendes Gewerbe für

Produktionsprozesse. Mit etwa 20 Mrd. m³ Wasseraufkommen sind **Wärmekraftwerke die größten Wassernutzer in Deutschland**. Der Wasserbedarf wird fast ausschließlich über **betriebseigene Gewinnungsanlagen** gefördert. 2 % werden zusätzlich aus dem öffentlichen Netz bzw. anderen Betrieben und Einrichtungen bezogen. Verwendet wird das gewonnene Wasser hauptsächlich (rund 80 %) für **Kühlzwecke**. Die anfallende Abwassermenge von ca. 19 Mrd. m³ wird nahezu vollständig wieder in die Oberflächengewässer eingeleitet. Seit 1991 ist der betriebliche Einsatz von Wasser um etwa ein Drittel zurückgegangen. Dies beruht auf einer effektiveren und sparsameren Wassernutzung und dem verstärkten Einsatz von Kreislauftechnologien.

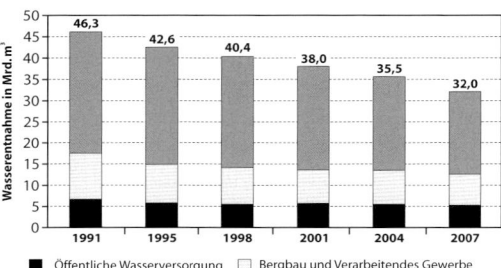

Abb. 8.7: Wasserentnahme in Deutschland: Vergleich Industrie und öffentliche Wasserversorgung 1991-2007. Quelle: Umweltbundesamt.

Der Wasserbedarf der Industrie ist von der Art der Produktion abhängig. So wurden früher z.B. zur Erzeugung von 100 kg Papier 10.000-50.000 l Wasser benötigt. Der Wasserbedarf konnte mittlerweile gesenkt werden und liegt bei <10 l/kg Papier.

Die **öffentliche Trinkwasserversorgung hatte** in Deutschland 2007 **folgende Herkunft:**

- Grundwasser 62 %
- Quellwasser 8 %
- Uferfiltrat und angereichertes Grundwasser 17 %
- Oberflächenwasser (Seen, Flüsse, Talsperren) 12 %

Die Verteilung dieser Rohwasserquellen ist in den Bundesländern unterschiedlich. In Nordrhein-Westfalen werden weniger als 50 % aus Grundwasser gewonnen, in Niedersachsen beträgt der Anteil fast 90 %.

Merke:

Die **größten Wasserverbraucher** sind die Wärmekraftwerke, gefolgt von der Industrie und den privaten Haushalten. Im **Haushalt** sind die größten Wasserverbraucher Toilettenspülung, Baden und Duschen sowie das Waschen von Wäsche (76 %). Das **Grundwasser** wird vorwiegend von der öffentlichen Wasserversorgung genutzt (>70 %).

8.8. Trinkwasserförderung

8.8.1. Allgemeine Prinzipien des Trinkwasserschutzes

8.8.1.1. Eignung eines Trinkwasservorkommens

Für die **Eignung oder Nichteignung eines Wasservorkommens** zur Trinkwasserversorgung **sind entscheidend:**

- anthropogene Einflüsse: anorganische und organische Verunreinigungen, insbesondere aber Kontaminationen durch wassergefährdende Chemikalien von Industrie, Gewerbe und Haushalt
- geogene Einflüsse: natürliche Inhaltsstoffe je nach Beschaffenheit des Grundwasserleiters (z.B. Härte, Salze, Eisen-, Mangan-, Fluorid-, Arsen-, Sulfatgehalt u.a.)
- die Menge des nutzbaren Wassers

Anthropogene Verunreinigungen von Grund- und Oberflächenwasser können verursacht sein durch (☞ auch Abb. 8.8):

- kleinflächige (**"punktförmige"**) Verunreinigungsquellen, z.B.
  - Haushaltsabwässer
  - Industrieabwässer
  - Müll- und Abfalllagerungen
  - "Altlasten" (☞ Kap. 11.1.)
  - Kanal-Leckagen
  - Unfälle mit wassergefährdenden Stoffen (auf dem Land und zur See)
- **großflächige** Schadstoffquellen vor allem durch **die Landwirtschaft**
  - Düngung
  - Aufbringung von Klärschlamm

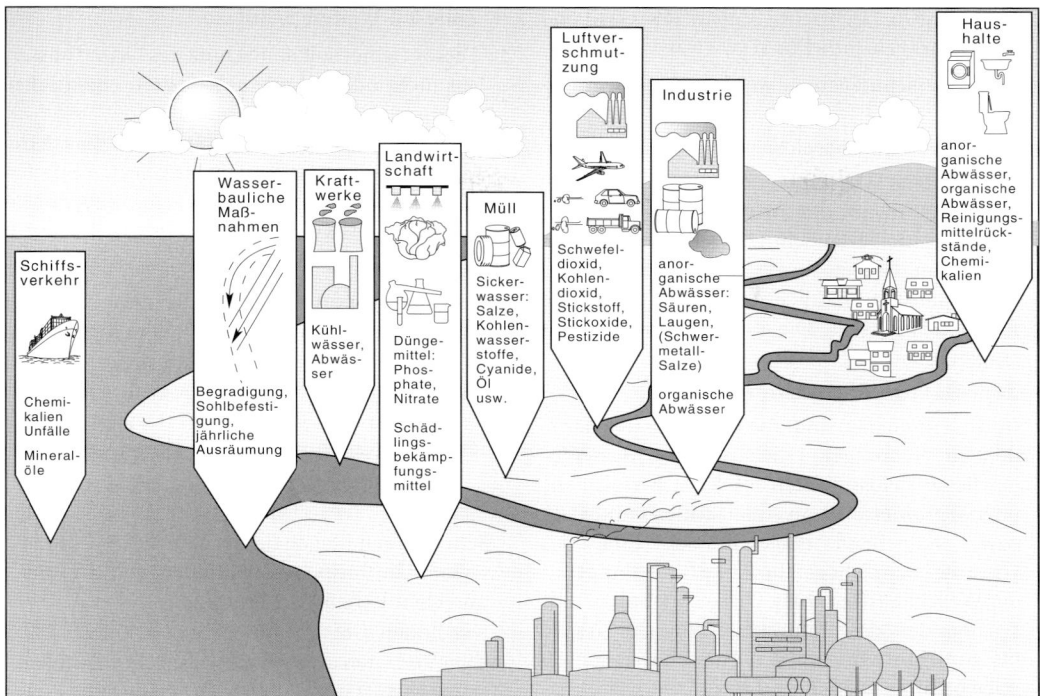

Abb. 8.8: Vielfältige Nutzung und Belastungen beeinflussen die Gewässer. Quelle: Bundesministerium für Forschung und Technologie (modifiziert).

- Abwasserverregnung bzw. -verrieselung
- Anwendung von Pflanzenschutzmitteln
- Schadstoffeintrag durch die Atmosphäre
  - anorganische Schadstoffe (☞ Kap. 13.6. und 13.7.)
  - organische Schadstoffe (☞ Kap. 13.8.)

In der Europäischen Region sind **Einträge aus der Landwirtschaft eine der Hauptbelastungsquellen** für Böden, Grund- und Oberflächenwasser. Problematisch sind die Einträge von Nährstoffen (Düngung) und Pflanzenschutzmittel, deren Einsatz durch den expandierenden Anbau von Energiepflanzen (intensive Biomasseproduktion) ansteigt.

Ebenfalls von besonderer Bedeutung sind Altlasten, Altdeponien sowie andere kontaminierte Standorte (z.B. Gaswerke u.a. Betriebsgelände), in welchen Wasserschadstoffe produziert, verarbeitet oder gelagert wurden bzw. werden. Sie kommen in einer großen Anzahl in Deutschland vor (>50.000 Flächen mit Verdacht auf Lagerung grundwasserkontaminierender Stoffe, >100.000 Altdeponien). Es können dort eine Vielzahl verschiedene Kon-

taminanten in teilweise hohen Schadstoffkonzentrationen vorkommen.

Human- und Tierarzneimittel verunreinigen aus diffusen Quellen über die Abwässer die Oberflächengewässer.

Um das natürliche Puffer- und Filtervermögen des Bodens und die Regenerationsfähigkeit des Wasserkreislaufes zu erhalten, ist es unbedingt erforderlich, die Kontamination der Umwelt insbesondere im Bereich der Wassereinzugsgebiete so gering wie möglich zu halten.

Mit der **Europäischen Wasserrahmenrichtlinie** (EG-WRRL) ist auf eine auf dem Vorsorgeprinzip basierende Regelung zum Grundwasserschutz seit 2000 in Kraft.

8.8.1.2. Schutzgebiete und Schutzzonen

Rechtsgrundlage für Schutzgebiete und Schutzzonen sind das Wasserhaushaltsgesetz des Bundes sowie Schutzgebietsverordnungen der Länder.

Wissenschaftlich-technische Grundlagen über Ausweisung und Bemessung von Schutzzonen sind den

DVGW-Regeln (Deutscher Verein des Gas- und Wasserfaches) zu entnehmen (www.dvgw.de).

Trinkwasserschutzgebiete werden wie folgt eingeteilt:

- **Zone I: Fassungsbereich**

  Umfasst eine Fläche mit einem Radius von mindestens 10 m um den Brunnenkopf und dient dem unmittelbaren Schutz der Fassungsanlage. In diesem Gebiet sind sämtliche Nutzungen (auch landwirtschaftliche) sowie das unbefugte Betreten untersagt. Die Zone I soll möglichst eingezäunt sein.

- **Zone II: Engere Schutzzone**

  In diesem Gebiet sind alle grundwassergefährdenden Nutzungen (z.B. Lagerung wassergefährlicher Flüssigkeiten [Öle, Chemikalien] oder Deponierung von Abfallstoffen) untersagt bzw. weitgehend eingeschränkt. Eine das Grundwasser nicht gefährdende Besiedlung und der Wegebau ist statthaft. Diese Zone soll so weit reichen, dass das Grundwasser von der Grenze bis zum Eintreffen in den Fassungsbereich 50 Tage benötigt = **50-Tage-Linie.**

  In diesen 50 Tagen sollen durch das **Selbstreinigungsvermögen** des Bodens

  - mikrobielle Belastungen (Bakterien, Viren) und
  - leicht abbaubare bzw. rückhaltefähige chemische Substanzen

  eliminiert werden.

  Obwohl sich die Zeit von 50 Tagen in der Praxis bewährt hat, ist festzustellen, dass die Eliminierung pathogener Mikroorganismen sowie von Umweltchemikalien nicht vorwiegend fließzeit- sondern fließstrecken-abhängig ist und diese Kontaminanten auch länger im Grundwasser persistieren können. Für gut filternde Grundwasserleiter ist eine Fließzeit von 50 Tagen ausreichend, während das für Karstgrundwasserleiter nicht gilt.

- **Zone III: Weitere Schutzzone**

  Dieses Gebiet soll den Schutz des Grundwassers vor nicht oder schwer abbaubaren chemischen Verunreinigungen sichern.

  Die **Grenzen der Schutzzonen** werden nach der Untergrundbeschaffenheit festgelegt: Zone I = 10 - 50 m, Zone II = 10 - 300 m (zeitbezogene Linie!), Zone IIIA = bis 2000 m, Zone IIIB = bis zur Grenze des Einzugsgebietes.

Seen und Talsperren, die zur Trinkwassergewinnung dienen (Entnahme aus 30-60 m Tiefe), werden durch Nutzungseinschränkungen vor Verunreinigungen geschützt (z.B. keine Einleitung ungereinigter Abwässer, kein Transport wassergefährlicher Stoffe, Einschränkung der Düngung).

Merke:

Schutzzonen dienen dem Schutz des Trinkwassers vor anthropogen bedingten, mikrobiellen und chemischen Verunreinigungen.

Die Zonen I bis III unterliegen unterschiedlichen Verboten und Nutzungseinschränkungen.

Die Grenze der Zone I (Fassungszone) ist mindestens eine Linie im Abstand von 10 m um den Brunnen (jegliche Verunreinigungen sind auszuschließen).

Die Grenze der Zone II ist eine zeitbezogene Linie, innerhalb welcher das Grundwasser 50 Tage fließt, bis es die Fassungsanlage erreicht (mikrobielle und leicht abbaubare chemische Verunreinigungen sind zu eliminieren).

Die Grenze der Zone III reicht bis 2000 m (IIIA) bzw. bis zur Grenze des Einzugsgebietes (IIIB [Schutz vor nicht oder schwer eliminierbaren chemischen Verbindungen]).

Gesetzliche Grenzwerte bestehen nicht für Schadstoffe im Grundwasser, sondern nur im Trinkwasser.

8.8.2. Quellfassungen

Die **Wassergewinnung aus Quellen** ist abhängig von der Wasserqualität und -menge sowie der Gleichmäßigkeit der **Quellschüttung.** Das Verhältnis zwischen niedrigster und höchster Quellschüttung soll bei guten Quellen nicht 1:5 übersteigen.

Gute und ergiebige Quellen wurden in den letzten Jahrzehnten bereits weitgehend gefasst. Viele

Quellen sind durch Siedlungsbauten, Verkehrswege, landwirtschaftliche und industrielle Betriebe sowie durch touristische Nutzungen beeinträchtigt oder gefährdet.

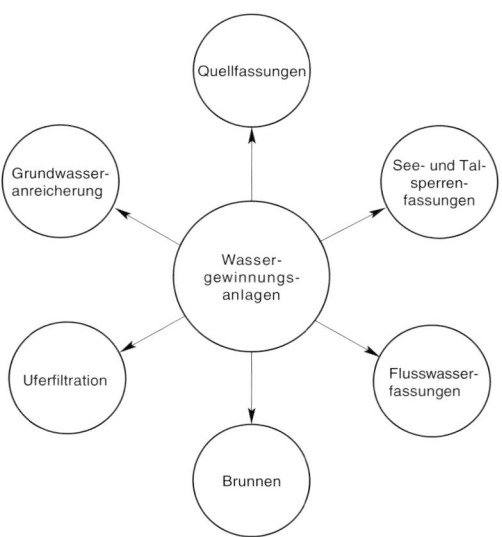

Abb. 8.9: Trinkwasserförderungsanlagen.

8.8.3. See- und Talsperrenfassungen

Die **Entnahme von Wasser** aus Seen und Talsperren erfolgt meist über einen Fassungsturm, um das Wasser gemäß der Qualität und Temperatur in unterschiedlicher Tiefe entnehmen zu können.

8.8.4. Flusswasserfassungen

Die **Entnahme von Wasser** aus Flüssen erfolgt über ein Entnahmebauwerk. Es wird eine vor Schadstoffen, Sand- und Eisführung geschützte Stelle gewählt, welche auch bei Niedrigwasser benutzbar bleibt.

Die großen Fließgewässer in der Bundesrepublik Deutschland eignen sich wegen hoher Kosten der Aufbereitung und des Risikos durch unvollständig entfernte Giftstoffe nicht für eine unmittelbare Flusswasseraufbereitung. Die Sicherung der mikrobiologischen Wasserqualität ist demgegenüber leichter möglich.

Flusswasser wird aber bei der Uferfiltration und zur Grundwasseranreicherung verwendet (☞ Kap. 8.8.6. und 8.8.7.).

Merke:

Oberflächenwasser muss immer aufbereitet werden. Je verschmutzter das Wasser primär ist, umso höher sind die Kosten der Aufbereitung. Im Allgemeinen wird für die Aufbereitung von Trinkwasser nur Oberflächenwasser der Güteklassen I und II verwendet (☞ Kap. 10.7.1.2.). Durch Uferfiltration und Grundwasseranreicherung kann das Oberflächenwasser vorgereinigt werden.

Grundwasser ist bei der Trinkwassergewinnung immer dem Oberflächenwasser vorzuziehen.

Im Rahmen der WHO-Leitlinien für sicheres Trinkwasser, stehen die *Water Safety Plans* als risikobasiertes Managementkonzept an zentraler Stelle. Das Vorgehen umfasst u.a. die Beschreibung und Bewertung des gesamten Versorgungssystems. Damit gewinnt die Überwachung und Gefährdungsanalyse von Rohwasser für die Trinkwasseraufbereitung an Bedeutung.

8.8.5. Brunnen

8.8.5.1. Allgemeines

Brunnen sind künstliche Zugänge zu Grundwasservorkommen. Sie dienen der Gewinnung von Grundwasser durch Pumpen. Die Tiefe der Brunnen ist abhängig von der Lage des Grundwasserleiters.

Aus bakteriologischer Sicht sollte das geförderte Wasser aus einer Tiefe entnommen werden, in welcher weitgehende Keimfreiheit besteht.

8.8.5.2. Schachtbrunnen

Schachtbrunnen (Kesselbrunnen) sind ausgemauerte Brunnen (Brunnenringe), welche bis in die grundwasserführende Schicht reichen und an deren Boden sich Wasser sammelt, das geschöpft oder abgepumpt wird (älteste Form des Brunnens). Die Wand des Schachtes soll bis in 3 m Tiefe wasserdicht sein. Schachtbrunnen müssen abgedeckt werden. Eine Holzabdeckung ist u.a. wegen der Gefahr des Pilzbefalls und einer möglichen Kontamination des Trinkwassers abzulehnen. Schachtbrunnen werden nur für den privaten Bereich benutzt, sind aber auch hier hygienisch ungünstig, da eine Gefahr der Grundwasserverunreinigung durch den offenen Grundwasserspiegel besteht.

8.8.5.3. Bohrbrunnen

Bohrbrunnen (Rohrbrunnen) bestehen aus Stahlrohren, welche in den Grundwasserleiter gebohrt werden. Sie enthalten im unteren Teil Schlitze oder Löcher sowie eine Kiesumhüllung als Filter.

Flachbrunnen (Flachspiegelbrunnen) reichen in den obersten Grundwasserleiter und liegen meist nur bis 6 m unter der Erdoberfläche (Pumpen können oberirdisch angeordnet werden).

Tiefbrunnen (Tiefspiegelbrunnen) gehen in tiefergelegene wasserführende Schichten (im Allgemeinen bis zu Tiefen von 150 m). Zuweilen wird auch ein Brunnen in einem tief gelegenen obersten Grundwasserleiter als Tiefbrunnen bezeichnet.

Vertikalfilterbrunnen sind vertikal in den Grundwasserleiter gebohrte Brunnen (☞ Abb. 8.10). Das Bohrloch muss gut abgedichtet sein, um den Zutritt von verunreinigendem Oberflächenwasser zu verhindern.

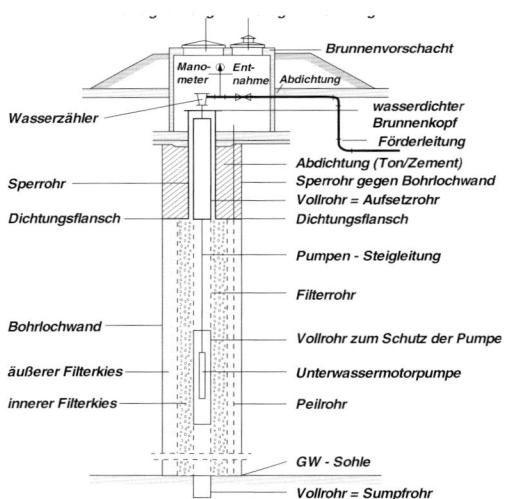

Abb. 8.10: Brunnenausbau (Vertikalfilterbrunnen) – Schemaskizze. Quelle: nach Hurler, K: Technik der Wasserversorgung.[7]

Brunnengalerien nennt man reihenförmig angelegte Vertikalbrunnen in Wasserwerken, welche über eine Sammelleitung das Wasser dem Pumpenhaus zuführen.

Bei den **Horizontalfilterbrunnen** reicht ein breiter geschlossener Schacht bis in die Tiefe des Grundwasserleiters. Von dort gehen strahlenförmig nach allen Seiten horizontal verlegte Filterrohre ab und

erlauben eine gegenüber Vertikalbrunnen erheblich höhere Förderleistung. Horizontalfilterbrunnen werden bevorzugt in zentralen Wassergewinnungsanlagen eingesetzt (☞ Abb. 8.11).

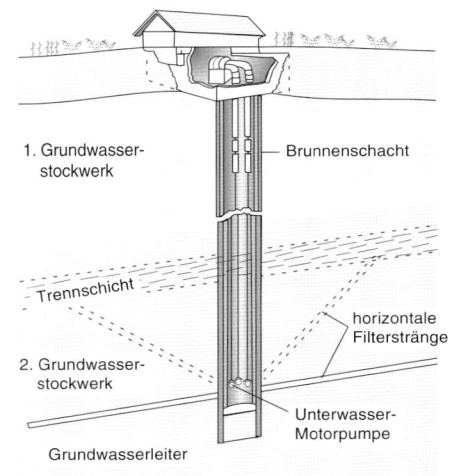

Abb. 8.11: Horizontalfilter-Brunnen. Quelle: nach Hurler, K: Technik der Wasserversorgung.[7]

8.8.6. Uferfiltration

Die **Uferfiltration** dient der Nutzung von Oberflächenwasser zur Trinkwassergewinnung. Hierbei werden Vertikalbrunnen in Ufernähe (ca. 50 m vom Flussbett entfernt) angelegt, um eine Anreicherung des Brunnengrundwassers mit Oberflächenwasser zu erreichen:

- Wasserförderung aus Vertikalbrunnen in Ufernähe →

- Absenken des Grundwasserspiegels im Brunnen (Absenkungstrichter) →

- Nachsickern des Flusswassers vom Gewässerufer in den Brunnen bei gleichzeitiger Filterung

Das Wasser in den Brunnen ist bei **Uferfiltration ein Gemisch aus Grundwasser und durch das Flussufer filtriertem Oberflächenwasser.**

Je intensiver Wasser aus den Brunnen gefördert wird, umso schneller sickert Wasser vom Gewässerufer oder der Gewässersohle nach (☞ Abb. 8.12).

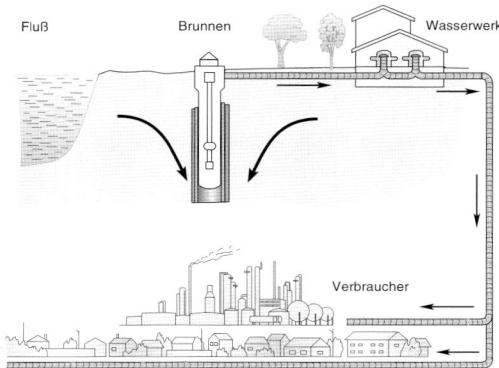

Abb. 8.12: Schema einer Wasserversorgung durch Nutzung von Uferfiltration.

Während der **Passage des Flusswassers** durch die als Filter wirkenden Uferschichten werden Schwebstoffe, gelöste abbaubare Substanzen und ein Teil der Schwermetalle (Adsorption oder chemische Bindung an Bodenpartikel) aus dem Wasser entfernt.

Die **Qualität** des durch Uferfiltration gewonnenen Wassers ist abhängig von

- der Wasserqualität des Oberflächengewässers
- der Entfernung der Fassungsanlage vom Gewässerbett
- Menge und Qualität des zuströmenden Grundwassers

Schwer abbaubare organische Stoffe, Salze sowie einige Schwermetalle werden nur teilweise zurückgehalten. In diesen Fällen ist eine zusätzliche Trinkwasseraufbereitung erforderlich.

In der Bundesrepublik Deutschland werden 6 % des Trinkwassers durch Uferfiltration gewonnen.

8.8.7. Grundwasseranreicherung

Bei der künstlichen **Grundwasseranreicherung** wird Oberflächenwasser mittels Schluckbrunnen oder Versickerungsbecken (Sandbecken, Pflanzenbecken) versickert, um eine Anreicherung des Wassers von Grundwasserstrom abwärts gelegenen Brunnen eines Wasserwerkes zu erreichen:

- Entnahme von Oberflächenwasser →
- Pumpen des Oberflächenwassers in Schluckbrunnen oder Versickerungsbecken →

- Mitnahme des eingebrachten Oberflächenwassers im Grundwasser für eine Fließstrecke von ca. 50 Tagen (bei 1 m Fließgeschwindigkeit pro Tag 50 m) →
- Entnahme dieses weitgehend rein gewordenen Wassers durch Brunnen einer zentralen Wasserversorgung (☞ Abb. 8.13)

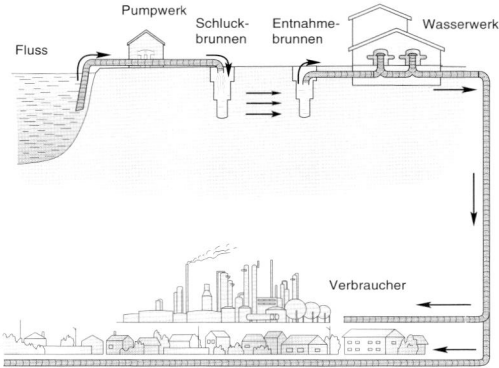

Abb. 8.13: Schema einer Wasserversorgung durch Nutzung der Grundwasseranreicherung.

Die **Qualität** des geförderten angereicherten Grundwassers ist abhängig von der Art des Untergrundes (Korngröße, Porenvolumen, chemische Zusammensetzung des Bodens) und der Fließzeit des Wassers bis zur Entnahme.

Die Grundwasseranreicherung wird zur Trinkwasseraufbereitung sowie zur Erhaltung und Hebung bestimmter Grundwasserstände als wasserwirtschaftliche Maßnahme angewendet.

8.8.8. Zisternen

Zisternen sind meist ausgemauerte Behälter mit Sandfilter zum Sammeln von Regenwasser, welches auf befestigten Flächen (z.B. Dächern) aufgefangen wird. Zisternen werden nur noch in speziellen Ausnahmefällen zur Trinkwasserversorgung eingesetzt. Das Wasser ist nur nach Aufbereitung (z.B. Kochen) als Trinkwasser zu benutzen.

Merke:

Die Trinkwassergewinnung ist möglich durch

- **Oberflächenwasser**
  - Meerwasser
  - See- und Talsperrenfassungen
  - Flusswasserfassungen
- **Unterirdisches Wasser**
  - Grundwasser aus Brunnen (Schachtbrunnen, Bohrbrunnen [Horizontal- und Vertikalfilterbrunnen], artesische Brunnen)
  - Uferfiltration
  - Grundwasseranreicherung
  - Quellwasser

Die **Trinkwassergewinnung erfolgt vorwiegend durch** Vertikalbrunnen (Rohrbrunnen) in der wasserführenden Schicht, von denen in Wasserwerken z.T. Horizontalfilterbrunnen für eine ergiebige Trinkwasserförderung ausgehen.

Bei der **Uferfiltration** wird durch Brunnen in Ufernähe ein Gemisch von gereinigtem Oberflächenwasser und Grundwasser gefördert, während bei der **Grundwasseranreicherung** Oberflächenwasser in Schluckbrunnen und Versickerungsbecken gepumpt und nach einer Fließstrecke aus weiteren Brunnen entnommen wird. Die Reinigungswirkung ist abhängig von der Fließstrecke (Nachahmung der natürlichen Selbstreinigung)

8.9. Trinkwasseraufbereitung

8.9.1. Allgemeines

Zur **Aufbereitung** sind mehr als 100 Stoffe, zur **Desinfektion** von Trinkwasser sind Chlor, Chlorverbindungen (☞ Kap. 8.9.9.1.) sowie Ozon (☞ Kap. 8.9.9.2.) zugelassen. Zulässige Dosierungen und Grenzwerte nach Aufbereitung sind festgelegt.

Wasser muss aufbereitet werden

- aus hygienischen Gründen (frei von Krankheitserregern und Schadstoffen)
- aus betrieblichen Gründen (frei von technisch störenden Bestandteilen).

Als **Rohwasser** wird unbehandeltes Wasser bezeichnet, welches als Grund-, Quell- oder Oberflächenwasser Ausgangspunkt für die Trink- oder Betriebswassergewinnung ist.

Die **Wasserförderung** (☞ Kap. 8.8.) ist teilweise bereits ein natürliches Aufbereitungsverfahren

(Rohrbrunnen, Uferfiltration, Grundwasseranreicherung).

Ein Teil des Grundwassers kann nach der Förderung direkt als Trinkwasser verwendet werden. Ein anderer Teil des Grundwassers sowie das gesamte Oberflächenwasser müssen weiter aufbereitet werden. Die **Aufbereitungsverfahren** richten sich nach der Qualität des Rohwassers und dem Verwendungszweck (Trinkwasser, Betriebswasser).

Wasser, welches in Lebensmittelbetrieben verwendet wird, muss Trinkwasserqualität haben.

Die Anforderungen an **Betriebswasser (Brauchwasser, Prozesswasser)**, welches gewerblichen, industriellen und landwirtschaftlichen Zwecken dient, ohne dass Trinkwasserqualität verlangt wird, sind dem Einsatzzweck anzupassen. So darf z.B. Kesselspeisewasser nicht korrodierend wirken bzw. Kesselstein bilden und Bewässerungswasser darf keine boden- und pflanzenschädigenden Stoffe enthalten.

In einigen Städten der Bundesrepublik Deutschland bestehen noch spezielle Brauchwassernetze für die Versorgung mit Flusswasser. Inzwischen muss das Flusswasser auch als Brauchwasser meist aufbereitet werden.

Eine Verbindung zwischen Trinkwasserleitungen und Brauchwasserleitungen ist aus hygienischen Gründen strengstens untersagt.

8.9.2. Vorklärung

In **Vorklär- oder Absetzbecken** werden Sinkstoffe, d.h. ungelöste Stoffe, welche infolge ihres Eigengewichtes im Wasser sedimentieren, abgesetzt. Mit **Rechen** und **Siebeinrichtungen** können ggf. Feststoffe, mit **Mikrosieben** Plankton entfernt werden.

8.9.3. Belüftung, Enteisenung, Entmanganung, Entsäuerung

Eine **Belüftung** des Wassers erfolgt durch Eintrag von Luft mittels Kompressor direkt in das Rohwasser, durch Verdüsung des Wassers oder durch Kaskadenbelüftung.

Die Belüftung hat zum Ziel:

- Anreicherung des Wassers mit Luftsauerstoff (bei sauerstoffarmen Wässern)
- Oxidation und Ausfällung von Eisen und Mangan (befinden sich besonders in sauerstoffarmen Wässern)

- Entsäuerung durch Entfernung der aggressiven Kohlensäure aus dem Wasser (Einstellung eines optimalen Kalk-Kohlensäure-Gleichgewichtes). Eine Entsäuerung ist aber auch mit chemischen Verfahren durch Zugabe alkalischer Lösungen oder durch Leitung des Wassers über eine Schicht aus feinkörnigem Kalkstein ($CaCO_3$) möglich:
- $CaCO_3 + CO_2 + H_2O = Ca(HCO_3)_2$ (Dabei wird freie Kohlensäure gebunden.)
- Entfernung von anderen Gasen und Stoffen mit hohem Dampfdruck, z.B. wird
  - Schwefelwasserstoff durch Belüftung ausgetragen

8.9.4. Flockung und Sedimentation

Durch **Flockung** werden grob- und kolloiddisperse Stoffe entfernt:

- Zugabe von Eisen- oder Aluminiumverbindungen (Eisen-II-sulfat-, Eisen-III-chlorid- oder Aluminiumsulfatlösungen) als Flockungsmittel zum Rohwasser →
- Adsorption gelöster bzw. fein verteilter Stoffe an der Flockenoberfläche bzw. deren Einschluss in die Flocken →
- Entfernung der Flocken (Abscheidung [Sedimentation], Filterung)

Ohne die Flockung könnten kolloidal gelöste Stoffe, z.B. auch Huminsäuren, Filter passieren.

8.9.5. Filtrierung

Filtrierbare Stoffe (Feststoffe, grob- und kolloiddisperse Stoffe, ausgeflockte Stoffe einschließlich Eisen und Mangan) werden durch Filter entfernt.

Als **Filter** werden zur Trinkwasseraufbereitung eingesetzt:

- Langsamsandfilter
  Physikalisch und chemisch-biologisch wirkende Filter mit einer Filtergeschwindigkeit von 0,1-0,2 m/h. Die größte Filterwirkung erfolgt in der obersten Sandschicht (biologisch aktive Schicht aus Mikroorganismen und abgeschiedenem Material [Biofilm], die sowohl als Filterschicht wirkt als auch gelöste organische Verbindungen abbauen kann. Diese Schicht muss bei Erreichen eines bestimmten Verschmutzungsgrades ausgetauscht werden.) Langsamsandfilter haben einen großen Flächenbedarf

- **Schnellfilter:**
  Physikalisch und chemisch wirkende Filter mit einer Filtergeschwindigkeit von mehreren Metern pro Stunde in
  - offener oder
  - geschlossener Bauweise (Druckfilter, Kessel)

Das Filtermaterial für Schnellfilter ist ziemlich grobporig, die abzutrennenden Partikel werden an der Oberfläche der kapillaren Poren des Filters abgeschieden.

Als Filtermaterial wird Quarzsand und bei speziellen Aufbereitungszwecken auch gekörntes Calciumcarbonat und halbgebranntes Dolomit (Entsäuerung) eingesetzt. Schnellfilter werden nach einer bestimmten Betriebszeit durch Rückspülen gereinigt.

8.9.6. Aktivkohlebehandlung

Eine **Aktivkohlebehandlung** dient der adsorptiven Zurückhaltung gelöster oder emulgierter organischer Spurenstoffe wie Mineralöle, Lösungsmittel, Pestizide, Arzneimittel, perfluorierte persistente Verbindungen wie PFOA (Perfluoroctansäure, eine fluorierte synthetische Säure mit zahlreichen industriellen Anwendungen) u.a. wie kanzerogen wirkende Substanzen aus der Gruppe der polyzyklischen aromatischen Kohlenwasserstoffe. Diese Stoffe befinden sich in belasteten Oberflächengewässern und Uferfiltraten und können Sandfilter passieren. Ohne Aktivkohlefilterung wurden beispielsweise im Trinkwasser der Bewohner von Arnsberg die gleichen PFOA-Gehalte wie in der Rohwasserquelle Möhne (Nordrhein-Westfalen) gefunden.

Der Einsatz der Aktivkohle erfolgt als

- Zugabe von Pulverkohle im Rahmen einer Flockung und Filtration und
- als körniges Material in geschlossenen Filtern

Günstig ist die Kombination von Ozonung und Aktivkohlefilter:

- Aufbrechen organischer Ringverbindungen durch Ozon →
- Adsorption eines Teiles der Verbindungen im oberen Teil des Aktivkohlefilters (kein mikrobiologischer Abbau möglich, da weitgehende Keimfreiheit durch Ozon) →

- Abbau der umgesetzten organischen Verbindungen durch die mikrobielle Besiedelung der tieferen Aktivkohlefilterschichten (bei längeren Filterlaufzeiten)

Aktivkohlefilter lassen sich **nicht rückspülen** und werden nach Erschöpfung der Reinigungskraft mit einer neuen Füllung versehen oder thermisch reaktiviert.

Die Entfernung von Geschmacks-, Geruchs-, Farb- und Trübstoffen aus dem Wasser wird auch als **Schönung** bezeichnet.

> **Merke:**
>
> **Aktivkohle** wird u.a. zur Trinkwasserreinigung insbesondere aus Oberflächenwasser eingesetzt. Aktivkohle kann gelöste organische Spurenstoffe (u.a. Toxine, Allergene, Geruchs- und Geschmacksstoffe, polyzyklische Aromaten, Arzneimittel, perfluorierte Verbindungen) adsorptiv zurückhalten, hat aber keine entkeimende Wirkung.

8.9.7. Enthärtung

Enthärtung ist die **Entfernung von Calcium- oder Magnesium-Ionen aus zu hartem Wasser** (☞ Kap. 8.13.3.). Hierbei werden u.a. folgende Verfahren eingesetzt:

- Entkarbonisierung (Zusatz von Kalkhydrat [Kalkmilch] $Ca(OH)_2$) und Umwandlung der Carbonathärte zu kornförmigem Calciumcarbonat bzw. der Magnesiumhärte zu Magnesiumhydroxid:
  - $Ca(HCO_3)_2 + Ca(OH)_2 \rightarrow 2\ CaCO_3^- + 2H_2O$
  - $MgCO_3 + Ca(OH)_2 \rightarrow CaCO_3^- + Mg(OH)_2^-$
- Ionenaustauschverfahren (Austausch von Ca- und Mg-Ionen gegen Wasserstoffionen)
- Säureentkarbonisierung mit Salz- oder Schwefelsäure

8.9.8. Kleingeräte zur Aufbereitung von Trinkwasser

Kleingeräte zur Aufbereitung von Trinkwasser (z.B. Kleinfilter) **sind fast immer überflüssig.** Sie sollten nur in den wenigen Ausnahmen angewendet werden, wenn bei einer Einzelwasserversorgung der Hausbrunnen hochgradig belastet ist und zentral bereitgestelltes überwachtes Trinkwasser nicht zur Verfügung steht. Allerdings werden Verbraucher zum Kauf von Filtern und Enthärtungs-

anlagen im Haushalt stark beworben. Schlagzeilen wie "Gift im Trinkwasser" tragen ebenfalls zur Verunsicherung der Verbraucher bei.

Bei Kleingeräten zur Trinkwasseraufbereitung bestehen u.a. folgende Risiken:

- bei erschöpften Geräten können zurückgehaltene Stoffe unter besonderen Bedingungen konzentriert wieder abgegeben werden
- im Filter adsorbierte organische Stoffe sind ein guter Nährboden für Mikroorganismen (Verkeimungsgefahr!)
- Austauscherharze (insbesondere aus Anionenaustauschern), die z.B. zur Nitratentfernung verwendet werden, können gesundheitsschädliche Abbauprodukte an das Wasser abgeben (z.B. Amine)

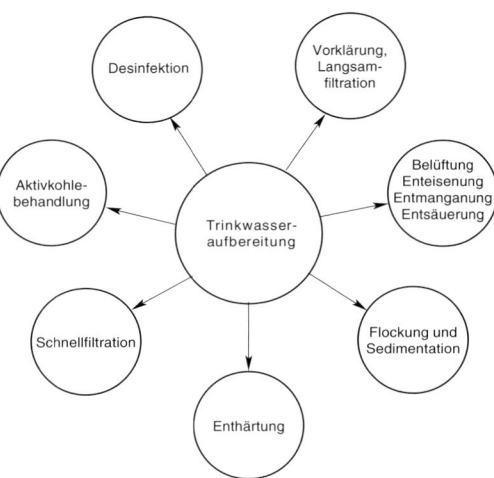

Abb. 8.14: Zur Trinkwasseraufbereitung je nach Qualität des Rohwassers eingesetzte Verfahren.

8.9.9. Trinkwasserdesinfektion

8.9.9.1. Chlorung

Die **Chlorung** ist ein **einfaches, billiges und sehr gut wirksames Verfahren zur Wasserdesinfektion.**

Die keimtötende Wirkung beruht auf der Oxidation organischer Substanz durch Einwirkung der unterchlorigen Säure bzw. des bei ihrem Zerfall entstehenden atomaren Sauerstoffs:

- $Cl_2 + H_2O \leftrightarrow HOCl + HCl$
- $HOCl \rightarrow HCl + O$

Der Sauerstoff "in statu nascendi" ist sehr reaktionsfähig (Absättigung seiner Elektronenschale mit Elektronen und Oxidation anwesender organischer Substanzen [z.B. Bakterien, Viren]).

Zur Desinfektion muss das Chlor in ausreichender Menge vollständig mit dem Wasser vermischt werden und mindestens eine halbe Stunde einwirken.

Chlor entkeimt das Wasser schon in einer Konzentration von 0,2-0,3 mg/l. Es muss sich hierbei aber um freies Chlor handeln. Bei der zuzusetzenden Chlormenge ist daher die **Chlorzehrung** zu beachten, d.h. die von der organischen Substanz gebundenen Anteile des Chlors wirken nicht mehr desinfizierend. Höhere Konzentrationen organischer Stoffe im Wasser erfordern höhere Chlorzugaben. Gesundheitlich bedenklich wird Chlor ab etwa einer Konzentration von 90 mg/l.

Chlor ist in folgender Form zur Desinfektion des Trinkwassers zugelassen:

- Chlorgas
- Natrium-, Calcium-, Magnesiumhypochlorit
- Chlorkalk
- Chlordioxid

Bei größeren Wasserversorgungsanlagen wird vor allem **Chlorgas** eingesetzt. Wegen der hohen Toxizität des Chlorgases müssen die Unfallverhütungsvorschriften streng beachtet werden.

Natriumhypochlorit ist für kleinere Wasserwerke besser, da es nur gering toxisch ist und sich leicht dem Wasser über Tropfdosierung zugeben lässt.

Durch **Reaktion von Chlor** mit organischen Substanzen aus industriellen Abwässern, aber auch mit den Huminsäuren als natürlichen Wasserinhaltsstoffen, können halogenierte Kohlenwasserstoffe, die **Trihalogenmethane oder Haloforme** (CHX_3, X steht für Halogene), entstehen:

- Chloroform ($CHCl_3$)
- Bromoform ($CHBr_3$)
- Dichlorbrommethan ($CHCl_2Br$)
- Dibromchlormethan ($CHBr_2Cl$)
- Iodoform (CHI_3)

Enthält das Wasser Bromide, entstehen bromierte THM. Haloforme können in höheren Konzentrationen toxisch wirken. Chloroform hat sich im Tierversuch als **kanzerogen** erwiesen. Die chlororganischen Verbindungen werden in Abwässern über den AOX-Wert erfasst (Summe der Konzentration aller aus einer Wasserprobe absorbierbaren

organischen Chlorverbindungen). Als Leitparameter für die halogenierten Desinfektionsnebenprodukte (DNP) im Trinkwasser gelten die Trihalogenmethane (THM). Auf den THM-Gehalt werden demnach überwiegend solche Wässer untersucht, die gechlort worden waren. THM können sich auch im Leitungsnetz bilden, weil dort auch organische Stoffe (Biofilm) vorkommen.

Die **Trinkwasserverordnung** schreibt einen Restgehalt von mindestens 0,1 mg/l freiem Chlor (Restchlor) nach Abschluss der Aufbereitung vor (bei Desinfektion mit Chlordioxid 0,05 mg Chlordioxid/l). Um eine Wiederverkeimung insbesondere in weit verzweigten Verteilungsnetzen zu verhindern, kann der Chlorgehalt auch bis 0,3 mg/l (Chlordioxid 0,2 mg/l) betragen (sogenannte Sicherheits- oder Transportchlorung vor Übergabe an das Verteilungsnetz).

Um das Auftreten von chlorierten Kohlenwasserstoffen im Trinkwasser zu verringern, wurde der **Einsatz des Chlors** von den Wasserversorgungsunternehmen in den letzten Jahren stark eingeschränkt. Weit über die Hälfte des in der Bundesrepublik von den öffentlichen Versorgungsunternehmen abgegebenen Trinkwassers ist nicht mehr gechlort. Hierzu ist jedoch erforderlich, dass das **Rohwasser** chemisch und mikrobiologisch einwandfrei ist und nicht längere Zeit in Rohren stagniert (gute Durchströmung). In Deutschland orientiert sich die **Notwendigkeit einer Desinfektion** nach der **mikrobiologischen Beschaffenheit** des Wassers. Andere Länder wie die USA schreiben die Desinfektion für aus Oberflächenwasser gewonnenes Trinkwasser vor.

Chlorphenole können bei einer Chlorung von Wasser mit phenolhaltigen Verbindungen entstehen. Sie verursachen einen unangenehmen Geruch und Geschmack des Wassers.

Bei Vorhandensein von Ammonium-Ionen reagiert Chlor unter Bildung von Chloraminen.

Bei der Desinfektion mit **Chlordioxid** entstehen keine Haloforme und kaum Chlorphenole. Es kommt jedoch bei gleichzeitiger Anwesenheit von reduzierend wirkenden organischen Substanzen zur Bildung der als toxisch angesehenen Chlorit-Ionen (ClO_2-). Deshalb fordert die Trinkwasserverordnung nicht mehr als 0,4 mg/l Chlordioxid anzuwenden. Hierdurch ist der Einsatz des Chlordioxids zur Wasserdesinfektion beschränkt.

Chlordioxid-Anlagen werden z.B. zur Legionellenbekämpfung eingesetzt (Maßnahme umstritten). Bei der Trinkwasserüberwachung wird dann Chlorit bestimmt.

8.9.9.2. Ozonung

Ozon wirkt als **starkes Oxidationsmittel**. Es ist jedoch eine sehr unbeständige Verbindung, die am Ort des Einsatzes hergestellt werden muss. Hierbei setzt man Luft oder Sauerstoff zwischen Elektroden einem Hochspannungswechselfeld von 7-12 KV aus:

- $3\ O_2 \leftrightarrow 2\ O_2 + 2\ [O] \leftrightarrow 2\ O_3$

Das ozonhaltige Gas wird ins Wasser eingeleitet, wo es bereits nach wenigen Minuten (schneller als bei der Desinfektion mit Chlor) durch den naszierenden Sauerstoff Bakterien und Viren abtötet. Es **verliert jedoch im Wasser schnell seine Desinfektionswirkung** (keine Depotwirkung) und ist daher z.B. zur Desinfektion in weit verzweigten Wasserversorgungsnetzen kaum einzusetzen. Bei höheren Salzgehalten und organischen Stoffen im Rohwasser können bei der Ozonung halogenierte Kohlenwasserstoffe entstehen. Die bei der Desinfektion entstandenen Reaktionsprodukte dürfen bei der Anwendung von Chlor und Ozon 0,01 mg/l nicht überschreiten.

Der Vorteil des Ozons liegt in seiner Geschmacks- und Geruchsfreiheit, der Oxidation von Geruchs- und Geschmacksstoffen sowie anderer organischer Verbindungen (z.B. Benzo(a)pyren). Ozon muss wegen seiner toxischen Eigenschaften nach der Desinfektion durch Belüftung oder Aktivkohle wieder aus dem Wasser entfernt werden. Auch deshalb ist ein Einsatz im Versorgungsnetz nicht möglich.

Merke:

Chlorung, vor allem durch Chlorgas, ist das verbreitetste Verfahren zur Wasserdesinfektion. Die keimtötende Wirkung beruht auf der Bildung von unterchloriger Säure und auf einer Oxidation durch die Bildung naszierenden Sauerstoffs. Die "Chlorzehrung" durch organische Verbindungen ist bei der Desinfektion zu beachten. Chlorung ist billig und effektiv.

Da jedoch **toxische Haloforme** durch Reaktion mit organischen Substanzen aus Industrieabwässern sowie Huminsäuren entstehen können, wird Chlor vorwiegend nur noch zur Sicherheits- oder Transportchlorung am Ende der gesamten Aufbereitung vor der Übergabe des Wassers an das Versorgungsnetz verwendet. Bei mikrobiologisch einwandfreiem Wasser verzichten viele Städte und Gemeinden auf eine Transportchlorung.

Chlordioxid bildet keine Haloforme, kann jedoch mit reduzierenden organischen Substanzen das toxische Chlorit-Ion bilden, hierdurch ist sein Einsatz beschränkt.

Ozon ist ein schnell und oxidierend wirkendes, hocheffektives Desinfektionsmittel, das keine Geschmacksbeeinträchtigung hervorruft; es kann jedoch bei hohen Salzgehalten und organischen Verbindungen im Wasser zur Entstehung von halogenierten Kohlenwasserstoffen kommen. Ozon ist nicht als Entkeimungsmittel für den Transport des Wassers durch das Leitungsnetz geeignet.

Aufbereitungsverfahren müssen so betrieben werden, dass das aufbereitete Wasser keiner Desinfektion bedarf, wenn es vorher mikrobiologisch einwandfrei war.

8.9.9.3. Desinfektion mit ultravioletten Strahlen

Die Desinfektion mit ultravioletten Strahlen (UV-Strahlen) **unterscheidet sich im Wirkungsmechanismus** grundsätzlich von der mit **meist oxidativ wirkenden Chemikalien**. Die **keimtötende Wirkung** beruht auf der **Reaktion der Strahlen mit der RNA oder DNA der Zellen**. Die UV-Strahlung durchdringt das Wasser und die Mikroorganismen und bewirkt eine **Dimerisierung benachbarter Uracil-Basen** in der DNA oder RNA. Dadurch kann die **Replikation dauerhaft unterbunden** werden. Der Mikroorganismus bleibt für eine gewisse Zeit noch intakt. UV-Strahlung bewirkt im Gegensatz zu Chlor nur eine geringe Bildung von Desinfektionsnebenprodukten. Die UV-Desinfektion ist nur auf das innere Volumen des Photoreaktors beschränkt, d.h. es wird **keine Depotwirkung der Desinfektion** aufgebaut. Die UV-Desinfektion erfordert Strahlung im Wellenlängenbereich 240-290 nm. Besonders geeignet hierfür sind **Quecksilberdampflampen** (meist Niederdrucklampen und Mitteldrucklampen). Die Einbringung des hochgiftigen Quecksilbers in die Umwelt wird durch eine Reihe gesetzlicher Regelungen zunehmend limitiert.

UV-Strahlen haben nur eine geringe Eindringtiefe und werden auch in ihrer Wirkung durch Trübungsstoffe absorbiert und damit unwirksam. Sie können daher nur zur Desinfektion klaren Wassers eingesetzt werden.

8.9.9.4. Abkochen

Abkochen von Wasser ist eine sichere Methode der Wasserdesinfektion, insbesondere in Katastrophenfällen oder besonderen Einzelfällen. Eine Abkochanordnung kann auch als Sicherheitsmaßnahme durch das zuständige Gesundheitsamt bei mikrobieller Belastung des Trinkwassers angeordnet werden. Die meisten Keime sind hitzeempfindlich und sterben bei 100°C ab. Ein Abkochen des Trinkwassers über 3-5 min auf 100°C reicht aus (thermische Desinfektion).

8.10. Trinkwasserkonservierung

Zur **Trinkwasserkonservierung (nicht zur Trinkwasserdesinfektion!)** sind **Silberverbindungen** zugelassen. Hierbei wird die oligodynamische Wirkung fein verteilten Silbers ausgenutzt. Silberionen haben eine mehr bakteriostatische (konservierende) Wirkung. Nachteilig ist jedoch die nur langsam einsetzende Wirkung. **Für große Anlagen sind Silberverbindungen nicht geeignet.** Die Trinkwasserverordnung enthält keinen Grenzwert für Silber. Silber und Silberchlorid dürfen zur Konservierung von gespeichertem Wasser in Kleinanlagen im Ausnahmefall verwendet werden. Die zulässige Zugabe beträgt 0,1 mg/l Ag, die Höchstkonzentration nach Abschluss der Aufbereitung ist 0,08 mg/l Ag. Die Methode wird insbesondere zur Konservierung von Trinkwasser auf Schiffen, für Wasser in Behältern für Tropenreisende sowie zur

Notversorgung mit abgepacktem Wasser eingesetzt.

Merke:

Bei der **Trinkwasseraufbereitung** können folgende Stufen und Verfahren je nach Rohwasserqualität eingesetzt werden:

- **1. Stufe: Grobreinigung**
  - **Vorklärung:** Entfernung von Feststoffen und grobdispersen Stoffen durch Siebe und Vorklärbecken (bei Oberflächenwasser)
  - **Filtration:** Entfernung grob- und kolloiddisperser Stoffe durch Langsamsandfilter (bei Oberflächenwasser) natürliche Bodenfiltration und Kiesfilter des Brunnenrohrs (bei aus Brunnen gefördertem Grundwasser)
  - **Belüftung:** Anreicherung des Wassers mit Sauerstoff sowie Oxidation mit nachfolgender Ausfällung von Eisen und Mangan sowie Austrag leichtflüchtiger Stoffe (CO_2, H_2S)
  - **Flockung und Sedimentation:** Entfernung von Trüb- und Kolloidstoffen durch Adsorptionskoagulation mittels Eisen- und Aluminiumsalzen
  - **Enthärtung:** Entfernung von Ca- und Mg-Ionen durch Entkarbonisierung und Ionenaustauschverfahren
- **2. Stufe: Feinreinigung**
  - **Filtration durch offene Schnellfilter oder Druckfilter:** restliche Entfernung grob- und kolloiddisperser Stoffe
- **3. Stufe: Schönung**
  - Entfernung von Geruchs- und Geschmacksstoffen sowie von Kanzerogenen durch Aktivkohlebehandlung bei vorheriger Ozonzugabe
- **4. Stufe: Desinfektion**
  - Unschädlichmachung pathogener Mikroorganismen durch Chlor und Chlorverbindungen, Ozon, UV-Bestrahlung (Silberverbindungen in Ausnahmefällen zur Trinkwasserkonservierung)
- **5. Stufe: Spezielle Verfahren**
  - Zusatz von Fluorverbindungen zur Kariesprophylaxe (☞ Kap. 8.13.5.2.)
  - Eliminierung erhöhter Nitratgehalte durch biologische Denitrifikation und Umkehrosmose (insbesondere für die Säuglingsernährung [☞ Kap. 8.13.5.1.])

8.11. Trinkwasserspeicherung und -verteilung

8.11.1. Trinkwasserspeicherung

Eine **Wasserspeicherung ist erforderlich**, um

- Unterschiede zwischen durchschnittlicher Förderung und Spitzenbedarf auszugleichen
- den notwendigen hydrostatischen Versorgungsdruck für alle Wasserabnehmer zu sichern und eine
- Löschwasserreserve zu bilden

Zur Speicherung und Sicherung des Versorgungsdruckes werden eingesetzt:

- Hochbehälter (auf geeigneten Hochpunkten eines Versorgungsgebietes)
- Wassertürme (wenn geeignete natürliche Geländehochpunkte fehlen)
- Druckbehälter-Pumpwerke, Druckerhöhungsanlagen (Druck für das höher liegende Versorgungsnetz wird durch ein kompressorgeführtes Luftpolster im Druckbehälter erreicht, es braucht nur der Bedarf für wenige Minuten gespeichert zu werden)

Bei der Wasserspeicherung ist zu sichern:

- ständiger guter Durchfluss aller wasserführenden Teile
- Verhinderung eines Algenaufwuchses in den Wasserkammern (Sonnenlicht fernhalten!)
- Auskleidung der Wasserkammern mit Materialien, die ein Bakterienwachstum nicht fördern
- Verhinderung von Kontaminationen des Wassers insbesondere durch Schadstoffe, Gesundheitsschädlinge und Vögel (dichter Verschluss der Wasserbehälter!)
- zweikammerige Behälterausführung zur Versorgungssicherheit und Wartung

Nach der Lage der Hochbehälter werden unterschieden:

- Gegenbehälter, Lage hinter dem Versorgungsgebiet
- Durchlaufbehälter, Lage vor dem Versorgungsgebiet

8.11.2. Trinkwasserverteilung

Bei der Wasserverteilung werden grundsätzlich unterschieden:

- **Verästelungsnetz:** Die Verteilungsleitungen zweigen wie Äste eines Baumes von den Haupt- und Zubringerleitungen ab (☞ Abb. 8.15). **Nachteile:** Wasser kann in diesen Leitungen stagnieren, bei Rohrschäden werden die Hinterlieger nicht mehr versorgt
- **Ringnetze:** Die Zubringerleitungen bilden geschlossene Ringe (☞ Abb. 8.15). **Vorteile:** Leitungen werden besser durchströmt, Wasser kann Verbraucher von zwei Seiten erreichen, hohe Anpassungsfähigkeit an Druckschwankungen, Netzerweiterungen sind mit geringem Aufwand möglich. Aus hygienischer Sicht sind Ringnetze zu bevorzugen

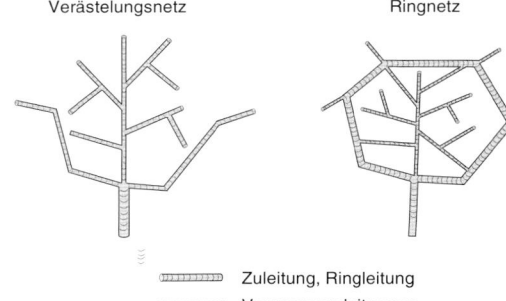

Abb. 8.15: Netze der Trinkwasserverteilungsleitungen.

Für **Hausinstallationen der Trinkwasserversorgung** dürfen nur Materialien verwendet werden, welche den anerkannten Regeln der Technik entsprechen und deren Eignung für die anstehende Wasserqualität geprüft wurde. Es existieren hierfür unterschiedliche Regelwerke (DIN, DVGW-Arbeitsblätter u.a.).

Die **wichtigsten Werkstoffgruppen für die Wasserverteilung** sind:

- **metallene Werkstoffe:**
  - Guss-/Stahlrohre (Versorgungsleitungen, zur Vermeidung von Rost mit Zementmörtel ausgekleidet)
  - Kupfer, verzinntes Kupfer, verzinkter Stahl und Edelstahl (Rohre der Hausinstallation)

- Kupferlegierungen (Verwendung in der Trinkwasserversorgung wie Armaturen, Rohrverbinder-Fittings); Kupferlegierungen in der Hausinstallation (Armaturen) sind aus Messing und Rotguss. Es können Spuren an Blei, Nickel, Arsen, Antimon, Cadmium in das Trinkwasser freigesetzt werden.
- Chrom, Nickel: Wasserhähne sind meist verchromt. Für die Beschichtung mit Chrom ist vorher eine Behandlung der Oberfläche mit Nickel erforderlich. In Trinkwasser, welches länger in der Leitung steht (Stagnationswasser) werden in dem ersten Liter des auslaufenden Wassers **häufig erhöhte Nickelgehalte** gemessen.
- Blei wurde bis etwa 1960 als Material in der Hausinstallation verwendet. In etwa 5 % der deutschen Haushalte kommen noch Bleirohre vor. Viele Kommunen führen Austauschprogramme der Bleileitungen durch. Ab 2013 gilt europaweit ein Grenzwert für Blei im Trinkwasser von 10 µg/l.

- **mineralische Werkstoffe** umfassen Emaille, Keramik und Zement
- **organische Materialien** in Kontakt zu Trinkwasser sind vielfältig. Sie werden zur Beschichtung (Epoxidharze, Polyurethane, Polyester), als Dichtungen und Klebstoffe (Silikone), in Fittings (Polyvinylchlorid, Polyamide u.a.) sowie als Rohrmaterial (Polyvinylchlorid, Polyethylen u.a.) eingesetzt. Freisetzungen von Substanzen aus organischen Materialien können Geruchs- und Geschmacksveränderungen des Trinkwassers bewirken. Darüber hinaus sind Belastungen des Trinkwassers (eingesetzte Stoffe oder Reaktionsprodukte) mit gesundheitlich bedenklichen Stoffen wie Bisphenole oder Phthalate (zählen zu den endokrin wirksamen Chemikalien) nicht auszuschließen.

Neuinstallationen und wesentliche Änderungen der Hausinstallation sollten nur durch ein bei den Wasserversorgungsunternehmen eingetragenes Installationsunternehmen erfolgen.

Für Hausinstallationen sind die Eigentümer (Vermieter) sowie die Benutzer (Mieter, Pächter) verantwortlich. Der einwandfreie Zustand der Hausanschlussleitungen liegt in der Verantwortung der Wasserversorgungsunternehmen.

Merke:
Bei der **Trinkwasserspeicherung** ist zu sichern, dass alle wasserführenden Teile ständig gut durchflossen werden, keine Rekontamination des Wassers erfolgt sowie ein Algenwuchs verhindert wird. Bei der **Trinkwasserverteilung** ist aus hygienischer Sicht eine Ringleitung zu bevorzugen (bessere Durchströmung und Versorgungssicherheit). In der Wasserversorgung wird eine **Vielzahl von Werkstoffen**, die in Kontakt mit dem Trinkwasser steht, eingesetzt. Es kann zu einer Belastung des Trinkwassers durch gesundheitlich bedenkliche Stoffe kommen.

8.12. Trinkwasserüberwachung

8.12.1. Ortsbesichtigung und Sinnesprüfung

Ortsbesichtigungen durch das Gesundheitsamt sowie durch die Umwelt- und Gewässerbehörden gehören zu den wichtigsten Maßnahmen der Gewässerüberwachung. Sie erfolgen:

- vor Erschließung von Wasservorkommen
- im Zusammenhang mit Probenahmen
- bei organoleptischen und mikrobiologischen Beanstandungen
- bei Verdacht auf Boden- und Wasserverunreinigungen
- regelmäßig bei Überprüfungen von Wasserwerken einschließlich der Schutzzonen

Bei der Ortsbesichtigung wird überprüft, ob und welche Möglichkeiten bestehen, das Wasser zu verunreinigen.

Bei der Ortsbesichtigung ist zu beachten:
- Art des Wasservorkommens (z.B. Grundwasser, Oberflächenwasser)
- Art der Gewinnung (z.B. Schachtbrunnen, Bohrbrunnen, Tiefe)
- Einzugsgebiet, Lage und Umgebung (z.B. Entfernung zu Abortgruben, Misthaufen, Dünger- und Mineralöllagerung, Silos, Müllgruben, Abwassereinflüsse, Hochwassergefahr)
- Sicherung des Wasservorkommens (z.B. Abdeckung, Gefälle, Abfluss, bauliche Beschaffenheit)
- ggf. Aufbereitung des Trinkwassers (z.B. Filter)

Eine **Sinnesprüfung** des Wassers (in der Trinkwasserverordnung als Indikatorparameter aufgeführt) beinhaltet die Untersuchung auf:

- Färbung
- Geruch
- Trübung
- Geschmack

Trübungen nach starken Niederschlägen sowie bei Hochwasser deuten auf Verunreinigungen durch ungenügend filtriertes Oberflächenwasser hin.

Verfärbungen können durch Eisen (rötlichgelb), Mangan (dunkelbraun), Huminstoffe aus moorigen Böden (gelbbraun) und Algen (grün) verursacht sein.

Geruchsbeeinträchtigungen können durch Schwefelwasserstoff (faulende Stoffe oder geogen aus Eisensulfidverbindungen), Mineralöle, Phenole besonders Chlorphenole ("Apothekengeschmack") oder Migration aus Werkstoffen bedingt sein.

Geschmacksbesonderheiten werden u.a. bei weichem Wasser (fade), Eisen (metallisch), Chloriden (salzig), Magnesiumsalzen (bitter), Huminsäuren (moorig), Plankton (fischig), Schwefelwasserstoff (faulig) und hohem pH-Wert (laugig) festgestellt.

Aus den Ortsbesichtigungen können sich zum Schutz des Wassers rechtliche Konsequenzen ergeben (Auflagen, Ordnungsgeld, Strafmaßnahmen, Schließungen von Brunnen etc.).

Merke:

Die **Ortsbesichtigung** ist eine entscheidende Maßnahme zur Gewässerüberwachung. **Offensichtlich bestehende Verunreinigungsmöglichkeiten** müssen auch bei einwandfreien mikrobiologischen und chemischen Wasserbefunden Beanstandungen und Maßnahmen auslösen.
Bei **Überschreitungen mikrobiologischer und chemischer Grenzwerte** ist die Ursache zu ermitteln und möglichst zu beseitigen. Eine Entscheidung des Gesundheitsamtes über die Eignung des Wassers als Trinkwasser ist herbeizuführen.

8.12.2. Probenahme

Die **Probenahme** erfolgt getrennt nach dem Untersuchungszweck:

- **mikrobiologische Untersuchung**
  - Entfernen von Strahlreglern ("Perlatoren")
  - Wasser aus dem Zapfhahn mindestens fünf Minuten laufen lassen (bis zur Temperaturkonstanz; das Wasser sollte dann die vom Wasserversorger gelieferte Qualität an der Zapfstelle aufweisen)
  - Dokumentation der Wassertemperatur
  - Hahn schließen und abflammen
  - sterile 250 ml-Flasche so füllen, dass eine kleine Luftmenge (ca. 10 % des Inhalts) in der Flasche verbleibt
  - bei Entnahme gechlorten Wassers sollte die Flasche Natriumthiosulfatlösung oder -kristalle zur Bindung des Chlors enthalten (um weiteres Absterben von Keimen zu verhindern)

- **chemische Untersuchung**
  - ein Liter Wasser luftblasenfrei in eine zuvor mit Aqua. dest. gereinigte Flasche (es muss gewährleistet sein, dass die Probenahmegefäße nicht mit den zu untersuchenden Analyten verunreinigt sind) einfüllen

Die Probenahme wird von dafür zertifiziertem Personal vorgenommen. Die **Probenahme ist je nach Fragestellung** zu **spezifizieren.** Zur Beurteilung des hygienischen Gesamtzustandes der Hausinstallation erfolgt die Probenahme an:

- der Übergabestelle in das Gebäude (Einspeisung durch das Wasserwerk)
- einer möglichst peripheren Stelle oder Stellen innerhalb des zu untersuchenden Gebäudes, die nur unzureichend durchströmt sind

Soll das Trinkwasser an der Zapfstelle hinsichtlich möglicher Freisetzungen aus metallischen Werkstoffen untersucht werden, erfolgt die Probenahme nach der **gestaffelten Stagnationsprobe.** Nach der Entnahme von 1 Liter aus dem fließenden Wasser wird der Zapfhahn für 4 Stunden geschlossen. Danach werden 2 Proben von je einem Liter kurz hintereinander genommen. Damit werden der Einfluss der Entnahmeapparatur (Armatur) und der Hausinstallation erfasst.

Die Proben sind unverzüglich zum Labor zu transportieren und möglichst innerhalb von 6 Stunden zu untersuchen (gekühlte Aufbewahrung).

8.13. Chemische Inhaltsstoffe im Trinkwasser

8.13.1. Sulfat

Sulfate sind in der Natur als Gips, Anhydrit sowie als Magnesium- und Natriumsalze weit verbreitet.

Überschreitungen des Grenzwertes von 240 mg/l kommen häufig vor und bedeuten nicht, dass damit das Wasser gesundheitsschädlich ist. So wird in der Trinkwasserverordnung formuliert, dass geogen bedingte Überschreitungen bis zu einem Grenzwert von 500 mg/l außer Betracht bleiben. Hierbei ist auch wichtig, welche Sulfate im Wasser vorkommen. Im Bereich von 250-1000 mg/l bewirken Sulfate Geschmacksbeeinträchtigungen. Bei noch höheren Konzentrationen von Natrium- bzw. Magnesiumsulfat (>1000 mg/l) kann eine laxierende Wirkung auftreten.

Sulfationen beeinflussen im Zusammenspiel mit anderen Faktoren wie pH-Wert, Chloridgehalt und Wasserhärte die Korrosion von Trinkwasserleitungen. Dabei spielt das Verhältnis Sulfat/Chlorid eine wichtige Rolle.

8.13.2. Eisen und Mangan

Eisen ist ein sehr häufiges Element der Erdkruste und wird in Trinkwasserleitungen verwendet. Eisen ist ein essenzielles Spurenelement.

Eisen ist aus gesundheitlicher Sicht unbedenklich (Ausnahme Vergiftungen bei Kleinkindern, die versehentlich eisenhaltige Arzneimittel oder Präparate aufgenommen haben). Erhöhte Eisengehalte zeigen Korrosionen der Rohre oder eine fehlerhafte Aufbereitung an. Aus diesem Grund wird Eisen als **Indikatorparameter** (Grenzwert: 0,2 mg/l) untersucht. Erhöhte Eisengehalte sollten aber langfristig nicht toleriert werden. Das Wasser wird nämlich bei hohen Eisengehalten getrübt, wirkt unappetitlich, ist beeinträchtigt im Geschmack (ab 0,5 mg/l "metallisch") und färbt Wäsche und Sanitärkeramik rostbraun.

Mangan ist ein häufiges Element der Erdkruste. Es ist ein essenzielles Spurenelement. Mangan kann bei hoher inhalativer Aufnahme, z.B. am Arbeitsplatz das Krankheitsbild des Manganismus (ähnelt der Parkinson'schen Krankheit) hervorrufen. Es gibt Hinweise, dass die Erkrankung auch durch Konsum von hoch mit Mangan belastetem Trinkwasser (Brunnenwasser, industriell kontaminiertes Wasser) auftrat (Studien umstritten). Mangan wird ebenfalls als Indikatorparameter (Grenzwert 0,05 mg/l) untersucht. Für Säuglinge beträgt der gesundheitliche Leitwerte für Mangan 0,2 mg/l. Mineralwässer mit einem Mangangehalt >0,2 mg/l sind nicht zur Verwendung bei der Säuglingsernährung geeignet.

Eisen und Mangan werden aus zentral bereitgestelltem Trinkwasser entfernt. Beide Verbindungen sind für die Verengung ("Zuwachsen") von Rohrquerschnitten mitverantwortlich.

8.13.3. Wasserhärte

Als **Wasserhärte** bezeichnet man den Gehalt des Wassers an Calcium und Magnesium, die im Wasser als Mineralsalze gelöst sind. Die Gesamthärte des Wassers wird international in Millimol pro Liter (mmol/l) angegeben und ersetzt damit den veralteten "Grad deutscher Härte" (°dH). In Anlehnung an das EU-Recht und die Umsetzung des Gesetzes über die Umweltverträglichkeit von Wasch- und Reinigungsmitteln (Wasch- und Reinigungsmittelgesetz –WRMG) werden seit 2007 nur noch 3 (statt früher 4) **Härtebereiche des Trinkwassers** angegeben:

- Härtebereich weich: weniger als 1,5 Millimol Calciumcarbonat je Liter (entspricht 8,4°dH)
- Härtebereich mittel: 1,5 bis 2,5 Millimol Calciumcarbonat je Liter (entspricht 8,4-14°dH)
- Härtebereich hart: mehr als 2,5 Millimol Calciumcarbonat je Liter (entspricht >14°dH)

Die Wasserversorgungsunternehmen sind verpflichtet, diese Härtebereiche den Verbrauchern mitzuteilen. Die Gesamthärte ist die Summe der Konzentrationen von Calcium und Magnesium, berechnet als Calciumcarbonat. Der Gehalt eines Wassers an Calcium- und Magnesiumionen ist auch für die "Waschkraft" eines Waschmittels entscheidend. Hartes Wasser bildet unlösliche Calcium- und Magnesiumseifen und erhöht damit den Seifenverbrauch. Deshalb sind in den Waschmitteln meist härtebindende Stoffe enthalten (☞ Kap. 10.7.4.).

Die Härte beeinflusst den Geschmack von Speisen und Getränken, insbesondere von Kaffee und Tee.

Sehr weiches Wasser schmeckt fad. Am angenehmsten wird allgemein ein Wasser mit mittlerer Härte empfunden.

Hydrogencarbonat (Bicarbonat) entsteht durch die Einwirkung von kohlensäurehaltigem Sickerwasser auf Kalkgestein ($CaCO_3$, $MgCO_3$). Durch Kochen wird das CO_2 aus den Bicarbonaten ausgetrieben und die Carbonathärte fällt als Kesselstein aus. Hartes Wasser führt zur Verkalkung von Haushaltsgeräten.

In einigen epidemiologischen Untersuchungen wurden signifikante Korrelationen zwischen Wasserhärte und kardiovaskulären Erkrankungen festgestellt. So traten Herzkreislauferkrankungen signifikant häufiger bei weichem Wasser auf ("Hartes Wasser = weiche Arterien, weiches Wasser = harte Arterien"). Ein Zusammenhang mit dem Herauslösen von Metallionen aus den Leitungssystemen insbesondere in Wohnhäusern durch weiches Wasser wird diskutiert (geringer Pufferkapazität von weichem Wasser). Umfassende aktuelle epidemiologische Studien konnten einen protektiven Effekt hoher Gehalte an Calcium und Magnesium im Trinkwasser auf kardiovaskuläre Erkrankungen nicht bestätigen.

Merke:

Der **Härtegrad** des Wassers wird durch seinen Gehalt an Calcium- und Magnesiumionen bestimmt. Zu hartes Wasser führt zu geschmacklichen Beeinträchtigungen, bildet Kesselstein und blockiert einen Teil der Waschmittelwirkung. Es werden die Härtebereiche weich, mittel und hart unterschieden. Die Zugabe von Waschmitteln bzw. von Wasserenthärtern zur Wäsche ist aus umwelthygienischen und ökonomischen Gründen dem Härtegrad des Wassers anzupassen.

Die gesundheitliche Bedeutung der Wasserhärte ist umstritten.

8.13.4. pH-Wert

Der **pH** ist der negative dekadische Logarithmus der Wasserstoffionenaktivität einer wässrigen Lösung (näherungsweise Wasserstoffionen-Konzentration in mol/l [je kleiner der pH-Wert, umso saurer ist eine Lösung]). Reines Wasser ist neutral und hat den pH-Wert 7 (Neutralpunkt). Eine Verände-

rung des pH-Wertes um eine Einheit bedeutet eine Konzentrationsveränderung um das Zehnfache.

Ein pH-Wert des Wassers zwischen 4 und 10 hat selbst keine gesundheitsschädlichen Eigenschaften. Zum Vergleich weist Magensäure einen pH-Wert von etwa 1-1,5 (nüchtern) bis 2-4 (voller Magen) auf. **Bei einem niedrigen pH-Wert unterhalb 6,5 wird jedoch durch Korrosion der Übergang von Schwermetallen aus dem Rohrmaterial der Trinkwasserleitungen in das Trinkwasser begünstigt. Der Grenzwert des pH-Wertes im Trinkwasser ist 6,5-9,5.**

Bei einem niedrigen pH-Wert des Trinkwassers ist zu beachten:

- dass Trinkwasser aus dem öffentlichen Versorgungsnetz bzw. aus Eigenwasserversorgungsanlagen in der Hausinstallation mit Metallen wie Blei, Kupfer oder Zink belastet wird (☞ Kap. 8.13.5.3. bis 8.13.5.5.)

- dass Wasser aus Hausinstallationen nur für die Säuglingsnahrung verwendet werden darf, wenn eine erhöhte Belastung mit o.g. Metallen ausgeschlossen ist

- dass Wasser bei Hausinstallationen mit metallischen Werkstoffen auch für die Zubereitung von Speisen und Getränken ggf. ungeeignet ist. Oft genügt es jedoch, vor Gebrauch etwas Wasser ablaufen zu lassen

Auskunft über den pH-Wert des Trinkwassers geben die Gesundheitsämter und Wasserwerke.

8.13.5. Chemische Schadstoffe im Trinkwasser

8.13.5.1. Nitrat

Nitrate gehören wie Ammonium und Nitrit zu den Stickstoffverbindungen des **natürlichen Stickstoffkreislaufs**. Es ist sehr gut in Wasser löslich und verteilt sich dort schnell. Nitrate entstehen durch Oxidation organischer und anorganischer Stickstoffverbindungen in den oberflächennahen Schichten des Bodens. Hierbei werden durch Bakterien die Stickstoffverbindungen aus fäulnisfähigen Substanzen über Ammoniak (NH_3) und Nitrit (NO_2^-) in Nitrat (NO_3^-) überführt (Nitrifikation).

Von **besonderer Bedeutung** ist der Eintrag von stickstoffhaltigen mineralischen Düngern sowie von Gülle in Gebieten mit Intensivtierhaltung in Böden und Gewässer (☞ Kap. 10.6.7.). Zusätzlich erfolgt eine Kontamination von Wasser und Boden durch den sauren Regen (☞ Kap. 12.4.5.).

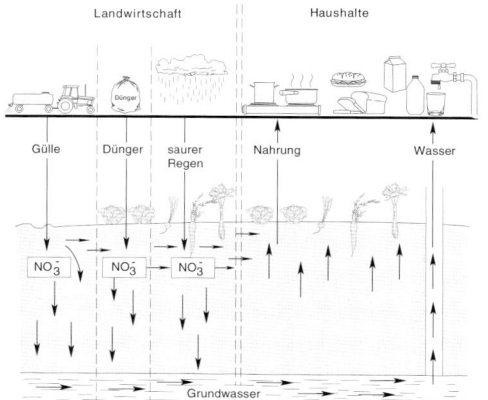

Abb. 8.16: Verunreinigung von Trinkwasser durch Nitrat (NO$_3^-$).

Nitrat ist ein **wichtiger Nährstoff für Pflanzen**. Stickstoffüberschüsse werden bis zu einem gewissen Umfang in den Pflanzen gespeichert (vor allem in Spinat, roten Rüben, Salat, Rettich, Radieschen). Ist das Angebot jedoch zu groß, kann es von den Pflanzen nicht mehr vollständig genutzt werden. Die salpetersauren Salze verbleiben im Boden. Da jedoch hier kaum eine Sorption erfolgt, können sie mit dem Regenwasser leicht ausgewaschen werden und in das Grundwasser gelangen. Nitratgehalte von etwa 25 mg/l können in Grund- und Oberflächengewässern noch als natürlich eingestuft werden. In vielen Fällen sind aber Grund- und damit auch Trinkwässer durch zusätzliche anthropogene Quellen wesentlich stärker mit Nitrat belastet. Die Nitratbelastung der Gewässer in der EU (mit Überschreitungen des Grenzwertes von 50 mg/l in 14 % der Fälle) ist **ein beachtliches Problem**. Bei erhöhten Nitratgehalten im Trinkwasser sind fast immer landwirtschaftlich genutzte Flächen mit intensiver Düngung im Einzugsgebiet der Wassergewinnungsanlage vorhanden. Wasser aus tieferen Grundwässern enthält meist nur geringe Nitratgehalte.

Der **Grenzwert** für Nitrat im Trinkwasser beträgt in der Bundesrepublik und Europa 50 mg/l.

Bei **Grenzwertüberschreitungen** im Trinkwasser gibt es folgende Möglichkeiten zur Bereitstellung hygienisch einwandfreien Wassers:

- Mischung des Wassers mit Wasser aus nicht oder weniger belasteten Brunnen
- Verwenden von geeignetem Mineralwasser insbesondere für Säuglingsnahrung (☞ Kap. 8.3.6.)
- Stilllegung von Problembrunnen
- Bohren neuer, tieferer Brunnen
- spezielle Wasseraufbereitung
- Anschluss an die Fernwasserversorgung

Bei der üblichen Wasseraufbereitung wird Nitrat nicht aus dem Trinkwasser eliminiert. Die **Entfernung von Nitrat** aus dem Trinkwasser in zentralen Wasserversorgungsanlagen kann großtechnisch durch Aufbereitungsverfahren wie katalytische Nitratreduktion oder biologische Denitrifikation erzielt werden. Bei Kleinanlagen kommen eher Verfahren wie Ionenaustausch und umgekehrte Osmose zum Einsatz. Im häuslichen Bereich verwendete Geräte zur Nitratentfernung sind wegen des Risikos der Verkeimung kritisch zu sehen.

Nitratreiche Lebensmittel wie Rucola, Kopf- und Feldsalat, Spinat, Rote Rüben sowie gepökelte Fleischerzeugnisse können erheblich zur Nitrat-Gesamtbelastung des Menschen beitragen.

Nitrat wird im Darm resorbiert und zu 80 % über die Niere ausgeschieden. Die **Primärtoxizität von Nitrat ist relativ gering**. Bei empfindlichen Menschen kann es bei einem Nitratgehalt ab 500 mg/l im Trinkwasser zu entzündlichen Reaktionen im Magen und Darmtrakt kommen. Im Wesentlichen sind gesundheitliche Risiken zu bedenken: **Methämoglobinämie bei Säuglingen (früher vor allem bei Versorgung aus eigenem Brunnen gelegentlich vorkommend, Blausucht) und die Bildung und Belastung durch kanzerogene Nitrosoamine.**

Zu hohe Nitratkonzentrationen können jedoch bei Neugeborenen (bis zum 4. Lebensmonat) **durch die reduzierte Form (Nitrit) zur gefährlichen Methämoglobinämie führen:**

- Aufnahme von nitrathaltigen Lebensmitteln (z.B. Wasser zur Herstellung von Säuglingsnahrung) in den ersten drei Lebensmonaten →
- Reduktion des in der Nahrung enthaltenen Nitrates in das für Säuglinge toxische Nitrit durch
  - im Wasser oder unsterilem Milchpulver vorhandene Bakterien (insbesondere bei Lage-

rung der zubereiteten Nahrung außerhalb des Kühlschrankes) oder durch

- *E. coli* und andere Darmbakterien im Magen oder Darm des Kindes (seltener) →

• Umwandlung des fetalen Hämoglobins in Methämoglobin:
  - fetales Hämoglobin ist leichter oxidierbar als adultes
  - die Aktivität der Methämoglobinreduktase ist bei Säuglingen noch nicht voll entwickelt
  - im Methämoglobin (Hämiglobin) liegt das Eisen im dreiwertigen Zustand vor und kann nicht mehr Sauerstoff transportieren. So entsteht das Leitsymptom der Methämoglobinämie, die Zyanose

Eine weitere Gefährdung durch Nitrate im Trinkwasser stellt die **Nitrosaminbildung** dar. Diese kanzerogenen Substanzen können im sauren Milieu des Magens aus Nitrat über Nitrit mit sekundären Aminen (Abbauprodukte der Eiweißverbindungen) gebildet werden (☞ auch Kap. 7.4.3.). Sekundäre Amine sind stickstoffhaltige chemische Verbindungen, die in vielen Lebensmitteln vorkommen und auch bei der Verdauung entstehen. Einige Nitrosamine wirken im **Tierversuch krebserzeugend, andere sind Humankanzerogene.** Ihre Entstehung sollte daher so weit wie möglich vermieden werden. Der Rückgang der Magenkrebshäufigkeit in Deutschland in den letzten 30 Jahren wird u.a. auch auf die reduzierte Aufnahme von Nitrosaminen (vor allem gepökeltes Fleisch) zurückgeführt. Ein Zusammenhang zwischen der Nitratbelastung des Trinkwassers und der Häufigkeit von Magenkrebs ist **nicht belegt.**

Beim Erwachsenen ist eine **endogene Nitritbildung** von Bedeutung: Ein Drittel des resorbierten Nitrats gelangt über die Speicheldrüse in die Mundhöhle, wobei es teilweise bakteriell zu Nitrit reduziert wird. Nitrit entsteht auch bei einer unphysiologischen Besiedelung des oberen Dünndarms mit nitratreduzierenden Bakterien.

Bei Einhaltung des Grenzwertes der TrinkwV 2001 für Nitrat von 50 mg/l besteht **weder eine Gefahr einer Methämoglobinämie bei Säuglingen** noch die einer endogenen Bildung von Nitrosaminen in gesundheitlich erheblichem Ausmaß. Wird der Grenzwert überschritten, darf die zentrale Wasserversorgung nur dann weiter geführt werden, wenn die Bevölkerung durch das örtliche

Gesundheitsamt unverzüglich darüber informiert wird, dass dieses Wasser nicht zur Zubereitung von Nahrung für ungestillte und teilgestillte Säuglinge mit weniger als 10 kg Köpergewicht verwendet werden darf. Stattdessen ist ein einwandfreies Trinkwasser anderer Herkunft oder ein nitratarmes, zur Säuglingsernährung geeignetes Mineralwasser zu verwenden. Bei Erwachsenen kann ein Nitratgehalt im Trinkwasser bis zu 130 mg/l zeitlich befristet toleriert werden.

Merke:

Nitrate entstehen durch Oxidation organischer und anorganischer Stickstoffverbindungen.

Ein **erhöhter Eintrag von Stickstoffverbindungen** durch mineralische Düngung und Gülle führt zu einer verstärkten Nitratbelastung von Boden, Pflanzen, Grundwasser und anderen Gewässern.

Nitrate sind Ausgangspunkt der kanzerogenen **Nitrosamine.** Das aus Nitrat durch Reduktion entstehende **Nitrit** kann bei Säuglingen zur **Methämoglobinämie** führen.

Die **Reduktion** des Nitrats zu Nitrit kann exogen bei Aufbewahrung der mit nitrifizierenden Bakterien kontaminierten und mit Nitrat hoch belasteten Nahrung bei Zimmertemperatur und endogen durch Darmbakterien sowie in der Mundhöhle erfolgen.

Bevor **Wasser aus Brunnen** für die Säuglingsernährung benutzt wird, ist eine Wasseruntersuchung auf Nitrat erforderlich (Grenzwert 50 mg/l). Bei **Grenzwertüberschreitungen** ist für die Säuglingsernährung natürliches Mineral- oder Tafelwasser zu verwenden, welches als "geeignet für die Zubereitung von Säuglingsnahrung" deklariert ist (☞ Kap. 8.3.6.). Kurzfristig gibt es technische Lösungen zur Reduktion des Nitratgehaltes im Trinkwasser.

Die **wichtigste prophylaktische Maßnahme** zur Verringerung des Nitrateintrages in die Umwelt ist aber die Einschränkung der Düngung mit Mineraldüngern und Gülle. Wesentliche Regelungen dazu enthält die Düngeverordnung.

8.13.5.2. Fluorid

Fluor kommt in der Natur als Bodenmineralien vor und wird u.a. in der Aluminium- und Glasindustrie verwendet. Verunreinigungen sind in der Luft, der Nahrung und im Wasser zu finden. Fluor ist sehr reaktiv und kommt meist in ionisierter Form als Fluorid vor.

Fluor ist für den Menschen nicht lebensnotwenig. In höheren Konzentrationen bewirkt es die Skelett- und Dentalfluorose. Die **Skelettfluorose** kommt in einigen Ländern (China, Indien, Nordafrika u.a.) endemisch vor. Die Erkrankung ist die Folge einer langdauernden hohen Fluoridaufnahme (ca. ab 10 mg/Tag bzw. Trinkwasser mit >6-10 mg/ Fluorid/l). Sie ist gekennzeichnet durch Knochengewebevermehrung mit Hyperostose und Osteosklerose, periostaler Knochenneubildung an vorbestehenden Vorsprüngen und Sehnen- und Muskelansatzverknöcherungen. Die Elastizität des Knochens nimmt ab, das **Risiko für Knochenbrüche** steigt. Die Dentalfluorose (vermehrte Verfärbung der Zähne) kommt bei Kindern vor und ist meist harmlos.

In Deutschland kommen nur geringe Mengen an Fluorid im Trinkwasser vor (mehr als 90 % der Trinkwässer <0,3 mg/l). Die im Trinkwasser natürlicherweise vorkommenden Fluoridkonzentrationen sind demnach **gesundheitlich unbedenklich**. **Höhere Fluoridgehalte** können im **Mineralwasser** vorkommen. Der Grenzwert beträgt 5,0 mg/l, bei Fluoridgehalten >1,5 mg/l ist das Wasser nicht zum den regelmäßigen Verzehr für Säuglinge und Kinder geeignet (Kennzeichnungspflicht). Mineralwasser das zur Zubereitung für von Säuglingsnahrung ausgelobt ist, darf nicht mehr als 0,7 mg/l Fluorid enthalten.

Zur **Kariesprophylaxe** erfolgt in einigen Ländern (nicht in der Bundesrepublik Deutschland) eine **Trinkwasserfluoridierung (0,5-1 mg/l)**. Hierbei konnten gute Erfolge in der Senkung der Kariesmorbidität erzielt werden. Diese Methode ist jedoch umstritten, da die "therapeutische Breite" des Fluorids zu gering ist und der individuelle Wasserbedarf erheblich variiert. Außerdem würden 99 % des Fluorids in die Gewässer gelangen. Zur Sicherung der Härte des Zahnschmelzes wird eine tägliche Zufuhr von ca. 1 mg/Tag empfohlen.

Fluoride finden Anwendung zur **Kariesprophylaxe** als Zusätze in Zahnpflegemitteln. Durch fluoridhaltige Zahnpflegemittel (Zahnpasten, Spüllösungen, Gelees) wird eine lokale Schutzwirkung erreicht. Fluoridhaltige Zahnpasten sollte man jedoch erst vom Schulalter ab empfehlen, da dann

am ehesten gewährleistet ist, dass die fluoridhaltige Zahnpaste nicht verschluckt, sondern ausgespült wird.

Durch eine Aufnahme in Form von Tabletten kann die Fluoridzufuhr exakt dosiert werden. Vor Gabe von **Fluoridtabletten** sollte der Fluoridgehalt des Trinkwassers erfragt (Wasserversorger, Gesundheitsamt) werden, um ggf. die Dosierung anzupassen (☞ Tab. 8.6). Ab Fluoridkonzentrationen >0,7 mg/l im Trink- bzw. Mineralwasser ist keine Tablettenfluoridierung angezeigt.

	Fluoridgehalt mg/l	
	<0,3	0,3-0,7
Alter	Tablettenfluoridierung (mg/Tag)	
0-6 Monate	keine	keine
6-12 Monate	0,25	keine
Ab 1 bis <3 Jahre	0,25	keine
Ab 3 bis <6 Jahre	0,5	0,25
>6 Jahre	1	0,5

Tab. 8.6: Richtwerte für die Tablettenfluoridierung in Abhängigkeit des Alters und des Fluoridgehaltes im Trinkwasser.

Merke:

Fluor ist kein essenzielles Spurenelement. In höheren Konzentrationen bewirkt es die Dental- und die Skelettfluorose. Letztere kommt in einigen Ländern endemisch vor. Fluorid schützt vor Karies.

Zur **Kariesprophylaxe** wird die Zufuhr von 0,25 bis 1 mg/Tag empfohlen. Die Dosis richtet sich nach dem Alter und dem Fluoridgehalt des Trinkwassers bzw. Mineralwassers.

Viele Lebensmittel enthalten Fluorid bzw. sind mit Fluorid angereichert (Speisesalz). Der lokalen Fluoridbehandlung wird zunehmend ein höherer Stellenwert als der Gabe von Fluoridtabletten beigemessen.

8.13.5.3. Blei

Blei ist einer dem am besten untersuchten Umweltschadstoffe. Die allgemeine Bleibelastung der Bevölkerung hat in den letzten Jahrzehnten deutlich abgenommen. Wesentliche Ursachen hierfür sind das Verbot von bleihaltigem Benzin und emissionsmindernde Maßnahmen.

Eine **der letzten relevanten Bleiquellen der Allgemeinbevölkerung in Deutschland stellt das Trinkwasser dar**. Blei wurde etwa bis 1960 als Material in
der Hausinstallation verwendet. Für die Neuinstallationen und Änderungen an Hausinstallationen in der Trinkwasserversorgung ist Blei **nicht zugelassen**. Blei darf jedoch in geringen Mengen in
Messing und Rotguss (Armaturen) enthalten sein.

Die Bleikonzentrationen im Trinkwasser in
Deutschland sind niedrig und liegen meist unter
1 µg/l. **Überschreitungen des Grenzwertes im
Trinkwasser von 10 µg/l (europaweit ab 2013 gül-
tig) kommen vor und sind fast immer durch alte
Wasserleitungen aus Blei verursacht.** In Trinkwasser, das durch bleihaltige Rohre geleitet wird,
können unter ungünstigen Bedingungen (z.B. Stagnation, niedriger pH-Wert) auch Bleigehalte
>10.000 µg/l vorkommen. In etwa 5 % der deut-
schen Haushalte (Altbauten) kommen noch Bleirohre vor. Viele Kommunen führen Austauschprogramme der Bleileitungen durch. In manchen
Bundesländern wie z.B. Baden-Württemberg wurden Bleirohre schon vor über 100 Jahren verboten.

Bleihaltiges Wasser stellt vor allem für **Säuglinge,
Kleinkinder und Schwangere (wegen der Belastung des sich entwickelnden Kindes im Mutterleib) ein Gesundheitsrisiko** dar. Bleibelastungen
insbesondere des Embryos führen zu Entwicklungsstörungen bei Kindern. Für diese Wirkungen
konnte bisher keine Schwellendosis abgeleitet werden. Blei steht auch im Verdacht, kanzerogen zu
sein. Die Bioverfügbarkeit von Blei aus Lebensmitteln bei Kindern ist mit 50 % wesentlich höher als
die bei Erwachsenen (10 %). Blei tritt ab der 12.
Schwangerschaftswoche ungehindert durch die
Plazenta durch.

Für die **Ableitung des Grenzwertes von 10 µg/l**
wurden zugrunde gelegt: PTWI von 25 µg/kg KG
und Woche, eine Zuteilungsquote für den Trink-
wasserpfad von 50 % (ausgehend von einem nicht
gestillten, flaschenernährten Säugling), Körpergewicht des Säuglings 5 kg und Trinkmenge
0,75 l/Tag. Es wird angenommen, dass der Grenzwert (Basis Neurotoxizität) auch vor kanzerogenen Wirkungen schützt.

Empfehlungen bei noch vorhandenen Versorgungsleitungen aus Blei, das Wasser vor dem Trinken oder der Speisezubereitung aus dem Wasserhahn **ablaufen zu lassen**, ist **bestenfalls eine kurz-**

fristige Maßnahme. **Langfristig sind Bleileitungen
auszutauschen.** Hauseigentümer sollten sich an
fachkundige Installationsfirmen wenden, die dann
die allgemein anerkannten Regeln der Technik befolgen und die richtigen Materialien auswählen.
Mieter können bei erhöhten Bleigehalten im
Trinkwasser eine Mietminderung vornehmen.

Hinsichtlich des sonstigen Eintrags von Blei in die
Umwelt, einschließlich der Wirkung auf die
menschliche Gesundheit ☞ Kap. 13.6.2.1.

Merke:

Bleibelastungen des Trinkwassers kommen fast
ausschließlich nur noch bei **Bleirohren in der
Hausinstallation** vor. **Besonders empfindlich**
gegenüber Blei ist das **Nervensystem. Risikogruppen sind Säuglinge, Kleinkinder und
Schwangere. Trinkwasserleitungen aus Blei
sollten schnellstens durch unbedenkliche
Rohrmaterialien ersetzt werden.**

Bleirohre erkennt man daran, dass sie grau ge-
färbt und meist wulstig verlötet sind und sich
leicht durch spitze Gegenstände einritzen lassen, wobei das silbrig schimmernde Metall zum
Vorschein kommt. Nicht immer sind solche
Rohre leicht zu identifizieren. Zu empfehlen ist
ansonsten eine Trinkwasseranalyse auf Blei
nach gestaffelter Stagnationsprobenahme.

8.13.5.4. Kupfer

Kupfer ist ein lebensnotwendiges Spurenelement
und Bestandteil einer Reihe von Enzymen, kann
jedoch bei hoher Aufnahme über das Trinkwasser
zu Gesundheitsstörungen führen. Es wird für elektrische Leitungen, Rohrleitungen, Geräte, Anlagen
und Gebrauchsartikel, z.T. in der Form von Legierungen (Messing, Bronze), verwendet. Kupfer
wird in fast der **Hälfte der deutschen Haushalte im
Bereich der Hausinstallation** eingesetzt.

Kupfer ist im Trinkwasser **meist in geringen Konzentrationen** weit unterhalb des Grenzwertes von
2 mg/l enthalten. Mittlere Gehalte liegen um
0,1 mg/l. **Überschreitungen des Grenzwertes**
kommen immerhin in 3 % der Stagnationsproben
und in 1 % der Zufallsproben vor. In Versorgungs-
gebieten mit einer erhöhten Kupferlöslichkeit des
Trinkwassers und einem hohen Bestand an Kup-
ferinstallationen, ist die Kupferlöslichkeit mittels
zentraler Aufbereitung so zu reduzieren, dass sich

der Grenzwert für Kupfer am häuslichen Wasserhahn sicher einhalten lässt.

Durch Kupferwerkstoffe in Hausinstallationen (Rohre, Armaturen, Boiler) gelangt Kupfer in das Trinkwasser. Die **Kupferkonzentrationen** im Wasser steigen mit der Verweilzeit (Stagnation) des Wassers in Rohren oder Boilern aus Kupfer insbesondere bei einem zu niedrigen pH-Wert. Bei neuen Installationen können in den ersten Monaten erhöhte Kupfergehalte im Trinkwasser auftreten.

Hohe Kupferkonzentrationen im Trinkwasser sind geschmacklich bemerkbar (metallischer Geschmack ab 2,5 mg/l) und führen zu Verfärbungen von Wäsche und Sanitäreinrichtungen (ab etwa 1 mg/l). Gesundheitlich relevant sind:

- **gastrointestinale Wirkungen:** ab Konzentrationen von etwa 4 mg/l kommt es zu Durchfall und Erbrechen
- **Hepatotoxizität:** die Kupferaufnahme über das Trinkwasser ist assoziiert mit Todesfällen bei Säuglingen. Die Erkrankung wird als frühkindliche letale Leberzirrhose bezeichnet und ähnelt der Indian Childhood Cirrhosis (Kochen, Aufbewahrung von Lebensmitteln in Kupfer- oder Messingkesseln in einigen Regionen Indiens mit vielen Todesfällen bei Kleinkindern). In Deutschland wurden einige Fälle identifiziert. Dabei handelte es sich um nicht gestillte Säuglinge aus ländlichen Regionen, die in Haushalten mit Eigenversorgungsanlagen lebten. Das Trinkwasser wies einen geringen Härtebereich mit pH-Werten <6,5 auf. Neben der Kupferaufnahme über das Trinkwasser werden genetische Faktoren als weitere Ursache diskutiert. Der Grenzwert von 2 mg/l wurde hinsichtlich des Endpunktes Lebertoxizität bei empfindlichen Personen festgelegt. Neben nicht gestillten Säuglingen sind homozygote Träger des Gendefekts "Wilson'sche Krankheit" (Mangel am Transportprotein Coeruloplasmin) vor hohen Kupferaufnahmen zu schützen.

Zur **Prävention** ist zunächst zu prüfen, ob der **Einsatz von Kupferrohren** aufgrund der Eigenschaften des Trinkwassers überhaupt sinnvoll ist. Bei harten, sauren Trinkwässern mit einem hohen Gehalt an natürlichen organischen Verbindungen wird eine verstärkte Kupferlöslichkeit beobachtet, die bei längeren Standzeiten zu Kupferkonzentra-

tionen deutlich oberhalb des Grenzwertes von 2 mg/l führen kann. Zur **Zubereitung von Säuglingsnahrung** (Säuglinge bis zu einem Alter von 1 Jahr) sollte man das Wasser vor Verwendung ablaufen lassen (bis das Wasser kühler aus der Leitung kommt; entspricht dann dem Wasser, das vom Wasserversorger in das Haus eingespeist wird). Der pH-Wert des Wassers sollte >6,5 sein und es ist zu beachten, dass bei Neuinstallation bis zu 6 Monaten die Kupferfreisetzung aus den Rohren in das Trinkwasser erhöht sein kann.

Merke:

Kupfer ist ein lebensnotwendiges Spurenelement, kann jedoch bei einer zu hohen Konzentration im sauren Trinkwasser aus Kupferrohren zu Gesundheitsstörungen und Erkrankungen (Durchfall, Leberzirrhose bei nicht gestillten Säuglingen) führen.

Ein **Gesundheitsrisiko** ist durch Einhaltung der technischen Regeln für die Hausinstallation zu vermeiden.

So dürfen Kupferrohre nicht bei niedrigem pH-Wert des Trinkwassers eingesetzt werden. Wasser mit niedrigem pH-Wert aus Kupferrohren sowie Stagnationswasser (z.B. auch aus Heißwasserbereitern aus Kupfer) darf in keinem Fall für die Zubereitung von Säuglingsnahrung verwendet werden. Erhöhte Kupfergehalte im Trinkwasser kommen bis zu einigen Monate nach Neuinstallation vor.

8.13.5.5. Zink

Zink wird hauptsächlich als Korrosionsschutz von Eisen und Stahlprodukten (Verzinken) verwendet. In der Hausinstallation kommt Zink in Form von feuerverzinktem oder schmelztauchverzinktem Stahl zum Einsatz (Anteil etwa 5 %). Feuerverzinkter Stahl ist nicht für alle Trinkwässer geeignet. Im Warmwasserbereich sollte der Werkstoff wegen geringer Beständigkeit nicht verwendet werden. Aus älteren Leitungen kann nach längerer Standzeit braunes, rosthaltiges Trinkwasser austreten. Diese Trübung und der damit verbundene erhöhte Eisengehalt entsprechen nicht den Qualitätsvorgaben von Trinkwasser, eine gesundheitliche Gefährdung ist jedoch nicht zu befürchten. Die Zinkschicht älterer feuerverzinkter Stahlrohre kann herstellungsbedingt mit Blei verunreinigt sein.

Zink im Trinkwasser ist gesundheitlich unbedenklich. Ab Konzentrationen von 3-5 mg Zink/l können unerwünschte Geschmacksveränderungen auftreten. In der **Trinkwasserüberwachung spielt Zink keine Rolle**.

8.13.5.6. Quecksilber

Quecksilber ist ein hochtoxisches Schwermetall, welches durch verschiedene anthropogene Aktivitäten in die Umwelt gelangt. Die **Verwendung von Quecksilber** ist weltweit bis auf wenige Ausnahmen **verboten**.

Aus anorganischen Quecksilberverbindungen kann in verunreinigten Gewässern das giftigere organische Methylquecksilber gebildet werden, welches über die **aquatische Nahrungskette** (Plankton → Fische) zum Menschen gelangt und sich in dessen Organismus anreichern kann.

Hinsichtlich des sonstigen Eintrages von Quecksilber in die Umwelt einschließlich Wirkung auf die menschliche Gesundheit (u.a. Minamata-Krankheit) ☞ Kap. 13.6.2.4..

In Grund- und Oberflächengewässern und im Trinkwasser kommt Quecksilber meist nur in geringen Mengen vor. Es handelt sich dabei um anorganische Quecksilberverbindungen. Der Grenzwert der Trinkwasserverordnung von 1 µg/l wird praktisch nicht überschritten. In der Trinkwasserüberwachung spielt der Parameter nur eine geringe Rolle.

8.13.5.7. Cadmium

Cadmium ist ein toxisches Schwermetall, welches in der Umwelt eine lange Verweildauer aufweist. Cadmium wird vor allem über die Lebensmittel aufgenommen. Aufgrund neuer Einschätzungen wird die duldbare Aufnahmemenge zu etwa 50 % ausgeschöpft. Relevanter Endpunkt ist vor allem die Nephrotoxizität.

Hinsichtlich des sonstigen Eintrages in die Umwelt einschließlich der Wirkung auf die menschliche Gesundheit (u.a. Itai-Itai Krankheit) ☞ Kap. 13.6.2.2.

Cadmium kommt als Verunreinigung von Zink in verzinkten Stahlrohren und in Lötmaterialien vor. Dadurch kann Cadmium aus der Hausinstallation in das Trinkwasser gelangen. Die mittleren **Cadmiumgehalte im Trinkwasser** in Deutschland **sind gering** und betragen <0,1 µg/l. Überschreitungen

des Grenzwertes von 5 µg/l kommen nur sehr selten vor. Der Parameter Cadmium im Trinkwasser spielt in der Trinkwasserüberwachung eine untergeordnete Rolle. Aufgrund neuer Abschätzung hinsichtlich der duldbaren Aufnahmemenge ist eine Absenkung des Grenzwertes auf 1-3 µg/l denkbar. Auch dann sind keine Gesundheitsrisiken durch die Cadmiumaufnahme über das Trinkwasser zu befürchten.

8.13.5.8. Aluminium

Aluminium ist mit seinen Verbindungen das in der natürlichen Umwelt am weitesten verbreitete Metall. Saurer Regen kann Aluminiumionen (Al^{3+}) im Erdboden mobilisieren, was als eine der Ursachen der Waldschäden angesehen wird (☞ Kap. 12.4.5.).

Die Festlegung des **Grenzwertes (Indikatorparameter)** in der Trinkwasserverordnung auf 0,2 mg/l folgte vor allem **ästhetisch-sensorischen Überlegungen**. Die Möglichkeit der Trübung des Trinkwassers durch Aluminium und geschmackliche Veränderungen können ab 0,1-0,2 mg/l auftreten. **Toxikologisch** bezeichnet der Grenzwert **kein gesundheitliches Risiko**. Der Aluminiumgehalt des Trinkwassers in Deutschland beträgt meist unter 0,1 mg/l, Überschreitungen des Grenzwertes kommen vereinzelt vor. Bei einem Unglücksfall bei der Wasseraufbereitung (versehentliche Zugabe von 20 t 8%iger Aluminiumsulfatlösung zu Wassertanks) 1988 in Cornwall gelangten erhebliche Mengen an Aluminium in das Trinkwasser, die zu Gehalten zwischen 30.000 und 620.000 µg/l führten. Bei den betroffenen Konsumenten wurden Verätzungen im Mund-Rachen-Raum u.a. Vergiftungserscheinungen beobachtet. Langzeitschäden mit toxischen Wirkungen auf das Nervensystem und den Knochen sind nicht auszuschließen.

Aluminiumsalze werden als Flockungsmittel in der Trinkwasseraufbereitung eingesetzt, erhöhen bei ordnungsgemäßen Fällungsbedingungen aber nicht die Trinkwasserkonzentrationen. Eine routinemäßige Überwachung des Trinkwassers auf Aluminium ist nur erforderlich, wenn Aluminium als Flockungsmittel bei der Aufbereitung des Trinkwassers verwendet wird.

Die **gesundheitliche Bedeutung** von Aluminium liegt in seinen **neurotoxischen Wirkungen**, die bei Personen mit schwerer Niereninsuffizienz beobachtet wurden. Durch aluminiumhaltige Dialyseflüssigkeit und Aufnahme aluminiumhaltiger Antazida traten Enzephalopathien bei niereninsuffizienten Patienten mit verringerter Aluminiumclearance auf. Bei epidemiologischen Studien aus England, Frankreich, Norwegen und Kanada wurden erhöhte Erkrankungszahlen der Alzheimer-'schen Krankheit bei Aluminiumwerten von >0,1 mg/l Trinkwasser gefunden. Da Trinkwasser mit einem Aluminiumwert von 0,2 mg/l aber nur zu ca. 2 % zur Gesamtaufnahme beiträgt, ist sehr zweifelhaft, ob hier wirklich ein Zusammenhang besteht.

Zur Vermeidung von Risiken für Patienten mit gestörter Nierenfunktion ist es gerechtfertigt, jede unnötige Aluminiumbelastung über das Trinkwasser vorsorglich auszuschließen.

Zur Herstellung von Dialyselösungen wird in entsprechenden klinischen Zentren das Trinkwasser meist mittels Umkehrosmose aufbereitet.

8.13.5.9. Arsen

Arsen im Trinkwasser ist global betrachtet ein bedeutendes Gesundheits- und Umweltproblem. Durch Auswaschungen aus arsenhaltigen Erzen in Form von drei- und fünfwertigen Ionen trinken weltweit **über 100 Millionen Menschen belastetes Trinkwasser.**

Anorganische Arsenverbindungen As(III) und As(V) wirken beim **Menschen kanzerogen.** Folgende Organe können betroffen sein: **Haut,** Harnblase, Leber, Lunge u.a.. Besonders hervorzuheben sind Pigmentverschiebungen (erste Anzeichen) der lichtabgewandten Epidermis (Melanosen) und Hyperkeratosen aus denen sich **maligne Hauttumore** entwickeln können. Unspezifische erste Zeichen einer systemischen Intoxikation mit Arsen sind auch periphere Durchblutungsstörungen und Thrombosen. Hierzu gehört auch die "*black foot disease*", eine Arteriosklerose-ähnliche, schwere Gefäßerkrankung. Die gesundheitlichen Effekte können durch langfristigen Konsum hoch arsenbelasteten Trinkwassers nach 5-20 Jahren auftreten.

Die **Quellen von Arsen im Trinkwasser** sind **geogen und anthropogen.** Anthropogene Quellen von Arsen sind kontaminierte Sickerwässer z.B. aus Abfalldeponien, die Bergbauindustrie und die Verwendung von arsenhaltigen Pflanzen- und Holzschutzmitteln. Kontaminationen von Grund- und Oberflächengewässer sind von Bedeutung in Argentinien, Bangladesch, Chile, China, Indien, Mexiko, Thailand und den USA. Auch in **Deutschland gibt es geogen belastete Grundwässer.** Die Gehalte können bis 100 µg/l und mehr betragen. Noch höhere Gehalte können in Mineralquellen vorkommen.

Der Grenzwert beträgt 10 µg/l. In Abweichung von sonst üblichen Bewertungen für Humankanzerogene, wird für Arsen eine **Schwellendosis** angenommen. Dieser Schluss beruht auf den Dosis-Wirkungsbeziehungen aus epidemiologischen Studien sowie aus Überlegungen zur Sättigung der Methlyierungskinetik von Arsen. Die Diskussion hierzu ist allerdings im Fluss, es werden auch niedrigere Grenzwerte für Arsen im Trinkwasser vorgeschlagen. Z.B. würde ein risikobasierter Grenzwert 0,04 µg/l betragen. Das vorläufige Festhalten an dem Grenzwert von 10 µg/l hat auch praktische Gründe. Die Entfernung von Arsen aus dem Trinkwasser ist aufwendig und in weniger entwickelten Länder nicht immer zu realisieren.

Zur **Arsenentfernung** werden Ionenaustauscher und verschiedene Filtersysteme (Aktivkohle) eingesetzt. Einfache Systeme setzen auf die Oxidation von Arsen in Anwesenheit von eisenhaltigen Kolloiden (Verwendung von Eisenhydroxid-Granula, ggf. Eisenspäne). Diese Kolloide adsorbieren gelöstes Arsen und agglomerieren zu größeren Partikeln, die schließlich ausfallen können.

Erhöhte Arsengehalte in Rohwässern (>10 µg/l) kommen in Deutschland in vielen Regionen vor: westliches Erzgebirge, Teile Thüringens, Oberpfalz, Franken, Teilen von Rheinland-Pfalz, Nordhessen u.a.. Bei der Trinkwasseraufbereitung wird Arsen entfernt, ggf. wird eine Verdünnung durch Mischen mit anderen Wässern vorgenommen.

> **Merke:**
> Arsen im Trinkwasser ist in vielen Ländern ein **großes Gesundheitsproblem. Mehr als 100 Mio. Menschen trinken arsenbelastetes Trinkwasser.** Besonders betroffen sind Indien, Bangladesch u.v.a.. Arsen gelangt aus natürlichen, teilweise auch aus anthropogenen Quellen in die Grund- und Oberflächengewässer. Arsen ist ein **Humankanzerogen.** Zwischen der oralen Aufnahmemenge von anorganischen Arsenverbindungen über das Trinkwasser und der Häufigkeit von **Hauttumoren** besteht ein klarer Zusammenhang. Arsen kann bei der Wasseraufbereitung durch Oxidation, Adsorption und Filtration entfernt werden.

8.13.5.10. Nickel

Nickel ist **umweltmedizinisch relevant**, weil es eine der häufigsten sensibilisierenden Stoffe ist, bei inhalativer Aufnahme kanzerogen wirkt und aufgrund seines ubiquitären Vorkommens eine Exposition des Menschen unvermeidbar erscheint.

Nickel ist bei den üblichen Konzentrationen im Trinkwasser (<20 µg/l) unbedenklich. Erst hohe orale Aufnahmemengen können z.B. Darmbeschwerden hervorrufen. Die **orale Aufnahme** insbesondere aus Trinkwasser (leicht bioverfügbar) bewirkt **bei Sensibilisierten** (in Deutschland 10-15 % der Frauen, 2 % der Männer) eine **Verschlechterung der Hauterscheinungen**. Ab welcher Menge dies eintreten kann, ist unklar. Es wird angenommen, dass der Grenzwert von 20 µg/l auch Sensibilisierte ausreichend vor gesundheitlichen Effekten durch Nickel schützt.

Nickel kann geogen bedingt in die Rohwässer gelangen. Nickel ist ferner Bestandteil vieler Legierungen, insbesondere aus **verchromten Armaturen kann Nickel** in das Trinkwasser übergehen. Überschreitungen des Grenzwertes für Nickel im Trinkwasser von 20 µg/l kommen in Stagnationsproben (ca. 10 % der Untersuchungen) häufig vor. Nach kurzem Ablaufen lassen des Wassers sind die Nickelgehalte meisten <5 µg/l. Dies zeigt, dass die Nickelfreisetzung bei Stagnation im Wesentlichen aus den Armaturen stammt. Bei Neuinstallationen ist mehrere Wochen mit einer erhöhten Nickelfreisetzung zu rechnen. Die WHO hat 2006 den Leitwert für Nickel im Trinkwasser von 20 auf 70 µg/l angehoben.

Nickelsensibilisierten wird empfohlen, das Wasser nach Stagnation ablaufen zu lassen (0,5 l reichen meist aus). Bei Verzicht auf die Verchromung können weitestgehend nickelfreie Armaturen hergestellt werden.

8.13.5.11. Uran

Verunreinigungen des Trinkwassers mit **Uran sind hauptsächlich geogen** bedingt und damit regional sehr unterschiedlich. Urangehalte im Trinkwasser sind damit unabhängig von der Stagnationszeit. Als mögliche Quelle für Uran wird das Aufbringen von mineralischen Phosphatdüngern diskutiert.

Uran ist zwar radiotoxisch, wesentlich relevanter ist aber der **Endpunkt Nephrotoxizität.**

Die mittleren Urangehalte im Trinkwasser in Deutschland sind gering und liegen meist <1 µg/l. **In der Trinkwasser verordnung 2011 ist ein Grenzwert von 10 µg/l festgelegt.** Weniger als 1 % der Messwerte im Trinkwasser liegt oberhalb von 10 µg/l.

Für Mineralwasser, das zur **Zubereitung von Säuglingsnahrung** ausgelobt ist, hat das Bundesinstitut für Risikobewertung einen Grenzwert für **Uran von 2 µg/l** abgeleitet. Dieser Wert ist nicht toxikologisch abgleitet, sondern folgt dem strengen Reinheitsanspruch der Diätverordnung.

8.13.5.12. Sonstige Wasserschadstoffe

Im Folgenden werden weitere Trinkwasserkontaminanten bzw. -inhaltsstoffe in alphabetischer Reihenfolge aufgelistet:

- **Acrylamid:** einzige Quelle für Acrylamid im Trinkwasser ist die Verwendung von Polyacrylamid als Flockungshilfsmittel. Acrylamid ist im Tierversuch ein genotoxisches Kanzerogen und weist eine neurotoxisches Potenzial auf. Acrylamid spielt als Reaktionsprodukt in Lebensmitteln (frittierte Kartoffeln, Kekse) eine Rolle.

- **Arzneimittelrückstände**, -abbauprodukte: bis zu 95 % der verabreichten Wirkstoffe werden vom Menschen über den Urin ausgeschieden, gelangen in die kommunalen Abwässer und können so in Spuren auch das Trinkwasser belasten. Relevant sind u.a. folgende Arzneimittelgruppen: Antibiotika, Antiphlogistika, Sexualhormone, Lipidsenker, Psychopharmaka, Röntgenkontrastmittel. Die **Gehalte liegen im**

Bereich meist <1 µg/l. Selbst bei lebenslanger Aufnahme über das Trinkwasser werden damit im ungünstigen Falle nur wenige Tagesdosen der therapeutischen Menge erreicht. Dennoch handelt es sich hierbei um eine **unerwünschte Kontamination**, die es gilt zu minimieren. Dazu dienen u.a. folgende **Präventivmaßnahmen**: kritische Indikation für die Verschreibung von Arzneimitteln, insbesondere von Antibiotika, Aufbereitung von Krankenhausabwässern vor Einleitung in kommunale Abwässer, keine Entsorgung von Arzneimitteln über die Toilette, Entwicklung biologisch abbaubarer Arzneimittel. Für einige Arzneimittel im Trinkwasser liegen Beurteilungswerte vor (GOW im Bereich von 0,1-1,0 µg/l für Carbamazepin, Diclofenac, Ibuprofen, Röntgenkontrastmittel).

- **Benzol** ist ein Humankanzerogen. Der Grenzwert gemäß Trinkwasserverordnung von 1 µg/l basiert auf einem Lebenszeit-Krebsrisiko von $1:10^6$. Benzolbelastungen von Gewässern kommen selten, dann vereinzelt punktuell vor (z.B. Leckagen aus Deponien).

- **Bisphenol A** ist eine weit verbreitete Alltagschemikalie. Wichtiger Endpunkt sind **hormonähnliche Wirkungen**. Es ist Hauptbestandteil von Epoxidharzen, die zur **Beschichtung von Trinkwasserleitungen** verwendet werden. Bei hohen Wassertemperaturen (>70°C) kann Bisphenol A, insbesondere bei unsachgemäß durchgeführter Beschichtung in das Trinkwasser übergehen. Die allgemeine Belastung des Menschen durch Bisphenol A erfolgt wahrscheinlich durch die Aufnahme über Lebensmittel. Human-Biomonitoring Studien zeigen, dass es eine allgemeine Hintergrundbelastung von Kindern und Erwachsenen gegenüber Bisphenol A gibt.

- **Chloroform** und andere **Trihalogenmethane** (THM) entstehen aus organischen Vorläuferverbindungen bei der Chlorung von Trinkwasser und gehören zur Gruppe der Desinfektionsnebenprodukten (DNP). Im Vordergrund der gesundheitlichen Bewertung steht das karzinogene und erbgutverändernde Potenzial der DNP bei gechlortem Wasser. Trotz der gesundheitlichen Risiken durch die Bildung von DNP darf natürlich **der Nutzen der Chlorung bei mikrobiell verunreinigtem Wasser** nicht vergessen werden. Aus vorsorglichen trinkwasserhygienischen Aspekten sollte eine gute Rohwasserqualität, eine adäquate Trinkwasseraufbereitung und die Pflege der Rohrnetze eine Chlorung des Wassers überflüssig werden lassen. Dies ist in weiten Teilen Deutschlands realisiert.

- **Pflanzenschutzmittel** gehören zu den wenigen Chemikalien, die absichtlich in die Umwelt ausgebracht werden. Überschreitungen des am Vorsorgeprinzip orientierten Grenzwertes (0,1 µg/l) kommen für einige Stoffe regelmäßig vor, sind aber gesundheitlich meist unbedenklich. Zu beachten ist, dass durch den Einsatz von Pflanzenschutzmitteln auch Metabolite derselben und auch Transformationsprodukte, die bei der Abwasserbehandlung gebildet werden können, als Kontaminanten vorkommen können. So wurde 2007 der Einsatz von Tolyfluanid (ein Fungizid, das im Obstanbau verwendet wurde) verboten, nachdem gezeigt wurde, dass aus dem Metaboliten DMS (N,N Dimethylsulfamid) durch Ozonung bei der Abwasserbehandlung ein krebserregendes Nitrosamin (N-Nitrosodimethylamin; NDMA) gebildet wird.

- **Perfluorierte organische Verbindungen** (PFC) zeichnen sich auf Grund ihrer Struktur durch hohe thermische und chemische Stabilität aus. Eine Gruppe innerhalb dieser Stoffklasse, die perfluorierten Tenside (PFT), umfasst oberflächenaktive Substanzen, die einerseits relativ gut wasserlöslich sind, andererseits aber auch lipophile (Fett liebende) Eigenschaften besitzen. Bekannteste und zugleich am weitesten verbreitete Vertreter der perfluorierten Tenside sind die Perfluoroktansulfonsäure (PFOS) und die Perfluoroktansäure (PFOA). Weltweit wurden an verschiedenen sogenannten hotspots erhöhte PFOA-Gehalte in Oberflächen- und Trinkwasser festgestellt. Die im Jahre 2006 zufällig identifizierte PFOA-Belastung im Hochsauerlandkreis ist auf eine illegale Entsorgung von Industriemüll zurückzuführen. Die PFOA-Gehalte im Trinkwasser entlang der Möhne und Ruhr lagen um 2006 im Bereich von 100-600 ng/l. Durch Aktivkohlebehandlung bei der Trinkwasseraufbereitung kann die Belastung des Trinkwassers meist auf Werte <100 ng/l gesenkt werden. Die Trinkwasserkommission hat einen gesundheitlichen Leitwert (GOW) von 300 ng/l und einen Zielwert von 100 ng/l abgeleitet. Die PFOA-Belastung des Trinkwassers führt zu einer deutlich erhöhten inneren PFOA-Belastung (PFOA-

Gehalte im Plasma) der Konsumenten. PFOA weist im Organismus eine **lange Halbwertszeit von 2-5 Jahren** auf und im Tiermodell verursacht PFOA Leberadenome. Der Mechanismus der Tumorgenese läuft über eine Peroxysomenproliferation, die jedoch beim Menschen von geringer Bedeutung ist. Erhöhte Tumorraten bei hoch PFOA-exponierten Arbeitnehmern konnten nicht beobachtet werden.

- Ursache von Grenzwertüberschreitungen (>0,1 μg/l) des Trinkwassers durch **polyzyklische aromatische Kohlenwasserstoffe (PAK)** sind Trinkwasserrohre, die zum Schutz vor Korrosion bis etwa 1970 mit Teer ausgekleidet wurden. Einige PAK wie Benzo-(a)-pyren sind krebserregend.

Merke:

Trinkwasser ist das wichtigste und in der größten Menge aufgenommene Lebensmittel.

Bei der **Festlegung von Grenzwerten** und ähnlichen Werten für chemische Wasserinhaltsstoffe fließen verschiedene Aspekte ein: gesundheitsbezogene, toxikologische (Blei, Arsen), umwelthygienische Vorsorge (Pflanzenschutzmittel), technische zum Schutz der Einrichtungen (pH-Wert) und ästhetisch-sensorische (Eisen, Aluminium).

Die **Grenzwerte für Schadstoffe** im Trinkwasser werden in der Bundesrepublik Deutschland meist unterschritten. Auch bei lebenslangem Genuss sind Gesundheitsschäden nicht zu befürchten. Für bestimmte Risikogruppen wie Säuglinge (Zubereitung der Säuglingsernährung) oder Dialysepatienten (Aluminium) gelten besondere Empfehlungen.

Die Bildung gesundheitschädlicher Desinfektionsnebenprodukte nach Chlorung ist abzuwägen gegenüber den Vorteilen der Desinfektion bei mikrobiell belastetem Wasser. In Deutschland ist Trinkwasser nur selten gechlort.

Trinkwasser, welches mehr als 4 **Stunden in der Leitung gestanden** hat, kann durch **Metalle** (Blei, Kupfer, Nickel) aus den Leitungen und Armaturen belastet sein. **Bleirohre müssen ausgetauscht** werden, bei gegenüber Nickel **sensibilisierten Menschen** kann nickelhaltiges Wasser eine **verstärkte Hautreaktion** auslösen, erhöhte Kupferbelastungen sind für nicht gestillte Säuglinge gefährlich.

Aus gesundheitlicher Sicht ist es ohne Bedeutung, ob diese Schadstoffe im Wasser geogen oder anthropogen verursacht wurden.

Probleme bereiten häufiger Eigenversorgungsanlagen (Nitrat) oder für saure Wässer ungeeignete Hauswasserleitungen.

Mit weiter zunehmenden empfindlichen analytischen Methoden wird die Menge der nachweisbaren Trinkwasserkontaminanten ansteigen. Spuren von Arzneimitteln, perfluorierten Tensiden, Metabolite von Pflanzenschutzmitteln können im Trinkwasser festgestellt werden.

Die Sicherung einer guten Trinkwasserqualität wird am besten durch einwandfreie Rohwässer gewährleistet. Ziel muss es also sein, die **Einträge von Schadstoffen in die Rohwässer zu minimieren**.

8.14. Übertragung von Infektionen durch Trinkwasser

8.14.1. Wasser und Krankheiten – Globale Betrachtung

Bei **globaler Betrachtung** der allgemeinen Krankheitsbelastung spielen **Wasser und Hygiene eine zentrale Rolle**. Das Fehlen von sicherem Wasser und adäquaten sanitären Verhältnissen gilt in der Welt als **wichtigste Ursache für Erkrankungen**. Fast zwei Millionen Menschen, die meisten davon Kinder unter 5 Jahren, sterben jedes Jahr aufgrund wasserbedingter Erkrankungen. Betroffen sind vor allem weniger entwickelte Länder in Afrika und Asien. Krankheiten im Zusammenhang mit Wasser und Hygiene gehören zu den **Hauptverursachern von Armut**. Am wichtigsten sind **Durchfallerkrankungen**. Weitere häufige wasserbedingte Krankheiten sind Cholera, Schistosomiasis (betroffen sind verschiedene Organe, meist die Blase; verursacht durch Saugwürmer), Trachom (chronische follikuläre Konjunktivitis durch *Chlamydia* trachomatis) und Hepatitis. Auch einer der wichtigsten Infektionserkrankungen, die Malaria, ist wasserassoziiert. Wasser ist Brutstätte der Anophelesmücke.

8.14.2. Erreger trinkwasserbedingter Infektionen

Folgende Krankheitserreger können u.a. Infektionen durch Trinkwasser verursachen:

- *Bakterien*
  - *Vibrio cholerae*
  - *Vibrio eltor*
  - *Salmonella typhi*
  - *Salmonella paratyphi* A, B, C
  - Enteritissalmonellen
  - *Shigella spp.*
  - *Escherichia coli*
  - *Mycobacterium tuberculosis*
  - *Leptospira spp.*
- *Viren*
  - Adenoviren
  - Astroviren
  - Coronaviren
  - Hepatitis-A-Viren
  - Hepatitis-E-Viren
  - Enteroviren (Polioviren, Coxsackie-Viren A und B, Echoviren)
  - Noroviren
  - Parvoviren
  - Reoviren
- *Parasiten*
  - *Entamoeba histolytica*
  - *Schistosoma*
  - *Giardia lamblia (Lamblia intestinalis, Giardia duodenalis)*
  - Kryptosporidien
  - *Dracunculus medinensis* (Medinawurm-Befall)

In den tropischen Entwicklungsländern sind durch kontaminiertes Trink- oder Badewasser übertragene Krankheiten wesentlich an der infektiösen Morbidität und Mortalität beteiligt.

Die o.g. Bakterien und Viren können z.T. wochenlang im Wasser überlebensfähig bleiben (☞ auch Kap. 10.7.1.5.), andere Mikroorganismen wie Gono- und Meningokokken, Luesspirochäten und Masern-Viren gehen bei Kontakt mit Wasser zugrunde.

8.14.3. Wege der Kontaminationen und Infektionen

Eine **Kontamination** der Oberflächengewässer und des Grundwassers durch Mikroorganismen ist möglich durch

- direkte Abwassereinleitungen
  - vom Lande
  - durch Schiffe
- Verunreinigungen durch Düngung mit Fäkalien und undichte Fäkalgruben sowie Überschwemmungen und starke Regenfälle
- Altlasten (☞ Kap. 11.1.)
- Tierproduktion auf dem Wasser (Enten, Gänse)
- Seevögel
- Tiere
- Menschen (Schwimmen, Baden)

Krankheitserreger können in das Trinkwasser gelangen durch:

- Kontamination insbesondere kleiner Wasserversorgungsanlagen, welche nicht desinfiziert werden (Brunnen)
- keine oder ungenügende Desinfektion kontaminierten Wassers in zentralen Aufbereitungsanlagen
- Kurzschlüsse (Defekte) zwischen Wasserversorgungs- und Abwassersystemen

Durch kontaminiertes Trinkwasser können Krankheitserreger von Menschen aufgenommen werden:

- durch das Trinken des Wassers
- über die Be- und Verarbeitung von Lebensmitteln
- über die Reinigung von Gebrauchsgegenständen des Lebensmittelverkehrs

Um eine Infektion beim Menschen zu verursachen, müssen die pathogenen Mikroorganismen:

- in einer für eine Infektion ausreichenden Dosis aufgenommen werden
  - indem sich primär genügend Mikroorganismen im Trinkwasser befinden oder
  - diese die Gelegenheit haben sich in Lebensmitteln zu vermehren und
- das saure Milieu des Magens passieren, ohne abgetötet zu werden

Infektionen durch Trinkwasser oder Lebensmittel sind dadurch charakterisiert, dass sie **explosionsartig** auftreten (☞ Kap. 2.4.3.), wenn eine größere

Zahl von Menschen gleichzeitig kontaminiertes Wasser bzw. kontaminierte Lebensmittel aufgenommen hat. Oftmals geht einer trinkwasserbedingten Epidemie eine kurzdauernde gastrointestinale Erkrankungshäufung durch die in verunreinigtem Trinkwasser enthaltenen unspezifischen lebensmittelvergiftenden Bakterien voraus ("Wasserkrankheit"). Die eigentliche Epidemie mit einem spezifischen Erreger (z.B. *S. typhi*) erfolgt dann nach der für diesen charakteristischen Inkubationszeit und fällt schnell ab (wenn nur eine einmalige Kontamination erfolgte). Sekundärinfektionen treten je nach den Eigenschaften der übertragenen Mikroorganismen auf (☞ Kap. 2.4.3.1).

Die **klassischen Infektionskrankheiten,** welche durch Trinkwasser übertragen wurden, waren Cholera und Typhus abdominalis.

Die noch im 19. Jahrhundert immer wieder auftretenden Choleraepidemien (1892 Hamburg 16.000 Erkrankungen, 9.000 Todesfälle) sind inzwischen in Europa erloschen. Typhusepidemien traten in Deutschland bis 1980 auf. 70 % aller großen Typhusepidemien waren wasserbedingt.

8.14.4. Die Typhusepidemie 1980 in Jena

Bei der **letzten wasserbedingten Typhusepidemie in Deutschland 1980 in Jena** mit 69 Erkrankungen wurde folgendes ermittelt:

- ein Dauerausscheider des Epidemietyps wohnte im Einzugsgebiet der krankheitsverursachenden Trinkwasserversorgung (Mühltal)
- die Abwässer der Vorfluter versickerten z.T. im Karstboden (Muschelkalk) des Einzugsgebietes
- die Trinkwasserquellen veränderten sich bei Niederschlägen durch Trübung und Erhöhung der Schüttung (Hinweis auf Verunreinigung des Quellwassers)
- in der mittleren Inkubationszeit zu den beiden errechneten Epidemiegipfeln traten im Trinkwassereinzugsgebiet zwei starke Regenfälle auf
- das Trinkwasser aus den Quellen wurde nicht filtriert sondern nur gechlort
- bei erhöhter Trübung des Quellwassers reichte die nicht erhöhte Chlordosierung zur Abtötung der Mikroorganismen offensichtlich nicht aus

Interessant ist in diesem Zusammenhang, dass bereits 1901 und 1915 zwei Typhusepidemien durch Trinkwasser aus dem Mühltal verursacht wurden.

8.14.5. Giardien und Kryptosporidien

In den Industriestaaten stehen dank des hohen Standards der Wasserhygiene heute nicht mehr die klassischen durch kontaminiertes Trink- oder Badewasser übertragenen Infektionskrankheiten wie Hepatitis A, Cholera und Typhus im Mittelpunkt.

Im Vordergrund stehen vielmehr **Gastroenteritiden**, die durch protozooische parasitäre Erreger wie **Giardien und Kryptosporidien** hervorgerufen werden. Parasiten werden durch die übliche Trinkwasserdesinfektion nicht alleine, sondern nur durch zusätzlich vorgeschaltete Filtrationsverfahren mit einer optimierten Flockung abgetötet. Zahlreiche Ausbrüche z.B. mit Kryptosporidien der letzten Jahre in Nordamerika und Europa waren auf eine Kontamination des Trinkwassers zurückzuführen. Typische Ursache waren Verunreinigungen des Trinkwassers durch häusliche oder landwirtschaftliche Abwässer sowie Oberflächenwasser, das durch Kot von Tieren (z.B. nach Regenfällen) verunreinigt war. Meist war auch eine unzureichende Aufbereitung mit beteiligt. In der TrinkwV 2001 wird als Indikator für eine Kontamination durch Protozooen *Clostridium peringens* bestimmt, wenn das Trinkwasser durch Oberflächenwasser beeinflusst wird. Die nach Infektionsschutzgesetz übermittelten Fälle von Giardiasis und Kryposporidiose liegen in Deutschland im Bereich von etwa 1000 bis 5000 jährlich.

8.14.6. Cholera

Erreger der Cholera ist *Vibrio cholerae* (gramnegatives, kommaförmiges, stark bewegliches aerobes Stäbchen). Die Erkrankung ist im **Gangesdelta endemisch** und breitete sich seit vielen Jahrzehnten in **mehreren Pandemiewellen** auf mehrere Kontinente aus. Betroffen sind Südamerika, Südostasien und Afrika. Die meisten Erkrankungen werden aus Afrika berichtet. Ausbrüche können sporadisch jederzeit bei schlechten **hygienischen Bedingungen** auftreten, besonders in **überbevölkerten Gebieten**. Die Cholera gehört neben Masern zu den *"killer diseases"* in **Katastrophen- und Krisengebieten sowie in Flüchtlingslagern (ca. 2.500 Todesfälle 2010 nach Erdbeben in Haiti)**. Pro Jahr werden weltweit etwa 100.000-200.000 Fälle mit etwa 5.000 Todesfällen bekannt. In Deutschland wurden seit 2001 vereinzelte importierte Fälle gemeldet.

Die **Erregeraufnahme erfolgt hauptsächlich über Trinkwasser oder Nahrungsmittel.** Selten ist die Übertragung von Mensch zu Mensch. Der Mensch ist das einzige Reservoir. **Asymptomatische Erregerausscheidung ist sehr häufig.** Dauerausscheider sind selten. Die Erreger können in feuchter Umgebung mehrere Wochen überleben.

Die klinische Symptomatik wird durch die **Wirkung eines Exotoxins** verursacht. Die Anlagerung des Toxins bewirkt eine Aktivierung der Adenylatzyklase mit Störungen des Elektrolytaustausches. In der Folge setzt eine **massive sekretorische Diarrhoe** ein. Symptome sind Bauchschmerzen, Erbrechen, reiswasserähnlicher Durchfall (bis 20 l/Tag Flüssigkeitsverlust), Wadenkrämpfe und Exsikkose. Die **Letalität beträgt unbehandelt 60 %.** Todesursachen sind Kreislaufschock und Nierenversagen. Bei rechtzeitiger Flüssigkeits- und Elektrolytzufuhr ist die Prognose gut. Antibiotikagabe ist selten indiziert. Es kommen häufig auch milde Verläufe vor.

Die **Prophylaxe** umfasst Bereitstellung von sicherem Trinkwasser, adäquate Nahrungs- und persönliche Hygiene, sichere Entsorgung von menschlichen Ausscheidungen (Latrinen) und Impfung (gut verträglicher oraler Impfstoff verfügbar, Schutzwirkung hält allerdings nur Monate bis wenige Jahre an).

8.14.7. Trinkwasserbedingte Virusinfektionen

Unter hygienisch unzureichenden Bedingungen sind **Hepatitis-A-, Hepatitis-E-, Rota- und Poliomyelitisviren** als Verursacher von trinkwasserbedingten Infektionen wichtig. **Viren können Trinkwasseraufbereitungssysteme passieren, ohne inaktiviert zu werden.** Das stellt vor allem dann eine Gefahr dar, wenn stark belastetes Oberflächenwasser zur Trinkwasseraufbereitung verwendet wird. Infektionen wurden teilweise auch mit desinfiziertem (z.B. gechlortem) Trinkwasser übertragen.

Insbesondere **Hepatitis-E-Viren** verursachen große Epidemien. So erkrankten z.B. 1955/56 in Neu-Delhi/Indien 30.000 Personen an einer Hepatitisepidemie, nachdem der Jumma River, mit dem die Wasseraufbereitungsanlage gespeist wurde, über die Ufer getreten und eine Woche lang stark mit Abwässern kontaminiert war. Das gleiche Virus verursachte 1991 im indischen Kampur mit 79.000

Fällen viraler Hepatitis die bisher größte dokumentierte wasserbedingte Epidemie.

In **West- und Mitteleuropa** spielen die Hepatitisviren eine untergeordnete Rolle. Weit häufiger wird hier in den letzten Jahren über **trinkwasserbedingte Infektionen mit Caliciviren (Noroviren und Sapoviren) oder Enteroviren (insbesondere Echoviren und Coxsackieviren)** berichtet. Meist lag eine nicht sachgemäße Aufbereitung des Trinkwassers (unzureichende Aufbereitung und Desinfektion von Rohwasser, Kontamination mit Abwasser) oder Missachtung der allgemein anerkannten Regeln der Technik vor.

Bei gegebener Veranlassung kann die **virologische Trinkwasseruntersuchung** durchgeführt werden. Der Nachweis von Viren im Rohwasser ist, verglichen mit dem Nachweis von Bakterien (z.B. *E. coli*), **vergleichsweise aufwändig**, da unter anderem sehr große Wasservolumina untersucht werden müssen. Die konventionellen Nachweismethoden für Viren (Zellkulturen) sind jedoch noch nicht ausreichend sicher und zu langwierig. Es ist aus epidemiologischer Sicht völlig unbefriedigend, Wochen auf das Ergebnis virologischer Wasseruntersuchungen zu warten. Mit **molekularbiologischen Methoden** ist es möglich, Viren bzw. Anteile ihres Genoms nachzuweisen. Die Polymerase-Kettenreaktion (PCR) ist eine einfache und zuverlässige Methode zum Nachweis vieler Viren. Zum Nachweis von Noroviren und vieler anderer Viren ist diese Methode essenziell, da sie in Zellkultur nicht zuverlässig vermehrt werden können.

8.14.8. Legionellen

Legionellen sind gramnegative, nicht sporenbildende aerobe **Bakterien.** Es sind etwa 48 Arten bekannt, die 70 verschiedene Serogruppen umfassen. **Alle Legionellen sind als potenziell humanpathogen einzustufen.** Die für Erkrankungen des Menschen bedeutsamste Art ist *Legionella pneumophila*, die für etwa 90 % aller Erkrankungen verantwortlich ist. Für *Legionella pneumophila* sind 16 Serogruppen bekannt, von denen die Serogruppe 1 die größte Bedeutung besitzt.

Erkrankungen des Menschen **treten weltweit sporadisch oder im Rahmen von Ausbrüchen auf.** Nach dem Infektionsort unterscheidet man nosokomiale und ambulant erworbene Legionellosen. In Deutschland werden jährlich weniger als 500

Fälle gemäß IfSG gemeldet, es wird aber von **20.000 Fällen** ausgegangen. Dieses Missverhältnis beruht vor allem darauf, dass bei vielen Pneumonien keine erregerspezifische Diagnostik durchgeführt wird.

Legionellen kommen in natürlichen und künstlichen wasserführenden Systemen vor. Ihr **primäres Reservoir ist das Wasser** (Süßwasser, kein Meereswasser), wo sie in geringer Zahl natürlicher Bestandteil von Oberflächengewässern und Grundwasser sind. Ihr Vorkommen hängt von der Wassertemperatur ab. Ideale Bedingungen für ihre **Vermehrung finden Legionellen im Warmwasser** (25 bis 45°C). Oberhalb von 60°C sterben sie relativ schnell ab (thermische Desinfektion bei legionellenkontaminierter Hausinstallation). Legionellen vermehren sich intrazellulär in Amöben und anderen Protozoen und sind deswegen mittels Desinfektion schwer zu entfernen. Günstige Bedingungen finden Legionellen in Warmwasseranlagen mit umfangreichen Rohrsystemen. Biofilm, Stagnation und das Vorhandensein von Totleitungen erhöhen das Risiko einer **systemischen Legionellenkontamination.**

Die **inhalative Aufnahme von Legionellen** (z.B. beim Duschen als Aerosol) kann eine Legionellose bewirken. Es handelt sich um eine Pneumonie. Die Letalität ist mit ca. 20 % hoch. Eine **Gesundheitsgefährdung durch Trinken** von Wasser, in dem sich Legionellen befinden, **besteht nicht.** Zur Analyse einer Übertragung aus einem verdächtigen Wassersystem auf den Patienten ist eine genetische Feintypisierung von Patienten- und Umweltisolaten erforderlich.

Die Inkubationszeit beträgt bei Legionellose mit Pneumonie (Legionärskrankheit) 2-10 Tage, bei Legionellose ohne Pneumonie (Pontiac-Fieber, meist harmlose grippeähnliche Erkrankung) ca. 24-48 Stunden. Eine direkte Übertragung von Mensch zu Mensch ist nicht bekannt. Risikopatienten sind Immunsupprimierte (Organtransplantation, Knochenmarktransplantation, zytostatische Behandlung), Personen mit hochdosierter Dauermedikation mit Kortikoiden, Zustand nach großen chirurgischen Eingriffen sowie ein hohes Lebensalter.

Die **Therapie der Wahl ist die Gabe von Antibiotika** (Erythromycin, ggf. zusätzlich Rifampicin).

Die **Prävention von Legionellosen** umfasst die Verminderung einer Verkeimung warmwasserführender, aerosolbildender Systeme und eine regelmäßige Erhitzung des Wassers auf Temperaturen >60°C. Bei Hochrisikopatienten in Krankenhäusern wird der Einbau von endständigen Filtern empfohlen. Die Installation von Chlordioxidanlagen bewirkt meist nur kurzfristig eine Reduktion der Legionellen.

Merke:

Krankheitserreger werden auf den Menschen durch direkte Aufnahme kontaminierten Trinkwassers oder indirekt über kontaminierte Lebensmittel und Gebrauchsgegenstände des Lebensmittelverkehrs übertragen.

Bei **globaler Betrachtung von Infektionskrankheiten** spielen der **Zugang zu sauberem Trinkwasser und die sanitäre Versorgung** eine zentrale Rolle. Am bedrohlichsten sind **Durchfallerkrankungen**, die insbesondere bei **Kindern unter 5 Jahren häufige Todesursache** sind.

In Deutschland kommen trinkwasserbedingte Infektionserkrankungen sehr selten vor. Mehrere tausend **Gastroenteritiden** durch Protozoen wie **Giardien und Kryptosporidien** werden jährlich gemeldet. Für Risikopatienten besteht bei inhalativer Aufnahme von legionellenhaltigen Aerosolen (Duschen) die Gefahr, eine **Legionellose** (Pneumonie) zu erleiden. Legionellen vermehren sich im Warmwassersystem und sind bei systemischer Kontamination der Hausinstallation schwer zu entfernen.

Literatur

1. Verordnung über die Qualität von Wasser für den menschlichen Gebrauch (TrinkwV 2001-Trinkwasserverordnung) vom 28.5.2001, BGBl. I, S.959 zuletzt geändert am 31.10.2006, BGBl. I, S. 2407. Novellierte Trinkwasserverordnung erscheint 2011.

2. Gesetz zur Verhütung und Bekämpfung von Infektionskrankheiten beim Menschen (Infektionsschutzgesetz - IfSG); vom 20.7.2000, BGBl. I, S. 1045, zuletzt geändert am 17.7. 2009 BGBl. I, S. 2091

3. Höll K (Hrsg.): Wasser. 8. Auflage, Walter de Gruyter, Berlin 2002

4. Mineral- und Tafelwasser-Verordnung vom 1.8.1984, BGBl. I, S. 1036, zuletzt geändert am 1.12.2006, BGBl. I, S. 2762

5. Der Bundesumweltminister: Der Schutz unserer Gewässer, Informationsschrift, Bonn, 1991

6. Kernforschungszentrum Karlsruhe GmbH: Wasser-Förderkonzept des Bundesministers für Forschung und Technologie, Karlsruhe 1990

7. Hurler K: Technik der Wasserversorgung. In: Bachmann W: Das Grüne Gehirn, Verlag R.S. Schulz, Starnberg 1993

Internet

Umweltbundesamt: www.umweltbundesamt.de

Hygiene der Badegewässer und Badeeinrichtungen

9. Hygiene der Badegewässer und Badeeinrichtungen

9.1. Definitionen

Zu unterscheiden sind Schwimmbeckenwasser und Badebeckenwasser einerseits sowie Badegewässer andererseits.

Schwimm- oder Badebecken sind kontinuierlich durchströmte Wasserbecken, in denen sich ein oder mehrere Menschen gleichzeitig oder in zeitlicher Folge aufhalten. Das heißt, die entsprechenden hygienischen Normen gelten für Schwimm- und Badebecken aller Art, unabhängig davon ob sie mit Trinkwasser, Meerwasser, Mineralwasser, Heilwasser, Sole oder Thermalwasser gefüllt sind. Auch Warmsprudelbecken, Planschbecken für Kinder und Tauchbecken in Saunas zählen dazu. Schwimm- und Badebecken in privaten Haushalten sind, solange sie nicht gegen Entgelt benutzt werden, davon ausgenommen.

Badegewässer sind die fließenden oder stehenden Binnengewässer oder Teile dieser Gewässer (Flüsse, Seen) sowie Meere (Nord- und Ostsee), in denen das Baden

- ausdrücklich gestattet ist oder
- nicht untersagt ist und in denen üblicherweise eine große Anzahl von Personen badet.

Kleinbadeteiche sind eine besondere Form von Badegewässern. Sie sind künstlich im Freien angelegt und zum Untergrund abgedichtet. Die Reinigung erfolgt über eine bepflanzte Regenerationszone.

Weitere zu unterscheidende Begriffe sind:

- **Reinwasser:** das aufbereitete Wasser nach Einmischung des oxidierenden Desinfektionsmittels
- **Beckenwasser:** das Wasser im Schwimm- und Badebecken

- **Filtrat,** das aufbereitete Wasser vor Einmischung von Desinfektionsmitteln. Zur Untersuchung auf Legionellen wird auch das Filterablaufwasser verwendet. Hintergrund ist, dass sich Legionellen bei Wassertemperaturen über 23°C in Filtern massenhaft vermehren können.
- **Füllwasser,** oder Frischwasser ist das zur Erst- und Nachbefüllung verwendetet Wasser, das überwiegend der örtlichen Trinkwasserversorgung entnommen wird. Es soll aus hygienischer Sicht Trinkwasserqualität aufweisen.

9.2. Rechtsvorschriften/Empfehlungen

Das Infektionsschutzgesetz legt in § 37 Abs. 2 fest, dass **Schwimm- und Badebeckenwasser** in Gewerbebetrieben, öffentlichen Bädern sowie in sonstigen nicht ausschließlich privat genutzten Einrichtungen so beschaffen sein muss, dass durch seinen Gebrauch keine Schädigung der menschlichen Gesundheit, insbesondere durch Krankheitserreger zu befürchten ist. Schwimm- und Badebeckenwasser einschließlich ihrer Wasseraufbereitungsanlagen unterliegen der Überwachung durch das Gesundheitsamt. Badeanstalten können im Rahmen von Schutzmaßnahmen zur Verhütung und Bekämpfung übertragbarer Krankheiten geschlossen werden.

Eine entsprechende Rechtsverordnung für Schwimm- und Badebeckenwasser analog zur Trinkwasserverordnung existiert nicht. Zur Beurteilung dienen DIN-Richtlinien als Regeln der Technik (**DIN 19643**) und **Empfehlungen des Umweltbundesamtes** (Schwimm- und Badebeckenwasserkommission des Bundesministeriums für Gesundheit beim Umweltbundesamt). Diese sind auf der Internetseite des UBA verfügbar (www.umweltbundesamt.de).

Die **mikrobiologischen Anforderungen** nach UBA-Empfehlung von 2006 für **Beckenwasser** sind in Tab. 9.1 aufgelistet.

Mikrobiologische Parameter	Parameter-höchstwert
Escherichia coli	0/100 ml
Pseudomonas aeruginosa	0/100 ml
Legionella species[a]	0/ml
Koloniezahl bei $(36\pm1)°C$	100/ml

Tab. 9.1: Mikrobiologische Parameter für Becken-wasser nach Empfehlungen des Umweltbundesamtes (die jeweiligen empfohlenen Nachweisverfahren sind zu beachten).

[a] Nachweis auf Legionellen stets bei Wassertemperaturen >23°C und bei Betrieb von Anlagen mit Bildung von Aerosolen.

Der Duschbereich in Schwimmbädern fällt als Hausinstallation unter die Trinkwasserverordnung und ist demnach zu beurteilen.

Die **chemischen und physikalischen Anforderungen** sowie die Parameterwerte für **Desinfektionsnebenprodukte** im Beckenwasser gemäß UBA-Empfehlung sind in Tab. 9.2 zusammengefasst.

Die Empfehlung des UBA unterscheidet zwischen Parametern für die tägliche Überwachung wie freies und gebundenes Chlor, pH-Wert, Redoxspannung und Parametern für die periodische Überwachung wie Chlorit und Trihalogenmethane.

Bei Verwendung von **Eisen- oder Aluminiumsalzen als Flockungsmittel** werden Eisen und Aluminium im Beckenwasser bestimmt. Dabei sollen Konzentrationen von 0,1 mg/l für Aluminium (gelöst) und 0,02 mg/l für Eisen nicht überschritten

werden. Weitere Angaben zur Einhaltung der Beckenwasserqualität sind der DIN 19643 (wird überarbeitet) zu entnehmen. Die hygienische Überwachung der Bäder obliegt dem Gesundheitsamt.

Für **Badegewässer** gilt die Richtlinie des Rates vom 8.12.1975 über die Qualität der Badegewässer (1976/160/EWG, ABl Nr. L 31/1). Diese Richtlinie betrifft die Qualität der Badegewässer mit Ausnahme von Wasser für therapeutische Zwecke und Wasser für Schwimmbecken. Darin sind für die Mitgliederstaaten **Grenzwerte der Qualität von Badegewässern** festgelegt (☞ Tab. 9.3). Die Bundesländer haben teilweise eigene daran orientierte Badegewässerverordnungen erlassen. Die Europäische Kommission hat im Jahre 2006 eine neue Badegewässerrichtlinie (EG-Badegewässerrichtlinie 2006/7/EG über die Qualität der Badegewässer und deren Bewirtschaftung) erlassen (☞ Tab. 9.4). Ziel der Aktualisierung ist zunächst eine Vereinfachung. Vor dem Hintergrund, dass die **Verschmutzung durch Fäkalien** das **Hauptgesundheitsrisiko** darstellt, sollen statt der Messung von 17 Parametern, nur noch die zwei Parameter, die zuverlässige Indikatoren für das Vorhandensein pathogener Bakterien fäkalen Ursprungs nämlich **Darmenterokokken** und *E. coli* sind, untersucht werden. Die erste Einordnung nach der neuen Bewertung wird im Jahre 2011 vorgenommen. Bis dahin orientiert sich die Bewertung noch an den Grenzwerten der alten EG-Richtlinie (☞ Tab. 9.3) In jährlichen Jahresberichten wird die Qualität der

Parameter	Minimal-/Maximalwert Bemerkungen
Freies Chlor	0,3/0,6 mg/l allgemein
	0,7/1,0 mg/l in Warmsprudelbecken
pH-Wert	6,5/7,6 Süßwasser
	6,5/7,8 Meerwasser
Redox-Spannung gegen Ag/AgCl 3,5 m KCl	750 mV Süßwasser (pH $\geq$6,5 bis $\leq$7,3)
	770 mV Süßwasser (pH >7,3 bis $\leq$7,6)
	700 mV Meerwasser (pH $\geq$6,5 bis $\leq$7,3)
	720 mV Meerwasser (pH >7,3 bis $\leq$7,8)
Desinfektionsnebenprodukte	
Gebundenes Chlor	0,2 mg/l
Trihalogenmethane (THM)	0,02 mg/l
Chlorit	0,1 mg/l bei Verwendung von Chlor- Chlordioxidanlagen

Tab. 9.2: Chemische, physikalische Anforderungen und Höchstwerte für Desinfektionsnebenprodukte im Beckenwasser nach Empfehlung des Umweltbundesamtes.

Badegewässer innerhalb der Mitgliedstaaten dargelegt (www.europa.eu.int/water/water-bathing/report.html). Im Jahre 2007 waren 95,2 % der Badegewässer an den Küsten der EU und 88,7 % aller Süßwassergebiete mit der Richtlinie konform. Bei Flusswasserproben werden dagegen die Leitwerte meist nicht eingehalten.

Die aus gesundheitlicher Sicht wichtigsten Parameter betreffen die Mikrobiologie. Zur Überwachung sind vierzehntägige mikrobiologische Untersuchungen, erstmals zwei Wochen vor Beginn der Badesaison, vorgeschrieben. Werden die Leitwerte eingehalten, so wird das Baden als völlig unbedenklich eingestuft. Bei Leitwertüberschreitungen ist Baden noch möglich, aber die Badewasserqualität ist eingeschränkt. Grenzwertüberschreitungen werden als deutliche Warnhinweise für eine fäkale Kontamination gewertet.

Mikrobiologische Parameter	Leit-wert	Grenz-wert
Fäkalcoliforme Bakterien/ 100 ml als *E. coli* bestimmt	100	2.000
Gesamtcoliforme Bakterien/ 100 ml	500	10.000
Streptococcus faecalis/100 ml	100	-
Salmonellen/1.000 ml	-	0
Darmviren/PFU in 10 l	-	0

Tab. 9.3: Leit- und Grenzwerte für mikrobiologische Parameter gemäß der EG-Richtlinie über die Qualität von Badewässern (Fassung vom 8.12.1975). Fäkalcoliforme Bakterien und gesamtcoliforme Bakterien sind Routineparameter, die anderen Untersuchungen erfolgen auf Anforderung (PFU = *Plaque Forming Unit*).

In der Richtlinie des Rates aus dem Jahre 1976 für Badegewässer werden darüber hinaus folgende allgemeine Forderungen erhoben:

- keine anormale Änderung der Färbung
- kein sichtbarer Film von Mineralölen auf dem Wasser, kein Geruch nach Mineralöl
- keine anhaltende Schaumbildung durch Tenside
- kein spezifischer Geruch nach Phenol.

Die Grenzwerte für die Sichttiefe und den pH-Wert lauten 1 m bzw. 6-9. Teerrückstände dürfen nicht vorhanden sein. Der Leitwert für die Sauerstoffsättigung ist >80 %. Grenzwerte für Phosphate und Nitrate brauchen laut o.g. Richtlinie nicht mehr überwacht werden, wenn keine Tendenz zur Eutrophierung (☞ Kap. 9.6.) besteht.

9.3. Bedeutung der Parameter für Schwimmbeckenwasser und Badebeckenwasser

9.3.1. Mikrobiologische Parameter

Jährlich nutzen mehr als 100 Millionen Besucher die öffentlichen und gewerblichen Bäder. Neben dem hohen Freizeitwert ist auch die positive Wirkung des Schwimmens für die Gesundheitsförderung beachtenswert. Dabei handelt es sich nicht nur um die großen öffentlichen Freibäder und Hallenbäder der Städte und Kommunen, sondern u.a. auch um kleinere entsprechende Einrichtungen in Krankenhäusern, Reha-Zentren, Schulen, Hotels, Sport-, Wellness- und Fitnesszentren. Die Überwachung nicht öffentlicher Bäder z.B. in Hotels und ähnlicher Einrichtungen gilt als problematisch. Ein durchschnittlicher Schwimmer

Parameter	Ausgezeichnete Qualität	Gute Qualität	Ausreichende Qualität
Binnengewässer			
Intestinale Enterokokken (KBE/100 ml)	200*	400*	330**
Escherichia coli (KBE/100ml)	500*	1.000*	900**
Küstengewässer			
Intestinale Enterokokken (KBE/100 ml)	100*	200*	185**
Escherichia coli (KBE/100ml)	250*	500*	500**

Tab. 9.4: Grenzwerte für Binnen- und Küstengewässer der EG-Badegewässerrichtlinie 2006/7/EG. KBE = Koloniebildende Einheiten der Mikroorganismen.
*Auf der Grundlage einer 95-Perzentil-Bewertung; ** Auf der Grundlage einer 90-Perzentil-Bewertung.

schluckt beim Baden 50 ml Wasser. Kinder können ein Vielfaches dieser Menge schlucken.

Aus hygienischer Sicht steht für den Badegast die Gefahr übertragbarer Krankheiten im Vordergrund.

Escherichia coli (*E. coli*) ist ein physiologischer Darmkeim, der mit dem Warmblüterstuhl in großen Mengen ausgeschieden wird und leicht nachweisbar ist. *E. coli* gilt als Indikator für fäkale Verunreinigungen des Wassers. Wenn dieser im Schwimm- oder Badebeckenwasser in 100 ml festgestellt wird, kann davon ausgegangen werden, dass mit den fäkalen Verunreinigungen auch Krankheitserreger in das Wasser gelangt sind oder gelangen können und damit eine Gefährdung der menschlichen Gesundheit besteht. Auch hinsichtlich der Ausbreitung **enterohämorrhagischer Stämme** von *E. coli* (**EHEC**) gewinnt dieser Parameter an Bedeutung.

Bei *Legionella pneumophila* und anderen **Legionellenarten** handelt es sich um Stäbchenbakterien, die sich im Warmwasser zwischen 23°C und 45°C vermehren. Legionellen können bereits über das Füllwasser eingeschleppt werden und können sich in den Filtern massenhaft vermehren. **Legionellen sind widerstandsfähig gegen Desinfektionsmittel** und können so in das Beckenwasser gelangen. Voraussetzung für eine Infektion (Legionärskrankheit und Pontiacfieber) ist das Einatmen legionellenhaltiger Aerosole. Entsprechende Anlagen wie Luftsprudler, Wasserfälle, Geysire, Fontänen, Nackenduschen erfreuen sich in Schwimmbädern zunehmender Beliebtheit. Zum Schutz der menschlichen Gesundheit wird die Forderung "nicht nachweisbar in 1 ml" Beckenwasser sowie "nicht nachweisbar in 100 ml" Filterablaufwasser als ausreichend angesehen. **Legionellen werden durch Indikatorbakterien nicht erfasst** und müssen deswegen direkt nachgewiesen werden.

Pseudomonas aeruginosa ist ein gramnegatives Stäbchenbakterium und in feuchter Umgebung weit verbreitet. Es wird auch von gesunden Personen aus dem Darm ausgeschieden und kann so in das Beckenwasser gelangen. Es vermehrt sich zwischen 20°C und 42°C. Das Wachstumsoptimum liegt bei 37°C. Durch massive Schleimproduktion weist *Pseudomonas aeroginosa* eine **hohe Desinfektionsmitteltoleranz gegenüber Chlor** auf. Auf bestimmten Materialien kann *Pseudomonas aerogi-*

nosa in Biofilmen wachsen. Ein günstiger Vermehrungsort sind z.B. ungenügend gespülte Filter. Das Vorhandensein von *Pseudomonas aeroginosa* weist einerseits auf Mängel in der Materialwahl, Filterwartung der Wasserdesinfektion hin, andererseits kann es selbst Infektion (Hautdermatosen, Otitis externa) auslösen. *Pseudomonas aeroginosa* gilt auch als Leitkeim für andere infektiologisch bedeutsame Krankheitserreger wie Staphylokokken und atypische Mykobakterien in Schwimm- und Badebeckenwasser.

Die **Koloniezahl** gilt allgemein als Indikator der mikrobiologischen Reinheit eines Wassers. Bei Grenzwertüberschreitungen besteht keine akute Gesundheitsgefahr. Grenzwertüberschreitungen weisen auf eine unzureichende Desinfektion oder unzulängliche Aufbereitung hin.

9.3.2. Chemische und physikalische Parameter

Von besonderer Bedeutung ist die Badewasserchlorung. Sie dient der raschen Abtötung von Mikroorganismen sowie der Reduktion organischer Belastungsstoffe und verschiedener Stickstoffverbindungen. Wichtige und leicht zu messende Parameter sind das "**freie Chlor**" und das "**gebundene Chlor**".

Das **freie Chlor** ist der Anteil des Gesamtchlors, der wirksam ist. Der Rest (die Differenz) wird als gebundenes Chlor bezeichnet. Freies Chlor ist die Summe aus in Wasser gelöstem elementaren Chlor, gasförmig und gelöst als Cl_2 vorliegend, unterchlorige Säure ($HClO$) und Hypochlorit oder Hypochloritanion (ClO^-). Wenn Chlor mit Wasser in Kontakt kommt, stellt sich folgendes Gleichgewicht ein:

$$Cl_2 + H_2O \leftrightarrow ClO^- + Cl^- + 2\,H^+$$

Im Bereich zwischen pH 6-8 kommt praktisch nur noch $HClO$ und ClO^- vor. Das freie Chlor steht für **die Desinfektionsleistung und die Oxidationswirkung** und muss im Beckenwasser deswegen in einer Mindestkonzentration (0,3 mg/l im Beckenwasser) vorliegen. Zum Schutz der menschlichen Gesundheit wurde ein Maximalwert von 0,6 mg/l festgelegt. Dieser kann in Ausnahmefällen (erhöhter Bedarf an freiem Chlor bei starker Sonneneinstrahlung) kurzfristig auf 1,2 mg/l erhöht werden.

Durch die Chlorung entstehen unerwünschte **Desinfektionsnebenprodukte:**

- Chloramine (gebundenes Chlor)
- Trihalogenmethane (THM)

Unter dem Begriff **gebundenes Chlor** werden anorganische und organische **Chloramine** zusammengefasst. Es handelt sich dabei um unerwünschte Nebenprodukte der Chlorung. Die Desinfektionsleistung der Chloramine ist gering. Die aus der Reaktion von Chlor mit Ammonium, primären Aminen, Harnstoff, Kreatinin und anderen stickstoffhaltigen Verbindungen (z.B. aus Schweiß und Urin) gebildeten Chloramine sind sehr geruchsintensiv und verursachen den für Schwimmbäder typischen Chlorgeruch sowie eine Rötung der Augen. Die Festlegung des Höchstwertes für Chloramin von 0,2 mg/l basiert auf einer toxikologischen Ableitung. Zusätzlich wird mit diesem Wert die Wahrnehmungsschwelle unterschritten.

Die zweite Gruppe der Desinfektionsnebenprodukte umfasst die Chlor-Kohlenstoffverbindungen wie Chloroform (Trichlormethan) oder Bromoform (Tribrommethan). Diese **Trihalogenmethane** (THM) entstehen durch Reaktion des Chlors mit natürlichen Inhaltsstoffen im Füllwasser oder mit von Badegästen eingebrachten organischen Belastungsstoffen. THM werden aufgrund ihrer hohen **Flüchtigkeit beim Schwimmen hauptsächlich über die Atemwege** aufgenommen. Einige THM stehen in **Verdacht ein kanzerogenes Potenzial aufzuweisen.** Chloroform ist gemäß der Senatskommission zur Prüfung gesundheitsschädlicher Stoff in Kategorie 4 eingestuft (Stoffe mit krebserzeugender Wirkung, bei denen ein nichtgenotoxischer Wirkungsmechanismus im Vordergrund steht). Im Mittelpunkt steht die Hepatotoxizität. Es wird davon ausgegangen, dass bei Einhaltung des Höchstwertes von 0,02 mg/l THM, berechnet als Chloroform, keine gesundheitlichen Risiken zu befürchten sind. In Meerwasserbädern überwiegen hauptsächlich bromierte THM. Die Berechnung des THM-Gehaltes erfolgt als Summe von Chloroformäquivalenten. Für die Chloroformäquivalente gilt folgende Umrechnung:

$$THM_{Chloroform} = Cl_3CH + 0,73\ Cl_2BrCH + 0,57\ ClBr_2CH + 0,47\ Br_3CH$$

Chlorit ist ein unerwünschtes Nebenprodukt bei der Desinfektion mit Chlor-Chlordioxid. Der Höchstwertvorschlag von 0,1 mg/l erfolgte aus Gründen der Vorsorge.

Der **pH-Wert** beeinflusst die Aufbereitung und Desinfektion von Schwimmbeckenwasser und Badebeckenwasser ernorm. Der vorgeschriebene pH-Wert-Bereich von 6,5-7,6 im Süßwasser garantiert die Funktion der Aufbereitung sowie der Desinfektion, ist hautverträglich und begrenzt die Korrosion an der Aufbereitungsanlage.

Die **Redox-Spannung** ist ein Maß für die Keimtötungsgeschwindigkeit. Um die Wirksamkeit des freien Chlors im pH-Bereich von 6,5-7,3 zu gewährleisten, ist eine Redox-Spannung von mindestens 750 mV im Schwimmbecken mit Süßwasser erforderlich. Bei niedrigeren Werten ist mit positiven mikrobiologischen Befunden zu rechnen.

9.4. Aufbereitungsstoffe von Schwimmbeckenwasser und Badebeckenwasser

Die Rechtsgrundlage für die Zulassung ist § 38 Abs. 2 des Infektionsschutzgesetzes vom 20.7.2000. Es dürfen nur Mittel und Verfahren zugelassen werden, die vom Umweltbundesamt in einer Liste bekannt gemacht werden. Zur Flockung werden Aluminium- und Eisensalze verwendet. Dazu gehören z.B. Aluminiumsulfat oder Eisen(III)-Chlorid-Hexahydrat. Die Mindestzugabe der **Flockungsmittel** betragen für Aluminiumsalze 0,05 g/m³, als Al und für Eisensalze 0,1 g/m³ als Fe. Zur **Einstellung der Säurekapazität** werden wässrige Lösungen von Natriumcarbonat (Soda) nach DIN EN 897 oder Natriumhydrogencarbonat verwendet. Mittel zur **Einstellung des pH-Wertes** sind Natriumcarbonat und Natriumhydroxid bei zu niedrigem pH-Wert und Kohlenstoffdioxid, Salzsäure, Schwefelsäure oder Natriumhydrogensulfat bei zu hohem pH-Wert. Folgende **Desinfektionsmittel** werden verwendet:

- Chlorgas (Cl_2) abgefüllt in Druckbehältern oder hergestellt am Verwendungsort durch Elektrolyse
- Natriumhypochlorit-Lösung, Calciumhypochlorit (Lösung, Granulat, Tablettenfrom)
- Ozon als Filtratdosierung

Schwimmbadchemikalien sind Gefahrstoffe. Die entsprechenden Verordnungen sind zu beachten. Akute Unfälle in Schwimmbädern kamen in den letzten Jahren immer wieder vor. Ursache waren meist technische Defekte bzw. menschliches Versagen, bei denen Chlorgas in hoher Konzentration entwich. Chlorgas ist ein Reizgas. Entsprechend klagten die Betroffen über Atembeschwerden, Reizhusten, Hautreizungen und Augenjucken. In schweren Fällen kann es zu schweren Schädigungen der Atemwege kommen.

Chlorung und Flockung hängen stark vom pH-Wert ab. Bei pH-Werten oberhalb von 7,2 sind Aluminiumsalze nicht mehr wirksam. Die hypochlorige Säure (HOCl) hat eine vielfach bessere Desinfektionswirkung im Vergleich zum Hypochlorit-Anion (ClO⁻). Bei pH-Werten von 6,6 liegen 90 % als hypochlorige Säure vor, während der Anteil bei einem pH-Wert von 8,6 nur noch etwa 10 % beträgt.

Wichtig für die Badewasseraufbereitung sind:

- optimale pH-Wert-Einstellung für die Flockung
- Flockungsmitteldosierung
- Filterleistung
- regelmäßige Kontrolle der Messeinrichtungen für Chlor, pH-Wert, Redox-Spannung

9.5. Schwimmbeckenwasser und Badebeckenwasser

Hauptbelastungsquelle des Schwimmbecken- und Badebeckenwassers ist der **Badegast** selbst. Es können harmlose, fakultativ pathogene und pathogene Mikroorganismen in das Badewasser abgeschwemmt oder ausgeschieden werden. Einträge in das Beckenwasser erfolgen durch:

- Hautoberfläche (Abschwemmen einer Vielzahl von Organismen und Hornschicht)
- Schleimhäute (Ausspucken von Wasser)
- Anusbereich (Kinder, Personen mit Inkontinenz)
- Harnröhre (Kinder, auch unbewusstes Urinieren Erwachsener)
- Abspülung von Kosmetika
- Erde und Pflanzenteile

Bei Schwimm- und Badebecken bestehen folgende grundsätzliche hygienische Probleme:

- Die Belastung des Wassers mit organischer Substanz einschließlich Mikroorganismen ist abhängig:
  - vom Wasservolumen (Verdünnungseffekt)
  - von der Zahl der Benutzer

- Es besteht nur eine sehr begrenzte Wasserkapazität bei häufig hoher Besucherzahl (Beckenbäder 2-4 m³ Wasser/Person, Naturbäder 100-900 m³)
- Eine natürliche Selbstreinigung ist im Schwimmbecken nicht möglich

Aus diesen Gründen sind sehr **strenge hygienische Kriterien** an die Wasserqualität und den Betrieb von Schwimm- und Badebecken zu stellen.

Von Seiten der Betreiber der Bäder ist zu sichern:

- Bauliche Gestaltung, die den Schmutzeintrag in das Wasser weitgehend verhindert z.B.
  - getrennter Schuh- und Barfußgang
  - Bereitstellung von ausreichenden Duschen und hygienisch einwandfreien Toiletten
- Füllwasser der Schwimm- und Badebecken in Trinkwasserqualität (☞ Kap. 8.2.)
- Aufbereitung des benutzten Badewassers in folgender Reihenfolge:
  Badewasserablauf → Siebung (Faser- und Haarfänger) → Flockung → Filterung → Desinfektionsmittelzugabe → Beckenwasserzulauf (☞ Abb. 9.1)
  - Desinfektion des Badewassers mit Chlor. Im Beckenwasser müssen 0,3 bis max. 0,6 mg/l freies Chlor nachzuweisen sein (tägliche mehrfache Eigenkontrolle und Dokumentation [freies Chlor, gebundenes Chlor und pH-Wert]). Zur Badewasserdesinfektion kann auch Ozon eingesetzt werden.
    Die Zugabe von Desinfektionsmitteln dient neben der Desinfektion auch der Oxidation von organischen Verunreinigungen. Das Redox-Potential in gechlortem Wasser ist daher ein Maß für die oxidierende und desinfizierende Wirkung des Desinfektionsmittels bei gleichzeitiger Berücksichtigung der Verunreinigungen.
  - Flockung der Schwebstoffe und Filterung (wird meist kombiniert)
  - Rückspülung und Reinigung der Filter gemäß den Erfordernissen
- Bereitstellung von mindestens 2 m³ aufbereiteten (gereinigten und desinfizierten) Badewassers pro Badegast sowie eines täglichen Trinkwasserzusatzes von mindestens 30 l pro Badegast. Hierbei muss eine gleichmäßige Verdrängung des Wassers in allen Teilen des Beckens durch das aufbereitete Wasser erfolgen

- Überprüfung der freien Sicht über den ganzen Beckenboden
- tägliche Reinigung des Beckenbodens und wöchentliche Säuberung der Beckenwände mit Sauggeräten
- gründliche Scheuer-Desinfektion des Bodens und der Beckenwände mindestens 1 × jährlich
- Begrenzung der Zahl der Schwimmbadbesucher gemäß der Schwimmbeckengröße und Aufbereitungskapazität
- Veranlassung der regelmäßigen Untersuchung des Beckenwassers: 3 mal am Tag freies und gebundenes Chlor, Redox-Spannung; 2 mal am Tag pH-Wert. Mikrobiologische Untersuchungen in Becken in geschlossenen Räumen im Abstand von längstens 2 Monaten; in Becken im Freien längstens monatlich (Umweltbundesamt 2006)

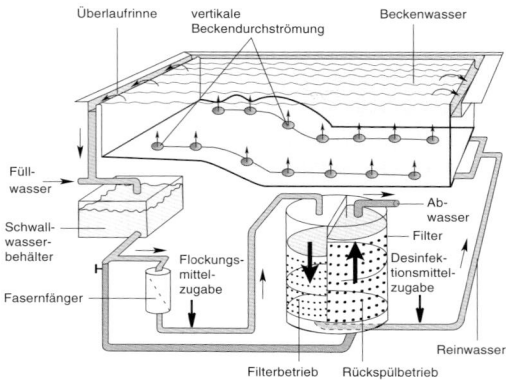

Abb. 9.1: Badewasserkreislauf und Aufbereitung. Quelle: nach G-J Tuschewitzky.

Von Seiten der Benutzer der Bäder ist zu beachten:

- Verhinderung des Einbringens von Schmutz in den Badebereich
- gründliche Körperreinigung (Duschen) mit Seife vor dem Baden
- Leeren der Harnblase vor dem Baden. Es wird eingeschätzt, dass ein Badender reflektorisch bis zu 50 ml Urin lässt
- Tragen von Badeschuhen beim Gehen im Schwimmbad
- auf die Verwendung von Fußsprühanlagen zur Prophylaxe von Mykosen kann verzichtet werden (Gefahr der Allergisierung, ungenügende Wirkung, Wasserbelastung).

> **Merke:**
> **Künstliche Schwimm- und Badebecken** haben nur eine begrenzte Wasserkapazität und kein biologisches Selbstreinigungsvermögen. Deshalb ist **zur Sicherung der Hygiene zu fordern:**
> - Trinkwasserqualität des Füllwassers
> - Verhinderung des Eintrages von Verunreinigungen in das Wasser (Barfußgang, Duschen)
> - ständiges Desinfizieren, Umwälzen und Filtern des Wassers sowie Reinigen des Beckens
> - regelmäßiger ausreichender Trinkwasserzusatz
> - einwandfreie Sicht über den ganzen Beckenboden
> - ständige Kontrolle der mikrobiologischen und chemischen Wasserqualität
> - Beschränkung der Zahl der Besucher

9.6. Badegewässer

Neben dem Badegast als Quelle des Eintrags von Mikroorganismen bestehen bei Badegewässern folgende **Hauptprobleme** aus hygienischer Sicht:

- **Belastung mit Mikroorganismen** insbesondere aus
  - nur zweistufig geklärten häuslichen Abwässern
  - landwirtschaftlichen Abwässern (☞ Kap. 10.6.)
  - unbehandelten Fäkalabwässern von Fähr- und Fahrgastschiffen
  - Nutz- und Wildtiere
  - Wasservögel
- Störung des Naturhaushaltes der Badegewässer durch **überhöhte Einleitung von Nährstoffen,** insbesondere Phosphor- und Stickstoffverbindungen (**Eutrophierung**), mit den Folgen:
  - Massenentwicklung von Algen (vor allem Blaualgen), begünstigt durch stabile Schichtungen im Wasser
- **Bildung von Algentoxinen und Allergenen,** die beim Badenden Gesundheitsstörungen und Erkrankungen hervorrufen können:
  - Konjunktivitiden
  - Atemwegsbeschwerden
  - Dermatitiden
  - gastrointestinale Beschwerden

Neben nachgewiesenen neuro-, hepato- und nephrotoxischen Wirkungen nach oraler Aufnahme ist auch eine mögliche kanzerogene Wirkung von Algentoxinen in der Diskussion.

- Begünstigung einer Massenentwicklung weiterer Organismen (z.B. Aeromonaden, Clostridien) mit der Gefahr von Infektionen
- starke Trübung des Wassers (ästhetisches Problem, ggf. erschwerte Rettung Ertrinkender)
- Auftreten unerwünscht hoher pH-Werte
- Schaumbildung
- Überlastung kleinerer stehender Gewässer durch eine **hohe Zahl Badender**

Eine **Entscheidung über die Eignung von Gewässern** zum Baden ist abhängig:

- vom Ergebnis der Ortsbesichtigung
- von der Interpretation der mikrobiologischen, chemischen und physikalischen Untersuchungsbefunde

Die **Ortsbesichtigung** beinhaltet u.a. eine Prüfung auf Färbung, sichtbare Verunreinigungen, Schaumbildung, Ufergestaltung, Zuflüsse, Strömungen, Sichttiefe, Besatz mit Wassergeflügel (Enten, Gänse [Gefahr des Eintragens von Salmonellen]), Ratten- und Mäusebefall (Leptospirosegefahr!), die Nähe von Kläranlageneinläufen, Industrieeinleitungen oder Abfalldeponien sowie die Beseitigung der durch den Badebetrieb anfallenden Abfälle und Abwässer.

Zur Überwachung von Bedingungen, welche das Algenwachstum begünstigen, ist erforderlich:

- die regelmäßige Messung der Sichttiefe
- die Erfassung von Algen-Nährstoffen
  - Phosphorgehalt (Gesamt-Phosphor und gelöstes Phosphat)
  - Stickstoffgehalt (Ammonium und Nitrat)
- die Messung des Sauerstoffgehaltes
- die Messung des pH-Wertes

Besteht eine Sichttiefe über 2 m, ein pH-Wert von 6-9 und eine mehr als 80%ige Sauerstoffsättigung, ist eine Massenentwicklung toxinbildender Cyanobakterien (Blaualgen) nicht zu befürchten. Bei einer Verschlechterung dieser Leitwerte sollte überprüft werden, ob potenziell toxin- oder allergenbildende Algen bzw. Bakterien dominieren. Es handelt sich hierbei um die

- Cyanobakterien (wurden früher zu den Blaualgen gerechnet)
- und hinsichtlich Allergenbildung noch zusätzlich die Chrysophyceengattungen Uroglena, Dinobryon und Synura

Cyanobakterien enthalten eine Vielzahl von Wirkstoffen. Ein Gesundheitsrisiko besteht vor allem bei Verschlucken oder Einatmen von **Cyanotoxinen**. Hohes Risiko haben Wassersportler mit intensivem Wasserkontakt (Windsurfen, Wasserskifahren, Tauchen). Die Wirkungen umfassen Übelkeit, Entzündungen, Durchfall, Atemwegserkrankungen und allergische Reaktionen. In diesen Fällen ist ein direkter Kontakt mit dem Wasser zu vermeiden. Nach der Badegewässerrichtlinie ist bei Hinweisen auf Cyanobakterien eine geeignete Überwachung durchzuführen.

Durch den Einsatz von Aktivkohle und/oder Ozonung bei der Trinkwasseraufbereitung von Oberflächengewässern können Toxine und Allergene entfernt werden.

9.6.1. Kleinbadeteiche

Keinbadeteiche werden zunehmend für die Öffentlichkeit angeboten. Sie sind künstlich im Freien angelegt und zum Untergrund abgedichtet. Es erfolgt keine chemische Desinfektion. Zur Reinigung sind bepflanzte Regenerationszonen (Schilfpflanzen) vorgesehen. Krankheitserreger können wochenlang nachweisbar sein. In Nordhessen wurde ein Meningitis-Ausbruch durch ECHO-Virus 30 in einer solchen Anlage festgestellt. Die Reinigungsleistung und Inaktivierungseffektivität (Viren und Bakterien) bei den Kleinbadeteichen ist möglicherweise unzureichend.

> **Merke:**
>
> **Natürliche Freibadegewässer** sollten keine pathogenen Mikroorganismen enthalten, bestimmte Keimzahlen nicht überschreiten und eine Sichttiefe von mindestens 1 m besitzen.
>
> Da eine Aufbereitung des Wassers in Naturbädern nicht erfolgen kann, ist die Verhinderung der Einleitung gesundheitsbeeinträchtigender Abwässer die entscheidende Maßnahme zur Sicherung einer guten Wasserqualität.
>
> Hoher Nährstoffeintrag in die Gewässer (insbesondere Phosphate) begünstigt die starke Vermehrung und Dominanz von Cyanobakterien. Toxine und Allergene von Bakterien und Algen können bei den Badenden Gesundheitsstörungen und Erkrankungen verursachen. Die hygienische Sicherheit von Kleinbadeteichen ist fraglich.

9.7. Spezielle Badeeinrichtungen

9.7.1. Saunatauchbecken

Bei Saunatauchbecken bestehen folgende Forderungen zur Sicherung der Hygiene:

- tägliche Leerung und Reinigung des Beckens und Neufüllung vor Betriebsbeginn

- Vorhandensein einer Überlaufrinne

- Bereitstellung von 60 l Frischwasser je Besucher (ständiger Zulauf im unteren Beckenbereich)

- laufende Desinfektion des Beckenwassers (Aufbereitung [Fällung, Filtrierung] ist nicht erforderlich)

Beim Besuch der Sauna ist folgendes hygienisches Verhalten zu beachten:

- Badeschuhe tragen

- vor der Benutzung der Saunaräume gründlich den Körper unter der Dusche reinigen

- in der Saunakabine ein ausreichend großes Handtuch als Unterlage für die gesamte Körperauflagefläche (einschließlich Füße) benutzen (nicht mit Badeschuhen auf die Sitzroste treten!)

9.7.2. Warmsprudelbecken (Whirlpools)

Bei Warmsprudelbecken auftretende hygienische Probleme:

- hohe Besucherbelastung bei geringem Wasservolumen:
  - Starker Eintrag von Mikroorganismen
  - kaum Verdünnungseffekt
- hohe Wassertemperatur
- Begünstigung der Keimvermehrung (insbesondere Pseudomonaden und Legionellen)
- starker Lufteintrag zur Erzielung eines Massageeffektes
  - Austreibung von Chlor (starke Chlorschwankungen)
  - Austreibung von CO_2 (führt zum Ansteigen des pH-Wertes)
  - evtl. Übertragung von Legionellen durch Aerosolbildung

Folgende Forderungen sind aus hygienischer Sicht zu beachten:

- Chlorgehalt im Beckenwasser 0,4-0,6 mg/l freies Chlor; die Konzentration an freiem Chlor kann vorübergehend auf 1,2 mg/l erhöht werden, wenn die mikrobiologischen Anforderungen auf anderem Wege nicht erfüllt werden können

- gleiche mikrobiologische Parameter wie bei Schwimm- und Badebeckenwasser

- Automation der Betriebsabläufe, insbesondere der Chlordosierung

- das umgewälzte Wasser ist vollständig über die Überlaufrinne zu entfernen

- die Luftkanäle sollten, wenn kein Whirl-Vorgang besteht, mit gechlortem Wasser gespült werden

- Beckenreinigung bei Bedarf, mindestens jedoch einmal wöchentlich

- Sicherung einer hohen Umwälzleistung

- eine Filterspülung ist mindestens einmal täglich durchzuführen (Gehalt an freiem Chlor im Spülwasser mindestens 0,6 mg/l)

- kein Holz und keine textilen Beläge verwenden

Wie Untersuchungen gezeigt haben, sind die **Beanstandungen in Warmsprudelbecken und Saunatauchbecken erheblich höher** als bei übrigen Badebecken.

Merke:

Saunatauchbecken sind täglich zu leeren und zu reinigen. Das Füllwasser ist zu desinfizieren (60 l Frischwasser je Besucher, ständiger Zulauf).
Im **Saunaraum** müssen Besucher ein ausreichend großes Handtuch als Unterlage für die gesamte Körperauflagefläche benutzen.
Whirlpools begünstigen eine hohe Belastung mit Mikroorganismen (viele Benutzer, hohe Wassertemperatur, bei 30-40°C: gute Vermehrungsbedingungen u.a. für Pseudomonaden und Legionellen, Austreibung von Chlor durch starken Lufteintrag). Deshalb ist die Sicherung eines hygienischen Betriebes von besonderer Bedeutung (z.B. höher dosierte Chlorung, gute Umwälzleistung).

9.7.3. Moorbäder

Bei Moorbädern bestehen folgende hygienische Probleme:

- Verunreinigungen können nicht sofort gesehen und entfernt werden
- eine chemische Desinfektion ist im erforderlichen Maße nicht möglich

Aus diesem Grunde ist zu fordern:

- Moorbäder zu therapeutischen Zwecken sind nur in Einzelwannen mit nachfolgender gründlicher Wannenreinigung zugelassen
- Eine Wiederverwendung des Moores darf erst nach der Durchführung wirksamer Entkeimungsmethoden erfolgen (nach einer Lagerungszeit von 5 Jahren ermöglichen die mikrobiziden Inhaltsstoffe die Wiederverwendung von Moor zu balneotherapeutischen Zwecken)
- "Moorgemeinschaftsbäder", d.h. Badebecken mit Badetorf-Wassermischungen, welche von verschiedenen Personen gleichzeitig oder nacheinander benutzt werden, sind hygienisch unvertretbar

---

Merke:

In **Moorbädern** können Verunreinigungen nicht sofort erkannt und beseitigt werden, eine Desinfektion ist nicht möglich. Deshalb sind "Moorgemeinschaftsbäder" und eine Wiederverwendung des Moores unterhalb einer Lagerzeit von 5 Jahren verboten.

9.8. Infektionsgefährdung in Schwimmbädern

Durch **kontaminiertes Wasser** in Schwimmbädern kann eine Vielzahl von Infektionen verbreitet werden. Hierbei spielen in Schwimmbecken die ungenügende Aufbereitung des Wassers und in Freibadegewässern Abwassereinleitungen eine besondere Rolle. Jeder Badende trägt zur mikrobiellen Belastung des Wassers bei. Bereits bei einem Bad von 3 Minuten Dauer werden ohne Verwendung von Seife $6,5 \times 10^8$ Keime von der Körperoberfläche abgespült. Hierunter können sich auch pathogene Erreger befinden.

Eine praktische Bedeutung bei der Verbreitung von Infektionen haben in **Schwimm- und Badebecken** insbesondere Staphylokokken, *Pseudomonas aeruginosa*, *Chlamydia trachomatis*, Pilze und Viren.

Durch die Sicherung der Hygiene im Badebetrieb sowie ein gut aufbereitetes Badewasser können Infektionen verhindert werden (☞ Kap. 9.2. und 9.4.).

Infektiöse Personen dürfen Bäder nicht benutzen.

Die Warmwassertemperatur in Duschen sollte über 60°C betragen (Zumischung von Kaltwasser erst unmittelbar vor dem Gebrauch), um eine Übertragung von Legionellen zu verhindern.

In **Bädern an Gewässern** können die bakteriellen Verunreinigungen durch Abwassereinleitungen so groß werden, dass z.B. wegen einer Gefahr der Übertragung von Salmonellen Badeanstalten geschlossen werden müssen.

In den **warmen Ländern** spielt u.a. noch die Übertragung der Schistosomiasis und Cholera eine Rolle und es werden häufig Hepatitisinfektionen beobachtet.

- Badewasserinfektionen in Deutschland sind selten. Eine Zusammenstellung der Infektionsgefährdung durch Badegewässer enthält Tab. 9.5.

Merke:

Durch **natürliche Badegewässer** können infolge von Abwassereinleitungen u.a. Leptospiren, Salmonellen, Shigellen und Viren übertragen werden. Toxische und allergische Reaktionen durch Cyanobakterien und Algen sind jedoch häufiger.

In **Schwimm- und Badebecken** werden u.a. durch ungenügend desinfiziertes Wasser Staphylokokken, Streptokokken, Pseudomonaden, Mykobakterien, Chlamydien und Viren sowie durch kontaminierte Flächen Viren (Warzen) und Dermatophyten übertragen.

Durch Sicherung einer guten Wasserqualität sowie des hygienischen Verhaltens der Besucher können Infektionen verhütet werden.

Literatur

Tuschewitzky G-J: Badewasserhygiene. In: Gundermann KO, Rüden H, Sonntag HG: Lehrbuch der Hygiene, Gustav Fischer Verlag Stuttgart, New York 1991

Internet

Umweltbundesamt www.umweltbundesamt.de

Erreger	Erkrankung	Übertragungswege
Bakterien		
Staphylokokken, Streptokokken und Pseudomonaden	Pyodermie bzw. Impetigo contagiosa Otitis externa und media	kontaminiertes Wasser, Fußboden, Einrichtungsgegenstände, Schwimmhilfen, Gemeinschaftshandtücher
Mykobakterien	Schwimmergranulom Hautulzerationen	kontaminiertes Wasser, kontaminierte Beckenwände
Legionella pneumophila	Legionellose, Pontiac-Fieber	Duschen, besonders mit Warmwasser
Leptospira icterohaemorrhagiae	Morbus Weil	insbesondere von Nagetieren kontaminierte Gewässer
Salmonellen	Darminfektionen	von Abwässern oder durch Seevögel kontaminierte Gewässer
Shigellen	Darminfektionen	von Abwässern kontaminierte Gewässer
Chlamydia trachomatis	Einschlusskonjunktivitis (Schwimmbadkonjunktivitis)	kontaminiertes Wasser
Viren		
Papilloma-Viren Molluscum-contagiosum-Viren	Plantarwarzen Dellwarzen	kontaminierte Flächen in Beckenumgebung und Duschräumen, Sitzbänke, Fußroste, Schwimmhilfen, Gemeinschaftshandtücher
Adenoviren	Konjunktivitis, fieberhafte Infekte	kontaminiertes Wasser
Coxsackie-, ECHO-, Noro-, Rota-, Picornaviren	Meningitis, Enzephalitis, fieberhafte Infekte, Gastroenteritis	kontaminiertes Wasser
Hepatitisviren	Hepatitis A und E	kontaminiertes Wasser
Protozoen/Metazoen		
Amöben Zerkarien	Meningoenzephalitis Dermatitis	kontaminiertes Wasser
Pilze		
Dermatophyten	Fußmykosen	kontaminierte Fußböden insbesondere in Umkleidekabinen und Duschanlagen

Tab. 9.5: Infektionsgefährdung durch Badegewässer.

Abwasserhygiene

10. Abwasserhygiene

10.1. Definitionen

> **Abwasser** ist das durch häuslichen, gewerblichen, industriellen, landwirtschaftlichen und sonstigen Gebrauch in seinen Eigenschaften veränderte Wasser sowie jedes in die Kanalisation gelangende Wasser. Hierzu gehört auch das von Dächern oder Straßen abfließende Regenwasser.
>
> **Vorfluter** sind Gewässer, in die Abwässer direkt oder über die Kanalisation eingeleitet werden.
>
> **Abwasserbehandlungsanlagen** (**Kläranlagen**) sind Einrichtungen zur Abwasserbeseitigung, insbesondere durch Sammeln, Fortleiten, Behandeln, Einleiten, Versickern, Verregnen und Verrieseln sowie zum Entwässern von Klärschlamm.

10.2. Rechtsvorschriften

Nach § 41 des **Infektionsschutzgesetzes**[1] müssen die Gemeinden daraufhin wirken, dass Abwasser so beseitigt wird, dass **keine Gefahren für die menschliche Gesundheit durch Krankheitserreger** entstehen. Die infektionshygienische Überwachung unterliegt der zuständigen Behörde. Ferner sind die Landesregierungen ermächtigt, bezüglich des Abwassers durch Rechtsverordnung entsprechende Gebote und Verbote zur Verhütung übertragbarer Krankheiten zu erlassen. Die **Wasserrahmenrichtlinie** (**WRRL**) des Europäischen Parlamentes und des Rates[2] schuf 2000 erstmalig einen Ordnungsrahmen für eine gemeinschaftliche und harmonisierte Gewässerbewirtschaftung. Es wurden für das Oberflächen- und das Grundwasser folgende Ziele definiert:

- ein guter chemischer und ökologischer Zustand des Oberflächenwassers
- ein mengenmäßig und chemisch gutes Grundwasser

Das **Wasserhaushaltsgesetz** (**WHG**)[3] ist ein Rahmengesetz des Bundes. Seit der siebten Novelle des WHG wurde die WRRL in Bundesrecht umgesetzt. Es enthält umfassende Bestimmungen z.B. über die wichtigsten Nutzungsmöglichkeiten. Dazu gehören die Wasserentnahme, die Einleitung von Stoffen in das Oberflächen- bzw. Grundwasser. Der **Geltungsbereich** erstreckt sich auf oberirdische Binnengewässer (Flüsse, Seen usw.), Küstengewässer und das Grundwasser.

Die **zentrale Aussage des Wasserhaushaltsgesetzes**[3] ist (§ 1a):

"Die Gewässer sind als Bestandteil des Naturhaushalts und als Lebensraum für Tiere und Pflanzen zu sichern. Sie sind so zu bewirtschaften, dass sie dem Wohl der Allgemeinheit und im Einklang mit ihm auch dem Nutzen Einzelner dienen, vermeidbare Beeinträchtigungen ihrer ökologischen Funktionen und der direkt von ihnen abhängenden Landökosysteme und Feuchtgebiete im Hinblick auf deren Wasserhaushalt unterbleiben und damit insgesamt eine nachhaltige Entwicklung gewährleistet wird. Dabei sind insbesondere mögliche Verlagerungen von nachteiligen Auswirkungen von einem Schutzgut auf ein anderes zu berücksichtigen; ein hohes Schutzniveau für die Umwelt insgesamt, unter Berücksichtigung der Erfordernisse des Klimaschutzes, ist zu gewährleisten."

Die **Landeswassergesetze** (**LWG**) konkretisieren die durch das WHG vorgegebene Rahmengesetzgesetzgebung.

Für die **Einleitung von Abwässern** setzt das WHG folgende Anforderungen an das Einleiten von Abwasser fest:

- "Eine Erlaubnis für eine Abwassereinleitung wird nur dann erteilt, wenn der Stand der Technik nachgewiesen wird.
- Die Länder stellen sicher, dass für vorhandene Abwassereinleitungen, die diesen Anforderungen nicht entsprechen, die erforderlichen Maßnahmen in angemessenen Fristen durchgeführt werden.
- Die Länder stellen auch sicher, dass bei dem Einleiten von Abwasser in eine öffentliche Abwasseranlage die maßgebenden Anforderungen eingehalten werden.
- Bei der Bestimmung des Standes der Technik sind die Verhältnismäßigkeit zwischen Aufwand und Nutzen sowie der Grundsatz der Vorsorge und der Vorbeugung zu berücksichtigen."[3]

Nach dem Abwasserabgabengesetz[4] ist für das Einleiten von Abwasser in ein Gewässer im Sinne des § 1 Abs. 1 des Wasserhaushaltsgesetzes eine Abgabe zu entrichten (Abwasserabgabe). Sie wird durch die Länder erhoben.

Für die **Bestimmung der Schädlichkeit** werden die Abwassermenge, die oxidierbaren Stoffe (gemessen als chemischer Sauerstoffbedarf, CSB), die Schwermetalle (Quecksilber, Cadmium, Nickel, Chrom, Blei, Kupfer), die organischen Halogenverbindungen (AOX) sowie die Fischgiftigkeit des Abwassers bewertet.

Die Schädlichkeit wird durch den Messwert "Schadeinheit" (SE) bestimmt (☞ Tab. 10.1). Eine SE entspricht der Schädlichkeit des ungereinigten Abwassers einer Person pro Jahr.

Die Abgabe pro Schadeinheit wurde von 12 DM 1981 auf 35,79 Euro seit Anfang 2002 erhöht. Durch die Abgabe sollen ökonomische Anreize geschaffen werden, möglichst weitgehend Abwassereinleitungen zu vermindern. Deshalb sieht das AbwAG auch Ermäßigungen des Abgabesatzes für die Fälle vor, in denen der Abgabepflichtige gewisse Mindestanforderungen erfüllt. Außerdem können

bestimmte Investitionen zur Verbesserung der Abwasserbehandlung mit der Abgabe verrechnet werden.

Die Abwasserabgabe ist an die Länder zu entrichten. Sie ist zweckgebunden für Maßnahmen der Gewässerreinhaltung zu verwenden.

Wasch- und Reinigungsmittelgesetz (WRMG)[5]: Wasch- und Reinigungsmittel im Sinne dieses Gesetzes sind:

- Detergenzien (u.a. Flüssigkeiten, Pulver, Waschhilfsmittel, Wäscheweichspüler, Putzmittel)
- tensidhaltige Mittel
- Stoffe die Lösemittel enthalten

Wichtige Bestimmungen:

- durch Rechtsverordnungen können bestimmte Anforderungen an die in Wasch- und Reinigungsmitteln enthaltenen Stoffe gestellt werden
- gewässerschädigende Stoffe können verboten oder beschränkt werden

Bewertete Schadstoffe und Schadstoffgruppen	Einer Schadeinheit entsprechen jeweils folgende volle Messeinheiten	Schwellenwerte	
		Konzentration je Liter	Jahresmenge
Oxidierbare Stoffe in Form des chemischen Sauerstoffbedarfs (CSB)	50 kg Sauerstoff	20 mg	250 kg
Phosphor	3 kg als Gesamt-Phosphor	0,1 mg	15 kg
Stickstoff (als Summe der Einzelbestimmungen aus Nitratstickstoff, Nitritstickstoff und Ammoniumstickstoff)	25 kg als Gesamt-Stickstoff	5 mg	125 kg
Organische Halogenverbindungen als adsorbierbare organisch gebundene Halogene (AOX)	2 kg Halogen, berechnet als organisch gebundenes Chlor	100 µg	10 kg
Metalle und ihre Verbindungen:			
Quecksilber	20 g Metall	1 µg	100 g
Cadmium	100 g Metall	5 µg	500 g
Chrom	500 g Metall	50 µg	2,5 kg
Nickel	500 g Metall	50 µg	2,5 kg
Blei	500 g Metall	50 µg	2,5 kg
Kupfer	1000 g Metall	100 µg	5 kg
Giftigkeit gegenüber Fischeiern (G_{EI})	6000 m³ Abwasser geteilt durch Verdünnungsfaktor G_{EI}, bei dem Abwasser im Fischeitest nicht mehr giftig ist	$G_{EI} = 2$	

Tab. 10.1: Schädlichkeit des Abwassers berechnet auf eine Schadeinheit (SE). Eine SE entspricht der Schädlichkeit des ungereinigten Abwassers einer Person pro Jahr. Quelle: Abwasserabgabengesetz.[4]

- Rahmenrezepturen einschließlich Änderungen sowie Angaben zur Umweltverträglichkeit von Wasch- und Reinigungsmitteln sind dem Umweltbundesamt mitzuteilen

Wasch- und Reinigungsmittel dürfen nur dann in den Verkehr gebracht werden, wenn auf der Verpackung in deutlich lesbarer Schrift – und in deutscher Sprache – mindestens folgendes angegeben ist:

- Wirkstoffgruppen und Inhaltsstoffe
- Handelsname des Erzeugnisses und die Anmeldenummer
- u.a. Name und Ort der Firma

Aufgrund der **Phosphathöchstmengenverordnung**[6] von 1980 wurde der Eintrag der Phosphate aus Waschmitteln bis 1989 auf die Hälfte des Ausgangswertes verringert. Die Senkung des die Eutrophierung der Gewässer fördernden Phosphatgehaltes in Waschmitteln ist durch den Einsatz eines ungefährlicheren Ersatzstoffes (Natrium-Aluminium-Silikat [Zeolith A]) möglich geworden, welcher einen Teil der Funktion der Phosphate (die Wasserenthärtung) übernimmt.

Nach der **Tensidverordnung**[7] dürfen nur Wasch- und Reinigungsmittel in den Verkehr gebracht werden, bei denen die anionischen und nichtionischen Tenside im Gewässer zu mindestens 90 % biologisch abbaubar sind. Die Verordnung wurde mit der Änderung des Wasch- und Reinigungsmittelgesetzes 2007 aufgehoben.

Merke:

Die **Rechtsvorschriften** der Abwasserhygiene haben zum Ziel, dass jede vermeidbare Beeinträchtigung der Gewässer unterbleibt.

Abwassereinleitungen sind genehmigungs- und je nach Schädlichkeit gebührenpflichtig. Die Schädlichkeit wird durch die "Schadeinheit" (SE) bestimmt. Eine SE entspricht der Schädlichkeit des ungereinigten Abwassers einer Person pro Jahr.

10.3. Abwasserarten

Wir unterscheiden folgende Abwasserarten:

- **Schmutzwasser**
  - aus dem häuslichen Bereich ($\sim$120 l/EW und Tag)
  - aus Industrie und Gewerbe
  - aus den Krankenhäusern (☞ Kap. 10.4.3. und 10.6.6.)

- **Niederschlagswasser,** welches in die Kanalisation gelangt (ist meist mit ausgewaschenen Schadstoffen der Luft sowie mit Ablagerungen von Straßen, Plätzen und Dachflächen belastet)

- **Fremdwasser:** es sollte grundsätzlich nicht in die Kanalisation eingeleitet werden. Dabei kann es sich um sauberes Grund- oder Quellwasser, Wasser aus Dränagen oder Entwässerungsgräben handeln.

Die Gesamtzahl der öffentlichen Kläranlagen in Deutschland beträgt fast 10.000. Der Anschlussgrad der Bevölkerung an öffentliche Kläranlagen liegt bei >95 %. In den öffentlichen Kläranlagen werden fast 10 Mrd. m³ Abwasser behandelt. Die Abwassermenge setzt sich annähernd zu gleichen Teilen aus Schmutzwasser und Niederschlags- bzw. Fremdwasser zusammen. Die Behandlung des Abwassers der nicht angeschlossenen Einwohner erfolgt in der Regel über Kleinkläranlagen.

Wasch- und Reinigungsmittel stellen den **größten Anteil der Einträge in häusliche Abwässer** dar. Durch den Übergang zu phosphatfreien Waschmitteln konnte zwar ein starker Rückgang der im Haushaltsbereich eingesetzten Phosphatmengen erreicht werden, durch phosphathaltige Maschinengeschirrspülmittel steigt der Anteil allerdings wieder an.

In den etwa 3.000 **betriebseigenen Behandlungsanlagen der Industrie** wird insgesamt etwa **1 Mrd. m³ Abwasser** behandelt. Knapp die **Hälfte davon in der chemischen Industrie.** Weitere Branchen mit nennenswerten betriebseigenen Abwasserbehandlungen sind das Papier- und Druckgewerbe sowie das Ernährungsgewerbe und die Tabakverarbeitung.

Mehr als **5 Mrd. m³ Abwasser werden unbehandelt abgeleitet.** Mehr als die Hälfte davon von der chemischen Industrie. Im Wesentlichen ist dies auf den Kühlwasseranteil zurückzuführen.

10.4. Abwasserbeschaffenheit

10.4.1. Häusliche Abwässer

Häusliche Abwässer bestehen vor allem aus Exkrementen (Kot, Urin [lebende und abgestorbene Bakterien, unverdaute Nahrungsbestandteile, Gallenfarbstoffe, Darmepithelien, Geruchsstoffe z.B. Indol und Skatol, Schleim]) und Toilettenpapier einschließlich der Wasserspülung (ca. 30 %) sowie aus Abwässern der Körperpflege, der Waschmaschine, der Küche und der Hausreinigung.

Ein Einwohner in Deutschland erzeugt 80-400 l Abwasser pro Tag (darunter 100-500 g Kot und ca. 1500 ml Urin).

Da das Abwassernetz meist auf einen höheren Wasserverbrauch ausgelegt ist, können die Bemühungen zum Wassersparen zu Problemen wie Geruchsbelästigung, erhöhtem Sanierungsbedarf im Rohrsystem sowie erhöhtem Aufwand für die Abwasserreinigung führen.

Im häuslichen Abwasser befinden sich in wechselnder Menge Reinigungsmittel, insbesondere Detergenzien, Kosmetika, Haare, Hautpartikel sowie Getränke- und Speisenreste. Hinzu kommen verbotenerweise eingeleitete Stoffe wie z.B. Reste von Lösungsmitteln und die unerwünschte Entsorgung von Arzneimitteln.

10.4.2. Industrielle und gewerbliche Abwässer

Industrielle und gewerbliche Abwässer sind je nach Art der Betriebe und Reinigungsgrad von sehr unterschiedlicher Qualität:

- starke Belastung mit organischen Stoffen (z.B. Zellstofffabriken, Zuckerfabriken, Schlachthöfe)
- starke Belastung mit anorganischen Stoffen (z.B. Kohle-, Kali- und Metallindustrie)
- spezielle Belastung mit toxisch wirkenden Stoffen (z.B. chemische und pharmazeutische Industrie)
- mikrobielle Belastung (z.B. Gerbereien, biochemische Industrie)
- warme Abwässer (z.B. Kraftwerke)
- radioaktive Belastungen (z.B. kerntechnische Anlagen, medizinische und technische Institute)

Die **Zellstoffproduktion** aus Holzfasern ist besonders **kritisch** für die Umwelt durch:

- hohen Trinkwasser- und Energieverbrauch
- hohe Abwasserbelastung insbesondere durch das Bleichverfahren und
- Verbrauch der Naturressource Holz

Aus diesem Grund **sind zu bevorzugen:**

- Produkte aus Recyclingpapier und
- solche, bei deren Herstellung auf die Chlorbleiche oder Bleiche überhaupt verzichtet wurde

Obwohl **Recyclingpapiere** voll gebrauchstauglich sind und umfassend eingesetzt werden könnten, liegt ihr Marktanteil in der Bundesrepublik Deutschland bei nur ca. 10 %. Nur für wenige Zwecke ist Recyclingpapier nicht zu verwenden, z.B. darf für die Heißfilterpapiere für Kaffee und Tee kein Altpapier Verwendung finden. Die **Altpapierrecyclingrate** in der EU liegt bei über 60 %, in Deutschland über 70 %.

10.4.3. Krankenhausabwässer

Die **Krankenhausabwässer** gleichen den Haushaltsabwässern. Dennoch können sich die beiden Abwasserarten grundlegend voneinander unterscheiden. **Im Krankenhausabwasser können Röntgenkontrastmittelrückstände, Desinfektionsmittel, Medikamente, Zytostatika, Antibiotika und Krankheitserreger enthalten sein.** Die Krankheitserreger umfassen Bakterien, Viren und Parasiten. Durch Behandlung von Krankenhausabwasser (einige Modellversuche in Deutschland) lässt sich eine Reduktion der Einträge von Röntgenkontrastmittel, Arzneimitteln und Mikroorganismen in die aquatische Umwelt erreichen. Der Wasserbedarf pro Bett und Tag liegt bei 250 bis 1000 Litern.

Besondere Regelungen gelten für Krankenhäuser mit einer nuklearmedizinischen Abteilung. Diese radioaktiven Abwässer müssen nach §7 WHG[3] und Strahlenschutzverordnung bis zum Abklingen der Radioaktivität im Klinikbereich gelagert werden.

Eine **Abwasserdesinfektion** ist nur bei Infektionskrankenhäusern erforderlich, die ihr Abwasser direkt in die Gewässer einleiten bzw. an die Kanalisation kleiner Gemeinden angeschlossen sind, in denen das Abwasser nur ungenügend durch kommunale Abwässer verdünnt wird (☞ auch Kap. 4.5.3.6. und 10.6.6.).

> **Merke:**
>
> **Häusliche, industrielle und gewerbliche Abwässer** sind je nach Herkunft und Reinigungsgrad mit organischen, anorganischen und toxisch wirkenden Stoffen sowie mikrobiell belastet und besitzen z.T. (z.B. bei Kraftwerken) höhere Temperaturen.
>
> **Krankenhaus- und häusliche Abwässer** haben eine ähnliche Zusammensetzung mit vorwiegend organischen Substanzen aus Exkrementen sowie Detergenzien aus Reinigungsmitteln.
>
> Eine **Abwasserdesinfektion** ist nicht erforderlich, außer bei Infektionskrankenhäusern, deren Abwässer nur ungenügend durch kommunale Abwässer verdünnt werden.

10.4.4. Biochemischer und chemischer Sauerstoffbedarf und Einwohnergleichwert

Der **biochemische Sauerstoffbedarf (BSB)** (**biologischer Sauerstoffbedarf**) ist die Menge an gelöstem Sauerstoff, welche von Mikroorganismen benötigt wird, um die im Wasser enthaltenen organischen Substanzen abzubauen.

Mit dem in der Praxis verwendeten **BSB_5-Wert** wird hierbei der Sauerstoffbedarf bezeichnet, welcher zum Abbau organischer Stoffe (Eiweiße, Fette, Kohlenhydrate) in 5 Tagen bei 20°C erforderlich ist. Die Menge des BSB_5 ist ein Maß für die Schädlichkeit des Abwassers (z.B. Brauereien 500-1000 und Brennereien 1000-10.000 mg/l).

Der **chemische Sauerstoffbedarf (CSB)** ist die Menge an Sauerstoff, welche zur völligen Oxidation der im Wasser/Abwasser enthaltenen reduzierend wirkenden Inhaltsstoffe (vorwiegend organisches Material, einige anorganische Stoffe, z.B. reduzierte Schwefelverbindungen) benötigt wird (Bestimmung mit Hilfe eines Oxidationsmittels [Kaliumpermanganat- oder Kaliumdichromatverbrauch]).

Im häuslichen Abwasser ist der CSB etwa 2 mal höher als der BSB_5. Der Quotient BSB_5/CSB (Abbauquotient) wird häufig zur Einschätzung der biologischen Abbaubarkeit der Inhaltstoffe einer Wasserprobe herangezogen.

Der CSB dient auch der Festsetzung der Abgaben nach dem Abwasserabgabengesetz (☞ auch Tab. 10.1 und 10.2 [Kap. 10.7.2.1.]).

Für die Messung des biochemischen Sauerstoffbedarfs (BSB) gelten die Normen: DIN 38-409-H51 und DIN 38-409-H52.

Der **Einwohner(gleich)wert (EGW oder EW)** entspricht der Menge an biologisch abbaubaren Substanzen, welche ein Mensch durchschnittlich täglich in das Abwasser gibt und für deren Abbau in 5 Tagen ca. 60 g Sauerstoff benötigt werden (BSB_5-Wert eines Einwohners = 60). Mit diesem Wert können unterschiedlich mit Schmutz belastete Abwässer untereinander verglichen werden. So verursacht z.B. die Herstellung von 10 kg Wurst 2-5 EGW und von 1 hl Bier 15-30 EGW im Abwasser.

10.5. Abwasserableitung

Die **Ableitung der Abwässer** erfolgt in freiem Gefälle nach zwei Verfahren:

- **Mischverfahren** (Mischkanalisation)
  Schmutz- und Regenwasser werden in einem gemeinsamen Kanal abgeleitet.
  Um bei **starken Regenfällen** eine Überlastung des Kanalnetzes zu vermeiden, werden vorgesehen:
  - Regenüberläufe (RÜ), direkte Einleitung von Teilen des Mischwassers in einen Vorfluter (hygienisch ungünstig)
  - Regenüberlaufbecken (RÜB) erlauben wenigstens eine mechanische Reinigung des anschließend in den Vorfluter eingeleiteten Mischwassers
  - Regenrückhaltebecken (RRB) werden angelegt, wo leistungsfähige Vorfluter zur Aufnahme des Mischwassers fehlen

- **Trennverfahren** (Trennkanalisation)
  Schmutz- und Regenwasser werden in getrennten Kanälen abgeleitet. Das Schmutzwasser gelangt in die Kläranlage, das Regenwasser wird vielfach unbehandelt in den Vorfluter eingeleitet

Das Mischverfahren ist billiger (nur ein Kanal) und hat einen geringeren Wartungsaufwand. Günstig ist es, das Regenwasser von Dächern möglichst auf den betreffenden Grundstücken versickern zu lassen.

Bei ungenügender Nutzung der Abwasserableitungskanäle kann es zu Stagnationen des Abwassers mit Fäulnisprozessen und Geruchsbelästigungen kommen.

In Sonderfällen wird auch eine Druck- bzw. Unterdruckentwässerung angewendet (z.B. bei hohem Grundwasserstand).

> **Merke:**
>
> Der **biochemische Sauerstoffbedarf (BSB)** ist die Menge an gelöstem Sauerstoff, welche von den Mikroorganismen benötigt wird, um die im Wasser enthaltenen organischen Substanzen abzubauen. Die Kennzahl **BSB$_5$** gibt dabei die in einer Wasserprobe innerhalb von 5 Tagen durch Mikroorganismen benötigte Menge Sauerstoff in mg/l an.
>
> Der **chemische Sauerstoffbedarf (CSB)** ist die Menge an Sauerstoff, die zur völligen Oxidation der im Wasser bzw. Abwasser enthaltenen reduzierend wirkenden Stoffe benötigt wird. Der CSB ist der Hauptverschmutzungsparameter zur Festsetzung der Abgaben nach dem Abwasserabgabengesetz.
>
> Die **Abwasserableitung** erfolgt im Mischverfahren (mit Regenwasser) und Trennverfahren.
>
> **Hygienisch problematisch sind:**
>
> - bei Mischkanalisation die Regenüberläufe, durch welche stark mit Fäkalien belastete Abwässer ohne Klärung in die Vorfluter gelangen
> - bei Trennkanalisation das vielfach unbehandelte Einleiten von Regenwasser in die Vorfluter
> - undichte Abwasserkanäle in den oft viele Jahrzehnte (z.T. über 100 Jahre) alten Kanalisationen

10.6. Abwasserbehandlung

10.6.1. Allgemeines

Voraussetzung jeder Abwasserbehandlung ist dessen Sammlung in einem Kanalnetz, in dem die Abwässer der Kläranlage zufließen.

Ziel der Abwasserbehandlung ist die Reinigung, Rückgewinnung von Wertstoffen und die Senkung des Abwasseranfalls. Außerdem soll das gesammelte Abwasser soweit gereinigt werden, dass es schadlos in den natürlichen Wasserkreislauf zurückkehren kann.

Die Abwasserbehandlung erfolgt in drei Schritten:

1. mechanische Abwasserbehandlung: Rechen, Sandfänger und Leichtstoffabscheider dienen

dazu aufschwimmende Stoffe im Vorklärbecken zurückzuhalten.

2. biologische Abwasserbehandlung: in aller Regel metabolisieren Bakterien das organische Material; dadurch entstehen niedermolekulare Verbindungen wie z.B. CO_2, Wasser, Nitrat und Sulfat

3. chemische Abwasserbehandlung: zum Abwasser können z.B. Kalk und Natronlauge zugegeben werden. Dadurch fallen Kolloide und Salze aus.

An diese Stufen der Abwasserbehandlung schließt sich eine Schlammbehandlung und -beseitigung an.

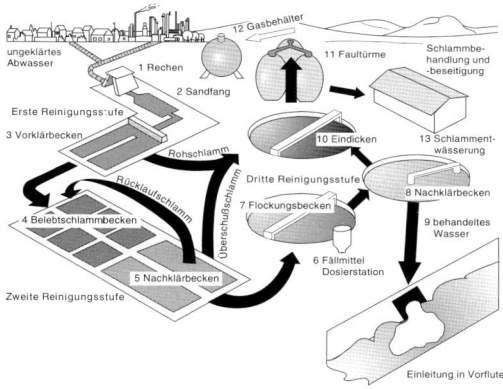

Abb. 10.1: Abwasserreinigung (Bildquelle: Vereinigung dt. Gewässerschutz e. V. – www.vdg-online.de).

10.6.2. Erste Reinigungsstufe (mechanische Abwasserreinigung)

Die **erste Reinigungsstufe (mechanische Abwasserbehandlung)** beinhaltet folgende Abschnitte:

- Das Rohabwasser passiert einen **Rechen** (oder Grobsieb), der groben Abfall (Äste, Flaschen, Papier usw.) zurückhält und z.T. mit einem automatischen Abstreifer entfernt
- Durch eine Verbreiterung des Abflusskanals entsteht ein **Sandfang**, in welchem sich durch die verringerte Fließgeschwindigkeit des Abwassers auf ca. 30 cm/s grobe mineralische Sinkstoffe mit einer Korngröße >1 mm (z.B. Sand, Asche, Schlacke, Streusplitt) am Boden ablagern und so entfernt werden können

- In **Leichtstoffabscheidern** werden unter Ausnutzung des Auftriebes Fette, Öle und Benzin entnommen
- In einem runden oder rechteckigen **Absetzbecken** (**Vorklärbecken**, Sedimentationsbecken) wird die Geschwindigkeit des Abwasserflusses weiter herabgesetzt (ca. 5 cm/s, Aufenthaltszeit ca. 2 h), wodurch sich die Sink- und Schwebstoffe mit Korngrößen $>{}^1/_{1000}$ mm als Schlamm am Boden absetzen können (Sedimentation)

Der Rohschlamm wird abgesaugt, eingedickt und in **Faulräume** (**Faultürme**) befördert.

10.6.3. Zweite Reinigungsstufe (biologische Abwasserreinigung)

Die **zweite Reinigungsstufe** (**biologische Abwasserreinigung**) wird wie folgt durchgeführt:

- Im vorgeklärten Abwasser werden unter aeroben Bedingungen durch Mikroorganismen in einem sogenannten **belebten Schlamm** gelöste organische Stoffe als Nahrung aufgenommen und in anorganische Verbindungen umgewandelt (Eiweißverbindungen und Kohlenhydrate werden über Ammoniak, Schwefelwasserstoff und Methan zu Nitrat, Sulfat, Kohlendioxid und Wasser oxidiert). Hierbei vermehren sich die Bakterien unter Schlammbildung
- **Wichtige Verfahren der biologischen Abwasserreinigung sind:**
  - **Belebtschlammbecken** (Belebungsbecken)
    In das Belebtschlammbecken wird Luft über Walzen bzw. Kreisel eingebracht oder fein verteilt durch Druck eingeblasen, dies schafft günstige Bedingungen für die Mikroorganismen und damit für den Abbau organischer Stoffe.
    Die Schlammflocken sinken im folgenden Nachklärbecken zu Boden, werden z.T. wieder in das Belebungsbecken zur Aufrechterhaltung einer ausreichenden Schlammkonzentration zurückgeführt (Rücklaufschlamm) oder als Überschussschlamm beseitigt (nach Eindickung Beförderung in Faulräume). Mit dieser Methode wird eine Auslese jener Bakterien erzielt, die in Flocken wachsen. Die freisuspendierenden Bakterien und die kleinen Flocken gelangen in den Abfluss. Dadurch wird die Effizienz der Anlage gesteigert, da ein hoher Gehalt an einzelnen Bakterien bzw. kleiner Flocken den Sauerstoffbedarf erhöhen

würden. Belebtschlammbecken sind günstiger als Tropfkörper, weil sie eine Variation des Sauerstoffeintrages gemäß einer sich verändernden Schmutzfraktion des Abwassers gestatten

- **Tropfkörper** (Rieselbettreaktor oder Rieselstromreaktor)
  Tropfkörper sind zylindrische Behälter, welche mit Steinen, Lavaasche oder Kunststoffen gefüllt sind. Auf diese Weise sollen natürliche Abbauvorgänge nachgebildet werden. Auf der Oberfläche wird Abwasser verrieselt und an dem mit "biologischem Rasen" besetzten Material erfolgt ein Abbau organischer Stoffe. Die Räume zwischen dem Filtermaterial sind so groß, dass sie eine natürliche Belüftung für den aeroben Abbau erlauben

Hohe Konzentrationen chemischer Schadstoffe im Abwasser (z.B. Schwermetalle) können auf die Bakterienpopulationen toxisch wirken und damit die biologische Reinigungsleistung mindern bzw. zum Erliegen bringen.

Die Abwasserreinigung der Stufe 1 sowie der Stufe 2 mit schwach belasteten Belebtschlammbecken und Nachklärung hat folgende Abwasserreinigungsleistung:

Schwebstoffe, Mikroorganismen und BSB_5 bis >90 %. Überlebende pathogene Mikroorganismen haben in den Vorflutern und in den Böden meist nur sehr begrenzte Lebensbedingungen.

10.6.4. Dritte Reinigungsstufe (chemische Abwasserbehandlung)

Die **dritte Reinigungsstufe** (**weitergehende Abwasserbehandlung**) dient der Verringerung der für die Gewässer problematischen Stoffe, wie gelöste Phosphor- und Stickstoffverbindungen, schwer abbaubare Verbindungen, Schwermetalle oder Salze.

Die Wahl der Verfahren erfolgt je nach den im Abwasser zu behandelnden Stoffen. Es handelt sich hierbei um eine **vorwiegend chemisch-physikalische Reinigung**, aber auch **zusätzliche biologische Reinigung**:

- **Phosphate** werden durch Chemikalien (insbesondere Aluminiumsulfat, Eisenchlorid) in einem Flockungsbecken ausgefällt (Fällungsbehandlung). Bei der biologischen Reinigung wurden die Phosphate bereits bis zu 36 %, bei der chemischen Stufe bis 60 % entfernt.

In einem Nachklärbecken setzt sich der entstehende Schlamm ab und wird eingedickt dem Faulbehälter (Faulturm) zugeführt.

Da es sich hier um eine erneute Fällung nach der biologischen Reinigung handelt, spricht man auch von Nachfällung

- **Gelöste Stickstoffverbindungen** werden biologisch in zwei Stufen abgebaut:
  - Nitrifikation

    Der Ammoniakstickstoff wird durch nitrifizierende Bakterien zunächst über Nitrit zu Nitrat oxidiert. Dieser Vorgang geschieht bereits bei einer ausreichenden Aufenthaltszeit des Abwassers in den Belebungsanlagen

  - Denitrifikation:

    Unter Sauerstoffmangel (unbelüftetes Becken) entziehen Abwasserbakterien dem Nitrat den Sauerstoff, während Stickstoff in die Luft übergeht

- **Biologisch schwer oder nicht abbaubare Substanzen** können einer adsorptiven Reinigung durch Aktivkohlefilter unterzogen werden (kostenaufwendiges Verfahren)

- **Noch vorhandene Schwebstoffe** (Suspensa) können durch Filter (z.B. Sandfilter, Mikrosiebe) entfernt werden

Die 3. Reinigungsstufe ist vor allem dann notwendig, wenn besondere Reinigungsleistungen z. B. an Seen gefordert werden. Spezielle Abwässer können spezielle Abwasserreinigungsstufen erfordern.

Die Qualitätsziele der EU-Wasserrahmenrichtlinie können mit den allgemein üblichen Reinigungsverfahren nicht erreicht werden. Problemstoffe wie z.B. Arzneimittel und Industriechemikalien müssen durch zusätzliche Behandlungen reduziert/eliminiert werden. Neben dem Sorptionsverfahren mit Aktivkohle werden Oxidations- (insbesondere Ozonung) und Filtrationsverfahren (Nanofiltration, Umkehrosmose) zunehmend eingesetzt.

Merke:

Das Abwasser durchläuft in der Kläranlage drei Stufen:

- In der Stufe 1 (mechanische Reinigungsstufe) werden durch Rechen Grobstoffe, durch Leichtflüssigkeitsabscheider Fette, Öle und Benzin sowie durch Sandfang und Absetzbecken Sink- und Schwebstoffe entfernt.

- In der Stufe 2 (biologische Reinigungsstufe) werden u.a. in Belebtschlammbecken oder Tropfkörpern durch Mikroorganismen unter Sauerstoffzufuhr gelöste organische Abwasserstoffe in anorganische Verbindungen (Salze, CO_2, Wasser) umgewandelt (Mineralisation, Nachahmung der Selbstreinigungsmechanismen in der Natur). **Nach Durchlaufen der biologischen Reinigungsstufe ist das Abwasser zu ca. 90 % von biologisch abbaubaren Stoffen (einschließlich Mikroorganismen) gereinigt**

- In der Stufe 3 (chemische Abwasserbehandlung) vorwiegend chemisch-physikalische Reinigung, werden durch Chemikalien Phosphate ausgefällt. In einigen Kläranlagen erfolgen noch zusätzliche Reinigungsmaßnahmen, z.B. biologischer Abbau gelöster Stickstoffverbindungen, Entfernung schwer oder nicht abbaubarer Substanzen durch Aktivkohlefilter, Entfernung noch vorhandener Schwebstoffe durch Sandfilter oder Mikrosiebe

- **Zur Beseitigung von Problemstoffen (z.B. Arzneimittel, Industriechemikalien) sind weitere Verfahren wie Ozonung, Nanofiltration und Umkehrosmose wichtig.**

Die meisten Kläranlagen besitzen nur die Stufe 1 und 2.

In Kläranlagen werden nützliche Bakterien zum Zweck der Abwasserreinigung gefördert und pathogene reduziert.

10.6.5. Schlammbehandlung und -beseitigung

Insbesondere in **hochbelasteten Kläranlagen** fallen Schlämme mit z.T. noch erheblichem Gehalt an organischen Stoffen an, welche vor ihrer Beseitigung einer **Behandlung (Schlammstabilisation)** unterzogen werden müssen:

- **Eindickung** des Schlammes: Dies geschieht entweder durch Faulung, Schwerkraft oder mechanische Entwässerung.

- **Beförderung in den Faulbehälter,** wo unter Luftabschluss in einem **Gärprozess** bei 35°C die organischen Bestandteile des Frischschlammes in **Faulgase** (Biogas, Klärgas, Sumpfgas) überführt werden. Diese Faulgase bestehen zu $^2/_3$ aus dem hochwertigen Energieträger Methan, zu $^1/_3$ aus Kohlendioxid sowie Spuren von Schwefelwasserstoff, Stickstoff, Wasserstoff und Kohlenmonoxid. Faulgas wird u.a. als Energieträger im Klärwerk eingesetzt (durchschnittlicher Heizwert 25.000-30.000 kJ/m³)
- Nach ca. 4 Wochen ist der Schlamm ausgefault und fast geruchlos. Er muss jedoch noch entwässert werden. Die **Entwässerung** erfolgt z.B. mechanisch durch Kammerfilterpressen, Siebbandpressen und Schneckenpressen. Bei der biologischen Entwässerung wird der Klärschlamm auf Vererdungsbeeten ausgebracht. Dabei wird das Wasser über Drainagen wieder zurück in die Kläranlage gepumpt.
- Etwa ein Drittel der kommunalen Klärschlämme können in der Bundesrepublik **landwirtschaftlich genutzt** werden. Klärschlamm enthält wichtige Nährstoffe für die Erhöhung der Bodenfruchtbarkeit. Häufig sind im Klärschlamm aber **erhöhte Schwermetallgehalte** an Blei, Cadmium, Kupfer, Quecksilber, Chrom und Nickel vorhanden. Deshalb sind in einer Verordnung Höchstmengen für diese Metalle und für persistente organische Schadstoffe festgesetzt[8]. Außerdem darf Klärschlamm nicht auf Gemüse- und Obstanbauflächen gebracht werden
- Klärschlamm kann zusammen mit Hausmüll **kompostiert** werden. In Kompostmieten werden durch die Selbsterhitzung pathogene Mikroorganismen abgetötet. Klärschlamm kann des Weiteren als Bodenverbesserungsmittel eingesetzt werden. Somit kann der natürlichen Bodenerosion entgegen gewirkt werden.
- Eine weitere Möglichkeit der Klärschlammbeseitigung ist auch das **Verbrennen** z.T. zusammen mit Hausmüll

> **Merke:**
> Aus **Abwasserschlamm** wird in Faulbehältern unter anaeroben Bedingungen Biogas gewonnen (vorwiegend CH_4, CO_2).
> Für Abwasserschlamm, welcher zur Erhöhung der Bodenfruchtbarkeit benutzt wird, sind Höchstwerte für Schadstoffe festgelegt.

10.6.6. Abwasserdesinfektion

Abwässer aus kommunalen Einrichtungen einschließlich von Abwässern aus Krankenhäusern brauchen im Allgemeinen nicht desinfiziert zu werden, obwohl auch nach der biologischen Reinigung noch Bakterien und Viren im Abwasser sind (Selbstreinigung im Vorfluter [Verdünnung, Sedimentation, weiterer Abbau gelöster Stoffe, Absterben von Mikroorganismen] ☞ Kap. 4.5.3.6. und 10.4.3.).

In konventionellen Kläranlagen werden je nach Belastung und Betriebsweise 75-99,9 % der eingetragenen Indikatorkeime reduziert.

Zur Hygienisierung von Kleinkläranlagen werden neben naturnahen Verfahren (bewachsene Bodenfilter) die UV-Bestrahlung und die Membranfiltration eingesetzt.

Sonderisolationseinheiten in Krankenhäusern (z.B. für Erkrankte an hämorrhagischen Fiebern) sollten jedoch über Abwasserdesinfektionsanlagen verfügen.

Zur Abwasserdesinfektion werden eingesetzt:
- chemische Verfahren (Chlorgas, Chlordioxid, Ozon)
- thermische Verfahren von homogenisiertem Abwasser

Das **Chlorungsverfahren** ist nur für biologisch gereinigtes Abwasser geeignet (sonst ungenügende Wirksamkeit, Bildung von Haloformen). Das **Erhitzen von Abwasser** kann ohne Vorbehandlung erfolgen. Bei 100°C und 15 min Einwirkungszeit werden Desinfektionsaufgaben des Wirkungsbereiches ABC erzielt.

10.6.7. Abwasserbehandlung im ländlichen Bereich

Im **ländlichen Bereich** werden als Abwasserbehandlungsanlagen u.a. eingesetzt:
- **Abwasserteiche** (unbelüftet bis 1000 EW, belüftet bis 5000 EW)

- **Oxidationsgrabenanlagen** (Umlaufbecken, in welchen durch eine rotierende Stabwalze eine Umwälzung und Belüftung des Wassers erfolgt)
- **Kleinkläranlagen**
  - Mehrkammergrube (Übergangslösung, 0,3 m³/EW und mindestens 3 m³ Inhalt)
  - Ausfaulgrube (1,5 m³/EW und mindestens 6 m³ Inhalt, bis maximal 40 EW)
- **belüftete Kleinkläranlagen** (kleine Tropf- oder Tauchkörper)
- **abflusslose Sammelgruben** (300 l/EW bei halbjährlicher Entleerung [keine Abwasserbehandlung, nur Sammlung zum späteren Abtransport])

Die Ableitung der Abwässer erfolgt in den Untergrund (z.B. Sickerschächte) oder in die Gewässer. Die Fäkalschlämme müssen meist über größere kommunale Kläranlagen beseitigt werden.

Feste und flüssige tierische Exkremente werden in Dungspeichern, Gülle- bzw. Jauchegruben gesammelt. Die Lagerbehältergröße soll für eine Speicherdauer von mindestens 3-4 Monaten (Winterperiode) ausreichen. Der Abstand zu Fenstern und Türen von Wohn- und Arbeitsräumen muss 5 m, zu öffentlichen Verkehrsanlagen 10 m sowie zu Brunnen 15-25 m betragen (Trinkwasserschutzzonen beachten [☞ Kap. 8.8.1.2.]).

Von den Dungstätten dürfen weder Gülle noch verschmutztes Niederschlagswasser versickern oder abfließen. Dungplatten und Güllegruben sind daher flüssigkeitsdicht aus Beton herzustellen. Zur Vermeidung von Geruchsbelästigungen (Ammoniak) und Unfällen sind die Behälter abzudecken und gezielt zu entlüften.

Bei **Überdüngung** des Bodens mit Gülle kommt es zu hohen Nitratbelastungen des Grundwassers.

Silosickersaft, welcher bei der Vergärung pflanzlichen Materials zu Sauerfutter (Silage) entsteht, ist wie Gülle ein wassergefährdender Stoff (vorwiegend organische Säuren, BSB_5 50.000-80.000 mg/l!), der im Grundwasser eine starke Verkeimung sowie einen unangenehmen Geruch und Geschmack noch in einer Verdünnung von 1:1000 bis 1:10.000 verursachen kann und in Vorflutern zu Sauerstoffschwund, Eutrophierung und Fischsterben führt.

Silosickersaft kann in Faultürmen zu Biogas umgesetzt oder nach starker Verdünnung in Kläranlagen gereinigt werden. Beim Ausbringen auf landwirtschaftlich genutzte Flächen wird Silosickersaft meist mit Gülle vermischt.

> **Merke:**
> Zur **Abwasserbehandlung im ländlichen Bereich** werden u.a. Abwasserteiche, Oxidationsgrabenanlagen und Kleinkläranlagen sowie zur Abwassersammlung abflusslose Sammelgruben eingesetzt.
> **Landwirtschaftliche Abwässer sind die Hauptverunreiniger des Grundwassers mit Nitrat.**
> Eine Versickerung der Gülle von Dungplatten und aus Güllegruben sowie von Silosickersaft ist zu verhindern.
> Landwirtschaftliche Abwässer sind nicht in kommunale Kläranlagen einzuleiten, sondern einer direkten landwirtschaftlichen Nutzung zuzuführen.

10.7. Einfluss von Abwässern auf die Gewässer

10.7.1. Gewässergüte

Abwassereinleitungen sind die wesentlichen punktförmigen Quellen für die Gewässerverschmutzung.

10.7.1.1. Sauerstoffbedarf/Saprobiensystem

Stehende und fließende Gewässer werden nach unterschiedlichen Kriterien beurteilt. Während fließende Gewässer allein nach dem Saprobiensystem (biologische Gewässerqualifikation: einzelne Arten der Saprobien sind für einen bestimmten Grad der Belastung mit abbaubaren organischen Stoffen charakteristisch) beurteilt werden können, muss bei stehenden Gewässern der Trophiegrad mit berücksichtigt werden.

Das **Saprobiensystem** (gr. *saprós* = faul, *bios* = Leben) nutzt verschiedene Arten von Pilzen, Bakterien, Protozoen, Kleinkrebsen und Insektenlarven als Bioindikatoren. Den Organismen ist – entsprechend ihrem Zeigerwert – eine Zahl zwischen 1 und 4 zugeordnet. Zusammen mit einem Zahlenwert für ihre Häufigkeit und ihre Indikatorqualität wird daraus ein Saprobienindex zwischen 1 und 4 errechnet. Aus diesem biologischen Wert und weiteren, vor allem chemischen Kenngrößen der Wasserbeschaffenheit, wird die Güteklasse ermittelt.

Die **Gewässergüte** hängt u.a. von der Konzentration gelösten Sauerstoffs im Wasser ab. Die meisten Wasserorganismen brauchen eine bestimmte Mindestkonzentration gelösten Sauerstoffs im Wasser zum Leben.

Der Sauerstoff im Wasser nimmt ab

- durch den biologischen Abbau organischer Stoffe im Abwasser
- durch Erwärmung des Wassers (hohe Temperaturen im Sommer, Einleitung aufgeheizter Kühlwässer)

Als **Kennzahl** für die Menge gelösten Sauerstoffs, welche zum biologischen Abbau organischer Stoffe im Abwasser erforderlich ist, wird der BSB_5-Wert angegeben (☞ Kap. 10.4.4.).

10.7.1.2. Gewässergüteklassen

Für **Fließgewässer** werden **4 Güteklassen** (und Zwischenstufen) nach der Belastung mit abbaubaren vorwiegend organischen Stoffen **unterschieden**:

- **I** = **unbelastet** bis sehr gering belastet = oligosaprob (sauerstoffgesättigtes, nährstoffarmes Wasser)
- **II** = **mäßig belastet** = β-mesosaprob (mäßige organische Verunreinigung, gute Sauerstoffversorgung, große Artenvielfalt)
- **III** = **stark verschmutzt** = α-mesosaprob (starke organische Verunreinigung, meist niedriger Sauerstoffgehalt <10 %, periodisches Fischsterben)
- **IV** = **übermäßig verschmutzt** = polysaprob (sehr starke organische Verunreinigung, Sauerstoffgehalt sehr niedrig oder fehlend [unter 2 mg/l], keine Überlebensbedingungen für Fische)

Die Gewässergüte großer deutscher Flüsse ist in Abb. 10.2. zusammengefasst.

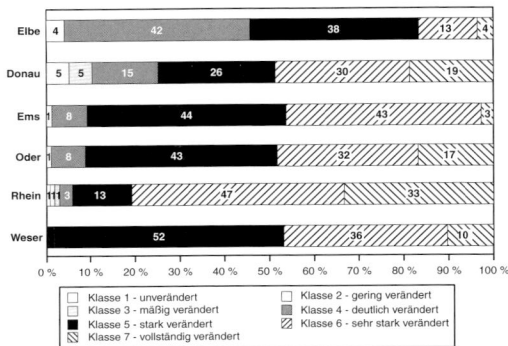

Abb. 10.2: Prozentuale Verteilung der Strukturklassen an den großen Flüssen in Deutschland. Quelle: Länderarbeitsgemeinschaft Wasser (LAWA) – Gewässerstrukturgüteatlas der Bundesrepublik Deutschland, 2001.

10.7.1.3. Eutrophierung

Als **Eutrophierung** bezeichnet man eine Nährstoffanreicherung (Überdüngung) von Gewässern durch Nährstoffe, insbesondere Phosphate und Nitrate. Die Folgen sind:

- Wachstumsbeschleunigung von Phytoplankton (Algen) und sekundäre Vermehrung des Zooplanktons →
- vermehrtes Absterben von Pflanzen, welche bei ihrer anschließenden Zersetzung (biologischer Abbau organischen Materials) übermäßig Sauerstoff verbrauchen →
- zusätzlich erneuter Anfall von Phosphaten und Nitraten mit Verstärkung der Eutrophierung →
- Beendigung des Abbaus organischer Verunreinigungen durch aerobe Bakterien bei einem Absinken des Sauerstoffgehaltes unter ein bestimmtes Mindestmaß →
- verstärkte Fäulnisentwicklung durch anaerobe Bakterien mit belästigenden Gerüchen und Entstehung giftiger Stoffe (Schwefelwasserstoff, Ammoniak, Methan)

Das Gewässer beginnt "umzukippen", wegen Sauerstoffmangels kommt es zum Fischsterben.

> **Merke:**
> Die **Gewässergüte** ist abhängig von der Konzentration an gelöstem Sauerstoff.
> Fließgewässer werden in 4 Güteklassen von I unbelastet (oligosaprob) bis IV übermäßig verschmutzt (polysaprob) eingeteilt.
> Als **Eutrophierung** bezeichnet man eine Überlastung von Gewässern mit Nährstoffen, insbesondere Phosphaten und Nitraten, welche zu einer Massenentwicklung der Algen und bei deren biologischem Abbau zu einem übermäßigen Sauerstoffverbrauch führt. Hierdurch kommt das Gewässer in einen anaeroben Zustand, d.h. es "kippt um", was mit dem Tod aller strikt aeroben Mikroorganismen und aller höheren Organismen verbunden ist.
> Eine **Verminderung des Nährstoffeintrages** und/oder eine **Erhöhung des Sauerstoffeintrages** (z.B. durch künstliche Belüftung) können dem "Umkippen" eines Gewässers vorbeugen.

10.7.1.4. Chemische Schadstoffe

Organische und anorganische Schadstoffe können das Grund- und Oberflächenwasser verunreinigen. Eine Trinkwasserkontamination ist durch prophylaktische Maßnahmen sowie die Aufbereitung des Wassers zu verhindern (☞ Kap. 8.9.).

Abwässer aus chemischen Fabriken müssen vor ihrer Einleitung in die Vorfluter so behandelt werden, dass keine Gefährdung für die Gewässer besteht (☞ auch Kap. 10.4.2.).

In Abwasserkanälen, Kanalschächten und Sammelbecken können Gefahren durch Gifte, explosive und erstickende Gase (CH_4, CO_2, Spuren von H_2S und CO) und Leichtflüssigkeiten entstehen. Abwasserkanäle sollen vor dem Betreten gut durchlüftet und durch Gasspürgeräte überprüft sein. Insbesondere stagnierende Abwässer führen zu Geruchsbelästigungen.

10.7.1.5. Infektionshygienische Bewertung

Abwasser ist durch die **Ausscheidungen von Menschen und Tieren** auch **mit Krankheitserregern kontaminiert.** Während häusliche und Krankenhausabwässer infektionshygienisch ähnlich zu beurteilen sind, müssen Abwässer aus Schlachthäusern seuchenhygienisch als bedenklich eingeschätzt werden.

Infektionsmöglichkeiten bestehen durch:

- Bakterien (z.B. Salmonellen, Shigellen, Vibrionen, Mykobakterien)
- Viren (z.B. Enteroviren)
- Protozoen
- Pilze
- Würmer (z.B. Askariden, Zestoden)

Erreger von Infektionskrankheiten können unterschiedlich lange, z.T. über Tage und Wochen, im Abwasser überlebensfähig bleiben, vermehren sich aber im Allgemeinen nicht. Obwohl die meisten enteropathogenen Mikroorganismen in Abwässern in wenigen Tagen absterben, wurden bei *Salmonella typhi* und *paratyphi B*, *Shigella sonnei* und *Vibrio cholerae* Überlebenszeiten von über 200 Tagen festgestellt. Enteroviren bleiben bei niedrigen Temperaturen bis zu mehreren Wochen infektiös. (☞ auch Kap. 8.14.).

Eine Übertragung von Infektionen kann über kontaminiertes Wasser erfolgen:

- **direkt durch**
  - unabsichtliches Verschlucken von Wasser beim Baden und Schwimmen (☞ Kap. 9.6.)
  - Aufnahme ungenügend aufbereiteten Trinkwassers (☞ Kap. 8.9.)
  - das Einatmen von Aerosolen bei der Verregnung von Abwässern
- **indirekt durch**
  - die Aufnahme von bewässerten oder kopfgedüngten Pflanzen als Lebensmittel (z.B. Gemüse)
  - das Tränken von Vieh
  - die Reinigung von Gebrauchsgegenständen des Lebensmittelverkehrs
  - die Bewässerung von Futtermitteln für das Vieh
  - die Düngung mit unbehandeltem Abwasserschlamm
  - die Verschleppung durch Insekten und Wirbeltiere (z.B. Ratten, Mäuse)

Bei Bakterien muss erst eine größere Anzahl aufgenommen werden, ehe eine Infektion erfolgt. Im Gegensatz dazu reichen schon ca. 10-100 Enteroviren, um eine Infektion auszulösen.

Bei der Bewässerung landwirtschaftlich genutzter Flächen mit Abwasser (Beregnung, Verrieselung) sind die hygienischen Anforderungen zu beachten

(Menge, Karenzzeiten, keine Düngung von Gemüse mit Abwasser, Abstände zu Wohnbauten).

Um eine sichere Trinkwasserversorgung zu gewährleisten, hat die WHO den *"water safety plan"* als neuen Ansatz der Trinkwasserhygiene eingeführt. Im Vordergrund steht nun nicht mehr die Überwachung der Trinkwasserqualität, sondern vielmehr die Verbesserung des gesamten Trinkwassergewinnungsprozess. Dementsprechend wird neben dem Trinkwasser auch die Rohwasserqualität (hinsichtlich mikrobieller und chemischer Kontaminationen) berücksichtigt.

10.7.1.6. Pharmaka und Hormone im Abwasser

Arzneimittel werden nach der Einnahme in veränderter oder unveränderter Form wieder ausgeschieden. Da sie in den Kläranlagen nur zu geringen Mengen zurückgehalten werden, können sie nahezu ungehindert in die Oberflächengewässer gelangen. Nach Einleitung in die Oberflächengewässer ist mit einer starken Verdünnung der Substanzen zu rechnen. Es können jedoch durchaus Konzentrationen bis zu 500 ng/l erreicht werden. Wirkstoffe wie z.B. Sulfamethoxazol und Carbamazepin werden auch während einer Bodenpassage nicht abgebaut oder zurückgehalten und können so in uferfiltratbeeinflussten Gewässern (Trinkwassergewinnung) nachgewiesen werden.

Der Eintragsweg über den Klärschlamm kann als nachrangig erachtet werden, da sich nur wenige der Substanzen im Klärschlamm anreichern.

Aus dem Bereich der Hormone wurden in den letzten Jahren vor allem 17β-Estradiol und das Kontrazeptivum 17α-Ethinylestradiol in Kläranlagen nachgewiesen. Die Konzentrationen lagen zwischen 20 und 100 ng/l. Die Wirkschwelle von 100 ng/l wird in Kläranlagen häufig überschritten, in Oberflächengewässern jedoch, aufgrund der starken Verdünnung, fast immer unterschritten.

Folgende Maßnahmen zur Verringerung der Abwasser- und Gewässerbelastung durch Humanarzneimittel sind wichtig:

- keine Entsorgung von Tabletten, flüssigen Arzneimitteln über die Toilette, Ausguss (Patient)
- keine ungezielte Verschreibung von Medikamenten (Arzt)
- biologisch abbaubare Arzneimittel entwickeln (Pharmaindustrie)

Merke:

Eine **Übertragung von Infektionen durch Abwässer** kann direkt durch Aufnahme kontaminierten Wassers in Schwimmbädern sowie von ungenügend aufbereitetem Trinkwasser, durch Aerosole bei der Verregnung von Abwasser sowie indirekt über kontaminierte Pflanzen und Gebrauchsgegenstände, infizierte Tiere sowie Gesundheitsschädlinge (Insekten, Ratten, Mäuse) erfolgen.

Zur **Prophylaxe sind**

- die Einleitung ungenügend gereinigten Abwassers in Gewässer zu verhindern
- die Prinzipien der Hygiene bei der Abwasseranwendung in der Landwirtschaft zu beachten (Menge, Karenzzeiten, räumliche Abstände)
- die Badegewässer regelmäßig mikrobiologisch zu überwachen

10.7.2. Gewässerschutz in der Bundesrepublik Deutschland

10.7.2.1. Schutz vor Verunreinigungen

Mindestanforderungen an das Einleiten von Abwasser in Gewässer bestehen in der Bundesrepublik Deutschland seit 1976. Sie dienen der Begrenzung biologisch abbaubarer Stoffe und Nährstoffe sowie von für das Abwasser gefährlichen Stoffen wie Schwermetalle und organische Halogenverbindungen.

Für die Einleitung kommunaler Abwässer wurden die Anforderungen 2004 neu festgesetzt (☞ Tab. 10.2).

10.7.2.2. Hochwasserschutz

Hochwasser kann zu erheblichen hygienischen Problemen führen:

- Überflutung und Verunreinigung von Trinkwasseranlagen (z.B. Brunnen)
- Erhöhung des Grundwasserspiegels
- Verschmutzung von Straßen, Plätzen und Räumen in Gebäuden, Kontaminierung von Gegenständen und Lebensmitteln

In den letzten Jahren wurde ein **vermehrtes Auftreten von Hochwasser** beobachtet. Die Ursachen sind:

- ein Achtel der Gesamtfläche Deutschlands ist mit Asphalt und Beton versiegelt (Regenwasser kann nicht versickern)

Größenklassen der Anlagen kg/d BSB$_5$ (Rohwasser)	CSB [mg/l]	BSB$_5$ [mg/l]	NH$_4$-N [mg/l]	N$_{ges.}$ [mg/l]	P$_{ges.}$ [mg/l]
	Qualifizierte Stichprobe oder 2-Stunden-Mischprobe				
1 (<60 kg)	150	40	-		
2 (60-300 kg)	110	25	-		
3 (300-600 kg)	90	20	10		
4 (600-6.000 kg)	90	20	10	18	2
5 (>6.000 kg)	75	15	10	13	1

Tab. 10.2: Mindestanforderungen an das Einleiten von kommunalem Abwasser. Quelle: Bundesumweltministerium.

N$_{ges}$ entspricht N$_{anorg.}$ (Summe von Ammonium, Nitrit- und Nitratstickstoff); Überwachungstemperatur für NH$_4$-N und N$_{ges.}$: T$_{ÜW}$ =12°C; EW = Einwohnerwert, * qualifizierte Stichprobe oder 2-h-Mischprobe.

- die intensive Landwirtschaft führte zu Bodenverdichtungen und damit zu beschleunigtem Abfließen des Niederschlagwassers
- zwei Drittel der Wälder sind krank und können damit ihre Funktion als Wasserspeicher nicht mehr ausreichend erfüllen
- Dämme im Unterlauf erhöhen die Flutwelle im Oberlauf

Als **Lösung** wäre zweckmäßig:

- Distanzierung der Deiche von den Flüssen (großer Auffangraum)
- Schaffung von Poldern (natürliche Überflutungsräume bei Hochwasser)
- Einschränkung der ungehemmten Bodenversiegelung und Rückbau von Versiegelungen (Nutzung der Schwammfunktion des Bodens)
- Regenwasser so weit wie möglich nicht in die Kanalisation leiten
- Erhaltung der letzten Auwälder-Landschaften

Merke:

Die Begradigung und Kanalisierung von Fließgewässern sollte weitgehend vermieden werden.

Natürliche, langsam fließende Flussläufe können organische Stoffe wesentlich besser abbauen als schnell fließende kanalisierte Bäche und Flüsse.

Zum **Hochwasserschutz** sind u.a. die Schaffung von Poldern und die Einschränkung der Bodenversiegelung zweckmäßig.

10.7.3. Gewässerschutz für die Nord- und Ostsee

10.7.3.1. Allgemeines

Ost- und Nordsee sind wichtige Naturräume, an deren Küsten jährlich Millionen Menschen Erholung finden. **Beide Meere sind jedoch durch Verschmutzung bedroht:**

- Schadstoffeintrag über die Flüsse (insbesondere Stickstoff, Phosphor, Schwermetalle, organische Halogenverbindungen) durch
  - ungenügend geklärtes Abwasser und
  - Düngerreste der Landwirtschaft
- Schadstoffeintrag über die Luft (vor allem Schwermetalle, Stickoxide [NO$_x$] und Schwefeldioxid [SO$_2$], aber auch z.B. Dioxine und Furane) durch
  - Industrieanlagen
  - Kraftfahrzeuge

Im gesamten Jahr 2002 betrug der luftgetragene Eintrag von Blei noch 530 Tonnen und von Zink insgesamt 3760 Tonnen.

- Schadstoffeintrag auf hoher See (insbesondere Fäkalien, Öl und Chemikalien) durch
  - Schiffsabwässer
  - Tankerunfälle
  - Einbringen von Klärschlamm, Hausmüll und flüssigen Industrieabfällen (z.B. Dünnsäureverklappung) auf hoher See. Die Bundesrepublik Deutschland hat seit Beginn der 80er Jahre diese Art der Abfallbeseitigung schrittweise reduziert und 1989 als letzte Maßnahme die Abfallverbrennung auf See endgültig eingestellt. Seit 1993 ist weltweit die Verbrennung flüssiger giftiger Abfälle auf See verboten

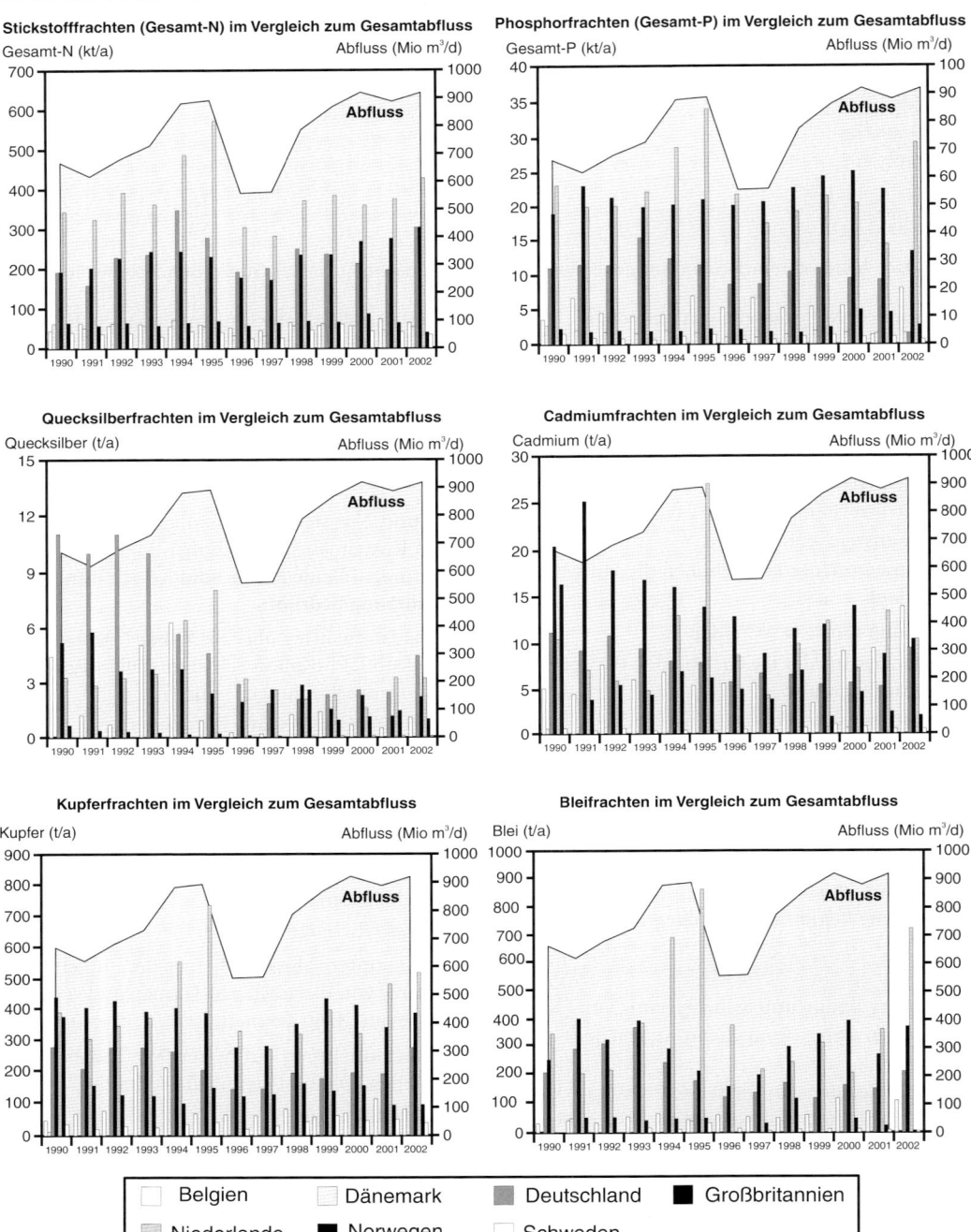

Abb. 10.3: Nährstoff- und Schwermetalleinträge der Anreinerstaaten in die Nordsee.
Quelle: Umweltbundesamt 2004 – Daten aus OSPAR-Kommission (INPUT-Arbeitsgruppe), 2004 .

10.7.3.2. Nordsee

Die **Nordsee** ist durch Abwassereintrag besonders gefährdet infolge

- Umschließung und intensiver Nutzung durch dicht besiedelte Industriestaaten
- höchster Schifffahrtsdichte der Welt und
- verlangsamten Wasseraustausches als "Flachmeer" (bei 80 m Durchschnittstiefe dauert der Wasseraustausch mit dem Atlantik bis zu 3 Jahren!)

An den Einträgen von Schadstoffen über die Flüsse in die Nordsee sind die Anliegerstaaten unterschiedlich beteiligt (☞ Abb. 10.3).

Im **Ökosystem Wattenmeer** fallen im Rhythmus der Gezeiten bei Ebbe weite Teile der Wattflächen trocken und werden bei Flut erneut überstaut. Das Nordsee-Wattenmeer ist

- das weltweit größte Gebiet mit zusammenhängenden Gezeiten-Watten
- eines der bedeutendsten Feuchtgebiete für Watt- und Wasservögel sowie wichtigstes Durchzugsgebiet für den Vogelzug auf dem atlantischen Flugweg
- wichtigstes Fortpflanzungsgebiet für die Nordseefische
- einer der bedeutendsten Seehund-Lebensräume
- seit 2009 ist auch das Wattenmeer aufgrund des einzigartigen Ökosystems zum Weltkulturerbe ernannt worden

10.7.3.3. Ostsee (Baltisches Meer)

Die **Ostsee** ist hinsichtlich der Wasserqualität noch mehr gefährdet als die Nordsee:

- Einleiten großer Schad- und Nährstoffmengen aus den östlichen Anliegerstaaten
- erheblich erschwerter Wasseraustausch (durchschnittlich nur 55 m tief, nur durch schmale Meeresenge mit der Nordsee verbunden). Ein völliger Wasseraustausch mit der Nordsee dauert 20-40 Jahre!
- Behinderung der natürlichen Selbstreinigung durch niedrigen Salzgehalt (Brackwasser) und kaum wirksame Ebbe und Flut

Der hohe Nährstoffeintrag führt zu einem vermehrten Algenwachstum, wodurch wiederum der Sauerstoffgehalt des Ostseewassers sinkt. Ein Fünftel der Ostsee ist heute schon biologisch tot.

Problemstoffe in der Ostsee sind z.B. POPs (persistente organische Schadstoffe) wie **Dioxine** und **PCB**. Über Abwasser und Flüsse gelangten Dioxine und PCB jahrzehntelang in hohen Konzentrationen in die Ostsee. Die **lipophilen** POPs reichern sich über die **aquatische Nahrungskette** im Fett von Fischen wie **Heringe** und **Lachse** an. Dies hatte z.B. zu einem Fangverbot für Lachse geführt. Heringe und Lachse aus der Ostsee sollten nur gelegentlich verzehrt werden.

Merke:

Die **Nord- und Ostsee** sind durch Abwassereinträge und Einträge aus der Luft infolge ihrer geringen Tiefe und des schlechten Wasseraustausches besonders gefährdet. Ein Fünftel der Ostsee ist biologisch tot. Durch die Anrainerstaaten wurde ein Maßnahmenkatalog zur Verminderung des Schadstoffeintrages beschlossen.

10.7.4. Individuelle Maßnahmen zum Gewässerschutz

10.7.4.1. Zusammensetzung der Wasch- und Reinigungsmittel

Die **Wasch- und Reinigungsmittel** belasten wegen ihrer massenhaften Verwendung die Gewässer erheblich. Das Problem wurde bewusst, als vor Jahrzehnten Schaumberge auf den Flüssen von der schlechten biologischen Abbaubarkeit der waschaktiven Substanzen (Tenside) zeugten. **Besonders problematisch ist der Einsatz von Vollwaschmitteln.**

Ein Vollwaschmittel enthält:

- **waschaktive Substanzen (Tenside, Seifen)** wichtigster Bestandteil zur Herabsetzung der Oberflächenspannung des Wassers, sichert die gute Benetzbarkeit von Textilien, insbesondere die Lösung fettigen Schmutzes
  - Tenside schädigen Fische und andere im Wasser lebende Organismen
  - Tenside müssen nach der Tensidverordnung zu 90 % biologisch abbaubar sein
- **Enthärter (Gerüststoffe, Builder)** enthärten das Wasser, verhindern Kalkablagerungen auf Textilien und in der Waschmaschine und verstärken die schmutzlösende Wirkung der Tenside.
  Der früher verbreitete Enthärter war das Phosphat (Wirkung durch chemische Bindung

von Calcium- und Magnesiumionen). Phosphate verhindern zudem eine Verklumpung des Waschpulvers und verbessern dessen Fließeigenschaften

- Phosphate schädigen die Gewässer durch eine starke Düngewirkung (Eutrophierung ☞ Kap. 10.7.1.3.)

• Die Phosphathöchstmengenverordnung führte zu einer fast völligen Ablösung der Phosphate durch den weniger umweltgefährdenden Ersatzstoff Zeolith (Natriumaluminiumsilikat), welcher als Ionenaustauscher wirkt

- **Bleichmittel** sollen starke Verschmutzungen und festsitzende Flecken durch chemische Oxidation zerstören bzw. von der Faser lösen. Meist wird hierbei das Natriumperborat eingesetzt, welches während des Waschvorganges Sauerstoff entwickelt.
  Bleichmittel sind nicht für Buntwäsche geeignet, da sie Farben verblassen lassen
  - Perborate schädigen Wasserpflanzen, z.B. Schilf, und beeinträchtigen die Entwicklung von Wasserlebewesen.
    Da Schwermetallverbindungen einen schnellen Zerfall des Perborats verursachen, werden Bleichmittelstabilisatoren, insbesondere EDTA (Ethylendiamintetraessigsäure) und Phosphonate, eingesetzt, welche in Kläranlagen nicht abbaubar sind.
- **Optische Aufheller** lassen die Wäsche weißer erscheinen. Sie verwandeln die nicht sichtbaren ultravioletten Anteile des weißen Lichtes in ein vom Auge wahrnehmbares blaues Licht, welches den natürlichen Gelbstich der weißen Wäsche überdeckt und diese für das Auge "strahlend weiß" erscheinen lässt. Optische Aufheller sind biologisch schlecht abbaubar
- **Enzyme (Biokatalysatoren, Fermente)** unterstützen die Schmutzentfernung (Proteasen für proteinhaltige, Amylasen für kohlehydrathaltige und Lipasen für fetthaltige Verschmutzungen). Sie wirken am besten bei 40-50°C und werden bei höherer Temperatur zerstört
- **Stellmittel (Füllstoffe)** werden den Waschmitteln zugesetzt, um ein pulveriges, rieselfähiges, gut dosierbares und lösliches Produkt zu fertigen. Außerdem geben sie dem Produkt das richtige "psychologische Gewicht".

- Die Stellmittel bestehen meist aus Natriumsulfat und tragen damit zur Salzbelastung der Gewässer bei
- **Duftstoffe** sollen die Wäsche "frischer" machen
  - Duftstoffe können bei Disponierten Allergien auslösen

Vollwaschmittel erzeugen zwar meist gute Waschergebnisse,

• verursachen aber eine erhebliche Umweltbelastung

• sind bei Buntwäsche und leicht verschmutzter Wäsche nicht erforderlich

Eine besonders hohe Umweltbelastung entsteht, wenn man bei hohen Wasserhärtegraden gezwungen ist, größere Mengen wasserenthärtender Stoffe einzusetzen. Da der Enthärter in Vollwaschmitteln nur gemeinsam mit den anderen Inhaltsstoffen dosiert werden kann, müssen automatisch auch mehr Tenside, Bleichmittel usw. hinzugegeben werden.

Fein- oder Buntwaschmittel enthalten keine Bleichmittel und optischen Aufheller und sind für Waschtemperaturen von 30-60°C geeignet. Sie sind weniger gewässerbelastend.

"Baukastensysteme" lösen o.g. Problematik durch Anbieten von drei getrennten "Bausteinen":

• Waschaktive Substanzen (Tenside, Seifen)

• Wasserenthärter

• Bleichmittel

Die einzelnen "Bausteine" können umweltschonend zudosiert werden je nach

• örtlicher Wasserhärte

• Verschmutzungsgrad

• Art der Wäsche (Bunt- und Weißwäsche)

Bei weichem Wasser ist z.B. kein Wasserenthärter, bei farbiger und/oder nur leicht verschmutzter Wäsche kein Bleichmittel erforderlich.

Eine **Vorwäsche** ist meist nicht erforderlich und nur ausnahmsweise bei extrem verschmutzter Wäsche zu empfehlen.

Weichspüler bestehen im Wesentlichen aus Wasser und kationischen Tensiden und haben den Nachteil, dass die Saugfähigkeit der baumwollenen Textilien vermindert wird. Bei empfindlicher Haut wurden Irritationen beobachtet.

Durch **Flüssigwaschmittel** werden zwar pulverige Rückstände in gewaschenen Textilien vermieden, Schmutz und Flecken dagegen nicht so gut wie durch pulverförmige Vollwaschmittel entfernt. Durch hohen Tensidgehalt und Kunststoffverpackung belasten Flüssigwaschmittel die Umwelt mehr.

In Übereinstimmung mit der Empfehlung der EU-Kommission 98/480/EC zur umweltgerechten Handhabung von Haushaltswaschmitteln hatte sich die europäische Waschmittelindustrie das Ziel gesetzt, den durchschnittlichen Pro-Kopf-Verbrauch von 9,94 kg/Person im Jahr 1996 bis 2002 um 10 % zu senken. Im europäischen Durchschnitt hat sich in diesem Zeitraum der Pro-Kopf-Verbrauch an Haushaltswaschmitteln um 7,9 % verringert. Damit wurde das Ziel nicht erreicht, so dass noch weitere Maßnahmen zur Verminderung des Waschmittelverbrauchs in Europa notwendig sind. Der Verbrauch an Waschmitteln in Deutschland liegt seit Jahren konstant bei knapp 8 kg pro Kopf.

10.7.4.2. Maßnahmen des Gewässerschutzes im Haushalt

- möglichst Produkte mit dem "Blauen Umweltengel" kaufen (☞ Abb. 10.4)

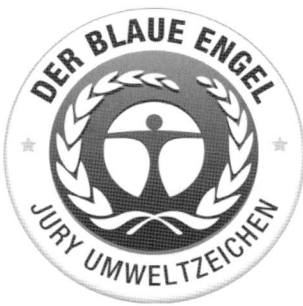

Abb. 10.4: Mit dem Umweltzeichen, dem "Blauen Engel", werden Produkte gekennzeichnet, die gegenüber ihren Konkurrenzprodukten umweltfreundlich sind.

- **Wasch- und Reinigungsmittel sparsam verwenden**
  - Dosierempfehlungen auf der Verpackung beachten
  - Waschmittelmenge gemäß Härtegrad zusetzen

- Vollwaschmittel nur für Kochwäsche verwenden
- bei normal verschmutzter Wäsche auf Kochwäsche verzichten
- Waschmaschine nur vollbeladen laufen lassen

- **Benutzen umweltschonender Hausmittel,** z.B.
  - Brennspiritus zum Fensterputzen
  - Essig- oder Zitronensäure zur Beseitigung von Ablagerungen im Bad

- **Nicht in das Waschbecken oder in die Toilette werfen oder schütten:**
  - Essenreste
  - feste Abfälle (u.a. Zigarettenkippen, Wattestäbchen, Binden, Kondome)
  - Medikamente
  - giftige Chemikalien, z.B. Lösungsmittel- und Lackreste, Fotochemikalien (bei der Sondermüllannahmestelle abgeben)
  - Altöle (nehmen Altölsammelstellen an [Speiseöle und Frittierfette gehören in den Abfall der Mülltonne])

- **Keine chemischen Rohrreinigungsmittel verwenden** (enthalten Stoffe wie Ätznatron oder Natriumhypochlorit, tragen zum Aufsalzen der Gewässer bei und es kann zur Bildung chlorierter Kohlenwasserstoffe kommen. Beim Aufeinandertreffen von chemischen Rohrreinigungsmitteln und sauren Sanitärreinigern können gesundheitsgefährliche Reizgase entstehen [mechanische Rohrreinigungsverfahren z.B. Saugglocke, in hartnäckigen Fällen Spiralen einsetzen])

- **Verhinderung des Austritts von Öl aus Heizöltanks:**
  - bei doppelwandigen Tanks mindestens jährlich Funktion der Leckanzeige überprüfen
  - bei einwandigen Tanks überprüfen des Auffangraumes nach jeder Tankbefüllung sowie mindestens vierteljährlich durch Inaugenscheinnahme
  - regelmäßige Wartung der Tankanlage durch Fachkräfte

- **Autos nur in Waschanlagen bzw. auf ausgewiesenen Waschplätzen reinigen** (Verhinderung des Eindringens von Ölen, Fetten, Teer, Ruß, Schwermetallstaub sowie von Tensiden der Waschmittel in Boden und Gewässer)

- **Umweltpapier kaufen** (ist nicht chlorgebleicht)

- Im Winter anstelle von Streusalz lieber Rollsplit oder Sand verwenden

Sparsame Verwendung von Mineraldüngern und Pflanzenschutzmitteln (Garten möglichst mit selbst erzeugtem Kompost düngen)

Merke:
Abwasser ist
• so weit wie möglich zu vermeiden bzw. zu vermindern
• im Verschmutzungsgrad so gering wie möglich zu halten
Abfallinhaltsstoffe
• sind zu verwerten und
• unverwertbare Stoffe ohne Umweltgefährdung zu beseitigen
Ein **Vollwaschmittel** enthält neben waschaktiven Substanzen u.a. Enthärter, Bleichmittel, optische Aufheller und Enzyme und sollte nur für das Säubern stark verschmutzter Weißwäsche bei hohen Temperaturen eingesetzt werden.
"Baukastensysteme" mit getrennten Hauptkomponenten (waschaktive Substanzen, Enthärter, Bleichmittel) gestatten einen umweltschonenden Einsatz der Waschmittel gemäß der Wasserhärte und dem Verwendungszweck. Hinsichtlich der Schädlichkeit für die Umwelt gilt: Vollwaschmittel > Feinwaschmittel > "Baukastensysteme".
Ein Produkt, das keine Umweltbelastung verursacht, gibt es nicht. Es sollten aber Produkte bevorzugt werden, die eine möglichst geringe Umweltbelastung hervorrufen.
Das Umweltzeichen, der "Blaue Engel", wird vom Deutschen Institut für Gütesicherung und Kennzeichnung unter Beteiligung des Umweltbundesamtes seit 1977 für Produkte vergeben, die im Vergleich zu Konkurrenzprodukten bestimmte festgelegte Kriterien bezüglich Umweltverträglichkeit bei der Produktion, beim Gebrauch oder bei der Entsorgung erfüllen (z.B. luftentlastend, lärmarm, wasser- und energiesparend). Das Umweltzeichen ist eine Verbraucherinformation zur Einkaufsorientierung über relativ umweltverträgliche Produkte.

Verpackungsaufschriften wie "Bio", "Öko" und "Natur" sind nicht geschützt und werden häufig verwendet, ohne dass die Produkte bestimmte Kriterien hinsichtlich des Umweltschutzes erfüllen.

Umweltzeichenprodukte, die sich in erster Linie auf den Aspekt Gewässerschutz beziehen, sind z.B. lösungsmittelarme Lacke, Recyclingpapier, wassersparende Spülkästen, Durchflussbegrenzer, Druckspüler und Duscharmaturen.

Literatur

1.Gesetz zur Verhütung und Bekämpfung von Infektionskrankheiten beim Menschen (Infektionsschutzgesetz - IfSG); vom 20.7.2000, BGBl. I, S. 1045, zuletzt geändert am 17.7. 2009 BGBl. I, S. 2091

2. Wasserrahmenrichtlinie 2000/60/EG des Europäischen Parlamentes und des Rates vom 23. Oktober 2000, zuletzt geändert am 11.3.2008

3. Wasserhaushaltsgesetz: Gesetz zur Ordnung des Wasserhaushalts (WHG) in der Fassung der Bekanntmachung vom 19. August 2002, BGBl. I, S. 3245, zuletzt geändert am 22.12.2008, BGBl. I, S.2986

4. Gesetz über Abgaben für das Einleiten von Abwasser in Gewässer (Abwasserabgabengesetz - AbwAG). Vom 18 Januar 2005, BGBl. I, S. 115, zuletzt geändert am 31.7.2009, BGBl. I, S. 2585

5. Gesetz über die Umweltverträglichkeit von Wasch- und Reinigungsmitteln (Wasch- und Reinigungsmittelgesetz - WRMG); vom 29.4.2007, BGBl. I, S. 600

6. Phosphathöchstmengenverordnung vom 4.6.1980, BGBl I, S. 664

7. Tensidverordnung vom 1.10.1977, BGBl I, S. 244; am 4.5.2007 gemäß WRMG aufgehoben, BGBl I, S. 600

8. Klärschlammverordnung (AbfKlärV) vom 15.4.1992, BGBl. I, S. 912, zuletzt geändert am 29.7.2009, BGl. I, S. 2542

9. Verordnung über Anforderungen an das Einleiten von Abwasser in Gewässer (AbwV – Abwasserverordnung) vom 17. Juni 2004, BGBl. I, S. 1108, berichtigt 2625, zuletzt geändert am 31.7.2009, BGBl. I, S. 2528

Internet

Umweltbundesamt www.umweltbundesamt.de

Boden- und Abfall-
stoffhygiene

11. Boden- und Abfallstoffhygiene

11.1. Definitionen

Abfälle sind bewegliche Sachen deren sich ihr Besitzer entledigt, entledigen will oder entledigen muss.

Abfallentsorgungsanlagen sind zugelassene Anlagen oder Einrichtungen, in denen Abfälle gelagert, behandelt oder abgelagert werden dürfen.

Das Bundesbodenschutzgesetz (BBodSchG)[2] enthält folgende gesetzliche Definition:

- **Altlasten** im Sinne dieses Gesetzes sind:
  - stillgelegte Abfallbeseitigungsanlagen sowie sonstige Grundstücke, auf denen Abfälle behandelt, gelagert oder abgelagert worden sind (Altablagerungen)
  - Grundstücke stillgelegter Anlagen und sonstige Grundstücke, auf denen mit umweltgefährdenden Stoffen umgegangen worden ist, ausgenommen Anlagen, deren Stilllegung einer Genehmigung nach dem Atomgesetz bedarf (Altstandorte)

Sonderabfall: Der Begriff **"Sonderabfall"** wird im allgemeinen Sprachgebrauch zur Beschreibung verschiedener Abfallarten mit gefährlichen Eigenschaften genutzt, ohne dass eine klare rechtliche Definition existiert.

Die **"besonders überwachungsbedürftigen Abfälle"** werden seit Einführung des Kreislaufwirtschafts- und Abfallgesetzes (KrW-/AbfG) als **"gefährliche Abfälle"** bezeichnet, alle übrigen Abfälle sind **"nicht gefährliche Abfälle"**.[1]

11.2. Rechtsvorschriften

Während zum Schutz der Umweltmedien Luft und Wasser in Deutschland seit vielen Jahrzehnten Umweltstandards vorlagen, wurde der Bereich Boden erst spät bundeseinheitlich geregelt. **Zentrales Regelwerk** ist das 1998 verabschiedete **Bundes-Bodenschutzgesetz (BBodSchG)**[2]. Im BBodSchG sind Rahmenbedingungen zum **Schutz vor schädlichen Bodenveränderungen** und zum **Erhalt der Bodenfunktionen** festgelegt. Schädliche Bodenveränderungen sind Beeinträchtigungen der Bodenfunktion, die geeignet sind, Gefahren, erhebliche Nachteile oder erhebliche Belästigungen für

den Einzelnen oder die Allgemeinheit herbeizuführen. Es umfasst **Gefahrenabwehr** und **Vorsorgegrundsätze**. Die Aspekte der Gefahrenabwehr bei bestehenden Belastungen sowie der Vorsorge gegen das Entstehen zukünftiger Belastungen werden durch die **Bundes-Bodenschutz- und Altlastenverordnung (BBodSchV)** konkretisiert. Darin werden einheitliche Werte und Anforderungen zur Erfüllung der Pflichten für Gefahrenabwehr und Vorsorge festgelegt. Es handelt sich dabei auf dem Gebiet der Gefahrenabwehr um **Prüf- und Maßnahmewerte** wie die Bestimmungen von Sanierungszielen, Sanierungsumfängen und erforderliche Schutz- und Beschränkungsmaßnahmen. Im **Vorsorgebereich** wurden Vorschriften über Vorsorgewerte, zulässige Zusatzbelastungen und Anforderungen zum Auf- und Einbringen von Materialien erlassen. Neben den Regelungen, die durch Rechtsverordnungen des Bundes näher ausgeführt werden, enthält das Gesetz umfangreiche Vorschriften für Altlasten und Grundsätze zur Erfüllung der Vorsorgepflicht bei landwirtschaftlicher Bodennutzung. Die Bundesländer haben jeweils eigene Landesgesetze, die sich am BBodSchG als Rahmengesetz orientieren.

Es werden verschiedene **Expositions- oder Wirkungspfade** unterschieden:

- direkter Übergang Boden → Mensch (es geht dabei vor allem um **Kleinkinder**, die durch **Hand-zu-Mund-Aktivitäten Boden- und Staubpartikel verschlucken**; auch eine dermale Aufnahme durch Boden-Haut-Kontakt und eine inhalative Aufnahme durch das Einatmen aufgewirbelter feiner Boden-Staubpartikel können relevant sein)
- Boden → Nahrungspflanze
- Boden → Grundwasser

und es werden verschiedene **Schutzgüter** unterschieden:

- menschliche Gesundheit
- Qualität von Nahrungspflanzen und Futtermittel
- Bodensickerwasser (auf dem Weg zum Grundwasser)

Für die verschiedenen Schutzziele sind im BBodSchG Prüfwerte festgelegt worden. **Prüfwer-**

te definieren Werte, bei deren Überschreiten eine einzelfallbezogene Prüfung durchzuführen und festzustellen ist, ob eine schädliche Bodenveränderung oder Altlast vorliegt. **Maßnahmenwerte** sind Werte für die Einwirkungen oder Belastungen, bei deren Überschreiten in der Regel von einer schädlichen Bodenveränderung oder Altlast auszugehen ist und Maßnahmen erforderlich sind.

Die **Prüfwerte** für die **direkte Aufnahe von Schadstoffen** sind in Tab. 11.1 dargestellt.

Für Dioxine wurden im Gegensatz zu den anderen Schadstoffen humantoxikologisch begründete Maßnahmenwerte festgelegt (☞ Tab. 11.2)

Die **Expositionsannahmen** zur Ableitung von Boden-Prüfwerten für den Direktpfad orale Aufnahme von Bodenpartikeln beim Kleinkind sind:

Alter 1-8 Jahre, Körpergewicht 10 kg, Nutzungsfrequenz 240 Tage/Jahr, ingestive Bodenaufnahme 500 mg/Tag. Die Nutzung der anderen Flächen im Verhältnis zu der wichtigsten Nutzung Kinderspielfläche ist wie folgt: 1:2 für Wohngebiete und 1:5 auf Park und Freizeitflächen.

Ein Kernproblem der Bewertung von Schadstoffen in Böden für den Direktpfad Boden-Kleinkind ist die Frage nach der **oralen Bioverfügbarkeit** von Bodenkontaminanten. Ausgehend von den Expositionsannahmen und den zum Teil hohen Schadstoffgehalten in Böden, erfolgt bei Annahme einer hohen Bioverfügbarkeit die wesentliche Belastungsquelle durch Schadstoffe beim Kleinkind über die Aufnahme von Boden- und Staubpartikeln. Es kann aber davon ausgegangen werden, dass viele Schadstoffe je nach Art des Bodens teil-

Stoff	Kinderspielflächen	Wohngebiete	Park- und Freizeitanlagen	Industrie- und Gewerbegrundstücke
Arsen	25	50	125	140
Blei	200	400	1000	2000
Cadmium[a]	10	20	50	60
Chrom	200	400	1000	1000
Cyanide	50	50	50	100
Nickel	70	140	350	900
Quecksilber	10	20	50	80
Aldrin	2	4	10	-
Benzo(a)pyren	2	4	10	12
DDT	40	80	200	-
Hexachlorbenzol	4	8	20	200
Hexachlorcyclohexan (HCH-Gemisch oder β-HCH)	5	10	25	400
Pentachlorphenol	50	100	250	250
Polychlorierte Biphenyle (PCB)[b]	0,4	0,8	2	40

Tab. 11.1: Prüfwerte nach Bundesbodenschutzgesetz (mg/kg Trockenmasse) für die direkte Aufnahme von Schadstoffen auf unterschiedlichen Nutzflächen.
[a] in Haus- und Kleingärten, die nicht nur Aufenthaltsbereich von Kindern, sondern auch für den Anbau von Obst oder Gemüse verwendet werden, ist für Cadmium der Prüfwert von 2,0 mg/kg Trockenmasse anzuwenden.
[b] bei den PCB werden üblicherweise die 6 so genannten Indikator-PCB gemessen. Soweit PCB-Gesamtgehalte bestimmt werden, sind die ermittelten Messwerte durch den Faktor 5 zu dividieren.

Stoff	Kinderspielflächen	Wohngebiete	Park- und Freizeitanlagen	Industrie- und Gewerbegrundstücke
Dioxine/Furane (PCDD/F)	100	1000	1000	10000

Tab. 11.2: Maßnahmewerte nach Bundesbodenschutzgesetz (ng I-TEq/kg Trockenmasse) für die direkte Aufnahme von Dioxinen/Furanen auf unterschiedlichen Nutzflächen. I-TEq = Summe der 2,3,7,8-TCDD-Toxizitätsäquivalente (NATO/CCMS).

weise stark an die Bodenmatrix gebunden sind und deswegen nur in geringeren Mengen nach Ingestion bioverfügbar sind. Zur Festlegung von Maßnahmewerten wurde ein In-vitro-Modell (physiologienahes Magen-Darm-Modell) entwickelt, mit dem die **Resorptionsverfügbarkeit** von Schadstoffen aus Bodenmaterialien bestimmt wird. Damit kann der Anteil eines Schadstoffes in einem speziellen Boden ermittelt werden, der aus dem Bodenmaterial durch Magen- und Darmsäfte mobilisiert werden kann und damit prinzipiell zur Resorption zur Verfügung steht. Die Berücksichtigung der **Resorptionsverfügbarkeit** hat insbesondere in der konkreten **Einzelfallbeurteilung von Bodenkontaminanten** ihre Bedeutung.

Bodenhygiene und Abfallstoffhygiene sind mit einander verflochten. Dies betrifft auch gesetzliche Regelungen. Das **BBodSchG findet Anwendung,** soweit **nicht andere spezielle Vorschriften und Gesetze die Einwirkungen auf den Boden** regeln. Beispiele dafür sind die **Vorschriften des Kreislaufwirtschafts- und Abfallgesetzes** über das Aufbringen von Abfällen zur Verwertung als Sekundärrohstoffdünger im Sinne des **Düngegesetzes** und der entsprechenden Rechtsverordnungen sowie der **Klärschlammverordnung.**

Die Abfallwirtschaft hat sich seit Beginn der 90er Jahre erheblich gewandelt. Begleitet vom Erlass des **Kreislaufwirtschafts- und Abfallgesetzes**[1] und dem zugehörigen, untergesetzlichen Regelwerk stellt der Schritt von der Beseitigungswirtschaft zur Kreislaufwirtschaft einen bedeutenden Paradigmenwechsel dar. Die Abfallwirtschaft wurde zur Stoffstromwirtschaft und ihr Ziel ist die stoffstromorientierte Ressourcenschonung.

Dafür sind Abfälle

- in **erster Linie zu vermeiden**, insbesondere durch Verminderung der Menge und Schädlichkeit und
- in **zweiter Linie stofflich oder energetisch zu verwerten**

Die verbleibenden Restabfälle sind gemeinwohlverträglich zu beseitigen. Abfallwirtschaftliches Ziel ist es, bis spätestens zum Jahr 2020 unter Einhaltung hoher, schutzgutorientierter Standards **eine hochwertige und vollständige Verwertung zumindest der Siedlungsabfälle ("Ziel 2020") zu gewährleisten.**

Die **Klärschlammverordnung (AbfKlärV)**[3] hat das Ziel, Gefahren für Boden und Pflanzen durch im Klärschlamm enthaltene Schadstoffe zu vermeiden. Die Eckpunkte der Verordnung sind u.a.:

- der Betreiber einer Abwasserbehandlungsanlage ist verpflichtet, vor dem erstmaligen Aufbringen von Klärschlamm auf landwirtschaftlich oder gärtnerisch genutzte Böden deren Gehalt an Blei, Cadmium, Chrom, Kupfer, Nickel, Quecksilber und Zink durch Bodenuntersuchungen einer von der zuständigen Behörde bestimmten Stelle untersuchen zu lassen
- Klärschlamm darf nur aufgebracht werden, wenn der Boden auf den pH-Wert, den Gehalt an pflanzenverfügbarem Phosphat, Kalium und Magnesium untersucht worden ist.
- Klärschlamm darf zum Aufbringen auf landwirtschaftlich oder gärtnerisch genutzte Böden nur abgegeben oder dort aufgebracht werden, wenn vor dem erstmaligen Aufbringen und danach in Abständen von längstens zwei Jahren Proben des Klärschlammes auf die Gehalte an den organisch-persistenten Schadstoffen
  - **polychlorierte Biphenyle und**
  - **polychlorierte Dibenzodioxine** und
  - **Dibenzofurane**

  untersucht werden.
- das Aufbringen von Klärschlamm auf Gemüse- und Obstbauflächen ist verboten
- das Aufbringen von Klärschlamm auf Dauergrünland ist verboten
- das Aufbringen von Klärschlamm auf forstwirtschaftlich genutzte Böden ist verboten

Das **Düngemittelgesetz** wurde 2009 gemäß EU-Verpflichtung durch das **Düngegesetz** abgelöst[4]. Zweck des Gesetzes ist u.a.:

- dass die Düngung nach Art, Menge und Zeit auf den Bedarf der Pflanzen und des Bodens unter Berücksichtigung der im Boden verfügbaren Nährstoffe und organischen Substanz sowie der Standort- und Anbaubedingungen ausgerichtet wird, die Ernährung von Nutzpflanzen sicherzustellen
- die Fruchtbarkeit des Bodens, insbesondere den standort- und nutzungstypischen Humusgehalt, zu erhalten oder nachhaltig zu verbessern
- Gefahren für die Gesundheit von Menschen und Tieren sowie für den Naturhaushalt vorzubeugen oder abzuwenden, die durch das Herstellen,

Inverkehrbringen oder die Anwendung von Düngemitteln, Bodenhilfsstoffen, Pflanzenhilfsmitteln sowie Kultursubstraten oder durch andere Maßnahmen des Düngens entstehen können

> **Merke:**
> Die Gesundheit des Menschen kann durch schadstoffbelastete Böden in vielfältiger Weise und über verschiedene Pfade beeinträchtigt werden. Im Bundes-Bodenschutzgesetz sind sowohl verschiedene Expositionspfade als auch verschiedene Schutzgüter berücksichtigt. Es gibt rechtsverbindliche Rahmen für Prüf-, Maßnahme- und Vorsorgewerte.
> Durch das Kreislaufwirtschafts- und Abfallgesetz wird die Beseitigungswirtschaft zu einer Kreislaufwirtschaft umfunktioniert.

11.3. Hygiene des Bodens

11.3.1. Bedeutung und biologische Aktivität des Bodens

Der Boden ist Hauptbestandteil landschaftlicher Ökosysteme und erfüllt wichtige Funktionen für Mensch und Umwelt. Die Gesundheit des Menschen kann durch schadstoffkontaminierte Böden über verschiedene Expositionspfade beeinträchtigt werden. **Bodenschutz ist ein wichtiges Schutzziel für die gesamte Bevölkerung.** Die wichtigsten Funktionen sind:

- **Lebensraum**
  Menschen, Tiere, Pflanzen, Bodenorganismen
- **Schadstofffilter**
  Abbaumedium (Filter-, Puffer- und Stoffumwandlungseigenschaften)
- **Wasserspeicher**
  Ausgleichsmedium (Wasser- und Nährstoffkreisläufe)
- **Klimaregler**
  Ausgleichsmedium als Bestandteil im Naturhaushalt (lokal, global)
- **Archiv**
  Natur- und Kulturgeschichte
- **Land- und Forstwirtschaft**
  Ernährungsquelle
- **Nutzfläche**
  Siedlung und Erholung, wirtschaftliche Nutzung, Verkehr und Versorgung

- **Rohstoffquelle**
  Steine und Baustoffe, Energieträger, Metalle

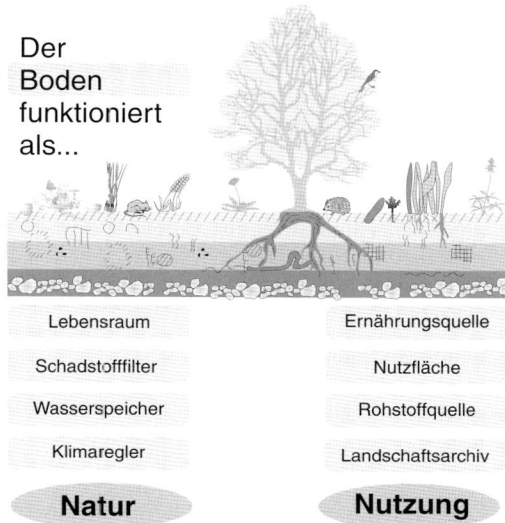

Abb. 11.1: Die zahlreichen Eigenschaften und Funktionen des Bodens (modif. nach UBA).

Boden kann durch nicht oder schwer abbaubare Schadstoffe so kontaminiert werden, dass seine Filter- und Reinigungswirkung zerstört und seine sonstige Nutzung nicht mehr möglich ist. Eine gute Filterwirkung besteht bei intakten naturbelassenen bzw. gewachsenen Böden. Eingriffe in den Boden z.B. durch Bautätigkeit können seine Funktion nachhaltig stören.

Der Boden ist mit Bakterien, Protozoen, Pilzen, Pflanzen und Tieren besiedelt. Der Hauptteil der Organismen findet sich in den obersten 10-20 cm des Bodens.

Die **Keimzahl der Bakterien** nimmt mit zunehmender Tiefe schnell ab. So sind in einem cm³ Boden enthalten:

- Bodenoberfläche Millionen
- 10-20 cm Tiefe Hunderttausende
- 1 m Tiefe Tausende
- 4 m Tiefe einige
- >7 m Tiefe keine Keime

Es handelt sich hierbei meist um apathogene Bakterien, die vorwiegend organische Substanzen als Energiequelle nutzen.

Folgende **humanpathogene Mikroorganismen** kommen im Boden ubiquitär vor (natürliches Erregerreservoir):

- *Clostridium tetani* (Wundstarrkrampf)
- *Clostridium botulinum* (Botulismus) und
- *Clostridium perfringens* (Gasbrand, Enteritis)

Die **biologische Aktivität** der Bodenorganismen ist für das Leben auf der Erde unerlässlich z.B. durch

- Mineralisation – vollständiger aerober Abbau organischer Substanzen zu CO_2, H_2O und mineralischen Endprodukten
- Humifizierung (Bildung von Humusstoffen aus abgestorbenen Organismen)
- Redoxreaktionen
- Oxidation von Ammonium zu Nitrat (Nitrifikation)
- Reduktion von Nitrat zu Stickstoff und Stickoxiden (Denitrifikation)
- Überführen von Luftstickstoff in organische Verbindungen (Stickstoffquelle des Bodens)

Merke:

Der **Boden** ist als Lebensgrundlage für Menschen, Tiere und Pflanzen, als Teil der Ökosysteme und Grundwasserspeicher zu schützen.

Die **Reinigungswirkung des Bodens** beruht auf der biologischen Aktivität der Mikroorganismen (Mineralisation und Humifizierung organischer Stoffe, Redoxreaktionen), der mechanischen Filterwirkung der Bodenporen sowie der Zurückhaltung gelöster Stoffe (Adsorption, Absorption).

Die **Zahl der Bodenbakterien** nimmt mit zunehmender Tiefe schnell ab (Keimfreiheit >7 m). Es handelt sich hierbei meist um apathogene Mikroorganismen, der Boden ist jedoch auch ein natürliches Erregerreservoir für *Clostridium tetani, botulinum* und *perfringens*.

11.3.2. Bodengefährdung

Der Boden und damit die Funktionen des Bodens sind zahlreichen Gefährdungen ausgesetzt. Von der völligen Zerstörung und dem Verlust in Folge Versiegelung und Flächenverbrauch bis zur Einschränkung oder negativen Beeinflussung von Funktionen auf Grund stofflicher oder nicht stofflicher Belastungen.

- **Nähr- und Schadstoffe**
  Einträge aus der Atmosphäre, Landnutzung und lokale Kontaminationen
- **Klimawandel**
  Einfluss auf Stoff- und Wasserhaushalt von Böden
- **Flächenverbrauch**
  Versiegelung und Umwidmung der Bodenoberfläche
- **Erosion**
  Verlust der Bodensubstanz aufgrund von Erosion durch Wasser und Wind
- **Verlust organischer Substanz**
  Abbau und Verringerung des Humusgehaltes der Oberböden
- **Verdichtung**
  Schadverdichtung des Bodens und Zerstörung der Struktur

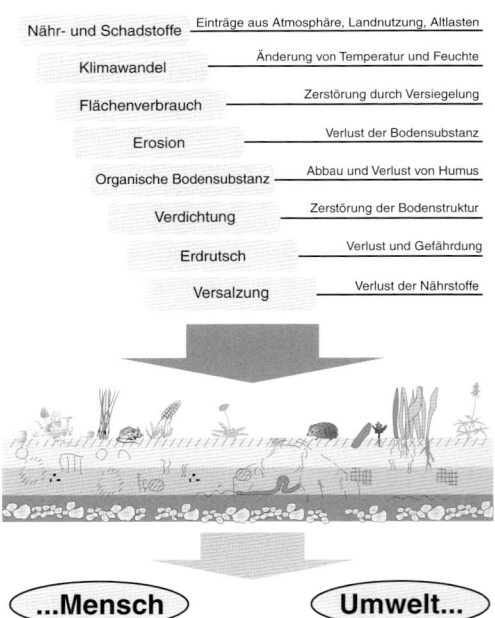

Gefahren für den Boden...

Nähr- und Schadstoffe	Einträge aus Atmosphäre, Landnutzung, Altlasten
Klimawandel	Änderung von Temperatur und Feuchte
Flächenverbrauch	Zerstörung durch Versiegelung
Erosion	Verlust der Bodensubstanz
Organische Bodensubstanz	Abbau und Verlust von Humus
Verdichtung	Zerstörung der Bodenstruktur
Erdrutsch	Verlust und Gefährdung
Versalzung	Verlust der Nährstoffe

...Mensch   **Umwelt...**

Abb. 11.2: Nähr- und Schadstoffe aber auch Verdichtung und Versalzung sind eine Gefahr für den Boden (modif. nach UBA).

11.3.2.1. Eintrag von Nähr- und Schadstoffen

Der Boden wird in Folge von Stoffeinträgen belastet. Zahlreiche Stoffe und Stoffgruppen sind dabei von Bedeutung, die über unterschiedliche Eintragspfade auf dem Boden deponiert oder in ihn eingebracht werden (☞ Abb. 11.3). Dabei reichern sich Stoffe, welche nur langsam abgebaut werden, im Laufe der Jahre an. **Böden sind so in natürlichen Stoffkreisläufen Schadstoffsenken.**

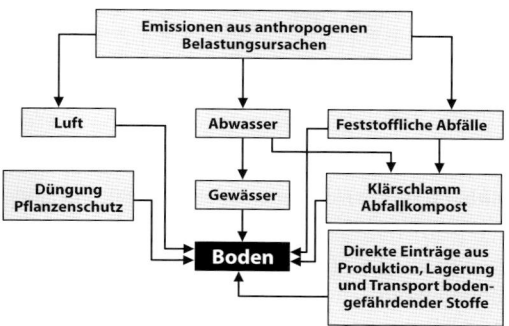

Abb. 11.3: Eintragspfade von Schadstoffen in Böden.

Der Eintrag von Nährstoffen ist bis zu einem bestimmten Wert notwendig und richtig. Bei einer dauerhaften Überschreitung des Schwellenwertes, der von der Nutzung und den Standortgegebenheiten abhängig ist, kommt es zu einer Entkopplung des Nährstoffkreislaufes, zum Austrag in das Grundwasser und zu einer Verschiebung der natürlichen Standortbedingungen für Pflanzen und Tiere. Besonders Schadstoffe im Boden stellen über verschiedene Transferpfade eine Gefahr für den Menschen dar. Die Auflistung gibt einen Einblick in die relevanten Stoffgruppen und enthält Beispiele für betroffene Stoffe. Die Wirkungen und Eintragspfade unterscheiden sich und erfolgen bei einigen Stoffen auf Grund vielfältiger Bodennutzungen.

Schadstoffe die von besonderer Bedeutung sind:

- **Anorganische Stoffe z.B.:** Blei (Pb), Cadmium (Cd), Quecksilber (Hg)
- **Organische Stoffe z.B.:** DDT (Chlorpestizide), PCDD/F (Dioxine/Furane), PCB (polychlorierte Biphenyle), PAK (polyzyklische aromatische Kohlenwasserstoffe)
- **Säurebildner z.B.:** Stickoxide (NO_X), Stickstoffverbindungen (NH_4), Schwefelverbindungen (SO_2)
- **Nährstoffe z.B.:** Stickstoffverbindungen (NH_4), Phosphate (PO_3), Sulfate
- **Radionuklide z.B.:** Cäsium (Cs), Strontium (Sr)

- **Arzneimittel z.B.:** Blutfettsenker, Hormonpräparate, Antibiotika

11.3.3. Belastungen des Menschen durch Schadstoffe in Böden

In Böden vorliegende Schadstoffe können auf verschiedenen Pfaden zu einer Belastung des Menschen und damit möglicherweise zu einer Gesundheitsgefährdung führen (☞ Abb. 11.4.).

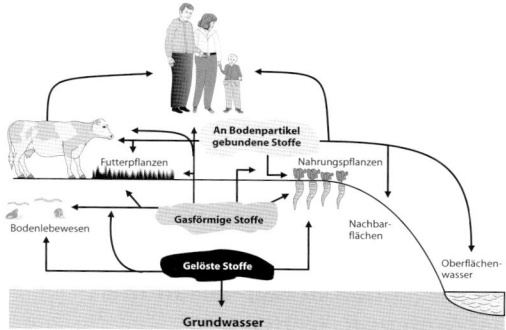

Abb. 11.4: Mögliche Expositionspfade einer Schadstoffbelastung von Böden.

Der **Direktpfad** umfasst das Verschlucken (Ingestion) schadstoffhaltiger Bodenpartikel, das Einatmen (Inhalation) aufgewirbelter Staubpartikel sowie eine Aufnahme über die Haut. Umweltmedizinisch am **wichtigsten** ist die Frage nach der **Belastung von Kleinkindern, die auf kontaminierten Böden spielen.**

Indirekte Belastungen können über Futter- und Nahrungspflanzen sowie über Einträge von belastetem Bodensickerwasser in das für die Trinkwassergewinnung genutzte Grundwasser entstehen.

Die Auswirkungen von Schadstoffen in Böden hängen entscheidend von deren Mobilität bzw. der Verfügbarkeit ab. Dies betrifft die Aufnahme über die Pflanzenwurzel, den Übergang in das Grundwasser und auch die Aufnahme im Magen-Darm-Trakt nach Ingestion von Bodenmaterial.

Merke:

Der **Schadstoffgehalt** der Böden ist abhängig vom natürlichen Grundgehalt und dem Grad der Beeinflussung durch Immissionen und Kontaminationen (Luftschadstoffe, Düngung, Schädlingsbekämpfungsmittel, Abfallablagerungen, Überschwemmungen).
Von **besonderer Bedeutung** sind Schwermetalle, PCB, Dioxine, Cäsium und Arzneimittel.
Die **Einwirkung der Schadstoffe in Böden auf den Menschen** erfolgt **indirekt** über Grundwasser und Lebensmittel und/oder **direkt** (oral, inhalativ).

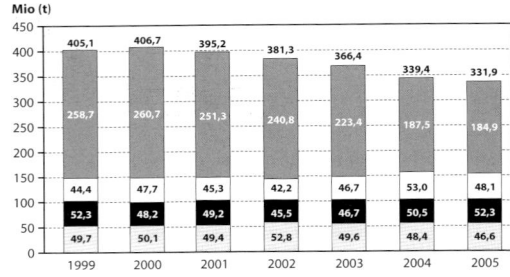

Abb. 11.5: Abfallaufkommen einschließlich gefährlicher Abfälle. Quelle: Umweltbundesamt.

11.4. Abfallbeseitigung und -verwertung

11.4.1. Abfallarten, -zusammensetzung und -transport

Die **Abfälle** werden **nach ihrer Herkunft** unterschieden u.a. in:

- Siedlungsabfall (Siedlungsabfall ist ein Oberbegriff für Abfälle, die nicht bei Produktionsprozessen anfallen. Zu den Siedlungsabfällen gehören Bauabfälle, Abfälle von öffentlichen Flächen (Parkabfälle, Straßenkehrricht, Marktabfälle), Haushaltabfälle (Hausmüll, Sperrmüll, Wertstoffe u.ä.)).

- produktionsspezifische Abfälle

- Klärschlamm

- Schlachtabfälle

- Krankenhausabfälle

Nach der **Schädlichkeit werden unterschieden:**

- Hausmüll und hausmüllähnliche Gewerbeabfälle

- gefährliche Abfälle (☞ Kap. 11.1.)

- infektiöse Abfälle (☞ Kap. 11.4.2.1. und 11.4.3.)

- Sonderabfälle (☞ Kap. 11.1. und 11.4.2.4.)

Das Abfallaufkommen von 1999-2005 ist aus Abb. 11.5 zu entnehmen.

Rund 15 % der Abfälle stammten 2005 aus der Produktion und dem Gewerbe. Das waren 48,1 Mio. t. 46,6 Mio. t (14 %) des Abfallaufkommens waren 2005 den Siedlungsabfällen zuzurechnen. 62 % der Siedlungsabfälle wurden 2005 verwertet. Haushaltsabfälle machten 2005 mit 41,4 Mio. t fast 90 % der Siedlungsabfälle aus.

Die Menge des über die **öffentliche Müllabfuhr** eingesammelten **Hausmülls** und der hausmüllähnlichen Gewerbeabfälle (nicht gefährlich), sogenannter Restabfälle, lag 1999 bei rund 209 kg/Ew. Im Jahr 2005 waren es 169 kg/Ew. Hinzu kamen 1999 etwa 37 kg/Ew Sperrmüll, 2005 waren es 26 kg/Ew. Zusammen waren es 1999 also 246 kg/Ew, 2005 betrug die Summe 195 kg/Ew. Das entspricht einem Rückgang um 51 kg/Ew oder etwa ein Fünftel.

Die getrennt zur Verwertung eingesammelten Abfälle (**Abfälle aus der Biotonne** und andere getrennt gesammelte Fraktionen) machten dagegen 1999 noch rund 195 kg/Ew und 2005 bereits 304 kg/Ew aus. Hier schlagen allerdings die 2002 erstmals einbezogenen biologisch abbaubaren Garten- und Parkabfälle mit 48 kg/Ew zu Buche.

Insgesamt lag das Aufkommen an Abfällen aus Haushaltungen 1999 bei 441 kg/Ew.. Im Jahr 2005 waren es 498 kg/Ew..

Elektro- und Elektronik-Altgeräte umfassen Produkte mit sehr unterschiedlichen Nutzungsdauern, weit auseinanderklaffenden Anschaffungspreisen und sehr unterschiedlichen Nutzungsprofilen. Aus Umweltschutzsicht stellt diese große Produktpalette ein schwer kalkulierbares Gemisch von Schad- und Wertstoffen dar. Besonders schadstoffhaltige Bauteile sind z.B. Quecksilberschalter, PCB-haltige Kondensatoren, Bildschirme, FCKW-haltige PU-Schäume, Leiterplatten. Die Geräte sind insgesamt 10 Kategorien zugeteilt, wobei je Kategorie zum o.g. Termin bestimmte Recycling- und Verwertungsquoten zu erbringen sind:

- große Haushaltsgeräte (Kühlschränke, Waschmaschinen, etc.)
- kleine Haushaltsgeräte (Toaster, Uhren, etc.)
- IT- und Telekommunikationsgeräte (Computer, Drucker, Telefone, etc.)
- Unterhaltungselektronik (Fernsehgeräte, HiFi-Anlagen, etc.)
- Beleuchtungskörper (Leuchtstoffröhren, Energiesparlampen, Natriumdampflampen, etc.; ausgenommen sind Wohnraumleuchten und Glühbirnen)
- elektrische und elektronische Werkzeuge (Bohrer, Nähmaschinen, etc.)
- Spielzeug, Freizeit- und Sportgeräte (Elektrische Eisenbahnen, Videospiele, Spielautomaten, etc.)
- medizinische Geräte (z.B. Dialysegeräte)
- Überwachungs- und Kontrollinstrumente (z.B. Rauchmelder, Thermostate)
- automatische Ausgabegeräte (z.B. Getränkeautomaten)

Nach dem **Elektro- und Elektronikgerätegesetz**[5] können Verbraucher ihre ausgedienten Elektro- und Elektronikgeräte kostenlos bei kommunalen Sammelstellen zurückgeben. Die Verantwortung der Hersteller beginnt mit der Abholung der Altgeräte an diesen Sammelstellen. Übernahme der Verantwortung heißt, dass die Hersteller für die Behandlung und Verwertung von Altgeräten sorgen und die Verwertungs- und Recycling-Anforderungen erfüllen.

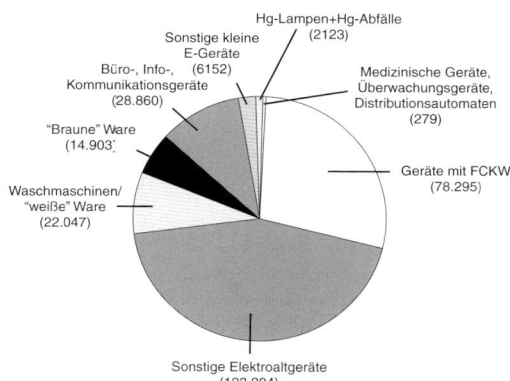

Abb. 11.6: Abfallaufkommen an Elektroaltgeräten in Deutschland 2002 in t (Quelle: UBA).

11.4.2. Prinzipien der Abfallbeseitigung und -verwertung

Umfassende Angaben können den Internetseiten des Umweltbundesamtes entnommen werden (www.umweltbundesamt.de). Spätestens seit dem 1.6.2005 dürfen keine unbehandelten Siedlungsabfälle mehr auf Deponien abgelagert werden. Abfallwirtschaftliches Ziel ist es, bis spätestens zum Jahre 2020 eine hochwertige und vollständige Verwertung zumindest der Siedlungsabfälle zu gewährleisten.

11.4.2.1. Thermische Abfallbehandlung

Die thermische Abfallbehandlung (Müllverbrennung) ist in Deutschland eine tragende Säule der Abfallentsorgung. Je nach Art der Abfälle (z.B. Restsiedlungsabfälle, Sonderabfälle, Klärschlamm, Abfälle aus dem medizinischen Bereich) stehen geeignete und dafür zugelassene Müllverbrennungsanlagen (MVA) zur Verfügung. Neben der Entsorgungsaufgabe wird in fast allen Anlagen auch die Energie genutzt und als Strom, Wärme und/oder Prozessdampf abgegeben.

In Deutschland stehen mehr als 70 Hausmüllverbrennungsanlagen mit einer Kapazität von ca. 18 Mio. t zur Verfügung. Das Gesundheitsrisiko durch Emissionen aus modernen MVA wird als gering eingestuft. Der Anteil der Zusatzbelastung durch Schadstoffe wie Schwermetalle, Dioxine/Furane, Benzol und PAK ist <1 % an der Gesamtbelastung. Allerdings verbleibt ein erheblicher Anteil als Reststoff, der als Sondermüll beseitigt werden muss. Problematisch ist auch, dass in Deutschland eine Überkapazität an Verbrennungsanlagen besteht. Zwecks Auslastung der Anlagen wird Müll zur thermischen Behandlung importiert.

▶ Entsorgung von Krankenhausabfällen

Die spezifische Behandlung von Krankenhausabfällen (Abfälle aus Einrichtungen des Gesundheitsdienstes) konzentriert sich auf eine relativ geringe Menge des gesamten Abfallaufkommens dieser Einrichtungen. Maximal 5 % (etwa 5.000 t/a) des Gesamtabfallkommens aus Krankenhäusern und sonstigen gesundheitsdienstlichen Einrichtungen besteht aus infektiösen Abfällen sowie Organen und Körperteilen (Abfalltrennung gemäß LAGA-Richtlinie über die Abfallentsorgung von Abfällen aus Einrichtungen des Gesundheitsdienstes), die mit einem thermischen Verfahren gemäß den Vorgaben des Robert Koch-Institutes zu behandeln sind. Dies kann neben der Sterilisation/Desinfektion mittels Wasserdampf auch durch die Verbrennung dieser Abfälle erfolgen. In Deutschland wird eine spezielle Krankenhausabfall-Verbrennungsanlage als Einzelanlage in Kiel/Wellsee betrieben. In zwei Siedlungsabfallverbrennungsanlagen (Augsburg und Bielefeld) werden infektiöse Abfälle in separaten Verbrennungsaggregaten verbrannt und das dabei entstehende Abgas wird zur Emissionsminderung der Abgasreinigungsanlage der Siedlungsabfallverbrennungsanlage zugeführt. Ein Teil der infektiösen Abfälle geht, wie bei allen zentralen Anlagenlösungen üblich, in dafür zugelassenen Transportbehältern (UN-Klasse 6.2) in Sonderabfallverbrennungsanlagen.

Der **größte Teil der Abfälle aus Krankenhäusern kann gemeinsam mit Siedlungsabfällen entsorgt werden.**

▶ Sonderabfallverbrennung

In Deutschland werden etwa 30 Sonderabfallverbrennungsanlagen betrieben. Die meisten Anlagen stehen auf Standorten der chemischen Industrie. Die Verbrennungskapazität aller Sonderabfallverbrennungsanlagen liegt bei ca. 1,2 Mio. Mg pro Jahr.

▶ Thermische Klärschlammbehandlung

Wesentliches Standbein der Klärschlammentsorgung ist die Verbrennung in dafür geeigneten Verbrennungs- und Mitverbrennungsanlagen.

▶ Mitverbrennung von Abfällen

Die Mitverbrennung von Abfällen ist in Deutschland in der 17. BImSchV[6] geregelt. Sie erfolgt in Kohlekraftwerken, Zementwerken und anderen Industriefeuerungsanlagen. In der Regel müssen die Abfälle vorher zu einem Ersatzbrennstoff aufgearbeitet werden. Neben der Mitverbrennung in bestehenden Feuerungsanlagen stehen Anlagen, die speziell auf die Verbrennung von Ersatzbrennstoffen (EBS) ausgelegt sind (sogenannte EBS-Kraftwerke), zur Verfügung.

11.4.2.2. Mechanisch-biologische Abfallbehandlung (MBA)

Die mechanisch-biologische Abfallbehandlung ist – anders als die thermische Abfallbehandlung – kein eigenständiges Entsorgungsverfahren, sondern separiert die Restabfälle in unterschiedliche Fraktionen und bereitet diese für die Beseitigung oder Verwertung auf. MBA-Konzepte erfordern daher die Einbindung anderer Entsorgungsverfahren zur weiteren Entsorgung der erzeugten Abfallfraktionen. Die Gesamtkapazität der mechanisch-biologischen Abfallbehandlungsanlagen liegt bei etwa 7 Mio. Tonnen pro Jahr.

11.4.2.3. Bioabfallsammlung, -behandlung und -verwertung

Unter Bioabfall versteht man alle organischen Abfälle tierischer oder pflanzlicher Herkunft, die gewerblich oder in Haushalten anfallen und durch Mikroorganismen oder Enzyme abgebaut werden können. In Deutschland werden mehr als 10 Mio. t biogene Abfälle pro Jahr kompostiert oder in Biogasanlagen vergoren und anschließend auf Böden verwertet. Diese Menge umfasst Bioabfälle aus Haushalten, Garten- und Parkabfälle sowie Abfälle aus der Lebensmittelverarbeitung, aus Gaststätten und Großküchen und einige Rückstände aus der Landwirtschaft, die in Kompostierungs- oder Vergärungsanlagen gelangen.

Bundesweit werden in etwa 1700 Kompostierungs- und Vergärungsanlagen biogene Abfälle behandelt. In dieser Zahl sind eine Vielzahl landwirtschaftlicher Biogasanlagen und spezieller Kompostierungsanlagen enthalten, die keine Bio- oder Grünabfälle im Sinne des Kreislaufwirtschafts- und Abfallgesetzes oder der Bioabfallverordnung einsetzen, sondern beispielsweise Gülle,

Mist und nachwachsende Rohstoffe vergären oder Klärschlamm kompostieren.

Diskutiert wird, ob für Personen mit entsprechender Prädisposition durch die zunehmende Sammlung von Bioabfall insbesondere im Haushalt ein Gesundheitsrisiko durch vermehrtes Wachstum von Schimmelpilzen besteht. Risikopersonen sind Immunsupprimierte, Schimmelpilzallergiker und Patienten mit schwerer chronischer Lungenerkrankung.

11.4.2.4. Chemisch-physikalische Behandlung von gefährlichen Abfällen (CP-Anlagen)

Ziel der chemisch-physikalischen Behandlung ist i.d.R. die Vorbehandlung von flüssigen gefährlichen Abfällen (früher: besonders überwachungsbedürftigen Abfällen oder auch Sonderabfällen) zum Zweck der umweltverträglichen Beseitigung (Zerstörung) der darin enthaltenen Schadstoffe. Etwa 25 bis 30 % aller in Deutschland anfallenden gefährlichen Abfälle werden in CP-Anlagen entsorgt.

Allgemein werden in CP-Verfahren gefährliche Abfälle mittels einer gezielten Anwendung chemisch-physikalischer Reaktionen zur Stoffumwandlung (z.B. Neutralisation, Oxidation, Reduktion) bzw. zur Stofftrennung (z.B. Filtrierung, Sedimentation, Destillation, Ionenaustausch) aufbereitet.

> **Merke:**
> Es gibt vier Entsorgungsverfahren für nicht schädlichen Müll.
> - Thermische Abfallbehandlung
> - Mechanisch-biologische Abfallbehandlung
> - Bioabfallsammlung, -behandlung und -verwertung
> - Chemisch physikalische Behandlung von gefährlichen Abfällen
> Die Abfalllagerung auf Deponien ist seit 2005 nicht mehr zulässig.

11.4.2.5. Beseitigung von gefährlichen Abfällen

Der Begriff "**Sonderabfall**" wird im allgemeinen Sprachgebrauch zur Beschreibung verschiedener Abfallarten mit gefährlichen Eigenschaften ge-

nutzt, ohne dass eine klare rechtliche Definition existiert.

Mit der Änderung des Gesetzes zur Förderung der Kreislaufwirtschaft und Sicherung der umweltverträglichen Beseitigung von Abfällen[1] wurden die Begriffbestimmungen im deutschen Abfallrecht an das EU-Recht angepasst. Die "**besonders überwachungsbedürftigen Abfälle**" werden nun als "**gefährliche Abfälle**" bezeichnet, alle übrigen Abfälle sind "**nicht gefährliche Abfälle**".

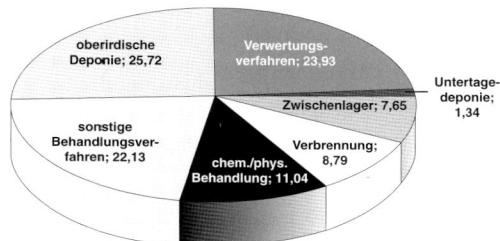

Abb. 11.7: Verbleib von Abfallmengen, die dem Überwachungsverfahren unterliegen, nach Anlageart 2004 (in %).

Die **Verordnung über Verwertungs- und Beseitigungsnachweise**[7] regelt im Kern die formalisierte Überwachung der Entsorgung gefährlicher Abfälle mittels der sogenannten Entsorgungsnachweise, Begleitscheine und Übernahmescheine.

▶ Entsorgung von gefährlichem Abfall

Neben den in Kap. 11.4.2. genannten Methoden zur Beseitigung von gefährlichen Abfällen gibt es noch die Möglichkeit der Untertagedeponierung. Nach der zu Grunde liegenden Sicherheitsphilosophie werden solche Abfälle und die darin enthaltenen Schadstoffe in tiefen Salzstöcken dauerhaft von der Biosphäre abgeschlossen. In die Untertagedeponien werden z.B. PCB-haltige Abfälle, insbesondere aus kontaminierten Elektrogeräten (Transformatoren, Kondensatoren) verbracht.

Merke:

Sonderabfälle sind zu verbrennen bzw. so abzulagern, dass keine Schadwirkungen für die Umwelt entstehen können (Lagerung unter Tage, Vorbehandlung, Einhaltung von Grenzwerten bei oberirdischer Lagerung).

In **Sondermülldeponien** werden Beeinträchtigungen für die Umwelt durch verschiedene Barrieren ausgeschlossen (Multibarrierenfunktion):

- Schadstoffimmobilisierung (stoffliche Barriere), d.h. Überführung des Mülls in eine ablagerungsfähige Form
- natürliche, geologische Abdichtung der Deponie (geeignete Standortwahl)
- künstliche Abdichtung der Deponie nach oben und unten

Die Überwachung der Entsorgung gefährlicher Abfälle wird formal mittels der sogenannten Entsorgungsnachweise, Begleitscheine und Übernahmescheine durchgeführt.

11.4.2.6. Abfallrecycling

Recycling ist die stoffliche Verwertung von Abfällen oder Reststoffen als Sekundär-Rohstoffe. Recycling ist ein wichtiger Faktor der Umweltentlastung (Ressourcenschonung und Abfallreduzierung). Das Idealziel des Recycling sind geschlossene Kreisläufe.

Recycling ist am weitesten verbreitet in der Metallwirtschaft sowie bei der Verwertung landwirtschaftlicher Rückstände.

Das jährliche Verpackungsaufkommen ging zwischen 1991 und 1996 zurück. Von 1997 bis 2006 ist es wieder angestiegen. 2006 sind erstmals über 16 Mio. t Verpackungsabfälle angefallen.

Um dem ständigen Anstieg der Verpackungsmengen entgegen zu wirken, hat die Bundesregierung 1991 die **Verpackungsverordnung** (**VerpackV**)[8] erlassen. Mit dieser Verordnung wurde erstmals eine umfassende Regelung im Sinne der Kreislaufwirtschaft und zur Verwirklichung der Produktverantwortung geschaffen, das heißt, dass die Verantwortung der Hersteller und Vertreiber für ihr Produkt von der Herstellung bis zu dessen umweltgerechten Entsorgung ausgedehnt wurde. Verwirklicht wurde diese Inpflichtnahme von Herstellern und Vertreibern durch Festlegung von Rücknahme- und Verwertungsauflagen. Die Ab-

fallbehörden der einzelnen Bundesländer sind für den Vollzug der Verpackungsverordnung zuständig. Um die Wirkung dieser Auflagen überprüfen zu können, wurde ein Berichtssystem über die Entwicklung des Aufkommens und der Verwertung von Verpackungen in Deutschland geschaffen. Daten liegen für die Jahre 1991 bis 2006 vor. Sie stammen aus Erhebungen der Gesellschaft für Verpackungsmarktforschung (GVM), Wiesbaden sowie aus Erhebungen und Vorerhebungen anderer Institutionen.

Es sind **zurückzunehmen:**

- Transportverpackungen → vom Hersteller
- Umverpackungen → im Geschäft
- Verkaufsverpackungen → im Geschäft oder dessen unmittelbarer Nähe

Seit 29. Mai 2005 beträgt das Pfand einheitlich 25 Cent auf Einweggetränkeverpackungen von 0,1 bis 3 Litern und gilt auf unbestimmte Zeit. Seit 1. Mai 2006 sind sämtliche Verpackungen für Bier, Biermischgetränke, Mineral- und Tafelwässer (mit und ohne Kohlensäure), Erfrischungsgetränke (mit und ohne Kohlensäure) inklusive Eistee und Alkopops in Dosen und Einwegflaschen (Kunststoff und Glas) pfandpflichtig. Ausgenommen von der Pfandpflicht sind Säfte, Wein, Spirituosen und Milch und grundsätzlich auch Getränke in sogenannten "ökologisch vorteilhaften" Einwegverpackungen (Getränkekartons, Polyethylen-Schlauchbeutel, Folien-Standbodenbeutel) sowie diätetische Getränke im Sinne der Diätverordnung.

Wer seit 1. Mai 2006 Getränke in Pfand-Einwegverpackungen verkauft, muss seither solche Behälter auch gegen Pfandrückgabe zurücknehmen – unabhängig davon ob sie im eigenen Geschäft verkauft wurden oder nicht. Die Rücknahmepflicht beschränkt sich allerdings auf die jeweils vertriebene Materialart; das bedeutet etwa, dass Kunststoffflaschen (PET-Flaschen) nur der zurücknehmen muss, der diese auch verkauft; wer hingegen nur Dosen und Glasflaschen verkauft, muss auch nur Dosen und Glasflaschen zurücknehmen, nicht aber PET-Flaschen. Auch beschädigte Verpackungen, bei denen die ursprüngliche Bepfandung erkennbar ist, müssen gegen Auszahlung des Pfandes zurückgenommen werden.

Abb. 11.8: Das Logo der Einwegpfandartikel.

Merke:

Im Jahr 2006 wurden **16 Mio. t Verpackungs-mittel** produziert. Das Ziel der Verpackungs-verordnung ist, Müll zu vermeiden und zu ver-werten. Hierzu sind Verpackungen vom Her-steller bzw. Handel zurückzunehmen und ein Pflichtpfand für Getränke-Ein- und Mehrweg-verpackungen zu erheben.

Die **Duales System Deutschland GmbH** soll eine endverbrauchernahe Erfassung durch die regel-mäßige Abholung des Verpackungsabfalls beim Bürger organisieren.

Verpackungen, die mit dem **Grünen Punkt** seitens der Wirtschaft gekennzeichnet wurden, sind sepa-rat in einer "gelben Tonne" (bzw. "gelber Sack" oder Container des Grünen-Punkt-Systems) zu sammeln und einer stofflichen Verwertung außer-halb der öffentlichen Entsorgung zuzuführen (☞ Abb. 11.9).

Abb. 11.9: Der Grüne Punkt – Lizenzzeichen der Dua-les System Deutschland GmbH auf Einwegverpackun-gen.

Seit Inkrafttreten der Verpackungsverordnung 1991 gilt in Deutschland das Prinzip der Produ-zentenverantwortung: Hersteller und Vertreiber müssen Verpackungen, wenn sie ihren Zweck er-füllt haben, zurücknehmen, einer umweltgerech-ten Verwertung zuführen und diese abschließend dokumentieren.

Diese Pflichten übernimmt die Duales System Deutschland GmbH für alle Verantwortlichen in der Vertriebskette – vom Packmittelhersteller über den Abfüller bis hin zum Handel:

- Für industriell befüllte Verpackungen sind in der Regel die Abfüller als Hersteller der letztlich im Handel erhältlichen Konsumgüter verant-wortlich.

- Für Serviceverpackungen wie Tragetaschen, Tü-ten, Einwickelfolien und Einweggeschirre, die erst im Laden befüllt werden, tragen in der Regel die Handelsunternehmen selbst die Verantwor-tung.

- Für importierte Waren kann die Verantwortung sowohl der deutsche Importeur als auch der Ex-porteur übernehmen, wenn dieser seinen Fir-mensitz innerhalb des Europäischen Wirt-schaftsraums hat.

- Für Unternehmen mit Sitz außerhalb des EWR übernimmt der Importeur die Verantwortung.

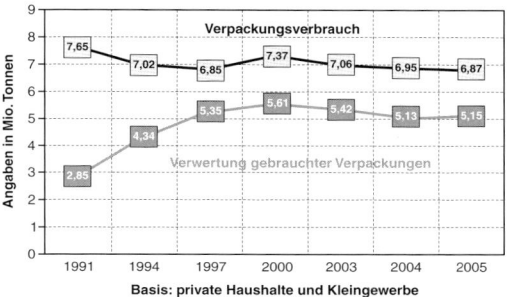

Abb. 11.10: Verbrauch und Verwertung von Ver-kaufsverpackungen in den Jahren 1991-2005 in %. Quelle: Bundesministerium für Umwelt, Naturschutz und Reaktorsicherheit.

Kunststoffe in Verpackungsmitteln sind nicht sortenrein, sondern ein Gemisch aus Polyethylen (PE), Polypropylen (PP), Polyvinylchlorid (PVC), Polystyrol (PS) u.a. Dieses Kunststoffgemisch kann man zwar einschmelzen und erneut verarbei-ten, jedoch lassen sich hieraus keine hochwertigen und dünnwandigen Erzeugnisse mehr herstellen. Man spricht daher von "downcycling". Klassische Beispiele für die Kunststoffverwertung sind die Herstellung von Sitzbänken oder Pflanzkübeln. Es müssen neue Verfahren entwickelt werden, um großtechnologisch und effektiv Kunststoffe aus dem Müll getrennt heraussortieren zu können.

Neben der chemischen Verwertung durch Ein-schmelzung bestehen noch weitere Möglichkeiten des Kunststoffrecyclings:

- chemische Spaltung der Kunststoffe zur Wie-dergewinnung der in den Kunststoffen befindli-chen Substanzen

- Hydrierung von Kunststoffen, wobei Öle und Gase entstehen

- Pyrolyse, Aufbrechen der chemischen Verbindungen unter Sauerstoffabschluss; hierbei entstehen Gas, Öl und Koks

Diese Verfahren sind jedoch großtechnisch noch nicht effektiv einsetzbar.

Aus diesem Grund ist eine Vermeidung von Kunststoffabfällen ein wichtiger Beitrag zum Umweltschutz, insbesondere durch erneuerbare Rohstoffe (☞ Kap. 13.10.6.). Beispiele für überflüssige Kunststoffverpackungen sind z.B. Äpfel in Styroporschalen und Spielzeuge in transparenten Plastikschachteln.

Die **Kosten** des Dualen Systems trägt der Verbraucher mit einer Belastung von ca. 22 Euro pro Person jährlich. Hierbei ist jedoch festzustellen, dass die Kosten der Rücknahme und des Reinigens von Mehrwegverpackungen auch über den Produktpreis vom Bürger getragen werden.

Merke:

Der **Grüne Punkt** auf Einwegverpackungen bedeutet, dass sich Hersteller und Vertreiber eines Produktes dem Dualen System angeschlossen und diesem die gesetzlich vorgeschriebene Rücknahme und Verwertungspflicht übertragen haben. Der Grüne Punkt ist kein Kennzeichen für die Umweltfreundlichkeit eines Produktes.
Probleme bei der Durchsetzung des Dualen Systems bestehen dadurch, dass einige Firmen das System zwar nutzen, aber nicht die von den Verbrauchern bereits bezahlten Abgaben an das Duale System weitergeben, sowie in der ungenügenden Verwertung einschließlich des Exports von Plastikmüll.

11.4.2.7. Abfallexport

Abfälle sind laut Abfallgesetz grundsätzlich im Inland zu entsorgen.

Ein **Abfallexport** kann aus Gründen der Entsorgungssicherheit von den Landesbehörden genehmigt werden, wenn keine geeigneten Abfallentsorgungsanlagen in dem Bundesland zur Verfügung stehen, in welchem die Abfälle angefallen sind. Auch im Rahmen der Europäischen Gemeinschaft gilt der Grundsatz der Inlandentsorgung.

11.4.2.8. Umweltbewusste Vermeidung und Entsorgung von Abfällen im Haushalt

Jeder Bürger kann durch sein Verhalten zur Abfallvermeidung beitragen durch:

- **Bevorzugen beim Einkauf:**
  - Einkaufstaschen, Körbe, Baumwollbeutel (hierdurch werden Plastiktüten und Papiertragetaschen überflüssig)
  - unter gleichartigen Waren die am wenigsten verpackten
  - lose angebotene Ware von der Frischtheke oder einzeln abgewogenes Obst und Gemüse gegenüber Lebensmitteln, die in Leichtschaumschalen oder Kunststoff verschweißt angeboten werden
  - Getränke in Mehrwegflaschen (können bis zu 40 mal befüllt werden)
  - Produkte mit dem Umweltkennzeichen "Der Blaue Engel"
  - müllsparende Nachfüllpackungen (z.B. bei Wasch- und Reinigungsmitteln)
  - Kosmetika und Reinigungsmittel wie Deodorants, Haarsprays oder Glasreiniger als Pumpzerstäuber mit Nachfüllpackungen
  - Blumen ohne Verpackung oder mit Papierverpackung statt Klarsichtfolien
  - Recyclingerzeugnisse insbesondere
  - Papier (Toilettenpapier, Papierhandtücher, Tapeten, sonstige Papierwaren)
  - runderneuerte Reifen (80 % des Reifens [Wulst, Karkasse und Stahlgürtel] sind wiederverwendbar)

- **getrennte Sammlung von Abfällen in Spezialcontainern**
  - Papier und Pappe
  - Glas getrennt nach Weißglas und Buntglas
  - Altkleider u.a. Textilien
  - Küchen- und Gartenabfälle ("grüne Tonnen"), Essenreste auf keinen Fall in die Toilette werfen!

- **Entsorgung von Altöl durch Altölsammelstellen**
  Der Handel muss nach der Altölverordnung von jedem, der Motor- oder Getriebeöl kauft, die gleiche Menge Altöl kostenlos zurücknehmen

- umweltbewusste Entsorgung von Problemabfällen aus dem Haushalt durch
  - **Apotheken:**
    - alte Medikamente
  - **Händler:**
    - schadstoffhaltige Batterien bzw. Akkus
- **Sammelstellen für Problemabfälle:** z.B. Recyclinghöfe oder Schadstoffmobile
  - Beiz- und Holzschutzmittel
  - Pflanzenschutz- und Schädlingsbekämpfungsmittel
  - Lacke und Farben
  - Heimwerker- und Fotochemikalien, Reinigungsmittel
  - Leuchtstoffröhren (Quecksilber)
  - bleihaltiges Lametta

11.4.2.9. Papierverbrauch und Verwertung von Altpapier

Im Jahre 2007 lag der Verbrauch von Papier, Pappe und Karton in Deutschland bei 256 kg pro Einwohner. Dies entspricht einem Gesamtverbrauch von 21,1 Mio. t. Das Altpapieraufkommen, d.h. die vom Altpapierhandel und den privaten und kommunalen Entsorgern erfasste und der Papierindustrie zugeführte oder exportierte Altpapiermenge, lag 2007 bei 15,4 Mio. t. Dies ergibt eine Altpapierrücklaufquote von rund 73 %.

Die Altpapiereinsatzquote einzelner Papiersorten, beispielsweise bei den Wellpappenrohpapieren oder bei Zeitungsdruckpapier, liegt über 100 %, da bei der Aufbereitung von Altpapier Sortierreste und alle Verunreinigungen, welche die Qualität des Neupapiers beeinträchtigen, abgeschieden werden müssen (☞ Abb. 11.11). Bei diesen Sorten sind nur noch geringe Steigerungen zu erwarten. Eine erhebliche Steigerungsmöglichkeit des Altpapiereinsatzes besteht bei den Zeitschriftenpapieren sowie Büro- und Administrationspapieren, aber auch den Hygienepapieren, was allerdings eine Nachfragesteigerung seitens der Verbraucher voraussetzt.

Durch die Steigerung des Altpapiereinsatzes ist es der deutschen Papierindustrie gelungen, die spezifischen Umweltbelastungen zu verringern. So sank beispielsweise der mittlere Energieeinsatz bezogen auf erzeugtes Papier von 3,413 MWh/t im Jahr 1990 auf 2,382 MWh/t im Jahr 2005. In den folgenden beiden Jahren ist ein leichter Anstieg auf 2,447 MWh/t zu verzeichnen. Dies ist auf Maßnahmen zur Qualitätssteigerung (aufwendigere Sortierung, höhere Weißegrade, glattere Oberfläche) zurückzuführen. Absolut gesehen wurde die Effizienzsteigerung durch die Produktionssteigerung im selben Zeitraum kompensiert: Der Gesamtenergieeinsatz stieg von 190 PJ (1990) auf 299 PJ (2007). Damit kommt einem maßvollen Papierverbrauch besondere Bedeutung für weitere positive Umwelteffekte zu.

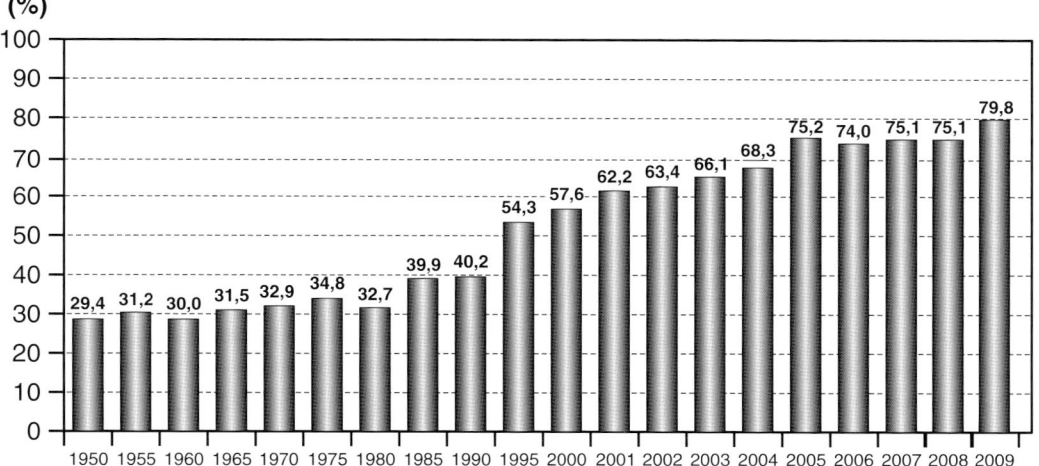

(%)

bis 1989 alte Länder, ab 1990 Deutschland
Altpapierverwertungsquote: Altpapierverbrauch/Papierverbrauch

Abb. 11.11: Altpapierverwertungsquote (Quelle: Verband deutscher Papierfabriken e.V., 2010).

11.4.3. Abfallentsorgung in Krankenhäusern und Arztpraxen

Bei der **Abfallentsorgung** ist zu sichern, dass nicht die Gesundheit der Menschen gefährdet und ihr Wohlbefinden beeinträchtigt wird (§ 2 Abfallgesetz). Die Erfahrung der Praxis zeigt, dass von Abfällen aus Einrichtungen des Gesundheitswesens keine größeren Gefahren ausgehen als von ordnungsgemäß entsorgtem Hausmüll.

Das **Merkblatt der Länderarbeitsgemeinschaft Abfall (LAGA)**[9] hat sich für die Entsorgung von Abfällen aus Einrichtungen des Gesundheitsdienstes bewährt. Allgemein wird festgehalten, dass die Entsorgung von Abfällen aus Einrichtungen des Gesundheitsdienstes so zu erfolgen hat, dass

- die Gesundheit und das Wohl des Menschen,
- die Umwelt (Luft, Wasser, Boden, Tiere, Pflanzen und Landschaft) und
- die öffentliche Sicherheit und Ordnung nicht gefährdet werden.

Nach den Grundsätzen der Kreislaufwirtschaft sind Abfälle

- in erster Linie zu vermeiden, insbesondere durch Verminderung ihrer Menge oder Schädlichkeit,
- in zweiter Linie stofflich oder energetisch zu verwerten, soweit dies technisch möglich, hygienisch vertretbar, wirtschaftlich zumutbar und ein Markt vorhanden ist oder geschaffen werden kann.

Die nachstehende Zuordnung der Abfälle zu einem Abfallschlüssel (AS) bezieht sich auf das Abfallverzeichnis der Abfallverzeichnis-Verordnung (AVV). Bei dem mit einem Sternchen (*) gekennzeichneten Abfällen handelt es sich um gefährliche Abfälle.

Gruppe 18 01 (Abfälle aus der Geburtshilfe, Diagnose, Behandlung oder Vorbeugung von Krankheiten beim Menschen):

- **AS 18 01 01** – Spitze oder scharfe Gegenstände (außer 18 01 03*)
- **AS 18 01 02** – Körperteile und Organe, einschließlich Blutbeutel und Blutkonserven (außer 18 01 03*)
- **AS 18 01 03*** – Abfälle, an deren Sammlung und Entsorgung aus infektionspräventiver Sicht besondere Anforderungen gestellt werden

- **AS 18 01 04** – Abfälle, an deren Sammlung und Entsorgung aus infektionspräventiver Sicht keine besonderen Anforderungen gestellt werden (z.B. Wund- und Gipsverbände, Wäsche, Einwegkleidung, Windeln)
- **AS 18 01 06*** – Chemikalien, die aus gefährlichen Stoffen bestehen oder solche enthalten
- **AS 18 01 07** – Chemikalien mit Ausnahme derjenigen, die unter 18 01 06* fallen
- **AS 18 01 08*** – Zytotoxische und zytostatische Arzneimittel
- **AS 18 01 09** – Arzneimittel mit Ausnahme derjenigen, die unter 18 01 08* fallen

Gruppe AS 18 02 (Abfälle aus Forschung, Diagnose, Krankenbehandlung und Vorsorge bei Tieren)

- **AS 18 02 01** – Spitze oder scharfe Gegenstände mit Ausnahme derjenigen, die unter 18 02 02* fallen, Entsorgung wie AS 18 01 01.
- **AS 18 02 02*** – Abfälle, an deren Sammlung und Entsorgung aus infektionspräventiver Sicht besondere Anforderungen gestellt werden
- **AS 18 02 03** – Abfälle, an deren Sammlung und Entsorgung aus infektionspräventiver Sicht keine besonderen Anforderungen gestellt werden (Entsorgung wie AS 18 01 04)
- **AS 18 02 05*** – Chemikalien, die aus gefährlichen Stoffen bestehen oder solche enthalten (Entsorgung wie AS 18 01 06*)
- **AS 18 02 06** – Chemikalien mit Ausnahme derjenigen, die unter 18 02 05* fallen (Entsorgung wie AS 18 01 07)
- **AS 18 02 07*** – Zytotoxische und zytostatische Arzneimittel (Entsorgung wie AS 18 01 08*)
- **AS 18 02 08** – Arzneimittel mit Ausnahme derjenigen, die unter 18 02 07* fallen (Entsorgung wie AS 18 01 09)

▶ Anforderungen an die ordnungsgemäße Entsorgung

Zur Erfüllung der Grundpflichten der Kreislaufwirtschaft haben die Einrichtungen des Gesundheitsdienstes alle Möglichkeiten der Abfallvermeidung und -verwertung auszuschöpfen.

Die ordnungsgemäße Entsorgung setzt eine praxisgerechte, überschaubare Handhabung der Abfälle und eine Transparenz der Abfallströme voraus.

Die Erfassung, Lagerung und Behandlung der Abfälle aus Einrichtungen des Gesundheitsdienstes bedarf deshalb eines auch auf die Bedingungen der außerbetrieblichen Entsorgungswege abgestimmten, durchdachten und steuerbaren Systems innerhalb der Einrichtung, da

- aufgrund der Zusammensetzung bestimmter Abfälle (z.B. verletzungsträchtiges Material) mit der Entsorgung betraute Personal betroffen ist und
- aus abfallwirtschaftlicher und umwelthygienischer Sicht zu gewährleisten ist, dass verwertbare Stoffe getrennt erfasst und behandelt werden können.

Zu den besonders überwachungsbedürftigen Abfällen gehören die entsprechend mit einem Sternchen (*) gekennzeichneten Abfallarten (s.o.). Sie sind immer dem Nachweisverfahren (Entsorgungsnachweis und Begleitschein/Sammelentsorgungsnachweis und Übernahmeschein) unterworfen.

Alle anderen zu beseitigenden Abfälle sind überwachungsbedürftige Abfälle. Für diese ist ein vereinfachter Entsorgungsnachweis/Sammelentsorgungsnachweis zu erstellen.

▶ Innerbetriebliche Anforderungen

Zu den innerbetrieblichen Maßnahmen gehören die getrennte Erfassung der Abfälle an der Anfallstelle, das Sammeln und Transportieren zu zentralen innerbetrieblichen Sammelstellen (Lager- und Übergabestellen), gegebenenfalls die Vorbehandlung und das Bereitstellen für die Entsorgung.

Dabei sind Staub- und Aerosolentwicklung und die Kontamination der Umgebung zu vermeiden.

Die Abfälle sind in geeigneten Behältnissen (z.B. reißfest, stichfest, flüssigkeitsdicht) zu sammeln und sicher vor unbefugtem Zugriff zu transportieren und zu lagern.

▶ Für die Abfallwirtschaft in Krankenhäusern gelten folgende Prinzipien

- Abfälle so weit wie möglich vermeiden (Einwegprodukte auf ihre Notwendigkeit überprüfen, insbesondere Verzicht auf PVC-Produkte [PVC-Produkte wie z.B. Schläuche, Flaschen, Beutel, Handschuhe durch umweltverträgliche Materialien aus Latex, Polypropylen und Polyethylen ersetzen)
- Abfälle vorrangig verwerten

- Abfälle soweit erforderlich so behandeln, dass sie ohne Gefährdung der Allgemeinheit verwertet oder abgelagert werden können
- Volumen reduzieren
- Küchen- und Kantinenabfälle, die nicht unter das Tierkörperbeseitigungsgesetz fallen, können als Biomüll entsorgt werden.
- weitgehende Reduzierung von Laborchemikalien mit chlorierten Kohlenwasserstoffen als Lösungsmittel. Keine Verwendung von Tetrachlormethan, Tetrachlorethan und Pentachlorethan
- Entwickler- und Fixierbäder aus Röntgenlabors nicht in die Kanalisation geben
- Amalgam (Quecksilber): Stoffliche Verwertung durch den Hersteller oder Vertreiber von Amalgam bzw. dem von diesen beauftragten Verwerter.
- Altmedikamente getrennt sammeln (Verhinderung des Missbrauchs, Boden- und Wasserkontamination)
- Zytostatika getrennt zu entsorgen (Resten oder Fehlchargen). Diese Abfälle sind aufgrund der gefährlichen Inhaltsstoffe zu beseitigen. (gering kontaminierte Materialien, z.B. Tupfer und Handschuhe, werden getrennt erfasst, können aber mit dem Hausmüll entsorgt werden)
- getrennt zu erfassende Abfälle bereits am Ort des Entstehens in den vorgeschriebenen Behältnissen hygienisch einwandfrei sammeln (z.B. scharfe und spitze Gegenstände nur in durchstichfesten Behältern)
- bei Bereitstellung und Transport der Abfälle ist ein Austreten von Krankheitserregern auszuschließen
- Abfälle sollen am Anfallort in den jeweils vorgesehenen Behältnissen hygienisch einwandfrei (unter Vermeidung einer äußeren Kontamination) gesammelt und zum Transport bereitgestellt werden. Organische Abfälle sind in der Regel täglich von der Anfallstelle zu zentralen Sammelstellen zu transportieren. Die Sammelbehältnisse müssen nach den Anforderungen der Entsorgung (transportfest, feuchtigkeitsbeständig, fest verschließbar) ausgewählt und für jedermann erkennbar abfall- und gefahrstoffrechtlich gekennzeichnet sein. Es empfiehlt sich, neben dieser Kennzeichnung, die Behältnisse, deren Inhalt besonders behandelt werden muss, durch besondere Farbgebung hervorzuheben.

Der innerbetriebliche Transport von Abfällen zu zentralen Lagerstellen und Übergabestellen sowie die Bereitstellung hat so zu erfolgen, dass ein Austreten der Abfälle vermieden wird. Ein Öffnen und Umfüllen von Behältnissen mit Abfällen und ein Sortieren dieser Abfälle ist **unzulässig**.

Der **Krankenhaushygieniker** ist zur hygienisch sachgerechten Organisation der Abfallentsorgung (Sammlung, Sortierung, Lagerung, Beseitigung) hinzuzuziehen.

Merke:

Die Richtlinie über die ordnungsgemäße Entsorgung von Abfällen aus Einrichtungen des Gesundheitsdienstes gibt praktische Ratschläge für die Entsorgung von Abfällen aus allen Einrichtungen des Gesundheitsdienstes, die im Rahmen der humanmedizinischen und tierärztlichen Versorgung und Forschung anfallen. Ziel dieser Richtlinie ist es, auch unter Berücksichtigung der wirtschaftlichen Zumutbarkeit eine sichere und ordnungsgemäße Abfallentsorgung zu gewährleisten, die Krankheitsübertragungen und Umweltbelastungen vermeidet.

Literatur

1. Kreislaufwirtschafts- und Abfallgesetz vom 27. September 1994, BGBl. I, S. 2705; zuletzt geändert am 11.8.2009, BGBl. I, S. 2723

2. Bundes-Bodenschutzgesetz (BBodSchG) vom 17. März 1998, BGBl. I, S. 502); zuletzt geändert am 9. 12. 2004, BGBl. I, S. 3214

3. Klärschlammverordnung vom 15. April 1992, BGBl. I, S. 912); zuletzt geändert am 29.7.2009, BGBl. I, S. 2542

4. Düngegesetz (DüngG) vom 9.Januar 2009, BGBl. I, S. 54; zuletzt geändert am 31.7.2009, BGBl. I, S.2539

5. Gesetz über das Inverkehrbringen, die Rücknahme und die umweltverträgliche Entsorgung von Elektro- und Elektronikgeräten (Elektro- und Elektronikgesetz – ElektroG) vom 16. März 2005, BGBl. I, S. 762; zuletzt geändert am 31.7.2009, BGBl. I, S. 2585

6. Verordnung über die Verbrennung und die Mitverbrennung von Abfällen vom 14. August 2003, BGBl. I, S. 1633

7. Nachweisverordnung vom 20. Oktober 2006, BGBl. I, S. 2298; zuletzt geändert am 19. 7 2007, BGBl. I, S. 1462

8. Verpackungsverordnung vom 21. August 1998, BGBl. I, S. 2379, zuletzt geändert am 2. 4 2008, BGBl. I, S. 531

9. LAGA-Richtlinie über die ordnungsgemäße Entsorgung von Abfällen aus Einrichtungen des Gesundheitsdienstes, Mitteilung der Länderarbeitsgemeinschaft Abfall (LAGA), Stand Juni 2002

Internet

Umweltbundesamt www.umweltbundesamt.de

Atmosphärisch bedingte Einflüsse auf die Gesundheit und Umwelt

12. Atmosphärisch bedingte Einflüsse auf die Gesundheit und Umwelt

12.1. Definitionen

Die **Biometeorologie** ist ein Teilgebiet der Meteorologie. Sie behandelt direkte und indirekte Zusammenhänge zwischen der Atmosphäre, dem Weltraum und den biologischen Systemen (Menschen und Ökosystemen). Sie beschäftigt sich mit der Erforschung der Wechselbeziehungen zwischen chemischen und physikalischen Faktoren der atmosphärischen Umwelt und den Organismen.

Die **Human-Biometeorologie** ist das Teilgebiet der Meteorologie, welches die Wechselwirkungen jeglicher Art zwischen **atmosphärischen Prozessen und dem Menschen** untersucht.

Unter **Wetter** versteht man den Zustand der Atmosphäre zu einem bestimmten Zeitpunkt oder für einen kurzen Zeitraum. Er wird durch die Größen der meteorologischen Elemente wie Temperatur, Luftdruck, Wind, Feuchtigkeit, Bewölkung und ihr Zusammenwirken gekennzeichnet.

Als **Klima** bezeichnet man den mittleren Zustand und typischen Verlauf, die "Zusammenfassung" des Wetters mit allen wesentlichen Elementen an einem gegebenen Ort.

Wetter ändert sich in kurzen Zeitrahmen (Stunden bis wenige Wochen), Witterung innerhalb von Tagen bis Monaten, Klima über einen Zeitraum von oft mehreren Jahrzehnten.

Als **globale Erwärmung** bezeichnet man den während der vergangenen Jahrzehnte beobachteten allmählichen Anstieg der Durchschnittstemperatur der erdnahen Atmosphäre und der Weltmeere. Der **Klimawandel** hat vielfältige direkte und indirekte **Auswirkungen auf die menschliche Gesundheit**.

12.2. Klimazonen und Wirkungskomplexe

Die Erde wird in folgende große **Klimazonen** eingeteilt:

- polar (arktisch)
- gemäßigt
- warm (subtropisch)

- sehr warm (tropisch)

Wir unterscheiden u.a. folgende **Klimaarten:**

Ein **kontinentales Klima** ist ein durch den Einfluss größerer Landmassen geprägtes Klima mit Tendenz zu großen Temperaturgegensätzen im Tages- und Jahresverlauf und unterdurchschnittlicher Luftfeuchtigkeit.

Ein **maritimes Klima** (Seeklima) ist ein wesentlich durch den Einfluss des Meeres geprägtes Klima mit gemilderten Temperaturgegensätzen der Jahres- und Tageszeiten bei überdurchschnittlicher Luftfeuchte und -bewegung.

Unter **Reizklima** (Belastungsklima) versteht man ein Klima, bei welchem Abkühlungs-, Strahlungs- und Hypoxiereize vorherrschen, insbesondere an der See und im Hochgebirge. Klimatische Reizfaktoren werden in der Balneologie zur vegetativen und endokrinen Umstimmung sowie zur Anregung der Erythropoese ausgenutzt.

Das Mittelgebirgsklima gilt als **Schonklima** (Waldklima). Darunter versteht man ein Klima mit geringen thermischen Reizen, ausgeglichener Temperatur und Luftfeuchtigkeit. Durch Waldreichtum und fehlende Industrie ist dieses Klima durch eine hohe Luftreinheit gekennzeichnet.

Drei atmosphärische Wirkungskomplexe beeinflussen die Menschen:

- thermischer Wirkungskomplex (Gesamtheit der Faktoren, welche den Wärmehaushalt beeinflussen [Temperatur, Feuchte, Luftbewegung])
- aktinischer Wirkungskomplex (biologisch wirksame Komponenten der Sonnenstrahlung)
- lufthygienischer Wirkungskomplex (natürliche Beimengungen der Luft, z.B. Staub, Seesalz, Mikroorganismen und anthropogene Luftverunreinigungen)

12.3. Biometeorologische Faktoren und Gesundheit

12.3.1. Luftdruck

Die **Atmosphärische Luftsäule** lastet mit einem Gewicht von 760 mm Hg auf der Erdoberfläche in Meereshöhe (101,3 kPa = 1 atm = 1,01 bar).

Die Reaktion des menschlichen Organismus auf Luftdruckschwankungen variiert individuell außerordentlich.

Medizinisch bedeutend kann der Luftdruckabfall in Flugzeugen (☞ Kap. 5.11..2.2.) sowie beim Aufenthalt im Gebirge bzw. beim Bergsteigen sein. Je 5.000 m Höhe nimmt der Druck um 50 % ab. Durch die Abnahme des Partialdruckes des Sauerstoffes sinkt die Sauerstoffsättigung des Blutes (**Hypoxie**).

Bis **2.500 m Höhe** haben gesunde Personen meist keine besonderen Probleme. Bei einem Aufenthalt über 2.500-3.000 m Höhe kann die akute **Höhenkrankheit** ("Bergkrankheit") mit folgenden Symptomen auftreten: Kopfschmerzen, Schlaflosigkeit, Reizbarkeit, Atemnot, Übelkeit und Erbrechen und periphere Ödeme (beginnend 6-20 h nach Erreichen der Höhe, 5-8 Tage dauernd).

Ein **Höhenlungenödem** kann in sehr seltenen Fällen beim schnellen Aufstieg in diese Höhen mit extremer körperlicher Anstrengung (Bergsteiger) auftreten (hohe Letalität!). **Leitsymptom** des Höhenlungenödems ist der plötzliche Leistungsabfall. Weitere Symptome sind: Ruhedyspnoe, Tachypnoe, Tachykardie, Zyanose, Husten, Rasselgeräusche. Ebenfalls selten ist das **lebensbedrohliche Höhenhirnödem**.

Oberhalb **4.000 m Höhe** sind Funktionsstörungen des Organismus festzustellen.

Über **6.000 m Höhe** treten lebensbedrohliche Zustände mit Bewusstlosigkeit auf.

Über **7.000 m Höhe** ist ein Überleben nur kurzfristig möglich.

An Höhenlagen angepasste Bewohner von Bergregionen können bis über 5.000 m leben und leistungsfähig sein. Sportler nutzen zuweilen das Höhentraining, um u. a. eine Polyzythämie zu erreichen.

Als **Taucher-Krankheit** (Caisson-Krankheit) bezeichnet man akute Gesundheitsstörungen durch einen zu raschen Übergang von atmosphärischem Überdruck zu Normaldruck (Dekompression). Infolge eines sehr schnell eintretenden Druckgefälles zwischen dem Druck der Außenluft und dem Druck der im Blut und Gewebe gelösten Gase, z.B. beim schnellen Ausschleusen aus Druckbehältern, bilden sich Gasblasen (vorwiegend Stickstoff) in Körperflüssigkeiten und Geweben. Symptome

sind Juckreiz, sensorische Störungen, Gelenkschmerzen, Störungen der Atmung *(chokes)* sowie in schweren Fällen Kreislaufkollaps, Bewusstlosigkeit und Lähmungen.

Merke:

Luftdruckveränderungen durch unterschiedliche Wetterlagen (± 2 kPa [± 20 mbar]) werden von gesunden Personen nicht wahrgenommen, können aber bei empfindlichen Personen Störungen des Wohlbefindens hervorrufen. Bis zu 30 % der Menschen geben an, "wetterfühlig" zu sein.

Von besonderer Bedeutung sind bei **Veränderung der Höhenlage** die Höhenkrankheit bei zu niedrigem Luftdruck (Absinken des O_2-Partialdruckes) sowie die Taucher-Krankheit bei zu raschem Übergang vom atmosphärischen Überdruck zu Normaldruck (Bildung von Gasblasen in Körperflüssigkeiten und Geweben).

12.3.2. Lufttemperatur und -feuchte

Hinsichtlich der **Lufttemperaturen** besteht beim Menschen ein individuell unterschiedlicher Behaglichkeitsbereich (☞ Kap. 15.3.). Die Verträglichkeit von Lufttemperaturen hängt dabei eng mit der Luftfeuchte zusammen.

Bei **Überwärmung** des Körpers können Hitzeschäden auftreten:

- Hitzekrämpfe, bedingt durch Kochsalzverlust infolge starken Schwitzens

- Hitzekollaps, verursacht durch Versagen der peripheren Kreislaufregulation mit mangelndem venösen Rückfluss, kann in Hitzschlag übergehen

- Hitzschlag, verursacht durch Hyperthermie und gleichzeitige Verhinderung der Wärmeabgabe

- Sonnenstich durch intensive Sonnenbestrahlung des ungeschützten Kopfes. Es treten zentralnervöse Störungen auf

- hohe Temperaturen im Gehirn >41°C führen zu irreversibler Zerstörung von Neuronen. Symptome des Hitzschlages und Sonnenstiches sind: Delirium, Krämpfe, Bewusstseinsverlust

- Risikopersonen sind insbesondere ältere kreislauflabile Personen

Bei **Unterkühlung** des Körpers können auftreten:

- Erkältungen meist nach Teilabkühlung des Körpers (Begünstigung akuter respiratorischer Erkrankungen)
- Erfrierungen
- bei starker Abkühlung des Körpers sinkt die Kerntemperatur (Hypothermie) und das Atemminutenvolumen nimmt zu. Unter 35°C Kerntemperatur: Bewusstseinsstörungen, Herzrhythmusstörungen, <27°C Kältetod durch Kammerflimmern

In verschiedenen Untersuchungen wurde für die Mortalität an Herz-Kreislauf-Erkrankungen eine negative Korrelation zur mittleren Monatstemperatur festgestellt.

Bei der **Luftfeuchte** unterscheiden wir:

- absolute Luftfeuchtigkeit: Gramm Wasserdampf in einem m³ Luft
- maximale Luftfeuchtigkeit (Wasserdampfsättigung): Bei einer bestimmten Lufttemperatur höchstmögliche Luftfeuchtigkeitsaufnahme
- relative Luftfeuchtigkeit: Verhältnis der absoluten Luftfeuchtigkeit zur bei gleicher Temperatur maximal möglichen Luftfeuchtigkeit

Der Mensch fühlt sich bei einer relativen Luftfeuchtigkeit von 30-60 % am wohlsten.

Zu niedrige Luftfeuchte kann zum Austrocknen der Schleimhäute führen (Gefühl der "trockenen Luft").

Zu hohe Luftfeuchte behindert die Verdunstung des Körpers und stört damit die Thermoregulation.

Als Schwüle bezeichnet man die Empfindung unangenehm feuchter Wärme, bei welcher die Wärmeregulation des Organismus sich nicht mehr genügend dem Klima anpassen kann. Bei einer höheren Lufttemperatur wird die Schwülegrenze schon bei geringeren Luftfeuchten erreicht.

> **Merke:**
>
> Für die **Lufttemperaturen** besteht ein individuell variierender Behaglichkeitsbereich. Ungeschützte Expositionen zu extrem hohen oder niedrigen Umgebungstemperaturen führen zu Erkrankungen und irreversiblen Schädigungen. Zu geringe relative **Luftfeuchtigkeit** kann eine Austrocknung der Schleimhäute, zu hohe, insbesondere bei hoher Lufttemperatur durch Einschränkung der Thermoregulationsfähigkeit des Organismus, Schwüleempfindungen zur Folge haben.

12.3.3. Sonnenstrahlung

Die **Strahlung der Sonne** wird auf ihrem Weg durch die Atmosphäre von verschiedenen Faktoren wesentlich beeinflusst. Die Strahlung, welche die Erde erreicht, setzt sich wie folgt zusammen:

- wärmende Infrarotstrahlung 55 %
- sichtbares Licht 40 %
- UV-Strahlung 5 %

Die **drei wesentlichen Strahlensegmente des ultravioletten Spektrums** sind:

- UV-C, Wellenlänge 100-290 nm
- UV-B, Wellenlänge 290-320 nm
- UV-A, Wellenlänge 320-400 nm

Durch den Luftsauerstoff, die **Ozonschicht** und andere atmosphärische Einflüsse **besteht eine unterschiedliche UV-Durchlässigkeit der Atmosphäre:**

- UV-C-Strahlen sind für alle Lebewesen besonders gefährlich; sie werden in den oberen Schichten der Atmosphäre (Stratosphäre) nahezu vollständig absorbiert und erreichen die Erdoberfläche nicht
- UV-B wird zu 90 % durch das Ozon absorbiert
- UV-A gelangt fast vollständig auf die Erde

Durch die Einwirkung der UV-C-Strahlung wird Luftsauerstoff in der Stratosphäre gespalten und es entsteht atomarer Sauerstoff (unter Absorption des UV-C), der mit molekularem Sauerstoff Ozon bildet. Das Ozon absorbiert seinerseits die UV-B-Strahlung der Sonne.

Das **sichtbare Licht** beeinflusst das endokrine System positiv (z.B. Hypothalamus, Hypophyse, Keimdrüsen, Schilddrüse, Nebenniere). Es wirkt im Tages- und Jahresablauf als externer Zeitgeber.

Lichtstärke und Farbe können direkt die Leistungsbereitschaft und psychische Stimmung beeinflussen.

Die **UV-Strahlung** ist in **geringer Dosis** lebensnotwendig. Sie stimuliert die Vitamin-D-Bildung aus dem Provitamin Dehydrocholesterol in der Haut. Hierzu reichen aber bereits einige Minuten Sonnenstrahlung auf das Gesicht pro Tag. Auch zur Behandlung von Hautkrankheiten, z.B. Schuppenflechte, lässt sich die UV-Wirkung nutzen.

UV-Strahlen werden über Schnee zu 80-90 %, im Sand bis zu 50 % reflektiert. Aufenthalt im Schatten und in Gebäuden reduziert die UV-Belastung erheblich (Schatten bis 50 %, im Haus bis 90 %). Auch bei Aufenthalt im bzw. unter Wasser besteht eine UV-Exposition (50 % der UV-B- und 75 % der UV-A-Strahlen dringen in 1 m Wassertiefe ein). Im Gebirge nimmt die UV-Belastung pro 1.000 m Höhe um 15 % zu.

Die Schädigung von UV-Strahlen hängt nicht nur von der Energie der Strahlung, sondern auch von der Eindringtiefe in die Haut ab:

- UV-C-Strahlung (aus künstlichen UV-Quellen) dringt kaum ein
- UV-B-Strahlung durchdringt die Epidermis und erreicht die oberflächliche Dermis
- UV-A-Strahlung erreicht auch in die tiefe Dermis

UV-B-Strahlen sind die biologisch aktivste Komponente des UV-Spektrums. Sie bewirken in hoher Dosis:

- Erythemreaktion (Sonnenbrand)
- sekundäre Pigmentierung
- Immunschwächung, trägt wesentlich zur Photokarzinogenese bei
- Aktivierung von Herpesvirusinfektionen (Folge der Immunsuppression)
- akute Augenerkrankungen, Photokonjunktivitis oder Photokeratitis (Schneeblindheit)
- Hautkrebserkrankungen (Basaliome, spinozelluläre Karzinome, malignes Melanom)

Zum **Schutz** bildet der Körper

- Lichtschwielen (Verdickungen der Hornschicht, welche das UV-Licht reduzieren können, bevor es auf teilungsfähige Zellen trifft)
- Pigmente (Melanin gebildet durch Melanozyten), wodurch die UV-Strahlen absorbiert und deren Energie in Wärme umgewandelt wird

UV-A-Strahlen initiieren eine Sofortpigmentierung und verursachen bedeutend weniger Erytheme,

- rufen aber bei Empfindlichen eine Sonnenallergie (Lichtdermatose) hervor
- zerstören die elastischen und kollagenen Fasern der Lederhaut, wodurch eine frühzeitige Faltenbildung (Alterung) der Haut mit stark vergrößertem Oberflächenrelief ("Indianerhaut") gefördert wird und
- stellen ebenfalls ein karzinogenes Risiko dar

In den vergangenen Jahren wurden UV-A-Strahlen günstiger eingeschätzt (Einsatz in Solarien, Höhensonne). Die hautrötende Wirkung von UV-A ist etwa hundert- bis tausendfach schwächer als die der UV-B-Strahlen. UV-A bewirkt aber innerhalb von Minuten eine Sofortpigmentierung der Haut, über eine Umwandlung des Hautfarbstoffes Melanin in den tieferen Schichten der Oberhaut. Anstelle einer Rötung wird ein Bräunungseffekt erreicht. Die Internationale Krebsforschungsagentur (IARC) stuft seit 2009 beide UV-Spektren (A,B) als "eindeutig krebserzeugend für den Menschen" ein. Zur Prävention sollte auf eine UV-Exposition in Solarien verzichtet werden. Dies gilt insbesondere für Jugendliche, Personen mit Hauttyp 1, vielen Pigmentmalen, atypischen Pigmentmalen, Sonnenbränden in der Kindheit, Neigung zu Sommersprossen, Hautkrebsvorstufen oder Hautkrebserkrankungen und Immunsupprimierte.

Es werden 3 Arten von Hauttumoren unterschieden:

- **Basaliome:** häufig, etwa 75-80 % der kutanen Malignome sind Basaliome. Tendenz zunehmend, gehen von der Basalzellschicht der Haut aus, treten meist an chronisch sonnenexponierten Hautarealen auf. **Sonne und Solarien** sind wichtige **Risikofaktoren**. Basaliome wachsen langsam, metastasieren nicht und können einfach entfernt werden. Die Entfernung ist als Therapie ausreichend; deswegen keine Erfassung dieser Hauttumoren im Krebsregister.
- **Plattenepithelkarzinome** (Spinaliome oder Spindelzellkarzinome): mit einem Anteil von etwa 15 % zweithäufigster Hauttumor, Tendenz zunehmend. Im Gegensatz zum Basaliom aggressiver, invasiv wachsend, Lymphknoten- und Fernmetastasen möglich. Betroffen sind vor al-

lem über 60-Jährige mit heller Haut. Im Bereich von Schleimhäuten (Gesicht, Lippen, Arme; Genitalregion) häufigster Tumor. Gehen von der Stachelzellschicht aus. **Sonne und Solarien** sind wichtige **Risikofaktoren**.

- **Melanom** (schwarzer Hautkrebs): mit einer Häufigkeit von etwa 5 % selten (pro Jahr erkranken etwa 15.000 Menschen an einem Melanom), aber hochgradig bösartiger Tumor der Pigmentzellen. Tumorzellen breiten sich rasch über das Lymphgefäßsystem oder die Blutbahn im Körper aus. Häufigste tödlich verlaufende Hautkrankheit mit sehr stark steigender Inzidenz. Chirurgische Entfernung kann als Therapie ausreichen, aber zum Zeitpunkt der Entdeckung können sich schon Metastasen gebildet haben. Während beim Basaliom und den Plattenepithelkarzinomen die UV-Exposition als Risikofaktor eine entscheidende Rolle spielt, sind **beim Melanom die Zusammenhänge zwar nachweisbar, aber weniger eindeutig.** Vermutlich ist nicht die chronische Exposition, sondern die akute, intensive Bestrahlung mit deutlicher Sonnenbrandreaktion, besonders die **im Kindesalter** für das Melanom ein wesentlicher Risikofaktor.

Fensterscheiben sind für UV-B kaum, dafür aber für UV-A durchlässig (Sonnenbrand bei empfindlichen, ungeschützten Menschen bei stundenlangem Autofahren in der Sonne möglich).

Es besteht eine **unterschiedliche Empfindlichkeit** der Menschen gegenüber den Sonnenstrahlen. Durch **Sonnenschutzmittel** kann man gemäß dem Lichtschutzfaktor (LSF) den Zeitraum verlängern, in welchem man sich ohne Sonnenbrandgefährdung der Sonne aussetzen kann (☞ Abb. 12.1).

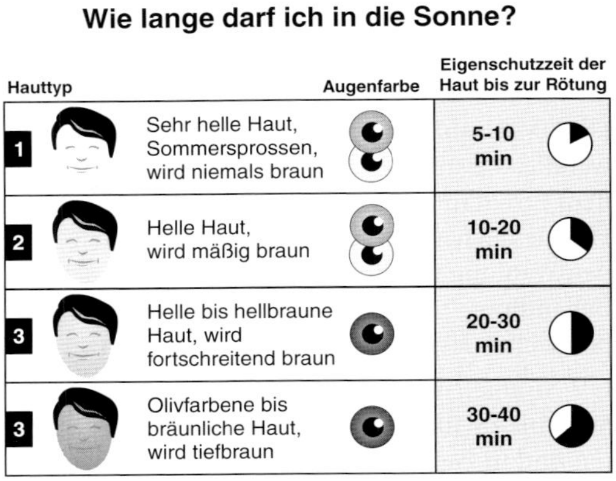

Wie lange darf ich in die Sonne?

Hauttyp		Augenfarbe	Eigenschutzzeit der Haut bis zur Rötung
1	Sehr helle Haut, Sommersprossen, wird niemals braun		5-10 min
2	Helle Haut, wird mäßig braun		10-20 min
3	Helle bis hellbraune Haut, wird fortschreitend braun		20-30 min
3	Olivfarbene bis bräunliche Haut, wird tiefbraun		30-40 min

Abb. 12.1: Hauttyp, Sonnenbrand und Sonnenschutz (mögliche Zeitdauer des ungeschützten Aussetzens gegenüber der Sonnenstrahlung (Eigenschutzzeit) im Juni, in Mitteleuropa, ohne einen Sonnenbrand zu bekommen.

Schützend vor Sonnenstrahlung wirken:

- Räume
- Bekleidung
- Sonnenbrillen
- Sonnenschirme
- Sonnencremes und Sonnenschutzmittel. Sie sind mit einem dem Hauttyp, der erwarteten Strahlungsintensität und dem erreichten Bräunungsgrad angepassten Lichtschutzfaktor aufzutragen (wegen einer verzögerten Wirkung der chemischen Filter 45 min vor dem Sonnenbad auftragen, physikalische Filter [Pigmentfilter wirken sofort]). Empfindliche Haut, die noch nicht an Sonne gewöhnt ist, benötigt den Lichtschutzfaktor 30 (für besonders empfindliche Haut sind auch sog. "Sunblocker" – ab einem LSF >40 – erhältlich). "Wasserfeste" Produkte beim Badeurlaub benutzen (nach Abtrocknen und Duschen trotzdem meist Neuauftragen erforderlich). Die Sonnenschutzmittel sollen im UV-A- und UV-B-Bereich schützen. Als "Mallorca-Akne" bezeichnet man durch die Wechselwirkung von Licht sowie Emulgatoren der Sonnenschutzmittel ausgelöste Hauterscheinungen
- langsam steigende Sonnenexposition (von Tag zu Tag nicht mehr als 10-20 %)
- Verbringen der Mittagszeit im Schatten

Selbstbräunende Cremes färben nur die Hornschicht der Haut, fördern aber nicht die Pigmentierungsvorgänge. So kann nur ein kosmetisch befriedigender Effekt, aber keine Schutzwirkung erreicht werden. Auch die sogenannten "Vorbräuner" bewirken keine Beschleunigung der physiologischen Bräunung. Bräunungseffekte sind auch im Schatten zu erreichen, da die Sonnenstrahlung – durch die Luftpartikel gebrochen – auch z.T. parallel zur Erde verläuft und somit auch unter den Schattenspender gelangt. Schnee, Sand, Wasser und eine größere Höhenlage verstärken die Sonnenstrahlung (kürzere Sonnenbäder!).

Unter längerer, intensiver Sonneneinstrahlung sollten kein Deo, Parfüm oder Make-up verwendet werden, um das Entstehen von Hautreizungen und hellen Flecken zu vermeiden.

Zur allgemeinen **Prävention** unterrichtet das Bundesamt für Strahlenschutz (BfS) die Bevölkerung über die natürliche UV-Strahlung. Die Messwerte werden auf der Internetseite des BfS veröffentlicht (www.bfs.de). Für die gesundheitliche Bewertung wird Sonnenbrand (Erythem, kurzzeitig verzögerte biologische Antwort auf zu starke UV-Bestrahlung) herangezogen. Die Angaben erfolgen als **UV-Index** (UVI), einem international einheitlichen Maß für die sonnenbrandwirksame UV-Strahlung. Das internationale UVI-Schutzschema ist in Tab. 12.1. wiedergegeben.

Merke:

Übermäßige Sonnenbestrahlung kann durch die UV-Strahlung Sonnenbrand, Augenentzündungen, Hautkrebserkrankungen, Sonnenallergien und vorzeitige Hautalterung hervorrufen. Das Risiko ist für hellhäutige Personen und Kinder besonders groß. Deshalb sollte man sich nur langsam an längere Sonneneinstrahlung gewöhnen und Sonnenschutzpräparate mit einem dem Hauttyp angepassten Lichtschutzfaktor verwenden.

Sonnenbaden in der Mittagszeit ist zu vermeiden (kurzer Schatten, kurzer Aufenthalt in der Sonne; längerer Schatten, längeres Sonnenbaden möglich).

UV-A- und UV-B-Strahlen sind als eindeutig **krebserzeugend für den Menschen** eingestuft.

Das Bundesamt für Strahlenschutz (BfS) informiert zum Schutz der Bevölkerung aktuell über die solare UV-Situation.

12.3.4. Spezielle Wetterlagen

12.3.4.1. Föhn

Das Wetter kann durch das Zusammenwirken seiner verschiedenen Komponenten (Luftdruck, Lufttemperatur und Feuchte, Sonnenstrahlung, Wind) eine Förderung des Wohlbefindens, aber auch Gesundheitsstörungen verursachen.

UVI	Klassifikation	Zeit zum Erreichen eines Erythems (min)	Schutz	Maßnahme
>10	extrem	<15	extra Schutz	mittags im Innenraum, unbedingt Hemd, Sonnenlotion und Hut
8, 9, 10	sehr hoch	<20	extra Schutz	mittags im Innenraum, unbedingt Hemd, Sonnenlotion und Hut
6, 7	hoch	ab 20	erforderlich	mittags Schatten, Hemd, Sonnenlotion, Hut
3, 4, 5	moderat	ab 30	erforderlich	mittags Schatten, Hemd, Sonnenlotion, Hut
1, 2	niedrig	ab 30	nicht erforderlich	keine

Tab. 12.1: UV-Index-Schutzschema mit Angaben über ungefähre Zeiten zum Erreichen eines Erythems bei Hauttyp 2 (☞ Abb. 12.1).

Der **Föhn** ist eine Wetterlage, die für ihre gesundheitlichen Auswirkungen bekannt ist. Föhn wird durch folgende Wettererscheinungen ausgelöst:

Der **Föhn** oder **Föhnwind** ist ein warmer, trockener Fallwind, der – hangabwärts gerichtet – häufig auf der in Windrichtung gelegenen Leeseite von größeren Gebirgen auftritt. Er entsteht meist großräumig (**Föhnwetterlage**) und kann stetig wehen, aber auch böig sein. (☞ Abb. 12.2).

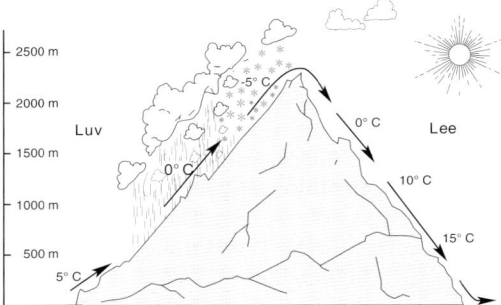

Abb. 12.2: Entstehung von Föhn: Aufsteigen und Abkühlen der Luft auf der Luvseite von Gebirgen, Bildung von Wolken und Niederschlägen, die trockene Luft erzeugt auf der Leeseite einen warmen Föhnwind.

Viele empfindliche Menschen reagieren auf diesen Fallwind mit unterschiedlichen Störungen wie Reizbarkeit, Kopfschmerzen, Schlafstörungen, Kreislaufbeschwerden (Pulsbeschleunigungen), Krämpfen der Bauchorgane und Verstärkung vorhandener Krankheiten.

Die Erscheinungen sind besonders häufig bei hohen Gebirgen (z.B. in den Alpen). Hierbei sollen auch die sogenannten **Atmosferics** eine Rolle spielen (☞ Kap. 12.3.4.3.).

12.3.4.2. Hitzewellen

Als **Hitzewelle** bezeichnet man eine ungewöhnlich lange Phase von direkt aufeinander folgenden heißen Tagen. Hitzewellen führen zu einer **erhöhten Gesamtmortalität**. Im Hitzesommer 2003 starben in Europa 35.000 bis 50.000, in Deutschland 7.000 Menschen als Folge hitzebedingter Belastungen. Die **Todesursachen** waren: Herzinfarkt, Herz-Kreislauf-Erkrankungen, Nierenversagen, Atemwegbeschwerden und Stoffwechselentgleisungen. Die überhöhte Sterblichkeit betrifft **alte bzw. kranke Menschen**. Detaillierte Auswertungen zeigen, dass sich die Hitzewelle 2003 am stärksten auf die Sterblichkeit bei sehr alten Menschen auswirkte.

So wurden die zusätzlichen Todesfälle in Frankreich für die Altersgruppe 45-74 Jahre auf 20 %, für die Altersgruppe 75-94 Jahre auf 70 % und für Menschen im Alter von über 94 Jahren auf 120 % geschätzt. Es gibt keine Hinweise auf eine überhöhte Sterblichkeit bei Säuglingen und Kleinkindern. In Zukunft wird das außergewöhnliche Ereignis 2003 ein regelmäßig auftretendes Problem darstellen. Folgende 3 zusammenwirkende Faktoren sind hierbei wichtig:

- **Demografische Entwicklung:** Mit der steigenden Lebenserwartung wird es eine wachsende Zahl extrem gefährdeter Menschen im Alter von 80 Jahren und darüber geben. Die Alterung der Bevölkerung und die Tatsache, dass die Zahl der über 60-Jährigen in den nächsten 30 Jahren auf das Doppelte ansteigen wird, sind weltweite Phänomene. Diese Alterung ist in den Industrieländern – insbesondere in Europa – am deutlichsten ausgeprägt.

- **Luftverschmutzung:** spielte 2003 eine wichtige Rolle. Unklar ist noch, welche Auswirkungen Temperatur und Ozon auf die überhöhte Sterblichkeit haben. Der Zusammenhang zwischen Ozonbelastung und überhöhter Sterblichkeit wurde in neun französischen Städten im Jahre 2003 auf sehr unterschiedliche Werte zwischen 3 % und 85 % geschätzt.

- **Treibhauseffekt:** Langfristige meteorologische Trends gehen von einer Erwärmung aus, so dass künftig mit hoher Wahrscheinlichkeit mehr Hitzewellen auftreten werden.

Um die Gesundheitsauswirkungen von Hitze zu reduzieren, haben europäische Wetterdienste (in Deutschland der Deutsche Wetterdienst, DWD) ein **Hitzewarnsystem** eingerichtet. Die gesundheitsrelevante Bewertung der thermischen Umwelt basiert auf der Ermittlung der **gefühlten Temperatur**. Diese beruht auf einem Wärmebilanzmodell des menschlichen Organismus und schließt alle relevanten Mechanismen des Wärmeaustausches mit ein. Entsprechend wird die Gefühlte Temperatur aus den Parametern Lufttemperatur, Luftfeuchtigkeit, Windgeschwindigkeit sowie lang- und kurzwellige Strahlungseinflüsse modelliert.

12.3.4.3. Atmospheric

"**Atmosferic**" oder "**Sferic**" sind elektromagnetische Impulse im Langwellenbereich von etwa 1 ms

Dauer, welche durch die weltweite Gewittertätigkeit hervorgerufen werden. Durch Blitzentladungen wird ein breites Spektrum elektromagnetischer niederfrequenter Wellen abgestrahlt, die sich mit Lichtgeschwindigkeit ausbreiten.

Unter Beeinflussung durch künstlich erzeugte Atmospherics in umbauten Räumen und Kraftfahrzeugen konnte eine Anhebung der subjektiven und objektiven Befindlichkeit festgestellt werden. Darüber hinaus wird vermutet, dass Atmosferics der Frequenz 10 kHz circadiane Rhythmen steuern. Die Wirkungen von Sferics werden kontrovers diskutiert.

> **Merke:**
>
> **Meteorotrope Reaktionen** sind Anpassungsreaktionen des Menschen an die wechselseitigen atmosphärischen Umweltbedingungen (Luftdruck, Lufttemperatur und Feuchte, Sonnenstrahlung, spezielle Wetterlagen, Atmosferics). Wetterreaktionen werden von Gesunden meist nicht bewusst wahrgenommen.
>
> Eine **Wetterfühligkeit** (Stimmungsveränderungen, Konzentrationsstörungen, Nervosität, Kopfschmerzen, Herzbeschwerden, Schlafstörungen u.a.) ist als Überempfindlichkeitsreaktion bei sensiblen, überlasteten und vorgeschädigten (Bronchitis, Herzkreislauferkrankungen) Personen zu beobachten. Wetterfühligkeit wird als eingeschränkte Anpassungsfähigkeit des Organismus interpretiert, welche sich meist nicht einzelnen meteorologischen Elementen zuordnen lässt.
>
> **Hitzewellen** führen zu einer **erhöhten Mortalität bei älteren Menschen**. Es wird vorhergesagt, dass in Zukunft Hitzewellen vermehrt auftreten werden. Als Präventionsmaßnahme haben Wetterdienste **Hitzewarnsysteme** eingerichtet.

12.4. Auswirkungen der Wetterlage auf die Immissionssituation

12.4.1. Inversion und Smog

Die **Atmosphäre** wird im Wesentlichen von der Erdoberfläche erwärmt (Verhalten der Atmosphäre zur Strahlung, Umsatz der Strahlung an der Erdoberfläche). Hieraus folgt, dass die **Lufttemperatur** mit zunehmender Höhe über dem Erdboden im Allgemeinen abnehmen muss. Die Temperaturabnahme beträgt 0,5–1,0 K auf 100 m Erhebung (vertikaler Temperaturgradient). Insbesondere durch die Sonneneinstrahlung erwärmt sich der Boden und dieser die bodennahen Luftschichten, welche dadurch eine geringere spezifische Dichte erlangen und zusammen mit den Schadstoffen aufsteigen.

Eine **Inversion** ist eine Luftschichtung, bei der es zu einem zeitweiligen Temperaturanstieg mit zunehmender Höhe kommt (Temperaturumkehr). Wir unterscheiden:

- **Bodeninversion**
  Auftreten einer vom Erdboden aus mit zunehmender Höhe ansteigenden Temperatur

- **Höheninversion**
  Unabhängig vom Erdboden wird in irgend einer Höhe die Temperaturabnahme durch eine Temperaturzunahme abgelöst

Folgen der Inversionsschichten für die Luftverunreinigungen sind (☞ Abb. 12.3):

- **bei Bodeninversion:**
  Durch die stabile Inversionsschicht mit in der Höhe zunehmender Lufttemperatur wird ein Luftaustausch weitgehend unterbunden

- **bei Höheninversion:**
  Von unten in der labilen Schicht mit in der Höhe abnehmender Lufttemperatur gut aufsteigende Luftverunreinigungen stoßen im Bereich der Inversion auf wärmere Umgebung und werden, da sie kälter und schwerer sind, wieder zum Absinken gezwungen. Von oberhalb der Inversionsschicht kommende Luftverunreinigungen erwärmen sich und steigen wieder in die kältere Umgebung auf

So wirken Inversionsschichten als Sperrschichten, welche das Aufsteigen von Luftverunreinigungen verhindern und zu einer Anreicherung von Luftverunreinigungen führen (Smog). Diese Luftverunreinigungen sind lokalisiert:

- bei Bodeninversionen und Höheninversionen
  - innerhalb der Inversionsschicht, wenn die Quellhöhe der Emission in dieser Schicht liegt (bodennahe Schichten werden verunreinigt)
  - oberhalb der Inversionsschicht, wenn die Quellhöhe der Emissionen sich höher als diese Schicht befinden (bodennahe Luftschichten sind vor Luftverunreinigung geschützt)

- zusätzlich bei Höheninversionen
  - unterhalb der Inversionsschicht, wenn die Quellhöhe der Emission unterhalb der Inversionsschicht liegt (bodennahe Luftschichten werden verunreinigt)

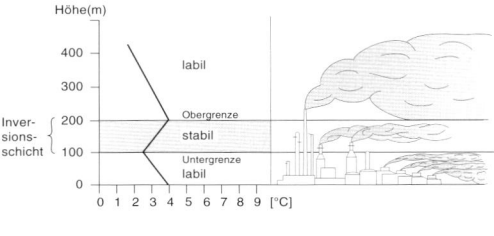

a

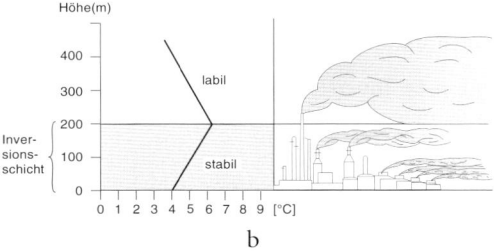

b

Abb. 12.3: Der Einfluss von Inversionswetterlagen auf die Schadstoffausbreitung.
a: Höheninversion; **b:** Bodeninversion.
Quelle: modifiziert nach Wunderlich, O.: Reinhaltung der Luft. In: Bachmann W, Dalichau G, Schiwy P, Grüner H: Das grüne Gehirn. Der Arzt des öffentlichen Gesundheitswesens, Band I, Verlag RS Schulz, Starnberg Percha, 1990.

Neben der thermischen Schichtung der Atmosphäre sind die Windgeschwindigkeit, Turbulenz und Windrichtung bei der Ausbreitung von Emissionen wichtig.

12.4.2. Wintersmog (London-Smog, Smog vom Reduktionstyp)

Smog ist eine englische Wortbildung aus smoke (Rauch) und fog (Nebel) und kennzeichnet eine starke Anreicherung von Luftverunreinigungen, welche die Gesundheit der betroffenen Personen beeinträchtigen können.

Der **Wintersmog** wird deshalb als London-Smog bezeichnet, weil London durch seine zahlreichen Kohleöfen bei zusätzlich nebliger Witterung besonders stark betroffen war. Die bekannteste Smog-Episode ereignete sich 1952 in London mit

einer Übersterblichkeit von 4.000 Personen innerhalb einer Woche. Weitere akute lufthygienische Episoden gab es 1930 im Maastal in Belgien mit einer 10,5-fachen und 1948 in Donora (USA) mit einer 8,5-fachen Übersterblichkeit. In Deutschland, insbesondere im Ruhrgebiet wurde zwischen 1979-1991 mehrmals Smogalarm (Überschreitungen von Grenzwerten für Schwefeldioxid in der Luft) ausgelöst. Je nach Höhe der Warnstufe wurden **Fahreinschränkungen und -verbote** erteilt. Die SO_2-Belastung der Luft ist stark rückläufig. Die Smog-Verordnungen sind durch EU-Regelungen abgelöst worden. Heute spielen Belastungen durch Dieselruß und Feinstaub eine wichtigere Rolle. Auch im Rahmen der neuen Regelungen können Fahrverbote erteilt werden.

Die Bildung des Wintersmogs erfolgt bei austauscharmen Inversionswetterlagen. Die warme Luft schiebt sich wie ein Deckel über die kalte Luft am Boden und verhindert den Luftaustausch. Es findet keine normale Konvektion statt. Oftmals wirkt zusätzlich die orographische Lage hemmend für den Luftaustausch (z.B. Talkessel). Dadurch steigt die Schadstoffkonzentration insbesondere in den städtischen Ballungsgebieten stark an. Die Windgeschwindigkeit ist bei Smogepisoden gering (meist weniger als 3 m/s). Diese Inversionswetterlage muss meist länger als 24 h anhalten, um gesundheitlich relevant zu werden. Der Smog kommt besonders an nasskalten, aber auch an sonnigen Herbst- und Wintertagen vor.

Das **Schadstoffgemisch**, welches den Wintersmog verursacht, besteht hauptsächlich aus

- Schwefeldioxid (☞ Kap. 13.7.1.) und
- mit Ruß bzw. Feinstaub (☞ Kap. 13.6.1.) beladenem Nebel

wobei andere Schadstoffe je nach örtlichen Emittenten hinzukommen, z.B.

- Kohlenmonoxid (☞ Kap. 13.7.3.) und
- Stickoxide (☞ Kap. 13.7.2.)

Hauptverursacher des Wintersmogs sind vorwiegend

- Hausbrand (vor allem Kohleöfen)
- Industrieabgase, aber auch
- Straßenverkehr

Gesundheitliche Auswirkungen durch Wintersmog sind

- Reizungen der Schleimhäute (Atemwege und Augen); Schwefeldioxid ist ein Reizgas
- leichte, reversible Beeinträchtigungen der Lungenfunktion (z.B. Abnahme der Vitalkapazität)
- Anstieg der Häufigkeit akuter respiratorischer Erkrankungen und Verstärkung chronischer respiratorischer Erkrankungen vor allem bei Personen mit Vorschädigungen der Atemwege (Asthma, Bronchitis) ab einer mittleren 24-h-Konzentration von 300 mg/m³ SO_2 und 250 mg/m³ Schwebstaub
- vermehrte Krankenhauseinweisungen infolge bronchialer und kardiovaskulärer Erkrankungen
- Anstieg der Mortalität bei älteren Menschen, besonders Personen, die durch Herz- Kreislauferkrankungen sowie Asthma und Bronchitis vorgeschädigt sind, ab einer mittleren 24-h-Konzentration von ca. 500 mg SO_2/m³ Luft bei gleichzeitiger Schwebstaubexposition ab 500 mg/m³

Durch Verringerung der Umweltverschmutzungen infolge von Umweltschutzmaßnahmen kommen dramatische Schadstoffkonzentrationen, wie in den 50er Jahren festzustellen waren, heute nicht mehr vor (Jahresmittelwert der meisten europäischen Städte 10-200 µg SO_2/m³). Schwefeldioxidkonzentrationen, die gesundheitsschädliche Effekte auslösen können, sind allenfalls im Zusammenhang mit Störfällen noch denkbar.

12.4.3. Sommersmog (Los-Angeles-Smog, Photochemischer Smog, Smog vom Oxidationstyp)

Der **Sommersmog** wird deshalb als Los-Angeles-Smog bezeichnet, weil er erstmals in Los Angeles mit seiner extrem hohen Verkehrsdichte (6,5 Millionen Kraftfahrzeuge) und häufig sonniger Wetterlage mit intensiver UV-Einstrahlung auftrat.

Die Bildung des Sommersmogs erfolgt bei stabilen Hochdrucklagen mit **starker Sonneneinstrahlung,** insbesondere bei Absinkinversionen aus Stickoxiden, Kohlenwasserstoffen und polyzyklischen Aromaten. Hauptverursacher sind Kraftfahrzeuge bei hoher Verkehrsdichte. Verglichen mit dem Jahr 1990 sind in Deutschland die Emissionen der Ozonvorläuferstoffe (Stickstoffoxide und flüchti-

ge organische Verbindungen ohne Methan) bis 2006 um 51 % beziehungsweise 64 % zurückgegangen. Der geringere Ausstoß von Ozonvorläufersubstanzen führte bereits in den 1990er Jahren zu einer Abnahme der Ozonspitzenwerte. Im Sommer 2003 wurde eine außergewöhnlich lang anhaltende Wettersituation beobachtet, welche die Ozonbildung begünstigte.

Bei diesem Smogtyp reagieren o.g. Schadstoffe unter Einwirkung starker ultravioletter Strahlung mit Sauerstoff zu **Photooxidantien:**

- Ozon (beträgt bis zu 90 % des Anteils der Photooxidantien)
- Peroxiacetylnitrat (PAN)
- Peroxibenzoylnitrat (PBN)
- Aldehyde
- organische Säuren u.a.

Hauptverursacher des Sommersmogs sind

- Autoabgase

Weitere Quellen für die Vorläufer des Ozons sind Braun- und Steinkohlekraftwerke, aber auch der Lösungsmittelverbrauch in Industrie und Haushalt.

▶ Reduzierung der sommerlichen Ozonkonzentration

Die wesentlichen Maßnahmen umfassen die Senkung der Emissionen der **Vorläuferstoffe** (NOx und VOC) im Verkehrsbereich (Abgasminderung vor allem schwere Nutzfahrzeige wie Busse und Lastwagen), aus stationären Quellen (Kraftwerke, Kleingewerbe, Kleinfeuerungsanlagen) und aus Lösemitteln (Hauptquelle der VOC Emissionen).

Untersuchungen haben bestätigt, dass kurzfristige Maßnahmen zur Verminderung der Ozonspitzen nicht regional, sondern überregional oder sogar länderübergreifend angelegt werden müssten. In Betracht kommen hierfür überregionale Geschwindigkeitsbeschränkungen und überregionale Fahrverbote.

12.4.4. Ozon

Definition: Ozon besteht aus drei Sauerstoffatomen. "Normaler" Sauerstoff, den wir zum Atmen brauchen – O_2 – ist zweiatomig. Die chemische Formel für Ozon lautet: O_3. Ozon ist eines der wichtigsten Spurengase in der Atmosphäre.

Eigenschaften: Ozon ist ein farbloses, giftiges und chemisch sehr reaktives Gas. Es greift viele andere

Stoffe an und kann deshalb Menschen, Pflanzen und Materialien schädigen. Ozon ist ein Treibhausgas, trägt also zur Erwärmung der Erdatmosphäre bei.

Entstehung: Ozon wird nicht direkt freigesetzt, sondern bei intensiver Sonneneinstrahlung durch komplexe photochemische Prozesse aus Vorläuferschadstoffen – überwiegend Stickstoffoxiden und flüchtigen organischen Verbindungen – gebildet. Es wird deshalb als sekundärer Schadstoff bezeichnet. Hohe Lufttemperaturen und starke Sonneneinstrahlung begünstigen die Entstehung von bodennahem Ozon in der Atmosphäre. Dies ist typisch für die meteorologischen Bedingungen während sommerlicher Hochdruckwetterlagen.

Unterschied: Der Unterschied zwischen Sommersmog und Ozon ist, dass Sommersmog ein Schadstoffgemisch aus Photooxidantien ist. Dies sind Stoffe, die in den unteren Luftschichten der Atmosphäre bei intensiver Sonnenstrahlung aus einer Vielzahl von Vorläufersubstanzen gebildet werden. Ozon ist die Leitsubstanz des Sommersmogs, da es von der Konzentration und den Wirkungen her in diesem Gemisch dominiert.

Zum Schutz der menschlichen Gesundheit gilt seit 2010 ein Zielwert (EU Richtlinie und 33. BImSchV) von 120 µg/m³ (höchster 8 h-Mittelwert eines Tages, darf an höchstens 25 Tagen pro Kalenderjahr überschritten werden, gemittelt über 3 Jahre). Zusätzlich sind in der 33. BImSchV eine Informations- und Alarmschwelle (jeweils höchster 1 h-Mittelwert eines Tages) von 180 und 240 mg/m³ definiert. Abb. 12.4 gibt eine Zusammenstellung der Anzahl von Tagen mit Ozonwerten >120 µg/m³ in den Jahren 1995-2007. Die jeweils aktuellen Ozonwerte in Deutschland werden vom Umweltbundesamt veröffentlicht.

▶ Gesundheitliche Auswirkungen durch Ozon

Veränderungen von Lungenfunktionsparametern (Abnahme des forcierten Ausatemvolumens, Zunahme des Atemwegwiderstands) treten ab 160 bis 300 µg/m³, bei empfindlichen Personen möglicherweise schon ab 100 µg/m³ auf. Bei körperlicher Belastung (Joggen in der Mittagshitze) sind die Wirkungen erhöht. Diese funktionellen Veränderungen und Beeinträchtigungen normalisieren sich im Allgemeinen weitgehend im Laufe von 1-3 h nach Expositionsende. Bei besonders starken Be-

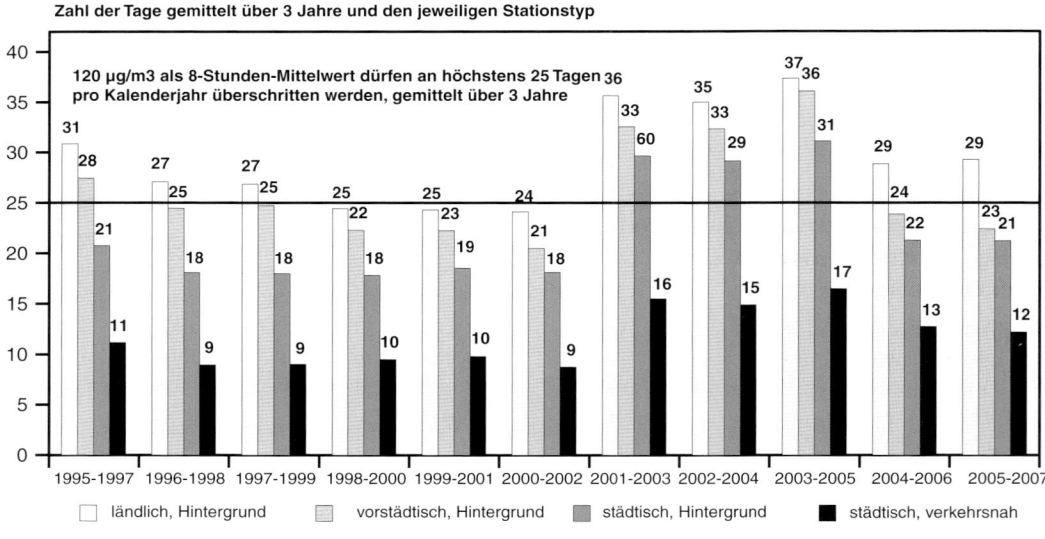

Abb. 12.4: Zahl der Tage mit Überschreitung des Ozon-Zielwertes (120 µg/m³) zum Schutz der menschlichen Gesundheit. Die Ozonbelastung im Zentrum der Ballungsräume, besonders an verkehrsreichen Straßen, ist deutlich niedriger als am Stadtrand und in den angrenzenden ländlichen Gebieten, da das durch die NO_x-Emissionen des Ballungsraumes in großer Menge vorhandene NO sehr schnell das entstehende Ozon wieder abbaut (Quelle: Umweltbundesamt, 2008).

lastungen lassen sich allerdings geringe Abweichungen noch nach 24-48 h feststellen.

Entzündliche Reaktionen des Lungengewebes wurden ab 160 µg/m³ bei 6,6-stündiger Exposition mit intermittierender körperlicher Belastung beobachtet. Diese klingen nur langsam (Tage) ab und bilden sich nicht immer vollständig zurück.

Ozon selbst ist kein Allergen. Durch von der Reizwirkung im peripheren Lungengewebe ausgelöste entzündliche Prozesse können möglicherweise gleichzeitig anwesende chemische oder biologische Allergene tiefer in das geschädigte Gewebe eindringen, was eine Allergisierung begünstigen könnte.

Eine Auswertung europäischer Zeitreihen-Studien ergab einen statistisch signifikanten Zusammenhang zwischen der Höhe der Ozon-Konzentration (8 h-Mittelwert) und der täglichen Gesamt-Mortalität mit einem Anstieg um 0,3 % und bei der kardiovaskulären – Todesfälle in Folge von Herz-Kreislauferkrankungen – Mortalität um 0,4 % pro 10 µg/m³ Ozon. In der größten zur Verfügung stehenden Kohorten-Studie aus den USA (Kohorte der American Cancer Society ACS) wurde aber kein Zusammenhang zwischen Mortalität und Ozon gefunden.

In Zellkulturen wirkt Ozon sowohl bei Bakterien und Pflanzen als auch bei Säugetierzellen eindeutig genotoxisch. Auch nach der Ozonexposition von Tieren ist ein genotoxisches Potenzial nachweisbar, allerdings nicht so durchgängig wie in der Zellkultur; darüber hinaus kann Ozon infolge seiner starken Reizwirkung kokanzerogen wirken. In epidemiologischen Studien wurde kein Zusammenhang zwischen Ozonkonzentration und Lungenkrebs gefunden.

Subjektive Befindlichkeitsstörungen **wie Tränenreiz (verursacht durch Begleitstoffe des Ozons), Reizung der Atemwege, Husten, Kopfschmerzen und Atembeschwerden treten ab 200 µg/m³ auf. Die akuten Reizerscheinungen an Augen und Schleimhäuten sind von der körperlichen Aktivität weitgehend unabhängig.**

Merke:

Die **meteorologische Voraussetzung von Smogepisoden** ist eine Inversionslage (vertikale Temperaturzunahme) bei gleichzeitig vermindertem horizontalem Abtransport (zu niedrige Windgeschwindigkeiten, Hemmung durch die orographische Lage).

Leitschadstoffkomponenten des Wintersmogs (London-Smog) sind Schwefeldioxid und Ruß, die vorwiegend durch Hausbrand (insbesondere Kohleöfen) und Industrieabgase emittiert werden. SO_2 kann in Verbindung mit hoher Luftfeuchtigkeit Schwefelsäureaerosole bilden. Wintersmog spielt heute in Deutschland dank umweltpolitischer Maßnahmen keine Rolle mehr.

Die **Leitschadstoffkomponente des Sommersmogs (Los-Angeles-Smog)** ist Ozon, welches bei starker Sonneneinstrahlung vor allem aus Stickoxiden der Kraftfahrzeuge durch photolytischen Zerfall entsteht:

$$NO_2 \rightarrow NO + O \text{ und } O_2 + O \rightarrow O_3$$

Weiter sind am Sommersmog u.a. Peroxide und Aldehyde beteiligt.

Die Photooxidantien bilden sich aus Stickoxiden, Kohlenwasserstoffen und polyzyklischen Aromaten, welche vor allem durch Kraftfahrzeuge emittiert werden.

Wintersmog tritt nur in Ballungsräumen auf, während das Ozon in Reinluftgebieten oft eine höhere Konzentration erreicht.

Die **gesundheitlichen Auswirkungen** betreffen bei **Wintersmog** insbesondere Beeinträchtigungen von Lungenfunktionsparametern, eine Erhöhung der Morbidität und Mortalität bei durch Lungen- und Herz-Kreislauf-Erkrankungen Vorgeschädigten und bei **Sommersmog** Befindlichkeitsstörungen, Augenreizungen, Beeinträchtigungen der körperlichen Leistungsfähigkeit sowie von Lungenfunktionsparametern und vermehrte Asthmaanfälle.

Das sommerliche Ozon kann langfristig durch eine Reduktion der Emissionen der Vorläufersubstanzen gesenkt werden. Kurz vor oder während der Ozonperiode kommen **Geschwindigkeitsbeschränkungen** oder auch **regionale Fahrverbote** in Betracht.

12.4.5. Saurer Regen und Waldschäden

Als **Saurer Regen** wird Niederschlagswasser bezeichnet, dessen Säuregrad höher ist als der des unverschmutzten Wassers (pH-Wert <5,6; der Mittelwert in der Bundesrepublik Deutschland beträgt 4,1; die Spitzenwerte liegen bei 2,4). Ein pH-Wert um 1 entspricht hierbei aufgrund der logarithmischen Berechnung einer Erhöhung der Säuremenge um das Zehnfache.

Luftverunreinigungen können auf dem Luftwege über weite Strecken transportiert werden und dann mit Regen, Nebel oder Schnee (Nassdeposition) bzw. gebunden an Schwebstaub (Trockendeposition) die Erde erreichen. Kalkarme Böden und Gewässer neutralisieren die Säuren nur unvollständig und werden sauer.

Saurer Regen verursacht verstärkte Verwitterungserscheinungen insbesondere auch an Kunstwerken und Baudenkmälern.

Verschiedene Faktoren bestimmen die Vitalität von Waldökosystemen. Neben natürlichen Einflüssen wie Witterung oder Insektenfraß gehören dazu auch vom Menschen verursachte Stoffeinträge in den Wald. Diese Faktoren und der aktuelle Waldzustand beeinflussen sich gegenseitig und können sich in ihrer Wirkung verstärken oder abschwächen. Den Stoffeinträgen aus der Luft kommt dabei eine Schlüsselrolle zu. Hauptquellen der Luftschadstoffe sind Industrieanlagen, Kraftwerke, Verkehr, Haushalte, Kleinverbrauch und Tierhaltung. Die für den Waldzustand bedeutendste Luftschadstoffe sind Ammoniak (NH_3), Schwefeldioxid (SO_2) und Stickstoffoxide (NO_x). Sie wirken einzeln oder in komplexem Zusammenspiel unterschiedlich auf die Waldökosysteme. Zu beobachten sind vor allem Stickstoffüberschüsse im Gesamtsystem, Versauerung und Basenverarmung der Waldböden sowie direkte Schäden durch Ozonwirkungen. Auch Veränderungen in der Artenzusammensetzung der Bodenvegetation werden in Fallstudien untersucht.

▶ Der Waldzustand in Deutschland

Die Hauptbaumarten sind: Fichte (*Picea abies*), Kiefer (*Pinus sylvestris*), Buche (*Fagus sylvatica*), Stiel- und die Traubeneiche (*Quercus robur, Quercus petraea*).

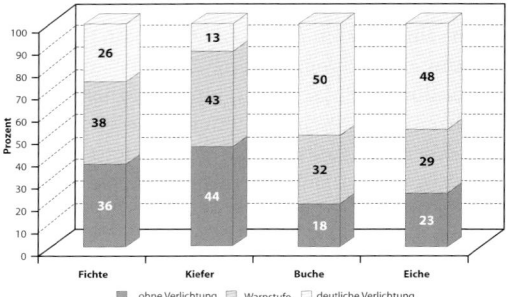

Abb. 12.5: Zustand der vier Hauptbaumarten gem. Waldzustandbericht 2009. Ursache für das schlechte Abschneiden der Buche ist die starke Fruktifikation. Die Produktion der Samen stellt zwar auf der einen Seite den Baumnachwuchs im Wald sicher, geht aber auf der anderen Seite zu Lasten der Belaubung.

Die Wälder leisten einen wesentlichen Beitrag zum Klimaschutz, da sie große Mengen CO_2 binden können. Schätzungen gehen davon aus, dass sowohl ober- als auch unterirdisch insgesamt 1,2 Mrd. Tonnen Kohlenstoff gebunden sind. Zusätzlich findet das Holz aus energetischen Gründen Verwendung und verringert dadurch den Verbrauch fossiler Brennstoffe.

Als Hauptbestandteile des sauren Regens führen Ozon und andere Photooxidantien sowie Schwefel- und Salpetersäure bei den Nadelbäumen zu einer direkten Schädigung der Nadeln und Blätter durch Auflösung ihrer schützenden Wachsschicht und Auswaschung lebensnotwendiger Mineralien sowie Beeinträchtigung der Spaltöffnungen mit Störung der Wasserregulation durch Verdunstung. Anhaltende O_3-Belastung schädigt die Zellmembranen, behindert die Assimilation und den Nährstofftransport.

Speziell gefährdet sind Nadelholzbestände auf sauren, nährstoffarmen Sandböden bei disharmonischer Ernährung (viel Stickstoff, wenig Ca und Mg).

Merke:

"**Saurer Regen**" entsteht insbesondere aus Schwefel- und Stickoxiden, welche mit Sauerstoff und Wasser Schwefel- und Salpetersäure bilden und als Nassdeposition (Regen, Nebel, Schnee) oder Trockendeposition (gebunden an Schwebstaub) die Erde erreichen und den pH-Wert von Wasser und Boden senken.

Waldsterben: Den Stoffeinträgen aus der Luft kommt dabei eine Schlüsselrolle zu. Hauptquellen der Luftschadstoffe sind Industrieanlagen, Kraftwerke, Verkehr, Haushalte, Kleinverbrauch und Tierhaltung. Weitere Faktoren, die bei einem bereits gestörten Gleichgewicht das Absterben der Bäume beschleunigen können, sind ungünstige klimatische Bedingungen, Nährstoffmangel, Grundwasserabsenkungen, Schädigungen durch Insekten, Viren und Pilze und zu hoher Wildbesatz.

Vorbeugend gegen Waldschäden und sonstige Schäden in der Vegetation wirken die allgemeinen und speziellen Maßnahmen zur Emissionsverminderung (☞ Kap. 13.10.). Kompensationskalkung oder Baumartenwechsel kommen häufig zu spät oder führen zu anderen unerwünschten ökologischen Störungen. Wiederaufforstungsmaßnahmen bleiben ohne Senkung der Immissionen oft ohne nachhaltigen Erfolg.

12.5. Auswirkungen von Luftverunreinigungen auf die globale Klimasituation

12.5.1. Treibhauseffekt

Definition: Unter **Treibhauseffekt** versteht man die natürliche Erwärmung der Atmosphäre, welche durch folgende Mechanismen hervorgerufen wird (☞ Abb. 12.6):

- Die kurzwellige Sonnenstrahlung (hauptsächlich im sichtbaren Bereich) dringt durch die Atmosphäre und erwärmt die Erdoberfläche

- Die Erdoberfläche strahlt, wie alle warmen Körper, längerwellige Wärmestrahlung (Infrarotstrahlung) aus (ca. 90 % der von der Erdoberfläche absorbierten Sonnenstrahlung wird im Infrarotbereich zurückgestrahlt!)

- Die Atmosphäre bildet gegen diese Rückstrahlung teilweise (bis zu 90 %) eine Sperre (Absorption der Wärmestrahlung an bestimmten, meist 3-atomigen Gasmolekülen, z.B. H_2O, CO_2, O_3, N_2O) und strahlt die Wärme zur Erde zurück. Der Anteil des Wasserdampfes am natürlichen Treibhauseffekt beträgt mehr als 60 %

Der Treibhauseffekt wurde 1824 von Joseph Fourier entdeckt und ist 1896 erstmals quantitativ von Svante Arrhenius genauer beziffert worden. Die systematische Erforschung des atmosphärischen Treibhauseffekts begann aber erst 1958 durch Charles D. Keeling.

CO_2 ist das mengenmäßig bedeutsamste Treibhausgas, daher kann seine Konzentration in der Atmosphäre als Indikator für den anthropogenen Treibhauseffekt genutzt werden. Die atmosphärische CO_2-Konzentration ist seit 1750 um etwa 36 % gestiegen und hat (im Jahr 2008) einen Wert von rund 387 ppm erreicht (☞ Abb. 12.7). Die gegenwärtige CO_2-Konzentration wurde in den vergangenen 650.000 Jahren (180-300 ppm) nicht erreicht. Die derzeitige jährliche Anstiegsrate ist die höchste der letzten 20.000 Jahre. Die globalen CO_2-Emissonen stellen etwa 75 % der gesamten Treibhausgasemissionen (in CO_2-Äquivalenten) dar, wobei der Hauptanteil auf Verbrennung fossiler Brennstoffe zurückzuführen ist.

Der Primärenergieverbrauch (PEV) in Deutschland ist seit Beginn der 90er Jahre trotz wirtschaftlichen Wachstums im Trend leicht rückläufig. Er lag 2007 um rund 7,14 % unter dem Wert von 1990. Schwankungen um den rückläufigen Trend waren in den vergangenen Jahren hauptsächlich auf den Einfluss der Witterungsbedingungen zurückzuführen, da sich in einem kalten Winter der Heizwärmebedarf deutlich erhöht. Eine Entkopplung des Wirtschaftwachstums vom Primärenergieverbrauch, wie man sie in Deutschland beobachten kann, ist weltweit noch nicht die Regel.

▶ Charakteristika und Emissionen der Treibhausgase

- Kohlendioxid (CO_2)

Das mengenmäßig wichtigste klimawirksame Gas ist Kohlendioxid (CO_2). Durch energiebedingte anthropogene Aktivitäten gelangen nach Berechnungen der Internationalen Energieagentur (IEA) weltweit jährlich über 26 Mrd. t CO_2 in die Atmosphäre.

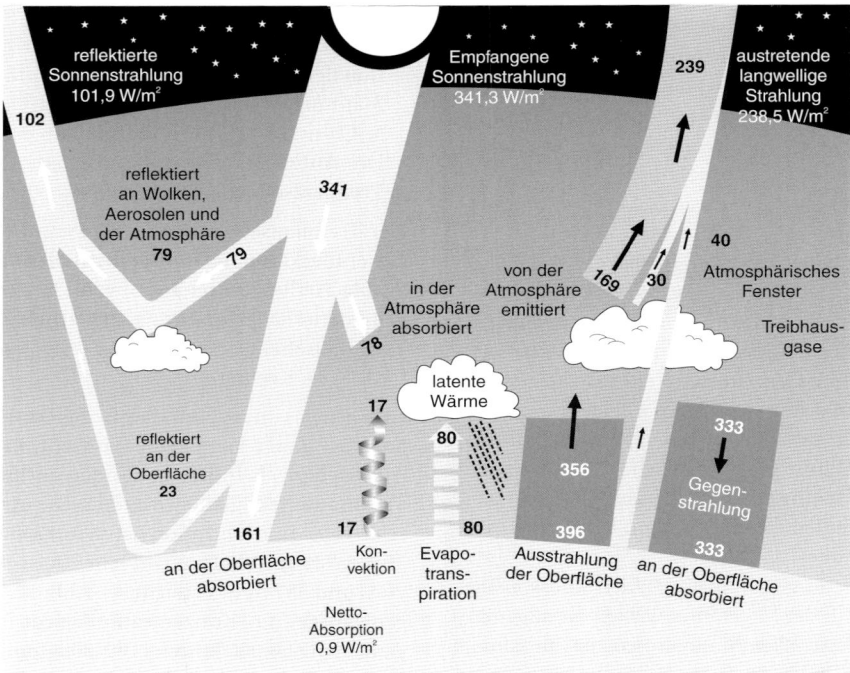

Abb. 12.6: Entstehung des Treibhauseffektes (Quelle: Trenberth, Fasullo and Kiehl (2009): *Earth's global energy budget.* In: Bulletin of the American Meteorological Society).

Wichtigste Senke von CO_2 ist der Ozean. In der terrestrischen Biosphäre, vor allem in Wäldern, werden durch die Photosynthese Kohlenstoffmengen in der Größenordnung von 120 Mrd. t jährlich aus der Atmosphäre aufgenommen und durch mikrobielle Zersetzung und Entwaldung wieder an diese abgegeben. Bei gleich bleibender Vegetation sind die aufgenommenen und abgegebenen CO_2-Mengen etwa gleich groß. Die großflächige Zerstörung von Wäldern führt hingegen zu massiven CO_2-Emissionen. Stickstoffdepositionen, CO_2-Düngewirkung und Bewirtschaftungsmaßnahmen hingegen erhöhen vor allem in den Industriestaaten die Menge des in Biomasse festgelegten CO_2. Diese Vorgänge führen sogar zu einer Nettoaufnahme von CO_2 von etwa 2,57 ± 3,67 Mrd. t $CO_2\,a^{-1}$.

• Methan (CH_4)

Die weltweit anthropogen emittierten CH_4-Mengen werden im IPCC *(Intergovernmental Panel on Climate Change)*-Bericht von 2001 für das Jahr 2001 auf 347 Mio. t geschätzt, dies entspricht einem Anteil am anthropogenen Treibhauseffekt

von rund 20 %. Es entsteht dort, wo organisches Material unter anaeroben Bedingungen abgebaut wird. Die größten Methanmengen natürlichen Ursprungs stammen aus Feuchtgebieten (Sumpfgas). Die wesentlichen anthropogenen Quellen sind Reisanbau, Viehhaltung, Erdöl-/Erdgas-Förderung und -Verteilung, Bergbau und Deponien. Die wichtigste Abbaureaktion von Methan stellt die Umsetzung mit photochemisch in der Atmosphäre gebildeten OH-Radikalen zu CO_2 und H_2O dar.

• Distickstoffoxid, Lachgas (N_2O)

Die weltweiten jährlichen N_2O-Emissionen werden im IPCC-Bericht von 2007 auf etwa 6,7 Mio. t geschätzt, dies entspricht einem Anteil am anthropogenen Treibhauseffekt von etwa 6 %. Mikrobielle Umsetzungen von Stickstoffverbindungen in den Böden, die sowohl natürlichen als auch anthropogenen Ursprungs (Hauptquelle: Stickstoffdüngung) sein können, sind global die wichtigsten Quellen für N_2O. Stickstoffverbindungen werden in Böden direkt oder auch über den Wasser- und Luftpfad eingetragen. Ein direkter Eintrag von N_2O durch die Industrie in die Atmosphäre erfolgt in der Hauptsache durch Emission von N_2O bei der Adipinsäureherstellung (Adipinsäure: Grundstoff bei der Kunststoffherstellung, Lösemittel, Weichmacher) und in geringerem Umfang durch den Verkehr bei der katalytischen Reinigung von Kraftfahrzeugabgasen. Photochemische Prozesse bauen das N_2O im Wesentlichen erst in der Stratosphäre ab.

• Fluorierte Verbindungen

Zu den fluorierten treibhauswirksamen Verbindungen zählen neben den im Montreal-Protokoll geregelten Halonen, den voll- und teilhalogenierten Fluorchlorkohlenwasserstoffen (FCKW und H-FCKW) auch deren chlorfreie Ersatzstoffe, die halogenierten Kohlenwasserstoffe H-FKW, perfluorierte Kohlenwasserstoffe (FKW) und Schwefelhexafluorid (SF_6).

FCKW, H-FCKW, Halone und H-FKW sind ausschließlich anthropogenen Ursprungs. Sie wurden und werden zum Teil noch beim Einsatz von Sprays (Treibgas), aus Schaum- und Dämmstoffen, aus Kühlgeräten und Kälteanlagen (Kältemittel) sowie aus Feuerlöschgeräten emittiert. Darüber hinaus entstehen größere Mengen des H-FKW 23 als Nebenprodukt bei der H-FCKW 22-Produktion.

Die Hauptquellen für die Emissionen von FKW (hier vor allem CF_4, C_2F_6 und C_3F_8) sind die Elektrolyse in der Primäraluminiumherstellung und die Halbleiterproduktion. SF_6-Emissionen gehen vor allem auf Anwendungen dieses Gases in der Nichteisen-Metallproduktion, seinen Einsatz in gasisolierten elektrischen Schaltanlagen und in Schallschutzfenstern zurück.

Die Klimawirksamkeit der fluorierten Verbindungen ist wegen der höheren spezifischen Absorption im infraroten Bereich und teilweise sehr langen atmosphärischen Lebensdauer im Vergleich zu CO_2, CH_4 und N_2O sehr hoch. Daher wurden die nicht im Montreal-Protokoll geregelten H-FKW, FKW und SF6 im Jahre 1997 in das Kyoto-Protokoll, das Emissionsreduktionen für klimarelevante Gase vorschreibt, aufgenommen.

Die Emissionen der H-FKW, welche seit Anfang der 90er Jahre als FCKW-Substitute verwendet werden, haben in den vergangenen Jahren rapide zugenommen. So stieg die globale H-FKW 134a-Emission aus der Produktion zwischen 1990 und 2003 von nahezu Null auf etwa 114 800 t. Die aus

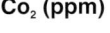

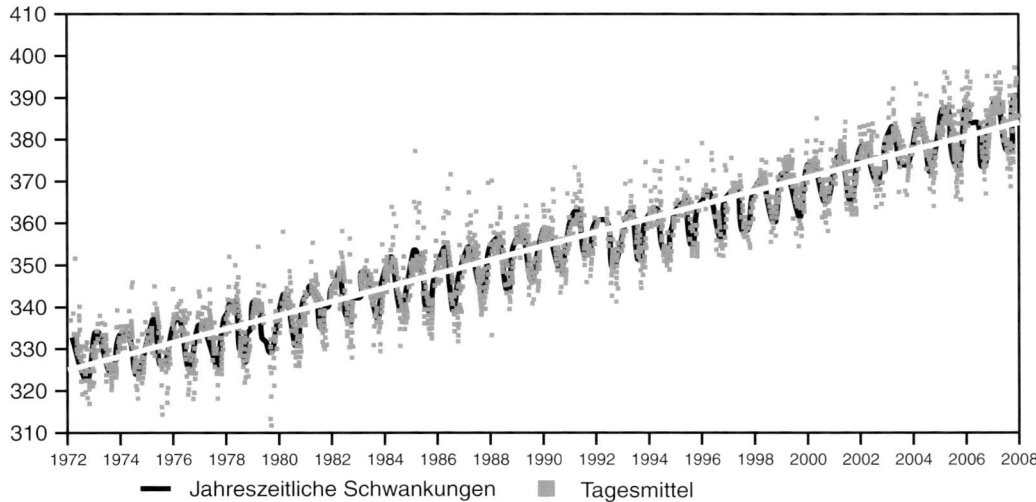

Abb. 12.7: Atmosphärische CO_2-Konzentration an der Messstation Schauinsland. [1]parts per million; 1 ppm = 1,83 mg/l. Weiße Linie: Langzeittrend.

der H-FCKW-Produktion stammenden H-FKW 23-Emissionen wurden, aus Messungen der atmosphärischen Konzentration in den Jahren 2001 und 2002, für das Jahr 2003 weltweit auf 14.700 t geschätzt. Bei einem Treibhauspotenzial von 14.310 entspricht diese Emissionsmenge 210 Mt CO_2-Äquivalente.

Da ein Großteil der produzierten H-FKW- und SF_6-Mengen in mehr oder weniger geschlossenen Anlagen (Kühlgeräte, Schäume, elektrische Schaltanlagen usw.) zum Einsatz kommen, werden diese gebunkerten Mengen erst mit einer Zeitverzögerung von bis zu 50 Jahren emittiert. Werden diese Mengen am Ende der Nutzungsdauer der Geräte und Anlagen nicht aufgefangen und zerstört oder wieder verwendet, bergen sie ein erhebliches Emissionspotenzial.

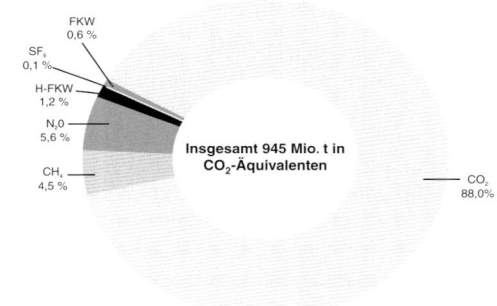

Die Angaben beruhen auf Berechnungen des Umweltbundesamtes auf der Grundlage der Veröffentlichungen der Arbeitsgemeinschaft Energiebilanzen, des Statistischen Bundesamtes und Expertenschätzungen.

Abb. 12.8: Anteile der Treibhausgase an den Emissionen (berechnet in CO_2-Äquivalenten) – 2008 (Quelle: Umweltbundesamt, Presseinformation Nr. 16/2009 vom 29.03.2009).

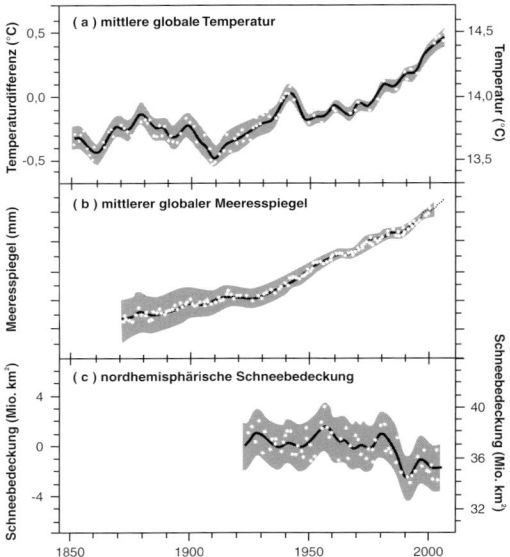

Änderung von Temperatur, Meeresspiegel und nordhemisphärischer Schneebedeckung
Änderung gegenüber 1961-1990

Abb. 12.9: Beobachtete Änderungen a) der mittleren globalen Erdoberflächentemperatur, b) des mittleren globalen Meeresspiegelanstiegs aus Pegelmessungen (grau) und Satellitendaten (gepunktete Linie Mitte rechts oben) und c) der nordhemisphärischen Schneebedeckung während März-April. Alle Änderungen werden relativ zum Mittel der Periode 1961-1990 angegeben. Die geglätteten Kurven repräsentieren die über ein Jahrzehnt gemittelten Werte, während Kreise die jährlichen Werte darstellen. Die schattierten Flächen zeigen die aufgrund einer umfangreichen Analyse bekannter Unsicherheiten (a und b) und aus den Zeitreihen (c) geschätzten Unsicherheitsbereiche. (Quelle: Intergovernmental Panel on Climate Change (IPCC) Fourth Assessment Report (AR4), WGI).

Wegen der weltweiten Verursachung der Klimaerwärmung ist ein wirksamer Klimaschutz nur möglich, wenn möglichst alle Staaten – und insbesondere die hauptverantwortlichen Industriestaaten – ihre nationale Verantwortung wahrnehmen. Im Rahmen mehr oder weniger erfolgreicher Zusammenkünfte wurden diesbezüglich erste Vereinbarungen getroffen (z.B. Umwelt-Gipfel Rio 1992, Kyoto 1997, Uno-Klimakonferenz Kopenhagen 2009). Gemäß Kyoto-Protokoll verpflichteten sich die Industrieländer, ihre Emissionen der sechs wichtigsten Treibhausgase bis zum Zeitraum 2008 bis 2012 insgesamt um mindestens 5 % gegenüber 1990 zu verringern. In Deutschland wird eine Reduktion des Ausstoßes von Treibhausgasemissionen gegenüber dem Basisjahr 1990 um 40 % bis zum Jahr 2020 angestrebt. 2007 konnten in Deutschland durch den Einsatz erneuerbarer Energien rund 106.000.000 t klimaschädlichen Kohlendioxids vermieden werden. Die Maßnahmen zur Luftreinhaltung sind konsequent fortzuführen (☞ Kap. 13.10.)

Merke:

Der **natürliche Treibhauseffekt** ist für die Erhaltung des Lebens auf der Erde unerlässlich.

Unter dem mit zunehmendem Energieverbrauch **verstärkten, anthropogenen Treibhauseffekt** versteht man die zunehmende Erwärmung der Atmosphäre, welche durch die Treibhausgase Kohlendioxid, FCKW, Methan, Ozon, Distickstoffoxid u.a. hervorgerufen wird.

Die Treibhausgase sind für die kurzwelligen Sonnenstrahlen gut durchdringlich, lassen aber die von der Erde reflektierten langwelligen Wärmestrahlen nicht in die Stratosphäre entweichen. Dadurch wird es langfristig auf der Erde wärmer. **Im Gegensatz zu anderen Emissionen wie Stickoxide und Schwefeldioxid ist mit Filteranlagen die Entstehung von CO$_2$ nicht zu verhindern.**

Die **entscheidenden Maßnahmen zur Verringerung des Treibhauseffektes** sind Reduzierung des Energieverbrauches, Ersatz fossiler Energieträger durch CO$_2$-ärmere bzw. CO$_2$-freie Energieträger, ein Stopp der weiteren Zerstörung des Regenwaldes und die Einstellung der FCKW-Produktion und -Freisetzung.

12.5.2. Abnahme der Ozonkonzentration (Ozonloch)

Ozon spielt in der Erdatmosphäre eine Doppelrolle. Das sog. **gute Ozon** befindet sich in den Luftschichten oberhalb von 10 km. Diese **Ozonschicht** ist Teil der Stratosphäre in 15-50 km Höhe. Ozon (O$_3$) wird unter der Einwirkung der energiereichen UV-Strahlung der Sonne aus Sauerstoff (O$_2$) gebildet und wieder durch diese in Sauerstoff zerlegt (Ozon-Sauerstoff-Zyklus). Die höchste Ozondichte liegt um ca. 20 km Höhe. Die Ozonschicht ist für das Leben auf der Erde unerlässlich, weil sie die **gefährliche UV-Strahlung absorbiert.** Diese **Filterfunktion** ist für die UV-Strahlung stark **wel-**

lenlängenabhängig. Mit kleiner werdender Wellenlänge unterhalb ca. 330 nm fällt die UV-Bestrahlungsstärke am Erdboden sehr stark ab. Man spricht auch von der UV-B-Kante. Bei noch kleineren Wellenlängen unterhalb von ca. 290 nm (UV-C) ist die UV-Strahlung selbst im Sommer in unseren Breitengraden nicht mehr nachweisbar. **Durch eine Verringerung der Ozonkonzentration in der Atmosphäre (Ozonloch) erhöht sich vor allem die Intensität der UV-B-Strahlung,** d.h., zusätzliche sehr energiereiche UV-Strahlung erreicht den Erdboden. Da die biologische Wirksamkeit dieses Strahlungsanteils sehr groß ist, haben auch **kleine Änderungen des Ozongehaltes in der Stratosphäre** erheblichen Einfluss auf das **Gefährdungspotential der Sonnenstrahlen** an der Erdoberfläche. Außerdem werden Land- und Wasserpflanzen durch vermehrte UV-Einstrahlung negativ beeinflusst.

Der Ozonabbau in der Stratosphäre erfolgt räumlich und zeitlich nicht gleichmäßig. Am **stärksten** ist er in den **polaren Regionen** und dort während der Monate September bis Dezember am Südpol ("antarktisches Ozonloch"). Über **Mitteleuropa** beträgt der Abbau der Ozonschicht über die letzten **35 Jahre etwa 7 %**, wobei die letzten Jahre keine Abnahme mehr zeigen (☞ Abb. 12.10). Der äquatoriale Bereich ist kaum betroffen.

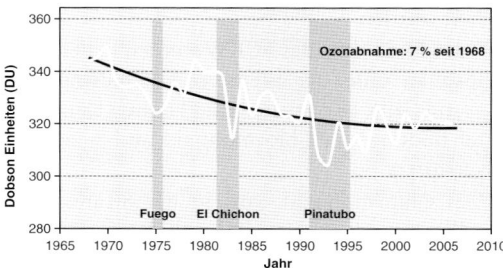

Abb. 12.10: Ozonschichtdicke am Hohenpeißenberg (Bayern) mit Episoden, in denen der Aerosolgehalt der unteren Stratosphäre durch Vulkanausbrüche erhöht war. Die Dobson-Einheit (DU: Dobson unit) ist ein Maß für die Ozonmenge in der Atmosphäre.

Die Ozonschicht wird hauptsächlich durch die aus **anthropogenen Quellen** stammenden **langlebigen chlor- und bromhaltigen Verbindungen** wie Fluorchlorkohlenwasserstoffe (FCKW) und Halone geschädigt. Weitere Verbindungen mit einem Ozonabbaupotenzial (ODP = *Ozone Depletion Potential*) sind Tetrachlorkohlenstoff, Trichlorethan, teilbromierte und teilchlorierte Kohlenwasserstoffe (H-FBKW und H-FCKW), Brommethan (Methylbromid) und Bromchlormethan. Halone (Verwendung z.B. in Feuerlöschern) sind organische Verbindungen, die sich von Methan und Ethan ableiten und Brom im Molekül besitzen. Halone haben im Vergleich zu FCKW ein 1- bis 10-mal höheres Zerstörungspotential. Für viele ozonschädigenden Substanzen wurden weltweite **Produktionsverbote erlassen** (Halone 1994, HFBKW 1996, Brommethan 2005). Die Mengen an Ozon abbauenden Stoffen in den unteren Atmosphärenschichten zeigen mittlerweile erste rückläufige Tendenzen. Eine Erholung der Ozonschicht (z.B. Mitteleuropa) wird frühesten ab etwa 2050 erwartet.

Die Zerstörung der Ozonschicht wird durch folgende Mechanismen verursacht:

- **Fluorchlorkohlenwasserstoffe (FCKW) steigen von der Troposphäre in die Stratosphäre auf** (☞ auch Kap. 13.8.3.4.). Im Jahr 2004 wurden 30.438 Tonnen ozonschichtschädigende FCKW und H-FCKW in Deutschland verwendet. 29.283 t ozonschichtschädigender Stoffe wurden als Ausgangsstoffe zur Herstellung anderer chemischer Erzeugnisse eingesetzt (96,2 %). Rechnet man die Ausgangsstoffe (29.283 t) von der Gesamtmenge ab, verbleiben 1.155 t, die vorwiegend in Kälte- und Klimaanlagen nachgefüllt wurden.

- Die **Chloratome des FCKW** werden in der Stratosphäre unter der intensiven UV- Bestrahlung vom FCKW abgespalten und können Ozon unter Bildung von Chlormonoxid und Sauerstoff zerstören

- Das Chlormonoxid wird in der Stratosphäre schnell durch Stickstoffdioxid (NO_2) unter Bildung von Chlornitrat ($ClNO_3$) sowie durch Methan (CH_4) unter Bildung von Chlorwasserstoff (HCl) gebunden

- Über dem Südpol kommt es im Winter bei Temperaturen unter −80°C zur Ausbildung von polaren stratosphärischen Wolken *(Polar Stratospheric Clouds,* PSCs*)*. Sie bestehen aus Salpetersäure/Wasser-Aerosolen (HNO_3) mit einer Teilchengröße von 1 mm. Während ihres Wachstums und bei tieferen Temperaturen wird weiteres Wasser und HCl in das Aerosol eingeschlossen. Durch Reaktionen des Chlornitrates mit Chlorwasserstoff oder Wasser an den Oberflächen der polaren stratosphärischen Wolken kommt es zur Bildung von Chlor und unterchloriger Säure.

Das entspricht einer Umverteilung von Chlor aus einer wenig aktiven Form in aktivere Formen bei gleichzeitiger Auskondensation der Stickstoffkomponente (Salpetersäure). Diese Prozesse laufen während des Polarwinters ab. In diesen gefrorenen Salpetersäuretröpfchen kann das Chlor zunächst nicht reagieren.

- Durch die **UV-Strahlung im polaren Frühling** zerfällt in diesen Aerosolwolken das Chlormolekül Cl_2 in zwei Chloratome. Die Chloratome reagieren dann mit dem Ozon zu Chlormonoxid und Sauerstoff.

- **Chlormonoxid zerfällt photolytisch und steht wieder für eine Reaktion mit Ozon zu Chlormonoxid zur Verfügung. So kann jedes der Chloratome in der Ozonschicht zehntausende Ozonmoleküle spalten und in Sauerstoff umwandeln.**

Dieser Vorgang spielt sich vorwiegend in der Antarktis ab, weil es dort kälter ist als am Nordpol. Am Nordpol lösen sich die gefährlichen polaren Stratosphärenwolken im Frühjahr noch rechtzeitig auf, bevor die Sonne kommt.

Von einem **Ozonloch** wird üblicherweise erst gesprochen, wenn der Gesamtozongehalt weniger als 50 % des Normalwertes entspricht.

Der Ozonabbau und die Abkühlung über den Polen verstärken sich gegenseitig. Das Ozon absorbiert außer der UV-Strahlung noch ca. 10 % des sichtbaren Lichtes. Die aus dieser absorbierten Strahlung entstehende Energie heizt die Stratosphäre auf. Wird diese Heizwirkung infolge des Ozonabbaus geringer, sinkt die Temperatur der Stratosphäre weiter ab und die kritische Temperatur von −80°C kann häufiger unterschritten werden.

Wenn die Temperatur durch die Sonne weiter ansteigt, verdunsten die Eispartikel, Stickstoffdioxid wird aus Salpetersäure freigesetzt und kann sich mit Chlor wieder zu Chlornitrat verbinden bzw. es entsteht wieder Chlorwasserstoff, so dass das Chlor sich wieder in einer stabileren Form befindet (☞ Abb. 12.11).

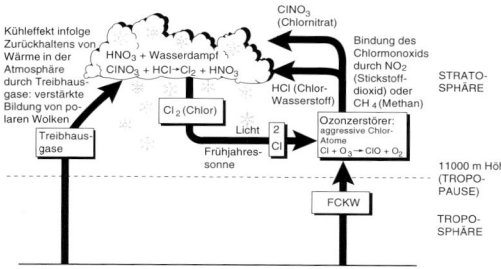

Abb. 12.11: Mechanismus der Ozonschichtzerstörung.

> **Merke:**
>
> **Die Ozonschichtzerstörung wird durch den Treibhauseffekt und die dadurch bedingte Abkühlung in der Stratosphäre begünstigt.**
>
> **1-2-3 Faustregel:**
> 1 % Ozonabnahme → 2 % Zunahme der UV-Strahlung → 3 % Anstieg der Hautkrebsrate.
>
> **Das in der Stratosphäre befindliche Ozon schützt alles Leben in der Troposphäre vor der zellschädigenden energiereichen UV-Strahlung. In der Troposphäre ist Ozon ein wichtiges Schadgas.**
>
> Ozon nimmt in der Troposphäre (bis ca. 11 km über der Erdoberfläche) zu und in der Stratosphäre (zwischen ca. 11 bis 50 km über der Erdoberfläche) ab.
>
> Das in der **Troposphäre** insbesondere aus Stickoxiden und Kohlenwasserstoffen der Autoabgase unter UV-Einwirkung **gebildete Ozon** ist erheblich **an Vegetationsschäden beteiligt** (Waldsterben), kann Ernteverluste induzieren, das Phytoplankton schädigen und führt in erhöhter Konzentration insbesondere bei empfindlichen Menschen zu **Gesundheitsstörungen und Erkrankungen.**
>
> Das Ozon ist schwerer als Luft und kann daher nicht aufsteigen und Defizite der atmosphärischen Ozonschicht ausgleichen.
>
> **Die Verringerung der Ozonschicht in der Stratosphäre begünstigt die Erhöhung der Ozonwerte in der Troposphäre durch verstärkte UV-Einstrahlung über dem Erdboden.**

12.5.3. Gesundheitliche Folgen des Klimawandels

Die Gesundheitsrisiken des Klimawandels sind vielfältig. Sie umfassen:

- Verletzungen und erhöhte Mortalität durch Extremwetter wie Hochwasser, Hitzewellen, Stürme, Lawinen und Erdrutsche

- an der Ostsee und in Binnengewässern steigt das Risiko von Haut-, Magen- und Darmirritationen sowie möglicherweise auch von Leberschäden durch die Zunahme giftiger Cyanobakterien

- Anstieg allergischer Erkrankungen: Ursache hierfür ist u.a. die Ausbreitung allergieauslösender Pflanzenarten wie dies am Beispiel von Ambrosien schon beobachtet werden kann. Die ursprünglich in Nordamerika beheimatete Pflanze (Beifuß-Ambrosie, *Ambrosia artemisiifolia*, Beifußblättriges Traubenkraut) breitet sich stark in Deutschland aus. Die Pollen der Ambrosie sind hochallergen. Weitere Beispiele sind die Zunahme der Raupendermatitis durch die Ausbreitung des Eichenprozessionsspinners (Raupe eines in Deutschland heimischen Nachtfalters)

- Anstieg von Infektionserkrankungen durch neue Krankheitserreger und ihrer Überträger bzw. vermehrtem Lebensmittelverderb: z.B. Ausbreitung der Tigermücke *(Aedes albopictus)*, Überträger von Gelb-, West-Nil-, Dengue- und Chikungunya-Fiebers. Ausbreitung von Zecken (Überträger von FSME, Borreliose) und Nagetieren (z.B. Überträger von Hantaviren); bei steigenden Temperaturen verderben Lebensmittel schneller, dies könnte zu einem Anstieg von Durchfallerkrankungen führen

- **Anstieg von Hautkrebserkrankungen durch Zunahme der UV-Exposition**

Internet

Umweltbundesamt: www.umweltbundeamt.de

Lufthygiene

13. Lufthygiene

13.1. Definitionen

> **Luftverunreinigungen** sind Veränderungen der natürlichen Zusammensetzung der Luft, insbesondere durch Rauch, Ruß, Staub, Gase, Aerosole, Dämpfe und Geruchsstoffe.
>
> **Luftverunreinigungen** liegen nach der **Definition der Weltgesundheitsorganisation** (WHO) vor, wenn ein oder mehrere luftverunreinigende Stoffe sich solange und in solcher Menge in der Außenluft befinden, dass sie für Menschen, Tiere, Pflanzen und Eigentum schädlich sind, zur Schädigung beitragen oder das Wohlbefinden oder die Besitzausübung unangemessen stören können.
>
> **Emissionen** sind die von einer Anlage (Betriebe, Maschinen, Geräte, Fahrzeuge, Grundstücke) ausgehenden Luftverunreinigungen, Geräusche, Erschütterungen, Licht, Wärme, Strahlen und ähnliche Erscheinungen.
>
> **Immissionen** sind die auf Menschen, Tiere und Pflanzen, den Boden, das Wasser, die Atmosphäre sowie Kultur- und sonstige Sachgüter einwirkenden Luftverunreinigungen, Geräusche, Erschütterungen, Licht, Wärme, Strahlen und ähnliche Umwelteinwirkungen.
>
> Mit **Transmission** bezeichnet man die Verteilung (Lage, Konzentration) von Luftverunreinigungen in der Atmosphäre unter dem Einfluss meteorologischer, physikalischer sowie chemischer Vorgänge.
>
> **Schädliche Umwelteinwirkungen** sind Immissionen, die nach Art, Ausmaß oder Dauer geeignet sind, Gefahren, erhebliche Nachteile oder erhebliche Belästigungen für die Allgemeinheit oder die Nachbarschaft herbeizuführen.
>
> Das Kapitel Lufthygiene befasst sich vor allem mit der **Außenluft**, besondere Aspekte der **Innenraumluft** werden im Kapitel Wohnhygiene behandelt.

13.2. Rechtsvorschriften

Luftschadstoffe verbreiten sich grenzübergreifend. Seit 1980 wird in der EU die Luftqualität durch Rahmenrichtlinien kontrolliert und beurteilt. Die **EU-Richtlinien** werden in nationales Recht (Bundesimmissionsgesetz) und nachgeordnete Verordnungen (TA-Luft) umgesetzt. So gab die **EU-Richtlinie 2008/50/EG** des Europäischen Parlaments und des Rates vom 21. Mai 2008[1] über **Luftqualität und saubere Luft für Europa** eine Umsetzung in nationales Recht bis Juni 2010 vor. Weitere Informationen dazu können auf der Internetseite der EU eingesehen werden (www://europa.eu.int. comm/environment/air/index.htm). Einige Bundesländer haben zusätzliche Rechtsverordnungen erlassen. Darüber hinaus gibt es **internationale Abkommen** (zur Emissionsminderung, zum Klima, zur Ozonschicht u.a.).

Das **Bundesimmissionsschutzgesetz** (BImSchG)[2] ist die **grundlegende Rechtsvorschrift** für den Immissionsschutz in der Bundesrepublik Deutschland. In ihm wurden bereits bestehende bundesrechtliche Vorschriften zusammengefasst und das vorherige Immissionsschutzrecht der Länder weitgehend ersetzt. Es gilt für Einrichtung, Betrieb und Inverkehrbringen von Anlagen einschließlich Fahrzeugen sowie den Bau öffentlicher Straßen, Eisenbahnen und Straßenbahnen.

Der Gesetzgeber geht hierbei von folgenden **Leitlinien** aus:

- **Verursacherprinzip:**
  Die Kosten der Immissionsschutzmaßnahmen sind grundsätzlich dem Verursacher der Emissionen zuzurechnen

- **Vorsorgeprinzip:**
  Es ist bereits dem Entstehen schädlicher Umweltwirkungen vorzubeugen, Immissionsschutzmaßnahmen sind schon auf der Konstruktions- bzw. Produktionsebene immissionsrelevanter Anlagen und Stoffe zu beginnen

- **Kooperationsprinzip:**
  Es soll eine partnerschaftliche Zusammenarbeit aller Beteiligten in Staat, Wirtschaft und Wissenschaft zur Senkung der Emissionen und Immissionen erfolgen. Nur so kann eine effektive Durchsetzung der Immissionsschutzforderungen erfolgen. Hierzu dienen

  - die Eigenkontrolle durch Immissionsschutz- und Störfallbeauftragte

  - die geforderte Emissionserklärung durch die Betreiber genehmigungspflichtiger Anlagen

- die Mitteilungspflicht bei Änderungen und Betriebseinstellungen genehmigungspflichtiger Anlagen
- die Auskunfts- und Unterstützungspflicht gegenüber den Behördenvertretern

Nach § 62 BImSchG[2] können **Verstöße gegen die Bestimmungen** als Ordnungswidrigkeiten mit Bußgeld geahndet werden. Schwere Verstöße können sogar als Straftat (nach §27 StGB) verfolgt werden.

Wichtige Forderungen des Gesetzes sind:

- **Einrichtung und Betrieb von Anlagen, welche schädliche Umwelteinwirkungen** sowie Benachteiligungen oder Belästigungen der Nachbarschaft **hervorrufen können, bedürfen einer Genehmigung.** Bei nicht gewerblichen Anlagen besteht Genehmigungspflicht nur, wenn diese in besonderem Maße geeignet sind, durch Luftverunreinigungen und Geräusche schädliche Umwelteinwirkungen hervorzurufen

- **Genehmigungspflichtige Anlagen sind so zu errichten und zu betreiben, dass**
  - schädliche Umwelteinwirkungen, erhebliche Nachteile und Belästigungen für die Allgemeinheit und die Nachbarschaft nicht hervorgerufen werden können
  - Vorsorge gegen schädliche Umwelteinwirkungen (z.B. Emissionsbegrenzung nach dem Stand der Technik) getroffen wird
  - Reststoffe vermieden bzw. ordnungsgemäß und schadlos verwertet oder, soweit das nicht möglich oder zumutbar ist, als Abfälle ohne Beeinträchtigung der Allgemeinheit beseitigt werden und entstehende Wärme nach den technischen Möglichkeiten genutzt wird

- **Nicht genehmigungspflichtige Anlagen sind so zu errichten und zu betreiben, dass**
  - schädliche Umweltwirkungen, die nach dem Stand der Technik vermeidbar sind, verhindert
  - unvermeidbare schädliche Umweltwirkungen auf ein Mindestmaß beschränkt und
  - entstehende Abfälle ordnungsgemäß beseitigt werden

- **Betreiber von genehmigungspflichtigen Anlagen sind verpflichtet,** dafür zu sorgen, dass
  - die Anlagen bestimmten technischen Anforderungen entsprechen

  - bestimmte Grenzwerte nicht überschritten werden
  - Messungen der Emissionen und Immission durchgeführt werden
  - sicherheitstechnische Prüfungen vor der Inbetriebnahme, nach der Inbetriebnahme und in regelmäßigen Abständen erfolgen und
  - Emissionserklärungen über Art, Menge, räumliche und zeitliche Verteilung der Luftverunreinigung, die von der Anlage in einem bestimmten Zeitraum ausgegangen sind, abgegeben werden

Vorhaben genehmigungspflichtiger Anlagen sind durch die zuständigen Behörden im amtlichen Veröffentlichungsblatt und in örtlichen Tageszeitungen bzw. im Internet bekanntzumachen und einen Monat zur Einsicht auszulegen. **Einwendungen** gegen das Vorhaben können bis zwei Wochen nach Ablauf der Auslegungsfrist erfolgen.

Für Kraftfahrzeuge gilt:

- Die durch die Teilnahme am Verkehr verursachten Emissionen dürfen bei bestimmungsgemäßem Betrieb die zum Schutz vor schädlichen Umwelteinwirkungen einzuhaltenden Grenzwerte nicht überschreiten.

- Sie müssen so betrieben werden, dass vermeidbare Emissionen verhindert und unvermeidbare Emissionen auf ein Mindestmaß beschränkt bleiben.

In Gebieten, in denen durch Luftverunreinigungen schädliche Umweltwirkungen auftreten können, müssen die nach Landesrecht zuständigen **Behörden veranlassen:**

- Aufstellung eines Emissionskatasters: Ermittlung von Art, Menge, räumlicher und zeitlicher Verteilung sowie Austrittsbedingungen von Luftverunreinigungen unter Berücksichtigung der meteorologischen Verhältnisse

- Durchführung von Immissionsmessungen: Fortlaufende oder zeitweilige Untersuchung von Art und Umfang bestimmter Luftverunreinigungen in der Atmosphäre sowie von für ihre Verbreitung bedeutsamen Umständen

Bei Überschreiten der Immissionswerte, die in Rechtsvorschriften festgelegt sind, hat die nach Landesrecht zuständige **Behörde zu veranlassen:**

- Aufstellung eines Luftreinhalteplanes als Sanierungsplan mit Maßnahmen zur Verminderung der Luftverunreinigung (auch Pläne zur Vorsorge möglich)

In bestimmten Gebieten, die eines besonderen Schutzes vor schädlichen Umwelteinwirkungen durch Luftverunreinigungen oder Geräusche bedürfen, können die Landesregierungen durch Rechtsverordnungen veranlassen, dass Anlagen

- nicht errichtet oder betrieben werden dürfen
- nur zu bestimmten Zeiten betrieben oder erhöhten betriebstechnischen Anforderungen genügen müssen oder
- bestimmte Brennstoffe nicht oder nur beschränkt verwenden dürfen

Der zweite und dritte Punkt gilt auch für Gebiete, in denen bei austauscharmen Wetterlagen (☞ Kap. 12.4.1.) ein starkes Ansteigen der Luftverreinigungen zu befürchten ist.

Eigentümer und Betreiber von Anlagen sowie Besitzer von Grundstücken, auf denen Anlagen betrieben werden, **sind verpflichtet, den Angehörigen bzw. Beauftragten der zuständigen Behörde**

- den Zutritt zu den Grundstücken und
- zur Verhütung dringender Gefahren für die öffentliche Sicherheit und Ordnung auch zu Wohnräumen zu gestatten
- die Vornahme von Prüfungen einschließlich der Ermittlung von Emissionen und Immissionen zu dulden
- Auskünfte zu erteilen und
- erforderliche zweckdienliche Unterlagen vorzulegen

Das Grundrecht der Unverletzlichkeit der Wohnung (Artikel 13 Grundgesetz) kann zur Durchführung o.g. Maßnahmen eingeschränkt werden.

Betreiber genehmigungspflichtiger Anlagen haben zu bestellen (sofern im Hinblick auf Art und Größe der Anlagen erforderlich):

- einen oder mehrere **Immissionsschutzbeauftragte,** welche den Betreiber und die Betriebsangehörigen in Angelegenheiten des Immissionsschutzes beraten, z.B. bei der Entwicklung und Einführung
  - umweltfreundlicher Verfahren und
  - umweltfreundlicher Erzeugnisse

- einen oder mehrere **Störfallbeauftragte,** welche z.B.
  - den Betreiber bei der Verbesserung der Sicherheit der Anlage beraten
  - ihm unverzüglich Störungen des Betriebes mitteilen, welche zu Gefahren für die Allgemeinheit und die Nachbarschaft führen können
  - die Einhaltung des Bundes-Immissionsschutzgesetzes und anderer auf Grund dieses Gesetzes erlassenen Rechtsverordnungen sowie die Erfüllung von Auflagen kontrollieren
  - regelmäßige Kontrollen der Betriebsstätte durchführen, über Mängel berichten und Vorschläge zu ihrer Beseitigung unterbreiten

Die **Bundesregierung wird ermächtigt u.a. vorzuschreiben,** dass

- serienmäßig hergestellte Teile von Anlagen nur in den Verkehr gebracht oder eingeführt werden, wenn
  - die Bauart zugelassen ist und
  - bestimmte Emissionen nicht überschritten werden sowie
- Brennstoffe, Treibstoffe, Schmierstoffe
  - nur hergestellt und in den Verkehr gebracht oder eingeführt werden dürfen, wenn sie bestimmten Anforderungen zum Schutz vor schädlichen Umweltwirkungen genügen

Kraftfahrzeuge, Anhänger, Schienen-, Luft- und Wasserfahrzeuge müssen so beschaffen sein, dass

- sie bei ihrem Betrieb die zum Schutz von schädlichen Umweltwirkungen einzuhaltenden Grenzwerte nicht überschreiten

Im Bundesimmissionsschutzgesetz finden sich keine Angaben über einzuhaltende Grenzwerte. Das ist darin begründet, dass das technische Recht nur schwer in Rechtsformen zu fassen ist und die Normen möglichst schnell der dynamischen Entwicklung angepasst werden müssen. Grenzwerte sind u.a. in der TA-Luft[3] festgelegt (☞ Kap. 13.3.).

Weitere wichtige Rechtsvorschriften auf dem Gebiet der Lufthygiene sind u.a. die

- **Technische Anleitung zur Reinhaltung der Luft (TA-Luft)[3]**
  enthält als Verwaltungsvorschrift zum Bundes-Immissionsschutzgesetz Vorschriften zur Einhaltung von Emissions- und Immissionskonzentrationen

- **Störfallverordnung**[4]
  verpflichtet die Betreiber genehmigungspflichtiger Anlagen zu Sicherheitsmaßnahmen, um Gefahren für die Allgemeinheit bei Störungen des Betriebes zu verhindern. Das gilt für gefährliche Stoffe wie 2,3,7,8- Tetrachlordibenzo-p-dioxin (TCDD), Phosgen, Blausäure, Chlor u.a.

- **Länderverordnungen**
  Festlegungen von Untersuchungsgebieten für Luftverunreinigungen

---

Merke:

Die **Rechtsvorschriften** auf dem Gebiet der Emissionen gehen davon aus, dass schädlichen Umwelteinwirkungen vorzubeugen ist, erforderliche Maßnahmen in erster Linie vom Verursacher zu treffen sind und eine enge Kooperation aller Beteiligten zur effektiven Durchsetzung von Immissionsschutzforderungen erfolgen muss. Hierbei ist die Eigenkontrolle von großer Bedeutung (Emissionserklärung, Immissionsbeauftragter, Störfallbeauftragter).

Anlagen, welche die Umwelt negativ beeinflussen können, sind genehmigungspflichtig und so zu betreiben, dass keine schädlichen Umwelteinwirkungen, Nachteile oder Belästigungen auftreten.

In Gebieten, in denen mit schädlichen Umwelteinwirkungen zu rechnen ist, stellen die zuständigen Behörden Emissionskataster auf, führen Immissionsmessungen durch, können die Aufstellung von Luftreinhalteplänen sowie von Maßnahmen gegen Anlagen (z.B. Betriebsbedingungen, Verwendung bestimmter Brennstoffe) ständig oder zeitweilig (z.B. bei Smogsituationen) veranlassen.

Gesetzesverstöße können gemäß Bundesimmissionsschutzgesetz mit hohen Geldbußen belegt werden. Straftaten gegen die Umwelt werden nach dem Strafgesetzbuch verfolgt.
Übergreifend gelten die **EU-Richtlinien**, die in Nationales Recht umgesetzt werden. Luftverunreinigungen können nicht nur die menschliche Gesundheit schädigen, sondern auch nachteilige Wirkungen auf Boden, Pflanzen und Materialien haben. In den Bestimmungen werden deswegen **verschiedene Schutzgüter** unterschieden, z.B. **Schutz der menschlichen Gesundheit, Schutz der Vegetation und der natürlichen Ökosysteme.**

13.3. Grenzwerte der Lufthygiene

13.3.1. Emissionswerte

Die **Minderung von Emissionen** ist ein zentrales Element der Luftreinhaltepolitik. Zur Begrenzung luftverunreinigender Stoffe aus ortsfesten Anlagen, dem Straßenverkehr, Hausbrandfeuerungen u.a. dienen **Emissionswerte** (☞ Tab. 13.1). Diese sind in der **TA-Luft** dargelegt.

Sie werden u.a. in Tagesmittelwerten angegeben als

- Masse der emittierten Stoffe oder Stoffgruppen bezogen auf das Volumen als **Massenkonzentrationen** in den Einheiten g/m^3 oder mg/m^3

- Masse der emittierten Stoffe bezogen auf die Zeit als **Emissionsmassenstrom** in kg/h, g/h oder mg/h

- Verhältnis der Masse der emittierten Stoffe zur Masse der erzeugten oder verarbeiteten Produkte als Massenverhältnis in den Einheiten kg/t oder g/t

Genehmigungen werden nur erteilt, wenn die von Anlagen ausgehenden Luftverunreinigungen keine schädlichen Umweltwirkungen für die Allgemeinheit oder Nachbarschaft hervorrufen können.

13.3.2. Immissionswerte/MIK-Werte

Die **Immissionswerte (IW1 und IW2) sind in zwei Kategorien mit unterschiedlichen Grenzwerten in der TA-Luft verbindlich festgelegt:**

- **Schutz vor Gesundheitsgefahren**

- **Schutz vor erheblichen Nachteilen und Belästigungen**

Hierbei gibt es in beiden Kategorien zwei festgelegte Immissionswerte:

- **Immissionswert 1 (IW1):**
  arithmetischer Jahresmittelwert der Einzelmessungen in einem Messgebiet

- **Immissionswert 2 (IW2):**
  98 %-Wert der Summenhäufigkeitsverteilung aller Einzelwerte eines Jahres in einem Messgebiet, d.h. 98 % aller gemessenen Werte liegen unter diesem Messwert, 2 % darüber (Immissionswerte zur Kennzeichnung der Spitzenbelastung)

Schadstoff		Emissionswerte	
		Massen-strom	Massenkon-zentration
Gesamtstaub, einschließlich Feinstaub		0,20 kg/h	20 mg/m³
Staubförmige, anorganische Stoffe	Klasse I Quecksilber, Thallium und Verbindungen	0,25 g/h	0,05 mg/m³
	Klasse II Blei, Cobalt, Nickel, Selen, Tellur und Verbindungen	2,5 g/h	0,5 mg/m³
	Klasse III Antimon, Chrom, Kupfer, Mangan, Vanadium, Zinn und Verbindungen, Cyanide und Fluoride jeweils leicht löslich	5 g/h	1 mg/m³
Gasförmige anorganische Stoffe	Klasse I Arsenwasserstoffe, Chlorcyan, Phosgen, Phosphorwasserstoff	2,5 g/h	0,5 mg/m³
	Klasse II Brom, Fluor und gasförmige Verbindungen, Chlor, Cyanwasserstoff, Schwefelwasserstoff	15 g/h	3 mg/m³
	Klasse III Ammoniak, Chlorwasserstoff	0,15 kg/h	30 mg/m³
	Klasse IV Schwefeloxide, Stickoxide	1,8 kg/h	0,35 g/m³
Organische Stoffe, ausgenommen staubförmige		0,5 kg/h (Gesamt-kohlenstoff)	50 mg/m³ (Gesamt-kohlenstoff)
Organische Stoffe	Klasse II 1-Brom-3-Chlorpropan, 1,1-Dichlorethan, 1,2-Dichlorethylen, Essigsäure, Methylformiat, Nitroethan, Nitromethan, Octamethylcyclotetrasiloxan, 1,1,1-Trichlorethan, 1,2,5-Trioxan	0,5 kg/h	0,1 g/m³
Krebserzeugende Stoffe	Klasse I Arsen, Cadmium und Verbindungen, Benzo(a)pyren, Chrom(VI)verbindungen, wasserlösliche Cobaltverbindungen	0,15 g/h	0,05 g/m³
	Klasse II Acrylamid, Acrylnitril, Dinitrotoluole, Ethylenoxid, Nickel und Verbindungen, 4-Vinyl-1,2-cyclohexan-diepoxid	1,5 g/h	0,5 g/m³
	Klasse III Benzol, Bromethan, 1,3-Butadien, 1,2- Dichlorethan, 1,2-Propylenoxid, Styroloxid, o-Toluidin, Trichlorethen, Vinylchlorid	2,5 g/h	1 mg/m³
Krebserzeugende Fasern	Asbest		$1 \times 10^4/m^3$
	Biopersistente Keramikfasern		$1,5 \times 10^4/m^3$
	Biopersistente Mineralfasern		$5 \times 10^4/m^3$
Schwer abbaubare, hochtoxische organische Stoffe	Dioxine, Furane	0,25 µg/h	0,1 ng/m³

Tab. 13.1: Emissionswerte nach TA-Luft[3] (grober Auszug).

Die Immissionswerte werden angegeben als

- Masse der luftverunreinigenden Stoffe bezogen auf das Volumen der verunreinigten Luft als Massenkonzentration in den Einheiten g/m^3, mg/m^3 oder $\mu g/m^3$
- **Staubniederschlag (Deposition)** als zeitbezogene Massenbedeckung in den Einheiten $g/m^2 \times d$ oder $mg/m^2 \times d$

Überschreitet eine für die Vorbelastung zum Schutz vor Gesundheitsgefahren festgelegte Kenngröße der in Tab. 13.2 aufgeführten Schadstoffe einen Immissionswert, so darf die Genehmigung zur Errichtung und zum Betrieb einer Anlage nicht verwehrt werden, wenn diese Zusatzbelastung auf der Beurteilungsfläche den IW1 nur geringfügig überschreitet und sichergestellt ist, dass durch Sanierungsmaßnahmen künftig die Zusatzbelastung vermindert wird.

Bei den sehr niedrig angesetzten Grenzwerten zum Schutz vor erheblichen Nachteilen und Belästigungen ist bei Überschreitungen außerdem eine Einzelfallprüfung hinsichtlich der Zumutbarkeit der Immission durchzuführen.

Der Verein Deutscher Ingenieure (VDI) legt in den Richtlinien VDI 23105 für verschiedene Luftschadstoffe **Maximale Immissionskonzentrationen (MIK-Werte)** fest. Es handelt sich hierbei um **Richtwerte**, die als Entscheidungshilfe bei der Beurteilung von Belastungen durch Luftschadstoffe dienen sollen. Die MIK-Werte sind nicht rechtsverbindlich.

Maximale Immissions-Werte sind:

- MIK-Werte (Maximale Immissions-Konzentrationen)
  (Verhältnis Masse Schadstoff zu Volumen Luft, z.B. in mg/m^3). Es handelt sich hierbei um zeitbezogene Immissionswerte für halbstündliche, 24-stündliche und jährliche Einwirkungen
- MIR-Werte (Maximale Immissions-Raten)
  mittlere Schadstoffaufnahme durch einen Akzeptor je Zeiteinheit, z.B. in mg/kg
- MID-Werte (Maximale Immissions-Dosen)
  (aus der Außenluft aufgenommene Masse Schadstoff bezogen auf die Masse der Akzeptorsubstanz, z.B. mg/kg oder mg/m^3)

Die MIK-Werte sollen nachteilige Wirkungen für Menschen, insbesondere auch für Kinder, Alte und Kranke auch bei langfristiger, d.h. lebenslan-

ger Einwirkung vermeiden. Sie wurden nach umwelttoxikologischen und -epidemiologischen Untersuchungen ermittelt.

Der MIK-Wert liegt um einen Sicherheitsfaktor niedriger als der Wert, welcher nach dem aktuellen Wissensstand gerade noch nicht zu einer Gesundheitsstörung führt.

Beurteilungswerte liegen auch für **krebserzeugende Stoffe/Gemische** und für Stoffe/Gemische mit kanzerogenem Potenzial vor (☞ Kap. 7.).

In der TA-Luft sind auch Immissionswerte (Jahresmittelwerte) für Staubniederschlag und für Inhaltsstoffe des Staubniederschlags festgelegt (☞ Tab. 13.3). Die Werte dienen indirekt auch zum Schutz der Gesundheit (z.B. Staubniederschlag auf Obst, Gemüse, Futtermittel und Ingestion von Staub- und Bodenpartikel bei Kleinkindern durch Hand-zu-Mund-Aktivitäten).

Schadstoff	Immissionswert
Staubniederschlag	$350\ mg/(m^2 \times d)$
Blei*	$100\ \mu g/(m^2 \times d)$
Cadmium*	$2\ \mu g/(m^2 \times d)$
Arsen*	$4\ \mu g/(m^2 \times d)$
Nickel*	$15\ \mu g/(m^2 \times d)$
Thallium*	$2\ \mu g/(m^2 \times d)$
Quecksilber*	$1\ \mu g/(m^2 \times d)$

Tab. 13.3: Immissionswerte für Staubniederschlag nach TA-Luft (*als Inhaltsstoffe des Staubniederschlags).

Merke:

Die Emmissionswerte bezeichnen die für eine genehmigungspflichtige Anlage (Quelle) in den Emissionsbescheiden von den zuständigen Behörden festgelegten verbindlichen **Höchstwerte der Emissionen.**

Die **Immissionswerte** der TA-Luft sind in zwei Kategorien festgelegt:

- verbindliche Höchstwerte zum **Schutz vor Gesundheitsgefahren**
- Höchstwerte zum **Schutz vor erheblichen Nachteilen und Belästigungen**

Schadstoff	Wert	Bezugszeitraum	Richtlinie/Vorschrift
Arsen	6 ng/m³ Zielwert ab 2013	Jahresmittelwert	BImSchV, LAI
Benzo[a]pyren	1 ng/m³ Zielwert ab 2013	Jahresmittelwert	BImSchV, LAI
Benzol	5 µg/m³	Jahresmittelwert	BImSchV, TA-Luft
Blei	0,5 µg/m³	Jahresmittelwert im PM$_{10}$	BImSchV, TA-Luft
Cadmium	5 ng/m³	Jahresmittelwert im PM$_{10}$	BImSchV, TA-Luft
Chrom-VI	1,7 µg/m³ LAI Beurteilungsmaßstab	Jahresmittelwert	LAI
Kohlenmonoxid	50 mg/m³	0,5-h-MIK-Wert	VDI
	10 mg/m³	24-MIK-Wert	VDI
	10 mg/m³	Jahres-MIK-Wert	VDI
	10 mg/m³	8-h-Wert	BImSchV
Nickel	20 ng/m³ Zielwert ab 2013	Jahresmittelwert	BImSchV, LAI
Ozon	>120 µg/m³/höchstens an 25 d/Jahr	8-h-Stunden-Wert	BImSchV
	180 µg/m³ Informationsschwelle	1-h-Wert	BImSchV
	240 µg/m³ Alarmschwelle	1-h-Wert	BImSchV
	120 µg/m³	0,5-h-MIK-Wert	VDI
Partikel PM$_{10}$ Partikel PM$_{2,5}$	50 µg/m³/35 mal im Jahr	Tagesmittel	BImSchV, TA-Luft
	40 µg/m³	Jahresmittel	BImSchV, TA-Luft
	25 µg/m³ Grenzwert ab 2015	Jahresmittelwert	EU RL
PCDD/F, Coplanare PCB	150 fg WHO-TEQ/m³ Zielwert	Jahresmittelwert	LAI
Schwefeldioxid	50 µg/m³	Jahresmittelwert	TA-Luft
	125 µg/m³/ 3 mal/Jahr	Tagesmittel	BImSchV, TA-Luft
	350 µg/m³/24 mal/Jahr Alarmwert	Stundenwert (3 h)	BImSchV, TA-Luft
	500 µg/m³	Stundenwert (3 h)	BImSchV
	300 µg/m³	24-h-MIK-Wert	VDI
	1000 µg/m³	0,5-h-MIK-Wert	VDI
Stickstoffdioxid	200 µg/m³/18 mal/Jahr	Stundenmittel (3 h)	BImSchV, TA-Luft
	400 µg/m³	Stundenmittel (3 h)	BImSchV, TA-Luft
	40 µg/m³	Jahresmittel	BImSchV, TA-Luft
	50 µg/m³	24-h-MIK-Wert	VDI
	20 µg/m³	Jahresmittelwert	VDI
Stickstoffmonoxid	1000 µg/m³	0,5-h-MIK-Wert	VDI
	500 µg/m³	24-h-MIK-Wert	VDI

Tab. 13.2: Beurteilungswerte für die Luftqualität nach verschiedenen Rechtsvorschriften und Richtlinien (TA-Luft, VDI, BImSchV, EU-Richtlinie, LAI Länderausschuss für Immissionsschutz). Die Tabelle enthält auch Luftqualitätsleitlinien für krebserzeugende Stoffe/Gemische und für Stoffe/Gemische mit kanzerogenem Potenzial (☞ Kap. 7.).

Die Immissionswerte zum Schutz vor erheblichen Nachteilen und Belästigungen orientieren sich am jeweils empfindlichsten Schutzgut und sind sehr niedrig angesetzt. Bei Überschreitungen ist eine Einzelfallprüfung hinsichtlich der Zumutbarkeit der Immissionen durchzuführen.

Für einige Schadstoffe ist neben dem **IW1**, dem die Langzeitwirkung kennzeichnenden Immissionswert, auch der **IW2** für die Spitzenbelastung festgesetzt.

Die TA-Luft enthält nur Grenzwerte für Schadstoffe, die aus Anlagen ausgestoßen werden, nicht aber für solche, die evtl. durch Reaktion mit der Umgebung entstehen (z.B. Ozon [☞ Kap. 12.4.4.]).

Das Einhalten der Emissionswerte ist eine Voraussetzung für das Einhalten der Immissionswerte. Die Qualität und Quantität von Emissionen und Immissionen sind meist nicht identisch (meteorologische Einflüsse, chemische Reaktionen z.B. saurer Regen, Ozon).

Die **Beurteilungswerte für die Luftqualität** sind in verschiedenen Rechtsvorschriften und Richtlinien (TA-Luft, VDI, BImSchV, EU-Richtlinie, LAI Länderausschuss für Immissionsschutz) enthalten.

13.3.3. Beurteilungswerte am Arbeitsplatz

Die **Maximalen Arbeitsplatz-Konzentrationen** (**MAK-Werte**) sind die höchstzulässigen Konzentrationen eines Arbeitsstoffes als Gas, Dampf oder Schwebstoff in der Luft am Arbeitsplatz, die bei täglich achtstündiger Exposition bei einer durchschnittlich 40-stündigen Wochenarbeitszeit nicht überschritten werden dürfen. Die MAK-Werte sollen sichern, dass die Gesundheit der Beschäftigten nicht beeinträchtigt wird und keine unangemessenen Belästigungen auftreten.

Die "DFG-Senatskommission zur Prüfung gesundheitsschädlicher Arbeitsstoffe" (MAK-Kommission), hat für ca. 500 Stoffe MAK-Werte festgelegt. Die jährlich herausgegebene MAK-Werte-Liste wird vom Ausschuss für Gefahrstoffe (AGS) des Bundesministeriums für Arbeit und Soziales als Technische Regel (TRGS 900) übernommen und bekommt damit ihre gesetzliche Verbindlichkeit.

Die MAK-Kommission leitet auch die **BAT-Werte** (Biologische Arbeitsstoff-Toleranzwerte) ab. BAT-Werte sind höchstzulässige Konzentrationen eines Arbeitsstoffes bzw. seiner Metaboliten, von der keine Gesundheitsgefahren ausgehen. Für krebserzeugende bzw. krebsverdächtige Stoffe, bei denen die vorliegenden Daten nicht zur Ableitung eines BAT-Wertes ausreichen, werden **Biologische Leit-Werte** (**BLW**) festgelegt.

Seit 2005 gilt laut der Gefahrstoffverordnung ein neues Grenzwertkonzept am Arbeitsplatz. Die neue GefStoffV kennt nur noch gesundheitsbasierte Grenzwerte, genannt **Arbeitsplatzgrenzwert** (AGW) und **Biologischer Grenzwert – BGW**. Die alten Bezeichnungen MAK-Werte und BAT-Werte werden bis zur vollständigen Umsetzung der Verordnung als Richt- und Orientierungsgrößen weiter verwendet.

13.4. Luftzusammensetzung, Hauptverursacher und Verbreitung von Luftverunreinigungen

13.4.1. Luftzusammensetzung

Die **Luft** ist ein Gemisch aus Stickstoff, Sauerstoff, Edelgasen, Kohlendioxid sowie je nach Temperatur und Höhe auch Wasserdampf und Ozon. Weiterhin ist eine Vielzahl von Spurenkomponenten natürlichen Ursprungs, z.B. mineralische Stäube (Winderosion), Salzpartikel (Ozeane), oder pflanzlicher Herkunft (Pollen) in der Luft enthalten.

Hauptinhaltsstoffe atmosphärischer Luft in Vol-%	
Stickstoff (N_2)	78,08
Sauerstoff (O_2)	20,95
Edelgase insbesondere Argon (Ar)	0,93
Kohlendioxid (CO_2)	0,034
Wasserstoff	0,00005
Andere Edelgase	0,00245

Tab. 13.4: Hauptinhaltsstoffe reiner, trockener, atmosphärischer Luft.

13.4.2. Hauptverursacher von Luftverunreinigungen

Die **Verschmutzung der Luft** beinhaltet ein Risiko für die menschliche Gesundheit und die Umwelt.

Luftverunreinigungen können natürliche Ursachen haben oder durch menschliche Aktivitäten hervorgerufen sein. Als natürliche Luftbeimengungen findet man in Mitteleuropa im Wesentlichen Stäube (Pollen, Verwitterungsreste, Bodenabrieb), Ozon, flüchtige organische Verbindungen aus der Vegetation sowie Gase aus biologischen Abbauprozessen. Dabei handelt es sich meist um geringe Konzentrationen. Darüber hinausgehende Konzentrationen dieser und anderer Stoffe sind vom Menschen verursachte Luftverunreinigungen (anthropogene Stoffe).

In **emissionsnahen Regionen,** wie industriellen Ballungsräumen und Großstädten, haben jedoch die anthropogen erzeugten Abgase die größte Bedeutung. Das betrifft sowohl ihre Menge als auch Toxizität.

Hauptverursacher anthropogener Luftverunreinigungen sind

- Verkehr
- Energieerzeugung
- Industrieprozesse

Wie in der Abb. 13.1 zu erkennen ist, konnten die deutlichsten Erfolge bei der Emissionsminderung einzelner Luftschadstoffe in der ersten Hälfte der 1990er Jahre erzielt werden.

13.4.3. Ausbreitung von Luftverunreinigungen

Die **Ausbreitung von Luftverunreinigungen** wird durch folgende Faktoren beeinflusst (☞ auch Abb. 13. 2):

- **Quellhöhe der Emissionen** (Schornsteinhöhe)
  Je höher der Schornstein ist, umso besser können Emissionen verteilt werden und umso größer ist die Chance, dass die Schornsteinmündung über ggf. sich bildenden bodennahen Inversionsschichten liegt (☞ Kap. 12.4.1.)

- **Geschwindigkeit des Austrittes der Emission**
  Je höher die Austrittsgeschwindigkeit ist, desto weiter können die Emissionen nach oben steigen (Düsenwirkung des Schornsteins)

- **Thermischer Auftrieb und Kondensationswärme**
  Die Abgasfahne steigt um so höher, je wärmer die Emissionen gegenüber der Umgebungsluft sind. Zusätzlicher Auftrieb erfolgt durch die Kondensation des im Rauch enthaltenen Wasserdampfes (Kondensationswärme)
  Unter **Effektivhöhe** eines Schornsteins versteht man das durch Schornsteinhöhe, Austrittsgeschwindigkeit und thermischen Auftrieb bedingte Endniveau des Aufsteigens der Emission. Diese Effektivhöhe liegt 10-80 % über der baulichen Höhe der Schornsteinmündung. Nach Erreichen der Effektivhöhe wird die weitere Ausbreitung durch Wind und Turbulenz bestimmt.

1990 = 100

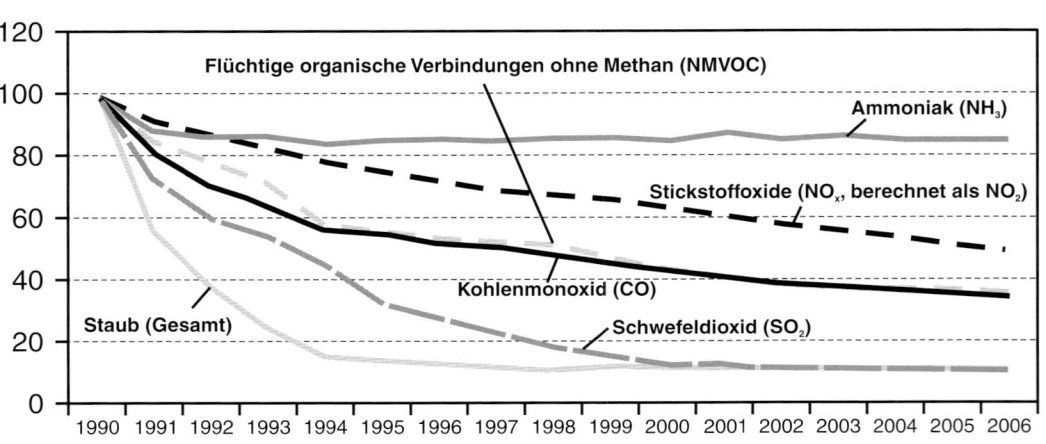

Abb. 13.1: Entwicklung der Emissionen ausgewählter "klassischer" Luftschadstoffe seit 1990.

- **physikalische und chemische Eigenschaften der Emissionen** (z.B. sinken Staubemissionen um so schneller zu Boden je schwerer sie sind)
- **Windrichtung**
  Für die Beurteilung eines Siedlungsstandorts ist es z.B. wichtig, dass dieser nicht in der Hauptwindrichtung von Luftverunreinigungsquellen liegt
- **Windgeschwindigkeit**
  Eine stärkere Windgeschwindigkeit erhöht wesentlich die Verdünnung von Emissionen. Gleichzeitig wird aber der Aufstieg der Emissionen verringert (☞ Kap. 12.4.3.)
- **Turbulenz**
  Eine turbulente Strömung ist durch Ungleichförmigkeit der Richtung und Geschwindigkeit charakterisiert. Ursächlich hierfür können u.a. labile thermische Schichtungen sowie Strömungshindernisse sein (z.B. Häuser, Berge). Turbulente Strömungen verteilen Luftverunreinigungen meist besser als gleichförmige (laminare) Strömungen. Allerdings kann es durch örtliche Verwirbelungen auch zu Immissionsspitzen kommen
- **thermische Schichtung**
  Die thermische Schichtung der Atmosphäre ist ein entscheidender Faktor für die Verbreitung von Emissionen (☞ Kap. 12.4.1.)
- **Niederschlag**
  Die Auswirkungen des Niederschlages auf die Emissionen sind von den Eigenschaften der Schadstoffe abhängig. So können Staub und bestimmte Gase (z.B. SO_2) ausgewaschen werden (Washout-Effekt). Langsam fallende und kleine Tröpfchen (z.B. bei Hochnebel) nehmen meist mehr Schadstoffe auf als große und schnell fallende Tropfen (z.B. Gewitterregen)
- **Sonnenstrahlung**
  Eine intensive Sonneneinstrahlung kann bei stabiler thermischer Schichtung zur Bildung von Sommersmog führen (☞ Kap. 12.4.4.)
- **orographische Lage**
  Die Geländeform (Berg, Tal), Bebauung und der Bewuchs kann die Verbreitung der Luftverunreinigungen wesentlich beeinflussen

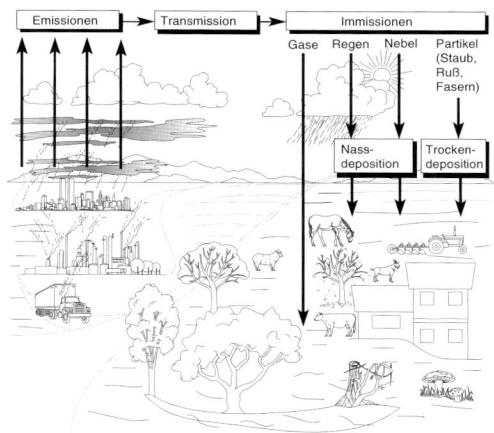

Abb. 13.2: Verteilung der Emissionen. Die Emissionen werden über die Luft verbreitet (Transmission), wirken als Immissionen in Form von Gasen, Partikeln, Regen und Nebel ein und können nass oder trocken zur Deposition kommen.

Wichtige Luftverunreinigungen sind nach Stoffgruppen in Abb. 13.3 dargestellt.

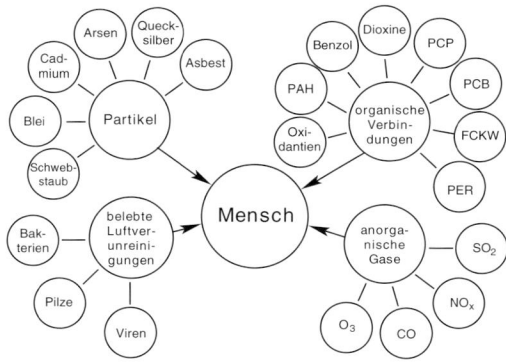

Abb. 13.3: Wichtige Luftverunreinigungen nach Stoffgruppen.

13.5. Inkorporation von Luftverunreinigungen

Zu den gasförmigen Schadstoffen werden vor allem organische chemische Verbindungen gezählt. Häufige Quellen von Verbrennungsgasen sind z.B. Gasheizungen, Tabakrauch und Fahrzeugabgase. Lösungsmittel, Klebstoffe, Farben, Möbel und Teppichböden setzen organische Dämpfe frei.

Reizgase

- leicht wasserlösliche Stoffe, welche bereits in den oberen Luftwegen ihre Wirkung entfalten (z.B. Schwefeldioxid, Schwefeltrioxid, Fluorwasserstoff)

- schwer lösliche Gase, welche auch in den tieferen Luftwegen (Bronchioli, Alveolen) wirken (z.B. Stickoxide, Ozon)

- Stickgase (z.B. Kohlenmonoxid, welches den Sauerstofftransport hemmt)

- narkotisch wirkende Gase mit vorwiegend zentral-depressivem Effekt (z.B. Benzol)

- systemisch wirkende Gase (z.B. Vinylchlorid, Benzol), welche die visceralen Organe (z.B. die Leber), das Nervensystem oder Blutbildungssystem schädigen

Partikelförmige Luftverunreinigungen werden eingeteilt in Grobstaub und Feinstaub sowie Stäube mit spezifischer und unspezifischer Wirkung (☞ Kap. 13.6.1.).

Der Mensch veratmet etwa 250.000 m³ Luft in der durchschnittlichen Lebenszeit. Hierbei kommen die Bestandteile der Luft und darin enthaltene Schadstoffe je nach Art und Beschaffenheit mit der 80 bis 100 m² großen inneren Lungenoberfläche in Berührung.

Wenn wir die Luft als Lebensmittel betrachten, so ist sie dasjenige Lebensmittel, von dem wir täglich die größte Menge zu uns nehmen (20 kg Luft, gegenüber 2 kg Trinkwasser).

Kinder sind gegenüber Luftschadstoffen stärker exponiert als Erwachsene, da sie üblicherweise körperlich aktiver sind und einen lebhafteren Stoffwechsel haben. Sie atmen pro kg Körpergewicht mehr Luft ein als ein Erwachsener. Außerdem ist ein wachsender Organismus schadstoffanfälliger als ein ausgewachsener.

Die **Wege des Eindringens** von Luftverunreinigungen in den menschlichen Organismus sind (☞ auch Kap. 6.2.):

- Aufnahme über die Atemwege (Inhalation)

- Nahrungsmittel und Trinkwasser (Ingestion)

- die Haut und Schleimhaut (perkutane Resorption)

- die Augen (korneale, konjunktivale Aufnahme)

Die Aufnahme der Schadstoffe ist abhängig von

- den chemischen Eigenschaften von Gasen und Partikeln (Wasser-, Fettlöslichkeit, Diffusionsfähigkeit, Affinität)

- der Größe von Partikeln (Feinstaub kann bis in die Alveolen gelangen)

Partikuläre Schadstoffe, welche nicht von den oberen Luftwegen zurückgehalten wurden, können durch besondere Lungenreinigungsmechanismen, durch die Flimmerepithelien und spezielle Abwehrzellen (Alveolarmakrophagen) eliminiert werden.

Die schädigende Wirkung von Luftschadstoffen ist u.a. abhängig von

- der primären Toxizität der Substanzen

- der Immissionskonzentration

- der Zeitdauer der Aufnahme und der

- individuellen Empfindlichkeit (abhängig u.a. vom Alter und der körperlichen Konstitution)

Grundsätzlich unterscheiden wir kurzfristige massive Aufnahme und langfristige Einwirkung geringer konzentrierter Luftverunreinigungen.

Kurzfristige Spitzenkonzentrationen rufen häufig akute Wirkungen und eine **längerdauernde Exposition gegenüber niedrigen Schadstoffkonzentrationen** chronische Folgen hervor. Jedoch können auch häufige Einwirkungen hoher Konzentrationen chronische Erkrankungen (z.B. SO_2, NO_x) und langfristige Belastungen akute Krankheitserscheinungen auslösen (z.B. Kanzerogene, Schwermetalle).

Bronchopulmonale Erkrankungen, die mit einer Schadstoffbelastung der Umwelt zusammenhängen können, sind obstruktive und nicht obstruktive Bronchitis (z.B. bei Belastung mit Staub, SO_2, NO_2, Ozon), Emphysem (z.B. bei Rauchern), Staublungenerkrankungen, Pneumokoniosen z.B. Silikosen durch Quarzstaub sowie Asbestose und Tumoren im bronchopulmonalen System.

Es ist auch zu beachten, dass **Kombinationswirkungen** verschiedener Luftschadstoffe auftreten. So verstärken sich SO_2 und Staub sowie Asbest und Tabakrauch in ihrer Wirkung. Auch abschwächende Effekte werden diskutiert.

Neben den Wirkungen beim Menschen sind auch die Auswirkungen auf die **Tiere und Pflanzen** (☞ Kap. 12.5.) durch die Luftschadstoffe zu beachten. Hier sind teilweise ökologische Auswirkungen schon in Konzentrationen beobachtet worden, welche noch keine Gesundheitsschäden beim Menschen verursachten. Durch Luftverunreinigungen können auch **Sachgüter** (z.B. Gebäude, Kunstwerke) geschädigt werden.

Als **Risikogruppen** (besonders empfängliche Menschen) für Schadstoffe gelten durch Erkrankungen Vorgeschädigte, Kinder und ältere Menschen sowie Personengruppen unter speziellen Expositionsbedingungen (z.B. bei immissionsintensiver beruflicher Arbeit).

Allergische Reaktionen können durch eine Vielzahl von Stoffen je nach Empfindlichkeit des Individuums ausgelöst werden. Allergische Erkrankungen der Atmungsorgane werden meist durch eine Immunreaktion vom Typ I (IgE- oder reaginvermittelte allergische Sofortreaktion) ausgelöst.

Typische Erkrankungen in dieser Hinsicht sind das allergische Bronchialasthma durch Blütenpollen und Schimmelpilzsporen.

Neben Bronchialasthma treten auch die allergische Rhinitis und Alveolitis (letztere gehört zum Typ III) auf.

Auch allergische Ekzeme können durch in der Luft befindliche Allergene ausgelöst werden. Zusätzlich gelangen Allergene über kontaminierte Nahrungsmittel in den menschlichen Organismus.

> **Merke:**
>
> **Hauptverursacher anthropogener Luftverunreinigungen** sind Kraft- und Heizwerke, Industrie, Haushalte und Verkehr.
>
> Die **Ausbreitung** der Luftverunreinigungen wird durch die Quellhöhe der Emissionen, deren physikalische und chemische Eigenschaften, die Windrichtung und Windgeschwindigkeit, Turbulenz, thermische Schichtung, Niederschlag, Sonneneinstrahlung und orographische Lage beeinflusst.
>
> Das **Eindringen der Schadstoffe** in den menschlichen Organismus erfolgt in Form von Gasen und Stäuben über Atemwege, Nahrungsmittel, Trinkwasser, Haut und Schleimhäute sowie die Augen.

> Die **Aufnahme ist abhängig** von den chemischen Eigenschaften von Gasen und Partikeln, der Größe von Partikeln sowie von der Funktionsfähigkeit von Lungenreinigungsmechanismen.
>
> Die **schädigende Wirkung** der Luftschadstoffe wird bestimmt von ihrer Toxizität, der Immissionskonzentration, der Zeitdauer der Aufnahme und der individuellen Empfindlichkeit.
>
> Als **Risikogruppen** gelten Vorgeschädigte, ältere Menschen und Kinder.

13.6. Partikelförmige Luftverunreinigungen

13.6.1. Feinstaub

Schwebstaub ist eine Sammelbezeichnung für feste oder flüssige Teilchen, die in der Luft verteilt sind und zumindest einige Zeit in der Schwebe bleiben. Schwebstaub kann nach Partikelgröße und Staubart unterteilt werden (☞ Abb. 13.4). In der Außenluft relevant ist vor allem der **inhalierbare Feinstaub** mit einer Partikelgröße <10 μm. Die früher in der Lufthygiene übliche Messung und Bewertung von Schwebstaub (auch TSP – *Total Suspended Particulates*, Partikel bis zu einem Durchmesser von etwa 30-60 μm) wird nicht mehr angewandt. **Beurteilungsrelevant ist Feinstaub.** Feinstaub kann je nach Größe der Staubpartikel weiter unterteilt werden in:

- grober Feinstaub (inhalierbar) : 2,5-10 μm

- Feinstaub (lungengängig): <2,5 μm

- Ultrafeinstaub: <100 nm

  - Die Bezeichnung PM kommt aus dem englischen und steht für *"Particulate Matter"*.

Feinstaub stammt aus natürlichen und anthropogenen Quellen. Primäre Feinstäube entstehen z.B. durch Verbrennungsprozesse. Sekundäre Feinstäube sind Partikel, die durch komplexe chemische Reaktionen in der Atmosphäre erst aus gasförmigen Substanzen, wie Schwefel- und Stickstoffoxiden, Ammoniak oder Kohlenwasserstoffen, gebildet werden. **Wichtige anthropogene Feinstaubquellen sind:**

- Straßenverkehr: Emissionen aus Dieselmotoren, Bremsen- und Reifenabrieb, Aufwirbelung des Staubes an der Straßenoberfläche

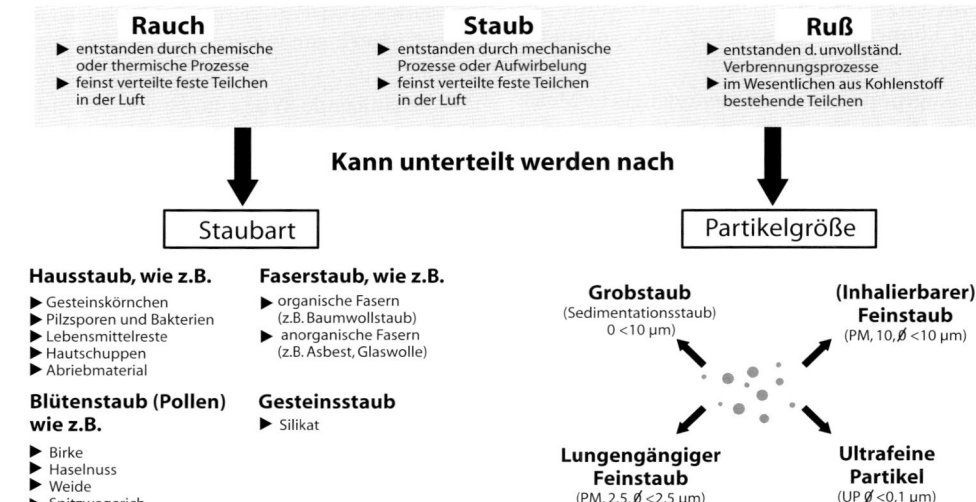

Abb. 13.4: Einteilung von Schwebstaub. Modif. nach Wikipedia.

- Verbrennung: Kraft- und Fernheizwerke, Abfallverbrennungsanlagen; Hausbrand: Öfen und Heizungen in Wohnhäusern
- Landwirtschaft: Emissionen gasförmiger Vorläuferstoffe aus der Tierhaltung, Feldbearbeitung
- Industrieprozesse (Metall- und Stahlerzeugung)
- Umschlag staubender Güter

Natürliche Quellen für Feinstaub umfassen Emissionen aus Vulkanen und Meeren, durch die Bodenerosion, Wald- und Buschfeuer, biogene Aerosole (Viren, Sporen von Bakterien und Pilzen) u.a.. Dazu zählt auch der Sahara-Feinstaub, der mit der Luft bis nach Nordeuropa gelangen kann.

Die Feinstaubbelastung hat hohe gesundheitliche Relevanz. Die Wirkungen umfassen Herz-Kreislauf- und Atemwegserkrankungen bis hin zu Lungenkrebs. Untersuchungen der Weltgesundheitsorganisation zeigen, dass mit Feinstaub belastete Luft die durchschnittliche Lebenserwartung in Deutschland um etwa zehn Monate verkürzt.

▶ Belastungssituation

Kritisch ist die Feinstaubbelastung in Großstädten besonders an verkehrsreichen Straßen. Überschreitungen der Grenzwerte (PM$_{10}$-Jahresmittelwert 40 μg/m³; PM$_{10}$-Tagesmittelwert von 50 μg/m³ darf nicht öfter als an 35 Tagen im Kalenderjahr

überschritten werden) kommen regelmäßig vor. Die Feinstaubbelastung wird in Deutschland über Messnetze erfasst. Die teilweise stündlich aktualisierten Messwerte können über das Internet (Umweltämter der Länder) eingesehen werden. Das Umweltbundesamt (UBA) veröffentlicht die aktuellen Feinstaubdaten für ganz Deutschland in Kartenform und als Tabellen unter www.env-it.de/umweltbundesamt/luftdaten/index.html.

Es zeichnet sich ein leicht rückläufiger Trend der Belastung ab (☞ Abb. 13.5 und 13.6).

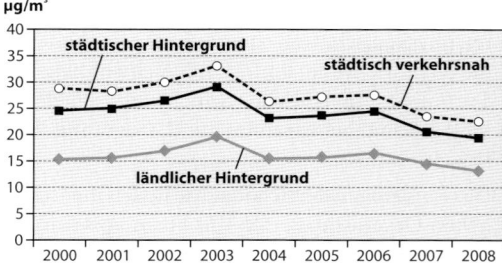

Abb. 13.5: PM$_{10}$-Jahresmittelwerte 2000-2008 im Mittel über unterschiedliche Stationskategorien. Nach Daten Umweltbundesamt.

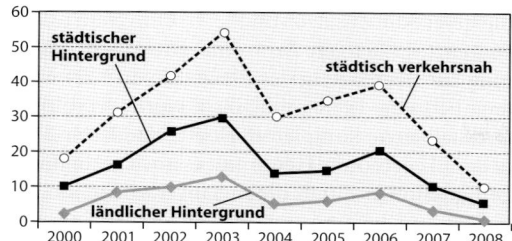

Abb. 13.6: Zahl der Überschreitungen der PM₁₀-Tagesmittelwerte von 50 µg/m³ im Mittel über unterschiedliche Stationskategorien. Nach Daten Umweltbundesamt.

▶ Europaweite Maßnahmen/Perspektiven

Seit Januar 2005 gelten europaweit die Grenzwerte für Feinstaub in der Luft. Kommunen und Länder, in denen diese Werte nicht eingehalten werden konnten, haben inzwischen Luftreinhalte- und Aktionspläne erarbeitet. Darin festgeschriebene räumlich und zeitlich begrenzte Maßnahmen wie **Fahrverbote** an Tagen mit hoher Feinstaubbelastung sind jedoch **nicht ausreichend**. Die Einführung der **Umweltzonen** in einigen Städten ab 2008 trägt zusätzlich zur Senkung der Feinstaubbelastung bei.

Wichtige zukünftige Maßnahmen umfassen:

- europaweite Einführung des **Partikelfilters für Dieselfahrzeuge**
- Festlegung strenger Abgasnormen für PKW und vor allem LKW
- Einführung einer vom Schadstoffausstoß abhängigen LKW-Maut
- Senkung der Emissionen aus privaten Feuerungen (ältere Kohle-/Holzheizungen) und Industrieanlagen

▶ Wirkungen auf die menschliche Gesundheit

Staub ist ein **Fremdkörper** in den Lungen, der durch die **Lungenreinigung** (pulmonale Clearance) wieder eliminiert wird:

- in den Atemwegen, beginnend in den terminalen Bronchiolen, Transport durch Flimmerepithel mit einer Geschwindigkeit von max. 20 mm/min kehlkopfwärts (Verschlucken, Aushusten) (muköziliäre Clearance)
- in den Alveolen Aufnahme von Partikeln durch Makrophagen und Beförderung in die Atemwege oder über das Lymphsystem in die Lymphknoten (alveoläre Clearance)

- Die Effektivität der pulmonalen Clearance hängt wesentlich von einer intakten Bronchialschleimhaut ab (Schädigung z.B. durch Nikotin, Teer [Kondensat], SO_2, NO_2).

Die Überlastung der Lunge mit schwerlöslichen Partikeln (Dieselruß, Asbest) kann zu entzündlichen und teilweise auch kanzerogenen Effekten führen. Zudem stellt die Luft-Blut-Schranke in den Alveolen keine komplette Barriere dar. **Ultrafeine Teilchen** können durch sie hindurch treten, in die Blutbahn gelangen und **systematische Wirkungen entfalten**.

Die gesundheitlichen Auswirkungen der Feinstaubbelastung kann anhand von umfassenden epidemiologischen Studien wie folgt abgeschätzt werden:

- **kurze Episoden** hoher PM₁₀-Exposition **erhöhen die Mortalität** (Sterblichkeit) und **Morbidität** (Erkrankungsrate); Herz-Kreislauf- und Atemwegserkrankungen sind dabei am wichtigsten
- die **Langzeitbelastung** gegenüber PM₁₀ erhöht das Risiko für **Atemwegserkrankungen, Lungenkrebs** und die **Gesamtsterblichkeit** (Atemwegs- und Herzkreislauferkranken)

Die Zusammenhänge zwischen Expositionshöhe und Risikoerhöhung bei Langzeitbelastung werden aus unterschiedlichen Erhebungen wie folgt abgeschätzt:

- bei Erhöhung der PM₁₀-Konzentration um 7 µg/m³ steigt das Risiko an Atemwegs- und Herzkreislauferkrankungen zu versterben um ein Drittel an
- unter der Annahme, dass im Jahre 2005 die mittlere Hintergrundbelastung gegenüber Feinstaub 20 µg/m³ nicht überschritten hätte, wäre die Krankheitslast durch Lungenkrebs, Atemwegs- und Herz-Kreislauf-Erkrankungen um jeweils 12 % reduziert gewesen; dieser prognostizierte Rückgang der Todesfälle entspricht bezogen auf die Bevölkerung mehr als 31.000 gewonnenen Lebensjahren
- bei Minderung der Partikelbelastung um 1 µg/m³ kann von einer rechnerischen Zunahme der Lebenserwartung, bezogen auf die Gesamtbevölkerung, im Bereich von 0,5 Monaten ausgegangen werden

Es wird angenommen, dass die gesundheitlichen Effekte sowohl auf die **alleinige Wirkung von Par-**

tikeln, als auch auf deren **Kombination mit anderen Luftschadstoffen** zurückzuführen sind. Ein **Schwellenwert**, unterhalb dessen nicht mehr mit gesundheitsschädlichen Wirkungen zu rechnen ist, konnte bisher für PM$_{10}$ **nicht ermittelt werden.** Toxikologische Daten als auch epidemiologische Erhebungen deuten darauf hin, dass die **Partikel <2,5 µg/m³ gesundheitlich besonders kritisch einzustufen sind.**

Merke:

Wir unterscheiden **Stäube** ohne spezifische Wirkung (z.B. Silikatpartikel) und mit spezifischer Wirkung (z.B. Arsenstaub). Auch Staub mit unspezifischer Wirkung kann schädliche organische und anorganische Verbindungen in die Atemwege transportieren. Es ist ferner von einer alleinigen Wirkung von Staub auszugehen.

Feinstaub sind die Partikel ≤10 µm. Sie sind einatembar und bronchiengängig. Je **kleiner der Teilchendurchmesser, desto tiefer dringt Feinstaub in die Atemwege ein.** Ultrafeine Partikel gelangen in den Blutkreislauf und entfalten systemische Wirkungen. Die **Langzeit-Exposition** gegenüber hohen PM$_{10}$-Konzentrationen bewirkt eine erhöhte Rate von Atemwegserkrankungen, Störungen des Lungenwachstums bei Kindern, eine Erhöhung der Gesamtsterblichkeit und des Lungenkrebsrisikos.

Die **Reinigung** (Clearance) der Luftwege von Fremdkörpern kann Monate dauern. Die Ablösewahrscheinlichkeit (Elutionswahrscheinlichkeit) von Schadstoffen von nicht reaktiven Trägermaterialien ist der Partikelgröße umgekehrt proportional. Durch Reizgase, z.B. SO$_2$, NO$_2$, werden die Ziliarbewegung des Flimmerepithels und damit das Selbstreinigungssystem der Bronchien gehemmt.

13.6.2. Metalle

13.6.2.1. Blei (Pb)

▶ Eintrag über die Luft

Die Bleibelastung der Luft war Mitte der 1970er Jahren in Europa sehr hoch und hat zu einer starken inneren Belastung der Bevölkerung geführt. Ursache der Belastung waren vor allem Emissionen aus dem Straßenverkehr. Bleiverbindungen wurden dem Benzin als "Anti-Klopfmittel" beige-

mischt. Im Jahre 1971 wurden durch das **Benzinbleigesetz** die Zusätze von Blei in Ottokraftstoffen begrenzt. 1978 folgte dann eine europäische Regelung zur Begrenzung des Bleigehalts in Kraftstoffen. Februar 1988 schließlich wurde verbleites Normalbenzin komplett in Deutschland, seit 2000 in der EU verboten. **Heute gibt es noch geringfügige Emissionen** durch die metallverarbeitende Industrie und die Verbrennung von fossilen Energieträgern, die in Spuren immer etwas Blei enthalten.

▶ Belastungssituation

Nach der Einführung unverbleiten Benzins für Kraftfahrzeuge hat die **Bleibelastung immer mehr abgenommen.**
Der Eintrag von **Bleiverbindungen in die Böden ist in den letzten Jahren damit ebenfalls stark zurückgegangen.**
Eine **gesundheitliche Gefährdung durch Bleiaufnahme über die Luft ist in Deutschland sehr gering,** die gemessenen Konzentrationen liegen in der Regel unter 5 % des europaweit einheitlich geregelten Grenzwertes (0,5 µg/m³ Jahresmittelwert in PM$_{10}$) (☞ Abb. 13.8).

Der Rückgang der Bleigehalte im Schwebstaub und der Bleigehalte im Blut erfolgte nahezu parallel, wie Abb. 13.7 zur Untersuchung von Kindern aus Duisburg zeigt.

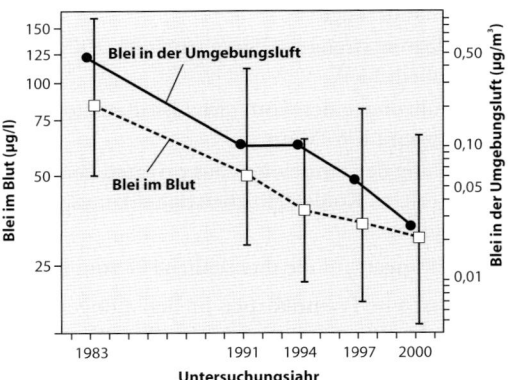

Abb. 13.7: Abnahme der Bleigehalte im Schwebstaub (Median) und im Blut (Median, 5. und 95. Perzentil) bei über 3.000 Kindern aus Duisburg zwischen 1983 und 2000. Quelle: Wilhelm et al. IJHEH 2007, 210: 307-318.

▶ Wirkungen

Blei ist einer der am **besten untersuchten Umweltschadstoffe.** Über akute Vergiftungen wird verein-

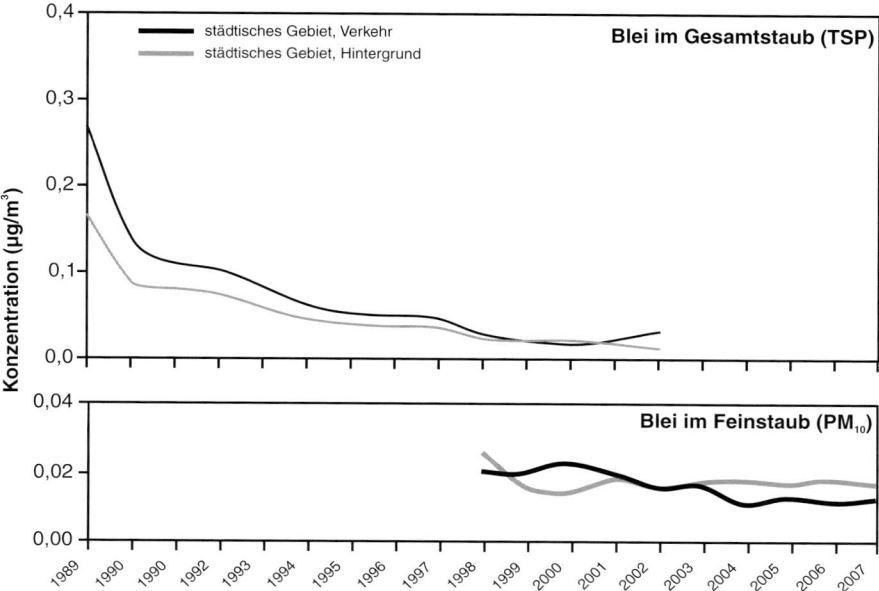

Abb. 13.8: Verlauf von Jahreswerten der Blei-Immissionen im Mittel über ausgewählte, städtische Messstationen. Zwischen 1998 und 2002 erfolgte in Deutschland die Umstellung der Messungen von Gesamtstaub zu Feinstaub. Deutlich wird, dass der Grenzwert für Blei im Feinstaub weit unterschritten wird. Nach Daten Umweltbundesamt.

zelt noch berichtet, z.B. über Bleiintoxikationen bei Personen, die gestrecktes Marihuana geraucht haben. Chronische hohe Belastungen bewirken Anämie, Bluthochdruck und Schädigungen des peripheren sowie zentralen Nervensystems. Die **kritische Bleiwirkung**, insbesondere auf den sich **entwickelnden Organismus** betrifft das **zentrale Nervensystem**. Die **pränatale und frühkindliche Belastung kann auch bei niedriger Belastung Entwicklungsstörungen und wahrscheinlich auch endokrine Wirkungen hervorrufen**. Unter den neurotoxischen Bleiwirkungen bei Kindern sind Intelligenzleistungen, Aufmerksamkeits- und Reaktionsleistungen, Verhaltensstörungen, Hyperkinetisches Syndrom sowie Hörschwellenverschiebungen als besonders empfindlich beschrieben worden. Für diese Wirkungen konnte bisher **keine Wirkungsschwelle** ermittelt werden. Die Kommission Human-Biomonitoring des Umweltbundesamtes hat deswegen die HBM-Werte im Vollblut 2009 ausgesetzt. Aus Tierversuchen liegen Anhaltspunkte für eine **krebserzeugende Wirkung von Blei** und seinen anorganischen Verbindungen vor. Die IARC hat 2006 das Blei und seine anorganischen Verbindungen als **wahrscheinlich krebserzeugend für den Menschen (Kategorie 2A)** ein-

gestuft. Die Senatskommission zur Prüfung gesundheitsschädlicher Arbeitsstoffe der Deutschen Forschungsgemeinschaft (MAK-Kommission) hat ebenfalls den MAK-Wert und den BAT-Wert wegen des **krebserzeugenden Potenzials** ausgesetzt und stuft Blei in die Kategorie 2 (als krebserzeugend für den Menschen anzusehen) ein.

> **Merke:**
>
> Die Bleibelastung über die Luft hat mit der Einführung bleifreien Benzins deutlich abgenommen. Die **Bleiemissionen** sind nur noch geringfügig und eine **gesundheitliche Gefährdung durch die Aufnahme über die Luft ist in Deutschland sehr gering**.
>
> Die kritischen Bleiwirkungen sind Entwicklungsstörungen bei Säuglingen und Kleinkindern. Blei und seine anorganischen Verbindungen sind als wahrscheinlich krebserzeugend für den Menschen eingestuft. Die effektivste Maßnahme zur Reduktion der Bleibelastung in Deutschland ist der Austausch bleihaltiger Rohre in der Trinkwasserhausinstallation.

13.6.2.2. Cadmium (Cd)

▶ Eintrag in die Umwelt

Cadmium fällt bei der Aufbereitung und Verhüttung von Metallerzen (insbesondere Zinkerze) als Nebenbestandteil an und wird als Verunreinigung von Brennstoffen (Steinkohle) bei deren Verbrennung emittiert. Außerdem wird es als Farbpigment (leuchtend gelb oder orange), als Stabilisator bei der Kunststoffherstellung sowie zur Herstellung wiederaufladbarer Batterien (Ni-Cd-Akkus) verwendet.

Cd befindet sich u.a. in Klärschlämmen sowie als Verunreinigung in Phosphatdüngern.

Die Verwendung von Cadmium und Cadmiumverbindungen ist stark eingeschränkt und zum Teil verboten.

▶ Verbleib in der Umwelt

Cadmium ist im Vergleich zu anderen Schwermetallen im Boden mobil und kann in das Grundwasser gelangen. Es wird von den Pflanzen über die Wurzeln aufgenommen. Verschiedene Pilze können hohe Cadmiummengen anreichern. **Die Cadmium-Immissionen im atmosphärischen Staub und im Staubniederschlag sind in den letzten Jahren stark zurückgegangen** (☞ Abb. 13.9).

▶ Wirkung auf die menschliche Gesundheit

Cadmium wird in Nieren und der Leber gespeichert und ist überwiegend an bestimmte niedermolekulare Proteine (Metallothionein) gebunden. Die Ausscheidung erfolgt über den Urin.

Die **Nephrotoxizität** ist der sensibelste Wirkendpunkt. Dabei kommt es zur **Tubulusschädigung**, die anhand erhöhter Gehalte von niedermolekularen Proteinen im Urin nachgewiesen werden kann. Möglicherweise bewirkt Cadmium auch Knochendefekte. Cadmium und seine Verbindungen sind bei inhalativer Aufnahme als krebserzeugend eingestuft.

Zur **Itai-Itai-Krankheit** in Japan kam es nach jahrelangem Genuss von Reis, welcher mit Flusswasser (das cadmiumkontaminiertes Abwasser aus einer Cadmium-Zink-Mine enthielt) bewässert wurde, zu einer endemischen Erkrankung mit Osteomalazie, Muskel- und Knochenschmerzen.

Ein **Gesundheitsrisiko durch die Cadmiumbelastung** über die Luft ist in Deutschland gering. Die Hauptbelastung erfolgt über die Aufnahme mit der Nahrung. Tabakrauchen ist eine wichtige Zusatzbelastung.

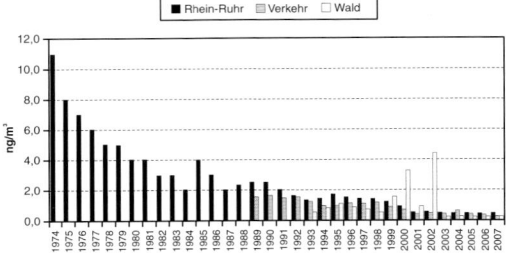

Abb. 13.9: Jahresmittelwerte für Cadmium im Schwebstaub von 1974-2007. (Quelle: Landesamt für Natur, Umwelt und Verbraucherschutz NRW).

Merke:

Cadmium wird vorwiegend über Nahrungsmittel aufgenommen. Rauchen stellt eine zusätzliche Exposition dar.

Es akkumuliert vor allem in den Nieren. Die Nephrotoxizität ist der sensibelste Wirkendpunkt. Nach langfristiger inhalativer Exposition gegenüber hohen Cadmiumdosen sind respirationstoxische Effekte und ein erhöhtes Lungenkrebsrisiko zu beobachten.

Zur Vermeidung einer weiteren Kontamination der Umwelt mit Cadmium dürfen Nickel-Cadmium-Akkumulatoren nicht in den Hausmüll gegeben werden. Schnurlose Elektrogeräte enthalten oft Nickel-Cadmium-Batterien.

Alte gelbe und rote Lackanstriche können ebenfalls Cadmium enthalten. Beim Abschleifen ist daher eine Feinstaubmaske zu tragen. Der Staub ist sorgfältig zu beseitigen.

Gesundheitsrelevante Cadmiumbelastungen über die Luft betreffen Raucher und berufliche Expositionen gegenüber cadmiumhaltigen Stäuben und Aerosolen.

13.6.2.3. Arsen (As)

▶ Eintrag in die Umwelt

Arsen gelangt als Nebenprodukt bei der Verhüttung von Kupfer-, Blei- und Pyriterzen in die Atmosphäre. Außerdem ist es als Spurenelement in Brennstoffen (Steinkohle, Braunkohle) enthalten. Phosphate in Mineraldüngern enthalten z.T. Arsen als Verunreinigungen. Wichtige Emittenten sind die Nichteisenmetallerzeugung, Eisen- und

Stahlerzeugung, Glaserzeugung sowie Hausfeuerungsanlagen. Die Arsenbelastung der Luft ist durch Immissionsschutzmaßnahmen und abnehmenden Einsatz rückläufig.

▶ Verbleib in der Umwelt

Arsen wird von den Pflanzen über die Blattoberfläche sowie über die Wurzeln aus dem Boden aufgenommen. Die Anreicherung ist aber nur gering. Die Aufnahme von Arsen durch den Menschen erfolgt vorwiegend mit der Nahrung oder über das Trinkwasser (z.B. Indien, Bangladesch u.a.). Die inhalative Aufnahmemenge ist gering.

▶ Wirkungen auf die menschliche Gesundheit

Bei den gesundheitsschädigenden Wirkungen durch **Arsen und seinen anorganischen Verbindungen** steht dessen **kanzerogene Wirkung** im Vordergrund. Dies gilt sowohl für die inhalative als auch für die orale Aufnahme. Inhalativ aufgenommenes Arsen ist als ein Humankanzerogen eingestuft. Hohe orale Aufnahme vor allem über das Trinkwasser kann Hautkrebs und andere Tumoren hervorrufen. Ein Krebsrisiko für die Allgemeinbevölkerung auch bei geringer Arsenbelastung über die Luft ist nicht völlig auszuschließen.

13.6.2.4. Quecksilber (Hg)

▶ Eintrag in die Umwelt

Quecksilber ist bei Zimmertemperatur ein silberglänzendes flüssiges Schwermetall. Die Gewinnung von Quecksilber erfolgt aus Quecksilbererzen. Es wird bei der Herstellung von Chemikalien sowie in Batterien, Leuchtstofflampen und in der Zahnmedizin (Amalgamfüllungen) eingesetzt. Die Verwendung von Quecksilber ist durch viele Verbote erheblich eingeschränkt worden.

▶ Verhalten in der Umwelt

Quecksilber wird nicht abgebaut, kann aus dem Boden mit dem Sickerwasser ausgewaschen werden und auch durch Ausgasung entweichen. Durch die Aktivität von Mikroorganismen kann das wesentlich toxischere Methylquecksilber entstehen. Pflanzen nehmen Quecksilber nur in geringem Maße auf. In Pilzen ist eine stärkere Anreicherung möglich.

Hauptaufnahmequelle für Quecksilber ist die Nahrung, insbesondere Fische und Fischerzeugnisse, in denen Quecksilber als Methylquecksilber vorkommt (enzymatische Bildung aus Queck-

silber oder anorganischen Quecksilberverbindungen). Bei Amalgamträgern ist die Freisetzung von Quecksilber aus den Füllungen meist die wichtigste Aufnahmequelle für Quecksilber.

▶ Wirkung auf die menschliche Gesundheit

Die Methylquecksilberbelastung über Fisch und Fischprodukte während der Schwangerschaft kann zu Entwicklungsstörungen bei Säuglingen und Kleinkindern führen. Das Einatmen von Quecksilberdämpfen kann schwere Gesundheitsstörungen verursachen (Störungen des Nervensystems, Nierenstörungen). Quecksilber reichert sich im Organismus besonders in Leber, Gehirn und Nieren an. Während anorganisches Hg nur gering resorbiert wird, erfolgt die Aufnahme von Methylquecksilber fast vollständig.

Merke:

Hauptaufnahmeweg von Quecksilber ist über die Nahrung, insbesondere durch **Fische**, in der Form von **Methylquecksilber**. **Amalgamträger** haben eine erhöhte Quecksilberbelastung. Quecksilberhaltige Batterien und Leuchtstoffröhren sind nicht über den Hausmüll zu entsorgen. Quecksilberrückstände einschließlich Quecksilber aus zerbrochenen Fieberthermometern müssen als Problemabfall beseitigt werden. Die Quecksilberbelastung über die Außenluft spielt praktisch keine Rolle.

13.6.2.5. Nickel (Ni)

Nickel wird sowohl durch natürliche als auch durch anthropogene Prozesse in die Umwelt freigesetzt. Die Freisetzung durch bewusste anthropogene Prozesse erfolgt bei Abbau- und Schmelzprozessen, durch industrielle Nutzung und bei der Verbrennung fossiler Brennstoffe. Die wichtigste Verwendung ist die Stahlveredelung. In der Nähe von edelstahlproduzierenden Werken können erhöhte Nickelgehalte in der Luft auftreten. Nickel ist für den Menschen ein essenzielles Spurenelement. Mangelerscheinungen kommen wegen der ubiquitären Verbreitung nicht vor.

Der Hautaufnahmepfad ist die Nahrung. Nickel gelangt auch in das Trinkwasser über metallische Bestandteile der Hausinstallation (vor allem Armaturen und bei Stagnation). Die inhalative Aufnahmemenge für die Allgemeinbevölkerung ist zwar gering, wegen der lungentoxischen Wirkung aber von gesundheitlicher Bedeutung.

Nickel ist vor allem als ein **starkes Kontaktallergen** der Haut bekannt. Bei beruflich belasteten Personen sowie bei Personen, die mit nickelhaltigen Kleidungsstücken und anderen Gegenständen in Berührung kamen, können Kontaktdermatitis und Hautekzeme auftreten. Frauen sind hierbei stärker betroffen. Auch können bei bereits dermal gegen Nickel sensibilisierten Personen durch geringe oral aufgenommene Mengen von Nickel allergische Symptome ausgelöst bzw. Hauterscheinungen verstärkt werden. Es gibt Hinweise, dass auch die inhalative Nickelaufnahme über die Außenluft in Zusammenhang mit der Sensibilisierung steht.

Nickel und seine anorganischen Verbindungen in Form von atembaren Stäuben und Aerosolen sind als **krebserzeugend** eingestuft (DFG). Das kanzerogene Potenzial hängt von der Löslichkeit der Nickelverbindungen ab. Wasserlösliche und schwerlösliche Nickelverbindungen wirken weniger stark, während Verbindungen wie Nickelsulfid mit mittlerer Löslichkeit ein sehr starkes Kanzerogen darstellen. Bezügliche der allgemeinen respirationstoxischen Wirkung weisen Nickelverbindungen mit unterschiedlichen physikochemischen Eigenschaften wie insbesondere der Wasserlöslichkeit keine gravierenden Unterschiede auf.

Inhalierte Nickelstäube können nach langfristiger Exposition bereits in Konzentrationen, die nicht zu einer nennenswerten Erhöhung der gesamten Körperbelastung führen, lungentoxische Wirkungen hervorrufen.

Der Zielwert für Nickel von 20 ng/m³ wurde auf der Basis von lungentoxischen Wirkungen von Nickelsulfat abgeleitet.

13.6.3. Asbest

▶ Eintrag in die Umwelt

Mit **Asbest** bezeichnet man eine bestimmte Gruppe natürlicher silikatischer Materialien mit einer feinfaserigen Struktur (Serpentin- und Amphibolgruppe). Asbest zeichnet sich durch chemische Beständigkeit, Unbrennbarkeit, gute Isolierfähigkeiten sowie hohe Elastizität und Zugfestigkeit aus und wurde deshalb sehr vielfältig eingesetzt.

Wir unterscheiden grundsätzlich **zwei Produktgruppen:**

- **Asbestzementprodukte** mit einem relativ **geringen Asbestanteil,** meist unter 15 %, und hohem Raumgewicht.
  Hierzu gehören: Asbestzement-Wellplatten, ebene Platten und Tafeln (z.B. Eternitplatten) sowie Rohre und Formstücke für Druckleitungen und Abflussrohre
- **Schwach gebundene Asbestprodukte** mit **hohem Asbestanteil,** meist über 60 %.
  Hierzu gehören: Spritzasbest, Spritzputz, Asbestmatten und -pappen, Asbestmassen, Dichtungsschnüre sowie Gewebe und Schaumstoffe, welche vorwiegend zu bauphysikalischen Zwecken im Brand-, Wärme-, Schall- und Feuchtigkeitsschutz eingesetzt wurden (z.B. Sokalit, Neptunit).
  Asbesthaltige Materialien sind fast immer hellgrau, grau oder graubraun, nie absolut weiß oder glänzend. Eine sichere Identifizierung ist aber nur dem Fachmann möglich

In **Asbestzementprodukten** sind die Asbestfasern durch den hohen Bindemittelanteil weitgehend fest gebunden und werden in eingebautem Zustand in Innenräumen nicht frei. Bei der Bearbeitung (z.B. Bohren, Schleifen, Schneiden) können jedoch Fasern freigesetzt werden. Dem Außenwetter exponierte, gut beschichtete Asbestzementerzeugnisse geben erst nach stärkerer Verwitterung in mäßigem Umfang Fasern ab.

Schwach gebundene Asbestzementprodukte emittieren dagegen schon bei geringer nutzungsbedingter Beanspruchung sowie durch klimatische Einflüsse und natürliche Alterung kontinuierlich und z.T. auch stoßweise größere Mengen Fasern an die Innenluft. Mechanisches Bearbeiten (Bohren, Schleifen, Sägen) sowie Abbruch von Asbestprodukten verstärkt die Faserfreisetzung z.T. erheblich.

Seit 1993 besteht ein generelles Herstellungs- und Verwendungsverbot für Asbest.

▶ Verbleib in der Umwelt

Asbestfasern befinden sich ubiquitär in der Umwelt. Die Zahlen der Asbestfasern (F) je m³ Luft sind in der Nähe von Emittenten und in Ballungsgebieten am größten. Die Belastungskonzentrationen liegen im Jahresmittel in der Größenordnung von 100 F/m³. **Die Arbeiten an Asbestprodukten** konzentrieren sich heute vor allem auf deren Sanierung, Abbruch und unschädliche Beseitigung.

▶ Wirkung auf die menschliche Gesundheit

Die Aufnahme von Asbestfasern erfolgt über die Atemluft und die Nahrung. Die **Inhalation hat dabei die größte gesundheitliche Bedeutung.**

Die im Lungengewebe abgelagerten Asbestfasern bewirken eine **ständige Reizung des Gewebes.** Durch Asbesteinwirkung entstehen so nach z.T. jahrzehntelanger hoher Exposition **Asbestosen** (chronische Fibrose, Berufskrankheit), **Mesotheliome und Bronchialkarzinome.** Die weitaus meisten dieser Erkrankungen sind auf berufliche Expositionen zurückzuführen.

Das **kanzerogene Risiko durch die in der Außenluft üblichen Asbestkonzentrationen von 100-150 F/m³ ist gering.**

Lange (>5 µm) und dünne (<3 µm) Fasern, deren Länge im Verhältnis zum Durchmesser mindestens 3:1 beträgt sind besonders gefährlich (**kritische Fasern**).

Der Sanierungsleitwert für Innenräume von 500 F/m³ ist ein technisches Kriterium für den Sanierungserfolg und nicht als toxikologisch begründete Unbedenklichkeitsschwelle zu betrachten.

Die Emission aus Sanierungsarbeiten sollte 1000 F/m³ nicht überschreiten. Der Grenzwert nach TA-Luft für die Abluft von Industriebetrieben beträgt 1×10^4 F/m³.

Dämmstoffe aus Glas- oder Steinwolle (künstliche Mineralfasern mit Durchmesser kleiner als 1 µm) weisen auch eine kanzerogene Potenz auf. Eine Sanierung durch Entfernung dieser Dämmschichten sollte aber nicht erfolgen, weil es hierdurch zu einer Mobilisierung der Fasern mit Abgabe an die Raumluft kommen würde. Wenn die Wärmedämmung fachgerecht verlegt wurde, besteht keine Gefahr für die Umwelt.

Je größer die Biobeständigkeit einer Mineralfaser ist, desto länger verbleibt sie in der Lunge. Für den Blauasbest (Krokydolith) beträgt die Halbwertzeit etwa 700 Tage, für Fasern aus "alter" Steinwolle 300 Tage und für Fasern aus "neuer" Steinwolle nur noch 60 Tage. Gipsfasern, die als nicht krebserzeugend angesehen werden, weisen eine Halbwertzeit von weniger als 30 Tagen auf. Die Halbwertzeit gibt an, in welcher Zeit sich die Zahl der Fasern im Gewebe um die Hälfte verringert.

Als Alternativen bieten sich Hartschaumplatten aus Polystyrol und aus FCKW-freiem Polyurethan sowie Dämmplatten aus biologischem Material wie Kork, Kokos- und Holzfasern an.

> **Merke:**
>
> **Asbestfasern,** welche vor allem aus schwach gebundenen Asbestprodukten in größerer Zahl freigesetzt werden können, sind **stark kanzerogen. Die Kombination von hoher beruflicher Asbestexposition und Zigarettenrauch vervielfältigt das kanzerogene Risiko.** Die Anwendung von Asbestprodukten ist **weitestgehend verboten.**
>
> Asbesthaltiges Material wurde bis in die 1970er und 1980er Jahre vor allem als Baumaterial häufig verwendet. Bereits einbaute Materialien werden nur bei akuter Gefährdung sofort entfernt. Daher findet man immer noch asbesthaltige Materialien, die bei der **Renovierung ein Gesundheitsrisiko** darstellen können.
>
> **Sanierungsmaßnahmen** betreffen insbesondere schwach gebundene Asbestprodukte (z.T. auch stark verwitterte Asbestzementplatten) und sind so durchzuführen, dass eine hierdurch bedingte Faserfreisetzung so weit wie möglich eingeschränkt wird (durch Fachleute ausführen lassen, Arbeitsschutzmaßnahmen beachten).
>
> Das Krebsrisiko der Allgemeinbevölkerung durch Asbestfasern in der Außenluft ist gering. Eine mögliche Risikogruppe sind Heimwerker. Über deren Asbestbelastung ist wenig bekannt. Ältere künstliche Mineralfasern weisen ebenfalls ein kanzerogenes Potenzial auf. Produkte, die vor 1997 eingebaut wurden, können möglicherweise gesundheitlich bedenklich sein.

13.7. Anorganische Gase und Oxidantien

13.7.1. Schwefeldioxid (SO$_2$)

▶ Eintrag in die Umwelt

Schwefeldioxid ist ein farbloses, stechend riechendes Gas, welches bei der Verbrennung fossiler schwefelhaltiger Energieträger, bei der Schwefelsäureproduktion sowie Erzaufbereitung entsteht und z. B. von Vulkanen emittiert wird. Im globalen Maßstab sind die natürlichen SO$_2$-Emissionen höher als die anthropogenen, wobei in der nördlichen

Hemisphäre 90 % der SO_2-Emission durch menschliche Aktivitäten entstehen. Mehr als 80 % der anthropogenen SO_2-Emission in der Bundesrepublik werden durch Kraftwerke, Fernheizwerke, Industrie und Gewerbe emittiert. An den Immissionen in den Ballungsgebieten spielt aber der Hausbrand die wesentlichste Rolle (niedrige Quellhöhe der Emissionen, Heiztätigkeit vorwiegend in der austauscharmen kalten Jahreszeit). Der Anteil des Verkehrs an der SO_2-Belastung ist marginal.

Die Belastung der Luft in Deutschland durch Schwefeldioxid ist durch viele Maßnahmen (Festsetzung strenger Schadstoffgrenzwerte, Einführung von Rauchgasentschwefelungsanlagen, Verwendung schwefelarmer Treibstoffe) **eindrucksvoll reduziert worden.**

Bei den Messungen der SO_2-Immissionen wird ein **typischer Jahresgang** mit Maxima im Januar und Februar (☞ Abb. 13.10) sowie ein typischer Tagesgang mit Maxima zwischen 8-11 Uhr (☞ Abb. 13.11) festgestellt, dessen Ursache vor allem in der **Wohnungsheizung** liegt.

Zur Bewertung der möglichen gesundheitlichen Wirkungen nach langfristiger und kurzfristiger Exposition gegenüber Schwefeldioxid dienen die Immissionswerte der TA Luft (50 μg/m³, Jahresmittel; 125 μg/m³ 24-h-Mittel und 350 μg/m³, Mittelungszeitraum: 1 Stunde). Die Immissionswerte der TA Luft für Schwefeldioxid basieren auf den entsprechenden Grenzwerten der 1. Tochterrichtlinie der "Richtlinie 1999/30/EG des Rates vom 22. April 1999 über Grenzwerte für Schwefeldioxid, Stickstoffdioxid und Stickstoffoxide, Partikel und Blei in der Luft". Diese wurde mittlerweile in die Richtlinie 2008/50/EG des Europäischen Parlaments und des Rates vom 21.5.2008 über Luftqualität und saubere Luft für Europa überführt.

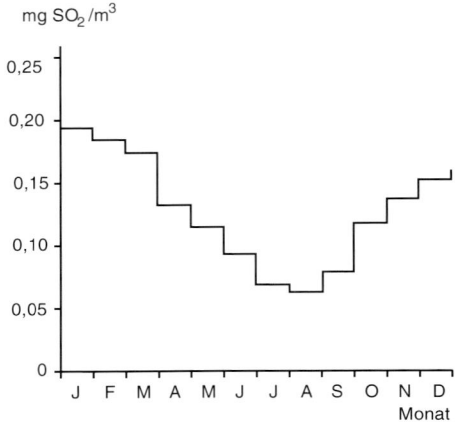

Abb. 13.10: Beispiel eines Jahresganges der mittleren SO_2-Immissionskonzentrationen.

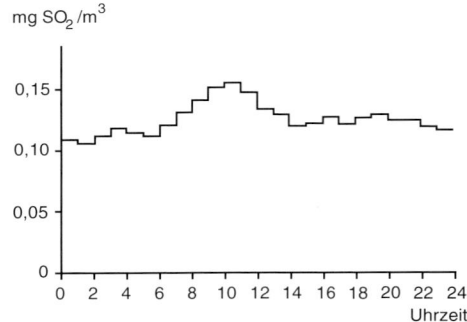

Abb. 13.11: Beispiel eines Tagesganges der mittleren SO_2-Immissionskonzentrationen.

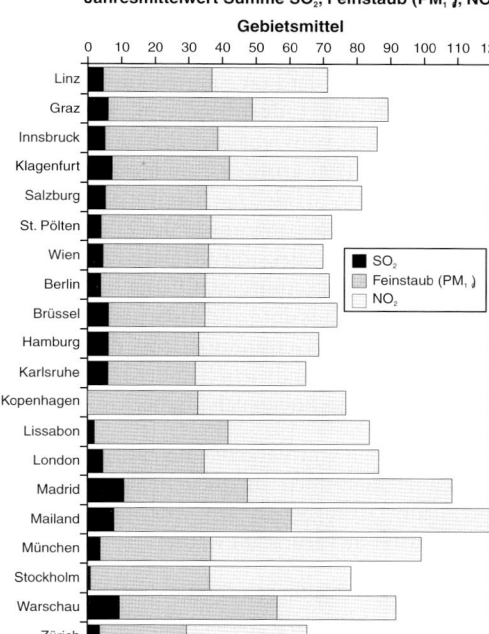

Abb. 13.12: Luftgütevergleich mehrerer europäischer Städte. Darunter auch der Jahresmittelwert von Schwefeldioxid (schwarze Balken) pro m³ Luft. Quelle: http://www.linz.at/images/luftguete(1).jpg.

▶ Verbleib in der Umwelt

SO_2 löst sich leicht in Wasser unter Bildung von schwefliger Säure (H_2SO_3). Durch Oxydation von SO_2 kann in der Atmosphäre das stark hygroskopische SO_3 entstehen (bei Nebel Umwandlungsgeschwindigkeit erhöht). Letzteres bildet mit dem Wasserdampf der Luft Schwefelsäure-Aerosole (H_2SO_4), welche zusammen mit den Stickoxiden am sauren Regen beteiligt sind (☞ Kap. 12.4.5.).

Eine andere Schwefelverbindung, Schwefelwasserstoff (H_2S), wird in der Luft auch in geringen Konzentrationen durch seinen intensiven Geruch nach faulen Eiern erkannt. H_2S entsteht durch industrielle Prozesse sowie bei der biologischen Zersetzung organischer Materialien unter Luftabschluss (z.B. bei der Schlammbehandlung in Faulbehältern [☞ Kap. 10.6.5.] oder in Sümpfen).

▶ Wirkungen auf die menschliche Gesundheit

Schwefeldioxid **reizt als leicht wasserlösliches Gas die Schleimhäute des Auges und der Atemwege.**

SO_2 wird nach Einatmung unter Entstehung von schwefliger Säure an den feuchten Schleimhäuten des Atemtraktes gelöst. Ca. 90 % des SO_2 wird bei Nasenatmung bereits im Nasenrachenraum adsorbiert. Nach der Inhalation von SO_2 tritt ein erhöhter Strömungswiderstand der Atemwege durch Kontraktion der glatten Muskulatur der Bronchien auf.

Epidemiologische Studien zeigen, dass bei erhöhter SO_2-Exposition vermehrt Erkrankungen und Funktionsstörungen der tiefen Atemwege (Bronchitis, Bronchospasmen, bronchiale Hyperaktivität, Abnahme von Vitalkapazität und Exspirationsvolumen) auftreten. Eine Erhöhung des Atemwiderstandes und eine Behinderung des Gasaustausches z.B. durch Entzündungen führen zu einer verstärkten Herz-Kreislaufbelastung, welche insbesondere für vorgeschädigte und alte Menschen zu einer akuten Gefahr werden kann. Hierbei spielt aber auch der meist gleichzeitig erhöhte Schwebstaubgehalt eine Rolle. Feinstaub transportiert auch das nicht in den oberen Atemwegen adsorbierte SO_2 in die Tiefe der Atemwege. Es ist oft schwierig, Wirkungen bestimmten Expositionen zuzuordnen, da eine Luftverunreinigung immer ein Gemisch vielfältiger Inhaltsstoffe ist.

Bei Kindern wurde eine niedrigere Schwelle für die bronchiale Reagibilität bei gleichzeitig erhöhter SO_2-Belastung in der Außenluft und bei Passivrauchen im Innenraum gefunden. Das gleiche Ergebnis zeigte sich bei der Kombination Gasherd in der Wohnung (NO_2) und Wohnen in einer SO_2-belasteten Gegend. In stark SO_2-belasteten Gebieten wurde auch ein vermehrtes Vorkommen von Pseudokrupp und obstruktiver Bronchitis festgestellt.

SO_2 wirkt als Einzelsubstanz bei gesunden Erwachsenen erst in relativ hoher Konzentration (>2000 μg/m³).

Schon bei kurzfristiger Exposition gegenüber 200 μg/m³ SO_2 wurden bei Kindern verminderte Lungenfunktionsmesswerte und bei Asthmatikern eine Erhöhung der Anfallshäufigkeit festgestellt. Bei Werten über 500 μg/m³ SO_2 in Smogepisoden und gleichzeitiger Schwebstaubexposition von 500 μg/m³ ist eine Erhöhung der täglichen Mortalität bei Vorgeschädigten festzustellen (☞ Kap. 12.4.2.).

Merke:

SO₂ entsteht bei der Verbrennung fossiler schwefelhaltiger Energieträger. In den vergangenen Jahrzehnten ist die Belastung der Luft durch Schwefeldioxid **deutlich zurückgegangen**. Im westlichen Teil der Bundesrepublik verminderte sich die Schwefeldioxidkonzentration in der Luft bereits seit der Mitte der 1980er Jahre, im östlichen Teil sank die Belastung nach der Wiedervereinigung deutlich.

SO₂ trägt gemeinsam mit den Stickoxiden zum **sauren Regen** bei. SO₂ reizt die Schleimhäute und verstärkt den Strömungswiderstand der Atemwege. Bei erhöhter, mehrere Tage einwirkender SO₂-Exposition, insbesondere in **Smogepisoden** bei gleichzeitiger Erhöhung der Schwebstaubimmissionen, tritt eine Erhöhung der täglichen Mortalität insbesondere bei älteren und durch Lungen- bzw. Herz-Kreislauf-Erkrankungen vorgeschädigten Personen auf. Solche hohe Konzentrationen sind in Deutschland heutzutage allenfalls noch im Zusammenhang mit Störfällen denkbar.

Die zum Schutze der menschlichen Gesundheit festgelegten Immissionsgrenzwerte der Europäischen Regelungen werden in Deutschland weit unterschritten.

13.7.2. Stickstoffoxide (NO$_x$)

▶ Eintrag in die Umwelt

Stickstoffoxide in der Luft stammen insbesondere aus Abgasen von Industrieanlagen, Kraft- und Fernheizwerken, von Gebäudeheizungen und Verkehrsabgasen. Den **größten Anteil an der Emission** von Stickstoffoxiden hat hier mit Abstand der **Verkehr**. Bei den Schädigungen der Pflanzen und dem Eintrag von Stickstoffverbindungen in den Boden spielt NH₃ (Ammoniak) eine bedeutende Rolle, er kommt aus der Landwirtschaft. Den Eintrag aller Stickstoffverbindungen in die Umwelt betrachtet, ist die Landwirtschaft der Hauptverursacher. Eine große Rolle spielt hierbei Ammoniak.

Die Emissionen von Verkehr und Hausheizungen bezeichnet man auch als quellennahe Emission. Stickoxidbelastungen in Innenräumen können durch Gasherde verursacht werden.

Je höher die Verbrennungstemperaturen sind, desto höhere Emissionen treten auf. Stickstoffoxide werden überwiegend zunächst als Stickstoffmonoxid (NO) emittiert, welches in der Luft zu Stickstoffdioxid (NO₂) und weiteren Verbindungen oxidiert. Die verschiedenen Stickstoffoxide fasst man mit der Abkürzung NO$_x$ zusammen.

Tausend (t)

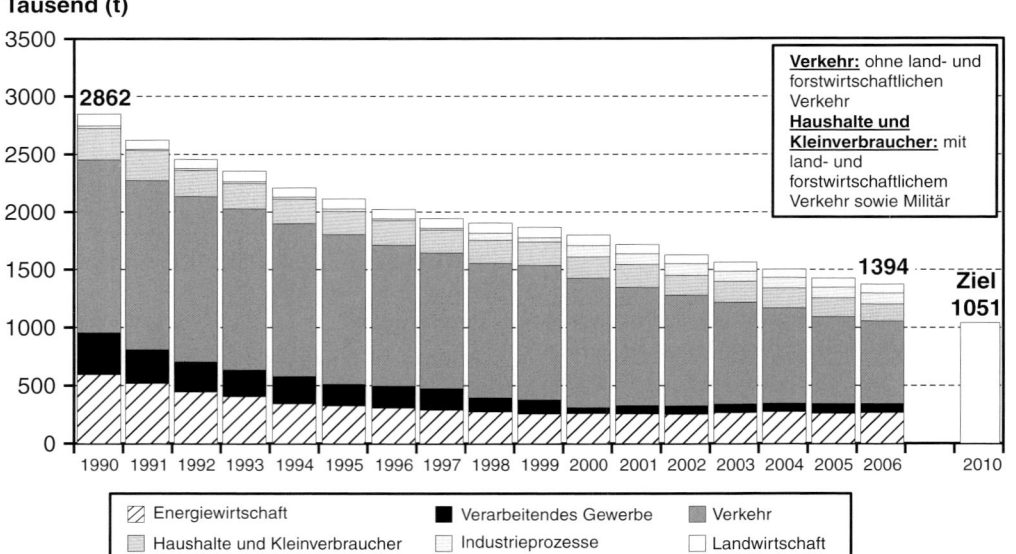

Abb. 13.13: Stickstoffoxid Emissionen nach Quellkategorien von 1990-2006. Quelle: Umweltbundesamt, Nationale Trendtabellen für die deutsche Berichterstattung atmosphärischer Emissionen, Emissionsentwicklung 1990-2007 (Endstand 20.02.2009): www.umweltbundesamt.de/emissionen/publikationen.htm.

Reihenfolge der Höhe der anthropogenen Stickoxidemissionen:

- Verkehr > Kraft- und Heizwerke, Industrie > Haushalte (☞ Abb. 13.13)

▶ **Verbleib in der Umwelt**

NO wird durch den Einfluss meteorologischer Bedingungen zum wirkungsrelevanten NO_2 umgewandelt. Aus dem NO_2 bildet sich in der Atmosphäre Salpetersäure, die mit dem Staub oder Regen aus der Luft entfernt wird. Die Salpetersäure ist eine der Ursachen des sauren Regens (☞ Kap. 12.4.5.).

NO_x ist auch die Vorläufersubstanz photochemischer Oxidantien wie des Luftschadstoffes Ozon (☞ Kap. 13.7.4. und 12.4.4.).

▶ **Wirkungen auf die menschliche Gesundheit**

NO_2 wird bis zu 90 % im Atemtrakt resorbiert. Die Wasserlöslichkeit ist gering, entsprechend tief dringt das Reizgas in den Atemtrakt ein. Bei langfristiger Inhalation und kurzfristigen NO_2-Spitzen (1000-4000 µg/m³) beobachtete man **Reizungen** der Atemwege mit Schädigungen an den Alveolarepithelien und Verdickungen der Basalmembran. Hierbei scheinen **kurzfristige Spitzenbelastungen eine größere Bedeutung zu haben**. In epidemiologischen Studien wurden bei Kurzzeitbelastung durch NO_2 Zusammenhänge zwischen Belastung und Gesamtmortalität, der Herz-Kreislauf-bedingten Sterblichkeit, der Krankenhausaufnahmen und Notfall-Konsultationen aufgrund von Atemwegserkrankungen und Asthma sowie der Krankenhausaufnahmen aufgrund chronischer Bronchitis ermittelt. Folgende **Langzeitwirkungen** werden diskutiert (z.T. widersprüchliche Befunde): Zunahme der Sterblichkeit (alle Todesursachen, Herz- und Atemwegserkrankungen, Lungenkrebs), Zunahme von Lungenkrebserkrankungen, chronischen Atemwegsbeschwerden bei Erwachsenen, Hustenepisoden und Bronchitis bei Schulkindern, chronischer Bronchitis bei Kindern mit diagnostiziertem Asthma und Lungenfunktionsverschlechterungen bei Schulkindern.

Im Tierexperiment zeigte sich bei NO_2-Expositionen eine verminderte Resistenz gegen bakterielle und virale Infektionen.

Merke:

Stickoxide (NO_x) entstehen bei Verbrennungsprozessen aus dem Stickstoff und Sauerstoff der Luft sowie dem in den Verbrennungsmaterialien enthaltenen Stickstoff.

Höhere Verbrennungstemperaturen bedingen höhere NO_x-Emissionen. **Den Hauptanteil an den Emissionen und Immissionen in den Ballungsgebieten hat der Verkehr.** Die Stickstoffemissionen wurden durch Abgasreinigung in Großkraftwerken und durch geregelte Dreiwege-Katalysatoren in Kraftfahrzeugen (90 % Minderung der NO_x-Emissionen) erheblich gemindert. Es ist zu erwarten, dass die NO_x-Emissionen aus dem Verkehr aufgrund technischer Verbesserungen weiter abnehmen, dass aber die Emissionen und auch die Immissionen an verkehrsnahen Messstellen wegen der Zunahme der Verkehrsdichte letztlich auf einem ähnlichen Niveau bleiben werden.

Stickoxide sind durch Salpetersäurebildung am sauren Regen beteiligt und bilden die Vorstufe photochemischer Oxidantien.

Zielorgan der Stickoxide sind die **Atemwege**. Die **Wirkungen** umfassen verschiedene respiratorische Erkrankungen und auch Herz-Kreislauf-Erkrankungen. Es ist davon auszugehen, dass die NO_x-Belastung einen **wesentlichen Beitrag zu den schädlichen Gesundheitseffekten beim Menschen** leistet. Eine Wirkschwelle konnte bisher nicht ermittelt werden.

Zur **Senkung** der NO_x-Emissionen ist ein sparsamer Energieverbrauch und eine Reduzierung des Kraftverkehrs erforderlich (z.B. vermehrte Nutzung des öffentlichen Personennahverkehrs).

13.7.3. Kohlenmonoxid (CO)

▶ Eintrag in die Umwelt

Kohlenmonoxid ist ein giftiges, farb-, geruch- und reizloses Gas (Stickgas), welches bei unvollständiger Verbrennung organischer Verbindungen (Kohle, Erdöl, Erdgas, Holz) entsteht. Natürliche CO-Quellen sind Vulkan- und Erdgase, Wald- und Steppenbrände u.a. (90 % der globalen CO-Emissionen). Großräumig spielt die CO-Immission aus diesen Quellen aber nur eine untergeordnete Bedeutung.

Reihenfolge der Höhe der anthropogenen Kohlenmonoxidemissionen in Ballungsgebieten:

- Straßenverkehr > Kraft- und Heizwerke, Industrie > Haushalte

Mehr als 70 % der CO-Emissionen in Deutschland werden vom Straßenverkehr verursacht.

▶ Verbleib in der Umwelt

Die Konzentrationen gehen mit der Entfernung vom Emittenten schnell zurück. Die Tendenz der Emission ist wegen besserer Abgasreinigungsverfahren fallend.

CO wird zu CO_2 oxidiert. Es erfolgt teilweise eine Aufnahme durch die Vegetation (zur Klimawirksamkeit von CO_2 ☞ Kap. 12.5.1.).

▶ Wirkungen auf die menschliche Gesundheit

CO wird schnell über die Lungen aufgenommen. Da es eine über **200 mal höhere Affinität zum Hämoglobin hat als Sauerstoff,** kann Sauerstoff schon durch geringe Mengen CO verdrängt werden. Die Folge ist eine Hypoxie der Gewebe. Der natürliche CO-Hb-Spiegel des Blutes ist 0,5-0,9 %. Ab einer Erhöhung des CO-Hb auf 5 % kommt es zu einer Beeinträchtigung von Konzentration und Leistungsfähigkeit. Durch hohe Spitzenkonzentrationen bei starkem Verkehrsaufkommen und Inversionswetterlagen (☞ Kap. 12.4.) können insbesondere Herz-Kreislauf-Kranke gefährdet werden. Besonders hohe CO-Werte wurden im Autoinnenraum während der rush-hour beobachtet.

Symptome einer deutlichen CO-Vergiftung treten ab einem CO-Hb von ca. 25 % (=500 mg/m³ in der Einatmungsluft) auf. Diese Werte sind verkehrsbedingt nicht zu erreichen. Akute Vergiftungen mit schweren Störungen des ZNS bis zum letalen Ausgang können bei starkem CO-Austritt aus schlecht ziehenden Öfen und/oder defekten Schornsteinanlagen auftreten.

Zu den **empfindlichen Personengruppen** hinsichtlich CO-Belastungen sind neben Kindern, Schwangeren und älteren Menschen in erster Linie Herzkranke mit Verengung der Herzkranzgefäße zu nennen.

Merke:

Kohlenmonoxid ist ein giftiges Gas, welches bei unvollständiger Verbrennung fossiler Brennstoffe entsteht. Die Emissionen sind durch regelmäßige Wartung von Heizanlagen und Kraftfahrzeugen erheblich zu vermindern.
Ein geregelter Dreiwege-Katalysator senkt die Kohlenmonoxidemission um 90 %.

13.7.4. Ozon (O_3) und andere Oxidantien

☞ auch Kap. 12.4.4.

▶ Eintrag in die Umwelt

Ozon wird nicht direkt freigesetzt, sondern bei intensiver Sonneneinstrahlung durch komplexe photochemische Prozesse aus Vorläuferschadstoffen – überwiegend Stickstoffoxiden und flüchtigen organischen Verbindungen – gebildet. Es wird deshalb als sekundärer Schadstoff bezeichnet. Hohe Lufttemperaturen und starke Sonneneinstrahlung begünstigen die Entstehung von bodennahem Ozon in der Atmosphäre. Dies ist typisch für die meteorologischen Bedingungen während sommerlicher Hochdruckwetterlagen.

Ozon spielt in der Erdatmosphäre eine Doppelrolle: Oberhalb von 10 km, in der Stratosphäre, schützt die bestehende natürliche Ozonschicht die Erde vor der schädlichen Ultraviolettstrahlung der Sonne. Ca. 90 % des Ozons befinden sich in dieser Schicht. In Bodennähe kommt Ozon ebenfalls natürlich vor, wird aber zusätzlich aus Sauerstoff und Luftverunreinigungen, die überwiegend aus menschlicher Tätigkeit stammen, gebildet.

▶ Verbleib in der Umwelt

Photooxidantien sind reaktive Stoffe und können in der Umwelt vielfache chemische Reaktionen auslösen, welche zur Luftverschmutzung beitragen. So bestehen die Ozonmoleküle im Gegensatz zum Luftsauerstoff aus drei Atomen und haben daher eine starke Neigung, das "überzählige" Sauerstoffatom abzugeben.

Die höchsten Ozonwerte treten am Stadtrand und in den angrenzenden ländlichen Gebieten auf, also entfernt von den Quellen der Vorläuferstoffe. Das klingt scheinbar paradox, liegt aber daran, dass Stickstoffmonoxid (NO), das in Autoabgasen enthalten ist, mit Ozon reagiert. Dabei wird Ozon abgebaut, so dass die Ozonbelastung in Innenstädten deutlich niedriger ist. Andererseits werden die Vorläuferstoffe mit dem Wind aus den Städten heraus transportiert und tragen so entfernt von deren eigentlichen Quellen zur Ozonbildung bei.

▶ Wirkungen auf die menschliche Gesundheit

Photooxidantien führen zu subjektiven Befindlichkeitsstörungen, Beeinträchtigungen der körperlichen Leistungsfähigkeit, Schleimhautreizungen (Augenreizungen, trockener Hals, Hustenreiz), Unwohlsein, Beeinträchtigungen der Lungenfunktionen und Geruchsbelästigungen. Nachteilige Wirkungen treten ab einer Ozonkonzentration über 200 µg/m³ Atemluft auf. Im Experiment minderte Ozon die Resistenz gegenüber Infektionserregern, Ozon und NO_2 zeigten dabei additive Wirkungen (☞ auch Kap. 12.4.2. bis 12.4.4.).

Etwa 10 bis 20 % der Bevölkerung reagieren besonders empfindlich auf Ozon. Die individuelle Empfindlichkeit gegenüber Ozon ist sowohl bei gesunden Erwachsenen und Kindern als auch bei Lungenkranken sehr unterschiedlich. Gegenwärtig ist nicht bekannt, welche Faktoren diese unterschiedliche Empfindlichkeit bedingen. Ob Asthmatiker und Personen mit Erkrankungen des Atemtraktes generell als besonders empfindlich einzustufen sind, ist unklar.

Risikogruppen sind:

- Personen, die auch zu Zeiten erhöhter Ozonkonzentrationen im Freien körperlich anstrengende Tätigkeiten über längere Zeit ausüben (Freiluft-Arbeitsplätze wie Hoch- und Tiefbau, Forstwirtschaft), Sportler (Jogger, Radfahrer bei Training und Rennen)
- Säuglinge und Kleinkinder: relativ größerer Sauerstoffbedarf bezogen auf ihr Körpergewicht im Vergleich zu Erwachsenen; zusätzliche körperliche Anstrengung (Schreien, Strampeln, Krabbeln) kann das Atemminutenvolumen und damit die aufgenommene Ozonmenge zusätzlich erhöhen
- Personen mit Funktionsstörungen im Bereich des Atemtraktes (bei chronischer Bronchitis, Bronchialasthma)

▶ Prävention

Da hohe Ozonkonzentrationen üblicherweise bei hohen Temperaturen auftreten, kann als Faustregel gelten: Vernünftiges Verhalten im Hinblick auf hohe Temperaturen ist auch vernünftig im Hinblick auf Ozon. Längere körperliche Anstrengungen sollten möglichst nicht in die Mittags- und Nachmittagsstunden gelegt werden. Für sportliche Betätigungen, wie den Jogginglauf, sind die Morgenstunden am besten. Da bei schönem Wetter durch verstärktes Lüften auch mehr Ozon in die Innenräume gelangen kann, sollte vorzugsweise in den Morgenstunden gelüftet werden.

Weitere allgemeine Maßnahmen zur Reduktion der Belastung gegenüber Ozon und anderen Oxidantien umfassen:

- vermehrte Nutzung von ÖPNV, Fahrrad
- Fahrgemeinschaften bilden, Fahrgeschwindigkeit reduzieren
- möglichst keine Motorräder ohne Abgaskatalysator und Verdunstungsstop benutzen
- bei Neukauf eines Autos auf die Abgaswerte achten
- im Haushalt und Kleingewerbe sollten generell nur lösemittelfreie oder -arme Lacke verwendet werden
- bei Renovierungsarbeiten lösemittelfreie Abbeizmittel, Farben usw. verwenden.
- abgasintensive Maschinen und Geräte im Garten vermeiden
- Strombedarf drosseln, um die Kraftwerksemissionen – zum Beispiel an NOx – mit zu senken.

Merke:

Ozon entsteht
- im Innenraum beim Betrieb von UV-Lampen, Fotokopierern und Laserdruckern
- im Innen- und Außenraum bei Schweißarbeiten
- im Außenraum durch elektrische Entladungen (Blitze)
- im Außenraum in der unteren Atmosphäre (Troposphäre, unterhalb 15 km über der Erdoberfläche) durch chemische Reaktionen aus Stickoxiden, Kohlenwasserstoffen und Luftsauerstoff unter dem Einfluss des UV-Lichtes der Sonnenstrahlung
- in der Stratosphäre (15-50 km Höhe) durch Spaltung des Luftsauerstoffes unter Einwirkung starken UV-Lichtes der Sonne (kurzwellige Strahlung) als chemische Folgereaktion:
$$O_2 + O \rightarrow O_3$$

Erhöhte Konzentrationen von Photooxidantien im Innenraum und in der unteren Atmosphäre (Troposphäre) führen zu gesundheitlichen Störungen, **verminderte Konzentrationen der Ozonschicht in der Stratosphäre** mit vermehrter Durchlässigkeit von UV-Strahlen verursachen einen Anstieg von Melanomen, eine Zunahme von Augenerkrankungen, Veränderungen im Immunsystem und genetische Schäden (☞ Kap. 12.5.2.).

In Mitteleuropa nimmt Ozon in der Troposphäre zu und der Stratosphäre ab.

Hauptzielorgan der Ozonwirkung ist der **Atemtrakt**. Wegen der geringen Wasserlöslichkeit dringt Ozon tief in die Bronchiolen und Alveolen ein. Akute Wirkungen umfassen **Reizungen** der Atemwege, Tränenreiz und Befindlichkeitsstörungen. **Veränderungen der Lungenfunktion**, Erhöhung der **bronchialen Reaktionsbereitschaft**, Reduzierung der körperlichen Leistungsfähigkeit sowie entzündliche Reaktionen der oberen und unteren Atemwege zählen ebenfalls zu den Kurzzeiteffekten nach Ozonbelastung. Auch eine Zunahme der Häufigkeit von Asthmaanfällen sowie eine Steigerung der allergischen Reaktionsbereitschaft werden im Zusammenhang mit Ozonexpositionen genannt.

Risikogruppen bei erhöhter Ozonbelastung sind Personen, die sich im Freien körperlich stark anstrengen, Säuglinge und Kleinkinder sowie Personen mit Erkrankungen der Atemwege. Zum Schutz der menschlichen Gesundheit dienen **Beurteilungswerte für verschiedene Bezugszeiträume** (☞ Tab. 13.2.)

13.8. Organische Verbindungen

13.8.1. Polyzyklische aromatische Kohlenwasserstoffe (PAH, PAK)

☞ auch Kap. 7.3.1.

▶ Eintrag in die Umwelt

Wo immer der Mensch organisches Material **verbrennt**, können PAK entstehen. Diese schwerflüchtigen Verbindungen finden sich vor allem in Auspuffgasen von Kraftfahrzeugen, in Rußen, Kokereirohgasen, Braun- und Steinkohlenteerpechen, Nahrungsmitteln (Räucherwaren) sowie im Zigarettenrauch. Die bei der **unvollständigen Verbrennung entstehenden PAK-Gemische weisen je**

nach Ausgangsmaterial und Reaktionsbedingungen sehr unterschiedliche Mengenverhältnisse, die sogenannten PAK-Profile, auf. Es existieren mehrere hundert verschiedene PAK. In Umwelt- oder Lebensmittelproben werden messtechnisch aber in aller Regel nur sehr wenige einzelne PAK oder ausschließlich **Benzo[a]pyren (BaP)** als Stellvertreter aller PAK erfasst. BaP gilt als Leitsubstanz für ein PAK-Gemisch (☞ Abb. 13.14).

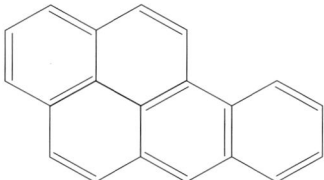

Abb. 13.14: Formel von Benzo[a]pyren (BaP).

Wichtige Aufnahmepfade der PAK sind die Einatmung (Inhalation) von PAK-belasteter Außenluft sowie die orale Aufnahme über Lebensmittel. Lebensmittel können durch PAK aus Umweltquellen, aus der industriellen Lebensmittelverarbeitung oder durch bestimmte Zubereitungsarten (Braten, Grillen, Räuchern) in der heimischen Küche kontaminiert sein. PAK gelangen auch über die Haut in den Organismus. Eine wichtige Rolle bei der **inhalativen PAK-Exposition** spielt aktives und passives **Rauchen**.

▶ Verbleib in der Umwelt

PAK sind ubiquitär in der Umwelt z.T. an Partikel gebunden oder gasförmig nachweisbar. Die Benz[a]pyrenbelastung in der Atmosphäre ist im Winter 5-10 mal höher als im Sommer und in Städten 5-10 höher als in ländlichen Gebieten. Die Benzo[a]pyrenkonzentrationen sind in den letzten 20 Jahren in der Außenluft stark gesunken.

PAK gelangen durch Sedimentation nach Bildung genügend großer Aerosolpartikel sowie durch Auswaschung mit dem Regen (nasse Deposition) in den Boden und können von den Pflanzen aufgenommen werden. Erhebliche Mengen von PAK werden in Klärschlämmen sowie Sedimenten von Oberflächengewässern nachgewiesen. Die Pflanzenverfügbarkeit ist jedoch meist eher gering. Nur bei hohen Bodengehalten an PAK können größere Mengen in Wurzelgemüse gelangen.

▶ Wirkungen auf die menschliche Gesundheit

Seit langem ist bekannt, dass **zahlreiche PAK Krebs** auslösen können. Es liegen umfangreiche Daten aus Langzeitbelastungen am Arbeitsplatz vor. Die **wichtigsten Tumoren** sind Lungenkrebs, Blasenkrebs und Hautkrebs. Es besteht eine Dosis-Wirkungs-Beziehung zwischen der kumulativen PAK-Exposition und **Lungenkrebs.** Auch andere Tumorlokalisationen werden in Zusammenhang mit der Langzeitbelastung durch PAK diskutiert. Da eine Reihe von PAK auch genotoxisch (direkt an der Erbsubstanz) wirken, kann keine sichere Wirkungsschwelle abgeleitet werden. Einige PAK wie z.B. die Leitsubstanz Benzo[a]pyren (BaP) wirkt beim Menschen erbgutverändernd und schädigt die Fortpflanzung. Der Wirkungsmechanismus einiger PAK ist gut untersucht. Im Organismus werden hochreaktive PAK-Metabolite gebildet, die über DNA-Adduktbildung Mutationen auslösen.

Unklar ist, ob die PAK-Belastung über Lebensmittel zu einem Krebsrisiko beiträgt. Immerhin werden in den westlichen Ländern rund 30 % aller Krebsfälle auf falsche Ernährungs- und Bewegungsgewohnheiten zurückgeführt. Diskutiert wird ein Zusammenhang zwischen alimentärer PAK-Aufnahme und Brust- bzw. Darmkrebs.

Da es sich bei der PAK-Exposition des Menschen meist um eine Mischexposition gegenüber einer Vielzahl von PAK handeln kann, werden Bewertungskonzepte benötigt, die eine angemessene Risikoabschätzung ermöglichen.

Grundsätzlich sind zahlreiche PAK als krebserzeugend eingestuft und werden den CMR-Stoffen zugeordnet. CMR heißt, der Stoff ist krebserzeugend, erbgutverändernd oder fortpflanzungsgefährdend. Die Leitsubstanz Benzo[a]pyren (BaP) wurde von der internationalen Krebsforschungsagentur in Lyon (IARC) als krebserzeugend (Gruppe 1, vorher Gruppe 2B) für den Menschen eingestuft. Die einzelnen PAK haben ein prinzipiell vergleichbares krebserzeugendes Potenzial, unterscheiden sich aber hinsichtlich der kanzerogenen Wirkungsstärke. Die Deutsche Forschungsgemeinschaft (DFG) hat 2008 einen Vorschlag für eine differenzierte Bewertung einzelner PAK erarbeitet. Danach wird der Leitsubstanz BaP ein Toxizitäts-Äquivalenz-Faktor von 1 (DFG-TEF) zugewiesen. Einige PAK haben ein 10-fach höheres kanzeroge-

nes Potenzial. Dazu gehört z.B. Dibenzo[a,l]pyren (DFG-TEF 10). Viele Substanzen haben eine deutlich schwächere Wirkung als BaP und erhalten deswegen einen kleineren TEF. Das trifft z.B. für Naphthalin, Pyren und Phenanthren zu. Alle 3 Substanzen haben einen DFG-TEF von 0,001. Das heißt, dass sie in Bezug auf die krebserzeugende Wirkung nur ein tausendstel der BaP-Wirkungsstärke aufweisen. Diese Aussage ist deswegen von großer Bedeutung, weil zur Abschätzung der inneren Belastung gegenüber einer PAK-Exposition vor allem für Naphthalin, Pyren und Phenanthren geeignete validierte Verfahren (Metabolite im Urin) zur Verfügung stehen. Das heißt für das Human-Biomonitoring in der Umweltmedizin gibt es derzeit keine Parameter, die zur Abschätzung der inneren Belastung gegenüber den wirkungsstarken PAK direkt herangezogen werden können. Die DFG schlägt zur toxikologischen Beurteilung von PAK-Gemischen am Arbeitsplatz vor, 16 Verbindungen zu analysieren und deren TEF zugrunde zu legen.

Die nicht-kanzerogenen chronischen gesundheitsschädlichen Effekte durch PAK sind gegenüber den kanzerogenen Wirkungen von untergeordneter Bedeutung und vergleichsweise wenig untersucht. Zu nennen sind hier vor allem lungentoxische, immuntoxische, reproduktions- und fruchtschädigende Wirkungen. Die akute Toxizität von PAK ist gering.

Abschließend kann festgehalten werden, dass aufgrund der genotoxischen und kanzerogenen Wirkungen der PAK aus gesundheitlich vorsorglicher Betrachtung, eine Minimierung der allgemeinen PAK-Belastung anzustreben ist.

Die wichtigste präventive Maßnahme für die Allgemeinbevölkerung ist die Einstellung des Tabakrauchens sowie ein konsequenter Nichtraucherschutz. Im Bereich der Lebensmittel kann der Verbraucher durch geeignete Zubereitungsmaßnahmen die Belastung senken. Zur Einschränkung der Belastung über die Außenluft wurde eine Vielzahl emissionsmindernder Maßnahmen durchgeführt. Gesetzliche Rahmenbedingungen sind im Bundesimmissionsschutzgesetz und entsprechenden Verordnungen (22. BImSchV 2002) geschaffen worden. Danach beträgt der Zielwert für BaP in der Außenluft 1 ng/m³.

> **Merke:**
>
> **Polyzyklische aromatische Kohlenwasserstoffe (PAK) gehören zu den wichtigsten Kanzerogenen der Umwelt.** Sie entstehen bei unvollständigen Verbrennungsprozessen.
>
> Eine gute Wartung von Heizanlagen und Kraftfahrzeugen, ein geregelter Dreiwege-Katalysator und Rußfilter bei Dieselmotoren können die PAK-Emission erheblich verringern.

13.8.2. Benzol (C_6H_6)

▶ Eintrag in die Umwelt

Benzol, eine leichtflüchtige, brennbare organische Verbindung, ist ein wichtiger aromatischer Kohlenwasserstoff.

Benzol befindet sich in Mineralölen, Kokereiprodukten und ist ein Grundstoff der chemischen Industrie (z.B. Farben, Lösungsmittel). In der Europäischen Gemeinschaft darf **Benzol nur bis zu 5 % (Antiklopfmittel) im Benzin** enthalten sein. **Hauptverursacher von Benzolemissionen ist der Kraftverkehr** (Abgase und Verdampfungsverluste aus dem Kraftstoffsystem). Das Entweichen von Benzol beim Tanken wurde in den letzten Jahren durch die "Gaspendelung" gelöst. Durch eine Rückführungsvorrichtung werden die Dämpfe der leicht flüchtigen Stoffe wieder in den Tank zurückgeführt. Bei Diesel- und Katalysatorfahrzeugen besteht nur eine geringe Benzolemission. Rauchen erhöht die individuelle Belastung wesentlich. Erst an zweiter Stelle sind mit erheblichem Abstand andere Verbrennungsprozesse zu nennen.

▶ Verbleib in der Umwelt

Durch umfangreiche emissionsmindernde Maßnahmen im Verkehrsbereich nehmen die Benzol-Konzentrationen in Deutschland immer weiter ab. Gaspendelsysteme an Tankstellen und in Tanklagern mindern den Austritt beim Lagern und Umfüllen. Auch die Senkung des Benzolgehalts im Kraftstoff selbst führt zu einer Emissionsminderung.

Der seit 2010 geltende Grenzwert für Benzol von 5 µg/m³ wird in Deutschland schon länger eingehalten.

▶ Wirkungen auf die menschliche Gesundheit

Wichtigster Aufnahmepfad ist die Inhalation. Die orale Aufnahme über Trinkwasser und Lebensmittel spielt nur eine untergeordnete Rolle. **Akute Wirkungen** umfassen Kopfschmerzen, Schwindel, Übelkeit, Benommenheit, Sehstörungen bis hin zu Bewusstlosigkeit und Tod infolge von Atemlähmung (Unfälle oder missbräuchliche Verwendung durch Schnüffeln). Benzol ist wegen seiner **kanzerogenen und mutagenen Wirkung umweltmedizinisch** relevant. **Benzol schädigt die Blutbildung im Knochenmark und kann Leukämie sowie andere Tumorerkrankungen erzeugen.** Benzol leistet bei den derzeit in der Außenluft auftretenden Konzentrationen an Belastungsschwerpunkten einen nennenswerten Beitrag zum allgemeinen Krebsrisiko. Bei chronischer Belastung können unspezifische Symptome, wie Müdigkeit, Schwäche, Schlaflosigkeit, Schwindel, Blässe, Augenflimmern, Herzklopfen bei körperlichen Anstrengungen u.a. auftreten.

> **Merke:**
>
> **Benzol** ist ein kanzerogener (Leukämie u.a.) und mutagener Umweltschadstoff. Wichtigster Aufnahmepfad ist die Inhalation. Benzol leistet bei den derzeit in der Außenluft auftretenden Konzentrationen an Belastungsschwerpunkten einen nennenswerten Beitrag zum allgemeinen Krebsrisiko. Andere Wirkungen sind für die Allgemeinbevölkerung weniger bedeutend. Quellen der Benzolbelastung in der Luft umfassen Kraftfahrzeugverkehr (Betankung, Abgase), Feuerungsanlagen, Kokereien und Kraftstofflagern. Im Innenraum wird die Luft durch Tabakrauch belastet.
>
> Das Einatmen von Benzoldämpfen sowie der Hautkontakt mit Benzin ist zu vermeiden. Ein Kfz mit geregeltem Dreiwege-Katalysator vermindert die Benzol-Emission im Abgas um bis zu 90 %.

13.8.3. Halogenierte organische Verbindungen

13.8.3.1. Dioxine und Furane (PCDD und PCDF)

▶ Eintrag in die Umwelt

Der Begriff "Dioxine" bezieht sich auf 2 Klassen unterschiedlich chlorierter Verbindungen, die aus 75 polychlorierten Dibenzo-p-dioxinen (PCDD) und 135 polychlorierten Dibenzofuranen (PCDF) bestehen. (PCDD, PCDF, ☞ Abb. 13.17 und

13.18). Einige polychlorierte Biphenyle (PCB) zeigen einen den Dioxinen ähnlichen Molekülaufbau und vergleichbare biologische Wirkungen (dioxinähnliche PCB, dl-PCB; 12 von insgesamt 209 möglichen PCB).

2,3,7,8-Tetrachlor-dibenzo-para-Dioxin (2,3,7,8-TCDD) ist das extrem giftige Dioxin ("Ultragift"), welches durch die Chemiekatastrophe 1976 in Seveso (Italien) bekannt wurde (Sevesogift, Sevesodioxin). Die akute Giftigkeit dieser Substanz wird nur noch von einigen Naturstoffen übertroffen. In Tierversuchen ist das Diphterie-Toxin dreimal, Tetanus-Toxin 10.000 mal und das Botulinus-Toxin A 30.000 mal toxischer als 2,3,4,8-TCDD. Das Seveso-Dioxin ist 10 mal toxischer als das Mykotoxin aus Schimmelpilzen, 500 mal toxischer als Strychnin und Curare und 1000 mal toxischer als das reine Nikotin. Insgesamt gelten 17 Kongenere (chemische Verbindungen mit gleicher Grundstruktur), die in 2,3,7,8-Stellung chloriert sind als besonders toxisch.

Die Toxizität der einzelnen Kongenere wird in Relation zu 2,3,7,8-TCDD mittels Toxizitätsäquivalentfaktoren (TEF) angegeben. 2,3,7,8-TCDD hat den Faktor 1. Die toxische Wirkung wird dann über die Gehalte der Einzelverbindungen und dem zugehörigen Faktor als sogenanntes Toxizitätsäquivalent (TEQ) errechnet und addiert. Konzentrationsangaben der Dioxine erfolgt dann als Summenwert in I-TEQ. Der TEQ-Wert entspricht der toxischen Wirkung einer vergleichbaren Menge des 2,3,7,8- TCDD.

Die Toxizitätsäquivalenzfaktoren (TEF) werden anhand unterschiedlicher Studien ermittelt und bei neueren Erkenntnissen aktualisiert. Es gibt deswegen verschiedene Listen dieser Faktoren. Im Umweltbereich wird meist die I-TEF-Liste von 1988 zur Ermittlung eines I-TEQ verwendet (I-TEF auch TEF nach NATO/CCMS).
Die WHO hat eine Fortentwicklung dieser Liste aufgestellt. In deren TEF-Konzept sind auch die 12 dioxinähnliche PCB eingebunden. Man spricht dann von dem Gesamt-Dioxin-Äquivalent: WHO-PCDD/F-PCB-TEQ. Im Lebensmittelbereich werden nur die WHO-Faktoren verwendet. Die letzte Anpassung der WHO-Faktoren erfolgte 2005.

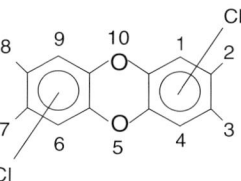

Abb. 13.15: Formel polychlorierter Dibenzodioxine (PCDD).

Dioxine wurden nie industriell produziert. Es sind unerwünschte Nebenprodukte. Dioxine sind als Verunreinigung in chlororganischen Verbindungen enthalten, z. B. in Pentachlorphenol (PCP [☞ Kap. 13.8.3.2.]) und in polychlorierten Biphenylen (PCB [☞ Kap. 13.8.3.3.]). Das im Vietnamkrieg eingesetzte Herbizid "Agent Orange" war über seinen Trichlorphenolgehalt mit 2,3,7,8-TCDD kontaminiert.

Über dioxinbelastete Chemikalien wurden früher Dioxine jährlich im Kilogrammbereich in die Umwelt eingetragen. Diese Stoffe sind mittlerweile durch Verbotsverordnungen reglementiert. Dioxine und PCB gehören zu den POPs *("persistent organic pollutants")*. Nach einem internationalen Übereinkommen aus dem Jahre 1998 soll die Produktion, Verwendung und Freisetzung von POPs beendet werden. Dieses trat 2004 in Kraft. Für den Eintrag in die Luft waren früher Metallgewinnung und die Abfall-Verbrennungsanlagen die wichtigsten Quellen. Der Dioxinausstoß aus den Abfall-Verbrennungsanlagen konnte **drastisch gesenkt** werden. Heute sind thermische Prozesse der Metallgewinnung und -verarbeitung in den Vordergrund der Dioxinemissionen getreten.

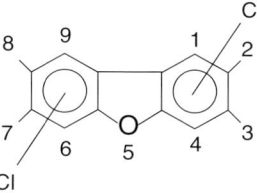

Abb. 13.16: Formel polychlorierter Dibenzofurane (PCDF).

Quellen	Emissionen pro Jahr in g I-TEQ		
	1990	1994	2004
Metallgewinnung und -verarbeitung	737	270	55
Sinteranlagen	576	168	41,5
übrige Eisen- und Stahlproduktion	38	10	11,5
NE-Metalle	123	92	2
Thermische Abfall-behandlung	400	32	2
Hausmüll	–	30	1
Industrie-/Sondermüll	–	2	1
Klärschlamm	–	<0,1	<0,1
Kraftwerke und indus-trielle Feuerungsanlagen	15	11	8
Kleinfeuerungsanlagen	30	7	22
Verkehr	10	5	4
Krematorien	4	2	0,1
Gesamtemission Luft	1196	330	94

Tab. 13.5: Dioxin Emissionsquellen in Deutschland. Jährliche Menge an Dioxin in g I-TEQ. Quelle: Umweltbundesamt.

▶ Verbleib in der Umwelt

Eine vollständige Zerstörung des Dioxins erfolgt bei der Hochtemperaturverbrennung bei 1200°C.

Der Neueintrag von Dioxinen in die Umwelt ist aufgrund der dioxinmindernden Maßnahmen seit 1990 erheblich gesunken. Der Rückgang hat sich allerdings in den letzten Jahren verlangsamt und zwischendurch sind auch wieder kleine Anstiege zu verzeichnen. Durch die Langlebigkeit der Dioxine hat sich das Problem von der Emissionsseite verstärkt auf die Umweltseite verlagert. Es müssen daher neben Maßnahmen zur Emissionsminderung auch geeignete Vorsorgemaßnahmen getroffen werden, um den Eintrag von Dioxinen aus der Umwelt in die Nahrungskette zu vermindern. Fettreiche Fische wie Heringe und Lachse sind besonders in der östlichen Ostsee durch jahrelangen Eintrag über Abwässer und Deposition zum Teil hoch mit Dioxinen belastet.

Vom Menschen werden **90-95 % der Dioxine über die Nahrung aufgenommen.** Nahezu zwei Drittel dieser Aufnahme erfolgt über den Verzehr von Fleisch und Milchprodukten. Fische sind zwar – je nach Fettgehalt – höher mit Dioxinen belastet, werden jedoch nur in kleinen Mengen in Deutschland konsumiert. Dioxine reichern sich in Lebewesen vor allem in Fettgewebe an und bauen sich nur langsam ab. Die Halbwertszeit des giftigsten Dioxins (2,3,7,8-TCDD) beträgt im Körperfett des Menschen etwa 7 Jahre, das sich am langsamsten abbauende 2,3,4,7,8 Pentachlordibenzofuran ist erst nach fast 20 Jahren zur Hälfte eliminiert. Zur gesundheitlichen Bewertung der Aufnahmemenge werden die TDI-Werte *(Tolerable Daily Intake)* herangezogen. Der TDI liegt im Bereich von 1-4 pg WHO-PCDD/F-PCB-TEQ pro kg Körpergewicht und Tag. Dieser Wert wird von der Allgemeinbevölkerung noch zu hohen Anteilen ausgeschöpft. Obwohl mit der Muttermilch der Säugling täglich durchschnittlich deutlich höhere Dioxinmengen von 70 pg/kg aufnimmt, wird wegen der relativ kurzen Stillzeit und des nachgewiesenen Nutzens dem Stillen der Vorzug gegeben.

▶ Wirkung auf die menschliche Gesundheit

Akute Wirkungen von Dioxinen beim Menschen sind nur durch Vergiftungen (sehr selten) zu erwarten. Typisch bei Vergiftungen ist eine **Hautschädigung, die als Chlorakne bezeichnet wird. Akut können ferner die Leber und das zentrale Nervensystem geschädigt werden. Weitere Wirkungen, die bei chronischer Belastung auftreten können sind** Störungen des Immunsystems, des Nervensystems, des Hormonhaushalts, der Reproduktionsfunktionen und der Enzymsysteme. In Seveso hat sich nach der Dioxinkatastrophe das Geschlechterverhältnis bei den Geburten verschoben. Männer, die zum Zeitpunkt der Dioxinkatastrophe noch jung waren, zeugten mehr Mädchen.

Dioxine reichern sich im Körperfett an und werden nur sehr langsam eliminiert wird. 2,3,7,8-TCDD ist von der Weltgesundheitsorganisation WHO im Februar 1997 als **humankanzerogen** (krebserzeugend für den Menschen) eingestuft worden. Andere Dioxine stehen im Verdacht krebserzeugend zu sein. Aus Tierversuchen sind Störungen des Immunsystems und der Reproduktion schon bei sehr niedrigen Dioxinkonzentrationen bekannt. Dioxine gelangen über Plazenta und Muttermilch in die Kinder. Mutter-Kind-Studien zeigen, dass höhere Dioxinbelastungen der Mütter bei Kindern zu Störungen der kindlichen Entwicklung führen können.

Merke:

Dioxine umfassen eine Vielzahl von zum Teil hochtoxischen Verbindungen. Das **Seveso-Dioxin** ist die bisher giftigste synthetische Substanz, "Ultragift". Bei akuten Intoxikationen beim Menschen traten insbesondere Krankheitssymptome an der Haut (Chlorakne), der Leber und am ZNS auf.

Dioxine gelangten früher vor allem durch die Abfallverbrennung chlorhaltiger organischer Verbindungen insbesondere bei Temperaturen von 400-800°C sowie durch Verunreinigungen verschiedener chlororganischer Verbindungen (z.B. PCP, PCB) in großen Mengen in die Umwelt. Die Dioxinemissionen konnten in den letzten 20 Jahren drastisch gesenkt werden. Auch die Dioxingehalte im Blut und in der Muttermilch sind stark rückläufig. Trotzdem ist die Dioxinbelastung noch als problematisch einzustufen. Dioxine sind lipophile Verbindungen, die sich im Fettgewebe von Tieren und Menschen anreichern. Die Aufnahme erfolgt zum größten Teil über die Nahrung. Die duldbaren Aufnahmemengen werden zu hohen Anteilen ausgeschöpft. Die Dioxinbelastung von Säuglingen über die Muttermilch liegt oberhalb der TDI-Werte. Trotz der kritischen Belastung der Muttermilch mit Dioxinen wird Stillen empfohlen.

2,3,7,8,-TCDD ist ein Humankanzerogen.

Präventiv muss vor allem der Eintrag in die Nahrungskette weiter reduziert werden.

13.8.3.2. Pentachlorphenol (PCP)

▶ Eintrag in die Umwelt

Pentachlorphenol wurde als Konservierungsmittel vorwiegend beim Holzschutz wegen seines breiten fungiziden und bakteriziden Wirkungsspektrums eingesetzt. Bei der Anwendung PCP-haltiger Holzschutzmittel kommt es zu Ausgasungen, die vom Menschen aufgenommen werden können. PCP kommt auch bei der Textilimprägnierung und bei der Lederbehandlung zum Einsatz.

PCP-Produkte enthalten je nach Herstellungsverfahren in unterschiedlichem Ausmaß als Verunreinigungen Dioxine (PCDD) und Furane (PCDF). PCP darf seit 1989 in der Bundesrepublik nicht mehr hergestellt, in Verkehr gebracht und verwendet werden (bereits seit 1986 Anwendung als Holzschutzmittel in Aufenthaltsräumen verboten).

▶ Verbleib in der Umwelt

PCP ist ubiquitär in der Luft, in Seen und Flüssen, Boden, Pflanzen, Tieren, in menschlichen Geweben, Körperflüssigkeiten und in der Muttermilch nachweisbar. PCP ist flüchtig und wasserlöslich und daher in der Umwelt mobil. Es ist biologisch schwer abbaubar und akkumuliert in Lebensmitteln.

▶ Wirkungen auf die menschliche Gesundheit

Die **Aufnahme** erfolgt vor allem durch Einatmen, aber auch durch Hautkontakt sowie durch die Nahrung. Bewohner von mit PCP-haltigen Holzschutzmitteln behandelten Innenräumen berichten bei chronischer Exposition über vielfältige unspezifische Symptome wie Müdigkeit, Nervosität, Hautreizungen, Schlaf- und Atembeschwerden.

Der Referenzwert für PCP wurde 2004 noch einmal aktualisiert. Er beträgt 5 µg/l im Morgenurin (für 18-69jährige Erwachsene). PCP hat sich im Tierexperiment als kanzerogen erwiesen.

Bei **beruflicher Exposition** sind akute Intoxikationen mit Kreislauf- und Stoffwechselstörungen, Schleimhautreizungen und dermatologische Symptome (z.B. Chlorakne) beschrieben. Letale Vergiftungen waren durch Herzversagen, Atemdepressionen und Lungenödem gekennzeichnet.

Merke:

Pentachlorphenol ist wegen seiner Toxizität, der Verunreinigungen mit Dioxinen und Furanen sowie seiner ubiquitären Verbreitung eine gefährliche Umweltchemikalie. Nach dem **PCP-Verbot** in der Bundesrepublik ist die Belastung rückläufig.

In trockenen Innenräumen sollte auf Holzschutzmittel verzichtet werden. In der Außenluft spielt PCP keine Rolle.

13.8.3.3. Polychlorierte Biphenyle (PCB)

☞ auch Kap. 15.2.2. (PCB in der Innenraumluft)

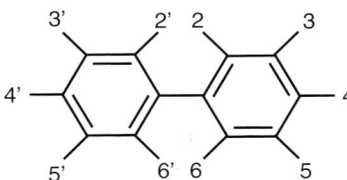

Abb. 13.17: Strukturformel für PCBs: Derivate des Biphenyls, bei denen Chlor an eine oder mehrere der 10 Positionen 2-6 bzw. 2'-6' gebunden ist. Aus den unterschiedlichen möglichen Varianten der Substituierung ergeben sich 209 mögliche PCB-Kongenere.

▶ Eintrag in die Umwelt

Polychlorierte Biphenyle (PCB) werden seit etwa 50 Jahren im industriellen Maßstab hergestellt. Aufgrund der chemischen und physikalischen Eigenschaften wurde PCB als Kühl- und Isoliermittel in der Elektroindustrie, als Hydraulikflüssigkeit in der Maschinenindustrie und als Wärmeübertragungsflüssigkeit in vielen Industriezweigen eingesetzt (sog. geschlossene Anwendung). Zugleich diente es auch als Weichmacher und Brandverzögerer für Lacke, Farben, Klebstoffe, Dichtungsmassen, Kunststoffe und Verpackungsmittel (sog. offene Anwendung). Bei der Herstellung von PCB können als unerwünschte Nebenprodukte hochtoxische Dibenzofurane entstehen.

Der **Eintrag in** die **Umwelt** erfolgte vorwiegend durch unsachgemäße Abfallbeseitigung PCB-haltiger Produkte. Als weitere Emissionsquellen wurden Mülldeponien, Verbrennungsanlagen und Altöle ermittelt. Auch das Ausbringen von Klärschlamm und Gewässersedimenten kann eine Ursache für PCB-Kontamination sein.

Eine **erhebliche Gefährdung** kann durch Emission bei Brand von PCB-haltigen Geräten und Materialien auftreten, da hier u.U. hochtoxische polychlorierte Dibenzodioxine und Dibenzofurane gebildet und freigesetzt werden können.

Das Produktions- und Anwendungsverbot für PCB ist erfüllt. Seit 1983 werden in Deutschland keine PCB mehr hergestellt. Die Vorgaben des Protokolls für den schrittweisen Abbau *(phasing out)* von noch bestehenden Verwendungen sind weniger restriktiv als das bereits geltende nationale

Recht. Bei der Umrüstung oder Außerbetriebnahme von Geräten, die PCB enthalten, sind strenge Entsorgungsvorschriften zu beachten.

In der Luft werden folgende PCB-Kongenere üblicherweise bestimmt: Indikator PCB: PCB 28, 52, 101, 153, 138, 180. Der Summenwert wird nach DIN mit 5 multipliziert. Die Gehalte in der Außenluft sind gering und liegen meist <1000 pg/m^3 (Summe 6 DIN-Kongenere $\times$ 5). An Hotspots können Werte bis 5000 pg/m^3 vorkommen. Die Gehalte der dioxinähnlichen PCB (PCB 77, 81, 105, 114, 118, 123, 126, 156, 157, 167, 169, 189) in TE WHO sind ebenfalls sehr niedrig (meist fg/m^3 WHO-TE). Zum Vergleich seien der Sanierungswert für PCB in Innenräumen (300 ng/m^3 und der Zielwert für die Summe aus Dioxinen, Furanen und dioxinähnlichen dl-PCB für die Luftreinhalteplanung (150 fg/m^3) genannt.

▶ Verbleib in der Umwelt

Wegen ihrer Persistenz in der Umwelt (Halbwertszeiten zwischen 5 Jahren und 100 Jahren werden diskutiert), ihrer Bioakkumulation, ihres Potenzials für Ferntransport und ihrer schädlichen Wirkungen auf Umwelt und Gesundheit gehören die PCBs zu den Persistenten Organischen Schadstoffen (POP) und sind damit Gegenstand des Stockholmer Übereinkommens über Persistente Organische Schadstoffe vom Mai 2001, das am 17. Mai 2004 in Kraft getreten ist.

Bei Böden mit geringer Sorptionstendenz ist die Verweilzeit kürzer (Übergang in die Gasphase bzw. in das Grundwasser).

PCB werden vor allem durch tierische Nahrungsmittel aufgenommen und reichern sich in der Nahrungskette insbesondere im Fettgewebe an.

▶ Wirkungen auf die menschliche Gesundheit

In Tierversuchen wurden Wirkungen auf Haut, Milz, Thymus, Leber und Nieren mit sekundären Veränderungen des Blutes und der Enzymaktivitäten (z.B. Induktion unspezifischer Oxygenasen mit beschleunigtem Östrogenabbau) und des Immunstatus festgestellt.

Nach einem Unglücksfall in Japan 1968, als PCB ins Reisöl gelangten, welches von Hunderten Betroffenen über Monate verzehrt wurde, traten vielfältige Erkrankungserscheinungen wie z.B. Chlorakne, Erbrechen, Ödeme, Sehstörungen und gastrointestinale Beschwerden auf ("**Yusho-Krank-heit**").

PCB sind verdächtig kanzerogen zu sein.

Für nicht beruflich Exponierte wird in Zukunft keine Erhöhung des gesundheitlichen Risikos erwartet. Es ist jedoch noch nicht abschließend zu beurteilen, ob Langzeiteffekte auftreten.

▶ *"Phasing out"* – der PCB-Ausstieg

In Deutschland ist der Ausstieg aus der Verwendung von PCBs bereits 2004 fast vollständig abgeschlossen. Deutschland erfüllte damit seine Pflichten aus der PCB-Richtlinie der EU weit vor dem gesetzten Zieljahr 2010.

Merke:

PCB gehören wegen ihrer hohen Resistenz in der Umwelt zu den globalen Umweltkontaminanten. PCB haben eine hohe Affinität zu Fettgeweben und finden so Eingang in die tierische und menschliche Nahrungskette.

Es besteht ein **Verbot** für die Verwendung von PCB in der Bundesrepublik Deutschland.

Um eine Gefährdung für die Menschen zu vermindern, sollten PCB-haltige Stoffe und Anlagen sicher entsorgt werden. Insbesondere ist darauf zu achten, PCB nicht mit Altöl zu vermischen. Bei der Verbrennung entstehen hochtoxische Dioxine und Furane. PCB-haltige Abfälle können aber sicher in Hochtemperaturverbrennungsanlagen vernichtet werden. Die PCB-Gehalte in der Außenluft sind gering.

In **öffentlichen Gebäuden**, die zwischen 1960 und etwa 1975/80 errichtet wurden, sind **Belastungen durch PCB** immer noch ein Problem (☞ Kap. 15.2.2.).

13.8.3.4. Fluorchlorkohlenwasserstoffe (FCKW)

▶ Eintrag in die Umwelt

Fluorchlorkohlenwasserstoffe sind geruchlose, ungiftige, unbrennbare und farblose Stoffe, die als **Treibmittel für Sprays, Kältemittel in Kühlaggregaten** und Klimaanlagen, Blähmittel für Schaumstoffe sowie als Löse- und Entfettungsmittel für Reinigungsverfahren eine breite Anwendung finden.

FCKW sind chemische Verbindungen, bei denen die Wasserstoffatome im Kohlenwasserstoffmole-kül (KW) durch Chlor bzw. Fluor in einem wechselnden Verhältnis zueinander teilweise (teilhalogeniert) oder vollständig (vollhalogeniert) ersetzt werden. Die teilhalogenierten Verbindungen bezeichnet man auch als H-FCKW, weil sie in ihrem Molekül mindestens ein Wasserstoffatom enthalten.

Wichtige Vertreter der FCKW sind Trichlorfluormethan (R11), Dichlordifluormethan (R12) und Trichlortrifluorethan (R113), die unter verschiedenen Handelsnamen, z.B. Frigen, Freon, Kaltron, in den Verkehr kommen.

Die teilhalogenierten FCKW (H-FCKW) besitzen eine geringere chemische Stabilität und werden daher schneller abgebaut. Sie haben aber noch ein geringes Ozonabbaupotential. Trotz der weltweiten Erfolge beim Schutz der Ozonschicht wird die stratosphärische Ozonschicht immer dünner. Im Zeitraum von 1968 bis 1992 betrug der Rückgang im Durchschnitt 3 % je Dekade. Seit Ende der 1970er Jahre hat sich die Abnahme verstärkt und beträgt zurzeit im Mittel 5 % je Dekade. Die Ozonschicht über Europa ist heute um 6 % dünner als vor zwanzig Jahren und Verluste von bis zu 50 % wurden in einigen Wintern der 1990er Jahre beobachtet. Berechnungen der WMO und der UNEP aus dem Jahr 2006 gehen davon aus, das in mittleren Breiten mit einer Erholung der Ozonschicht bis zum Jahr 2049 zu rechnen ist.

In der Bundesrepublik Deutschland wurde die Verwendung vollhalogenierter FCKW stufenweise bis 1995 verboten. Seit 1991 sind FCKW nicht mehr in Spraydosen und geschäumten Verpackungen sowie seit 1992 nicht mehr in Kühl- und Kältemitteln in Großanlagen enthalten (mit Ausnahmen).

Ein entscheidender Beitrag zur Senkung der FCKW-Produktion war das sog. **Montrealer Protokoll**. Es wurde im September 1987 von 24 Regierungen und der Kommission der Europäischen Gemeinschaft unterzeichnet. Mit dem Ratifikations-Gesetz vom November 1988 erlangten die dort formulierten Reduktionspflichten Rechtsverbindlichkeit in der Bundesrepublik Deutschland. Das Montrealer Protokoll war das Signal zum weltweiten Ausstieg aus der FCKW-Produktion und -Verwendung. Bis zum Ende des Jahres 2006 haben 191 Vertragsstaaten das Montrealer Protokoll ratifiziert und ihre Produktionsmenge an

Ozon abbauenden Stoffen insgesamt um 95 % gegenüber dem Jahr 1987 reduziert.

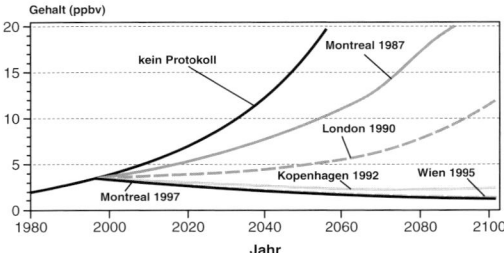

Abb. 13.18: Einfluss der internationalen Abkommen auf die Konzentration der ozonschichtzerstörenden Substanzen Chlor und Brom in der Stratosphäre. Quelle: World Meterological Organisaion (WMO). Global Ozon Research and Monitoring Project. WMO Report No. 44, 1998.

Als **Ersatzstoffe** kommen Fluorkohlenwasserstoffe (FKW) in Frage, bei denen die Chloratome (im FCKW) vollständig durch Fluor ersetzt sind. Diese Verbindungen haben ähnliche Eigenschaften und Lebensdauer in der Atmosphäre wie die FCKW und tragen ebenfalls erheblich zum Treibhauseffekt bei, zerstören aber nicht die Ozonschicht. Für bestimmte Verwendungen (in Autoreifen) ist die Verwendung fluorierter Treibhausgase verboten. Andere Verwendungen unterliegen technischen Vorschriften und Emissionsminderung.

▶ Verbleib in der Umwelt

Wegen ihrer **Flüchtigkeit bei hoher chemischer Stabilität befinden sich FCKW global in der Erdatmosphäre verteilt.** Die Halbwertszeit verschiedener Verbindungen beträgt Jahrzehnte. FCKW, aber auch bromhaltige Halone (die vorwiegend in Feuerlöschern eingesetzt werden), zerstören die Ozonschicht (☞ Kap. 12.5.2.).

▶ Wirkungen auf die menschliche Gesundheit

FCKW sind selbst nicht toxisch. Sie wirken aber indirekt durch Abbau der Ozonschicht in der Stratosphäre und damit tragen sie zur Erhöhung des Hautkrebsrisikos (☞ Kap. 12.5.2.) sowie des Treibhauseffektes bei (☞ Kap. 12.5.1.).

Merke:

FCKW wurden als Treibmittel für Sprays, Kältemittel in Kühlaggregaten und Klimaanlagen, Blähmittel für Schaumstoffe und als Reinigungsmittel eingesetzt.

Vollhalogenierte FCKW sind chemisch besonders stabil und langlebig. Deshalb steigen sie, ohne abgebaut zu werden, in einigen Jahren in die Stratosphäre auf und **zerstören die Ozonschicht.** FCKW sind am Treibhauseffekt beteiligt.

Teilhalogenierte FCKW (H-FCKW) enthalten in ihrem Molekül mindestens ein Wasserstoffatom, besitzen eine geringere chemische Stabilität und werden schneller abgebaut. Ihr Ozonabbaupotential ist geringer als bei der vollhalogenierten Verbindung.

Die **Ersatzstoffe FKW** besitzen kein Chlor. Sie sind langlebig, zerstören nicht die Ozonschicht, tragen aber auch zum Treibhauseffekt bei.

In der Bundesrepublik Deutschland besteht ein **Verbot der Anwendung** vollhalogenierter FCKW ab 1995.

13.8.3.5. Perchlorethylen (PER, Tetrachlorethylen)

▶ Eintrag in die Umwelt

Perchlorethylen (PER) ist ein chlorhaltiges Lösungsmittel, welches zur Metall- und Textilentfettung und zur Reinigung von Textilien angewendet wurde.

▶ Verbleib in der Umwelt

Durch seine **Flüchtigkeit** verbreitet sich PER sehr schnell in der Umgebung der Anwendung. Hierbei erlangten PER-Emissionen aus chemischen Reinigungen besondere Bedeutung, wenn in der Nachbarschaft gelegene Wohnräume z.T. mit hohen Konzentrationen beeinflusst wurden. Es erfolgt ein Durchdringen poröser Wände und Decken und eine Anreicherung insbesondere in fettreichen Lebensmitteln.

PER kann auch über den Boden in das **Grundwasser** eindringen.

▶ Wirkungen auf die menschliche Gesundheit

PER reizt Haut und Schleimhäute und bewirkt eine Dämpfung des zentralen Nervensystems, kann Schädigungen von Leber und Nieren hervorrufen und ist verdächtig krebserzeugend zu sein.

> **Merke:**
>
> **PER** ist ein chlorhaltiges Lösemittel, welches über den Luftweg sowie Grundwasser verbreitet werden kann.
>
> In fettreichen Lebensmitteln ist eine Anreicherung möglich.
>
> PER wirkt zentraldämpfend, erzeugt Leber- und Nierenschäden und ist verdächtig ein Kanzerogen zu sein.
>
> Prophylaktisch sollte beim Kauf von Textilien darauf geachtet werden, dass diese nicht chemisch gereinigt werden müssen.

13.8.3.6. Chlorchemie und -chemieunfälle

Chlor ist ein sehr reaktionsfähiges, ätzendes, grüngelbes Gas mit stechendem Geruch. Es befindet sich in ca. 60 % aller Chemieprodukte. Von Desinfektionsmitteln über PVC, FCKW, Lösemittel, Farbstoffe bis zu Medikamenten ist Chlor in etwa 11.000 verschiedenen Produkten enthalten. Jährlich werden weltweit ca. 54 Millionen Tonnen Chlor hergestellt.

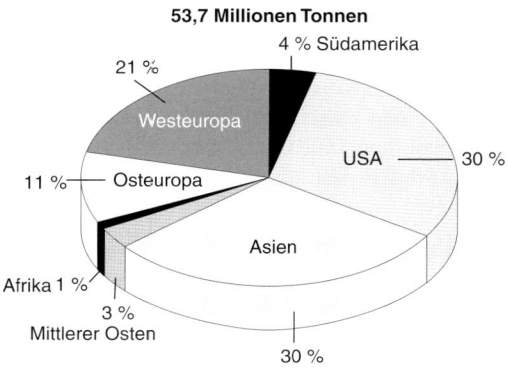

53,7 Millionen Tonnen

Abb. 13.19: Prozentualer Anteil der verschiedenen Staaten/Kontinente an der weltweiten Chlorproduktion. Mit ca. 30 % liegen die USA und Asien an der Spitze, dicht gefolgt von Westeuropa mit ca. 21 %. Quelle: Verband der chemischen Industrie.

Chlor ist aber auch **im erheblichen Maße an der Umweltzerstörung** beteiligt:

- In FCKW führt es zur Ozonschichtzerstörung
- FCKW und Chlorverbindungen, z.B. aus Lösemitteln, wie sie in Lacken und Reinigungsmitteln enthalten sind, tragen entscheidend zum Treibhauseffekt bei
- Chlorhaltige Pflanzenschutzmittel werden weltweit eingesetzt und beeinträchtigen z.B. die Fortpflanzungsfähigkeit vieler Tiere (Artensterben) und gelangen u.a. über die Nahrungsketten zum Menschen
- Chlorhaltige Hausabfälle aus Kunststoffmaterialien (insbesondere PVC) kontaminieren das Grundwasser unter Mülldeponien. Bei der Verbrennung des Hausmülls mit chlorhaltigen Stoffen, insbesondere PVC, entstehen zum Teil hochgiftige Verbindungen (z.B. Dioxin, HCl)

Mit Chlor können **hochgiftige Produkte** gebildet werden. Im ersten Weltkrieg wurde die Chlorverbindung Phosgen ($COCl_2$, Dichlorid der Kohlensäure) als Giftgas angewendet. Die sog. Grünkreuzgranaten wurden eingesetzt, um dieses Giftgas über weite Strecken zu transportieren.

Große **Umweltkatastrophen** wurden durch Chlorverbindungen hervorgerufen:

- 1976 Seveso, Italien: mehrere kg des hochgiftigen 2,3,7,8,-Tetrachlordibenzo-p-dioxin (TCDD) gelangten bei einem Chemieunfall (Produktion von Trichlorphenol, einem Vorprodukt für das Desinfektionsmittel Hexachlorophen) in die Luft, führten bei ca. 500 Menschen zu akuten Vergiftungen, verseuchten ca. 2000 ha Boden
- 1984 Bhopal, Indien: Nach einer Explosion in einem Chemiewerk des US Konzerns Union Carbide starben 3000 Menschen durch eine giftige Wolke, welche das Phosgen-Folgeprodukt Methylisocyanat enthielt
- 1986 Basel, Schweiz: Nach einem Brand in einem Lager der Firma Sandoz mit Abfließen von Pestiziden färbte sich der massiv kontaminierte Rhein rot und Tausende toter Fische trieben flussabwärts

Bei **Bränden** mit PVC-haltigen Materialien, die z.B. in Fußbodenbelägen, Fensterrahmen und Elektrokabeln vorhanden sind, können u.a. gefährliche Dioxine freigesetzt werden. In Düsseldorf war 1991 ein U-Bahnschacht längere Zeit nicht mehr benutzbar, weil er nach einem Kabel-brand mit Dioxinen verseucht war.

Fast $^1/_3$ des produzierten Chlors wird noch für die Herstellung von PVC benötigt.

Immer mehr Wissenschaftler und Politiker for-dern gegenwärtig ein **kritisches Überdenken der Chlorchemie.** Ein weitgehender Verzicht auf PVC-haltige Kunststoffe könnte der erste Schritt in dieser Richtung sein.

Merke:

Chlor, ein reaktionsfähiges, ätzendes Gas, ist ei-ner der häufigsten in der Industrie eingesetzten Stoffe.

Bei der **Chlorchemie** entstehen vielfach hoch-toxische Zwischenprodukte, z.B. Dioxine oder Furane, die bei akzidentellen Umweltkontami-nationen beträchtliche Gefahren für die Men-schen und die Umwelt hervorrufen können.

FCKW und andere chlorhaltige Produkte ver-ursachen die Ozonschichtzerstörung und sind am Treibhauseffekt beteiligt.

Chlorhaltige Verbindungen u.a. aus Schäd-lingsbekämpfungsmitteln und Kunststoffen (PVC) sind schwer abbaubar, können jahrelang in der Umwelt persistieren und sich z.T. in Ma-kroorganismen akkumulieren.

Eine erhebliche Reduzierung der Chlorchemie ist in Zukunft unerlässlich (neue Produktions-weisen, neue Produkte mit besserer Umweltver-träglichkeit).

13.9. Belebte Verunreinigungen in der Luft

Mikroorganismen gelangen durch Wasser, Boden und belebte Organismen in die Luft. Die Zeitdauer des Aufenthaltes in der Luft hängt von der Parti-kelgröße der Mikroorganismen bzw. der sie tra-genden Teilchen sowie von der Luftbewegung und Lufttemperatur ab. Eine Vermehrung in der Luft ist nicht möglich.

Eine Schädigung bzw. **Abtötung** der Mikroorga-nismen in der Luft kann je nach Resistenz durch UV-Licht, Austrocknung oder antimikrobielle Substanzen (z.B. Ozon) erfolgen.

Der **Transport der Mikroorganismen** erfolgt in der Luft vorwiegend an festen Teilchen haftend (z.B. Fasern, Hautschuppen) und in Tröpfchen. In

Tröpfchen sind Mikroorganismen vor Austrock-nung zunächst geschützt und können so länger überleben. Allerdings trocknen die feinen Tröpf-chen sehr schnell, so dass nach einer Wegstrecke von 3-10 m meist keine mehr verbleiben. Nach der Verdunstung der Tröpfchen sedimentieren die Keime oder bleiben als Tröpfchenkern in der Luft.

Im trockenen Zustand in der **Luft** oder in **Staub** haben vor allem grampositive Bakterien gute Überlebensmöglichkeiten (Trocken- und Luftkei-me ☞ Kap. 3.5.4.).

In der **Außenluft** befinden sich hauptsächlich Schimmelpilze, Kokken, Bacillusarten und cory-neforme Bakterien, die vom Boden und den Pflan-zen stammen.

Bekannt ist die Entwicklung von **bakterienhalti-gen Aerosolen** durch Kühltürme von Kraftwerken (z.B. Legionellen) sowie durch Klimaanlagen und Kläranlagen. Derartige Emissionen werden meist aber nur 100 bis 1000 m weit verbreitet. In Ulm er-krankten 2010 64 Personen an einer Legionellose, 5 verstarben: Ursache war die Verbreitung von Le-gionellen aus einer Nasskühlanlage in einem Ge-bäude im Ulmer Stadtgebiet.

In **Innenräumen von Gebäuden** treten Mikro-organismen in höherer Konzentration auf (Men-schen geben ca. 1000 Mikroorganismen [meist auf der Haut lebende Bakterien] pro Minute an die Umwelt ab). Die Keime können sich insbesondere bei ungenügender Lüftung anreichern. Die Kon-zentration der Bakterien und Viren in der Luft ist abhängig von der Zahl der Personen (und Tiere) in der Wohnung und deren Aktivitäten (einschließ-lich Reinigungszustand der Räume). Normaler-weise werden zwischen 100-1000 Keime/m³ Luft im bewohnten Innenraum gefunden. Pathogene Keime werden fast ausschließlich im Innenraum nachgewiesen.

Eine **aerogene Infektion** kann durch Tröpfchenin-fektion erfolgen, wobei die Voraussetzung das Überleben der empfindlichen Erreger (z.B. Ma-sern, Scharlach) im feuchten Milieu ist. Es handelt sich hierbei nur um einen kurzen Übertragungs-weg.

Längere Übertragungswege sind z.B. bei Windpo-cken und Legionellosen beobachtet worden.

Lange Überlebenszeiten und zeitlich nicht be-grenzte Übertragungswege findet man vor allem bei Bakteriensporen und Pilzen des Erdbodens (z.B. *Clostridium tetani*, aber auch bei den Erregern des Milzbrandes und der Maul- und Klauenseuche).

Lungeninfektionen durch Schimmelpilze (z.B. *Aspergillus fumigatus*) traten u.a. bei immungeschwächten Patienten im Zusammenhang mit Bauarbeiten im Krankenhaus auf.

Bioaerosole sind luftgetragene (meist an Partikel anhaftende) Mikroorganismen. Diese umfassen Pilze (Sporen, Konidien, Hyphenbruchstücke), Bakterien, Viren und/oder Pollen sowie deren Zellwandbestandteile und Stoffwechselprodukte (z.B. Endotoxine, Mykotoxine). Als Stellvertreter für Substanzen, welche nach dem Zelltod von Mikroorganismen freigesetzt werden und umweltmedinzinisch für den Menschen relevant sein können, werden häufig die Endotoxine bestimmt. Unter Endotoxinen versteht man abgestorbene Zellwandbestandteile gramnegativer Bakterien (Lipopolysaccharid-Gerüst und andere Komponenten der bakteriellen Zellwand wie Proteine). Endotoxin-Konzentrationen werden in Endotoxin Units (EU) pro m³ Luft gemessen. Hierbei entsprechen 10 EU 1 ng/m³.

Im Rahmen der immissionsrechtlichen Genehmigung und Überwachung von Kompostierungsanlagen und Tierhaltungsbetrieben sowie aufgrund von Anwohnerbeschwerden werden die möglichen gesundheitlichen Wirkungen der von diesen Anlagen emittierten Bioaerosole für den Menschen diskutiert. Im Mittelpunkt stehen hierbei vor allem Fragen nach den **allergenen, toxischen und infektiösen Risiken bei der Inhalation dieser Bioaerosole**. Die Kenntnislage zur gesundheitlichen Bedeutung ist lückenhaft.

Merke:
In der **Luft** werden Mikroorganismen an festen Teilchen haftend und in Tröpfchen transportiert.
Bakterienhaltige Aerosole können durch Kühltürme, Klimaanlagen und Kläranlagen verursacht sein.
In **Innenräumen** besteht meist eine höhere Kontamination als im Außenraum.
Aerogene Infektion mit empfindlichen Erregern (Masern, Scharlach) können nur über einen kurzen Übertragungsweg verbreitet werden. Bakteriensporen und Pilze des Erdbodens haben einen zeitlich nicht begrenzten Übertragungsweg.

13.10. Maßnahmen zur Luftreinhaltung

13.10.1. Globale Maßnahmen

Folgende **globale Maßnahmen** sollten zur Luftreinhaltung eingeleitet werden:

- Energie sparen
  Das gilt insbesondere für die Industrieländer
- erneuerbare Energie einsetzen (☞ Kap. 13.10.6.)
- FCKW-Produktion einstellen

Außerdem sind die in den nächsten Kapiteln aufgeführten anlagen-, stoff- und gebietsbezogenen Maßnahmen weltweit dazu geeignet, Emissionen und damit Immissionen zu senken (☞ Abb. 13.20).

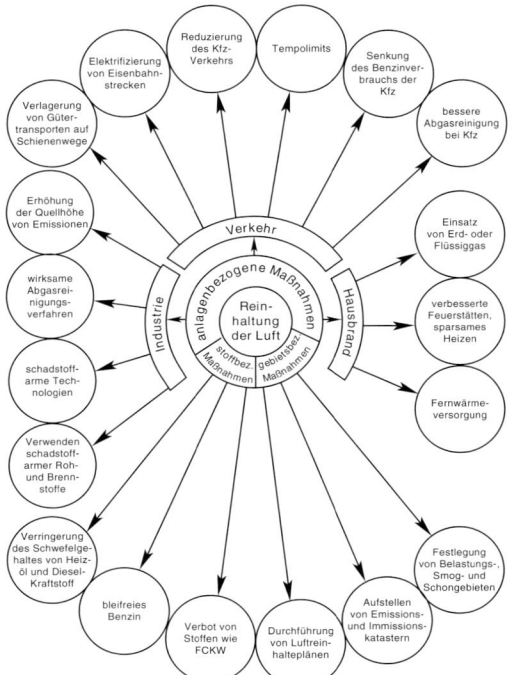

Abb. 13.20: Anlagen-, stoff- und gebietsbezogene Maßnahmen zur Reinhaltung der Luft.

Bereits in den 1970er Jahren wurde erkannt, dass eine reine Minderung der Emissionen von Luftschadstoffen nicht ausreicht. Die Schadstoffe machen vor den Grenzen der Länder nicht halt und verteilen sich über weite Teile der Erde. Daher wurde 1979 die **Genfer Konvention** (ein weltweites Abkommen) verabschiedet. Sie trat 1983 als erstes international rechtsverbindliches Instrument zur Verringerung der Emission von Luftschadstoffen in Kraft. Die Genfer Konvention ist Basis für derzeit insgesamt acht weitere wichtige internationale Vereinbarungen. Die wichtigsten davon sind:

- das **Helsinki-Protokoll** zur Reduzierung der Schwefelemissionen bzw. deren grenzüberschreitender Stoffströme um mindestens 30 % (1985 verabschiedet, am 2. September 1987 in Kraft getreten; das erweiterte **Oslo-Protokoll** wurde 1994 verabschiedet und trat am 5. August 1998 in Kraft)
- das **Sofia-Protokoll** zur Kontrolle der Stickoxidemissionen oder deren grenzüberschreitender Stoffströme (1988 verabschiedet, am 14. Februar 1991 in Kraft getreten)

- das **Aarhus-Protokoll** über flüchtige organische Verbindungen (VOC) (1998 verabschiedet, am 23. Oktober 2003 in Kraft getreten)
- das **Aarhus-Protokoll** über die Schwermetalle (1998 verabschiedet, am 29. Dezember 2003 in Kraft getreten)
- das **Göteborg-Protokoll** (Multikomponentenprotokoll) zur Vermeidung von Versauerung und Eutrophierung sowie des Entstehens von bodennahem Ozon (1999 verabschiedet, am 17. Mai 2005 in Kraft getreten)

13.10.2. Anlagenbezogene Maßnahmen

13.10.2.1. Allgemeines

Die von **Anlagen ausgehenden Luftverunreinigungen** müssen im Rahmen der technischen Möglichkeiten gering gehalten werden und dürfen keine rechtlich verbindlichen Grenzwerte überschreiten (☞ Kap. 13.2. und 13.3.).

13.10.2.2. Industrie- und gewerbliche Anlagen

Bei Industrie- und gewerblichen Anlagen können folgende Maßnahmen erfolgen:

- **Änderung der Einsatzstoffe** durch die Verwendung **schadstoffarmer Roh- und Brennstoffe**, z.B.
  - Ersatz von festen Brennstoffen oder Heizöl durch Erd- oder Flüssiggas. (Hierdurch kann die SO_2-Emission erheblich gesenkt werden)
  - Einsatz von Lacken ohne oder mit geringem Lösungsmittelzusatz
- **Änderung des Produktionsprozesses** durch Einsatz schadstoffarmer Technologien sowie Umbau von Apparaten, z.B.
  - Einsatz von Stufenbrennern für Kohle-, Öl- und Gasfeuerungen, welche die Stickstoffemissionen etwa halbieren können
  - Intensiventgasung von Polyvinylchlorid (PVC) im geschlossenen System (hierbei wird das nicht umgesetzte Vinylchlorid (VC) zurückgewonnen)
  - Einsatz des Gaspendelverfahrens bei Tankbefüllungen mit organischen und anorganischen Flüssigkeiten (wie Zurückführung von Benzol und anderen Gasen beim Tanken von Mineralöl in den Liefertank)

- **Anwendung wirksamer Abgasreinigungsverfahren**

Die Abgasreinigungsverfahren haben zum Ziel, die trotz o.g. Maßnahmen noch übrigbleibenden schadstoffhaltigen Emissionen zu entfernen, zu verringern bzw. in unschädliche Stoffe umzuwandeln:

- Abscheider für die Verminderung von Staubemissionen
  - filternde Abscheider
  - Fliehkraftabscheider
  - elektrische Abscheider (Stäube werden negativ geladen und lagern sich am positiven Pol des Filters ab)
  - Nassabscheider (Auswaschen in Lösungen)
- **Sorptionsverfahren**
  - Adsorption (physikalische Bindung vor allem an fester Oberfläche [z.B. Aktivkohle])
  - Absorption (Aufnahme von Gasen in Flüssigkeiten)
  - Chemisorption (Aufnahme eines Gases [Sorption] sowie dessen chemische Umsetzung)
  - Biofilter, -wäscher (Filtration der Abluft durch eine Humusmatte [Sorption] mit anschließendem biologischen Abbau der Luftverunreinigungen durch aerobe Bakterien)
- **Kondensationsverfahren** (Abscheidung schwerflüchtiger Substanzen in einem Dampf-Luft-Gemisch unter dem Taupunkt)
- **Oxidationsverfahren** (thermische sowie thermisch-katalytische Nachverbrennung zur Umwandlung von Schadstoffen [z.B. von Kohlenwasserstoffen zu CO_2 und Wasser])
- **Reduktionsverfahren** mit und ohne Katalysator (z.B. selektive katalytische Reduktion [SCR-Technik], bei welcher Stickoxide unter Zugabe von Ammoniak katalytisch zu Stickstoff und Wasser umgewandelt werden)

Vielfach werden kombinierte Methoden angewandt, z.B. bei der Abgasentschwefelung

- Sorption $SO_2 + H_2O \rightarrow H_2SO_3$
- Oxidation $H_2SO_3 + 1/2\ O_2 \rightarrow H_2SO_4$
- chemische Umsetzung $H_2SO_4 + Ca(OH)_2 \rightarrow CaSO_4 + 2\ H_2O$

- **Erhöhung der Quellhöhe der Emissionen**

Die Abgase gelangen aus verschiedenen Höhen in die Umwelt. Je höher die Quellhöhe der Emissionen ist, desto weiter werden die Emissionen auf dem Luftwege verbreitet (bis mehrere Hundert km) und verdünnt. Aus Hochschornsteinen emittierte schwere Partikel können aber auch in unmittelbarer Nähe der betreffenden Anlage sedimentieren. Im Aufenthaltsbereich der Menschen addieren sich die vielfachen Emissionen zu Immissionen (☞ Abb. 13.21)

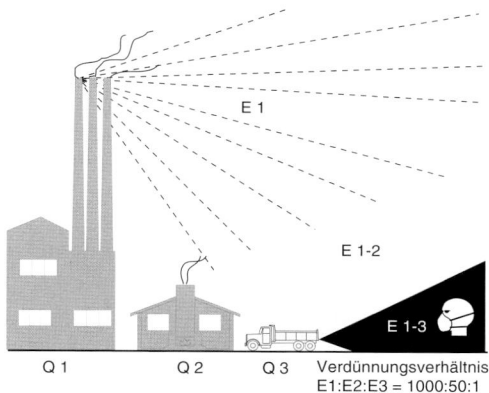

Q 1 = Industrie
Q 2 = Hausbrand, kleine mittlere Gewerbebetriebe
Q 3 = KFZ
E   = Emission

Abb. 13.21: Vermischung der Emissionen von Industrie, Hausbrand/Gewerbe und Kraftfahrzeugen. Im Aufenthaltsbereich der Menschen kommt es zu Immissionen aus verschiedenen Emittentengruppen. Quelle: modifiziert nach Verlag TÜV Rheinland GmbH.

- **Nutzung der Abwärme bei der Energieproduktion** in Kraftwerken und chemischen Prozessen. Mit Abwärme bezeichnet man den Anteil an der Wärmeenergie, welcher bisher weitgehend ungenutzt an die Umwelt abgegeben wurde.

Das **Bundesimmissionsschutzgesetz** verpflichtet die Betreiber bestimmter genehmigungspflichtiger Anlagen, entstehende Wärme extern oder betriebsintern zu nutzen. In Ballungsgebieten führt die Abwärme aus Industrieanlagen und Kraftwerken zu einer Temperaturerhöhung um durchschnittlich 1 K. In den Flüssen trägt das erwärmte Kühlwasser durch die Verringerung des Sauerstoffgehaltes zu vermehrtem Fischsterben bei. Bei hohen Temperaturen (über 100°C) kann die Abwärme auch direkt für die Fernheizung verwendet werden. Bei niedrigeren Temperaturen ist eine Nutzung über **Wärmepumpen** möglich. Wärmepumpen arbeiten nach gleichem Prinzip wie die Kühlschränke, nur mit umgekehrter Energieverteilung. Die Wärmepumpe entzieht der Außenluft Energie und gibt sie an Innenräume oder an zu erwärmendes Wasser ab.

Durch Nutzung der Abwärme zur Fernwärmeversorgung (**Kraft-Wärme-Kopplung**) ist der Wirkungsgrad von Kraftwerken von 30-40 % (Umwandlung von Primärenergie in elektrische Energie) auf 80 % zu steigern. Durch diese effektive Energieumsetzung sind die Emissionen zu senken, da eine zusätzliche Energieproduktion für die bereitgestellte Heizenergie entfällt.

13.10.2.3. Verkehr

Beim **Verkehr** können folgende Maßnahmen zur Senkung der Luftverunreinigungen eingeleitet werden:

* Verlagerung eines Teils der Gütertransporte von Straßen auf Schienen und Wasserstraßen
* Elektrifizierung von Eisenbahnstrecken
* Reduzierung des privaten Nah- und Fernverkehrs mittels Pkw durch
  - attraktive und billige Nah- und Fernverkehrsmittel
  - verkehrslenkende Maßnahmen
  - Verteuerung der privaten Pkw-Nutzung (höhere Benzinsteuer, Sicherung einer stärkeren Auslastung der individuellen Pkw)
* verstärkte Einführung von Tempolimits
* Senkung des Benzinverbrauchs der Kfz
* bessere Abgasreinigung bei den Kfz. Der **geregelte Dreiwege-Katalysator** senkt die Emission von CO, CH und NO_x um bis zu 90 %. Durch die Lambdasonde wird hierbei geregelt, dass das stöchiometrische Luft-Kraftstoffgemisch hergestellt wird (genauso viel Sauerstoff wie zur vollständigen Verbrennung des Kraftstoffs nötig ist). **Folgende Umwandlungen finden im geregelten Dreiwege-Katalysator statt:**
Kohlenmonoxid → Kohlendioxid
Kohlenwasserstoffe → Wasserdampf und Kohlendioxid
Stickoxide → Stickstoff

Auch andere Schadstoffe (z.B. Benzol und Methan) werden durch den Katalysator verringert.

Der **Katalysator** besteht aus einem Keramikkörper (selten Metallkörper) mit feinen Kanälen, deren Oberfläche mit den katalytisch wirkenden Materialien Platin und Rhodium beschichtet ist. Da der Katalysator eine Betriebstemperatur von ca. 300°C

benötigt, um voll wirksam zu sein, ist die Schadstoffemission von Katalysatorautos im Kurzstreckenverkehr relativ hoch. Bei Kfz mit geregeltem Dreiwege-Katalysator darf nur bleifreies Benzin verwandt werden, weil Blei mit den Edelmetallen reagiert und diese unwirksam macht. Abgasarme Kfz werden steuerlich begünstigt.

Ein **ungeregelter Katalysator** vermindert die drei Hauptschadstoffe um ca. 50 %. Die Abgasuntersuchung wird mit der Hauptuntersuchung durchgeführt.

Weitere Maßnahmen zur Senkung der Verkehrsemissionen sind:

* verstärkte Einführung von mit alternativen Energien betriebenen Kfz (Flüssiggas, Wasserstoff, Elektroenergie)
* individuelle Maßnahmen des Kfz-Fahrers
  - Autos auch nicht im Winter im Stand warmlaufen lassen (belastet die Umwelt unnötig und schädigt den Motor)
  - kein schnelles Anfahren ("Kavalierstart"), rechtzeitiges Schalten, ruhiges Fahrverhalten, Ausrollenlassen des Autos im Leerlauf ohne Gang bei einem notwendigen Stop, Abschalten des Motors bei Wartezeiten über eine Minute
  - Vermeiden von hohen Geschwindigkeiten (im Hochlastbereich steigen der Benzinverbrauch und die Emissionen von CH, NOx und CO stark an)
  - regelmäßige Wartung und Einstellung der Motoren

Umweltzonen

Die Feinstaubbelastung und deren gesundheitlichen Bedeutung haben zur Einrichtung von Umweltzonen in Städten geführt. Nach ersten Erhebungen ist eine Senkung der Feinstaubbelastung um ca. 10 % möglich.

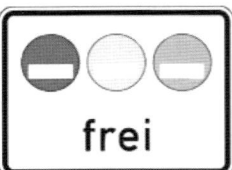

Abb. 13.22: Das Zusatzschild zur Umweltzone regelt die Ausnahmen des Fahrverbots. Quelle: Bundesministerium für Verkehr, Bau und Stadtentwicklung.

▶ Feinstaub

Emissionsminderungsmaßnahmen im Verkehrsbereich müssen sowohl beim Staub, der aus der Verbrennung in den Kraftfahrzeugmotoren kommt, als auch bei den anderen Emissionen – dem Abrieb von Reifen, Bremsen, Straßenbelag und Aufwirbelung – ansetzen. Es ist zu unterscheiden zwischen Maßnahmen, die kurzfristig wirken, und solchen, die auf eine dauerhafte Reduzierung der Feinstaubbelastung zielen.

Über den Einsatz einer konkreten Maßnahme, einschließlich ihrer Eignung in der konkreten Situation, haben die örtlich zuständigen Behörden zu befinden.

Folgende kurz- und längerfristige Maßnahmen kommen in Betracht:

- nasse Straßenreinigung gegen Aufwirbelungen
- Tempo 30 auf Hauptstraßen mit Grenzwertüberschreitungen
- Nutzervorteile für saubere Fahrzeuge (Gasfahrzeuge, Partikelfilter, KAT)
- befristete Verkehrsverbote für LKW ohne Partikelfilter
- Reduzierung der Parkmöglichkeiten, d.h. weniger Individualverkehr (Binnenverkehr in der Innenstadt) – Vorrang für Busse und Bahnen (auf Busspuren); zusätzlich befristet attraktive Angebote (Fahrpreise)
- Zufahrt nur noch für Diesel-PKW und -LKW mit Partikelfilter (auch Nachrüstung bei PKW)
- Busse, Müllfahrzeuge und andere kommunale Versorgungsfahrzeuge auf Erdgas und Partikelfilter umstellen
- Kleinlaster, die im Ladeverkehr in Innenstädten eingesetzt werden, auf Erdgas und Partikelfilter umstellen
- Im Einzelfall – gegen hohe punktuelle Überschreitungen – Bau von Umgehungsstraßen

Der Dieselmotor hat zwar einen geringeren Kraftstoffverbrauch und geringeren Schadstoffausstoß von CO, CH, NOx im Vergleich zu Ottomotoren, dafür aber eine viel stärkere Emission von Rußpartikeln und SO_2 und trägt zur Geruchsbelästigung bei. Ruß ist Trägersubstanz der im Abgas enthaltenen krebserzeugenden polyzyklischen aromatischen Kohlenwasserstoffe.

Dieselrußemissionen lassen sich technisch durch eine Verbesserung der motorischen Verbrennung, Abgasnachbehandlung mit Dieselrußfiltern und durch die Umstellung auf andere Kraftstoffe, wie Erdgas, reduzieren. Besonders wirksam sind Dieselrußfilter: Diese erreichen eine Abscheiderate von mehr als 99 %, so dass die Partikelkonzentration im Abgas fast schon das Niveau der Umgebungsluft erreicht.

Partikel aus Abrieb und Aufwirbelung entstehen durch das Rollen, Beschleunigen und Bremsen der Fahrzeuge unabhängig von der Antriebsart. Emissionsminderungsmaßnahmen müssen daher den Verkehr in seiner Gesamtheit betreffen. Mögliche, teilweise jedoch nur langfristig umsetzbare Maßnahmen sind beispielsweise: gebietsbezogene Verkehrsverbote und -beschränkungen, Erneuerung des Straßenbelages (Ersatz von Pflaster durch Asphalt) Geschwindigkeitsbegrenzungen für einen stetigeren Verkehrsfluss, Verlagerung des Güterverkehrs von der Straße auf Schiene und Schiff, Verlagerung von Pkw-Fahrten auf öffentlichen Verkehr und auf den nicht-motorisierten Verkehr (Rad, Fuß), Verkehrsvermeidung (kurze Wege, Logistiklösungen).

Merke:

Trotz der Senkung der Schadstoffemissionen der Kfz um 90 % durch einen geregelten Dreiwege-Katalysator bleibt die negative Klimawirkung der Kfz-Abgase (CO_2) voll erhalten.
Eine weitere **Steigerung der Zahl der zugelassenen Kfz** wird die erreichten Emissionssenkungen zumindest z.T. wieder kompensieren.
Dieselrußfilter erreichen eine Abscheiderate von 99 %; d.h. die Abgase eines Diesel-Pkw sind nahezu frei von Rußpartikeln.

13.10.2.4. Hausbrand

Beim **Hausbrand** (Einsatz von Brennstoffen zum Heizen und Kochen im Haushalt) **können folgende Maßnahmen zur Senkung der Emissionen** eingeleitet werden:

- Ersatz fester Brennstoffe oder von Heizöl durch Erd- oder Flüssiggas
- konstruktive Verbesserungen der Feuerstätten, energieorientiertes sparsames Heizen
- Anschluss von Einzelofenheizung an Heizzentralen oder Fernwärmeversorgung (Ersatz vieler bodennaher Quellen durch Einzelemittenten mit günstigeren Ableitungsbedingungen für die Abgase)

13.10.3. Stoffbezogene Maßnahmen

Nach dem Bundesimmissionsschutzgesetz kann die **Beschaffenheit von Stoffen**, u.a. auch von Brenn-, Treib- und Schmierstoffen, geregelt werden.

Folgende Maßnahmen wurden z.B. wirksam:

- Verringerung des Schwefelgehaltes von Heizöl und Dieselkraftstoff
- Verbot bleihaltigen Benzins
- Verbot von umweltbelastenden Stoffen wie FCKW

13.10.4. Gebietsbezogene Maßnahmen

Gebietsbezogene Maßnahmen sind gemäß Bundesimmissionsschutzgesetz die Festlegung von:

- Belastungsgebieten
- Smoggebieten und
- Schongebieten

In diesen Gebieten sind aufzustellen:

- Emissionskataster
- Immissionskataster und
- Luftreinhaltepläne zur Sanierung dieser Gebiete

Die **Luftreinhaltepläne** zur Sanierung von Gebieten **können z.B. beinhalten:**

- Ersatz von Einzelfeuerung durch Sammelheizungen und Fernwärme
- Umstellung der Heizenergie auf Erdgas
- spezielle Anforderungen an die Abgasreinigung von Emittenten
- Verlagerungen emissionsintensiver Industrien und Gewerbestätten
- Verkehrslenkende Maßnahmen, z.B.
  - Fernhalten des Verkehrs aus Stadtzentren (☞ Kap. 13.10.2.3. – Umweltzone)
  - Errichtung von Fußgängerzonen
  - Einrichtung von "grünen Wellen"
- verstärkte Begrünung belasteter Gebiete

13.10.5. Maßnahmen der Bürger

Jeder Bürger sollte durch **Verringerung des Energieverbrauches** direkt oder indirekt zur **Senkung der Luftverunreinigungen** beitragen durch:

- optimiertes Verkehrsverhalten
- Minimierung der Emissionen beim Hausbrand
- Verbesserung der Wärmedämmung von Wohnhäusern

- kein Betreiben überflüssiger elektrischer Geräte
- Einsetzen von Energiespargeräten
- Licht ausschalten, wenn es nicht mehr benötigt wird
- Verwendung von erneuerbaren Energien (☞ Kap. 13.10.6.)

Merke:

Der **Luftreinhaltung** dienen anlagenbezogene Maßnahmen (Änderung der Einsatzstoffe durch die Verwendung schadstoffarmer Roh- und Brennstoffe), wirksame Abgasreinigungsverfahren (Verringerungen der Emissionen von Kfz und Hausbrand), stoffbezogene Maßnahmen (z.B. FCKW-Verbot) und gebietsbezogene Maßnahmen (z.B. Gebietseinstufung mit Maßnahmeplänen).

Die **Nutzung der Abwärme** bei der Energieproduktion in Kraftwerken oder chemischen Prozessen u.a. zur Fernwärmeversorgung dient der Reduktion der Energieproduktion und damit der Luftreinhaltung.

Bemühungen zur Emissionssenkung sind individuell, betrieblich, national und global durchzuführen.

Zur Senkung der Emissionen und zur Reduktion des Einsatzes wertvoller natürlicher, nicht erneuerbarer Ressourcen ist eine generelle Verringerung des Energieverbrauches unerlässlich.

13.10.6. Einsatz erneuerbarer Energien

Erneuerbare Energien (regenerative Energien) sind Energiequellen, welche nach den Zeitmaßstäben des Menschen "unendlich" lange zur Verfügung stehen.

Um im Interesse des Klima-, Natur- und Umweltschutzes eine nachhaltige Entwicklung der Energieversorgung zu ermöglichen, wurde im Jahr 2000 das sog. erneuerbare Energiengesetz auf den Weg gebracht. Es sollte die volkswirtschaftlichen Kosten der Energieversorgung auch durch die Einbeziehung langfristiger externer Effekte verringern, Natur und Umwelt schützen, einen Beitrag zur Vermeidung von Konflikten um fossile Energieressourcen leisten und die Weiterentwicklung von Technologien zur Erzeugung von Strom aus erneuerbaren Energien fördern. Zudem sollte die-

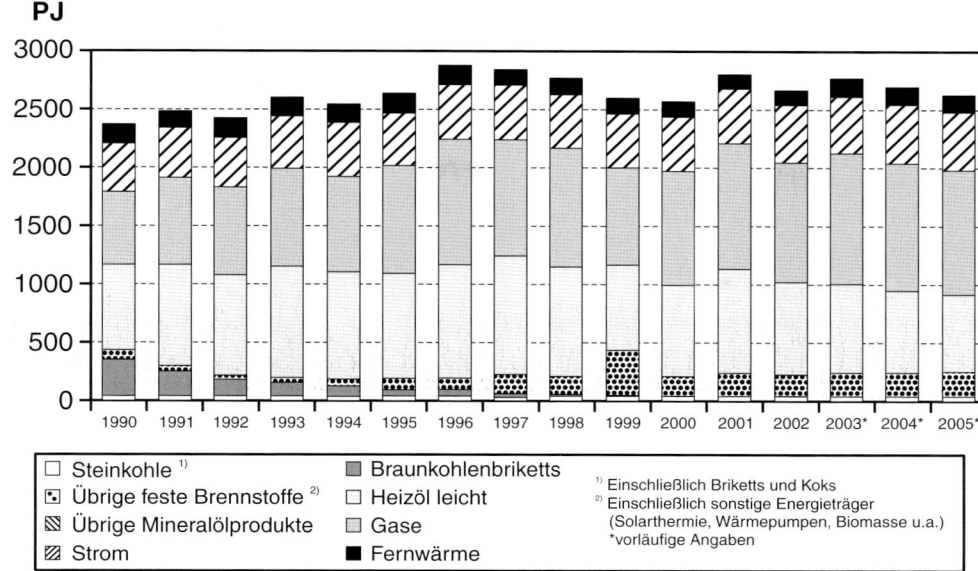

Abb. 13.23: Entwicklung des direkten Energieverbrauchs der Haushalte (PJ = Petajoule).

ses Gesetz dazu beitragen, den Anteil erneuerbarer Energien an der Stromversorgung bis zum Jahr 2010 auf mindestens 12,5 % und bis zum Jahr 2020 auf mindestens 20 % zu erhöhen.

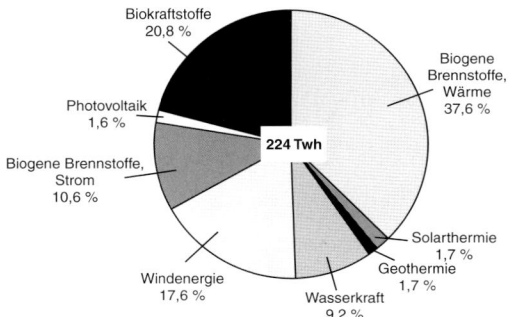

Abb. 13.24: Energiebereitstellung aus erneuerbaren Energieträgern 2007.

Fossile Brennstoffe sind Öle, Kohlen, Gase, welche aus Biomasse im Verlaufe von Jahrmillionen entstanden. Sie sind erschöpfbar und führen zur Umweltbelastung bei der Umwandlung.

Folgende erneuerbare Energien stehen zur Verfügung:

- **Sonnenstrahlung**
- passive Sonnenenergienutzung
- aktive Sonnenenergienutzung

- Solarkollektoren (Umwandlung von Sonnenenergie in Wärmeenergie durch ein Trägermedium [meist Wasser])
- Photovoltaik (Umwandlung von Sonnenenergie in Elektrizität durch Halbleitermaterialien [Solarzellen])

- **Windkraft**
Da die an den Küsten herrschende höhere Windgeschwindigkeit durch die Bodenreibung landeinwärts schnell abnimmt, ist eine technische Nutzung der Windenergie vor allem an den Küsten zweckmäßig.

Zum Einsatz kommen Windkraftanlagen mit einem, zwei oder drei aerodynamisch optimierten Flügeln. In Windparks werden Windkraftanlagen räumlich konzentriert. Hierdurch können diese, verglichen mit Einzelanlagen, ihre Leistung gleichmäßiger und effektiver abgeben. Es ist möglich, die nicht am Ort der Erzeugung verbrauchte Energie in das öffentliche Netz einzuspeisen.

Investitionen in eine Windkraftanlage an guten Standorten können insbesondere unter dem Aspekt der Preissteigerungen für konventionelle Energien durchaus wirtschaftlich sein. Eine moderne Windkraftanlage mit einer Generatorleistung von 2 MW kann je nach Standort und Nabenhöhe im Jahr etwa 4-5 Mio. kWh Strom erzeugen. Das entspricht dem durchschnittlichen Jahresverbrauch von 1400 Haushalten. Gleichzeitig werden Emissionen vermieden, die sonst beim Einsatz herkömmlicher Energien entstünden. Mit jeder Kilowattstunde Strom aus Windkraftanlagen kann gegenüber der Stromerzeugung aus Kohle die Emission von etwa 860 kg Kohlendioxid (CO_2)vermieden werden (Quelle: Umweltbundesamt)

- **Kleinwasserkraftwerke**
  Die Energieumwandlung geschieht bei Wasserkraftwerken mit einem sehr hohen Wirkungsgrad (60-70 %) ohne Schadstofffreisetzung und Wärmeabgabe an die Umgebung.
  Durch die erheblichen Investitionskosten sind langfristige Planungen erforderlich. Der Eingriff in die Natur ist um so überschaubarer, je kleiner die Wasserkraftanlage ist

- **Umwandlung von Biomasse**
  Die Verwendung nachwachsender Biomasse zur Energienutzung beeinflusst den Kohlenstoffkreislauf nicht, sofern kein Raubbau getrieben wird (wie z.B. bei der Rodung des Regenwaldes). Die Produktion von CO_2 sowie der Entzug von CO_2 aus der Atmosphäre bei der Bildung der Biomasse bleiben zeitlich und in der Menge gleich

Folgende Verfahren kommen zur Anwendung:

- Verbrennung von Holz und Stroh (insbesondere von Rest- und Abfallstoffen)

- Erzeugung von Biogas (anaerobe Vergärung)
  Die Ausgangsstoffe sind organische Materialien (meist Exkremente von Tieren und Menschen). Aus den Fäkalien eines ausgewachsenes Rindes kann pro Tag 1,5 m³ Biogas erzeugt werden (2/3 Methan, 1/3 Kohlendioxid und ca. 1 % Schwefelwasserstoff)

- Vergärung von Biomasse zu Alkohol

- Herstellung von Kraftstoffen aus Pflanzen (z.B. aus Raps und Zuckerrüben als Benzin- und Dieselersatz)

Die Verbrennung von Holz und Stroh sowie Biogasanlagen können wirtschaftlich betrieben werden. Eine Wirtschaftlichkeit der energetischen Nutzung speziell angebauter nachwachsender Rohstoffe zeichnet sich noch nicht ab.

- **Geothermie:** Unter Geothermie versteht man eine Form von Erdwärme die im zugänglichen Teil der Erdkruste gespeichert ist. Diese Form der regenerativen Energie kann sowohl zum Heizen oder Kühlen (Wärmepumpenheizung) als auch zur Erzeugung von elektrischem Strom (Kraft-Wärme Kopplung) verwendet werden.

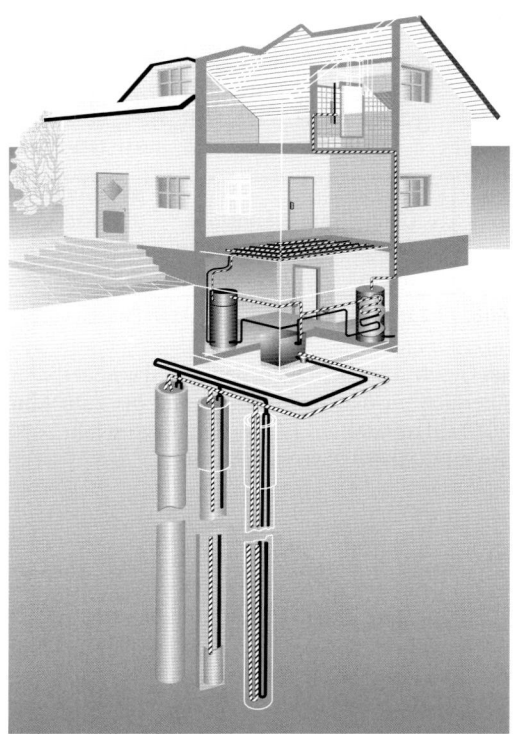

Abb. 13.25: Schematische Darstellung einer Geothermie Anlage mit angeschlossener Wärmepumpenheizung. Quelle: Bundesverband WärmePumpe (BWP) e.V..

Merke:

Erneuerbare Energien sind im Gegensatz zu fossilen Brennstoffen nicht erschöpfbar. Sie erzeugen keine Treibhausgase (Nutzung von Sonnen-, Wind- und Wasserenergie) bzw. sind CO_2-neutral (geschlossener Kreislauf von Biomasseproduktion und Verbrennung).
Anlagen zur Nutzung von Sonnen-, Wind- und Wasserenergie sowie Biogas können wirtschaftlich betrieben werden.

Literatur und Rechtsvorschriften

1. Richtlinie 2008/50/EG des Europäischen Parlaments und des Rates vom 21.5.2008 über Luftqualität und saubere Luft für Europa. Amtsblatt der Europäischen Union L 152/1

2. Gesetz zum Schutz vor schädlichen Umwelteinwirkungen durch Luftverunreinigungen, Geräusche, Erschütterungen und ähnliche Vorgänge (Bundes-Immissionsschutzgesetz-BImSchG) vom 26.9.2002 (Neufassung), BGBl. I, S. 2723; zuletzt geändert am 11.8.2009, BGBl. I, S. 2723

3. Erste Allgemeine Verwaltungsvorschrift zum Bundes-Immissionschutzgesetz – Technische Anleitung zur Reinhaltung der Luft (TA-Luft) vom 24.7.2002, GMBl. 2002, Heft 25-29, S. 511-605

4. Zwölfte Verordnung zur Durchführung des Bundes-Immissionsschutzgesetzes (Störfall-Verordnung – 12. BImSchV) vom 8. 6. 2005, BGBl. I, S. 1598

5. VDI-Richtlinien Maximale Immissions-Werte zum Schutz des Menschen VDI 2310 Blatt 15 (1988-2006)

7. Verordnung zum Schutz vor Gefahrstoffen (Gefahrstoffverordnung- GefStoffV) vom 23.12.2004, BGBl. I S. 3758, 3759

Internet

Umweltbundesamt: www.umweltbundesamt.de

Lärmbedingte Gesundheits- gefährdung

14. Lärmbedingte Gesundheitsgefährdung

14.1. Definitionen

Als **Schall** bezeichnet man mechanische Schwingungen in gasförmigen (Luftschall), flüssigen (Flüssigkeitsschall) und festen (Körperschall) Medien. Physikalisch gesehen ist Schall eine Welle.

Der **Hörbereich des menschlichen Ohres** ist abhängig:

- von der Frequenz → liegt zwischen 16 Hertz (tief) bis 20.000 Hertz (hoch). Die größte Empfindlichkeit besteht bei 1.000 – 3.000 Hertz
- vom Schalldruck → liegt bei 1.000 Hertz zwischen 20 µ Pascal (Hörschwelle [0 dB]) und 20.000.000 µ Pascal (120 dB)

Der **Schalldruckpegel** (Schallpegel) ist das Maß für die Stärke eines Schallereignisses und wird in Dezibel (dB) gemessen. Die dB-Skala ist wegen der großen Spanne des menschlichen Hörvermögens (6 Zehnerpotenzen vom kleinsten zum größten hörbaren Schalldruck) logarithmisch aufgebaut (0 dB = Hörschwelle, 120-130 dB = Schmerzschwelle).

Geräusch ist ein Schallereignis, welches sich aus mehreren Frequenzanteilen mit unterschiedlicher Stärke zusammensetzt.

Lärm ist als subjektive Erlebniskategorie unerwünschter (z.B. störender oder belästigender), objektiv auch gesundheitsschädlicher Schall.

Reine Töne sind Schallereignisse mit nur einer Frequenz (z.B. beim Anschlagen einer Stimmgabel).

Ein **Klang** besteht aus verschiedenen reinen Tönen, deren Frequenzen in einem einfachen Zahlenverhältnis zueinander stehen.

Die Begriffe **Emission** und **Immission** sind in Kap. 13.1. erläutert.

14.2. Rechtsvorschriften

Das **Bundes-Immissionsschutzgesetz** (BImSchG)[1] ist die **grundlegende Rechtsvorschrift** für den Immissionsschutz in Deutschland. Es gilt für Luftverunreinigungen, Geräusche, Erschütterungen, Licht, Wärme, Strahlen und ähnliche Erscheinungen.

Die **EU-Umgebungslärmrichtlinie**[2] trat 2002 in Kraft. Umgebungslärm stellt in Europa eines der größten Umweltprobleme dar. Ein wesentliches Ziel war die Erstellung von **Lärmkarten**. Die EU-Umgebungslärmrichtlinie wurde in Deutschland in nationales Recht und eine Verordnung umgesetzt:

- am 30.6.2005 sechster Teil im Bundes-Immissionsschutzgesetz (§§ 47a-f BImSchG)
- am 16.3.2006 Verordnung über die Lärmkartierung (34. BImSchV)

In einer **ersten Stufe** wurden für alle Ballungsräume mit mehr als 250.000 Einwohnern bis Juni 2007 Lärmkarten erstellt. Dies galt auch für Orte in der Umgebung von

- Hauptverkehrsstraßen mit einem Verkehrsaufkommen von mehr als 6 Millionen Kraftfahrzeugen pro Jahr
- Haupteisenbahnstrecken mit einem Verkehrsaufkommen von mehr als 60.000 Zügen pro Jahr und
- Großflughäfen mit einem Verkehrsaufkommen von mehr als 50.000 Bewegungen pro Jahr

Die Ergebnisse der Lärmkartierung der ersten Stufe zeigen, dass **weite Teile der Bevölkerung von hohen Lärmbelastungen betroffen sind**, insbesondere

- in den großen Ballungsräumen
- in der Umgebung der Großflughäfen und
- entlang der großen Hauptverkehrswege

Die Ergebnisse sind detailliert über die Internetportale der Bundesländer bzw. des Eisenbahn-Bundesamtes verfügbar.

Auf der Grundlage der erstellten Lärmkarten werden in mehreren Stufen **Lärmaktionspläne** (Lärmminderungspläne) ausgearbeitet, mit denen "Lärmprobleme und Lärmauswirkungen" – einschließlich der Lärmminderung – geregelt werden. Lärmkarten und Lärmaktionspläne sind mindestens alle 5 Jahre zu überprüfen und bei Bedarf zu aktualisieren.

Zur Beschreibung der Lärmbelastung der Bevölkerung für Lärmkarten dienen europaweit 2 akustische Kenngrößen (Lärmindizes):

- **Tag-Abend-Nacht-Index** L_{den}: 24-h-Mittelungspegel, welcher den Tagzeitraum (6-18 Uhr), den Abendzeitraum (18-22 Uhr) und den Nachtzeitraum (22-6 Uhr) aufgrund der unterschiedlichen Ruhebedürfnisse in diesen Zeiträumen entsprechend ge**wichtet**
- L_{Nacht} (**Nachtlärmindex**): Mittelungspegel, welcher den Nachtzeitraum (22-6 Uhr) umfasst (Schlafstörungen)

Nach den *WHO Night Noise Guidelines* für Europa aus dem Jahre 2009 soll der nächtliche Mittelungspegel (L_{Night}) **außerhalb von Wohnungen 40 dB(A)** nicht übersteigen. Diese Absenkung gegenüber früheren Empfehlungen berücksichtigt den Stand des Wissens über lärmbedingte Schlafstörungen, die kritischer einzuschätzen sind als bisher angenommen (☞ Tab. 14.1). Insbesondere zeigen auch Personen, die schon lange in lärmbelasteten Gebieten wohnen, keine Gewöhnung an die Exposition und subklinische Wirkungen können beobachtet werden.

Das **Umweltbundesamt** empfiehlt Gemeinden und Kommunen folgende Handlungsziele für die **Lärmaktionsplanung**:

- kurzfristiges Ziel zur Vermeidung von Gesundheitsgefährdungen durch Lärm bei Überschreitung der Immissionspegel L_{den} = 65 dB(A) und L_{Nacht} = 55 dB(A)
- mittelfristiges Ziel zur Minderung erheblicher Belästigungen L_{den} = 60 dB(A) und L_{Nacht} = 50 dB(A)

- langfristiges Ziel zur Vermeidung erheblicher Belästigungen L_{den} = 55 dB(A) und L_{Nacht} = 45 dB(A)

Zum Schutz vor schädlichen Umwelteinwirkungen durch Anlagengeräusche enthält die **Technische Anleitung zum Schutz gegen Lärm – TA Lärm**[3] Immissionsrichtwerte. Die TA Lärm gilt sowohl für genehmigungsbedürftige als auch für nicht genehmigungsbedürftige Anlagen. Für die Betreiber gelten jedoch nach dem BImSchG unterschiedliche Pflichten. In der Praxis heißt das, dass eine Abwägung vorgenommen werden muss, die alle erheblichen Belange zu berücksichtigen hat. Dabei ist der Schutz der Nachbarschaft von besonderer Bedeutung.

Als Industrie- und Gewerbelärm wird sowohl der Lärm von großen Industriebetrieben als auch der von kleineren Handwerksbetrieben (z.B. Bäckereien, Tischlereien, Schlossereien u.a.), also Lärm von Anlagen oder Teilanlagen, bezeichnet. Zum Gewerbe- bzw. Industrielärm zählen neben dem Lärm, der beim Produktions- bzw. Herstellungsprozess entsteht, auch der Lärm des Verkehrs von Straßen- und Schienenfahrzeugen auf dem Betriebs- oder Werksgelände sowie der Lärm des Liefer- und Kundenverkehrs.

Lärm durch Heimwerkertätigkeiten zählt nicht als Industrie- und Gewerbelärm. Hierbei handelt es sich um Nachbarschaftslärm. Der Lärm durch gewerbliche Bautätigkeiten ist ebenfalls kein Industrie- und Gewerbelärm. Hier handelt es sich um den gesondert geregelten Baulärm (Sonderregelung).

Nachtlärmindex L_{Nacht}, außen	Wirkungen von Nachtlärm, Schlafstörungen und andere
30 dB(A)	*No Observed Effect Level* (NOEL) für Nachtlärm
30-40 dB(A)	*No Observed Adverse Effect Level* (NOAEL) für Nachtlärm = 40 dB(A); Körperbewegungen, Aufwachen, körperliche Aktivierung; vulnerable Gruppen (Kinder, Ältere, chronisch Kranke) besonders betroffen
40-55 dB(A)	Adverse Gesundheitseffekte deutlich messbar; vulnerable Gruppen deutlich stärker betroffen
>55 dB(A)	Gefährlich; Risiko für Herz-Kreislauf-Krankheiten erhöht; ein großer Teil der Bevölkerung ist erheblich belästigt

Tab. 14.1: WHO *Night Noise Guidelines* für Europa 2009 (www.euro.who.int/mediacentre/PR/2009/20091008) Zusammenhang zwischen nächtlicher Lärmbelastung außerhalb der Wohnung und gesundheitlichen Wirkungen. Der Nachtlärmindex L_{Nacht} außen ist der mittlere Schalldruckpegel über den Zeitraum (23- 7 Uhr oder 22-6 Uhr) als Jahresmittelwert gemessen in 4 m Höhe vor dem Wohngebäude[2].

Die **Immissionsrichtwerte** (☞ Tab. 14.2) **für verschiedene Bereiche** werden differenziert nach:

- der Schutzbedürftigkeit der Gebiete (geringste Forderungen Industriegebiete, höchste Forderungen Kurgebiete, Krankenhäuser)
- der Zeit der Lärmeinwirkung (6-22 und 22-6 Uhr). Besonderer Wert wird auf die Sicherung der Nachtruhe gelegt

Bereich	Tageszeit	Richtwert
Industriegebiete		70 dB(A)
Gewerbegebiete	Tag	65 dB(A)
	Nacht	50 dB(A)
Mischgebiete	Tag	60 dB(A)
	Nacht	45 dB(A)
Allgemeine Wohngebiete	Tag	55 dB(A)
	Nacht	40 dB(A)
Reine Wohngebiete	Tag	50 dB(A)
	Nacht	35 dB(A)
Kurgebiete, Krankenhäuser und Pflegeanstalten	Tag	45 dB(A)
	Nacht	35 dB(A)

Tab. 14.2: Immissionsrichtwerte nach TA-Lärm.[3]
Tag: 6.00 bis 22.00 Uhr; Nacht: 22.00 Uhr bis 6.00 Uhr.

Merke:

Lärm ist eine der wichtigsten Umweltbelastungen. Vielfältige Rechtsvorschriften liegen vor u.a. zu Baulärm, Industrie- und Gewerbelärm, Luftverkehrslärm, Nachbarschaftslärm, Schienenverkehrslärm, Sport- und Freizeitlärm, Straßenverkehrslärm. Das **Bundesimmissionsschutzgesetz** ist die grundlegende Rechtsvorschrift für den Immissionsschutz in Deutschland (☞ Kap. 13.). Je nach Nutzung eines Gebietes sind Richtwerte festgelegt. Besonderer Wert wird auf die Sicherung der Nachtruhe gelegt. Europaweit gilt die **EU-Umgebungslärmrichtlinie.** Die Bürger werden detailliert mittels **Lärmkarten** über die Lärmbelastung informiert. Es sind Auslösekriterien definiert, nach denen Gemeinden und Kommunen Lärmaktionspläne und Lärmminderungsmaßnahmen einleiten sollen.

14.3. Messung des Schalldruckpegels

Die **Schalldruckpegelmessung** erfolgt durch Schallpegelmesser.

Die **Stärke eines Schalldruckpegels** wird in dB gemessen (☞ Kap. 14.1.).

Eine **Frequenzbewertung** ist bei der Schalldruckpegelmessung erforderlich, um der unterschiedlichen Empfindlichkeit des menschlichen Ohres Rechnung zu tragen. So werden tiefe und sehr hohe Töne bei gleichen Schalldruckpegeln als weniger laut empfunden als Töne mittlerer Frequenz (☞ Abb. 14.1).

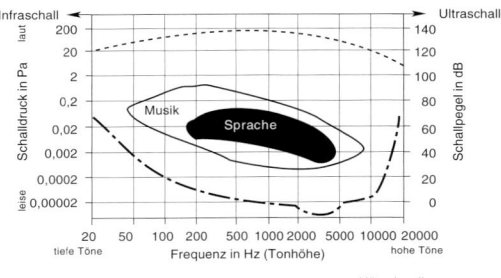

Abb. 14.1: Hörbereich des Menschen. Quelle: Umweltbundesamt.

Durch die **A-Bewertung (Dezibel A oder dB [A])** wird dieser unterschiedlichen Empfindlichkeit des menschlichen Ohres Rechnung getragen. Die physikalischen Messungen erfassen hierbei zunächst nur die Schallpegel in dB, "bewerten" diese aber, indem mit dem A-Filter die höheren und tieferen Frequenzen entsprechend herausgefiltert werden. Der so bewertete Schallpegel wird in dB(A) angegeben. Um also zu berücksichtigen, dass das menschliche Ohr Töne mit gleichem Schalldruck in unterschiedlichen Tonhöhen unterschiedlich laut empfindet, werden sogenannte Frequenzbewertungskurven verwendet.

Der **äquivalente Dauerschallpegel Leq** oder **Mittelungspegel Lm** ist der zeitliche energetische Mittelwert eines Pegelverlaufes und dient zur Kennzeichnung der Belastung durch Geräusche mit zeitlich veränderlichen Schallpegeln (z.B. bei der Beurteilung des Straßenverkehrs mit unterschiedlich geräuschintensiven Fahrzeugen).

Da die **Dezibel-Skala** logarithmisch aufgebaut ist, entsprechen einer Erhöhung des Schalldruckpegels um 10 dB einer Verzehnfachung der Schallenergie bzw. einer Verzehnfachung der Anzahl gleicher Emittenten. Addiert man die Schallpegel zweier gleicher Schallquellen, so ergeben z.B. 50 dB + 50 dB nicht 100 dB, sondern 53 dB.

Da das menschliche Gehör bei Schallpegeln über 50 dB einen Schall etwa doppelt so laut empfindet, wenn die Schallenergie verzehnfacht wird, entspricht eine Verminderung des Lärms um 10 dB(A) einer Halbierung und eine Erhöhung um 10 dB(A) einer Verdoppelung des subjektiven Schalleindruckes (☞ Abb. 14.2).

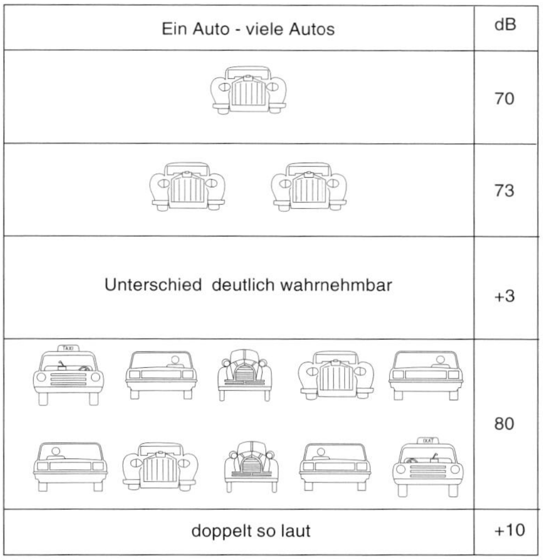

Merke:
Lärm ist Schall, welcher auf den Menschen störend, belästigend oder gesundheitsschädigend wirken kann.
Lärm ist nicht direkt, sondern nur über die auftretenden **Geräusche** messbar. Geräusche werden durch ihre **Schalldruckpegel** in der logarithmischen Dezibel (dB)-Skala gemessen. Im Schallschutz wird die **dB(A)-Skala** eingesetzt, welche der verminderten Empfindlichkeit des menschlichen Ohres für sehr hohe und sehr tiefe Töne Rechnung trägt.
Eine Erhöhung des Schalldruckpegels um 10 dB(A) verdoppelt bei Schallpegeln über 50 dB den subjektiven Schalleindruck.

Ein Auto - viele Autos	dB
	70
	73
Unterschied deutlich wahrnehmbar	+3
	80
doppelt so laut	+10

Abb. 14.2: Beispiele für die logarithmische dB-Skala: Eine Verdoppelung der Zahl der Fahrzeuge erhöht den Schallpegel um 3 dB (A), eine Verzehnfachung um 10 dB (A)! Quelle: Deutscher Arbeitsring für Lärmbekämpfung e.V.

14.4. Lärmquellen und Schallschutzmaßnahmen

14.4.1. Allgemeines

Im Alltag gibt es eine **Vielzahl von Schallemissionen,** welche vom Blätterrauschen (10-20 dB[A]) und Ticken eines Weckers (30 dB[A]) bis zur Musik in Rockkonzerten (110 dB[A]) reichen (☞ Tab. 14.3; Abb. 14.3). In der Tab. 14.3 sind die **Schallpegel und die zugehörige Geräuschempfindung** einiger typischer Geräuscharten aufgeführt. Geräusch-Schallpegel des Alltags in **Bezug zu Lärm und Ruhe** sind in Abb. 14.3 dargestellt. Es wird deutlich, dass in dem Schallpegelbereich 30-70 dB(A) die subjektive Bewertung eine wichtige Rolle spielt.

Geräuschart	Schallpegel	Geräuschempfinden
Ticken einer Uhr, Flüstern	30 dB(A)	sehr leise
Nahes Flüstern, ruhige Wohnstraße	40 dB(A)	ziemlich leise
Ziemlich leise Unterhaltungssprache	50 dB(A)	normal
Normale Unterhaltungssprache 1 m Abstand, Bürolärm	60 dB(A)	normal bis laut
Laute Unterhaltung, Rufen, Pkw 10 m Abstand	70 dB(A)	laut bis sehr laut
Straßenlärm bei starkem Verkehr	80 dB(A)	sehr laut
Laute Fabrikhalle, Diskothek	90 dB(A)	sehr laut
Sehr lautes Autohupen in 7 m Abstand	100 dB(A)	sehr laut bis unerträglich
Live-Rockkonzert	110 dB(A)	sehr laut bis unerträglich
Flugzeugtriebwerk	120 dB(A)	schmerzhaft
Explosionsknall, Feuerwerkskörper, Pistole	>120 dB(A)	stark schmerzhaft

Tab. 14.3: Lautstärke und Geräuschempfindung einiger typischer Geräuscharten.

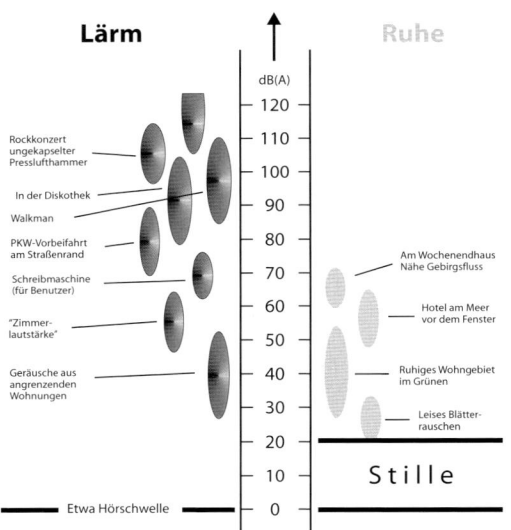

Abb. 14.3: Geräusch-Schallpegel des Alltags: Lärm versus Ruhe.

Etwa **70 %** **der Bevölkerung fühlen sich durch Umweltlärm belästigt.** Nach einer repräsentativen Bevölkerungsbefragung durch das Umweltbundesamt (☞ Abb. 14.4) ist Straßenlärm die wichtigste Lärmquelle. Etwa 15 % der Bevölkerung gibt an, dadurch sogar **stark belästigt** zu sein. Es folgen Fluglärm, Lärm durch Schienenverkehr, Gewerbe und Nachbarschaft. Diese Angaben untermauern die enorme Bedeutung dieser Belastung.

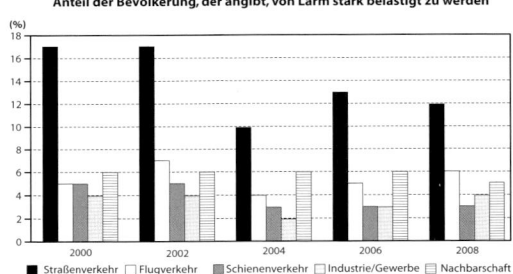

Abb. 14.4: Die wichtigsten stark belästigenden Lärmquellen nach einer repräsentativen Bevölkerungsbefragung des Umweltbundesamtes.

Unter **Schallschutz** versteht man die Verhinderung der Entstehung oder der Ausbreitung von Schall. **Maßnahmen des Schallschutzes** werden je nach Art und Intensität der Lärmquelle durchgeführt:

- **Primärer Schallschutz** reduziert durch konstruktive Maßnahmen an der Schallquelle die Entstehung von Schall (z.B. schräg- statt geradverzahnte Zahnräder)
- **Sekundärer Schallschutz** behindert die Ausbreitung von Schall:
  - Schalldämmung: Behinderung des Schalldurchtritts durch Reflexion an Grenzflächen. Die Schalldämmung ist frequenzabhängig (Dämmung hoher Frequenzen besser als die von tiefen)

- Schallabsorption (Schalldämpfung): Über-führung von Schallenergie in (Verlust-)Wärme z. B. durch Baustoffe insbesondere mit faserigen und offenporigen Oberflächen
- Schallschirm: Teilweises Umschließen der Schallquelle, um die Schallausbreitung zwischen Emissionsort und Immissionsort zu verhindern (durch Reflexion und Absorption), z.B. bei der Kapselung lärmintensiver Maschinen (☞ Abb. 14.5)

Aktiver Schallschutz sind Maßnahmen zur Verringerung des Schalls am Emissionsort oder auf dem Wege zum Immissionsort.

Passiver Schallschutz sind Maßnahmen am Immissionsort (z.B. Schallschutzfenster, Gehörschutzwatte [☞ auch Abb. 14.6]).

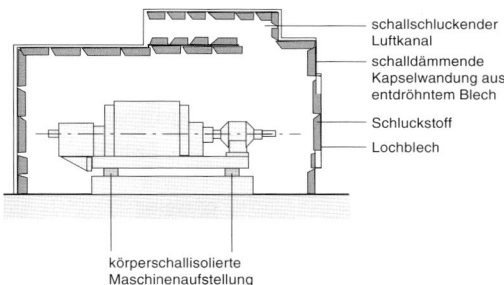

Abb. 14.5: Beispiel für lärmmindernde Maschinenkapselung. Quelle: Hessisches Ministerium für Landesentwicklung, Umwelt, Landwirtschaft und Forsten.

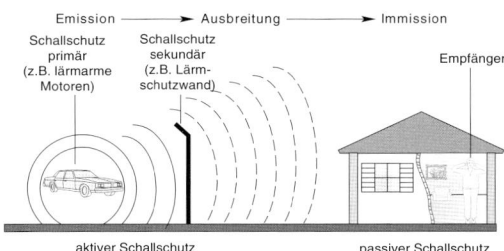

Abb. 14.6: Ansatzbereiche für Lärmschutzmaßnahmen.

> **Merke:**
> Etwa **70 %** der Bevölkerung fühlen sich durch Umweltlärm belästigt. Die wichtigste Lärmquelle ist Straßenverkehr. Primärer Schallschutz (Maßnahmen an der Schallquelle) **ist sekundärem** (Behinderung der Schallausbreitung), **aktiver Schallschutz** (primärer und sekundärer Schallschutz) **ist passivem** (Maßnahmen am Immissionsort) **vorzuziehen.**

14.4.2. Straßenverkehr

Die Hauptlärmquelle in Deutschland ist Straßenverkehr. Mehr als 60 % der Bevölkerung fühlt sich in ihrem Wohnumfeld durch Straßenverkehr gestört oder belästigt, 13 % sogar "äußerst" oder "stark belästigt".

Als **Straßenverkehrslärm** wird Lärm von Fahrzeugen auf öffentlichen Straßen (Bundes-Autobahnen, Bundes-, Landes-, Gemeindestraßen und öffentlichen Parkplätzen) bezeichnet.

Geräusche von Fahrzeugen auf Betriebs- oder Werksgeländen, im Anlieferbereich von Verkaufseinrichtungen (z.B. Supermärkten) einschließlich auf den dazugehörenden Parkplätzen, zählen nicht zum Straßenverkehrslärm. Dieser Lärm ist Bestandteil des Gewerbelärms.

Geräusche von Fahrzeugen auf privatem Gelände, z.B. im Hof, sind ebenfalls kein Straßenverkehrslärm. Hierbei handelt es sich um Nachbarschaftslärm.

Lautes Hupen, laute Autoradios, unnützes Hin- und Herfahren, laufen lassen von Motoren, Geschwindigkeitsüberschreitungen und Geräusche infolge technischer Manipulationen am Fahrzeug sind kein Straßenverkehrslärm. Hier handelt es sich möglicherweise um Ordnungswidrigkeiten.

Eine generelle Regelung zum Schutz vor Straßenverkehrslärm gibt es in Deutschland nicht. Lediglich beim Neubau oder einer wesentlichen Änderung einer Straße, z.B. wenn die Straße um einen durchgehenden Fahrstreifen baulich erweitert wird, sind in der **Verkehrslärmschutzverordnung – 16. BImSchV**[4] Immissionsgrenzwerte festgelegt (Lärmvorsorge). Die Verordnung enthält auch die Rechenvorschrift (Beurteilungsverfahren) zur Ermittlung der Geräuschbelastung vor den Gebäuden der Betroffenen. Die Berechnung ist zwingend vorgeschrieben, Messungen sind nicht vorgesehen. Einfluss auf die Immissionen haben u.a. die Anzahl der Fahrzeuge und deren Geschwindigkeit, der Fahrbahnbelag, die Steigung der Straße, der Abstand des Immissionsortes zur Straße. Überschreitet die errechnete Belastung (Beurteilungspegel, Schalldruckpegel) die festgelegten Grenzwerte, sind Schallschutzmaßnahmen, z.B. Schallschutzwände, -wälle oder Schallschutzfenster erforderlich. Bauliche Schallschutzmaßnahmen an der Straße haben Vorrang.

Der **Straßenverkehr** setzt sich zusammen aus:

- Antriebsgeräuschen (Motor, Schalldämpfer) und
- Rollgeräuschen (Reifen-/Fahrbahn-Geräusche; werden bei Geschwindigkeiten >50 km/h dominierend)

Der **am Ort des Betroffenen auftretende Lärm (Immission)** wird vorwiegend bestimmt durch:

- **die Stärke der Emissionen**
  - die Zahl und Art der vorbeifahrenden Fahrzeuge (z.B. Motorräder, PKW, LKW)
  - die Drehzahlen und die gefahrenen Geschwindigkeiten (☞ Abb. 14.8 und 14.9)
  - Art und Zustand der Straßenoberfläche sowie Längsneigung (Anstieg, Gefälle) der Straße
  - Kreuzungsnähe (Stoppen und Anfahren)
- **die Ausbreitung des Schalles**
  - Abstand des Betroffenen
  - Möglichkeiten der Schalldämpfung und Schalldämmung
  - meteorologische Einflüsse (z.B. lautere Geräusche, wenn der Wind von der Straße weht)

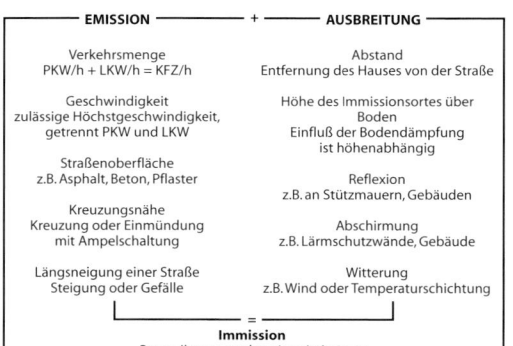

Abb. 14.7: Berechnung des Lärmpegels. Quelle: Deutscher Arbeitsring für Lärmbekämpfung e.V.

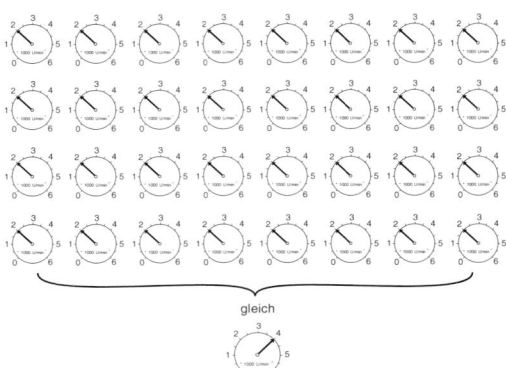

Abb. 14.8: 32 Autos mit je 2000 Umdrehungen sind so laut wie ein einziges Auto mit 4000 Umdrehungen. Quelle: ADAC.

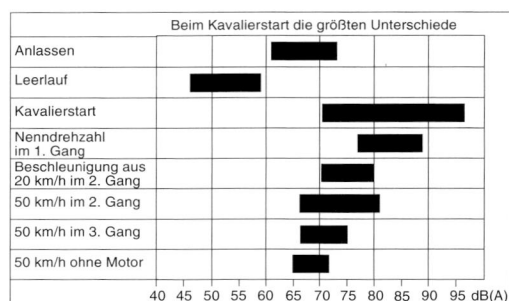

Abb. 14.9: Wie viel Lärm ein Pkw erzeugt, bestimmt weitgehend der Fahrer. Quelle: Umweltministerium Baden Württemberg.

Um solche Vorgänge mit einem einzigen Wert beschreiben zu können, werden sie über die Zeit gemittelt. Der **energieäquivalente Mittelungspegel** wird als äquivalenter Dauerschallpegel bezeichnet. Da das menschliche Gehör kein integrierendes Messgerät ist und Schall nicht gleich Lärm ist, wird ein solches Verfahren dem tatsächlichen Empfinden in keiner Weise gerecht. So werden folgende Situationen durch den Mittelungspegel (65 dB) als identisch deklariert:

- Vorbeifahrt von 2.000 Pkw pro Stunde bei 50 km/h und 25 m Entfernung
- Vorbeifahrt eines üblichen D-Zugs pro Stunde bei 160 km/h und 25 m Entfernung; ansonsten herrscht völlige Ruhe
- Vorbeifahrt desselben D-Zugs, jedoch zusätzlich 200 PKW pro Stunde.

So kann Ruhe durch Lärm ersetzt werden, ohne den Messwert dabei zu verändern.

Bei einer **Entfernungsverdoppelung** nimmt das Geräusch um 4 dB(A) ab (☞ Abb. 14.10).

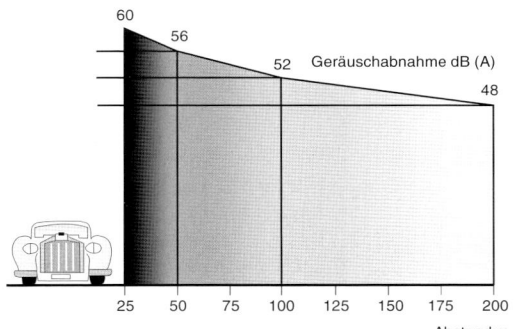

Abb. 14.10: Geräuschminderung durch Entfernungsvergrößerung. Mit zunehmendem Abstand von der Straße nimmt das Geräusch um ca. 4 dB(A) pro Entfernungsverdoppelung ab. Quelle: Deutscher Arbeitsring für Lärmbekämpfung.

Eine **Verdoppelung der Anzahl von Fahrzeugen** erhöht den Schalldruckpegel um 3 dB(A), eine Verzehnfachung um 10 dB(A). Das bedeutet, dass eine Halbierung der Anzahl der Fahrzeuge den Pegel nur um 3 dB(A) vermindert. Während eine Verminderung um 1 dB(A) an der Schwelle der Wahrnehmbarkeit ist, lassen sich Unterschiede um 3 dB(A) deutlich wahrnehmen (bei Fahrzeugen mit ähnlichem Geräuschcharakter).

In verschiedenen Städten existieren **Lärmkarten** oder Lärmkataster, in welchen für alle Geräuschquellen gemeinsam oder nach Geräuschquellen differenziert die ortsbezogene Belastung der Bevölkerung dargestellt ist.

Die **Maßnahmen zur Verringerung der Emissionen und Immissionen durch Straßenverkehrslärm** sind vielfältig und setzen an verschiedenen Punkten an:

- **Kraftfahrzeugtechnik:** Antriebsgeräusche (Motor-, Ansaug- und Auspuffgeräusch)
- **Reifen-Fahrbahn-Geräusch:** Die Bandbreite des Reifeneinflusses liegt bei marktüblichen Reifen bei etwa 3-4 dB(A), der Einfluss des Fahrbahnbelags ist deutlich größer (grobes Pflaster um 6-10 dB(A) höherer Pegel als ein glatter Gussasphaltbelag; geräuschmindernder Straßenbelag um bis zu 8 dB(A) leiser als normaler Belag)

- **Fahrverhalten:** Antriebsgeräusche hängen in erster Linie von der Drehzahl des Motors, die Reifen-Fahrbahn-Geräusche dagegen von der Geschwindigkeit des Kraftfahrzeuges und der Beschaffenheit von Reifen und Fahrbahn ab
- **Verkehrsplanung:** Fußgänger- und radfahrerfreundliche Stadt mit kurzen Wegen, Tempo-30-Zonen, Parkraumbewirtschaftung und Restriktionen für den motorisierten Individualverkehr, preispolitische Elemente (Mineralölsteuer, Schwerverkehrsabgabe)
- **Lokale sekundäre Instrumente:** Lärmschutzwände, Lärmschutzfenster

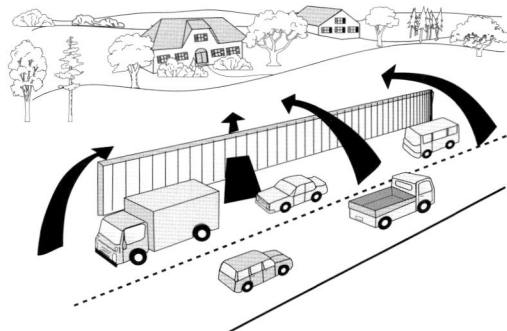

Abb. 14.11: Abdämmung des Verkehrslärms durch eine Schallschutzwand. Quelle: Deutscher Arbeitsring für Lärmbekämpfung e.V.

> **Merke:**
> Eine **schallabschirmende Wirkung** durch ein Hindernis kann erst auftreten, wenn die Sichtverbindung vom Immissionsort (z.B. Wohnungsfenster) zur Schallquelle unterbrochen wird.

Da Schall auch reflektiert werden kann, ist darauf zu achten, dass nicht evtl. durch Reflexionen gegenüberliegende Straßenseiten zusätzlich belastet werden. In diesen Fällen müsste die Wand mit schallschluckenden (absorbierenden) Materialien verkleidet werden.

Als ruhige Straßen gelten Wohnstraßen mit äquivalenten Dauerschallpegeln von tags 50 und nachts 40 dB(A). Hauptverkehrsstraßen haben dagegen meist Schallpegel von tags 70 und nachts 60 dB(A).

- **Schallschutzmaßnahmen an Gebäuden**
  - gute Schalldämmung (R_W) der Außenwände (☞ Abb. 14.12) und Innenwände (mindestens 55 dB)

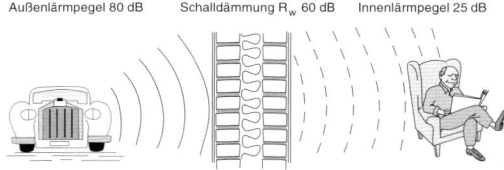

Außenlärmpegel 80 dB   Schalldämmung R_W 60 dB   Innenlärmpegel 25 dB

Faustregel: Außenlärmpegel minus Schalldämmung plus 5 dB gleich Innenlärmpegel

Abb. 14.12: Wirkungsweise einer Schalldämmung. Quelle: Gesellschaft für Lärmbekämpfung e.V.

  - Verbesserung der Schalldämmung vorhandener Fenster
    - Erhöhung der Dichtigkeit der Fensterfugen (z.B. durch elastische Dichtungsstreifen am Fensterfalz)
    - Einbau von Fensterscheiben mit dickerem Fensterglas
    - Anbringen von zusätzlichen Innenfenstern
    - Beibehaltung und Sanierung von Kastendoppelfenstern (allein der größere Scheibenabstand bei Kastendoppelfenstern von 8-10 cm bewirkt eine im Vergleich zum Verbundfenster bessere Schalldämmung)
  - Verbesserung des Schallschutzes durch Schallschutzfenster (☞ Abb. 14.13)

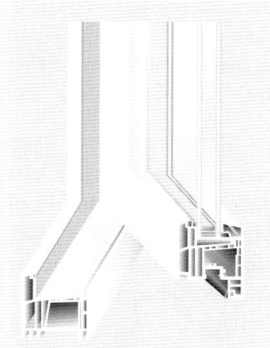

Abb. 14.13: Profilansicht eines Schallschutzfensters. Schallschutzfenster sind Fenster mit speziellen konstruktiven Merkmalen, z.B. umlaufende elastische Dichtungen zwischen Flügel- und Blendrahmen und Mehrfachverglasung aus Isolierglas, evtl. mit Gasfüllung und/oder Einfachgläsern unterschiedlicher Dicke bei möglichst großem Scheibenabstand. Quelle: Umweltamt der Landeshauptstadt Düsseldorf.

- **Schallschutzmaßnahmen durch günstige Grundrissplanung der Gebäude**
  - Anordnung der Gebäude so zur Lärmquelle, dass auf einer Seite der Gebäude eine Ruhezone (Schlafzimmer!) durch Schallabschattung entsteht (☞ Abb. 14.14)
  - Funktionswechsel der Räume durch Verlegung vom Schlafzimmer zur schallabgewandten Seite (☞ Abb. 14.15)

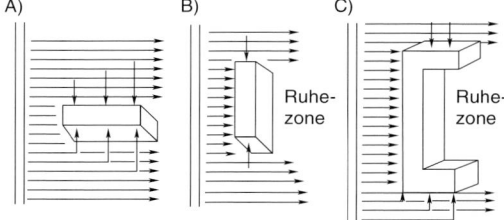

Abb. 14.14: Ausrichtung von Gebäuden im Hinblick auf die Lärmbelastung.
A) Fassaden gleichmäßig belastet; B) und C) eine Gebäudeseite im Schallschatten (akustisch günstig). Quelle: Deutscher Arbeitsring für Lärmbekämpfung e.V.

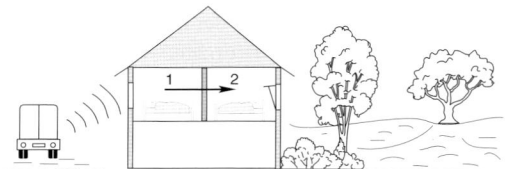

Abb. 14.15: Verlegen "lärmempfindlicher" Räume. Quelle: Umweltbundesamt.

Erschütterungen sind mechanische Schwingungen, die u.a. auch durch schwere Lastkraftwagen verursacht werden. Die Empfindung von Schwingungen und/oder optisch bzw. akustisch wahrnehmbaren Sekundärphänomenen, wie Zittern von Zimmerpflanzen oder Klappern von Einrichtungsgegenständen (z.B. Schranktüren), können das Wohlbefinden beeinträchtigen.

14.4.3. Fluglärm

Lärm von Flugzeugen und Hubschraubern beim Start, bei der Landung oder während des Fluges wird als **Fluglärm** bezeichnet. Deutschland hat das dichteste Netz von Flughäfen. Belästigungen durch Fluglärm werden von der Bevölkerung nach Straßenverkehr als **zweite wichtige** Lärmquelle genannt. Insbesondere **nächtlicher Fluglärm** wird als **besonders gesundheitsgefährdend** eingestuft. Es besteht seit Jahren ein Konflikt zwischen vorbeugendem Gesundheitsschutz und wirtschaftlichen Interessen einer stark wachsenden Branche.

Triebwerksprobeläufe, das Rollen im Bereich der Flugsteige und bis zur Start- und Landebahn, Bewegungen von Straßenfahrzeugen (Tankfahrzeuge, Busse, etc.) auf dem Flugplatzgelände werden als Bodenlärm bezeichnet und nicht dem Fluglärm zugeordnet. Auch der Lärm durch den Zubringer- und Lieferverkehr und auf den Parkplätzen wird nicht zum Fluglärm gerechnet. Wie der Bodenlärm ist dieser Bestandteil des Gewerbelärms. Regelungen zum Gewerbelärm enthält die Technische Anleitung zum Schutz gegen Lärm – TA-Lärm. Auch der Lärm von Modellflugzeugen ist kein Fluglärm.

Für Verkehrsflughäfen und militärischen Flugplätze werden nach dem Gesetz zum Schutz gegen Fluglärm (Fluglärmgesetz)[5] Lärmschutzbereiche (zwei Schutzzonen) festgesetzt. Das Fluglärmgesetz enthält keine Immissionsgrenzwerte im Sinne des Bundes-Immissionsschutzgesetzes. Nach dem Fluglärmgesetz bestehen lediglich Regelungen über Beschränkungen der baulichen Nutzung, über Aufwendungserstattungen für bauliche Schallschutzmaßnahmen bei vorhandenen Gebäuden in der Schutzzone 1 (äquivalenter Dauerschallpegel >75 dB(A)) sowie Auflagen für bauliche Schallschutzmaßnahmen bei der Errichtung von Wohnungen in der Schutzzone 2 (>67 dB[A]). In beiden Schutzzonen ist die Errichtung schutzbedürftiger Einrichtungen, wie Krankenhäuser oder Schulen, grundsätzlich verboten. In der stärker belasteten Schutzzone 1 dürfen bis auf wenige Ausnahmen Wohnungen nicht errichtet werden. Durch das Fluglärmgesetz sind an den Verkehrsflughäfen Anlagen zur fortlaufenden Messung der Fluglärmimmissionen (Fluglärmüberwachungsanlagen) einzurichten und zu betreiben.

14.4.4. Lärmemissionen durch Aktivitäten in Wohnungen

Geräusche, die durch Tätigkeiten von Privatpersonen in der Nachbarschaft hervorgerufen werden und störend oder belästigend wirken, werden als **Nachbarschaftslärm** bezeichnet. Zu derartigen Geräuschen gehören beispielsweise die Radiowiedergabe, eine Party, Heimwerkerarbeiten in der Wohnung oder im Garten oder auch der Betrieb von Fahrzeugen auf privatem Gelände. Nachbarschaftslärm ist neben Straßenverkehr und Luftverkehr eine **weitere bedeutende Lärmbelästigungsursache.** Fast die Hälfte der Bundesbürger fühlt sich dadurch beeinträchtigt.

Lärm, der von benachbarten Gewerbe- oder Industriebetrieben ausgeht, ist kein Nachbarschaftslärm. Es handelt sich um **Gewerbelärm**. Ebenfalls kein Nachbarschaftslärm sind Geräusche, die durch kommunale Fahrzeuge (Müllabfuhr, Straßenreinigung) verursacht werden.

Zum Schutz vor Nachbarschaftslärm existieren keine speziellen bundeseinheitlichen gesetzlichen Regelungen. Hinweise finden sich in Landesimmissionsschutzgesetzen der Bundesländer, in Regelungen der Kommunen oder auch in Hausordnungen. In bestimmten Fällen kann auch das Bürgerliche Gesetzbuch Anwendung finden.

Wohnungswände sollten eine **Schalldämmung von 55 dB** haben, um die Beeinträchtigungen der Nachbarn durch Schallemission so gering wie möglich zu halten.

Lärmquellen im Wohnbereich sind u.a.:

- HiFi- oder Fernsehgeräte
  Die "Zimmerlautstärke" ist eine variable Größe, welche sich nach der Art der Schallausbreitung im Gebäude und dessen Isolierzustand richtet. Lautsprecheranlagen sollten nicht fest an der Wand befestigt werden, um die Übertragung von Körperschall zu verringern

- Partylärm
  Laute Geräusche durch Feiern in Wohnungen, insbesondere zu nächtlichen Ruhezeiten, können zu erheblichen Belästigungen der Nachbarschaft führen. Hier gelten die zivil- und öffentlich rechtlichen Lärmvorschriften zur Wohn- und Nachtruhe (ab 22 Uhr Musik auf Zimmerlautstärke stellen, Fenster geschlossen halten)

- Trittschallübertragung
  Als Trittschall bezeichnet man die Körperschallanregung beim Begehen vom Fußboden, welcher z.B. von der darunterliegenden Decke als Luftschall abgestrahlt wird. Ausreichender Trittschallschutz ist zu erreichen durch:
  - schwere Decken
  - weiche Deckenauflagen (Teppiche) und
  - "schwimmenden" Estrich:
    Estrich, welcher über einer elastischen Zwischenschicht aufgetragen und von den Wänden durch Fugen getrennt wird. Hierdurch "schwimmt" der Estrich auf der elastischen Schicht (z.B. Mineralfasermatte) und verhindert die Ausbreitung von Trittschall)

- das Tragen von Hausschuhen vermindert die Trittschallemissionen

- Heimwerken
  Lautstarke Heimwerkerarbeiten in Wohnungen sind zu vermeiden und insbesondere werktags nach 19 Uhr zu beenden. An Sonn- und Feiertagen dürfen durch Heimwerkerarbeiten keine Störungen verursacht werden

- Klaviere
  Aufstellen eines Klaviers mit Abstand zur Wand und auf eine weiche Unterlage

- Türenschlagen
  Türenschlagen erzeugt Körperschall, der sich in den Wänden fortpflanzt. Das Zwischenlegen von Dichtungsbändern verringert den durch das Anschlagen verursachten Lärm

- Kinderspielen
  Neben lautem Rufen und Benutzen lautstarken Spielzeugs ist hier insbesondere die Trittschallübertragung durch Laufen in der Wohnung mit hartem Schuhwerk zu nennen. Weiches Schuhwerk und Teppiche können auch bei ungenügender Trittschalldämmung die Geräuschbelastung erheblich senken

- Tiere
  Tiere sind so zu halten, dass niemand durch den von ihnen erzeugten Lärm mehr als geringfügig gestört wird (z.B. keinen Hund, der in der Wohnung und am Gartenzaun jeden Passanten lautstark verbellt)

- Haushaltsgeräte
  Haushaltsgeräte, insbesondere ältere, erzeugen oft starke Betriebsgeräusche. Besondere Belästigungen können hierbei von lauten Staubsaugern, Küchengeräten und Waschmaschinen ausgehen

Generell gilt, dass im Bereich des Nachbarschaftslärms häufig eine Information über die Lärmquelle und die Einstellung zu ihr darüber entscheidet, ob ein Geräusch überhaupt als Lärm betrachtet wird.

14.5. Lärmwirkungen

14.5.1. Allgemeines

Gesundheitliche Auswirkungen durch Lärmexposition wurden lange **unterschätzt**. Für die Menschen in Deutschland stellt **Lärm die am stärksten empfundene Umweltbelastung** dar. Auf der einen Seite benötigen wir Schall zur Kommunikation,

Orientierung und als Warnsignal. Das Ohr und die nachgeschalteten Verarbeitungsebenen im Gehirn sind demnach immer aktiv, auch im Schlaf. Auf der anderen Seite wird Schall zu Lärm, falls er Störungen, Belästigungen, Beeinträchtigungen oder Schäden hervorruft. Ob ein Geräusch als unangenehm wahrgenommen wird, **hängt u.a. von aktuellen persönlichen Dispositionen und Intentionen ab**. Viele Menschen empfinden laute Musik in einem Konzertsaal oder in der Disko als wohltuend. Kommt dieselbe Musik aber **unerwünscht** aus der Nachbarwohnung, empfinden die unfreiwilligen Mithörer/innen dies als Belästigung. Im Urlaub kann das regelmäßige Rauschen des Meeres beruhigend wirken. Das an- und abschwellende Dauergeräusch der nahen Autobahn dagegen stört, obwohl die Schalldruckpegel hier geringer sein können und der Schallcharakter sehr ähnlich ist. **Moderierende Faktoren** wie die Einstellung zur Lärmquelle, Art der Tätigkeit, Belastungskompensation können daher insbesondere in eher niedrigen bis mittleren Lärmbereichen (30-70 dB(A)) die **subjektive Lästigkeit des Lärms erheblich beeinflussen**. Akustische Messinstrumente können nicht zwischen erwünschtem und störendem Schall unterscheiden. Trotzdem dient die Messung des Schallpegels in **Dezibel (dB) als wichtigster Bewertungsmaßstab** für die Beurteilung des Lärms.

Lärm kann viele Auswirkungen haben. Der Umweltlärm wirkt vor allem als **Stressfaktor**. Bereits bei Belastungswerten weit unterhalb der Gehörschädigungsgrenze können **Kommunikation, Erholung und Entspannung beeinträchtigt werden**. Unter Jugendlichen ist die Zahl von Fällen mit einer deutlichen Verminderung des Hörvermögens angestiegen. Als Ursache sind hohe Schallbelastungen in der Freizeit (lautes Spielzeug, Feuerwerkskörper, laute, verstärkte Musik) anzunehmen.

Die **wichtigsten Lärmwirkungen** sind:

- aurale Wirkungen (Gehörschäden)
- Herz-Kreislauf-Erkrankungen
- Beeinträchtigung des Nachtschlafes
- psychiatrisch relevante Störungen (starke Abhängigkeit von subjektiv empfundenen Störungen durch Lärm)

Akute Verletzungsgefahr im Ohr besteht bei Schalldruckpegeln oberhalb 120 dB(A). Die Schmerzgrenze liegt etwa bei 120 dB(A). Bei **chro**-

nischer Schallbelastung mit Mittelungspegeln **über 80 dB(A)**, bezogen auf 40 Stunden pro Woche, besteht ein **Risiko für Gehörschäden (Arbeitslärm)**. Laute Musik erreicht Schallbelastungen wie am Arbeitsplatz und stellt die am meisten verbreitete aural gefährdende Schallbelastung, insbesondere bei Jugendlichen dar. **Ab 30-40 dB(A)** ist bei **nächtlicher Dauerbelastung mit ersten Gesundheitsbeeinträchtigungen** zu rechnen.

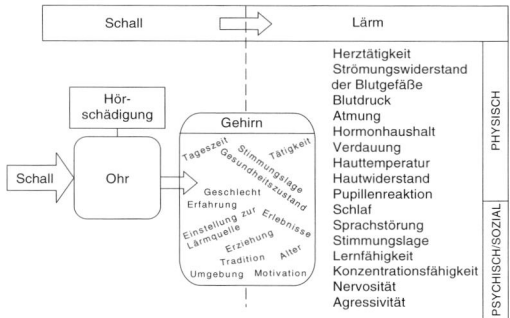

Abb. 14.16: Allgemeines Lärmwirkungsschema mit moderierenden Faktoren. Quelle: Umweltbundesamt.

14.5.2. Gehörschäden (aurale Lärmwirkungen)

Gehörschäden werden durch Dauerschall oder kurzzeitige hohe Schallspitzen ausgelöst. Extrem hohe Schallpegel bei Einzelereignissen wie Knalle oder Explosionen von >140 dB(A) können ein **Knall- oder Explosionstrauma** mit Innenohrschwerhörigkeit (die sogenannte c5-Senke; Senke der Hörschwellenkurve bei etwa 4.000 Hz) bewirken. Die Schädigung tritt meist einseitig auf. Sichtbare Schäden lassen sich an Trommelfell oder Gehörknöchelkette beobachten.

Eine akute Gehörgefährdung durch extrem tieffliegende und schnelle militärische Kampfflugzeuge ist in Deutschland seit 1990 nicht mehr gegeben.

Bei Maximalpegeln ab 80 dB(A) wird der auditorische Schutzreflex im Mittelohr ausgelöst und es entstehen reversible Vertäubungen, die mit der Höhe des Schallpegels und dessen Einwirkdauer zunimmt. **Gehörschäden und deren Folgen bei hohen Dauerbelastungen umfassen**:

- beidseitiger Hörverlust im empfindlichen Hörfrequenzbereich zwischen 3000-6000 Hz
- reduziertes Frequenzunterscheidungsvermögen
- gestörtes Lautheitsempfinden

- eingeschränktes Sprachverstehen
- eingeschränktes Richtungshören
- vorübergehende oder dauerhafte Ohrgeräusche (Tinnitus); akutes Ohrenpfeifen nach hoher Schallbelastung sowie Ohrenschmerzen sind Anzeichen einer Innenohrüberlastung

Derartige Lärmbelastungen sind häufig mit **Freizeitverhalten bei Jugendlichen assoziiert**. Hierzu zählt vor allem das Hören lauter Musik. In **Diskotheken oder bei Live-Musikveranstaltungen** werden durchaus Lautstärken zwischen 90 und 110 dB(A) gemessen. **Tragbare Abspielgeräte mit Ohrhörern** (MP3-Player u.a.) erreichen Musikschallpegel bis zu 110 dB(A). Langfristiges wiederholtes Hören von lauter Musik kann eine schleichende Innenohrschädigung verursachen, wobei erst nach mehreren Jahren bleibende Hörschwellenverschiebungen nachweisbar sind. Beim **Musikhören mit Kopfhörern** ist die **Hörgefährdung deutlich höher als bei Lautsprecherbeschallung**. Das Gehörschadenrisiko eines Diskothekenbesuchs von 4 h entspricht etwa dem Risiko am Arbeitsplatz bei einem Pegel von 90 dB(A) über eine 40-Stunden-Woche. Es wird geschätzt, dass 10-20 % der Jugendlichen in Deutschland nach 10 Jahren einen nachweisbaren Hörverlust aufweisen. Auch die Erhebungen des **Kinder-Umwelt-Survey (KUS)** des Umweltbundesamtes untermauern die Bedeutung der Hörverluste bei Kindern und Jugendlichen in Deutschland. Rund 13 % der untersuchten Kinder wiesen bei mindestens einer Testfrequenz einen Hörverlust von mehr als 20 dB(A) auf, 2,4 Prozent sogar von mehr als 30 dB(A). Das bedeutet, sie benötigten einen um 20 beziehungsweise 30 dB(A) höheren Schallpegel als die anderen, um den Testton hören zu können. Auch **Feuerwerkskörper** erreichen Schallpegel, die das Gehör beeinträchtigen können.

Neben Jugendlichen sind **auch Kinder von gehörgefährdender Lärmbelastung bedroht. Ursache ist die Nutzung zu lauter Spielzeuge.** Hierzu gehören Spielzeugpistolen, Trompeten, Holzratschen, Trillerpfeifen und die Dauereinwirkung mancher elektronischer Kinderspielzeuge. Beim Umgang mit Spielzeugpistolen (Impulsschall) können kurzzeitige Spitzenpegel von 160 dB(A) und mehr auftreten, wenn sie unmittelbar am Ohr abgefeuert wurden. Im Rahmen von Gesetzgebungen (Spielzeugrichtlinie der Europäischen Union, 2009)

wird die Lärmbelastung durch Spielzeuge begrenzt.

Erwachsene der Allgemeinbevölkerung sind von länger anhaltenden Belastungen durch Umweltlärm in dem gehörgefährdenden Bereich weniger betroffen. **An Lärmarbeitsplätzen sind betriebliche Schutzmaßnahmen** für die Betroffenen gesetzlich vorgeschrieben. **Ab einem Beurteilungspegel von 80 dB(A) müssen Beschäftigte Gehörschutz tragen.**

Der Zusammenhang zwischen Hörverlust und Dauerschallpegel ist in Abb. 14.17 dargestellt.

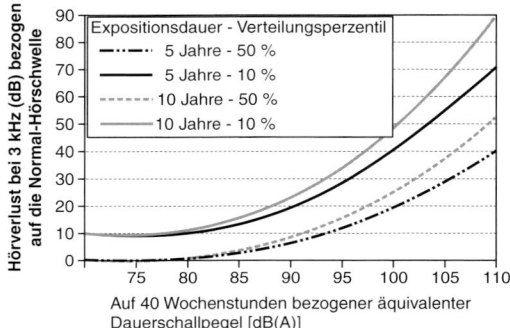

Abb. 14.17: Abschätzung des zu erwartenden Hörverlustes nach ISO 1999.

Der **Mechanismus der Hörschädigung** ist wie folgt: Sowohl durch anhaltend hohe Dauerschallbelastung als auch durch kurze sehr hohe Schallpegelspitzen können die **Haarzellen im Innenohr mit ihren feinen Härchen (Stereozilien) dauerhaft geschädigt werden.** Sie dienen der Umwandlung von Schallschwingungen in elektrische Signale, die über das Nervensystem weitergeleitet werden. Ein lärmbedingter Hörverlust entsteht besonders bei den hohen Tönen (bei Frequenzen um 4.000 Hertz). Er beeinträchtigt das Verstehen von Sprache und damit die Kommunikation in Umgebungen mit Hintergrundgeräuschen (zum Beispiel im Restaurant). Bei fortdauernder Belastung nimmt auch die Hörfähigkeit für tiefere Töne ab. **Zerstörte Haarzellen wachsen nicht nach, ein lärmbedingter Hörschaden ist also nicht heilbar.**

Folgende **präventive Maßnahmen** sind wichtig: regelmäßige Einwirkung hoher Schallpegel vermeiden, bei lauten Konzerten oder in Diskotheken Gehörschutzstöpsel verwenden, beim Musikhören mit Kopfhörer gemäßigte Lautstärke wählen, Geräte mit eingebauter Schallpegelbegrenzung benutzen. In Einzelfällen kann das Gehör hohe Lautstärken durchaus verkraften, wichtig sind dann aber **ausreichende Erholungszeiten mit Schallpegeln unter 70 dB(A)**.

14.5.3. Herz-Kreislauf-Erkrankungen

Umweltlärm erhöht dosisabhängig das Risiko für Herz-Kreislauf-Erkrankungen. Der menschliche Organismus reagiert während der **nächtlichen Ruhephase auf Lärm empfindlicher**, als in der aktiven Phase am Tag. Dazu liegen insbesondere Daten zur **arteriellen Hypertonie** und zum **Herzinfarkt** vor. Die Analyse von gesundheitlichen Auswirkungen von Fluglärm z.B. ergab, dass **Dauerschallpegel im Wohnumfeld außerhalb von Gebäuden von 60 dB(A) tagsüber und 45 dB(A) in der Nacht eine Zunahme von arterieller Hypertonie bewirken.** Bei weiter zunehmenden Fluglärmpegeln steigt das Risiko, eine arterielle Hypertonie zu erleiden weiter an. Dauerschallpegel über 50 dB(A) erhöhen das Hypertonierisiko um 20 %. Der Einfluss von Umweltlärm auf das Hypertonierisiko wird durch die Analyse der Einnahmehäufigkeit blutdrucksenkender Medikamente untermauert (☞ Abb. 14.18 und 14.19). Je höher die Exposition gegenüber Straßen-, Flug und Schienenverkehr war, desto häufiger wurde eine Hypertonie diagnostiziert und umso mehr Medikamente wurden verordnet. Erste Wirkungen treten bei **nächtlichem Fluglärm schon ab 40-45 dB(A) auf** (☞Abb. 14.19).

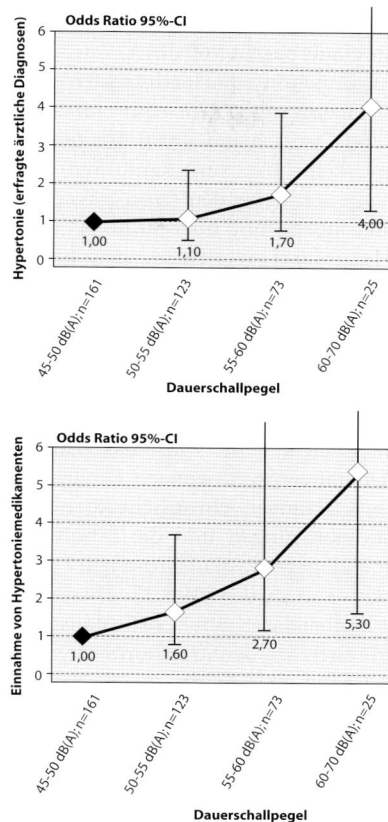

Abb. 14.18: Umweltlärm erhöht dosisabhängig das Risiko eine arterielle Hypertonie zu erleiden.

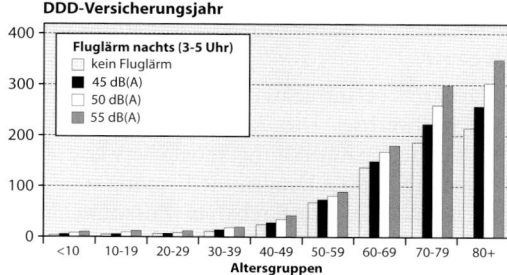

Abb. 14.19: Die Dauerbelastung gegenüber nächtlicher Fluglärmbelastung führt bereits ab Dauerschallpegeln von 40-45 dB(A) zu einem Anstieg der Verordnung blutdrucksenkender Arzneimittel.

Die Hypertonie ist ein Risikofaktor für Herzinfarkt und Schlaganfall.

Ein Zusammenhang zwischen Herzinfarktrisiko und Lärmexposition ist aus Verkehrslärmstudien belegt. Ab einer **Straßenverkehrslärmbelastung mit Tagesdauerpegeln >60 dB(A)** wurde bei Männern eine Zunahme von Herzinfarkten festgestellt. Nach Schätzungen des Umweltbundesamtes sind jährlich in Deutschland 4.000 Herzinfarkte auf Straßenverkehrslärm zurückzuführen. Langzeitstudien aus Schweden deuten an, dass **dauerhafte Straßenlärmbelastung über 50 dB(A) das Risiko einen Herzinfarkt zu erleiden, sogar bis 40 % erhöht.**

Es gibt auch Hinweise auf einen Zusammenhang zwischen Lärm und dem Risiko, einen Schlaganfall zu erleiden.

Als Erklärung für die Lärmwirkungen auf das Herz-Kreislauf-System wird das **Lärm-Stress-Modell** herangezogen, wonach langfristige Umweltlärmbelastungen **chronische Stresshormon-Regulationsstörungen** und die Erhöhung anerkannter endogener Risikofaktoren für Herz-Kreislauf-Erkrankungen bewirken. Eine besondere Rolle spielt hierbei die erhöhte **Cortisolausschüttung.** Für die Freisetzung der Stresshormone sind häufig Informationen, die mit den Geräuschen verbunden sind, wichtiger als deren Schallpegel. So können Gefahrensignale (plötzliches Überflug- oder Motorradgeräusch) mit der Aktivierung des Sympathikus und der Freisetzung von Adrenalin einhergehen. Die **Kreislauf- und Stoffwechselregulierung** wird weitgehend unbewusst über das **autonome Nervensystem vermittelt.** Die **autonomen Reaktionen** treten deshalb auch im **Schlaf** und bei Personen auf, die meinen, sich an Lärm gewöhnt zu haben.

Dauerstress beeinträchtigt das Immunsystem und den Stoffwechsel. Dies könnte erklären, warum chronische Lärmbelastung möglicherweise auch mit anderen Erkrankungen wie Tumorerkrankungen (Leukämie, Brustkrebs) in Zusammenhang stehen könnten.

Lärmwirkungen auf das Herz-Kreislauf-System treten **erst bei chronischem Dauerstress über 5-10 Jahren** auf. Pathophysiologisch liegen **gestörte Erholungsprozesse** zugrunde. Der langdauernde Dauerstress führt zu einer **Erschöpfung von Kompensationsmechanismen.**

14.5.4. Schlafstörungen

Lärmbedingte Schlafstörungen können bei Dauerbelastung ab 30-40 dB(A) auftreten (☞ auch Tab. 14.1). Die durch Lärm primär hervorgerufenen Schlafstörungen umfassen:

- kurzfristige Änderungen im EEG (Nullreaktionen)
- Verflachung der momentanen Atemtiefe bis hin zu Aufwachreaktionen
- Veränderung der Schlafstadienverteilung
- Verlängerung der Latenzzeiten (insbesondere der Einschlaflatenz)
- Zunahme (Dauer) der Zeiten hoher Muskelanspannungen
- Verkürzung der Gesamtschlafzeit
- vegetative Reaktionen (Stress) mit Änderungen der Atemfrequenz, Hormonausschüttung, Durchblutung

Als Folge der Schlafstörungen können nach dem Erwachen folgende Beeinträchtigungen als **Sekundärreaktionen** auftreten:

- der physischen und psychischen Verfassung
- des Schlaferlebens
- des Wohlbefindens
- der Leistung
- der Konzentration

Die Störung des Schlafes durch Lärm setzt bei geringeren Pegeln ein als lärmbedingte Reaktionen im wachen Zustand.

14.5.5. Weitere Wirkungen

Folgende **weitere Wirkungen** stehen in Zusammenhang mit dauerhafter Lärmbelastung:

- hormonelle Reaktionen; erhöhte Ausschüttung der Aktivierungshormone Adrenalin, Noradrenalin, Cortisol mit daraus folgender Beeinflussung von Regelvorgängen und des Immunsystems (☞ Kap. 14.5.2.)
- Beeinträchtigung der Leistungsfähigkeit (vor allem schulischer Leistungen bei Kindern)
- Beeinträchtigung von Sprache und Kommunikation

- Verstärkung von verkehrsemissionsbedingten Atemwegerkrankungen
- Beeinträchtigung von Wohlbefinden und des sozialen Verhaltens
- Belästigung; Lärm führt zu **erheblichen Belästigungen**, die wahrscheinlich das Erkrankungsrisiko hinsichtlich Asthma, Bronchitis, Depressionen, Migräne, Herz-Kreislauf-Erkrankungen u.a. erhöht

14.5.6. Infraschall

Infraschall ist eine **tieffrequente Geräuschimmission im Frequenzbereich 1 bis 20 Hz.** In diesem Bereich besteht keine ausgeprägte Hörempfindung mehr. Die Emittenten von tieffrequentem Schall sind technische (Maschinen, Fahrzeuge, Bauwerke, **Beschallungsanlagen in Diskotheken, Kinos oder bei Konzerten**) und natürliche (Meeresbrandung, Lufturbulenzen, Erdbeben) Quellen. Infraschall und tieffrequenter Schall im Hörschallbereich (<200 Hz) werden mit folgenden Wahrnehmungen und Wirkungen in Zusammenhang gebracht:

- Ohrendruck, Unsicherheits- und Angstgefühl
- Dröhn-, Schwingungs- und allg. Druckgefühl
- speziell bei Infraschall: Herabsenkung der Atemfrequenz
- Sekundäreffekte als Folge der starken Belästigung

Es werden **bei Einzelpersonen erhebliche Belästigungen und Beeinträchtigungen** durch tieffrequenten Schall berichtet, **gesicherte Erkenntnisse liegen jedoch nicht vor.**

Merke:

Lärmwirkungen wurden bisher unterschätzt. Für die Menschen in Deutschland stellt **Lärm die am stärksten empfundene Umweltbelastung** dar. Besonders kritisch ist die Dauerbelastung während des Schlafes einzustufen.

- Mit ersten Wirkungen ist bei empfindlichen Personen ab Dauerbelastungen von 30-40 dB(A) zu rechnen → psychische sowie sekundär vegetative Reaktionen, Beeinträchtigung des Schlafes und der geistigen Arbeit
- Ab nächtlicher Dauerbelastung von 40-50 dB(A) → primär vegetative Wirkungen mit Verstärkung der peripheren Vasokonstriktion, Steigerung von Herz- und Atemfrequenz, Verlangsamung der Peristaltik, erhöhtes Risiko für Herz-Kreislauf-Erkrankungen (Hypertonie, Herzinfarkt)
- Ab Dauerbelastungen von 80 dB(A) → Hörschäden durch zunächst reversible Störung der Sinneszellen des Cortischen Organs sowie bei langzeitiger Einwirkung Lärmschwerhörigkeit (aurale Reaktionen). **Hohe Dauerschallpegel durch Musik in Diskotheken, Live-Rockkonzerten und MP3-Playern haben zu Hörverlusten bei etwa 10-20 % der Jugendlichen geführt
- Ab 120 dB(A) → mechanische Schäden durch direkte Einwirkung auf die Ganglienzellen, die starke Schmerzen und Innenohrschwerhörigkeit hervorrufen

Moderierende Faktoren (z.B. Einstellung zur Lärmquelle, Art der Tätigkeit, Belastungskompensation) können insbesondere im niedrigen bis mittleren Lärmbereich die subjektive Lästigkeit des Lärms erheblich beeinflussen.

Rechtsvorschriften

1. Gesetz zum Schutz vor schädlichen Umwelteinwirkungen durch Luftverunreinigungen, Geräusche, Erschütterungen und ähnliche Vorgänge (Bundes-Immissionsschutzgesetz-BImSchG) vom 15.3.1974, neugefasst am 26. 9.2002, BGBl. I, S. 3830; zuletzt geändert am 11.8.2009, BGBl. I, S. 2723

2. Richtlinie 2002/49/EG des Europäischen Parlaments und des Rates vom 25.6.2002 über die Bewertung und Bekämpfung von Umgebungslärm. Amtsblatt der Europäischen Gemeinschaften, L 189/12, 18.7.2002

3. Sechste Allgemeine Verwaltungsvorschrift zum Bundes-Immissionsschutzgesetz (Technische Anleitung

zum Schutz gegen Lärm - TA Lärm); vom 26. August 1998 (GMBl. Nr. 26/1998 S. 503)

4. Sechzehnte Verordnung zur Durchführung des Bundes-Immissionsschutzgesetzes (Verkehrslärmschutzverordnung - 16. BImSchV) vom 12.6.1990; BGBl. I, S. 1036); geändert am 19.9.2006, BGBl. I, S. 2146

5. Gesetz zum Schutz gegen Fluglärm (FluLärmG) neugefasst am 31.10.2007, BGBl. I, S.2550

Internet

Umweltbundesamt: www.umweltbundesamt.de

Wohnungshygiene

15. Wohnungshygiene

15.1. Definition

Ungefähr **90 % der Zeit halten wir uns in Innen-räumen** auf. Vor allem für Kinder und ältere Personen ist die Wohnung der Bereich, in dem sich das Leben hauptsächlich abspielt. Aus diesem Grund haben Fragen der Wohnungshygiene eine hohe gesundheitliche Relevanz.

Die **Wohnungshygiene** beschäftigt sich mit den Einflussfaktoren auf das physische und psychische Wohlbefinden des Menschen in seiner Wohnung, insbesondere mit dem Raumklima sowie den Immissionen durch Luftverunreinigungen, Geräusche, Erschütterungen, Licht und Strahlen. Hierbei sind die **objektiven Gegebenheiten** (z.B. Art des Baues) und das **subjektive Verhalten** der Menschen (z.B. Reinigung, Tierhaltung) zu berücksichtigen.

15.2. Rechtsvorschriften/Empfehlungen

Es gibt in der Bundesrepublik Deutschland keine spezielle Rechtsvorschrift, welche sich mit der Wohnungshygiene beschäftigt. In verschiedenen **Baunormen** sind Forderungen enthalten, welche auch der Sicherung der Wohnungshygiene dienen.

Für die Verwendung von Bauprodukten gelten in Deutschland die Bestimmungen der Landesbauordnungen. Danach müssen bauliche Anlagen so errichtet und in Stand gehalten werden, dass "Leben, Gesundheit und die natürlichen Lebensgrundlagen nicht gefährdet werden" (§ 3 Musterbauordnung – MBO 2002). Bauprodukte, mit welchen Gebäude errichtet oder die in solche eingebaut werden, haben diese Anforderungen insbesondere in der Weise zu erfüllen, dass "durch chemische, physikalische oder biologische Einflüsse Gefahren oder unzumutbare Belästigungen nicht entstehen" (§ 16 MBO).

Eine Reihe von chemischen Schadstoffen wird regelmäßig aus Baumaterialien einschließlich Dichtungsmassen, Kleb- und Anstrichstoffen, Holzschutzmitteln, aus Putz- und Reinigungsmitteln, Einrichtungs- und Bedarfsgegenständen oder beim Kochen, Rauchen, Abbrennen von Kerzen sowie aus Öfen und Heizungsanlagen in die Raumluft abgegeben. Zur **Beurteilung von Schadstoffen in Innenräumen** stehen **Innenraumluft-Richtwerte** für einzelne Stoffe zur Verfügung (☞ Tab. 15.1). Diese werden von der Ad-hoc-Arbeitsgruppe aus Mitgliedern der Innenraumlufthygiene-Kommission (IRK) beim Umweltbundesamt sowie der Arbeitsgemeinschaft der Obersten Landesgesundheitsbehörden (AOLG) erarbeitet. Es gibt 2 Richtwert-Kategorien: Richtwert II (RW II) ist ein wirkungsbezogener Wert, der sich auf die gegenwärtigen toxikologischen und epidemiologischen Kenntnisse zur Wirkungsschwelle eines Stoffes unter Einführung von Unsicherheitsfaktoren stützt. Er stellt die Konzentration eines Stoffes dar, bei deren Erreichen beziehungsweise Überschreiten unverzüglich zu handeln ist. Diese höhere Konzentration kann, besonders für empfindliche Personen bei Daueraufenthalt in den Räumen, eine gesundheitliche Gefährdung sein. Je nach Wirkungsweise des Stoffes kann der Richtwert II als Kurzzeitwert (RW II K) oder Langzeitwert (RW II L) definiert sein. Richtwert I (RW I) beschreibt die Konzentration eines Stoffes in der Innenraumluft, bei welcher bei einer Einzelstoffbetrachtung nach gegenwärtigem Erkenntnisstand auch dann keine gesundheitliche Beeinträchtigungen zu erwarten ist, wenn ein Mensch diesem Stoff lebenslang ausgesetzt ist. Aus Gründen der Vorsorge sollte auch im Konzentrationsbereich zwischen Richtwert I und II gehandelt werden. RW I kann als Zielwert bei der Sanierung dienen. Die Innenraumluft-Richtwerte sind **Empfehlungen** und keine Rechtsvorschriften.

Das **Immissionsschutzrecht** und das **Chemikaliengesetz** mit seinen Folgeverordnungen, insbesondere der **Gefahrstoffverordnung** haben auch Auswirkungen auf die Reinhaltung der Innenraumluft.

Anforderungen an die Raumlufttechnik von Wohnungen unter Berücksichtigung hygienischer, lüftungstechnischer, bauphysikalischer und energetischer Gesichtspunkte sind der DIN 1946-6 zu entnehmen.

Die Anforderungen an den **Schallschutz** sind dem Kap. 14. zu entnehmen.

Verbindung	RW II (mg/m³)	RW I (mg/m³)
Toluol	3	0,3
Dichlormethan	2 (24 h)	0,2
Kohlenmonoxid	60 (0,5 h); 15 (8 h)	6 (0,5 h); 1,5 (8 h)
Pentachlorphenol	1 µg/m³	0,1 µg/m³
Stickstoffdioxid	0,35 (0,5 h); 0,06 (1 Woche)	-
Styrol	0,3	0,03
Quecksilber (metallischer Dampf)	0,35 µg/m³	0,035 µg/m³
Tris(2-chlorethyl)phosphat	0,05	0,005
Bicyclische Terpene Leitsubstanz α-Pinen	2	0,2
Naphthalin	0,02	0,002
Aromatische Kohlenwasserstoff-gemische (C9-C14)	2	0,2

Tab. 15.1: Richtwerte für Schadstoffe in der Innenraumluft der Ad-hoc-AG IRK/AOLG (www.umweltbundesamt).

Die **Energieeinsparverordnung** (EnEV) ist ein Teil des deutschen Baurechts. Sie gilt für Wohngebäude, Bürogebäude und gewisse Betriebsgebäude. Die EnEV ist am 1. Februar 2002 in Kraft getreten und wurde seitdem mehrfach novelliert. Ziel ist es, den Energiebedarf für Heizung und Warmwasser im Gebäudebereich sukzessive deutlich zu senken.

15.2.1. PCP

Pentachlorphenol (PCP) wurde im Jahre 1989 auf der Basis des Chemikaliengesetzes verboten. Seitdem sind die Herstellung, das Inverkehrbringen und die Verwendung von PCP verboten. PCP war **Inhaltsstoff (fungizide Wirkung) in Holzschutzmitteln**, die auch in Innenräumen weite Verbreitung fanden. Zahlreiche Patienten mit meist unspezifischen Symptomen wie Müdigkeit, Mattigkeit, verstärkter Infektanfälligkeit, Leistungs- und Konzentrationsschwächen, Kopfschmerzen und Übelkeit haben ihre Beschwerden auf die PCP-Belastung zurückgeführt. Im Jahre 1996 wurde von der Projektgruppe ARGEBAU eine Richtlinie für die Bewertung und Sanierung PCP-belasteter Baustoffe und Bauteile in Gebäuden (PCP-Richtlinie) erarbeitet. Die Richtlinie wurde in den Mitteilungen des Deutschen Instituts für Bautechnik (DIBt Nr. 2, 1997, S. 6-15) veröffentlicht. Die **PCP-Richtlinie** ist in den meisten Bundesländern **baurechtlich verbindlich** verankert worden. Die Innenraumluftkommission am Umweltbundesamt hat 1997 folgende **Richtwerte festgelegt: Richtwert II: 1 µg/m³ und Richtwert I: 0,1 µg/m³.** Danach ist in Aufenthaltsräumen von einer mögli-

chen gesundheitlichen Gefährdung auszugehen, wenn die im Jahresmittel zu erwartende Raumluftkonzentration über 1 µg PCP/m³ Luft liegt. Bei Wohnungen oder bei anderen Räumen, in denen sich Personen über einen längeren Zeitraum regelmäßig mehr als 8 Stunden am Tag aufhalten und in denen nutzungsbedingt auch Expositionen über Staub und Lebensmittel etc. zu erwarten sind, wie z.B. in Kindertagesstätten oder Heimen, ist jedoch eine gesundheitliche Gefährdung schon dann möglich, wenn die im Jahresmittel zu erwartende Raumluftkonzentration unter 1 µg PCP/m³ Luft, aber über 0,1 µg PCP/m³ Luft liegt. Aus Gründen der gesundheitlichen Vorsorge sollte im Sanierungsfall ein Raumluftwert von **<0,1 µg PCP/m³ Raumluft** angestrebt werden (**Zielwert**).

Die **PCP-Belastung** von Innenräumen sowie die der Allgemeinbevölkerung ist seit dem PCP-Verbot **rückläufig**. Trotzdem kann aufgrund der **langen Halbwertzeit von PCP in behandeltem Holz** auch heute noch PCP in solchen Innenräumen nachweisbar sein. Das von Holz abdampfende PCP lagert sich an dem im Raum befindlichen **Staub** an. Gehalte >5 mg PCP/kg im Altstaub und >1 mg PCP/kg Frischstaub (nicht mehr als 1 Woche vor Probenahme abgesetzter Staub) deuten auf eine PCP-Quelle im Innenraum hin.

15.2.2. PCB

Polychlorierte Biphenyle (PCB) wurden aufgrund ihrer Toxizität und Akkumulation in Mensch und Umwelt 1989 verboten (Verwendung, Inverkehrbringen). Die Belastung von Mensch um Umwelt nimmt seitdem langsam ab. PCB wurden seit 1929 industriell bis Anfang der 1980er Jahre hergestellt (Dielektrikum, Weichmacher, Flammschutzmittel). Es handelt sich um ein Gemisch unterschiedlich chlorierter Einzelverbindungen. Maximal sind 209 verschiedene Verbindungstypen (Kongenere) möglich.

In **öffentlichen Gebäuden** wie Schulen, Kindergärten und Universitäten, die zwischen 1960 und etwa 1975/80 errichtet wurden, sind **Belastungen durch PCB** immer noch ein Problem. Als Quellen kommen PCB-haltige **Fugendichtungsmassen** (Verwendung von PCB als Weichmacher), lecke Kondensatoren in Leuchtstoffröhren (wurden meist ausgetauscht, seit 1.1.2000 dürfen Kondensatoren mit einem PCB-Gehalt >50 mg/kg nicht mehr verwendet werden), PCB-haltige Flammschutzmittel, sowie Anstriche und Kunststoffe mit PCB als Weichmacher in Frage. In Deckenplatten diente PCB als Weichmacher bzw. als Flammschutzmittel. Gelegentlich wurden auch Parkett- und Teppichfliesenkleber sowie Parkettfugenkitte mit PCB versetzt. **PCB kann direkt in die umgebende Luft gelangen** und so PCB freie Bereiche im Innenraum kontaminieren (**Sekundärquellen**).

Von der Projektgruppe ARGEBAU wurde eine Richtlinie für die Bewertung und Sanierung PCB-belasteter Baustoffe und Bauteile in Gebäuden (PCB-Richtlinie) erarbeitet. Die Richtlinie wurde in den Mitteilungen des Deutschen Instituts für Bautechnik (DIBt Nr. 2, 1995, S. 50-59) veröffentlicht. Zur Bewertung von **PCB-kontaminierten Gebäuden** haben viele Bundesländer eine **PCB-Richtlinie baurechtlich verbindlich** eingeführt. Sie dient vor allem als **Handlungsempfehlung** für die Sanierung PCB-belasteter Gebäude. Nicht alle möglichen PCB-Kongenere können messtechnisch erfasst werden. Üblicherweise werden die 6 sogenannten **Indikator PCB** gemessen. Hierbei handelt es sich um PCB 28, 52, 101, 138, 153 und 180. Meist wird der Gesamt-PCB-Gehalt angegeben. Nach der PCB-Richtlinie gelten weniger als 300 ng PCB/m³ Innenraumluft langfristig als tolerabel (Zielwert für Sanierungen). Bei Werten zwischen 300 und 3000 ng PCB/m³ soll die Belastung gesenkt werden (z.B. durch Lüftung, Reinigung), bei Konzentrationen >3000 ng PCB/m³ sind unverzüglich Maßnahmen zu ergreifen. Das Bewertungsschema ist nicht streng toxikologisch begründet. Einige PCB weisen **dioxinähnliche** Wirkungen auf. Die Ad-hoc-Arbeitsgruppe Richtwerte beim Umweltbundesamt empfiehlt PCB 118 als Leitsubstanz der dioxinähnlichen PCB mit zu erfassen, insbesondere dann, wenn hochchlorierte Clophene (meist in Deckenplatten oder Anstrichen) verwendet wurden und der Gesamt-PCB-Gehalt >1.000 ng/m³ liegt. Bei Raumluftkonzentrationen >10 ng PCB 118/m³ sind expositionsmindernde Maßnahmen zu prüfen.

15.3. Raumklima und Behaglichkeit

15.3.1. Raumklimaparameter

15.3.1.1. Allgemeines

Die **Wohnung** dient u.a. dem Schutz der Menschen vor ungünstigen außenklimatischen Verhältnissen und zur Sicherung der thermischen Behaglichkeit.

Die **thermische Behaglichkeit** ist definiert als das Gefühl, welches Zufriedenheit mit dem Umgebungsklima ausdrückt. Im Zustand der thermischen Behaglichkeit sind die abgeführten Wärmemengen des Organismus im Gleichgewicht mit seiner Wärmeproduktion und die Anpassungsmechanismen des Organismus werden nur wenig in Anspruch genommen.

Die **Wärmetransportmechanismen** bei geringer körperlicher Aktivität und Behaglichkeit setzen sich zusammen aus:

- Wärmestrahlung (Infrarotstrahlung) → 46 %
- Wärmeleitung an die Umgebungsluft oder Umgebungsflächen und Konvektion (Wärmetransport mit der Luft) → 33 %
- Verdunstung → 21 % (19 % über die Haut, 2 % durch die Atmung)

Das **Gefühl der thermischen Behaglichkeit ist abhängig** von:

- **objektiven Raumklimaparametern**
  - Raumlufttemperatur
  - Temperatur der Umgebungsflächen
  - Luftgeschwindigkeit
  - Luftfeuchte
- **individuellen Besonderheiten** insbesondere
  - Konstitution
  - Körpergewicht
  - Ernährungszustand

- Klimaanpassung (z.B. durch längeren Aufenthalt in einem extremen Klima [z.B. Hitzearbeitsplatz, tropische Zonen])
- Alter
- Geschlecht (Frauen bevorzugen eine um 1-2 K höhere Temperatur als Männer, wofür einige Autoren jedoch ausschließlich Bekleidungsgewohnheiten verantwortlich machen)
- Gesundheitszustand
• der Intensität körperlicher Tätigkeit
• der Bekleidung
• der Nahrungsaufnahme (Steigerung des Energieumsatzes vor allem durch Einnahme eiweißreicher Kost)

Hieraus geht hervor, dass es ein optimales Raumklima für alle nicht geben kann. Es wird daher ein Raumklima angestrebt, mit welchem mindestens 80 % der dem Klima ausgesetzten Personen zufrieden sind.

Als **Klimasummenmaß** werden die Effektivtemperaturen verwendet (Basis-Effektivtemperatur für unbekleidete, Normal-Effektivtemperatur für normal bekleidete Personen). Hierbei handelt es sich um fiktive Temperaturen, die bei der Kombination von Raumtemperatur, Feuchte und Luftbewegung jeweils das gleiche Gefühl thermischer Behaglichkeit hervorrufen.

15.3.1.2. Raumklima und Behaglichkeit

• **Raumlufttemperatur**
Eine annähernd gleiche Temperaturverteilung im Raum wird als angenehm empfunden. Dabei ist eine nach oben hin etwas abnehmende Temperatur anzustreben. Eine Temperaturdifferenz von ≥4 Kelvin zwischen Fuß und Kopf wird unangenehm empfunden.

• **Temperatur der Umschließungsflächen** (Oberflächentemperatur)
Für die Behaglichkeit ist eine entsprechende Temperatur der Umschließungsflächen (Wände, Decken, Fußböden) von großer Bedeutung. Große, kalte Flächen (Fenster) können unangenehme Zugerscheinungen hervorrufen. Als Richtwert bei Oberflächen wird eine Temperatur von mindestens 18°C, nicht weniger als 2-3 K unter der Raumlufttemperatur, empfohlen.

- Oberflächentemperatur des Fußbodens: 19-26°C, Fußböden dürfen nicht "fußkalt" sein (Entzug von Wärme durch Leitung und/oder hohe Luftgeschwindigkeit [z.B. durch kalte Fugenluftströmung und/oder Abkühlen und Absinken der Luft am kalten Fenster])

• **Empfindungstemperatur**
Die Empfindungstemperatur stellt das arithmetische Mittel zwischen Raumlufttemperatur und Oberflächentemperatur dar.
Als behaglich wird empfunden:

▶ Raumlufttemperatur von 20-22°C bei einer Oberflächentemperatur von 18-24°C

Bei niedriger Temperatur der Umgebungsluft sind die Wärmeverluste durch Strahlung erheblich höher als bei behaglicher Raumtemperatur. Bei kalten Zimmerwänden entsteht selbst bei einer Raumlufttemperatur von 20-24°C ein Gefühl der Unbehaglichkeit (Strahlungszug). Deshalb ist die **Oberflächentemperatur der Umschließungswände einer der wichtigsten Faktoren des Raumklimas.**.
Gardinen und Vorhänge über Heizkörpern sollen so angebracht werden, dass sie den Heizkörper nicht verdecken. Die Luftzirkulation darf auch nicht durch eine dichte Heizkörperverkleidung behindert werden (mindestens oben und unten offen lassen).
Heizkörperoberflächen bei Fernwärme- oder Etagenheizung müssen wöchentlich feucht gereinigt werden, um Staub zu entfernen, der bei einer Heiztemperatur oberhalb 70°C verschwelt, den Eindruck trockener Luft hervorruft und die Atmungsorgane reizen kann.

• **Luftbewegung**
Eine starke Luftbewegung im Raum führt zur Entwärmung des Körpers. Bei 18-20°C empfindet der Mensch eine Luftbewegung von >0,2 m/s als unangenehm.
An kalten Fenstern kühlt sich die Luft stark ab, und es kann durch Auftreten niedrig temperierter, turbulenter, örtlicher Fallluft auch ohne Fensterundichtigkeiten zu Zuglufterscheinungen in Fensternähe kommen.
Je mehr die Umgebungstemperatur steigt, umso geringer wird die Wärmeabgabe durch Strahlung sowie Leitung und Konvektion und umso größer die durch Verdunstung (Schweiß [☞ auch Abb. 15.1]).

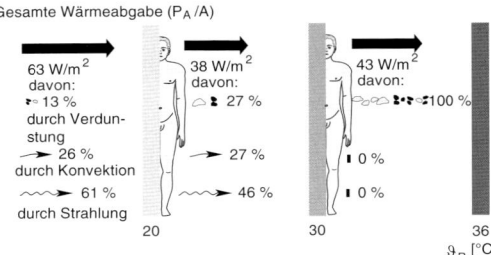

Gesamte Wärmeabgabe (P_A /A)

Abb. 15.1: Wärmeabgabe (Wärme[ab]stromdichte) des ruhenden und unbekleideten Menschen über die Haut bei behaglicher Raumtemperatur, kühlerer und wärmerer Temperatur.
Quelle: Silbernagl, St., Despopoulos, A. Taschenatlas der Physiologie, Georg Thieme, Stuttgart, 1979.

15.3.1.3. Luftfeuchtigkeit

Beim menschlichen Körper wird ca. 20 % der Wärme durch Verdunstung auf der Haut abgegeben. Die Zusammenhänge zwischen Luftfeuchte und Temperatur sind wie folgt:

- wird die Luft aufgeheizt sinkt mit steigender Temperatur die relative Luftfeuchtigkeit; dies führt zu einer vermehrten Staubbildung und damit zur Austrocknung der Atemwege.

- kühlt sich die Luft ab, steigt die rel. Luftfeuchtigkeit. An sehr kalten Stellen im Gebäude kann es zur Unterschreitung des Taupunktes und damit zum Ausfall von Feuchtigkeit kommen. Die Folge könnte Schimmelbildung auf den Bauteilen sein.

- hohe Luftfeuchtigkeit, sommerlich warme Temperaturen und keine Luftbewegung werden als Schwüle empfunden.

Ursachen für zu hohe Feuchtigkeit in Wohnungen sind:

- **eindringende Feuchtigkeit**
  - bauliche Mängel
    - aufsteigende Feuchtigkeit (defekte Horizontalisolierung)
    - von der Seite und von oben eindringende Feuchtigkeit (Regen, Spritzwasser, defekte Wasserversorgung und Abwasserbeseitigung)
    - feuchte Baumaterialien
- **Kondenswasserbildung (Taupunktunterschreitung [☞ auch Abb. 15.2])**
  - Wärmebrücken, d.h. Abfließen von Wärme durch

- dünnere oder schlechter isolierte Wände bzw.
- gut wärmeleitende Bauteile (z.B. Aluminiumfensterrahmen) und
- geometrische Wärmebrücken (z.B. in Zimmerecken durch größere Fläche zum Wärmeabfluss [☞ Abb. 15.3])
- falsche Wohnungsnutzung
  - zu geringe Lüftung und/oder
  - zu starke Feuchtigkeitsentwicklung (z.B. Waschen und Trocknen von viel Wäsche in der Wohnung)
  - zu niedrige Raumtemperatur (relative Luftfeuchte steigt dann an)

Das Behaglichkeitsfeld bei Raumtemperatur und Luftfeuchtigkeit liegt bei 30-70 % rel. Luftfeuchte und 18-24°C.

Gemäß DIN 1946-6 sollte die **Raumluftfeuchtigkeit** zwischen 30-65 % relativer Feuchte liegen (☞ auch Kap. 12.3.2.). Dieser physiologische Bereich wird in der Raumluft meist eingehalten.

Zur gesundheitlichen Bedeutung von zu niedriger und zu hoher Luftfeuchte ☞ Kap. 15.3.3. und 12.3.2..

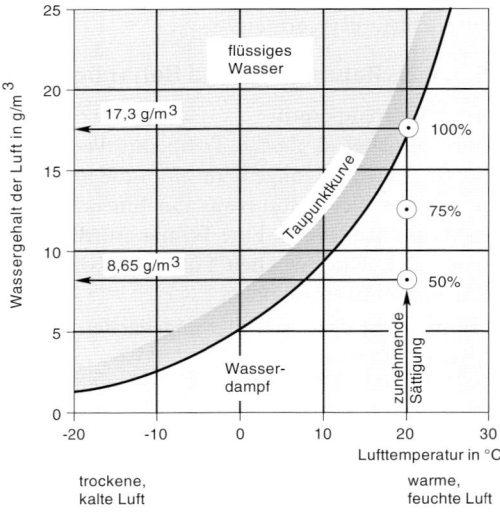

Abb. 15.2: Wasserdampfsättigungs- oder Taupunktkurve der Luft. Die Kurve stellt den Zusammenhang zwischen dem maximal möglichen Wassergehalt der Luft und deren Temperatur dar. Je wärmer die Luft ist, umso mehr Feuchtigkeit kann sie aufnehmen. Unterhalb der Taupunktkurve ist Wasser dampfförmig in der Luft vorhanden. Oberhalb der Taupunktkurve fällt das

überschüssige Wasser in flüssiger Form als Tau, Nebel oder Regen aus. Bei 20°C kann die Luft maximal 17,3 g/m³ Wasser aufnehmen; sie ist dann gesättigt (100 % Luftfeuchte). 50 % Luftfeuchte bedeutet, dass die Luft nur die Hälfte der maximal möglichen Wassermenge aufgenommen hat (8,65 g/m³).

Quelle: Fraunhofer-Institut für Bauphysik: Bauforschungsberichte des Bundesministers für Raumordnung, Bauwesen und Städtebau – Bau- und Wohnforschung: Richtiges Heizen und Lüften in Wohnungen, IRB-Verlag, Stuttgart, 1985.

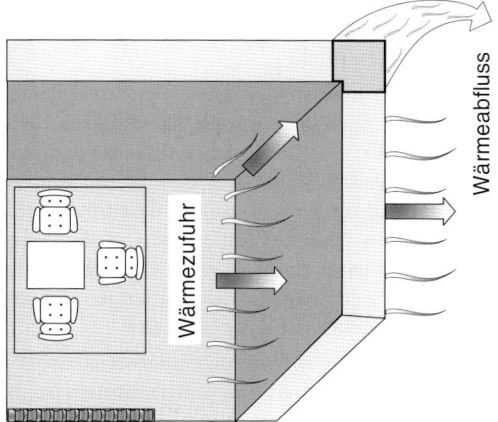

Abb. 15.3: Wärmeabfluss von einer Außenwandecke.

Merke:

Thermische Behaglichkeit ist ein Gefühl der Zufriedenheit mit dem Umgebungsklima, bei welchem die Anpassungsmechanismen des menschlichen Organismus nur wenig in Anspruch genommen werden.

Die thermische Behaglichkeit ist abhängig von objektiven Raumklimaparametern, individuellen Besonderheiten, der Intensität körperlicher Tätigkeit und der Bekleidung.

Folgende **Raumtemperaturparameter** werden als behaglich empfunden: Im Winter Empfindungstemperatur in Wohnräumen 18-24°C, mittlere Luftgeschwindigkeit <0,15 m/s, relative Luftfeuchte 40-70 %.

Zu hohe Feuchtigkeit kann im Wohnraum entstehen durch eindringende Feuchtigkeit (bauliche Mängel, feuchte Baumaterialien) und Kondenswasserbildung (Taupunktunterschreitung [Wärmebrücken], falsche Wohnungsnutzung [d.h. zu geringe Lüftung bzw. Raumtemperatur und/oder zu starke Feuchtigkeitsentwicklung]).

15.3.2. Technische Maßnahmen zur Veränderung der Raumklimaparameter

15.3.2.1. Heizung

Die Wärme kann durch Strahlung oder Konvektion abgegeben werden. Das Verhältnis dieser beiden Wärmeabgabearten untereinander bestimmt im **Wesentlichen** das Raumklima.

Als **Heizkörper bzw. Heizsystem in Wohnräumen kommen u.a. zum Einsatz:**

- Kachelöfen → hoher Anteil an Strahlungswärme, gut geeignet zum direkten Aufwärmen von Körperteilen, gute Wärmespeicherfähigkeit, Gefahr von Verbrennungen und Staubverschwelungen, Umweltbelastung durch Einzelofenheizung, hoher Bedienungsaufwand, Standort meist entfernt vom Fenster und damit zum Ausgleich von Strahlungstemperaturasymmetrien schlecht geeignet

- **Radiatoren** (Gliederheizkörper aus Gusseisen und Stahl) → ausgewogenes Verhältnis zwischen Konvektion und Strahlung; bei den heute üblichen Warmwasserheizungen spielen sie kaum noch eine Rolle

- **Plattenheizkörper** → hoher Anteil an Strahlung, wirbeln kaum Staub auf, bei Doppelplattenheizkörpern mit schmalem Abstand erschwerte Reinigung

- **Konvektoren** (Heizkörper mit Lamellen in einer schachtartigen Verkleidung [Kaminwirkung]) → hoher Anteil an Konvektion, Staubaufwirbelung, Staubverschwelung möglich, schlechte Reinigungsmöglichkeit

- **Fußbodenheizung** → oft träge Regulierbarkeit, bei zu starker Erwärmung (>26°C; sollte bei modernen Anlagen nicht vorkommen) bei bekleideten Füßen unangenehme Fußwärme und Staubaufwirbelung, schwierige Revisionsmöglichkeit bei Defekten

- **Wandheizung** → ausschließlich sehr angenehme Strahlungswärme, je nach Größe der Heizfläche kann die Oberflächentemperatur gering sein – dies macht diese Form der Heizung vor allem für solare Heizsysteme attraktiv; keine Staubaufwirbelung; Nachteil: eingeschränkte Wandstellfläche

- **Sockelleistenheizung** → Erzeugen keine wesentliche Konvektion, sondern an den Wänden gleichmäßig erhöhte Wandtemperaturen ("Wärmehülle"); keine Staubaufwirbelung

- **Klimaanlagen**→ sind in der Lage, jedes gewünschte Raumklima einzustellen; Klimaanlagen verbrauchen Energie, Nutzer fühlen sich häufig beeinträchtigt, schlecht gewartete Systeme können Mikroorganismen verbreiten

---

Merke:

Aus wohnhygienischer Sicht sind Wandheizungen, Sockelleistenheizungen und Plattenheizkörper zu bevorzugen, die dem Körper die für thermische Behaglichkeit wichtige Strahlungswärme zuführen. Die Oberflächentemperatur der Heizkörper sollte nicht so heiß sein, dass eine Staubverschwelung eintritt. Zur Vermeidung von Wärmeverlusten durch Strahlungstemperaturasymmetrien und von kalter Zugluft sind die Heizkörper unter den Fensterflächen anzuordnen. Sockelleisten- und Wandheizungen führen zu einer erhöhten Wandtemperatur (Behaglichkeit); diese Heizungsarten können gezielt an Außenwänden eingesetzt werden, um z.B. die Baufeuchte zu reduzieren.

15.3.2.2. Lüftung

Eine **ausreichende Lüftung mit Frischluft** dient der Verhinderung

- zu hoher Schadstoffkonzentrationen (☞ Kap. 15.4.) im Raum
- von Geruchsbelästigungen
- ungünstiger Raumlufttemperaturen
- unzulässiger Konzentration des Wasserdampfes

Die **erforderliche Lüftung ist abhängig von**

- der Raumgröße
- der Zahl der Personen im Raum und deren Aktivitäten
- den Innenraumemissionen (☞ Kap. 15.4.)

Nicht ausreichende Lüftung kann neben einer Anreicherung von Luftschadstoffen auch zu Bauschäden durch Feuchtigkeit und zur Entwicklung von Schimmelpilzen führen.

Folgende Lüftungsregeln sind zu beachten:

- auch wenn ein Raum nicht dauernd benutzt wird, ist Lüftung notwendig, da alle Räume über die Türöffnungen mit Luftfeuchtigkeit belastet werden, die von Küche und Bad ausgeht (gilt besonders bei Fenstern mit fest schließenden Dichtungen [z.B. Weichgummidichtungen])

- zur Verringerung der Feuchtigkeitsbelastung dürfen in der Wohnung nur kleine Wäschestücke trocknen

- das mehrmals tägliche ca. zehnminütige Öffnen eines normal großen Fensterflügels ist ausreichend, um den Luftbedarf von zwei Personen zu decken (Stoßlüftung). Bei Wind kann die Lüftungszeit verringert werden

- Querlüftung (Öffnen gegenüberliegender Fenster) beschleunigt die Lufterneuerung und bringt den größten Effekt

- wenn besonders viel Feuchtigkeit (Wasserdampf) freigesetzt worden ist (Kochen, Waschen Duschen usw.), muss unbedingt länger gelüftet werden. Hierbei sind auch die angrenzenden Räume (Wohn- und Schlafzimmer) einzubeziehen. Als Regel sollte gelten, zeitlich mindestens so lange zu lüften, wie der feuchtigkeitsverdunstende Vorgang gedauert hat bzw. dauert (anzustreben ist die doppelte Zeit)

- beim Arbeiten mit geruchsintensiven Stoffen (z.B. Lösungsmitteln) in Innenräumen ist für eine ausreichende Lüftung zu sorgen (Gebrauchsanweisung beachten!), um Belästigungen und Gesundheitsstörungen (auch für Mitmieter) zu vermeiden

- im Schlafzimmer ist, außer bei extremer Kälte, Nebel, erheblicher Luftverunreinigung oder starkem Lärm nachts eine Dauerlüftung zu sichern (Fenster leicht geöffnet). Dabei sollte die Raumlufttemperatur nicht unter 14°C sinken

- Wohnungen mit Kohleherd, Kohleraumheizern (Dauerbrandöfen), Gasdurchlauferhitzern und Kachelöfen haben einen erhöhten Luftbedarf (Verbrennungsluft) und dürfen keine Fensterfugen mit fest schließenden Dichtungen (Gummi, Kunststoff etc.) haben, die den Luftaustausch unzulässig behindern

- elektrische Fensterlüfter (Abluft) und elektrisch betriebene, an einem Schacht angeschlossene Ablufthauben erzeugen einen dem Schornsteinzug entgegengesetzten Zug und können zur Rauchgasrückströmung führen (Vergiftungsgefahr). Sie dürfen daher nicht in Wohnungen mit Heizstellen mit offenen Verbrennungsräumen (siehe vorhergehenden Punkt) eingesetzt werden

- Gasherde, besonders Backröhren, dürfen nicht zur Raumheizung benutzt werden (Vergiftungsgefahr bzw. Gefahr der Durchfeuchtung der Räume)
- Für Gasanwendungsanlagen vorgesehene Zu- und Abluftöffnungen zu anschließenden Räumen dürfen nicht verschlossen werden, da der zusätzliche Luftraum für einen einwandfreien und gefahrlosen Betrieb benötigt wird.

Wichtiger Parameter für die Erneuerung der Luft im Innenraum ist die **Luftwechselzahl**. Diese ist der Quotient aus dem ausgetauschten Zuluftvolumenstrom in den Raum und dem Raumvolumen. Die Einheit ist eine dimensionslose Größe pro Zeiteinheit (meist 1 Stunde). Eine Luftwechselzahl von 1 pro Stunde bedeutet, dass das gesamte Raumluftvolumen eines Raumes innerhalb von einer Stunde ausgetauscht wird. Die Luftwechselzahl soll mindestens 0,5 pro Stunde betragen. Bei Einsatz moderner Energiesparmaßnahmen, z.B. dichtschließender Fenster, treten oft ungenügende Luftwechselzahlen deutlich unter 0,5 pro Stunde auf. Bei natürlichem Luftwechsel über weit geöffnete Fenster beträgt die Luftwechselzahl etwa 10-20/h. Die Kipplüftung ist weitestgehend wirkungslos, da dadurch nur wenig Luft ausgetauscht wird.

In Wohnräumen ist mindestens 25 m³ Frischluft pro Stunde und Person zuzuführen. Dieser notwendige Luftaustausch lässt sich durch regelmäßiges Stoßlüften über 5-10 min erreichen. Wird in den Räumen geraucht, ist die Zufuhr um mindestens 10 m³ je Person zu erhöhen.

In Tab. 15.2 sind die Luftwechselzahlen bei einer Fensterlüftung aufgeführt:

Art der Lüftung	Ungefährer Luftwechsel/h
Fenster und Türen zu	0-0,5
Fenster gekippt, Rollladen geschlossen	0,3-1,5
Fenster gekippt, keine Rollladen (Dauerlüftung)	0,8-4,0
Fenster halb geöffnet	5,0-10,0
Fenster ganz geöffnet (Stoßlüftung)	9,0-15,0
Fenster und Türen ganz geöffnet (gegenüber)	25,0-45,0

Tab. 15.2: Luftwechselzahlen im Vergleich

Merke:

Zur **Lüftung** sind in Wohnräumen ca. 25 m³ Frischluft pro Stunde und Person zuzuführen. Ein **erhöhter Lüftungsbedarf** besteht bei starker Feuchtigkeitsfreigabe (z.B. Duschen), Arbeit mit geruchsintensiven Stoffen sowie Wohnungen mit offenen Verbrennungsstellen (z.B. Kohleöfen, Gasdurchlauferhitzer). Die **effektivste Lüftung ist die Querlüftung**, bei der Luftwechselraten von 25-45/h erreicht werden. Eine Querlüftung führt innerhalb von 4 bis 5 Minuten zu einem praktisch völligen Luftaustausch.

15.3.3. Einfluss des Raumklimas auf die Gesundheit

Aus **gesundheitlicher Sicht** kann ein nicht behagliches Innenraumklima folgende Wirkungen haben (☞ auch Kap. 12.3.2.):

- zu hohe Temperatur → Wärmestau, vermehrte Schweißabsonderung
- zu tiefe Temperatur → Abkühlungen, Begünstigung von Erkältungskrankheiten
- zu starke Temperaturasymmetrie → Unbehaglichkeit, einseitiger "Kältezug", Begünstigung von Erkältungskrankheiten (Frieren sogar bei Raumlufttemperaturen um 25°C)
- zu tiefe Fußbodentemperatur → Unbehaglichkeit, "Fußkälte", Begünstigung von Erkältungskrankheiten
- zu hohe Luftfeuchtigkeit → Auftreten von Schwüleempfindungen (Behinderung des Schweißtransportes [☞ auch Abb. 15.1])
- zu niedrige Luftfeuchtigkeit → Austrocknen der Schleimhäute, Behinderung der pulmonalen Clearance, Erhöhung der elektrostatischen Aufladung

15.4. Innenraumluftqualität

15.4.1. Allgemeines

Eine **ungünstige Raumluftqualität** kann die Gesundheit der Bewohner langfristig beeinflussen, da die Mehrzahl der in Mitteleuropa lebenden Menschen sich die längste Zeit des Tages in geschlossenen Räumen aufhält. Hierbei beträgt die Aufenthaltszeit in der eigenen Wohnung bis zu 90 % (Kleinkinder, alte Leute).

Die **Innenraumluft wird beeinflusst** von:

- der Außenluft

- den Menschen und ihren Aktivitäten
- der Raumausstattung
- Bauuntergrund und Baumaterialien (Radon ☞ Kap. 7.4.1.)

Wichtige Quellen von Luftverunreinigungen im Innenraum sind der Tab. 15.3 zu entnehmen.

15.4.2. Der Einfluss der Außenluft

Der **Einfluss verunreinigter Außenluft** ist besonders stark in der Nähe von Industrie- und Verkehrsemittenten (☞ Kap. 13.4.2.).

Durch Klimaanlagen kann die Luft je nach der Qualität der Filter von Schadstoffen befreit werden. Zu beachten ist allerdings, dass schlecht gewartete Klimaanlagen wiederum eine Quelle für mikrobielle Belastungen der Raumluft sein können.

Eine Sonderrolle nehmen Beeinflussungen durch Radon und seine Folgeprodukte ein (☞ Kap. 7.4.1.).

15.4.3. Der Mensch und seine Aktivitäten

Der **Mensch** selbst gibt an die Raumluft CO_2, Wasserdampf, Körpergerüche und Partikel ab.

Als **Leitsubstanz für menschliche Ausdünstungen** gilt **Kohlendioxid (CO_2)**. Es wird außer beim Ausatmen auch beim Verbrennen organischen Materials freigesetzt. Der Nestor der Hygiene, Pettenkofer, forderte schon 1858 0,1 Vol. % (= 1000 *parts per million*, ppm) CO_2 als Grenzwert ("Pettenkoferzahl"). In der Außenluft beträgt der CO_2-Gehalt 300-500 ppm. Im Bereich von 1000-2000 ppm CO_2 in der Atemluft verringert sich durch die pH-Wert Verschiebung des Blutes der Sauerstofftransport. Dies kann zu Kopfschmerzen und Leistungsminderung führen. Bei Konzentrationen >30.000-40.000 ppm bewirkt CO_2 ausgeprägte Symptome wie Kopfschmerzen, Schwindel, Ohrensausen und Herzklopfen, bei Gehalten >100.000 ppm können schwere Vergiftungen (Atemnot, Tachykardie,

Quelle	Emittierte Verbindungen oder Verbindungsklassen/Stoffe
Äußere Umgebung	übliche Außenluftverunreinigungen (Schwebstaub, Kohlenmonoxid, Ozon im Sommer u.v.a.), Radon, flüchtige Verbindungen in der Bodenluft
Mensch und menschliche Aktivität	
Mensch	Kohlendioxid, Wasserdampf, Körpergerüche, Mikroorganismen, Waschen, Reinigen
Energieproduktion	Stickstoffoxide, Kohlenstoffoxide, flüchtige organische Verbindungen, Wasserdampf, Schwebstaub und höhersiedende organische Verbindungen (z.B. PAK)
Rauchen/Passivrauchen	wie Energieproduktion, ferner u.a. Nikotin, Nitrosamine, Cadmium
Haushalts- und Hobbyprodukte	flüchtige organische Verbindungen
Bauuntergrund, Bau und Raumausstattung	
Bauuntergrund, Bodenluft	Radon
Bau- und Renovierungsmaterialien	Radon, flüchtige organische Verbindungen, Fungizide, Asbest und andere Fasern, mikrobielle Belastungen durch Pilze oder Bakterien
Laserdrucker, Kopierer	Ozon, Feinstaub
Einrichtungsgegenstände	flüchtige organische Verbindungen
Andere (Tierhaltung, Feuchteschäden, Milben)	
	biologische Faktoren: Tierhaare, Allergene, Schimmelpilze, Bakterien, Mykotoxine (MVOC), Endotoxine

Tab. 15.3: Wichtige Quellen von Luftverunreinigungen in Innenräumen und die von ihnen hauptsächlich emittierten Verbindungen/Stoffe.

Krampfanfällen, Bewusstlosigkeit) ausgelöst werden. In Innenräumen, z.B. in **Schulen** werden **CO$_2$-Gehalte in der Raumluft häufig >1000 ppm** gemessen, Maximalwerte bis etwa 10.000 ppm kommen vor (besonders in den Wintermonaten) vor. Dies kann einhergehen mit einer Anreicherung von Innenraumluftschadstoffen und Wasserdampf.

Zur Beurteilung der Qualität der Innenraumluft hat die Ad-hoc-AG 2008 Leitwerte vorgeschlagen (☞ Tab. 15.4).

Falls der Einbau lüftungstechnischer Anlagen (in Nichtwohngebäuden) erforderlich ist, kann zur Beurteilung der Raumluftqualität die DIN EN 13799 herangezogen werden. Danach werden 4 Qualitätsstufen unterschieden (hohe Raumluftqualität CO$_2$ <800 ppm, niedrige Raumluftqualität CO$_2$ >1400 ppm). Anhand der Qualitätsstufen können je nach Person und Raumvolumen entsprechende Lüftungsraten berechnet werden.

Beim **Kochen und Heizen** kann eine Vielzahl von Luftverunreinigungen entstehen:

- **Gasbetriebene Kochherde:**
  - emittieren anorganische Verbrennungsabgase (CO$_2$, CO, NO$_2$ [☞ Kap. 13.7.]) und flüchtige organische Verbindungen *(volatile organic compounds* [VOC]) sowie Staubpartikel (u.a. auch mit PAK [☞ Kap. 13.8.1.])
    Beim Betrieb eines Gasherdes mit allen Flammen und eines Backofens in einer Küche ohne zusätzliche Lüftungsmaßnahmen können innerhalb kurzer Zeit NO$_2$-Konzentrationen von über 1000 µg/m³ erreicht werden! (MIK-Wert 200 µg NO$_2$/m³ als 60-Minuten-Mittelwert).
    Je größer die Bodenfläche des Geschirres bei gleicher Brennfläche ist, umso mehr Kohlenmonoxid kann sich durch die geringere Sauerstoffzufuhr bilden

- **Heizungen mit offenen Feuerstellen:**
  Bei ungenügender Abluftabführung können Verunreinigungen in die Raumluft gelangen (vor allem SO$_2$ bei Kohleheizung [☞ Kap. 13.7.1.] und CO [☞ Kap.13.7.3.])

Gasförmige Emissionen von Haushalts- und Hobbyprodukten können in vielfältiger Weise je nach Art der Tätigkeiten in die Innenraumluft gelangen. Von besonderer Bedeutung sind hierbei flüchtige organische Verbindungen aus den Klassen der reinen und halogenierten Kohlenwasserstoffe, Aldehyde und Ester (☞ Kap. 15.4.4.).

Das **Tabakrauchen** stellt die **gefährlichste Quelle der Innenraumluftverunreinigung** dar. Im Tabakrauch kommen **hunderte chemische Verbindungen partikel- und gasförmig** vor. Die **wichtigsten bekannten toxischen Substanzen** sind: Kohlenmonoxid, Nikotin, Stickoxide, Benzo(a)pyren und andere polyzyklische aromatische Kohlenwasserstoffe (PAK), Ammoniak, Acrolein, Formaldehyd, Cadmium, Benzol, Nitrosamine und aromatische Amine. Zahlreiche Verbindungen sind krebserregend oder stehen im Verdacht, ein krebserregendes Potential zu besitzen (☞ auch Kap. 7.3.1.). Bei der Verbrennung von Tabak werden die Stoffe über den Haupt- und Nebenstrom des Tabakrauchens emittiert. Der Hauptstrom (Verbrennungstemperatur 850-950°C) entsteht während des Zuges an der Zigarette, der Nebenstrom (T: 500-650°C) in den Zugpausen. Der Nebenstrom enthält aufgrund der geringeren Verbrennungstemperaturen mehr toxische und kanzerogene Stoffe. Die gesundheitliche Relevanz des Tabakrauchens ist groß:

- etwa 1 Milliarden Menschen auf der Welt sind Raucher; sie rauchen durchschnittlich 15 Zigaretten pro Tag
- jährlich sterben etwa 140.000 Menschen an den Folgen des Rauchens

CO$_2$-Konzentration (ppm)	Hygienische Bewertung	Maßnahmen
0<1000	unbedenklich	Keine
1000-2000	auffällig	Lüften intensivieren
>2000	inakzeptabel	Belüftbarkeit des Raumes überprüfen; ggf. weitergehende Maßnahmen; Einbau einer Lüftungstechnik

Tab. 15.4: Leitwerte der Ad-hoc-AG (www.umweltbundesamt) für die Kohlendioxid-Konzentration in der Innenraumluft.

- alle 10-15 Sekunden fordert der Tabakkonsum irgendwo auf der Welt ein Opfer
- über 500 Mio. Menschen die weltweit zurzeit noch leben, werden voraussichtlich am Rauchen sterben
- langes Rauchen führt zu einer überhöhten Sterblichkeitsrate von 50 %. Die Hälfte aller regelmäßigen Raucher fällt dieser Gewohnheit zum Opfer, die eine Hälfte bereits im mittleren Alter, die andere später. Um die 100 Millionen regelmäßige Raucher in der Europäischen Region werden vorzeitig sterben, wenn sie das Rauchen nicht aufgeben
- am Tag rauchen weltweit über 6000 Jugendliche ihre erste Zigarette. Nach vier Zigaretten raucht man im Durchschnitt 30 Jahre lang
- wenn man bereits als Teenager anfängt zu rauchen (was über 70 % der Raucher tun) und die Gewohnheit mehr als zwei Jahrzehnte beibehält, stirbt man 20 bis 25 Jahre eher als jemand, der nie geraucht hat

Bei folgenden tödlichen Erkrankungen wird der Anteil des Tabakrauchens an der Mortalität eingeschätzt:

- 90 % der Lungenkrebserkrankungen bei Männern (Frauen 66 %)
- 40 % aller Krebserkrankungen bei Männern (Frauen 10 %)
- 75 % aller chronischen Lungenerkrankungen bei Männern (Frauen 45 %)
- 20 % der kardiovaskulären Erkrankungen bei Männern (Frauen 5 %)

Passivrauchen (unfreiwilliges Einatmen von Tabakrauch) stellt ebenfalls ein Gesundheitsrisiko dar:

- bei kurzfristiger Exposition werden vor allem Reizwirkungen auf die Schleimhäute der Augen, Nase und des Rachenraumes sowie Schwindel und Kopfschmerzen beobachtet
- bei langfristiger chronischer Exposition weisen epidemiologische Untersuchungen auf Zusammenhänge mit Auftreten bzw. Verschlechterung von Atemwegserkrankungen hin
- bei langfristiger Exposition besteht ein erhöhtes Lungenkrebsrisiko

Das **Ausmaß der Tabakrauchbelastung in Deutschland ist beträchtlich:** Über 170.000 Neugeborene jährlich werden bereits im Mutterleib den Schadstoffen des Tabakrauchs ausgesetzt, schätzungsweise über 8 Millionen Kinder und Jugendliche unter 18 Jahren leben in einem Haushalt mit mindestens einem Raucher. In der erwachsenen Bevölkerung werden mehr als 35 Millionen Nichtraucher zu Hause, am Arbeitsplatz oder in ihrer Freizeit mit den Schadstoffen des Passivrauchs belastet. Allein am Arbeitsplatz sind noch immer etwa 8.5 Millionen Nichtraucher dem Passivrauch ausgesetzt. Durch Passivrauchen versterben jährlich schätzungsweise 2140 Nichtraucher an einer koronarer Herzkrankheit, 770 Nichtraucher an Schlaganfall, 50 Nichtraucher an chronisch-obstruktiven Lungenerkrankungen und 260 Nichtraucher an Lungenkrebs. Etwa 60 Säuglinge versterben jährlich durch Passivrauch im Haushalt sowie durch vorgeburtliche Schadstoffbelastungen, weil die Mutter während der Schwangerschaft rauchte.

15.4.4. Ausstattungsmaterialien und Einrichtungsgegenstände

15.4.4.1. Formaldehyd

Formaldehyd (chemisch Methanal, HCHO) ist der **bekannteste und am besten untersuchte Schadstoff in der Innenraumluft.** Es hat in der Vergangenheit als Hauptbestandteil der zur **Herstellung von Spanplatten** verwendeten **Harnstoff-Formaldehyd-Harze** (Klebstoffe, UF-Leime, PF-Leime, MF-Leime, MUF-Leime) eine bedeutsame Rolle gespielt, da es über längere Zeit hinweg aus den zum Haus- und Möbelbau eingesetzten Spanplatten freigesetzt wird und somit Innenräume langfristig belasten kann. Weitere Emissionsquellen können Teppichböden und Wohnraumtextilien sein. Die Formaldehydkonzentration kann durch intensives Lüften verringert werden.

In Deutschland ist in der **Chemikalien-Verbotsordnung** festgelegt, dass nur solche Holzwerkstoffplatten verkauft werden dürfen, die unter definierten Prüfbedingungen 0,1 ppm (**Emissionsklasse E1**) nicht überschreiten. Holzwerkstoffe, die zur Beschichtung für den Möbelbau verwendet werden, dürfen höhere Mengen emittieren. Höhere Raumlufttemperatur und relative Luftfeuchte führen zu einem Anstieg der Emissionsraten. Formaldehydarme Holzwerkstoffe (Konzentration in der Prüfkammer <0,05 ppm) sind mit dem Umweltzeichen Blauer Engel gekennzeichnet.

Die Belastung durch Formaldehyd konnte in den letzten Jahrzehnten erheblich reduziert werden. In Einzelfällen werden auch heute noch erhöhte Formaldehydbelastungen in der Raumluft festgestellt. **Wichtigste Quellen für Formaldehyd in Innenräumen** sind:

- Tabakrauch; der Rauch einer Zigarette enthält etwa 1,5 mg Formaldehyd. Schon wenige Zigaretten in einem Raum bewirken Formaldehydkonzentrationen in der Raumluft oberhalb des Richtwertes von 0,1ppm.
- Holzwerkstoffe (Spanplatten, beschichtete Spanplatten, Tischlerplatten, Furnierplatten, Faserplatten)
- Produkte aus Holzwerkstoffen (Möbel, Türen, Paneele)

Eine Alternative zu formaldehydhaltigen Bindemitteln sind Magnesit, Kalk und Zement. Zu beachten ist, dass Formaldehyd freie Spanplatten meist mit Isocyanaten gebunden sind. Isocyanate sind eine Familie von organisch-chemischen Substanzen mit unterschiedlichen Grundstrukturen. Gemeinsames Merkmal ist die reaktive Isocyanat-Gruppe mit folgender Kurzdarstellung $R(N=C=O)$, wobei R die organisch-chemische Grundstruktur ist. Isocyanate kommen außer in Spanplatten auch in Oberflächenbeschichtungen für Textilien und Leder vor. Bei der Wirkung auf die Atemwege stehen chemisch-irritative und toxische Wirkungen im Vordergrund.

Die gesundheitliche Relevanz von Formaldehyd basiert auf folgenden Wirkungen:

- Reizwirkungen auf die Schleimhäute (olfaktorische Wahrnehmung "stechend", Rötung der Schleimhäute) bei Belastung über die Raumluft
- bei Langzeiteinwirkung auf die Nasenschleimhaut kann die Reizwirkung eine chronische Entzündung bewirken, aus der sich Krebs entwickeln kann.

Aus epidemiologischen Studien wurden folgende Zusammenhänge zwischen Konzentration und Wirkung abgeleitet:

- ab 0,025 ppm → Geruchswahrnehmungen bei sehr empfindlichen Personen
- 0,1-0,5 ppm → Geruchswahrnehmungen
- 0,5-1,0 ppm → Schleimhautreizungen der Augen
- 1,0-3,0 ppm → Nasen- und Rachenirritationen

Bereits 1977 empfahl das ehemalige Bundesgesundheitsamt für Formaldehyd in der Innenraumluft einen Richtwert von 0,1 ppm (=125 µg/m³). Dieser Wert wird auch heute noch als allgemeine Grundlage der Bewertung in Deutschland herangezogen. Die WHO nennt einen Konzentrationsbereich <0,05 ppm (60 µg/m³) als unbedenklich. Die Arbeitsgemeinschaft ökologischer Forschungsinstitute e.V. (AGÖF) gibt als Zielwert 0,01 ppm an.

Von der Internationalen Behörde für Krebsforschung (IARC) wurde Formaldehyd im Jahre 2004 als "krebserzeugend für den Menschen" eingestuft. Die DFG stufte Formaldehyd in die Kategorie 4 für krebserzeugende Arbeitsstoffe ein. Nach Experteneinschätzung besteht bei Formaldehydgehalten in der Raumluft <0,1 ppm kein nennenswertes Krebsrisiko.

Bei chronischen Expositionen sind Gewöhnungen möglich. Die Symptome klingen nach Beendigung der Exposition schnell ab.

Die jährliche Produktion lag 2006 weltweit bei 21,5 Millionen Tonnen.

Es sei noch darauf hingewiesen, dass Formaldehyd im Organismus schnell verstoffwechselt wird. Als Abbauprodukt entsteht u.a. Ameisensäure, die über den Urin ausgeschieden wird. Da Ameisensäure aber auch über andere Stoffwechselwege gebildet wird, ist eine Bestimmung der Ameisensäure im Urin (Human-Biomonitoring) zur Beurteilung der inneren Formaldehydbelastung nicht geeignet.

15.4.4.2. Flüchtige organische Verbindungen

Es gibt im Innenraum eine Vielzahl **flüchtiger organischer Verbindungen** (FOV), im angelsächsischen Sprachraum *Volatile Organic Compounds* (**VOC**) genannt. Des Weiteren werden die sehr flüchtigen organischen Verbindungen (*Very Volatile Organic Compounds,* VVOC) und die schwerflüchtigen organischen Verbindungen (*Semivolatile Organic Compounds,* SVOC) unterschieden. Die Summe der Konzentrationen sämtlicher VOC ergibt den **TVOC-Wert** (*Total Volatile Organic Compounds*).

Mögliche Innenraumquellen sind Produkte und Materialien zum Bau von Gebäuden und zur Innenausstattung (zum Beispiel Fußboden-, Wand- und Deckenmaterialien, Farben, Lacke, Klebstoffe,

Möbel und Dekormaterialien). Bedeutsam sind zudem **Pflege-, Reinigungs- und Hobbyprodukte.** Gegenüber Außenluft- haben Innenraumquellen in Mitteleuropa in der Regel eine deutlich größere gesundheitliche Bedeutung, da sich die Menschen überwiegend in Gebäuden aufhalten. Zudem ist der Abstand zu den VOC-Quellen drinnen meist geringer.

Bei den VOC handelt es sich in der Regel um folgende Stoffe: Aliphaten (n-Decan, n-Undecan), Aromaten (Benzol, Toluol, Naphthalin), Halogenverbindungen (1,1,1-Trichlorethan, Trichlorethen, Tetrachlorethen, p-Dichlorbenzol), Terpene (α-Pinen, β-Pinen, Limonen) und Carbonylverbindungen (Ethylacetat, n-Butylacetat).

Bei höheren Temperaturen steigen die Emissionen an. **Nach Renovierungen** werden regelmäßig stark erhöhte Werte gemessen.

Höhere und akut gesundheitsgefährdende Konzentrationen insbesondere von VOC können auftreten:

- im Nahbereich der Anwendung von **Reinigungs- und Pflegesprays.** Als besonders problematisch haben sich in dieser Hinsicht Lederimprägniersprays (Treibgas und Lösungsmittel) sowie Backofensprays (u.a. Lösungsmittel, Alkalien [Natronlauge, Ammoniak], Tenside, Silikonverbindungen) erwiesen
- bei der Anwendung von lösungsmittelhaltigen Heimwerkerprodukten. Sie sind z.B. in Klebstoffen, Farben und Abbeizmitteln vorhanden (aliphatische Kohlenwasserstoffe [Benzine], aromatische Kohlenwasserstoffe [z.B. Toluol und Xylol], Carbonylverbindungen [z.B. Butyl-, Methyl- und Isobutylacetat], halogenierte Kohlenwasserstoffe [z.B. Dichlormethan])

Die **Symptome einer Lösungsmittelvergiftung** können Schwindelgefühl, Benommenheit, Müdigkeit, Übelkeit, Kopfschmerzen und Erbrechen sein.

Es gilt daher die allgemeine Empfehlung, möglichst lösungsmittelfreie oder zumindest lösungsmittelarme Heimwerkerprodukte zu verwenden.

Falls das nicht möglich ist, sollte zumindest für eine ausreichende Belüftung der Räume gesorgt werden. Besonders hohe Belastungen treten bei **lösungsmittelhaltigen Voranstrichen und Bodenbelagsklebstoffen** auf.

Rückstände von Reinigungsmitteln (Teppichreinigung, Möbelpflege) können über längere Zeit die Innenraumluft belasten.

Eine Einschätzung der gesundheitlichen Wirkung dieser in geringer Konzentration auftretenden Stoffe ist schwierig. Als Orientierungshilfe dienen die **Richtwerte** der Ad-hoc-Arbeitsgruppe der Innenraumlufthygiene-Kommission am Umweltbundesamt und der Obersten Landesgesundheitsbehörden (Ad-hoc-Ag IRK/AOLG). Neben der Bewertung von **Einzelstoffen** anhand von Richtwerten (☞ Tab. 15.1) dient das **TVOC-Konzept** (☞ Tab. 15.5). Es hat keine strenge toxikologische Basis. Es kann zur Charakterisierung der Exposition und zur Quellensuche herangezogen werden. Darüber hinaus erlaubt es eine **Risikobewertung hinsichtlich möglicher sensorischer Wirkungen.**

Der **Ausschuss zur gesundheitlichen Bewertung von Bauprodukten (AgBB)** sieht es als eine seiner wichtigsten Aufgaben an, die Grundlagen für eine einheitliche Bewertung von Bauprodukten in Deutschland bereitzustellen und hat ein Schema zur Vorgehensweise bei der gesundheitlichen Bewertung von VOC-Emissionen aus Bauprodukten, die in Innenräumen von Gebäuden verwendet werden, vorgelegt. Im AgBB sind auch die Ländergesundheitsbehörden, das Umweltbundesamt, das Deutsche Institut für Bautechnik und das Bundesinstitut für Risikobewertung vertreten. Zur gesundheitlichen Bewertung von Bauprodukten werden hierbei u.a. stoffspezifische Rechenwerte, die sogenannten NIK-Werte (**niedrigste interessierende Konzentrationen NIK,** analog zum englischen LCI der *Lowest Concentration of Interest),* herangezogen (NIK-Werte-Liste vom 1.3.2008; www.umweltbundesamt.de).

Die **Arbeitsgemeinschaft ökologischer Forschungsinstitute e. V (AGÖF)** – ein Verband unabhängiger Beratungs- und Dienstleistungsunternehmen, welche u.a. in den Bereichen Schadstoffmessungen im Innenraum und ökologische Produktprüfung kooperieren, publiziert Orientierungswerte für flüchtige organische Verbindungen in der Raumluft. Hierbei werden Normalwerte, Auffälligkeitwerte und Orientierungswerte formuliert (Orientierungswertliste vom 10.10.2008; www.agoef.de).

TVOC-Konzentration [mg/m³]	Bewertung	Maßnahme
<0,3	Hygienisch unbedenklich	keine
0,3-1	Hygienisch noch unbedenklich; Reizung oder Beeinträchtigung des Wohlbefindens möglich, z.B. nach Renovierungsmaßnahmen, dann auch Wechselwirkung mit anderen Expositionsparametern möglich	Lüften, VOC-Quellen ermitteln
>1-3	Hygienisch auffällig; Geruchswahrnehmungen und Fälle von gesundheitlichen Beschwerden	Nutzungseinschränkung, Lüften, Quellensuche, ggf. Sanierung
>3-10	Hygienisch bedenklich; Geruchswahrnehmungen, Häufung von gesundheitlichen Beschwerden (Kopfschmerzen, weitere neurotoxische Wirkungen)	Nutzungseinschränkung, Lüften, Quellensuche, Sanierung, toxikologische Einzelstoffbewertung erforderlich
>10	Hygienisch inakzeptabel; in der Regel Geruchswahrnehmungen und gesundheitliche Beschwerden	Ggf. Nutzungsverbot, Lüften, Quellensuche, Minimierungsmaßnahmen festlegen, Sanierung, toxikologische Einzelstoffbewertung erforderlich

Tab. 15.5: TVOC-Konzept der Ad-hoc-AG IRK/AOLG (www.umweltbundesamt); Bewertung gilt nur, falls keine Richtwertüberschreitungen einzelner Stoffe vorliegen.

15.4.4.3. Holzschutzmittel

Die Anwendung von **Holzschutzmitteln** im Innenraum **hat** in der Vergangenheit zu gesundheitlichen Schäden geführt hat. Als Inhaltsstoffe wurden **Pentachlorphenol (PCP)** (☞ Kap. 15.2.), **Lindan** und **Chlornaphthaline** eingesetzt. Lindan (γ-HCH, Gamma-Hexachlorcyclohexan) wurde in Westdeutschland meist in Kombination mit PCP (Lindan: PCP = 1:10) verwendet. Mit dem PCP-Verbot und entsprechenden Sanierungen nahm auch die **Belastung durch Lindan im Innenraum ab.** Lindan spielte zudem noch eine Rolle bei Schädlingsbekämpfungsmaßnahmen nach dem früheren Bundesseuchenschutzgesetz. Auch die Verwendung von Lindan in Arzneimitteln zur Behandlung des Befalls mit Kopfläusen ist seit 2007 verboten. Lindan wirkt vor allem neurotoxisch. Bei Personen, die in der Produktion oder Anwendung tätig waren, traten unter anderem Missempfindungen an der Haut, Kopfschmerzen und Schwindel auf, zum Teil wurden Änderungen von Blutbild und Leberfunktionsparametern sowie Hinweise auf veränderte Aktivitäten fremdstoffmetabolisierender Leberenzyme festgestellt. Es besteht ein Verdacht auf krebserzeugende Wirkung.

Aufgrund der Lipophilie reichert sich Lindan im Fettgewebe an.

Aus gesundheitlichen Vorsorgegründen ist in Wohn- und Aufenthaltsräumen auf eine vorbeugende Holzschutzmittelbehandlung zu verzichten. Ein Schädlingsbefall ist bei warmem bzw. trocknem Raumklima äußerst unwahrscheinlich. Alle holzbefallenden Pilzarten benötigen für ihr Wachstum eine Holzfeuchte von wenigstens 20 % – ein Wert, der in beheizten Räumen nicht erreicht wird. Auch in **Feuchtbereichen** kann auf biozide Holzschutzmittel verzichtet werden. Dabei sollte folgendes beachtet werden:

- Verwendung pilzresistenter Kernholze wie z.B. von Eiche oder Lärche

- nach dem Baden oder Duschen gut lüften. Dies vermeidet auch Schimmelpilzbildung

- Holzvertäfelte Flächen immer mit gewissem Abstand zur Wand setzen, damit das Holz von allen Seiten gut belüftet wird und Feuchtigkeit schnell wegtrocknen kann (Hinterlüftung)

- Verwendung von trockenem Holz. Feuchtes Holz wird eher von Schädlingen befallen

- Spritzwasserkontakt stets vermeiden (z.B. direkt über der Duschkabine nicht holzverkleiden)

Lösemittelarme Wachse oder Holzlasuren ohne biozide Wirkung reichen zur Farbgebung oder Oberflächenbehandlung aus. **Im Saunabereich muss Holz immer unbehandelt bleiben.**

15.4.4.4. Schwebstaub

Als "Schwebstaub" bezeichnet man feste oder flüssige Teilchen, die in der Luft verteilt sind und zumindest einige Zeit in der Schwebe bleiben. Für die **gesundheitliche Bewertung** sind wichtig:

- Art der Quelle
- Partikelgröße
- chemische und biologische Zusammensetzung (an Staub gebundene Schadstoffe, Mikroorganismen, Allergene, Stoffwechselprodukte von Mikroorganismen, Zellbestandteile, Pollen, Tierhaare)
- morphologische Struktur und Form

Staubpartikel weisen unterschiedliche Größen auf:

- <100 nm Ultrafeinstaub
- <2,5 μm Feinstaub
- 2,5-10 μm grober Feinstaub
- Schwebstaub (TSP – *Total Suspended Particulates)* sind alle Partikel bis zu einem Durchmesser von 30 μm

Je kleiner der Teilchendurchmesser desto tiefer können sie in die Atemwege eindringen. Ultrafeine Partikel werden über die Lungenbläschen in die Blutbahn aufgenommen und im Organismus verteilt, während Partikel >10 μm in den oberen Atemwegen abgefangen werden. **Je größer die Teilchengröße ist, umso schneller sedimentieren diese.** Feine Partikel können mehrere Tage in der Schwebe verbleiben.

Die **Schwebstaubbelastung** in Wohnungen wird hauptsächlich hervorgerufen durch:

- Außenluft
- Staubeinträge über die Schuhe und die Kleidung
- Partikelfreisetzung beim Kochen und Backen
- Tabakrauch
- Kerzenabbrand, Kamine und Kaminöfen
- Staubsaugen und andere Aktivitäten der Raumnutzer, bei denen Staub aufgewirbelt wird
- Bastel- und Heimwerkerarbeiten, besonders Schleif- und Sägearbeiten

Kopierer und Laserdrucker (bei **Verbrennungsprozessen und Betrieb von Kopierern und Laserdruckern** werden **feine und ultrafeine Stäube** in die Raumluft abgegeben).

Allergene in Hausstaub sind vor allem Hausstaubmilben und Schimmelpilze (☞ auch Kap. 13.9. und 15.4.5.). Zur **Sanierung** ist neben der Abtötung der Milben durch spezielle Acarizide auch die möglichst vollständige Entfernung ihrer Ausscheidungsprodukte erforderlich.

Zur gesundheitlichen Auswirkung unspezifischer und spezifischer Stäube (Faserstäube wie z.B. Asbest) ☞ Kapitel 13.6..

> **Merke:**
> Je nach **Größe, Form und Inhaltsstoffen weist Staub eine unterschiedliche gesundheitliche Bedeutung** auf. Kleinere Partikel **<2,5 μm und biologische Partikel sind besonders relevant.** Wichtige **Maßnahmen zur Verringerung** der Staubbelastung in Innenräumen sind: kein Rauchen, Lüften, Nasswischen anstelle von trockenem Wischen, Verwendung von Staubsaugern mit zusätzlichen HEPA-Filtern.

15.4.4.5. Innen/Außen-Verhältnis von Luftverunreinigungen

Aus der Tab. 15.6 ist die Größenordnung mittlerer Innen/Außen-Verhältnisse verschiedener Luftverunreinigungen zu entnehmen.

> **Merke:**
> **Die Innenraumluftqualität ist abhängig von**
> - der **Außenluftqualität**
> - den **menschlichen Aktivitäten** (der Mensch selbst [CO_2, Wasserdampf, Gerüche, Partikel], Betreiben von Gasgeräten [NO_2, CO_2, VOC, PAK], Kohleheizungen [SO_2, CO_2, CO], Emissionen von Haushalts- und Hobbyprodukten [z.B. VOC], Tabakrauchen)
> - **Ausstattungsmaterialien und Einrichtungsgegenständen** (z.B. Spanplatten [Formaldehyd], Bau-, Renovierungs-, Raumausstattungsgegenstände, Teppiche [VOC] und Holzschutzmittel)
> - der **Lüftung** der Räume
> **Im Haushalt sind möglichst lösungsmittelfreie oder zumindest lösungsmittelarme Heimwerkerprodukte zu verwenden.**

15.4.5. Mikrobiologische Raumluftkontamination

Wenn man von biologischen Faktoren in Innenräumen spricht, denkt man zunächst an vermehrungsfähige Mikroorganismen, in erster Linie an Schimmelpilze, aber auch an Bakterien. Das sind aber nicht die einzigen innenraumrelevanten Faktoren; denn auch Zellbestandteile von Schimmelpilzen und Bakterien, die nicht lebensfähig und damit auch nicht anzüchtbar sind, können gesundheitliche Störungen verursachen, wenn sie inhaliert werden. Dies gilt ebenso für sekundäre Stoffwechselprodukte insbesondere von Schimmelpilzen, zum Beispiel sogenannte Mykotoxine und flüchtige organische Verbindungen (MVOC), deren oft als unangenehm empfundener Geruch schon in extrem geringer Konzentration wahrgenommen wird. Ferner sind auch Tierprodukte wie Haare, Speichel- und Tränenflüssigkeit von Säugetieren sowie Milbenkot als potente Allergene bekannt (☞ Tab. 15.7).

Infektionen	Bakterien, Schimmelpilze
Allergische Erkrankungen	Milben, Tierprodukte, Schimmelpilze
Entzündlich-toxische Erkrankungen	Endotoxine, Mykotoxine
Unspezifische Beschwerden	MVOC, Mykotoxine, Schimmelpilze

Tab. 15.7: Zuordnung von biologischen Faktoren und gesundheitlichen Beeinträchtigungen bzw. Erkrankungen.

Folgende Maßnahmen sind zur Reduzierung einer Innenraumproblematik durch biologische Faktoren geeignet:

• ausreichende Belüftung von Räumen
• Sanierung von feuchtebelastetem Mauerwerk

Stoff	Innen/Außen-Verhältnis	Bemerkungen
Schwefeldioxid (☞ Kap. 13.7.1)	0,1-0,5	steigt mit fallender Außenluft-Konzentration
Kohlendioxid (☞ Kap. 12.5.1)	1-3	
Kohlenmonoxid (☞ Kap. 13.7.3)	≤1 1-5	ohne CO-Quelle innen mit CO-Quelle innen
Stickstoffdioxid (☞ Kap. 13.7.2)	0,5-1 2-5	ohne NO_2-Quelle innen mit NO_2-Quelle innen
Schwebstaub (☞ Kap. 13.6.1, 15.4.4.4)	1 >2	ohne Tabakrauch mit Tabakrauch
Asbest (☞ Kap. 7.5.2)	<1 1-3	ohne Asbest-Quellen innen mit Asbest-Quellen innen (häufig weit über 3)
Radon (☞ Kap. 7.5.1)	3-5	
Formaldehyd	10	
Aromatische Kohlenwasserstoffe	1-3	
Aliphatische Kohlenwasserstoffe	2-5 >5	übliche Werte; in der Nachbarschaft von Quellen im Haus (z.B. Chemisch-Reinigungsanlagen)
PAK (☞ Kap. 13.8.1)	0,5 ≥1	ohne Tabakrauch innen mit Tabakrauch innen
PCB (☞ Kap. 13.8.3.3)	>10	in Räumen mit Kondensatoren oder PCB-haltigen Dichtungsmassen
PCDD/F (☞ Kap. 13.8.3.1)	<1 >1	ohne PCDD/F-Quellen innen mit PCDD/F-Quellen innen

Tab. 15.6: Größenordnung mittlerer Innen/Außen-Verhältnisse für ausgewählte anorganische und organische Luftverunreinigungen.

- fachmännische Wartung von Klimaanlagen und Luftbefeuchtern

- Verwendung von milbendichten Matratzenbezügen

- sparsame Verwendung von Teppichböden

15.4.5.1. MVOC *(microbial volatile organic compounds)*

Die von **Schimmelpilzen gebildeten toxisch wirkenden Stoffwechselprodukte** heißen **Mykotoxine.** Flüchtige organische Stoffwechselprodukte von Schimmelpilzen werden als MVOC abgekürzt. Die in Innenräumen gemessenen Gehalte an MVOC liegen deutlich unterhalb von akut-toxischen Konzentrationen. Unklar ist, inwieweit sie an Reizwirkungen, Atemwegerkrankungen und Sick-Building-Syndrom (SBS) beteiligt sind. Verglichen mit nichtbiogenen VOC sind die Raumluftkonzentrationen in der Regel deutlich niedriger (<1 µg/m³ bei Einzelsubstanzen, <25 µg/m³ für die Summe der MVOC). Allerdings haben einzelne MVOC sehr niedrige Geruchsschwellen (z.B. Geosmin 0,1 ppb) und können somit zur Belästigung beitragen. Die Messung der MVOC hat sich als **Indikatormessung zur Erkennung eines nicht sichtbaren intramuralen Schimmelbefalls** in der Praxis bewährt.

Die MVOC umfassen ein breites Spektrum unterschiedlicher chemischer Stoffklassen, z.B. Aldehyde, Alkanole, Alkenole, Ester, Ether, Carbonsäuren, Ketone, schwefelhaltige Verbindungen, Terpene, Terpenalkohole und Sesquiterpene. Die besten Indikatoren für einen mikrobiellen Befall sind MVOC für die bisher nur eine mikrobielle Herkunft bekannt ist. Dazu zählen: 3-Methylfuran, Dimethyldisulfid, 1-Octen-3-ol, 3-Octanon und 3-Methyl- 1-butanol. Weniger spezifische Indikatoren sind Hexanon, Heptanon, 1-Butanol und Isobutanol, da diese auch aus Bauprodukten oder Farben ausgasen können.

Probleme bei der Interpretation der MVOC-Messung sind:

- nicht alle als MVOC bestimmten Verbindungen müssen tatsächlich mikrobieller Herkunft sein

- das Spektrum der von den Pilzen gebildeten MVOC ist abhängig von dem Material auf dem sie wachsen

- Ergebnisse aus Laborversuchen mit künstlichen Substraten lassen sich nur bedingt auf die Verhältnisse beim Schimmelpilzwachstum im Innenraum übertragen

- das Auftreten bestimmter MVOC ist an das Vorkommen lebender Mikroorganismen gebunden, während dies bei anderen MVOC nicht der Fall ist.

- eine Abschätzung der gesundheitlichen Gefährdung kann anhand der Messung von MVOC nicht vorgenommen werden

15.4.5.2. Wachstum von Schimmelpilzen im Innenraum

Die entscheidende **Voraussetzung für ein mikrobielles Wachstum** in Innenräumen ist eine **hohe Materialfeuchtigkeit** und ein geeigneter pH-Wert (pH 5-8), weitere Bedingungen wie die Temperatur und das Nährstoffangebot sind in bewohnten Räumen häufig optimal für das Wachstum von Schimmelpilzen. Pilze bilden auf und in feuchten Materialien feine Haargeflechte (Myzelien bzw. Hyphen). Einzelne Pilze bilden während ihres Wachstums Toxine, die in ihren Myzelien und Sporen enthalten sind. Diese werden nach dem Absterben und der Auflösung der Myzelien (Lysis) freigesetzt. Sie reichern sich entweder im Material an oder werden partikelgebunden an die Raumluft abgegeben. Viele Pilze geben während des Wachstums MVOC an die Umgebung ab.

Eine hohe Materialfeuchtigkeit (Grundlage für das Wachstum von Schimmelpilzen) ist vor allem nach Feuchteschäden zu messen. Die häufigsten Ursachen sind:

- Verletzung der Außenhaut eines Gebäudes (Dach, Fassade, Keller)

- nicht ausreichende Beachtung bauphysikalischer Gesetzmäßigkeiten (z.B. fehlerhafte oder fehlende Dampfbremsen sowie geometrische Wärmebrücken)

- Konstruktions- und Planungsfehler (z.B. Einschluss von Feuchtigkeit, Kontergefälle, Undichtigkeit aufgrund von Materialschrumpfung, konstruktive Wärmebrücken)

- Havarien und Überschwemmungen (Platzen von Rohrleitungen oder Wasserbehältern sowie Naturkatastrophen wie Hochwasser)

- Nutzungsfehler (ungenügendes Lüften, ungünstige Platzierung von Möbeln)

15.4.5.3. Untersuchung einer Wohnung auf Schimmelpilzbelastung

Eine detaillierte Information dazu kann dem **Schimmelpilzsanierungs-Leitfaden des Umweltbundesamtes** (www.umweltbundesamt) aus dem Jahre 2005 entnommen werden.

Vor der Durchführung von aufwändigen Untersuchungen sollte zunächst eine **Ortsbegehung** stattfinden. Dort sollten alle möglichen Ursachen für eine Schimmelpilzbelastung abgeklärt werden. Dazu sollten dann ebenfalls die Randbedingungen wie z.B. Luft- und Materialfeuchte, Temperatur und Lüftungsverhalten bestimmt werden.

Die in Abb. 15.4 dargestellten Schritte sind denkbare Optionen, müssen im Einzelfall und in Abhängigkeit der Ortsbegehung jedoch nicht alle durchgeführt werden.

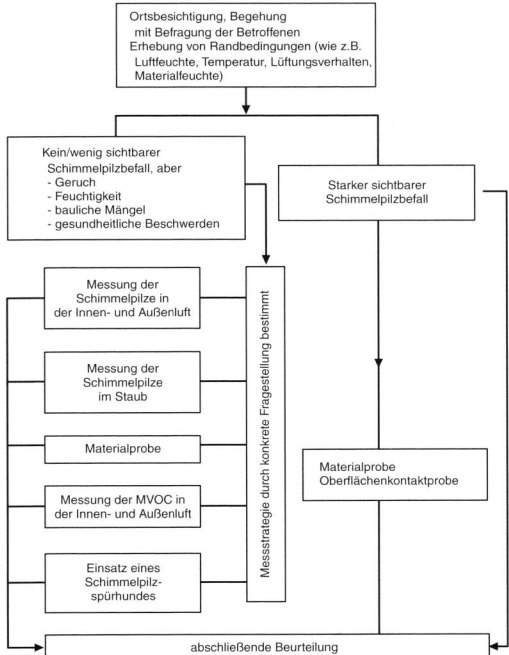

Abb. 15.4: Vorgehensweise bei Verdacht eines Schimmelpilzbefalls einer Wohnung.
Quelle: Schimmelpilzsanierungs-Leitfaden des Umweltbundesamtes 2005.

Je nach Fragestellung und Ergebnis des Ortstermins kann anschließend eine **Schimmelpilzuntersuchung im Staub, Material oder in der Luft** erfolgen. Bei Verdacht auf einen verdeckten Befall kann neben der MVOC-Messung auch ein Schimmelpilz-Spürhund zum Einsatz kommen.

Methodisch können für die Messung kultivierbarer Schimmelpilze folgende Verfahren angewandt werden.

Filtrations- und Impaktionsverfahren: Eine definierte Luftmenge wird mittels einer Pumpe angesaugt, wobei die Schimmelsporen auf einem Filter oder direkt auf einem Nährmedium abgeschieden werden. Das Untersuchungsergebnis hängt vor allem von folgenden Faktoren ab:

- Ansaughöhe
- Ansaugvolumen, Ansaugzeit
- Sammelprinzip und Art des Luftkeimsammlers
- Nachweis und Bestimmungsmethode
- Belegung, Raumnutzung, Aktivität
- Belüftung (Belüftungsart, Luftwechsel)

Eine **Schimmelpilzquelle ist dann im Innenraum** zu vermuten, wenn die **Anzahl der Schimmelpilze im Innenraum deutlich über der Anzahl der Schimmelpilze in der Außenluft** liegt und/oder die Zusammensetzung der Arten im Innenraum deutlich von der **Zusammensetzung der Arten in der Außenluft abweicht.** Die Beantwortung der Frage, ob eine Schimmelpilzquelle im Innenraum vorliegt, wird **in der Praxis aber oft erschwert**, da

- mikrobiologische Bestimmungen mit einer hohen Streuung behaftet sind. Schimmelpilzsporen sind in der Luft nicht gleichmäßig verteilt, sondern ihre Verteilung hängt von den unterschiedlichsten Parametern (z.B. Luftzirkulation, Bewegungen im Raum, relative Feuchtigkeit) ab. Daher sind einzelne Schimmelpilzmessungen mit einem großen Unsicherheitsfaktor behaftet. Es wird empfohlen mehrere Parallelmessungen durchzuführen
- die bisherigen Messverfahren weitgehendst auf Kurzzeitmessungen (meist 5-15 min) basieren und trotz Mehrfachmessungen eine verallgemeinernde Einschätzung nur bedingt möglich ist
- nicht alle vorhandenen Schimmelpilze kultivierbar sind. Manche Schimmelpilzarten wachsen sehr schlecht auf den Nährmedien, besonders, wenn sie unter Stressbedingungen (z.B. längeres Austrocknen) überleben müssen. Je nach Zusammensetzung der Schimmelpilzpopulation können kulturell auf Nährböden deutlich weniger Schimmelpilze nachgewiesen werden als

wirklich vorhanden sind. Die Ermittlung der Gesamtsporenkonzentration, die unabhängig vom Wachstum auf Nährmedien ist, kann diesem Problem Rechnung tragen

- die allgemein anerkannte und genutzte Bezugsgröße für eine Innenraumbelastung die Außenluftbelastung ist, die ihrerseits sehr starken örtlichen, witterungsbedingten und jahreszeitlichen Einflüssen unterliegt

Sedimentation: Die Messung kultivierbarer Schimmelpilze liefert keine quantitativen und reproduzierbaren Ergebnisse und wird daher nicht empfohlen.

Material- und Oberflächenproben: Die Untersuchung von Schimmelpilzen auf oder in Materialien gibt Hinweise auf die Schimmelpilzquelle. Eine Differenzierung der Pilzarten ist mitunter aussagekräftiger als die Angabe einer Schimmelpilzkonzentration, zumal einige Arten (z.B. *Stachybotry chartarum*) nur schwer in der Luft nachweisbar sind.

Bestimmung der Gesamtzell- bzw. Gesamtsporenzahl (Schlitzdüsenimpaktion oder Camnea-Filtermethode): Mit der Bestimmung der Gesamtsporenzahl werden sowohl die kultivierbaren als auch die nicht kultivierbaren Schimmelpilze erfasst. Eine Differenzierung der Pilzgattungen und -arten ist nur eingeschränkt möglich.

15.4.5.4. Sanierung

Für die Sanierung eines Schimmelpilzbefalls im Innenraum steht an erster Stelle die Ursachenfindung und -beseitigung.

Raumnutzer können einen **kleineren Schimmelpilzbefall** (= 0,5 m² und nur oberflächlicher Befall) selber beseitigen. Es sei denn sie reagieren allergisch auf Schimmelpilze, leiden an einer chronischen Erkrankung der Atemwege oder haben ein geschwächtes Immunsystem.

Im Folgenden sind Stichpunkte aufgeführt die es zu beachten gilt:

- Ursache erkennen und beseitigen
- die Fläche nicht trocken abreiben damit die Sporen nicht aufgewirbelt werden und sich im Raum verteilen
- die befallenden Materialien müssen gründlich gereinigt werden; sollte dies nicht möglich sein sollte das Material vollständig entfernt werden.

- eine bloße Abtötung alleine reicht nicht aus, da auch von abgetöteten Schimmelpilzen allergische oder reizende Wirkungen ausgehen können.
- nur Staubsauger mit einem HEPA-Filter verwenden, um auch hier die Verteilung von Schimmelpilzsporen im Raum zu vermeiden

Bei einem **größeren Schimmelpilzbefall** (befallende Fläche ≥0,5 m² oder der Befall ist auch in tieferen Bauteilschichten vorhanden oder der muffige Geruch bleibt auch nach oberflächlicher Entfernung des Befalls weiterhin bestehen) ist es in aller Regel sinnvoll Sofortmaßnahmen zu ergreifen. Die eigentliche Sanierung sollte in diesem Fall jedoch von einer Spezialfirma durchgeführt werden.

Zu den Sofortmaßnahmen zählen:

- Schwer zu reinigende und noch nicht von Schimmelpilz befallene Gegenstände (Textilien, Stoffe, Möbel) sollten abgedeckt oder aus dem Sanierungsbereich entfernt werden.
- Lebensmittel und Kinderspielzeug sollte ebenfalls entfernt werden.
- Der Bereich des Schimmelpilzbefalls sollte räumlich getrennt werden.
- Stark befallene Räume sollten nicht mehr benutzt werden.
- Evtl. vorhandene Feuchtigkeit sollte durch Heizen und Lüften nach außen transportiert werden. Bei größeren Wasserschäden könnte eine technische Trocknungsmaßnahme sinnvoll sein.

Aspekte **zur gesundheitlichen Bewertung von Schimmelpilzen in Innenräumen** sind in Kap. 6.6.5.2. dargelegt.

15.5. Nichtionisierende elektromagnetische Felder

15.5.1. Elektrostatische Gleichfelder

Elektrostatische Gleichfelder (statische elektrische Felder) werden eingeteilt in:

- natürliches elektrisches Gleichfeld (elektrostatisches Feld)
  kommt dadurch zustande, dass die Erdoberfläche negativ, die obere Lufthülle der Erde aber positiv geladen ist (durchschnittliche Feldstärken über dem Erdboden 130 V/m). Ein Eindringen des Feldes in Lebewesen erfolgt nicht. Die atmosphärischen Aufladungen auf der Erdober-

fläche erreichen bei Gewittern Feldstärken bis 20 kV/m. Häuser dämpfen das elektrostatische Feld innerhalb von Gebäuden mehr als hundertfach (Faradayscher Käfig)

- künstliche elektrische Gleichfelder
  entstehen durch statische Aufladung infolge Ladungstrennung, z.B. durch Aufladung eines Körpers infolge Reibung an Kunststoffteppichen oder -fußbodenbelägen bzw. Plastikmöbeln (bis 10 kV/m!)

Eine **Übertragung elektrischer Ladungen** kann durch Influenzwirkung oder Berührung von aufgeladenen Gegenständen (z.B. Kraftfahrzeuge, Fernseher- oder Computerbildschirme) erfolgen.

Folgende **Wirkungen** können hierbei auftreten:

- Beeinflussung nur der Körperoberfläche durch die Ladung
- Haarsträuben bei Aufladung im kV-Bereich (z.B. beim An- oder Ausziehen eines Pullovers)
- schwache Wahrnehmung oder Schmerzempfindung durch Entladungsfunken bei Entladung. (Bei häufiger Wiederholung Beeinträchtigung des Wohlbefindens; dann Erdungsmaßnahmen durchführen.)

15.5.2. Luftionen

Die Entstehung von Luftionen ist ein ständig in der ganzen Atmosphäre stattfindender Prozess, der insbesondere durch energiereiche elektromagnetische Strahlung ausgelöst wird. Ein Ion ist ein Atom oder eine Atomgruppe, die infolge Verlusts eigener oder durch Anlagerung fremder Elektronen positiv (Kationen) oder negativ (Anionen) geladen wird. **Kleinionen:** Ein Ion ist eher ein geladener molekularer Cluster oder Kleinion als ein einzelnes Atomion. Die Zahl der Kleinionen in unbelasteter Reinluft beträgt 1000 bis 3000 Ionen/cm³ Luft. Mit zunehmender Luftbelastung geht die Zahl der Kleinionen zurück. Positiven Kleinionen werden gesundheitsbeeinträchtigende, negativen Ionen gesundheitsfördernde Eigenschaften zugeschrieben. Einige Autoren fanden keine nachweisbare Ionenwirkung auf die Gesundheit.

Mittel- und Großionen entstehen durch elektrische Anziehung der Kleinionen an Teilchen unterschiedlicher Art und Größe (z.B. Aerosole, Staub, Mikroorganismen). Die Großionen sind von hygienisch ungünstiger Wirkung, weil sie insbesondere in Ballungszentren in größerer Menge vorhanden sind und physikalische und chemische Luftschadstoffe in die Lungenwege transportieren können. Sie werden auch als Indikator für die Luftverschmutzung herangezogen.

15.5.3. Magnetische Gleichfelder

Magnetische Gleichfelder entstehen

- durch das geomagnetische Feld der Erde (45-70 Mikrotesla [µT])
- durch Hochspannungs-Gleichspannungsübertragungsleitungen, Fahrdrahtgleichspannungen
- bei bestimmten technischen Anlagen der Industrie, z.B. Plasmaschmelzöfen, Elektrolyseanlagen
- bei der medizinischen Diagnostik (Kernspinresonanzanlagen)

Das Magnetfeld nimmt mit der Entfernung schnell ab, wird aber nur durch ferromagnetische Metalle (z.B. Stahl) abgeschirmt.

Folgende **Wirkungen** können auftreten:

- Durchdringung des menschlichen Körpers ohne Dämpfung
- Ausrichtung von Atomkernen im starken Magnetfeld der Kernspinresonanzanlage durch physikalischen Effekt

15.5.4. Niederfrequente Wechselfelder

Je nach Quelle ist der Mensch gegenüber verschiedenen Feldern exponiert. Die gesundheitliche Relevanz dieser Expositionen **ist Gegenstand kontroverser Diskussionen.** So werden Erkrankungen wie Krebs bei Erwachsenen, Leukämien bei Kindern, Depression und Selbstmord, Herz-Kreislauf-Erkrankungen, Entwicklungsstörungen, immunologische Veränderungen, Verhaltensänderungen und andere in Zusammenhang mit einer Exposition gegenüber elektrischen und magnetischen Feldern gebracht. Auch werden Emissionen von Radioweckern, Mobilfunksendeanlagen, Handys, Hochspannungsleitungen oder Haushaltsgeräten in einem Atemzug genannt. Beim Mobilfunk werden hochfrequente elektromagnetische Felder genutzt. Hochspannungsleitungen und Haushaltsgeräte dagegen sind von niederfrequenten elektrischen und magnetischen Feldern umgeben. Hoch- und niederfrequente Felder wirken unterschiedlich auf den menschlichen Körper.

Ihre Wirkungen müssen deshalb getrennt voneinander betrachtet werden.

15.5.4.1. Niederfrequente elektrische und magnetische Wechselfelder

Der Bereich der niederfrequenten Felder umfasst **elektrische und magnetische Wechselfelder** mit Frequenzen zwischen 1 Hz und 100 kHz.

Ein **elektrisches Feld** bildet sich zwischen zwei räumlich getrennten elektrischen Ladungen unterschiedlichen Vorzeichens aus. Es ist immer vorhanden, auch wenn kein Strom fließt. Die Maßeinheit ist die **elektrische Feldstärke**, die Einheit ist **Volt pro Meter** (V/m). **Niederfrequente elektrische Wechselfelder** treten in der Nähe elektrischer Maschinen und Anlagen auf (z.B. Lampen, Bügeleisen, Haartrockner, Elektrotherapie, Netzleitung in Gebäuden, Trafostationen, Hochspannungsfreileitungen). Die Wechselfelder dringen von außen kaum (nur sehr geschwächt) in Gebäude, Züge oder Kraftfahrzeuge ein. Die **Grenzwerte** der 26. BImSchV im niederfrequenten Bereich lauten: 5 kV/m bei einer Frequenz von 50 Hz (Haushaltsstrom) und 10 kV/m bei 16,7 Hz (Oberleitungsstrom der Bahn). Im Abstand von 30 cm weisen Haushaltsgeräte Feldstärken auf, die **deutlich unterhalb der Grenzwerte** liegen: elektrischer Boiler 0,3 kV/m, Stereoanlagen, Bügeleisen, Kühlschränke, Handmixer 0,1-0,2 kV/m, Kaffeemaschinen und Fernsehgeräte <0,1 kV/m.

Ein **magnetisches Feld** ist das gerichtete Kraftfeld, das sich um einen stromdurchflossenen Leiter aufbaut. Die magnetische Feldstärke wird in Ampere pro Meter gemessen oder als magnetische Flussdichte mit der Einheit Tesla angegeben.

Niederfrequente magnetische Wechselfelder kommen in der Nähe elektrischer Anlagen vor. Sie werden durch den menschlichen Körper kaum gedämpft. Eine Abschirmung von Gebäuden gegen äußere Magnetfelder ist ohne großen Aufwand nicht möglich. Hohe magnetische Feldstärken werden nur in der Nähe von speziellen technischen Einrichtungen (z.B. Induktionsöfen) gemessen. Die **Grenzwerte** der 26. BImSchV im niederfrequenten Bereich lauten: 100 μT bei einer Frequenz von 50 Hz (Haushaltsstrom) und 300 μT bei 16,7 Hz (Oberleitungsstrom der Bahn).

Im Alltag ergibt sich die Exposition der Bevölkerung hauptsächlich durch die elektrischen und magnetischen Felder, die durch die Stromversorgung mit 50 Hz und die elektrifizierten Verkehrssysteme wie Eisenbahnen (16,7 Hz) entstehen. Die Stromversorgung erfolgt mittels Hochspannungsleitungen. Dabei treten in der Umgebung von Leitungen niederfrequente elektrische und magnetische Felder auf.

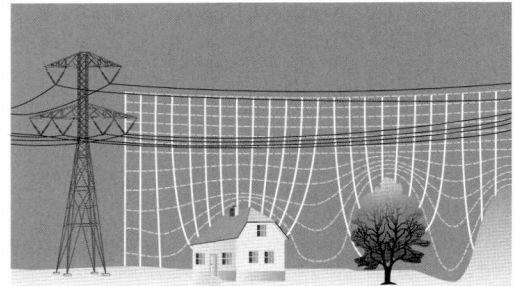

Abb. 15.5: Die Stromversorgung erfolgt mittels Hochspannungsleitungen. Dabei treten in der Umgebung von Leitungen niederfrequente elektrische und magnetische Felder auf. Häuser, Erhebungen im Gelände oder Bewuchs führen zu Verzerrungen des elektrischen Feldes unter Hochspannungsfreileitungen. Weiße Linien: Feldlinien; graue Strichlinien: elektrische Niveaulinien (Linien mit gleichem elektrischem Potenzial). Quelle: www.bfs.de/de/elektro/nff/vorkommen.html.

Beim elektrischen Bahnstromnetz wie auch bei den Hochspannungsleitungen gilt, dass mit zunehmendem Abstand die elektrische und magnetische Feldstärke rasch abnimmt.

Elektrische Feldstärken und magnetische Flussdichten von Haushaltsgeräten und der Elektroinstallation im Haus werden vom Bundesamt für Strahlenschutz (www.bfs.de) als **gering eingestuft**. Ein Auszug von repräsentativen Werten magnetischer Flussdichten (☞ Tab. 15.8) zeigt, dass bereits in 30 cm Abstand von den meisten Geräten der Wert der **Grenzwertempfehlung von 100 μT** (26. BImSchV) deutlich unterschritten wird.

Mittels am Körper tragbarer Personendosimeter wurden bei Personen aus Bayern anhand von 24-stündigen Messungen für das magnetische Feld bei 50 Hz ein arithmetischer Mittelwert von 0,101 μT und ein Medianwert von 0,047 μT festgestellt (☞ Tab. 15.9).

Gerät (µT)	3 cm	30 cm	1 m
Haarföhn	6-2000	0,01-7	0,01-0,3
Rasierapparat	15-1500	0,08-9	0,01-0,3
Staubsauger	200-800	2-20	0,13-2
Mikrowellengerät	73-200	4-8	0,25-0,6
Küchenherd	1-50	0,15-0,5	0,01-0,04
Computer	0,5-30	<0,01	
Fernsehgerät (Röhrengerät)	2,5-50	0,04-2	0,01-0,15

Tab. 15.8: Repräsentative Werte magnetischer Flussdichten von Haushaltsgeräten in unterschiedlichen Abständen gemessen in Mikrotesla (µT) (www.bfs.de).

	Anzahl Personen	Median (µT)	95-%-Perzentil (µT)
24-h-Exposition	1.952	0,047	0,308
Exposition im Haus	1.941	0,063	0,215
Exposition in der Nacht	1.926	0,092	0,144
Großstadt, 24 h	370	0,061	0,314
ländlich, 24 h	432	0,035	0,261
Einfamilienhaus	1.227	0,059	0,218
Hochhaus	51	0,076	0,116
24 h Daten: im Büro Tätige	624	0,049	0,338
Direkte Nähe zu 16,7-Hz-Bahnoberleitung	190	0.102	0,436

Tab. 15.9: Magnetfeldexposition für die allgemeine Bevölkerung (repräsentativ für die Siedlungsstruktur im Bayern) aufgrund der 50-Hz-Stromversorgung (Quelle: Bundesamt für Strahlenschutz; www.bfs.de).

15.5.4.2. Gesundheitliche Wirkungen von niederfrequenten elektrischen und magnetischen Feldern

Die **Besorgnis** in der Bevölkerung über gesundheitliche Risiken durch elektromagnetische Felder ist erheblich. Fast 30 % der deutschen Bevölkerung sind besorgt, 10 % fühlen sich beeinträchtigt und etwa 5 % der bundesdeutschen Bevölkerung bezeichnen sich selbst als elektrosensibel. Jeder 3. Arzt in Deutschland vermutet, dass auch bei Einhaltung der Grenzwerte gesundheitliche Risiken durch elektromagnetische Felder bestehen. **Allerdings kann angenommen werden, dass in diesem Zusammenhang niederfrequente Wechselfelder (Haushaltsstrom u.a.) und hochfrequente Wechselfelder (Mobilfunk u.a.) nicht differenziert betrachtet werden.**

Elektrosensibilität: selbst berichtete Fähigkeit, elektrische und elektromagnetische Felder besser als der Bevölkerungsdurchschnitt wahrzunehmen.

Elektrosensitivität: Entwicklung von Krankheitssymptomen (Kopfschmerzen, Schlafstörungen, Müdigkeit, Konzentrationsstörungen, Herzklopfen, Schwindel, Verdauungsprobleme, Hautrötung, Kribbeln) als Folge der Einwirkung elektrischer und elektromagnetischer Felder

Das Phänomen "Elektrosensibilität" wurde in mehreren Studien untersucht. Es zeigte sich, dass die Wahrnehmung elektromagnetischer Felder bei Betroffenen und Kontrollen gleich (un)-genau war. Eine Dosis-Wirkungsbeziehung bestand nicht. In Doppelblindstudien konnte kein Zusammenhang zwischen Beschwerden und Exposition festgestellt werden. **Fazit: Wissenschaftlich belastbare Daten, für Elektrosensibilität fehlen.** Es stellt sich aus medizinischer Sicht die Frage, ob Abschirmkonzepte in Wohngebäuden gegen niederfrequente elektromagnetische Felder sinnvoll sind.

WHO und IARC haben 2002 **niederfrequente Felder** als Klasse **2B "möglicherweise kanzerogen" eingestuft.** Die Bewertung basierte auf epidemiologischen Beobachtungen. Darin wurde eine statistische Assoziation von kindlicher Leukämie und einer zeitlich gemittelten Magnetfeldexposition der Kinder im Bereich >0,3-0,4 µT ermittelt.

Folgende Bewertung zu **gesundheitlichen Risiken durch niederfrequente Felder gibt die WHO:**

- nach epidemiologischen Studien gibt es Hinweise, dass Magnetfelder "möglicherweise kanzerogen" sind. Die Aussagekraft der epidemiologischen Studien ist wegen methodischer Probleme geschwächt (ein möglicher Selektionsbias). Zudem ist der zugrunde liegende Wirkmechanismus unbekannt und die epidemiologischen Beobachtungen werden von zahlreichen Studien am Tiermodell nicht unterstützt

- kindliche Leukämie ist bezogen auf die Weltbevölkerung eine relativ seltene Krankheit (weltweit etwa 49.000 neue Fälle pro Jahr). Nur etwa 1 bis 4 % der Kinder sind über 0,3 µT exponiert. Wäre der beobachtete statistische Zusammenhang kausal, dann könnten weltweit zwischen 100 und 2400 Fälle pro Jahr auf erhöhte Magnetfeldexpositionen zurückgeführt werden. Dies bedeutet, dass das berechnete Ausmaß begrenzt ist, selbst wenn Magnetfelder das Risiko tatsächlich erhöhen würden

- Studien zu anderen Phänomenen wie Krebs bei Erwachsenen, Depression und Selbstmord, Herz-Kreislauf-Erkrankungen, Entwicklungsstörungen, immunologische Veränderungen, Verhaltensänderungen zeigen keine Beeinflussungen durch Magnetfelder.

Niederfrequente elektromagnetische Felder mit Frequenzen von 30 KHz dringen mit ihrer magnetischen Feldkomponente tief in den Körper ein und können elektrische Ströme induzieren. Bei Überschreitung von Schwellenwerten können niederfrequente elektromagnetische Felder Reizerscheinungen an Nerven- und Muskelzellen hervorrufen. Das Grenzwertkonzept orientiert sich an diesen Wirkungen.

▶ Vorsorgemaßnahmen

Auf Grund bestehender wissenschaftlicher Unsicherheiten bezüglich möglicher gesundheitlicher Auswirkungen schwacher niederfrequenter Felder gibt das Bundesinstitut für Strahlenschutz folgende vorsorglichen Empfehlungen:

- die Betreiber von Gleichspannungs- und Niederfrequenzanlagen sind dazu aufgefordert, die Emission statischer sowie niederfrequenter elektrischer und magnetischer Felder im Rahmen des technisch Möglichen zu reduzieren

- Elektroinstallationen gut isoliert unter Putz legen

- vollständiges Abschalten möglicher Feldquellen und Geräte, nicht im "Standby"-Modus belassen. Dies gilt insbesondere für Fernsehgeräte und Stereoanlagen

- Feldquellen, die nachts im Schlafbereich eingesetzt werden (wie z.B. Babyphone und netzbetriebene Radiowecker), soweit vom Bett entfernt platzieren wie möglich

15.5.5. Hochfrequente elektromagnetische Felder

Die Diskussion um gesundheitliche Auswirkungen von "Elektrosmog" konzentriert sich mit dem rasanten Ausbau des Netzes von Mobilfunksendeanlagen und der enormen Zunahme der Handynutzer zunehmend auf die Exposition gegenüber hochfrequenten elektromagnetischen Feldern.

Im elektromagnetischen Spektrum sind die **hochfrequenten elektromagnetischen Felder** im Frequenzbereich zwischen etwa 100 Kilohertz (kHz = 1.000 Hz) und 300 Gigahertz (GHz = 1.000.000.000 Hz) angesiedelt (☞ auch Abb. 15.6). Hertz ist die Maßeinheit für die Frequenz, d.h. für die Zahl der Schwingungen pro Sekunde. Für die hochfrequenten elektromagnetischen Felder (HF-EMF) gilt: Sowohl das elektrische als auch das magnetische Feld wechseln zwischen zigtausend- und mehreren milliardenmal in der Sekunde ihre Richtung.

Frequenz und Wellenlänge elektromagnetischer Felder sind fest miteinander verbunden und beschreiben den Wellencharakter des Feldes. Bei hohen Frequenzen ist die Wellenlänge klein, während geringe Frequenzen mit großen Wellenlängen einhergehen. Je höher die Frequenz desto energiereicher ist die Strahlung. Die Wellenlänge der hochfrequenten elektromagnetischen Felder liegt zwischen 3 km und 1 mm.

Die elektrische und die magnetische Komponente sind bei den HF-EMF sehr eng miteinander gekoppelt. Daher kann man die Wirkung dieser Strahlung kaum noch auf die Wirkung einer der beiden Komponenten zurückführen.

Hochfrequente Strahlung wird im Allgemeinen von einer Antenne abgestrahlt. Sie breitet sich mit

Lichtgeschwindigkeit aus und überträgt dabei Energie und damit Informationen über große Entfernungen. Diese Eigenschaft wird besonders für die moderne Kommunikation ausgenutzt – z.B. für:

- Rundfunk
- Fernsehen
- Mobilfunk
- schnurlose Telefone
- Wireless LAN
- Bluetooth

Hochfrequente elektromagnetische Felder werden emittiert als:

- Mikrowellen (Radaranlagen, Mikrowellenherde, drahtlose Kommunikationsanlagen)
- Ultrakurzwellen (Nahsender [UKW, VHF])
- Kurzwellen (Weitsender)
- Mittelwellen (Nahsender)
- Langwellen (Weitsender)

15.5.5.1. Mobilfunk – GSM und UMTS

Die digitale Übertragung (Daten, Gespräche, Bilder) beim Handy erfolgt derzeit über 2 Mobilfunkstandards: GSM-Standard *(Global System for Mobile Communications)* und UMTS-Technik *(Universal Mobile Telecommunication System)*.

GSM: Der Frequenzbereich für das D-Netz liegt um 900 MHz und für das E-Netz um 1800 MHz. Der Frequenzbereich für das UMTS-System liegt zwischen 1900 und 2170 MHz, also etwas oberhalb des E-Netzes. Die im Mobilfunk verwendeten elektromagnetischen Felder liegen im Mikrowellenbereich. Die Sendeleistung liegt im Bereich 10-20 W. Die Sendeleistung moderner Handys beträgt 1-2 W (Spitzenwert, mittlere Leistung 0,13-0,25 W, da das Handy nicht ständig sendet).

15.5.5.2. Schnurlose Festnetztelefone

Schnurlose Festnetztelefone nach dem DECT *(Digital Enhanced Cordless Telecommunication)*-

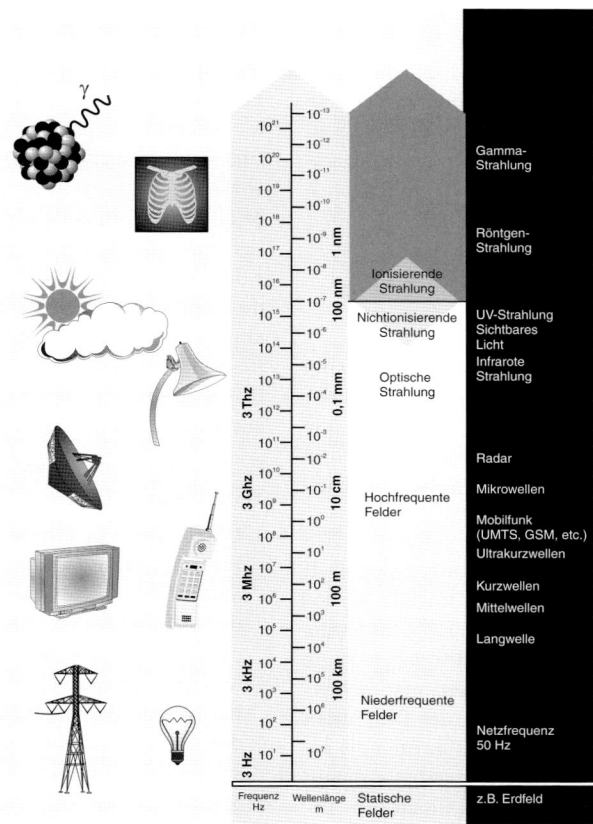

Abb. 15.6: Das elektromagnetische Spektrum. Quelle: Bundesanstalt für Strahlenschutz.

Standard funktionieren nach demselben technischen Prinzip wie Mobiltelefone. Der von DECT verwendete Frequenzbereich liegt zwischen 1800 und 1900 MHz. Es handelt sich um ein gepulstes Signal mit einer Wiederholungsfrequenz von 100 Hz. Da die Reichweite mit bis zu 300 m sehr gering ist, beträgt die maximale Sendeleistung von Basisstation und Mobilteil jeweils nur 250 mW pro Puls. Die mittlere abgestrahlte Leistung eines DECT-Gerätes beträgt max. 10 mW. Daraus resultieren maximale spezifische Absorptionsraten (SAR) von unter 0,1 W/kg. Der SAR-Wert ist das Maß für die Aufnahme elektromagnetischer Energie durch den Körper.

Anders als bei Mobiltelefonen ist beim DECT-Standard grundsätzlich keine Leistungsregelung vorgesehen, d.h. Basisstation und Mobilteil senden immer mit der gleichen Leistung, unabhängig davon, ob der Nutzer 1 m oder 250 m von der Basisstation entfernt ist. **DECT-Telefone stellen in der Wohnung meist die stärkste Feldquelle dar.** Es sind einige Geräte auf dem Markt, bei denen zumindest die Sendeleistung des Mobilteils abgesenkt wird, wenn der Nutzer sich beim Telefonieren in der Nähe der Basisstation befindet. Die Sendeleistung der Basisstation kann bei einigen Geräten manuell abgesenkt werden z.B. "Strahlungsarme DECT-Schnurlostelefone".

15.5.5.3. *Bluetooth* und *Wireless Local Area Networks* (WLAN)

Bluetooth und *Wireless Local Area Networks* sind Anwendungen hochfrequenter elektromagnetischer Strahlung (2400-2480 MHz), mit deren Hilfe verschiedene Geräte zur Telekommunikation und Datenverarbeitung kabellos und mobil miteinander verbunden werden.

Aufgrund der geringen Sendeleistungen (Klasse 1: 0,1 W; Klasse 2: 0,0025 W; Klasse 3: 0,001 W) sowohl bei Bluetooth als auch bei WLAN findet die 26. BImSchV für diese Funksendeanlagen keine Anwendung. Nach den Ergebnissen entsprechender Untersuchungen im Rahmen des Deutschen Mobilfunk Forschungsprogramms werden die international empfohlenen Referenzwerte für diesen Frequenzbereich von WLAN- und Bluetooth-Anlagen eingehalten, bzw. in der Regel deutlich unterschritten

15.5.5.4. Gesundheitliche Wirkungen hochfrequenter elektromagnetischer Felder

Ein wichtiger Faktor bei der Wirkung hochfrequenter Strahlung auf biologische Systeme ist die **Eindringtiefe**. Sie ist stark frequenzabhängig. Elektromagnetische Felder der Rundfunk-Mittelwelle im Megahertzbereich haben Eindringtiefen von 10 bis etwa 30 cm. Beim **Mobilfunk mit rund tausendmal höheren Frequenzen um 1 Gigahertz (GHz) dringt die Strahlung dagegen nur wenige Zentimeter tief in das Gewebe ein.** Bei Frequenzen über 10 Gigahertz, wie sie bei Radargeräten vorkommen, beträgt die Eindringtiefe weniger als 1 mm. Bei noch höheren Frequenzen wirken HF-Felder nur noch an der Hautoberfläche. Ursache für die geringe Eindringtiefe hochfrequenter elektromagnetischer Felder ist neben der **ausgeprägten Absorption in den oberen Hautschichten, der Skineffekt.** Hierunter versteht man das Abdrängen von Feldlinien der Hochfrequenzfelder an die Körperoberfläche (ähnlich wie bei Faradayschen Käfig).

Bei der Beurteilung der Wirkungen hochfrequenter Strahlung muss ein weiteres Phänomen berücksichtigt werden – die **Resonanz**. Der Körper wirkt als Empfangsantenne. Der Resonanzbereich ist abhängig von der Körpergröße und der Orientierung des Menschen im elektromagnetischen Feld. Viele Tierversuche werden mit Mäusen durchgeführt, deren Resonanzfrequenz im Bereich einiger Gigahertz liegt. Eine Maus nimmt bei ihrer Resonanzfrequenz von etwa 2 GHz pro Gramm Körpergewicht etwa 60 mal mehr Energie auf als ein Mensch bei der gleichen Frequenz.

Es werden eine **Vielzahl von gesundheitlichen Wirkungen diskutiert:**

- **Wärmewirkung (unbestritten):** lokale Temperaturerhöhung (wie bei Mikrowelle) vor allem an der Oberfläche (Haut); die Wärme wird über den Blutkreislauf abtransportiert. Schlecht durchblutete Organe (Augenhornhaut) sind potenziell stärker gefährdet. Tiefer liegende Organe, auch der Fötus sind durch die Absorption an der Oberfläche und durch den Skineffekt nur sehr geringen Feldern ausgesetzt

- **Neurotoxische Wirkungen** (Beeinträchtigung kognitiver Leistungen, EEG-Veränderungen, Schlafstörungen, Befindlichkeitsstörungen mit

Tinnitus, Kopfschmerzen, Konzentrationsschwäche): viele bisher widersprüchliche Ergebnisse; eindeutig belastbare Daten für neurotoxische Effekte fehlen

- **Veränderung der Hormonausschüttung**, insbesondere von Melatonin: umstritten, eindeutig belastbare Daten fehlen
- **Blutbildveränderungen**, insbesondere Beeinträchtigung der Retikulozytenreife (Geldrollenbildung): umstritten, eindeutig belastbare Daten fehlen
- **Genotoxische und kanzerogene Wirkungen** (umstritten): in In-vitro-Untersuchungen Hinweise auf genotoxische Effekte, einzelne Hinweise auch aus tierexperimentellen Studien; **epidemiologische Studien widersprüchlich, in der Mehrzahl der methodisch geeigneten Studien wurde keine Krebsrisikoerhöhung (Hirntumore, Akustikusneurinome u.a.) durch Handynutzung und andere Mobilfunkexposition festgestellt**; eine Fall-Kontroll-Studie aus Deutschland zum Leukämierisiko bei Kindern in der Umgebung von starken Radio- und Fernsehsendern ergab keinen Zusammenhang zwischen Expositionen gegenüber hochfrequenten elektromagnetischen Feldern und dem Risiko für Leukämien im Kindesalter. Hinweise auf Krebsrisikoerhöhung (Hirntumore, Akustikusneurinome) bei Langzeitnutzung von Handys >10 Jahre liegen aus einer schwedischen Studie vor.

15.5.6. Zusammenfassende Beurteilung des Gefährdungspotentials

Das Gefährdungspotenzial durch Expositionen mit hochfrequenten elektromagnetischen Feldern (Handynutzung, Mobilfunk) wird seit Jahren intensiv untersucht. Bisherige Ergebnisse ergeben **keine eindeutigen Hinweise auf mutagene, teratogene, karzinogene und neurotoxische Wirkungen beim Menschen**. Wissenslücken bestehen noch hinsichtlich einer möglichen erhöhten Empfindlichkeit von Kindern als auch zu den Folgen der Langzeitexposition (20-30 Jahre). Die **Wärmewirkung ist unbestritten**.

Die **Grenzwertvorschläge** basieren auf den gut bekannten thermischen Wirkungen und den gesicherten athermischen Effekten dieser Felder. Als Beurteilungsmaßstab dient die **spezifische Absorptionsrate (SAR)**, die in Watt pro Kilogramm Gewebe angegeben wird. Eine SAR von 4 W/kg Gewebe wird als Wirkschwelle für den Ganzkörperbereich angesehen. Die **Grenzwerte** gemäß IC-NIRP *(International Commission on Non-Ionizing Radiation Protection)*-Richtlinie (gelten auch in Deutschland) lauten:

- Basisgrenzwert für die Allgemeinbevölkerung (SAR-Ganzkörperwert): 0,08 W/kg
- Basisgrenzwert für die Teilkörperexposition (SAR-Teilkörperwert): 2,0 W/kg
- SAR-Wert für den Kopf- und Rumpfbereich: 20 mW/10 g Gewebe

Die in Deutschland geltenden Grenzwerte in den Mobilfunknetzen sind in Tab 15.10 zusammengefasst.

	Elektrische Feldstärke (V/m)	Leistungsflussdichte (W/m²)
UMTS	61	10,0
D-Netz	41	4,5
E-Netz	47	9,0

Tab. 15.10: Grenzwerte in den Mobilfunknetzen zum Schutz des Menschen (lebenslange Einwirkung ohne nachteilige gesundheitliche Wirkungen).

Unmittelbare **Gefahr für den Menschen droht** vor allem bei

- direkter Berührung der Netzspannung (220-380 V)
- einem Gewitter vor allem auf ungeschützten Anhöhen bzw. unter alleinstehenden Bäumen durch Blitzschlag

Ohne Berührung der Quelle besteht eine Gefährdung des Menschen nur in der Nähe elektrischer Hochleistungseinrichtungen durch

- starke niederfrequente magnetische Wechselfelder
- starke hochfrequente elektromagnetische Felder einschließlich Mikrowellen

Ein mögliches Risiko durch hochfrequente elektromagnetische Felder (Handys, Mobilfunk) besteht bei Wechselwirkung mit Medizintechnik. Herzschrittmacherpatienten sollten sich in Bereichen starker elektrischer oder magnetischer Gleichfelder (>0,5 mT) oder Wechselfelder (>100 µT bei 50 Hz) grundsätzlich nicht aufhalten. Diese Felder kommen jedoch nur in der Nähe spezieller technischer Einrichtungen in Industrie und Forschung vor. Es können jedoch auch elektromagnetische Diebstahlsicherungsanlagen (z.B. in Kaufhäusern) oder Waffenaufspürgeräte auf Flughäfen einige Schrittmachertypen stören. Schrittmacherpatienten sollten aus Vorsorgegründen einen Abstand von 15, besser 25 cm zwischen Handy und Schrittmacher einhalten und auf der dem Schrittmacher abgewandten Kopfseite telefonieren.

Die Funktion eines Herzschrittmachers kann weiter gestört werden bei

- Röntgenuntersuchungen
- Bestrahlung
- Diathermie-Behandlung
- Kernspintomographie-Untersuchung
- chirurgischen Eingriffen mit Kauter

Deshalb muss der Patient vor jeglichen Eingriffen den Arzt über das Tragen eines Herzschrittmachers informieren, aber auch der Arzt muss vor gefährdenden Untersuchungen und Behandlungen den Patienten fragen, ob er Schrittmacherträger ist.

Weitere potenziell gefährdete Patienten (Störung medizintechnischer Geräte) sind: Träger von Defibrillatoren, Insulinpumpen, Magen- und Blasenstimulatoren, Innenohrprothesen, Hörhilfen sowie Nerven- und Muskelstimulatoren.

Aus **Gründen des vorbeugenden Gesundheitsschutzes** wird empfohlen, die Feldeinwirkungen, denen der Handynutzer ausgesetzt ist, so gering wie möglich zu halten. Jeder Nutzer kann durch sein eigenes Verhalten zu einer Verringerung der Feldeinwirkungen beitragen. Das Bundesamt für Strahlenschutz hat Empfehlungen zum umsichtigen Gebrauch von Handys veröffentlicht. Diese gelten in besonderem Maße für **Kinder**:

- in Situationen, in denen genauso gut mit einem Festnetz wie mit einem Handy telefoniert werden kann, sollte das Festnetz genutzt werden.
- SAR-Werte der Handys beachten: Handys verwenden, bei denen der Kopf möglichst geringen Feldern ausgesetzt ist. Als Maßstab dafür dient der Teilkörper-SAR-Wert von 2 W/kg für den Kopf- und Rumpfbereich, der so weit wie möglich unterschritten werden sollte.
- die Dauer der Exposition beim Telefonieren per Handys sollte so kurz wie möglich sein

- Abstand halten: Wenn beim mobilen Telefonieren Head-Sets benutzt werden, verringert sich wegen des größeren Abstandes zwischen Kopf und Antenne die spezifische Absorptionsrate (SAR) – und damit die Exposition – deutlich. Ähnliches gilt beim Versenden von *Short messages* (SMS)
- möglichst nicht bei schlechtem Empfang telefonieren: Die Leistung, mit der das Handy sendet, richtet sich nach der Güte der Verbindung zur nächsten Basisstation. Autokarosserien ohne Außenantenne verschlechtern z.B. die Verbindung für Handys, weshalb diese dann mit einer höheren Leistung senden

Weitere Vorsorgemaßnahmen in Wohnungen betreffen Schnurlostelefone:

- es sind Geräte zu bevorzugen, bei denen keine Abstrahlung des Kontrollkanals erfolgt, wenn das Mobilteil in der Basisstation steckt. In diesem Fall ist darauf zu achten, dass das Mobilteil in den Nutzungspausen sich auch in der Basisstation befindet
- alternativ zu den Schnurlos-Telefonen mit DECT-Technik sind schnurgebundene Telefone vorzuziehen
- ein Daueraufenthalt in unmittelbarer Nähe zu den derzeit gebräuchlichen DECT-Basisstationen sollte vermieden werden. Basisstationen sollten z.B. nicht im Kinder- oder im Schlafzimmer und nicht direkt auf dem Schreibtisch betrieben werden
- wer eine Dauerbelastung des Kopfes mit elektromagnetischen Feldern vermeiden will, sollte Telefonate mit dem Mobilteil kurz halten und für längere Gespräche ein Schnurtelefon verwenden, bei längeren Gesprächen mit dem Mobilteil ist zu empfehlen, das Gerät von Zeit zu Zeit an das andere Ohr zu halten

Wer eine Exposition durch hochfrequente elektromagnetische Felder der WLAN-Technik so gering wie möglich halten möchte, sollte herkömmliche Kabelverbindungen bevorzugen und auf den Einsatz von funkgestützten Lösungen verzichten.

Merke:

Elektrische Felder treten auf, wenn zwischen zwei Polen eine Spannung vorhanden ist. **Magnetische Felder** treten auf, wenn Strom durch einen Leiter fließt.

Elektromagnetische Energie kann von einem Körper durch direkte Berührung der Spannungsquelle bzw. kontaktlos über eine kurze Luftstrecke (Influenz [elektrische Felder] bzw. Induktion [Magnetfelder]) übertragen werden.

Folgende Wirkungen auf den Menschen treten auf:

- elektrostatische Gleichfelder (z.B. durch statische Aufladung infolge Reibung von Kunststoffmaterialien) → schwache Wahrnehmung bis Schmerzempfindung, Haarsträuben
- Luftionen (bei einigen Untersuchungen): positive Kleinionen → in höheren Konzentrationen Stresseffekte, negative Ionen → gesundheitsfördernde Effekte, Mittel- und Großionen → Indikator für die Luftverschmutzung
- magnetische Gleichfelder → keine gesicherten Erkenntnisse über gesundheitsrelevante Effekte (bei Anwendung von Flussdichten >2 T [Kernspinresonanzanlage] Herz- und Kreislauffunktion überwachen)
- niederfrequente elektrische und magnetische Wechselfelder → Elektrosensibilität (umstritten)
- hochfrequente elektromagnetische Felder → Mobilfunk: in der Bevölkerung besteht erhebliche Besorgnis; gesichert ist nur die thermische Wirkung; mutagene, teratogene, karzinogene und neurotoxische Wirkungen elektromagnetischer Felder beim Menschen sind bei den durchgeführten epidemiologischen Studien bisher nicht eindeutig belegt, Langzeitstudien fehlen (20-30 Jahre); aus Gründen des vorsorglichen Gesundheitsschutz werden eine Reihe von Maßnahmen zur Minderung der persönlichen Strahlenexposition empfohlen, diese betreffen insbesondere Kinder

Unmittelbare Gefahr für den Menschen besteht bei direkter Berührung von Netzspannungen (220-380 V) und durch Blitzschlag.

Wechselwirkungen mit Medizintechnik sind möglich. Herzschrittmacherpatienten sollten sich nicht in Bereichen starker elektrischer oder magnetischer Gleich- und Wechselfelder aufhalten.

15.6. *Sick Building Syndrome* und *Building Related Illness*

Das *Sick Building Syndrome* (SBS) ist kein medizinischer Fachbegriff, sondern ein Komplex unspezifischer Symptome, die dem Aufenthalt in Räumen zugeschrieben werden. Es handelt sich hierbei um Symptome (☞ auch Kap. 6.6.5.5.):

- des ZNS wie Kopfschmerzen, Schwindel, Konzentrationsschwierigkeiten, schnellere Ermüdung, Depressionen
- der Schleimhäute der Augen und Atemwege wie Reizungen (laufende Nase, tränende Augen), Trockenheitsgefühl
- der Haut wie Reizungen, trockene Haut, Stechen, Brennen oder Jucken sowie
- von Geruchs- und Geschmacksorganen wie veränderte Empfindlichkeit, unangenehme Geruchs- bzw. Geschmackswahrnehmung

Die Symptome des *Sick-Building*-Syndroms treten signifikant häufiger in klimatisierten Räumen als in konventionell belüfteten sowie vorwiegend in Bürogebäuden auf. Sie lassen sich keiner spezifischen Erkrankung zuordnen und sind auch nicht durch laborchemische Untersuchungen objektivierbar.

Als Ursachen für das SBS werden angegeben:

- ungenügende Lüftung
- Raumtemperaturen über 22°C (dadurch auch Möglichkeit vermehrter Ausgasung von VOC)
- Luftfeuchtigkeit über 70 % (Unbehaglichkeitsempfindungen)
- Luftfeuchtigkeit unter 20 % (Austrocknen der Schleimhäute, elektrostatische Aufladung)
- künstliches Licht
- Lärm, Schwingungen
- chemische Luftinhaltsstoffe
  - aus der Außenluft (☞ Kap. 13.)
  - aus der Innenraumluft z.B. durch Tabakrauch, Baumaterialien, Raumausstattungsgegenstände, Teppichböden, Haushaltsprodukte, Fotokopierer, Pestizide (☞ auch Kap. 15.4.)
- RLT-Anlagen
- nicht zu öffnende Fenster
- Großraumbüros

Bei der Entwicklung eines SBS sind auch psychische Faktoren zu berücksichtigen.

Die *Building Related Illness* (BRI) ist eine Bezeichnung für spezifische Erkrankungen, welche auf spezielle Faktoren des Aufenthaltes in Gebäuden zurückgeführt werden können, z.B. die

- Legionärskrankheit oder das Pontiac-Fieber
- Allergien und Asthma bronchiale durch Schimmelpilze und Milben
- Malignome durch Radon oder Tabakrauch

Die Diagnose des SBS ist eine Ausschlussdiagnose, wobei alle nicht gebäudebezogenen Ursachen und die spezifischen Erkrankungen der BRI ausgeschlossen sein müssen. Die SBS-Symptome nehmen im Verlauf des Arbeitstages an Schwere zu und verschwinden meist, wenn darunter leidende Personen das Gebäude verlassen.

Gelegentlich wird das *Sick Building Syndrome* mit der *"Building Related Illness"* (BRI) verwechselt. Beim BRI handelt es sich aber um Beschwerden, die von Einzelpersonen berichtet und auf wohlbekannte Ursachen zurückgeführt werden können. Beim SBS dagegen handelt es sich um ein kollektives Phänomen mit meist komplexen Ursachen.

Für die **Prophylaxe und Bekämpfung** der im Zusammenhang mit den Bedingungen in Gebäuden auftretenden Erkrankungen gelten neben der Beseitigung spezieller gefundener Ursachen folgende allgemeinen Prinzipien:

- auf die Anwendung von RLT-Anlagen in Büro- und Wohngebäuden sollte weitgehend verzichtet werden. Zum Einsatz kommende RLT-Anlagen sind unter Beachtung der hygienischen Aspekte zu planen, zu bauen und zu warten
- eine ausreichende Lüftung und günstige Raumlufttemperatur ist zu sichern
- Innenraumemissionen sind durch geeignete Wahl der Baustoffe, Farben und Raumausstattungsgegenstände zu minimieren

Da es sich bei dem Sick-Building-Syndrom nicht um ein klar definiertes Krankheitsbild handelt, gibt es keine spezifische Behandlung. Neben der **Linderung der Symptome** ist die einzige Therapie, die **Ursachen der Beschwerden zu beseitigen.** Kurse zur Stressbewältigung können für manche Betroffene sinnvoll sein.

Merke:

Sick Building Syndrome (SBS) ist ein Komplex unspezifischer Symptome (z.B. Kopfschmerzen, Schwindel, Reizungen an Haut und Schleimhäuten), die dem Aufenthalt in Gebäuden zugeschrieben werden. Als Ursachen werden u.a. unphysiologisches Raumklima, künstliches Licht, Lärm, chemische Luftinhaltstoffe, RLT-Anlagen und nicht zu öffnende Fenster angegeben. Es sind meist mehrere Personen betroffen.

Mit *Building Related Illness* (BRI) bezeichnet man spezifische Erkrankungen, welche auf spezielle Ursachen des Aufenthaltes in Gebäuden zurückzuführen sind (z.B. Legionärskrankheit, Allergien). Es sind Einzelpersonen betroffen.

15.7. Hygiene der Heimtierhaltung

Folgende Zooanthroponosen können durch Haus- und Nutztiere übertragen werden:

- **Bakterien**
  - Salmonellose
    (Salmonella spp.) → Reptilien, Vögel, Säuger
  - Listeriose
    (Listeria monozytogenes) → Säuger, Vögel
  - Mykobakteriosen
    (z.B. *M. bovis, M. tuberculosis*) → Säuger, Vögel, Reptilien, Amphibien, Fische
  - Leptospirose
    (z.B. *Leptospira icterohaemorrhagiae*) → Säuger
  - Tularämie
    (Francisella tularensis) → Nager, Kaninchen
  - Yersiniosen
    (z.B. *Y. enterocolitica*) → Vögel, Säuger
  - Psittakose, Ornithose
    (Chlamydophilia psittaci) → Vögel
  - Brucellose
    (Br. abortus, Br. melitensis, Br. suis) → Hund
  - Campylobacter-Enteritis
    (C. jejuni) → Säuger, Vögel
  - *Escherichia coli* (EHEC) → Rinder, Schafe, Ziegen
  - *Coxiella burnettii* (Q-Fieber) → Rinder, Schafe, Ziegen, Wildtiere, Vögel, Zeckenkot

- **Viren**
  - lymphocytäre Choriomeningitis
    (Arenavirus) → Maus, Goldhamster
  - Katzenkratzkrankheit
    (Herpesvirus?, bakterielle Ätiologie?) → Katze
    (Hund)
  - Tollwut
    (Rhabdovirus) → Hund, Katze
  - Influenza-A-Infektion → Hund
  - Parainfluenzavirusinfektion
    (Typ 1, 2, 3) → Hund, Katze, Kaninchen, Nager
  - Newcastle Disease
    (Paramyxovirus) → Papageien, Finken, Kanarien, Hühner
  - Hantavirus → Nagetiere (infizierter Kot)
- **Parasiten**
  - Toxoplasmose
    (*Toxoplasma gondii*) → Katzen
  - Echinokokkose
    (*Echinococcus granulosis,
    multilocularis*) → Hund, Katze
  - Hymenolepidose
    (*Hymenolepis nana*) → Nager
  - Trichinella (Trichinen) → Hausschwein
    (Hauptüberträger)
- **Pilze**
  - Aspergillose
    (z.B. *Aspergillus fumigatus*) → Vögel
  - Mikrosporie
    (z.B. *Microsporum audouinii*) → Säuger
  - Soormykose
    (*Candida albicans*) → Vögel
  - Trichophytie
    (*Trichophyton spp.*) → Säuger, Vögel

Folgende Ektoparasiten können von Tieren auf Menschen übertragen werden:

- Flöhe
- Milben
- Zecken

Eine **Übertragung von Zooanthroponosen auf Menschen** ist bei Beachtung der Hygiene der Tierhaltung extrem selten.

Besonders zu beachten ist die **Erhöhung des Lungenkrebsrisikos durch Hausvogelhaltung,** wie in epidemiologischen Untersuchungen festgestellt wurde.

Als **Ursache** wird diskutiert:

- Bruchstücke von Vogelfedern könnten ähnliche Eigenschaften haben wie Asbestfasern
- Die durch das Flügelschlagen der Vögel aufgewirbelten Kotpartikel könnten allergische Entzündungen in den Lungenbläschen verursachen, welche das Lungenkrebsrisiko erhöhen

Als **Vorsichtsmaßnahmen** werden empfohlen:

- regelmäßige Lüftung der Wohnung (wird bei Vogelhaltung häufig vermieden, da viele Vögel keinen Zug vertragen)
- regelmäßig gründliche Reinigung der Käfige (Verringerung der Staubmenge, Reduzierung der Besiedelung der Fäkalien mit Pilzen)
- Arbeiten in Volieren mit Mundschutz durchführen
- Vermeiden des Kontaktes mit Vogelkot durch immungeschwächte Personen

Rauchen ist die Hauptursache für ca. 90 % aller Lungenkrebsfälle. Unter den restlichen 10 % hat die Hausvogelhaltung möglicherweise einen gewissen Anteil.

Folgende allgemeine Prinzipien der Hygiene sind beim Umgang mit Heimtieren zu beachten:

- nach Tierkontakt Hände waschen, nicht mit ungewaschenen Händen in das Gesicht fassen und keine Lebensmittel in die Hand nehmen
- nicht vom Tier das Gesicht ablecken lassen, kein "Schnäbeln" oder "Küsschen geben" bei Vögeln
- bei der Zubereitung des Essens sowie während der Mahlzeiten keinen direkten Kontakt zum Tier
- regelmäßige Reinigung der Schlafstellen, Käfige, Fressnäpfe usw. mit den dafür bestimmten Reinigungsgeräten
- direkten Kontakt mit Tierexkrementen vermeiden (falls das nicht möglich ist, gründlich Hände waschen). Einmal-Handschuhe beim Reinigen von Käfigen, Katzentoiletten und Aufwischen von Harnlachen nicht stubenreiner Tiere tragen
- Kinder frühzeitig zum hygienebewussten Umgang mit Heimtieren anleiten und laufend kontrollieren

Internet

Bundesamt für Strahlenschutz: www.bfs.de

Umweltbundesamt: www.umweltbundesamt.de

Die **Gesamtheit der Einflussfaktoren** auf den Menschen in seiner Wohnung sind zusammenfassend in Abb. 15.7 dargestellt.

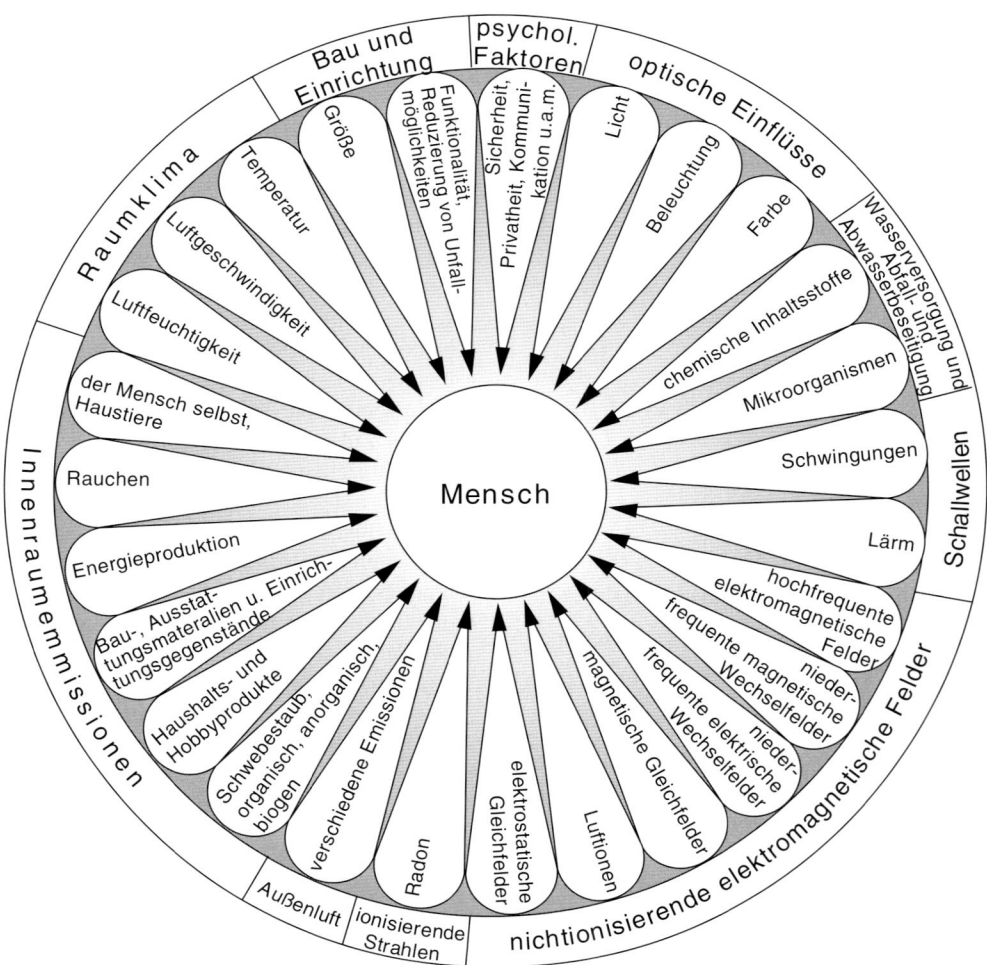

Abb. 15.7: Einflussfaktoren auf den Menschen in seiner Wohnung.

Lebensmittel- und Ernährungshygiene

16. Lebensmittel- und Ernährungshygiene

Lebensmittelbedingte Erkrankungen gehören weltweit zu den häufigsten Erkrankungen des Menschen. In Ländern mit hohem Lebensstandard stellen Lebensmittelinfektionen und -vergiftungen nach dem Gesundheitsrisiko der Fehl- und Überernährung das zweitgrößte Risiko dar.

Lebensmittel und Ernährung sind sowohl **aus hygienischer** als auch **aus präventivmedizinischer Sicht** von großer Bedeutung. Hygiene beim Umgang mit Lebensmitteln, bei der Herstellung und beim Verbraucher ist eine wichtige Säule des **gesundheitlichen Verbraucherschutzes**. Neben **Infektions- und Intoxikationserregern** wird **Fremd- bzw. Schadstoffen** in Lebensmitteln (die Hauptbelastung durch Schadstoffe erfolgt über Lebensmittel) besonderes Interesse entgegengebracht. Beträchtliche Besorgnis der Bevölkerung haben "Lebensmittelkrisen" wie z.B. der BSE-Skandal ausgelöst. Zu den Aufgaben der Hygiene gehört es zusammen mit anderen Fachdisziplinen, die **gesundheitliche Bewertung von Schadfaktoren in Lebensmitteln** vorzunehmen und entsprechende **Grenzwerte** bzw. ähnliche Werte abzuleiten sowie darüber hinaus, diese mit dem Verbraucher zu kommunizieren (**Risikokommunikation**). Ernährung spielt eine wichtige Rolle bei der **Krankheitsentstehung**. Aber nicht nur Ernährungsweisen und Nahrungsmittel, sondern darüber hinaus sozial- und umweltverträgliche Aspekte in ihrer Verknüpfung mit Gesundheit sind wichtig.

Lebensmittelsicherheit hat sich zu einem Schwerpunkt der europäischen Gesundheitspolitik entwickelt. Dazu wurde die Europäische Behörde für Lebensmittelsicherheit (EBLS) etabliert. In Deutschland nehmen 2 Bundesbehörden, nämlich das Bundesinstitut für Risikobewertung (BfR) und das Bundesamt für Verbraucherschutz und Lebensmittelsicherheit (BVL) entsprechende Aufgaben war. Die Durchführung der **amtlichen Lebensmittelüberwachung** in Deutschland obliegt den einzelnen Bundesländern.

Die Fachgebiete Lebensmittel und Ernährung sind Querschnittsbereiche mit Beteiligung anderer Disziplinen wie Ernährungsmedizin, Klinischer Medizin, Ökotrophologie, Veterinärmedizin, Chemie, Toxikologie, Mikrobiologie, Virologie u.v.a.

Ernährungsberatung ist sowohl unter individualmedizinischen als auch unter präventivmedizinischen Aspekten eine wichtige **ärztliche Tätigkeit**. Die Ernährungsberatung ist die **effektivste und kostengünstigste Form der Krankheitsprävention**. Gesundheitsrisiken durch Fehlernährung, Infektionen oder chemisch verunreinigte Lebensmitteln lassen sich durch eine sachkundige Aufklärung minimieren. Die **Fehlernährung** hat in den Industrienationen in diesem Zusammenhang die **wichtigste gesundheitliche Relevanz**. Viele klassische Erkrankungen wie Hypercholesterinämie, Diabetes mellitus, Hyperurikämie sind ernährungsabhängig. Ernährungsaspekte finden besondere Berücksichtigung bei Erkrankungen wie Krebs oder Nahrungsmittelallergien. Gerade in der Wahrnehmung der Bürger spielen Gifte in Lebensmitteln eine wichtige Rolle. Auch hierzu sollten Ärzte ihre Patienten kompetent beraten können.

16.1. Definitionen

Lebensmittel gemäß EU Basisverordnung von 2002[1] sind alle Stoffe oder Erzeugnisse, die dazu bestimmt sind, in verarbeitetem, teilweise verarbeitetem oder unverarbeitetem Zustand von Menschen aufgenommen zu werden. Zu Lebensmitteln zählen Nahrungsmittel, Genussmittel (Tabakerzeugnisse), Lebensmittelzusatzstoffe, Nahrungsergänzungsmittel, Getränke sowie alle Stoffe – einschließlich Wasser – die dem Lebensmittel bei seiner Herstellung oder Ver- oder Bearbeitung absichtlich zugesetzt werden.

Lebensmittel lassen sich unterteilen in traditionelle, diätetische, funktionelle Lebensmittel, (u.a. "probiotische Lebensmittel"), neuartige *(Novel Foods)* und gentechnisch veränderte Lebensmittel.

Lebensmittel-Zusatzstoffe[2] sind Stoffe mit oder ohne Nährwert, die in der Regel weder selbst als Lebensmittel verzehrt noch als charakteristische Zutat eines Lebensmittels verwendet werden und die einem Lebensmittel aus technologischen Gründen beim Herstellen oder Behandeln zugesetzt werden, wodurch sie selbst oder ihre Abbau- oder Reaktionsprodukte mittelbar oder unmittelbar zu einem Bestandteil des Lebensmittels werden oder werden können.

Bedarfsgegenstände[2] umfassen nach § 2 des Lebensmittel- und Futtermittelgesetzbuchs (LFGB) eine weite Spanne von Produkten, mit denen der Verbraucher in Kontakt kommt. Dazu zählen u.a.

- Materialien und Gegenstände, die dazu bestimmt sind, mit Lebensmitteln in Berührung zu kommen
- Packungen, Behältnisse oder sonstige Umhüllungen, die dazu bestimmt sind, mit kosmetischen Mitteln in Berührung zu kommen
- Gegenstände, die dazu bestimmt sind, mit den Schleimhäuten des Mundes in Berührung zu kommen
- Imprägnierungsmittel und sonstige Ausrüstungsmittel für Bedarfsgegenstände, die für den häuslichen Bedarf bestimmt sind
- Gegenstände, die zur Körperpflege bestimmt sind
- Gegenstände, die dazu bestimmt sind, nicht nur vorübergehend mit dem menschlichen Körper in Berührung zu kommen, wie Bekleidungsgegenstände, Bettwäsche, Masken, Perücken, Haarteile, künstliche Wimpern, Armbänder
- Spielwaren und Scherzartikel
- Mittel und Gegenstände zur Geruchsverbesserung in Räumen, die zum Aufenthalt von Menschen bestimmt sind

Die Bewertung von **Futtermitteln** umfasst **unerwünschte Stoffe in Futtermitteln, Futtermittelzusatzstoffe und gentechnisch veränderte Futtermittel**

Der Begriff **"kosmetische Mittel"** umfasst nicht nur dekorative Kosmetika, sondern auch pflegende Mittel wie Hautcremes oder Mittel zur Körperreinigung wie Zahnpasten, Seifen, Haarshampoos etc.. Kosmetische Mittel selbst sind nicht zulassungspflichtig, aber deren Inhaltsstoffe (Konservierungsstoffe, Farbstoffe, UV-Filter u.a.).

Die **Lebensmittelhygiene** umfasst die Vorkehrungen und Maßnahmen, die bei Herstellung, Lagerung und dem Vertrieb von Lebensmitteln ein einwandfreies und gesundheitlich unbedenkliches Erzeugnis sichern sollen.

Die **Ernährungshygiene** befasst sich mit der Durchsetzung der Prinzipien einer gesunden Ernährung der Bevölkerung insbesondere hinsichtlich Ernährungsbedarfsnormen, Einhaltung und Erhöhung der Vollwertigkeit der Nahrungsmittel sowie Vorbeugung und Bekämpfung von Ernährungsmangelkrankheiten.

16.2. Rechtsvorschriften

Seit dem 1. Januar 2005 gilt die EU-Basisverordnung[1], in der allgemeine Grundsätze und Anforderungen des Lebensmittelrechts festgelegt sind. Am 7. September 2005 trat das **Lebensmittel-, Bedarfsgegenstände- und Futtermittelgesetzbuch (LFGB)** in Kraft. Es löste damit die Bestimmungen des Lebensmittel- und Bedarfsgegenständegesetzes (LMBG) ab. Die Aufnahme von Regeln für Futtermittel war Folge zahlreicher Lebensmittelskandale, deren Ursprung im Futtermittelbereich (z.B. illegale Entsorgung von dioxinhaltigem Industriemüll über Futtermittel) lag.

Die **Lebensmittel-Kennzeichnungsverordnung**[3] umfasst:

- Verkehrsbezeichnung
- Name oder die Firma und die Anschrift des Herstellers, des Verpackers
- das Verzeichnis der Zutaten, insbesondere auch der Zutaten, die Allergien auslösen können
- das Mindesthaltbarkeitsdatum

Bei potenziellen **Allergenen** in Lebensmitteln reichen schon geringste Spuren aus, um bei Sensibilisierten lebensbedrohliche Reaktionen auszulösen. Die Kennzeichnung von geringsten Spuren, die auch unbeabsichtigt ins Lebensmittel gelangen können, ist nicht gesetzlich geregelt. Beispielsweise tragen dann bezüglich Erdnüssen manche Lebensmittel Hinweise wie "Kann Spuren von Erdnüssen enthalten" oder "In unserem Betrieb werden auch Erdnüsse verarbeitet" auf der Verpackung.

Weitere wichtige Rechtsvorschriften des Lebensmittelverkehrs sind z.B. die Zusatzstoffzulassungs-Verordnung[4], die Lebensmittelhygiene-Verordnung[5], die Tier-Lebensmittel-Hygiene-Verordnung[6], Verordnungen zu Hühnereiern[7], EU-Kontaminanten-Verordnung[8] (Schwermetalle, Mykotoxine). In der letztgenannten Verordnung wurden Höchstgehalte für Nitrate, Aflatoxine, Blei, Cadmium, Quecksilber, Monochlorpropan-1,2-diol (3-MCPD), Dioxine, Ochratoxin A, Patulin und anorganisches Zinn festgelegt. Prinzipiell werden die **Verordnungen durch die EU verabschiedet** und gelten dann auch EU-weit. Anschließend werden die Verordnungen in nationales Recht überführt. Im nationalen Recht werden Schadstoffe in Lebensmitteln in der Schadstoffhöchstmengen-Verordnung[9] geregelt. Besonders strenge Regelungen bestehen für Babynahrung und Nahrung für Kleinkinder. Im Bereich der EU heißen die Grenzwerte **Höchstgehalte** (maximum levels), in den nationalen Verordnungen wurde der Begriff **Höchstmenge** beibehalten.

Die Grundlagen für die Festsetzung von Höchstmengen werden von internationalen Expertenkommissionen erarbeitet. Dazu zählen: *International Programme on Chemical Safety* (IPCS), *International Agency of Research on Cancer* (IARC) und *Joint FAO/WHO Expert Committee on Food Additives* (JECFA). Innerhalb der Europäischen Kommission ist der Wissenschaftliche Lebensmittelausschuss (SCF – *Scientific Commitee on Food)* für die Bewertung zuständig. Darüber hinaus befassen sich die in der Europäischen Kommission zuständigen Ausschüsse (SCOOP – *Scientific Co-operation on Questions Relating to Food;* CONTAM, Gremium zur Beurteilung von Kontaminanten in Lebensmitteln) mit diesen Fragen. Die europäische Behörde zur Risikobewertung von Lebensmitteln heißt **EFSA** (Europäische Behörde für Lebensmittelsicherheit). Sie erstellt wissenschaftliche Empfehlungen und Gutachten (weitere Informationen siehe: www.efsa.europa.eu/EFSA) z.B. zu perfluorierten Verbindungen (PFOS, PFOA) in Lebensmitteln.

Die EU hat mit der am 19.1.2007 in Kraft getretenen Verordnung (EG, Nr. 1924/2006) einheitlich Grundlagen über nährwert- und gesundheitsbezogene Angaben über Lebensmittel festgelegt. Die Verordnung schreibt vor, dass bei Verwendung von nährwert- und gesundheitsbezogenen Angaben eine **Nährwertkennzeichnung** anzubringen ist. Anhand dieser Angaben können die Verbraucher sich über den Gehalt an Kalorien, Fett, Eiweiß, Kohlenhydraten, und ggf. weiteren Stoffen wie Salz/Natrium, Zucker und gesättigte Fettsäuren informieren. Ziel ist es, dass gesunde Lebensmittel leicht erkannt werden können. Allgemein gehaltene Bezeichnungen wie "zuckerarm", "energiereduziert" oder "hoher Ballaststoffgehalt" dürfen nur verwendet werden, wenn diesbezüglich festgelegte Werte eingehalten werden.

Das **Infektionsschutzgesetz** dient u.a. auch dem Schutz von Lebensmitteln vor einer Kontamination durch pathogene Mikroorganismen. Darin werden gesundheitliche Anforderungen an Personal beim Umgang mit Lebensmitteln geregelt.

Für die **Risikokommunikation** von Grenzwerten in Lebensmitteln sind folgende Grundlagen zu beachten. Die Festsetzung von Höchstmengen beruht **nicht allein auf gesundheitlichen Aspekten**. Vielmehr sind sehr unterschiedliche Interessen zu berücksichtigen. Einerseits müssen **wissenschaftliche Grundlagen**, die die Abschätzung des möglichen Risikos für den Verbraucher gestatten, sowie Probenahmevorschriften und Analysenmethoden zur Kontrolle der Höchstmengen vorhanden sein. Andererseits müssen **wirtschaftliche Aspekte,** verursacht durch zusätzliche Produktionskosten bzw. zusätzliche Kosten für die Gesundheitsvorsorge, berücksichtigt werden. Nicht zuletzt spielen auch **politische Überlegungen** wie Harmonisierungsbestrebungen auf dem europäischen Binnenmarkt zur Vermeidung von Handelshemmnissen und ungerechtfertigten Zurückweisungen von Waren eine Rolle. Die **Festsetzung von Höchstmengen für Schadstoffe** in Lebensmitteln orientiert sich **nicht an dem akuten Gefährdungspotenzial (Intoxikation)**, sondern vielmehr steht die **tägliche Aufnahme geringer Dosen über lange Zeiträume (lebenslang) und damit verknüpfte Gesundheitsrisiken** im Mittelpunkt. Für viele Stoffe, vor allem für solche mit **kanzerogenem** und **genotoxischem Potenzial** und bei der **Beurteilung von Babynahrung** wird primär das Ziel verfolgt, die **Belastung in den**

Lebensmitteln auf das niedrigste, technisch erreichbare Niveau zu senken.

Merke:

Es ist verboten im gewerblichen Bereich und privaten Haushalt die

- Herstellung und das Inverkehrbringen gesundheitsschädigender Lebensmittel und Bedarfsgegenstände

Es ist verboten, Lebensmittel gewerbsmäßig in den Verkehr zu bringen, die

- nicht zugelassene Zusatzstoffe enthalten bzw.
- Pestizide, Herbizide und Düngemittel und tierische Lebensmittel mit pharmakologischer Wirkung über festgelegten Höchstmengen enthalten
- nicht zum Verzehr geeignet sind (genussuntauglich bzw. verdorben)
- ohne ausreichende Kenntlichmachung
  - wertgemindert oder
  - nachgemacht sind bzw.
  - den Anschein einer besseren als der tatsächlichen Beschaffenheit erwecken
  - irreführende Bezeichnungen haben

In die Festsetzungen von Höchstmengen in Lebensmitteln fließen wissenschaftliche, wirtschaftliche und politische Überlegungen ein.

Bei der **Lebensmittelüberwachung** wird gemäß LFGB zum Schutz der Gesundheit des Verbrauchers überprüft:

- die Einhaltung der Hygienebestimmungen in Lebensmittelbetrieben (Räume, Maschinen, Geräte, Herstellung, Vor- und Zwischenprodukte, Kennzeichnung abgepackter Ware, Gesundheitszeugnisse)
- die Einhaltung von rechtlich festgelegten Höchstmengen (Zusatzstoffe, Pestizide)
- ob Lebensmittel gesundheitsgefährdende Mikroorganismen oder Stoffe enthalten
- das Untersuchungsspektrum umfasst neben Proben von Lebensmitteln auch Proben von Kosmetika, Tabakerzeugnissen und Bedarfsgegenständen

Die **Zuständigkeit für die Überwachung** des Lebensmittelverkehrs richtet sich nach Landesrecht. Im Allgemeinen liegt die Verantwortung beim Veterinär- und Lebensmitteluntersuchungsamt.

Die **praktische Überwachung des Lebensmittelverkehrs** erfolgt durch

- regelmäßige Überprüfungen durch unangemeldete Betriebskontrollen
- Probenahmen
- "amtliche" Proben
- Gegenproben
- Beschwerdeproben

Der Lebensmittelkontrolleur entnimmt in den Produktionsstätten oder Lebensmittelgeschäften "amtliche" Proben. Eine zweite Probe (Gegenprobe, Zweitprobe) lässt er amtlich verschlossen (versiegelt) zurück. Im Falle einer Beanstandung kann letztere als "Beweisstück" zur Absicherung und/oder Überprüfung des Befundes der amtlichen Probe verwendet werden.

Beschwerdeproben von Verbrauchern sind unverzüglich bei den zuständigen Behörden abzugeben (Gefahr eines nachträglichen Verderbens). Die Untersuchung dieser Proben ist in der Regel kostenlos, da sie im öffentlichen Interesse liegt (ggf. bestehende Gefährdung auch anderer Verbraucher). Untersuchungen der vom Verbraucher selbst produzierten Lebensmittel (z.B. Schwermetallgehalt des Gemüses aus dem eigenen Garten) muss der Bürger selbst bezahlen (kein öffentliches Interesse).

Verstöße gegen das Lebensmittel- und Futtermittelgesetzbuch sowie auf seiner Grundlage erlassene Rechtsvorschriften können als Ordnungswidrigkeiten und Straftaten verfolgt werden.

Merke:

Die Lebensmittelüberwachung soll die Einhaltung der Hygienebestimmungen in Lebensmittelbetrieben (Räume, Geräte, Maschinen, Herstellung, Vor- und Zwischenprodukte, Kennzeichnung abgepackter Ware, Gesundheitszeugnisse), der rechtlich festgelegten Höchstmengen (Zusatzstoffe, Pestizide) sowie den Schutz der Lebensmittel vor gesundheitsgefährdenden Mikroorganismen und Stoffen sichern. Hierzu erfolgen im Lebensmittelverkehr Kontrollen und Probenahmen.

Die Ergebnisse der **Lebensmittelüberwachung** zeigen seit Jahren eine hohe **Beanstandungsquote**. Das zeigt z.B. die Berichterstattung zur Lebensmittelüberwachung im Jahre 2004 des BVL (Bundesamt für Verbraucherschutz und Lebensmittelsicherheit, www.bvl.bund.de). Danach wurden für das Jahr 2004 insgesamt 410.268 im Labor untersuchte Proben gemeldet. Davon entfielen 376.391 Proben auf Lebensmittel einschließlich Zusatzstoffe (= 0,3 % der Gesamtproben) sowie 33.877 Proben auf Gegenstände und Verpackungen, die mit Lebensmitteln in Kontakt kommen (= 8,3 %). Mit 75.435 Proben von Fleisch, Wild, Geflügel und Erzeugnissen daraus (= 18,4 % der Gesamtproben) und 45.148 beprobten Milch- und Milchprodukten (= 11,0 % der Gesamtproben) bilden diese Bereiche den Schwerpunkte der Untersuchungen. Ebenfalls häufig im Fokus der Lebensmittelüberwachung waren Obst und Gemüse (37.073 Proben = 9,0 % der Gesamtproben), Getreide und Backwaren (34.230 Proben = 8,3 % der Gesamtproben) und Eis und Desserts (24.450 Proben = 6,0 % der Gesamtproben). **Bei den 410.268 untersuchten Proben wurden insgesamt 61.197 Proben mit Verstößen identifiziert, das sind 14,9 % aller Proben.** Bei den Lebensmitteln zeigen Eis und Desserts mit 20,8 % die höchste Beanstandungsquote. Es folgen Fleisch, Wild, Geflügel und Erzeugnisse mit 20,0 % und alkoholische Getränke mit einer Beanstandungsquote von 16,2 %. In der Gesamtheit der spezifizierten Verstöße stehen Verstöße in der Kennzeichnung bzw. Aufmachung (= 52 % aller Proben mit Verstößen) an erster Stelle, mit Abstand gefolgt von Verstößen mit mikrobiologischen Verunreinigungen (= 18 % aller Proben mit Verstößen), in der Zusammensetzung (= 17 % aller Proben mit Verstößen) und mit anderen Verunreinigungen (= 9 % aller Proben mit Verstößen).

Darüber hinaus verstießen 125.909 Betriebe gegen lebensmittelrechtliche Vorgaben. Die Quote der beanstandeten Betriebe betrug damit 20,8 % bezogen auf alle kontrollierten Betriebe. Bei allen Kontrollen vor Ort stellen allgemeine Hygienemängel die häufigsten Verstöße dar. Spezielle Hygieneprobleme im Bereich der Schulung von Mitarbeitern und der betrieblichen Eigenkontrollen folgen in der Gesamtschau den Mängeln bei der Kennzeichnung und Aufmachung.

Neben der Lebensmittelüberwachung ist nach dem LFGB auch das **Lebensmittel-Monitoring** geregelt. Es handelt sich um ein System wiederholter Beobachtungen, Messungen und Bewertungen von Gehalten gesundheitlich unerwünschter Stoffe wie Pestizide, Schwermetalle und Mykotoxine auf der Basis repräsentativer Proben. So wurden im Jahre 2003 nur geringe Rückstände von Pestiziden und geringe Gehalte organischer Kontaminanten festgestellt. 4 % der Proben überschritten die jeweiligen Höchstmengen. Weniger als 1 % der Proben hatten erhöhte Schwermetallgehalte. Einige Küchenkräuter waren stark mit Nitrat verunreinigt. Auffallend häufig wurden Überschreitungen (z.B. 11 % für Fumonisine in Maismehl, Maisgrieß und Cornflakes) der seit 2004 geltenden Höchstmengen für Mykotoxine festgestellt. Im Bericht 2007 fielen u.a. folgende Belastungen auf:

- Pflanzenschutzmittel (Wirsingkohl, Kopfsalat, Grünkohl, Äpfel, Paprikapulver u.a.)
- Nitrat (Kopfsalat)

Die Ergebnisse des Lebensmittel-Monitoring werden vom Bundesamt für Verbraucherschutz und Lebensmittelsicherheit (BVL) regelmäßig im Internet veröffentlicht (www.bvl.bund.de). Im Jahr 2008 betrafen bei der Lebensmittelüberwachung die meisten Beanstandungen die Betriebshygiene, gefolgt von Mängeln im Hygienemanagement der Betriebe sowie bei der Kennzeichnung und Aufmachung der Lebensmittel. Es wurden 407.000 Proben untersucht. Davon wurden etwa 55.000 Proben (13,6 %) beanstandet.

In mehr als 73 % der Proben von Kartoffeln, Spinat, Zwiebeln, Apfelsaft, Distelöl, Olivenöl (natives extra) und Schokolade wurden keine Pflanzenschutzmittelrückstände festgestellt. In Reis, Gurken, grünen Bohnen, Karotten und Pfefferminzblättertee fanden sich häufiger Rückstände. Gifte aus Schimmelpilzen (Mykotoxine) waren auch 2008 ein Untersuchungsschwerpunkt: Aufgrund seiner hohen Toxizität und krebserzeugenden Wirkung ist das Auftreten von Aflatoxin B1 in 7 % der Reisproben als problematisch anzusehen. Ochratoxin A wurde bei Lakritze in 45 % und bei Schokolade mit Qualitätshinweis in 60 % der Proben mit teilweise hohen Gehalten gefunden.

Die **Verordnung über Lebensmittelhygiene** (LMHV)[5] weist auf die Verpflichtung zur Einrichtung eines Eigenkontrollsystems und zur Mitarbeiterschulung hin. Kernstücke sind die Einführung von Grundsätzen des im FAO/WHO-Codex Alimentarius entwickelten, international anerkannten **HACCP** *(Hazard Analysis and Critical Control Point)* -Konzepts und die Verpflichtung zur Mitarbeiterschulung. Die Betriebe sind verpflichtet, im Rahmen ihrer betriebseigenen Kontrollen zunächst eine Gefahrenanalyse und -identifizierung vorzunehmen und damit im jeweiligen Herstellungsprozess bzw. auf dem Vertriebsweg die Punkte festzulegen, an denen mögliche Gesundheitsgefahren auftreten können. Als Ursache für das Entstehen von gesundheitlichen Gefahren kommen biologische, chemische und physikalische Faktoren, wie z.B. Bakterien, Viren, Spritzmittelreste oder Fremdkörper in Betracht.

In der EU gilt ein einheitliches **Hygienerecht** seit dem 1. Januar 2006. Darin werden die detaillierten und komplexen Hygieneanforderungen aus vielen EU-Richtlinien vereinheitlicht und vereinfacht. Es soll über die gesamte Lebensmittelkette hinweg eine transparente Hygienepolitik schaffen, die für alle Lebens- und Futtermittelunternehmen gilt und wirksame Instrumente zur Gewährleistung der Lebensmittelsicherheit und für den Umgang mit potenziellen Lebensmittelkrisen umfasst. Die allgemeinen Hygienevorschriften gelten für die Erzeugung aller Lebensmittel, spezifische Vorschriften gelten für Fleisch und Fleischerzeugnisse, Muscheln, Fischereierzeugnisse, Milch und Molkereierzeugnisse, Eier und Eierzeugnisse, Froschschenkel und Schnecken, tierische Fette und Grieben, Gelatine und Collagen.

Die **HACCP-Grundsätze** sind dabei ebenfalls von zentraler Bedeutung und stellen ein überaus wichtiges System zur Gewährleistung ordnungsgemäßer Hygienebedingungen dar. Sie gelten für alle Sektoren der Lebensmittelbranche mit Einschränkungen für die Primärerzeugung (landwirtschaftliche Betriebe). HACCP (Analysen der Risiken und kritischen Kontrollpunkte) umfasst sieben Grundsätze:

- Gefahrenanalyse zur Ermittlung potenzieller Lebensmittelsicherheitsrisiken (Gefahren)

- Ermittlung der kritischen Kontrollpunkte zur Vermeidung solcher Risiken

- Festlegung kritischer Grenzwerte, die eine effektive Kontrolle ermöglichen

- Überwachung der kritischen Kontrollpunkte, Einführung eines Überwachungssystems

- Abhilfemaßnahmen bei Zwischenfällen, Ausführung von Korrekturmaßnahmen bei Überschreitung der kritischen Grenzwerte

- Überprüfung, ob die Überwachung funktioniert, ob ggf. rechtzeitig und wirkungsvoll Abhilfe geschaffen wird usw.

- Dokumentation

Beispielsweise sind in Schlachthöfen die kritischen Kontrollpunkte die Vermeidung der Fäkalienkontamination von Schlachtkörpern und die Sicherstellung der richtigen Temperatur bei der Lagerung der Schlachtkörper. Der Betreiber des Lebensmittelunternehmens ist dafür verantwortlich, dass die Hygienevorschriften eingehalten werden, während die zuständige Behörde (Regierung) dies durch regelmäßige Inspektionen kontrolliert.

16.3. Energiebedarf und Nährstoffe

Empfehlungen zu Energie und Nährstoffbedarf werden von der **Deutsche Gesellschaft für Ernährung** (www.dge.de) herausgegeben. Im deutschsprachigen Raum sind die DACH-Referenzwerte das Standardwerk für Nährstoffempfehlungen[10]. Sie erschienen im Jahr 2000 erstmals gemeinsam durch die Gesellschaften für Ernährung in Deutschland (DGE), Österreich (ÖGE) und der Schweiz (SGE und SVE). In Anlehnung an die internationalen Länderkennzeichen D (Deutschland), A (Österreich) und CH (Schweiz) wurden sie "DACH"-Referenzwerte genannt. Diverse Aktivitäten gibt es auch auf europäischer Ebene (http://europa.eu.int/comm/dgs/health_consumer/index_en.htm).

Es gibt konkrete **Zufuhrempfehlungen** (decken den Nährstoffbedarf der meisten Menschen, 97,5 % der Bevölkerung ab) und **Schätzwerte** (genauer Bedarf unbekannt) und **Richtwerte** (z.B. Minimalwerte für die Aufnahme von Fluorid und Ballaststoffen bzw. Maximalwerte für Fett, Alkohol und Speisesalz). Die DACH-Referenzwerte gelten nur für gesunde Personen. Sobald Krankheiten, Stoffwechselstörungen oder regelmäßiger Medikamenten- bzw. Drogenkonsum vorliegen, kann der Bedarf stark von den aufgeführten Empfehlungen abweichen. Die Empfehlungen der DACH sollen eine angemessene und gesundheitlich unbedenkliche Zufuhr der einzelnen Nährstoffe gewährleisten. Bis auf wenige Ausnahmen, z.B. bei Jod und Fluorid, **können die Empfehlungen durch eine ausgewogene, vollwertige Ernährung umgesetzt werden.**

16.3.1. Energiebedarf

Energie, die benötigt wird um den Organismus mit Energie für alle Lebensvorgänge zu versorgen. Der Energiebedarf wird in einen **Grundbedarf** (Grundumsatz) und **Leistungsbedarf** (Leistungsumsatz) aufgeteilt. Der Energiebedarf ist eine sehr individuelle Größe und hängt unter anderem von Alter, Größe, Geschlecht, Körpergewicht und körperlicher Aktivität in Beruf und Freizeit ab.

Die Angabe des **Energiebedarfes** erfolgt in **Kilokalorien** (kcal) oder **Kilojoule** (kJ).

Umrechnungsfaktoren:
1 Kilokalorie → 4,184 Kilojoule
1 Kilojoule → 0,239 Kilokalorien

Der Energiegehalt pro g beträgt für:
- Eiweiß → 4,1 kcal (17 kJ)
- Kohlenhydrate → 4,1 kcal (17 kJ)
- Fett → 9,3 kcal (39 kJ)
- Alkohol → 7,1 kcal (30 kJ)

Der **Energiebedarf des Menschen wird bestimmt**
- vom Grundumsatz (Energieumsatz des ruhenden Menschen, abhängig u.a. von Körpergröße, Körpergewicht, Alter und Geschlecht) und
- Leistungsumsatz (Mehrverbrauch an Energie über den Grundumsatz hinaus, bedingt vor allem durch körperliche Tätigkeit)

Der **Energieverbrauch wird durch Bewegung erhöht:**

Er beträgt je 10 Minuten etwa
- Wandern → 30 kcal (125 kJ)
- Gymnastik → 50 kcal (210 kJ)
- Radfahren und Schwimmen → 65 kcal (275 kJ)
- Laufen → 100 kcal (420 kJ)

Die **Energieaufnahme sollte sich aus folgenden Anteilen zusammensetzen:**
- Eiweiß → 10-15 % (davon ca. 1/3-1/2 tierischer Herkunft)
- Fett → 25-30 % (bis zu 40 % für Kinder, Jugendliche sowie Erwachsene, die körperlich schwer arbeiten)
- Kohlenhydrate → 55-60 %

Die **Tagesenergiezufuhr sollte wie folgt auf die Mahlzeiten verteilt werden:**
- 1. Frühstück → 20-25 %
- 2. Frühstück → 5-10 %
- Mittagessen → 30-35 %
- Zwischenmahlzeit am Nachmittag → 5-15 %
- Abendessen → 20-30 %

Es ist zweckmäßig, das Abendessen einige Stunden vor dem Schlafengehen einzunehmen.

Die Tab. 16.1 enthält Anhaltspunkte für den Gesamtenergiebedarf und empfohlene Zufuhrmengen der Tageskost.

Im Durchschnitt liegt die **Energieaufnahme in Deutschland nur knapp über den Empfehlungen.** Es ist aber festzustellen, dass **die Anzahl der übergewichtigen Personen, v.a. der Kinder, ansteigt.** Die **Aufnahme von Fett** und Proteinen ist fast immer **zu hoch,** die von **Kohlenhydraten zu niedrig.**

Die Ergebnisse von **KIGGS** (Studie zur Gesundheit von Kindern und Jugendlichen in Deutschland; www.kiggs.de, am Robert Koch-Institut) aus dem Jahre 2006 dazu sind wie folgt:

- **15 % der Kinder und Jugendlichen haben Übergewicht (BMI > P90)**
- im Vergleich zu 1985-1999 entspricht das einem Anstieg um 50 %
- 6,3 % der Kinder und Jugendlichen sind adipös (BMI > P97)
- im Vergleich zu 1985-1999 entspricht dies einer Verdopplung

16.3.2. Nährstoffe

16.3.2.1. Eiweiß

Eiweiß ist in der Nahrung weder durch Fette noch Kohlenhydrate ersetzbar. Eiweiße werden im Darm zu Aminosäuren zerlegt und in körpereigenes Eiweiß umgewandelt.

Mit **biologischer Wertigkeit** bezeichnet man die Zahl, welche angibt, wie viel Gramm Körpereiweiß durch 100 Gramm des betreffenden Nahrungseiweißes ersetzt werden können (*"protein efficiency"*). Die biologische Wertigkeit wird durch die essenzielle Aminosäure begrenzt, die in der kleinsten Menge vorkommt. Je höher die Zahl ist, umso wertvoller ist das Eiweiß für den Organismus. Tierisches Eiweiß ist im Allgemeinen hochwertiger als pflanzliches.

Gute Quellen für Proteine von hoher biologischer Wertigkeit sind **tierische Lebensmittel** wie Eier, Milch, Fleisch und Fisch. Von einem sehr hohen Verzehr tierischer Lebensmittel ist allerdings abzu-

Alter in Jahren	Energie		Eiweiß	Fett	Kohlenhydrate
	MJ/Tag	Kcal/Tag	g/Tag	% der Energie	% der Energie
<1	2,0-3,0 m; 1,9-2,9 w	500-700 m; 450-700 w	10	35-50	55-60
1-4	4,4 m; 4,7 w	1100 m; 1000 w	13-14	30-40	55-60
4-7	6,4 m; 5,8 w	1500 m; 1400 w	17-18	30-35	55-60
7-10	7,9 m; 7,1 w	1900 m; 1700 w	24	30-35	55-60
10-12 m	9,4	2300	34	30-35	55-60
10-12 w	8,5	200	35	30-35	55-60
13-14 m	11,2	2700	46	30-35	55-60
13-14	9,4	2200	45	30-35	55-60
15-18 m	13,0	3100	60	30	55-60
15-18 w	10,5	2500	46	30	55-60
19-24 m	12,5	3000	59	30	55-60
19-24 w	10,0	2400	48	30	55-60
25-50 m	12,0	2900	59	30	55-60
25-50 w	9,5	2300	47	30	55-60
51-64 m	10,5	2500	58	30	55-60
51-64 w	8,5	2000	46	30	55-60
>65 m	9,5	2300	54	30	55-60
>65 w	7,5	1800	44	30	55-60
Schwangere ab 4. Monat			58	30-35	
Stillende			63	30-35	

Tab. 16.1: Referenzwerte für Nährstoffzufuhr pro Tag. Quelle: DGE, 2000[10]. m = männlich, w = weiblich.

raten, da diese gleichzeitig viel Fett enthalten. Kartoffeln, Hülsenfrüchte (Sojabohnen, Erbsen, Linsen) und Getreide liefern ebenfalls hochwertiges Protein.

Zur Erhöhung der biologischen Wertigkeit der Nahrung empfehlen sich z.B. folgende Lebensmittelkombinationen:

- Kartoffeln → mit Ei, Milch, Quark, Käse
- Getreideprodukte → mit Fleisch, Fisch, Milch
- Hülsenfrüchte → mit Ei, Getreideprodukten

Essenzielle Aminosäuren sind solche, die der Körper nicht selbst synthetisieren kann und die deshalb mit der Nahrung zugeführt werden müssen: Histidin, Isoleucin, Leucin, Lysin, Methionin, Phenylalanin, Threonin, Tryptophan, Valin. Für Säuglinge ist zusätzlich noch Arginin unentbehrlich.

Eiweißreiche Produkte sind:

- tierische Nahrungsmittel: Eier, Milchprodukte, Fleisch, Fisch und Wurst

- pflanzliche Nahrungsmittel: Getreideprodukte, Hülsenfrüchte, Kartoffeln, Nüsse

Die **Richtwerte der Eiweißaufnahme** betragen:

- Säuglinge: 1 g Protein pro Kilogramm Körpergewicht
- Kinder und Jugendliche: 0,9 g Protein pro Kilogramm Körpergewicht, das entspricht ca. 13-60 g Protein pro Tag.
- Erwachsene: 0,8 g Protein, das entspricht bei Frauen ca. 48 g, bei Männern ca. 59 g Protein täglich.

Im Durchschnitt **essen Deutsche zu viel Protein** (150 % der Empfehlungen, Kinder bis 10 Jahren sogar 200 %). Lediglich Kleinkinder mit **veganer Ernährung** laufen Gefahr, mit Protein unterversorgt zu sein.

16.3.2.2. Fett

Fett hat einen hohen Energiegehalt (☞ Kap. 16.3.1.) und spielt daher in der Genese der Fettsucht eine wichtige Rolle.

Die **Richtwerte** für die Fettzufuhr werden in Abhängigkeit der gesamten Energiezufuhr angegeben (**Energieprozent**). Kinder und Jugendliche haben durch ihr Wachstum einen gesteigerten Energiebedarf. Daher ist der Richtwert für diese Altersklasse gegenüber den Erwachsenen etwas höher, er liegt (je nach Alter) zwischen **35 und 40 Energieprozent**. Für **Erwachsene betragen die Richtwerte 30 % der Energie** und können bei Schwerstarbeitern und Leistungssportlern bis 40 % der Energie ausmachen. Dies entspricht bei Frauen einer **täglichen Aufnahme von ca. 60 g Fett** (bei einem zugrunde gelegten Energiebedarf von 2.000 kcal), bei **Männern von ca. 80 g Fett** (bei 2.500 kcal). Der **überwiegende Teil des Fettes** sollte in Form von **pflanzlichen Fetten/Ölen** aufgenommen werden, da sie eine **günstige Fettsäurezusammensetzung** besitzen. Besonders wertvoll sind beispielsweise Raps- und Olivenöl (viel Ölsäure) sowie Distel- und Leinöl (gutes Verhältnis von Linolsäure zu Linolensäure). Tierische Fette haben eine eher ungünstige Zusammensetzung. Ausnahmen sind **Fische** (z.B. Hering, Makrele, Thunfisch und Wildlachs), sie enthalten **Omega-3-Fettsäuren.** Fett ist Träger von fettlöslichen Vitaminen (A, D, E, K). In vielen Lebensmitteln ist das Fett aber nicht offensichtlich. Beispielsweise enthalten viele Wurstwaren, Fleisch- und Vollmilchprodukte (Käse, Sahne), Fertiggerichte, süße und salzige Naschereien (Chips, Schokolade) und Backwaren (Torten) viel Fett.

Studien zeigen, dass eine gemäßigte Fettzufuhr sowie ein ausgewogenes Fettsäuremuster (in Verbindung mit einer vollwertigen Ernährung sowie ausreichend Bewegung) das Herzinfarktrisiko senken kann. Fette bestehen aus Glycerin und Fettsäuren. Der menschliche Körper kann sowohl Glycerin als auch die meisten Fettsäuren selbst synthetisieren.

Folgende Fettsäuren kommen in der Nahrung vor:

- **mehrfach ungesättigte, essenzielle Fettsäuren (Polyensäuren):**
  Der Körper kann diese Fettsäuren nicht oder nicht in ausreichender Menge aufbauen. Sie müssen mit der Nahrung zugeführt werden, sind also essenziell.

Zu den essenziellen Fettsäuren gehören:
- Linolsäure (Omega-6-Fettsäure)
- Linolensäure (Omega-3-Fettsäure)
- Eicosapentaensäure (Omega-3-Fettsäure [☞ Kap. 16.4.1.2.])

- Die **Linolsäure** kommt in vielen Lebensmitteln vor. Einen hohen Gehalt haben Pflanzenöle wie Sonnenblumen-, Maiskeim-, Distel-, Lein- und Weizenkeimöl. Essenzielle Fettsäuren senken Blutfett- und Blutcholesterinspiegel. Der tägliche Bedarf beträgt ca. 10 g.
- **einfach ungesättigte Fettsäuren**
- **gesättigte Fettsäuren**

Die Zufuhrempfehlungen lauten gemäß Tab. 16.2:

Fettsäureart	Zufuhr (Energieprozent)	Vorkommen
Gesättigte FS	10	Überwiegend in tierischen Lebensmitteln Rindertalg und Kokosfett (Palmitin-, Laurinsäure)
Einfach ungesättigte FS	13	z.B. Olivenöl
Mehrfach ungesättigte FS	7	In vielen pflanzlichen Ölen und Fischen

Tab. 16.2: Zufuhrempfehlungen für die Fettsäuren[10].

Weitere Empfehlungen sind:
- Das Verhältnis von Linolsäure zu Linolensäure soll 5:1 betragen.
- Das Verhältnis gesättigter zu ungesättigten Fettsäuren soll 1:2 betragen.
- Transfettsäuren, die bei technischen Verarbeitungsprozessen entstehen, sollten nicht mehr als 1 % der Energiezufuhr ausmachen.
- Die Cholesterinzufuhr sollte geringer als 300 mg täglich sein.

Cholesterin ist ein wichtiges Sterin des Menschen, welches meist an Lipoproteine gebunden ist. Es ist nur in tierischen Lebensmitteln enthalten. Der Körper kann Cholesterin selbst synthetisieren. Aus Cholesterin werden im Körper Gallensäuren, Hormone und Vitamin D gebildet. Es ist ein essenzieller Bestandteil biologischer Membranen. Erhöhte Cholesterinkonzentrationen im Blutplasma gelten als ein Risikofaktor für die Entstehung der Atherosklerose und des Myokardinfarktes.

Lebensmittel mit hohem Cholesteringehalt sind z.B.:

- Ei → 470 mg/100 g
- Niere → 350 mg/100 g
- Leber → 260 mg/100 g
- Butter → 240 mg/100 g
- Schweinefett → 86 mg/100 g

Margarine enthält zwar kein Cholesterin, dagegen aber **Transfettsäuren** (Transisomere von ungesättigten Fettsäuren, entstanden durch partielle Hydrierung polyensäurereicher Fette), welche nach epidemiologischen Studien bei Aufnahme größerer Mengen das Entstehen von Arteriosklerose begünstigen.

Der **durchschnittliche Fettverzehr ist in Deutschland viel zu hoch.** Der damit verbundenen hohen Energieaufnahme steht kein entsprechender Energieverbrauch gegenüber. Die Folge der energetischen Überversorgung sind **Übergewicht, Bluthochdruck sowie Arteriosklerose mit erhöhtem Risiko für Herzinfarkt und Schlaganfall.**

16.3.2.3. Kohlenhydrate/Ballastsstoffe

Kohlenhydrate sind unter den Nährstoffen mengenmäßig die wichtigsten Energieträger.

Folgende Kohlenhydrate sind für die menschliche Ernährung von Bedeutung:

- **Monosaccharide** (Glucose, Fruktose, Galaktose)
- **Disaccharide** (Saccharose, Maltose, Lactose)
- **Polysaccharide** (komplexe Kohlenhydrate [Stärke, Glykogen, Ballaststoffe])

Stärke ist das wichtigste Kohlenhydrat in unserer Ernährung. Es besteht zwar kein Bedarf im Organismus an bestimmten Kohlenhydraten, die Kost muss jedoch eine Mindestmenge enthalten, damit keine Stoffwechselstörungen entstehen.

Die aufgenommenen Kohlenhydrate sollen hauptsächlich aus stärkehaltigen und ballaststoffreichen Lebensmitteln stammen. Sie führen zu einem länger anhaltenden Sättigungsgefühl, da der Körper die Nährstoffe dann langsamer aufnimmt. Während Zucker in Form von Mono- und Disacchariden ein reiner Energiespender ist, sind komplexe Kohlenhydrate aus Kartoffeln, Getreide, Getreideprodukte (z.B. Brot, Getreideflocken, Reis, Nu-

deln), Obst, Gemüse und sekundäre Pflanzenstoffe auch Lieferanten wichtiger **Ballaststoffe. 30 g Ballaststoffe sollten pro Tag** zugeführt werden. Viele der wertvollen Inhaltsstoffe befinden sich hauptsächlich in den Randschichten des Getreidekorns und sind daher überwiegend in **Vollkornprodukten** enthalten.

Der **Richtwert für die Aufnahme von Kohlenhydraten** für Erwachsene beträgt 5-6 g pro kg Körpergewicht und Tag (☞ Tab 16.3). Für Frauen mit einem Energiebedarf von 2.000 kcal bedeutet dies eine Aufnahme von mehr als 240 g Kohlenhydrate pro Tag. Männer mit einem Energiebedarf von 2.500 kcal sollten täglich mindestens 300 g Kohlenhydrate aufnehmen.

	Protein bedarf	Wünschenswerte Fett- zufuhr	Richtwert der Kohlen- hydratzufuhr
1. Lebens-halbjahr	7 %	48 %	45 %
2. Lebens-halbjahr	13 %	40 %	47 %
Kinder	13 %	38 %	49 %
Erwachsene	8-10 %	<30 %	>50 %

Tab. 16.3: Richtwerte der Kohlenhydratzufuhr[10].

In **Deutschland ist die Aufnahme von Kohlenhydraten zu niedrig,** sie liegt bei rund 40 Energieprozent. Zur Vorbeugung von Übergewicht und damit verbundenen Folgeerkrankungen sollte dieser Wert gesteigert werden. Der Anteil von Stärke ist gering (15-25 % der Kohlenhydrate), der **Zuckerverzehr entsprechend hoch** (6-13 %). Zucker erhöht den Kaloriengehalt von Lebensmitteln und senkt dadurch den Gehalt an wertvollen Inhaltsstoffen (wie Vitaminen und Mineralstoffe). Auch die **tägliche Ballaststoffaufnahme** ist mit durchschnittlich unter 20 g **zu niedrig** und sollte zur Vorbeugung verschiedener Erkrankungen gesteigert werden.

Merke:

- Der **Energiegehalt** von Eiweiß und Kohlenhydraten beträgt 4,1 kcal, von Fett 9,3 kcal pro g.
- Die **Tagesenergiezufuhr** sollte auf 5 Mahlzeiten täglich verteilt werden.
- **Eiweiß** wird nach seiner biologischen Wertigkeit beurteilt, welche nach dem Gehalt an essenziellen Aminosäuren bestimmt ist.
  Richtwert der Eiweißaufnahme für Erwachsene: 0,8 g pro kg Körpergewicht und Tag.
- **Fett** hat einen hohen Energiegehalt, ist Träger fettlöslicher Vitamine und enthält essenzielle Fettsäuren (z.B. Linolsäure).
  Cholesterin ist in tierischen Lebensmitteln enthalten und sollte in der Aufnahme durch Nahrungsmittel auf 300 mg/Tag begrenzt werden. Erhöhte Cholesterinkonzentrationen gelten als Risikofaktor kardiovaskulärer Erkrankungen.
  Richtwert der Fettaufnahme für Erwachsene: 1 g pro kg Körpergewicht und Tag.
- **Kohlenhydrate** sind mengenmäßig die wichtigsten Energieträger.
  Mono- und Disaccharide (Zucker) sind reine Energiespender.
  Polysaccharide (komplexe Kohlenhydrate z.B. aus Kartoffeln, Getreide, Obst und Gemüse) enthalten wichtige Ballaststoffe. Lebensmittel mit komplexen Kohlenhydraten sind meist auch reich an Vitaminen und Mineralien.
  Richtwert der Kohlenhydrataufnahme für Erwachsene: 5-6 g pro kg Körpergewicht und Tag.

16.3.2.4. Vitamine

Vitamine sind lebensnotwendige (essenzielle) Nahrungsbestandteile. Sie greifen in meist sehr kleiner Menge funktionell auf verschiedene Weise in den Stoffwechsel ein und müssen mit der Nahrung zugeführt werden, da sie vom menschlichen Organismus nicht synthetisiert werden können. Sie werden in zwei Gruppen eingeteilt:

- **wasserlösliche Vitamine** → B-Vitamine, B-Komplex: B_1 (Thiamin), B_2 (Riboflavin), B_6 (Pyridoxin), Niacin, Folat, B_{12} (Cobalamin) Biotin, Pantothensäure, Vitamin C (Ascorbinsäure)
- **fettlösliche Vitamine** → β-Karotin, Vitamin A (Retinol), Vitamin D (Calciferole), Vitamin E (Tocopherole), Vitamin K

In unseren Breiten kommen keine Avitaminosen mit den typischen Mangelkrankheiten (☞ Kap. 16.15.2.), sondern nur Hypovitaminosen vor.

Die Bedeutung der Lebensmittelgruppen als Vitamin- und Mineralstofflieferanten ist der Tab. 16.4 zu entnehmen.

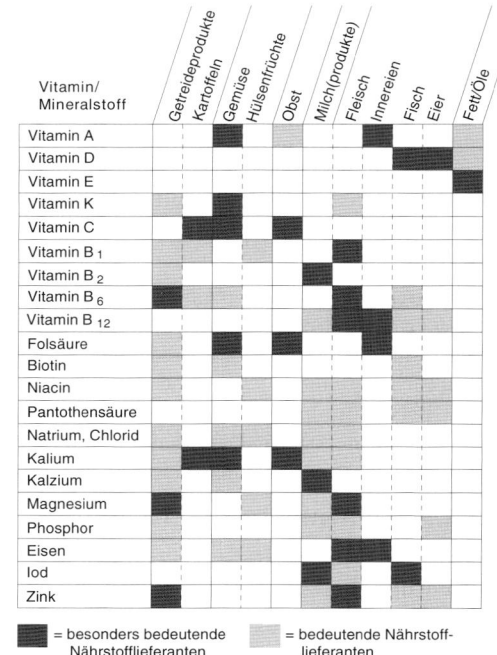

■ = besonders bedeutende Nährstofflieferanten   ▨ = bedeutende Nährstofflieferanten

Tab. 16.4: Bedeutung der Lebensmittelgruppen als Vitamin- und Mineralstofflieferanten. Quelle: AID[11].

Vitamine haben u.a. folgende Bedeutung:

- **Vitamin A (Retinol)** und entsteht im Körper aus dem Provitamin β-Karotin → Funktion im Sehprozess sowie zur Erhaltung der Struktur und Funktion von Epithelien; β-Karotin gilt als antioxidativer Schutzfaktor gegen Krebs (Atmungs- und Verdauungstrakt).
  - *Mangelerscheinungen:*
    Nachtblindheit, Atrophie und Verhornung von Schleimhäuten, Störung des Knochenwachstums, Herabsetzung der Infektabwehr
  - *Hypervitaminose:*
    Überhöhte Dosen von Vitamin A haben eine fruchtschädigende Wirkung. Deshalb wird schwangeren Frauen empfohlen, auf den Genuss von Leber (hohe Vitamin-A-Gehalte) aller Tierarten zu verzichten. Der Bevölkerung

und insbesondere Kleinkindern wird geraten, Leber und Produkte mit hohem Leberanteil zurückhaltend zu verzehren. Symptome bei hoher Aufnahme von Vitamin A über einen längeren Zeitraum (>15 mg/Tag): Schwindelgefühle, Kopfschmerzen, Erbrechen. Eine Überdosierung von Karotinen führt nicht zur Hypervitaminose (wird nur begrenzt resorbiert und umgewandelt)

- *Zufuhrempfehlung*:
  Kinder/Jugendliche je nach Alter 0,6-1,1 mg, Frauen täglich 0,8 mg, Männer 1,0 mg Retinol-Äquivalent (= 1 mg Retinol = 6 mg β-Karotin = 12 mg andere Provitamin-Karotinoide)

- *Versorgungszustand*:
  Alle Bevölkerungsgruppen sind ausreichend mit Vitamin A versorgt. Eine kritische Versorgungslage findet sich bei Neugeborenen, Kindern mit häufigen, fiebrigen Infekten und Senioren.

- Besonders gute Vitamin-A-Quellen:
  Obst und Gemüse, die das Provitamin β-Karotin enthalten

- die gesundheitsfördernde Zufuhr liegt bei täglich 2-4 mg β-Karotin für Erwachsene, eine Steigerung der Versorgung wird empfohlen

- β-Karotin ist nur in pflanzlichen Lebensmitteln enthalten (Obst- und Gemüsesorten wie Karotten, Tomaten, Aprikosen, Papaya, Mangos, Grünkohl, Brokkoli, Feldsalat)

- **Vitamin D (Calciferole)** kann bei UV-Licht in der Haut aus Vorstufen (Provitaminen) gebildet werden → regelt u.a. den Calcium- und Phosphatstoffwechsel

  - *Mangelerscheinungen*:
    Mineralisationsstörungen im Skelettsystem (Rachitis, Osteomalazie)

  - *Zufuhrempfehlung*:
    Erwachsene täglich 5 mg Vitamin D (Kinder, Schwangere, Stillende und Senioren das Doppelte)

  - *Versorgungslage und Risikogruppen*:
    bei Erwachsenen und jungen Senioren ausreichend, bei Kindern und Jugendlichen teilweise unzureichend; gefährdet ist die Versorgung, wenn die Sonnenexposition sehr gering ist, beispielsweise bei bettlägerigen Menschen oder verschleierten Frauen.

- lediglich in Lebertran, fettigen Fischen (Hering, Lachs und Makrele) und Eigelb finden sich nennenswerte Vitamin-D-Gehalte

- **Vitamin E (Tocopherole)** → schützt als **natürliches Antioxidans** die Zellmembranen, verhindert auch die Oxidation anderer Substanzen, z.B. von ungesättigten Fettsäuren, unterstützen ferner das Immunsystem und spielen eine indirekte Rolle bei der Zellatmung.

  - *Mangelerscheinungen*:
    bei Menschen nicht beobachtet

  - *Zufuhrempfehlung*:
    Kinder und Jugendliche (je nach Alter) 6 bis 14 mg TÄ, für Frauen liegen sie bei 12 mg TÄ und für Männer bei 15 mg TÄ. Um die verschiedenen Substanzen mit Vitamin-E-Wirkung vergleichbar zu machen, wird der Begriff der Tocopherol-Äquivalente (TÄ) eingeführt 1 mg TÄ = 1 mg R,R,R-a-Tocopherol = 2 mg R,R,R-b-Tocopherol.

  - Die Versorgung mit Vitamin E liegt geringfügig unter den Empfehlungen

  - gute Vitamin-E-Quellen sind Weizenkeimöl, Sonnenblumenöl, Maiskeimöl, Sojaöl, Weizenkeime und Haselnüsse. In tierischen Lebensmitteln finden sich nur geringe Gehalte.

- **Vitamin K** → an der Bildung verschiedener Blutgerinnungsfaktoren (z.B. Prothrombin) beteiligt

  - *Mangelerscheinungen*:
    nur bei Resorptionsstörungen z.B. der Fettresorption: Blutungsneigung

  - *Zufuhrempfehlung*:
    Kinder und Jugendliche (je nach Alter): 15 bis 50 µg pro Tag, Erwachsene: 60 µg (Frauen) bzw. 70 µg (Männer) pro Tag

  - Versorgungslage ausreichend, Vitamin K ist in vielen Lebensmitteln enthalten

- **Vitamin B$_1$ (Thiamin)** → Coenzym bei wichtigen Reaktionen im Energie- und Kohlenhydratstoffwechsel, Funktion bei der Nervenerregbarkeit

  - *Mangelerscheinungen*:
    Beri-Beri (☞ Kap. 16.15.2.), in Europa Auftreten leichterer Formen, u.a. mit Leistungsminderung und Kopfschmerzen, möglich

  - *Zufuhrempfehlung*:
    Kinder (je nach Alter): 0,6 bis 1,0 mg Thiamin pro Tag, Jugendliche: 1,4 mg (Jungen) bzw.

1,1 mg (Mädchen) pro Tag, Erwachsene: 1,0 mg (Frauen) bzw. 1,2 mg (Männer) pro Tag

- nur Jugendliche liegen mit ihrer Aufnahme geringfügig unter den Empfehlungen, gute Thiamin-Lieferanten sind Fleisch, einige Fischarten (Scholle, Thunfisch), Vollkornerzeugnisse, Hülsenfrüchte, Kartoffeln und Nüsse

- **Vitamin B$_2$ (Riboflavin)** → Bestandteil von Coenzymen im Energiestoffwechsel

  - *Mangelerscheinungen:*
    entzündliche Hautveränderungen, Rhagaden in den Mundwinkeln, Wachstumsstörungen, Anämie

  - *Zufuhrempfehlung:*
    Kinder (je nach Alter): 0,7 bis 1,1 mg pro Tag, Jugendliche: 1,6 mg (Jungen) bzw. 1,3 mg (Mädchen) pro Tag, Erwachsene: 1,2 mg (Frauen) bzw. 1,4 mg (Männer) pro Tag

  - ausreichende Versorgung der Bevölkerung, Risikogruppen sind Veganer und Kleinkinder mit milchfreier Diät, tierische Lebensmittel wie Milch und Milchprodukte, Fleisch, Fisch und Eier sowie Vollkornprodukte sind gute Quellen für Riboflavin

- **Vitamin B$_6$ (Pyridoxin)**→ Coenzym im Eiweißstoffwechsel, beteiligt an der Hämoglobinsynthese

  - *Mangelerscheinungen:*
    bei Alkoholikern (u.a. Mangelerscheinungen infolge Resorptionsstörungen, Leberschäden und gesteigertem Bedarf) seborrhoische Dermatitis, Anämie, neurologische Störungen

  - *Zufuhrempfehlung:*
    Kinder (je nach Alter): 0,4 bis 1,0 mg pro Tag Jugendliche: 1,6 mg (männlich) bzw. 1,2 mg (weiblich), pro Tag Erwachsene: 1,2 mg (Frauen) bzw. 1,5 mg (Männer) pro Tag

  - alle Bevölkerungsgruppen sind ausreichend versorgt, Vitamin B$_6$ ist in fast allen Lebensmitteln enthalten

- **Vitamin B$_{12}$ (Cobalamine)** → wichtig für Bildung und Abbau einzelner Aminosäuren, die Erythrozytenreifung (Antiperniciosa-Faktor) und den Folsäurestoffwechsel

  - *Mangelerscheinungen (selten):*
    zur Resorption des Vitamin B$_{12}$ aus dem Darm wird der in der Magenschleimhaut gebildete intrinsic factor benötigt, dessen gestörte Bil-

dung (oder Fehlen nach Magenresektion) führt zur perniziösen Anämie, Degenerationen im Rückenmark und ZNS

- *Zufuhrempfehlung:*
    Kinder (je nach Alter): 1,0 bis 2,0 μg, Jugendliche und Erwachsene: 3,0 μg Cobalamin

- ernährungsbedingter Mangel ist sehr selten, eventuell nach jahrelanger veganer Ernährung möglich, zu den Risikogruppen zählen voll gestillte Säuglinge von Veganerinnen sowie Senioren mit atrophischer Gastritis

- Cobalamin findet sich vor allem in tierischen Lebensmitteln wie Fleisch, Eier, Fisch, Käse und Milch.

- **Folat (Pteroylglutaminsäure)**, biologisch aktive Form Tetrahydrofolsäure → wichtig für Nucleinsäure- und Purinsynthese und damit für die Zellteilung

  - *Mangelerscheinungen:*
    bei einseitiger Kost und chronischem Alkoholkonsum (auch bei Vitamin-B$_{12}$-Mangel, da dieses Vitamin zur Bildung von Tetrahydrofolsäure benötigt wird): Megaloblastische Anämie, Schleimhautschäden im Magen-Darm-Trakt (Resorptionsstörungen und Durchfall), ein Mangel vor und in der frühen Schwangerschaft kann zu Aborten, Entwicklungsstörungen und Neuralrohrdefekten wie offener Rücken (Spina bifida) oder fehlender Gehirnanlage (Anenzephalie) des Kindes führen; schon ein geringfügiger Folatmangel führt zu einem erhöhten Homocysteinspiegel, der wiederum ein Risikofaktor für Arteriosklerose ist

  - *Zufuhrempfehlung:*
    für Kinder (je nach Alter) 200 bis 400 μg Folatäquivalenten, Erwachsene täglich 400 μg Folatäquivalente, Frauen mit Kinderwunsch sollten zusätzlich 400 μg Polyglutamat aufnehmen, um Neuralrohrdefekten beim Kind vorzubeugen

  - die Versorgung ist in allen Bevölkerungsgruppen unzureichend, gute Quellen sind Tomaten, Kohl, Spinat, Blattsalate, Gurken, Spargel, Orangen, Weintrauben, Vollkornprodukte, Kartoffeln, Hülsenfrüchte, Camembert, Weizenkeime und Sojabohnen

- **Biotin** → Coenzym bei der Synthese von Kohlenhydraten und Fettsäuren

  - *Mangelerscheinungen*:
    bei üblicher Ernährung nicht beobachtet. Nach längerfristigem Verzehr großer Mengen roher Eier (Avidin im Eiklar bindet Biotin) Auftreten von Dermatitis

  - *Zufuhrempfehlung* (Schätzwert):
    Kinder (je nach Alter): 10-30 µg Biotin pro Tag, Jugendliche und Erwachsene: 30-60 µg Biotin pro Tag

  - Ausreichende Versorgung, gute Quellen sind Leber, Eigelb, Sojabohnen, Haferflocken, Spinat, Hülsenfrüchte, Pilze, Nüsse

- **Niacin (Nicotinsäureamid und Nicotinsäure)** → Bestandteil von Coenzymen bei vielen Stoffwechselreaktionen (z.B. Abbau von Kohlenhydraten, Fetten und Aminosäuren), kann im Körper aus der essenziellen Aminosäure Tryptophan gebildet werden

  - *Mangelerscheinungen*:
    nur in Ländern mit vorwiegendem Maisverzehr (enthält nur wenig Tryptophan): Pellagra (☞ Kap. 16.15.2.)

  - *Zufuhrempfehlung*:
    Kinder (je nach Alter): 7 bis 12 mg Niacin-Äquivalenten pro Tag, Jugendliche: 18 mg (Jungen) bzw. 15 mg (Mädchen) Niacin-Äquivalente pro Tag, Erwachsene: Frauen 13 mg, Männer 16 mg Niacin-Äquivalenten pro Tag, Senioren 13 mg Niacin-Äquivalenten pro Tag

  - ausreichende Versorgung, gute Quellen (auch für Tryptophan) sind tierische Lebensmittel wie Fleisch, Fisch, Milch, Eier, Vollkornprodukte, Hülsenfrüchte, Kartoffeln und Blattgemüse.

- **Pantothensäure** → Bestandteil des Coenzyms A, zentrale Funktion für den Abbau der Nährstoffe sowie für Biosynthesen (Fettsäuren, Cholesterin, Hormone)

  - *Mangelerscheinungen:*
    nur bei starker Unterernährung: Empfindungsstörungen (*"burning feet"*-Syndrom)

  - *Zufuhrempfehlung* (Schätzwert):
    Kinder (je nach Alter) 4 bis 6 mg Pantothensäure, Jugendliche und Erwachsene 6 mg Pantothensäure täglich

  - Versorgung ist ausreichend, Pantothensäure kommt in fast allen Lebensmitteln vor

- **Vitamin C (Ascorbinsäure)** → beteiligt an Hydroxylierungen, daher erforderlich z.B. bei der Kollagenbildung (Haut, Bindegewebe, Knorpel, Knochen, Zähne; wichtig für die Narbenbildung und Wundheilung); gehört zu den Antioxidantien (Radikalen-Fänger z.B. bei besonderen Belastungen des Immunsystems, bei Infektionskrankheiten, bei Rauchen besteht erhöhter Vitamin-C-Bedarf), Hemmung von kanzerogenen Nitrosaminen; fördert die Resorption von Eisen aus Nahrungsmitteln

  - *Mangelerscheinungen:*
    Müdigkeit, Schwäche, körperliche Leistungsminderung, erhöhte Anfälligkeit gegenüber Infektionskrankheiten, Skorbut bei Vitamin-C-Zufuhr <10 mg am Tag (☞ Kap. 16.15.2.)

  - *Zufuhrempfehlung*:
    Kinder (je nach Alter) 60 bis 90 mg Vitamin C, Jugendliche und Erwachsene 100 mg pro Tag, bei Krankheit, Stress und Rauchen erhöhter Bedarf, wegen der vielfältigen Schutzfunktionen von Vitamin C berücksichtigt die Zufuhrempfehlung nicht nur den reinen Bedarf, sondern auch die prophylaktische Wirkung

  - Die Versorgung ist ausreichend, gute Vitamin-C-Quellen sind frisches Obst (Sanddorn, schwarze Johannisbeere, Kiwi und Zitrusfrüchte, Säfte daraus), Gemüse (Paprika, Brokkoli, Tomaten, Grünkohl, Kohlrabi, Blumenkohl)

Vitamine sind gegen Sauerstoff, Licht und Hitze unterschiedlich empfindlich (☞ Tab. 16.5).

	Sauerstoff	Licht	Hitze	Verluste beim Kochen
Vitamin A				10 - 30%
Vitamin D				gering
Vitamin E				50%
Vitamin K				gering
Vitamin B$_1$				30 - 50%
Vitamin B$_2$				0 - 50%
Vitamin B$_6$				20%
Vitamin B$_{12}$				20 - 80%
Folsäure				0 - 90%
Biotin				0 - 70%
Niacin				0 - 30%
Pantothensäure				0 - 45%
Vitamin C				20 - 80%

■ = besonders labil   ▨ = labil   □ = beständig

Tab. 16.5: Beständigkeit/Empfindlichkeit von Vitaminen gegen äußere Einflüsse. Quelle: AID[11].

Lebensmittel und Futtermittel werden zunehmend mit Vitaminen angereichert. So besteht bei einem kleinen Teil der europäischen Bevölkerung ein Risiko, die maximal tolerierbare Aufnahmemenge an Vitamin A (3 mg/Tag) zu überschreiten. Grund ist vor allem die Anreicherung von Futtermitteln mit Vitamin A (Schweine, Rinder, Geflügel). Die EFSA hat deswegen für Vitamine folgende Obergrenzen *(Upper Intake Level)* für Erwachsene abgeleitet:

- Vitamin A 3 mg/Tag, Vitamin D 0,05 mg/Tag, Nicotinsäure 10 mg/Tag, Nicotinamid 900 mg/Tag, Vitamin B$_6$ 25 mg/Tag und Folsäure 1 mg/Tag.

16.3.2.5. Mineralstoffe/Spurenelemente

Mineralstoffe befinden sich in Zellen und Körperflüssigkeiten, sind lebensnotwendig und müssen täglich mit der Nahrung zugeführt werden.

Wir unterscheiden:

- Mikroelemente (Spurenelemente): Eisen, Kupfer, Cobalt, Zink, Mangan, Iod, Selen, Fluor, Nickel, Chrom, Molybdän u.a.
- Makroelemente: Natrium, Kalium, Calcium, Magnesium, Chlor und Phosphor

Mineralien haben u.a. folgende Bedeutung:

- Bausteine von Knochen, Zähnen (Ca) und biologisch wichtigen Substanzen (z.B. Eisen im Blutfarbstoff, Iod im Schilddrüsenhormon)
- Aktivierung und Hemmung von Enzymen (z.B. Ca, Na, Zn)
- Ermöglichung der Erregung von Nerven- und Muskelzellen (z.B. Na, K, Ca)
- Regelung des osmotischen Druckes der Zellflüssigkeiten sowie des Säuren-Basen-Gleichgewichtes (z.B. K, Na, Cl, P)
- Selen: Die durchschnittliche Aufnahme liegt an der unteren Grenze der Empfehlungen. Auf Grund der antioxidativen Wirkung und deren Bedeutung muss die Versorgung aufmerksam beobachtet werden.

Bei Unterversorgung mit Mineralien treten u.a. folgende Mangelerscheinungen auf:

- **Calcium** → Rachitis bei Säuglingen, bei Erwachsenen Osteomalazie und Osteoporose. Die Calciumresorption ist nur bei ausreichender Vitamin-D-Versorgung möglich

- *Zufuhrempfehlung:*
  Kinder (je nach Alter): 600-1100 mg pro Tag, Jugendliche: 1200 und Erwachsene: 1000 mg pro Tag. Schwangere und Stillende <19 Jahre 1200 mg, der postmenopausale Knochenmassenverlust kann durch vermehrte Calciumzufuhr alleine nicht aufgehalten werden (Östrogensubstitution). Eine stark erhöhte Calciumzufuhr (mehrere Gramm), z.B. durch die Einnahme von Mineralstoffpräparaten, kann zu Calciumablagerungen u.a. in der Niere führen
- die Zufuhrempfehlungen werden von allen Altersgruppen nicht erreicht, gute Calciumlieferanten sind Milch- und Milchprodukte, einige Gemüsesorten (z.B. Brokkoli, Grünkohl, Fenchel und Lauch) und calciumreiche Mineralwässer

- **Eisen** → Eisenmangelanämie, Müdigkeit; Eisen wird nur zu 10 % aus pflanzlichen Lebensmitteln und bis 30 % aus tierischen Lebensmitteln resorbiert; resorptionshemmend wirken Calcium, Phosphatsalze und Tannin (Gerbstoffe) resorptionsfördernd Vitamin-C-reiche Produkte (☞ auch Kap. 16.15.3.6.)
  - *Zufuhrempfehlung:*
    täglich 8 mg für Kinder, 12 mg für Jugendliche, 10 mg für Männern, 15 mg für Frauen
  - Eisenmangel ist einer der häufigsten Mangelzustände. Während Männer meist ausreichend versorgt sind, leiden Frauen häufig unter einer Mangelversorgung. Gute Eisenquellen sind vor allem Fleisch und Wurst (enthalten das besser verfügbare Häm-Eisen), dann Hülsenfrüchte, Hafer, Hirse, Spinat, Mangold und Fenchel.

- **Iod** → Hypothyreose, Struma, Kretinismus
  - *Zufuhrempfehlung*:
    Erwachsene täglich 180-200 µg Kinder (je nach Alter) 100-180 µg Jod/Tag, Jugendliche und Erwachsene 200 µg/Tag
  - Deutschland ist ein Jodmangelgebiet. Lediglich Meeresprodukte weisen einen hohen Jodgehalt auf. Die Verwendung von jodiertem Speisesalz ist empfehlenswert.

- **Selen** → ist Bestandteil der Glutathionperoxidase, Dejodase u.a. Enzyme, hat antioxidative Eigenschaften, Mangelerscheinung führt zur Keshan-Krankheit, einer Kardiomyopathie, kommt in Deutschland nicht vor, Selen wird in der umweltmedizinischen Praxis zur Prävention gegen schädliche Einwirkungen von Schadfaktoren eingesetzt (umstritten).

- *Zufuhrempfehlung* (Schätzwert):
  Kinder 10-40 µg, Jugendliche 25-60, Erwachsene 30-70 µg pro Tag
- Die Selenversorgung liegt in Deutschland im unteren Bereich, Substitution ab Plasmaspiegel <50 µg/l; gute Selenlieferanten sind Fleisch, Fisch, Eier, Linsen und Spargel

• **Zink** → Wachstumsstörungen, Verzögerung der Wundheilung, erhöhte Infektanfälligkeit

- *Zufuhrempfehlung:*
  tägliche für Jugendliche und Erwachsene 7 (weiblich) – 10 (männlich) mg, für Kinder 3-7 mg täglich
- Die Zinkversorgung ist möglicherweise nicht völlig ausreichend, gute Zinkquellen sind Fleisch, Eier, Milch und Käse, Vollkornprodukte

• **Fluorid** → erhöhte Kariesanfälligkeit

- *Zufuhrempfehlung:*
  Kinder (je nach Alter): 0,7-3,2 mg pro Tag, Erwachsene: 3,1 mg (Frauen) bzw. 3,8 mg (Männer) pro Tag
- Die Fluoridzufuhr liegt deutlich unter der Empfehlung. Daher kann eine Supplementierung sinnvoll sein.
  Ob der empfohlene Richtwert mit der normalen Ernährung erreicht wird, hängt stark vom Fluoridgehalt des Trinkwassers ab. Meist ist dieser eher gering. Dann empfiehlt sich zusätzlich die Einnahme von Fluorid-Tabletten – die Dosierung für Erwachsene (0,5-1,0 mg) ist abhängig vom Gehalt im Trinkwasser. Auf jeden Fall sollte fluoridiertes Jodspeisesalz verwendet werden. Säuglinge erhalten meist zur Kariesprophylaxe Fluorid (Dosierung ist abhängig von Fluoridgehalt des Trinkwassers, örtliche Wasserversorger fragen).

Futter- und Lebensmittel werden zunehmend mit Mineralstoffen angereichert. Die EFSA hat für die tägliche Aufnahme von Mineralstoffen folgende Obergrenzen *(Tolerable Upper Intake Level)* für Erwachsene abgeleitet.

• Fluor 7 mg/Tag, Jod 0,6 mg/Tag, Kupfer 5 mg/Tag, Molybdän 0,6 mg/Tag, Selen 0,3 mg/Tag, Zink 25 mg/Tag, Bor 10 mg/Tag, Calcium 2.500 mg/Tag und Magnesium 250 mg/Tag.

Merke:

Für **gesunde Menschen,** die sich **vollwertig ernähren,** ist die zusätzliche Aufnahme von Vitamin- und Mineralstoffpräparaten nicht erforderlich.

Ein **erhöhter Bedarf** besteht im **Wachstum,** in der **Schwangerschaft** und **Stillzeit,** bei **Schwerarbeitern, Sportlern** sowie bei **Diät- und Fastenkuren.** Durch starkes Schwitzen (Hitzearbeit, Sauna) können beträchtliche Mineralmengen ausgeschieden werden.

• Bei **einseitiger Ernährung** können Vitamin- und Mineralstoffmängel auftreten, z.B. bei strengen Vegetariern (Veganer [außer Fleisch auch keine Aufnahme von Milch, Milchprodukten und Eiern]) Mangel an Vitamin B_{12}. Ein Problem stellt auch der bevorzugte Verzehr von *Fast Food* dar.

• Eine **zusätzliche Vitamin- und Mineralstoffaufnahme** wird für Säuglinge empfohlen: täglich 10 mg Vitamin D (Rachitisprophylaxe) in Kombination mit einer Fluoridgabe → "Vitamin-D-Fluorette".

Raucher (>20 Zigaretten täglich) benötigen 40 % mehr Vitamin C als Nichtraucher.

Alkoholmissbrauch verschlechtert die Aufnahme und Verwertung von Vitamin C, B_1, B_6, Folsäure und Magnesium, schädigt die Leber (wichtigster Vitaminspeicher) und verdrängt wertvolle mineral- und vitaminreiche Lebensmittel vom Speiseplan.

Verschiedene **Medikamente** (z.B. Östrogene, Schlaf-, Schmerz- und Beruhigungsmittel) können Aufnahme, Verwertung und Speicherung von Vitaminen und Mineralien verhindern und deren Ausscheidung fördern (z.B. Ausschwemmung von Kalium durch Diuretika).

In Deutschland ist die Aufnahme von Kohlenhydraten zu niedrig, sie liegt bei rund 40 Energieprozent. Zur Vorbeugung von Übergewicht und damit verbundenen Folgeerkrankungen sollte dieser Wert gesteigert werden.

Der Anteil von Stärke ist gering (15-25 % der Kohlenhydrate), der Zuckerverzehr entsprechend hoch (6-13 %).

Zucker erhöht den Kaloriengehalt von Lebensmitteln und senkt dadurch den Gehalt an wertvollen Inhaltsstoffen.

Eisen (Frauen)- und Jodmangel sind häufig.

16.4. Hygienische Beurteilung der Grundlebensmittel und daraus hergestellter Produkte

16.4.1. Tierische Lebensmittel

16.4.1.1. Fleisch und Fleischprodukte

Fleisch besteht aus Eiweiß hoher biologischer Wertigkeit (☞ Kap. 16.3.2.1.), Fett, Wasser und kaum Kohlenhydraten. Es enthält essenzielle Aminosäuren, jedoch kaum essenzielle Fettsäuren.

Beim **Erhitzen des Fleisches** wird der Nährwert von Proteinen und Fett nicht beeinträchtigt, Vitamine (Vitamin C, Vitamin B_1, B_2, Niacin) und Mineralien gehen aber z.T. verloren (☞ Tab. 16.5).

Folgende **Gesundheitsgefahren** können von **ungenügend erhitztem Fleisch** ausgehen:

- Übertragung von parasitären Infektionen und Infestationen u.a.
  - Zestoden (Bandwürmer) (z.B. Finnen von *Taenia saginata* und *Taenia solium* [☞ Kap. 16.13.2.])
  - Nematoden (z.B. Muskeltrichinen von *Trichinella spiralis* [☞ Kap. 16.13.1.])
  - Protozoen (z.B. *Toxoplasma gondii* [☞ Kap. 16.12.])
- Übertragung bakterieller Infektionen und Intoxikationen (☞ Kap. 16.10.) (Schweine und Schweinefleisch werden in der EU für 10-20% aller Salmonellenfälle verantwortlich gemacht).

Ein ausreichend erhitztes Fleisch ist an einer braungrauen Farbe zu erkennen. Das Fleisch kann primär intravital infiziert und/oder sekundär im Schlachthof bzw. bei der Verarbeitung kontaminiert worden sein.

Die **Fleischhygiene-Verordnung**[12] enthält umfangreiche Vorschriften zur Hygiene der Fleischproduktion und legt u.a. fest, dass Tierkörper bei der Schlachtung als tauglich (verkaufsfähig), minderwertig, bedingt tauglich (Abgabe über die Freibank) oder untauglich (Verarbeitung z.B. zu Tierfuttermehlen) gekennzeichnet werden.

Der Anteil an Fett, Cholesterin (☞ Kap. 16.3.2.2.) sowie in Innereien an Purinen (☞ Kap. 16.15.3.6.) ist zu beachten.

Die ehemalige **Hackfleischverordnung** wurde in die Tierische Lebensmittel-Hygiene-Verordnung[6] überführt. Darin wird der Schutz des gegen Mi-

kroorganismen besonders anfälligen und schnell verderblichen, zerkleinerten Fleisches geregelt. Hiernach darf Hackfleisch nur am Tage der Herstellung verkauft werden und ist bis zur Abgabe an den Verbraucher bei einer Temperatur nicht über +4°C, in Verkaufsräumen unmittelbar vor seiner Abgabe oder in den Hauptabsatzzeiten nicht über +7°C aufzubewahren.

Mit **PSE-Fleisch** bezeichnet man Qualitätsfehler, welche beim Schweinefleisch durch Züchtung von fettarmen Fleischrassen entstehen: Die Tiere haben zwar einen höheren Muskelfleischanteil, die Folge ist aber ein blasses (p = *pale),* weiches (s = *soft*) und wässriges (e = *exudative)* Fleisch, welches beim Braten schrumpft, fest, zäh und trocken wird.

Aus gesundheitlicher Sicht ist das Fleisch uneingeschränkt verzehrfähig.

Fleisch und Fleischwaren, besonders gepökelte, können Nitrosamine enthalten (☞ Kap. 7.4.3. und 16.8.5.).

16.4.1.2. Fisch und Fischprodukte

Fisch ist eine wichtige Quelle für Proteine und essenzielle Aminosäuren. Die meisten Fische sind fettarm. Fettfische (z.B. Aal, Lachs, Karpfen) enthalten reichlich Vitamin A und D, Magerfische vorwiegend B-Vitamine.

Die **Eicosapentaensäure** (Omega-3-Fettsäure), welche in höherer Konzentration besonders in Makrelen, aber auch Heringen, Lachs und Thunfisch vorkommt, weist einen guten lipid- und blutdrucksenkenden Effekt auf (vielfach wirksamer als Linol- und Linolensäure). Fettfische sind generell günstigere Omega-3-Fettsäurequellen als Magerfische, von diesen besitzen wiederum Seefische Vorteile gegenüber Süßwasserfischen.

Aus **gesundheitlicher Sicht** ist beim Fischverzehr zu beachten:

- Seefische können Zestoden (☞ Kap. 16.13.2.3.) und Nematoden enthalten, welche die Anisakiasis (Entzündungen im Magen-Darm-Bereich) verursachen können (☞ Kap. 16.13.1.3.). Fachgerecht verarbeitete Fischprodukte (gegart, geräuchert und gesalzen) sowie tief gefrorene Fische enthalten keine lebenden Helminthen mehr
- Anreicherung mit Schwermetallen, vor allem Quecksilber, ferner persistenten organischen Verbindungen (z.B. PCB) besonders in langlebi-

gen, großen Raubfischen aus dem Meer (z.B. Thunfisch, Stör, Hai) und bei Fischen aus belasteten Binnengewässern. Fische aus Gewässern (Meer und Binnengewässern) mit erhöhter Belastung mit perfluorierten Verbindungen können insbesondere hohe Gehalte von PFOS (Perfluoroktansulfonsäure) aufweisen. Kurzlebige kleine Friedfische enthalten dagegen meist nur geringe Schadstoffmengen

- Kontamination mit Mikroorganismen und schneller Verderb ohne ausreichende Kühlung
- durch Austern und Muscheln aus kontaminierten Gewässern können u.a. Typhus und Hepatitis A übertragen werden
- durch Verzehr des Rogens von Barschen kann es zu Barbencholera (Ichthyotoxismus) kommen (☞ Kap. 16.14.3.)
- mikrobielle Zersetzungsprozesse in Makrelen können biogene Amine (Histamin) entstehen lassen und eine Makrelenvergiftung (Scombrotoxismus) auslösen (☞ Kap. 16.14.3.)

16.4.1.3. Eier

Hühnereiweiß ist biologisch hochwertiges Protein mit einem hohen Anteil an essenziellen Aminosäuren und Vitaminen A, B_1, B_2, D und E. Von den Mineralien sind Kalium, Calcium, Phosphor und Eisen vorhanden.

Aus **gesundheitlicher Sicht** ist beim Eiverzehr zu beachten:

- hoher Cholesteringehalt des Eidotters (1 Ei enthält den Tagesbedarf)
- Eier können Enteritissalmonellen enthalten (endogen infiziert oder sekundär kontaminiert). In den letzten Jahren sind häufig Erkrankungen sowie auch Todesfälle durch *S. enteritidis* mit dem Phagentyp 4 (PT4) über Hühnereier bekannt geworden.
- Enten- und Taubeneier enthalten in einem besonders hohen Prozentsatz Salmonellen. Sie müssen daher mindestens 10 Minuten vor dem Verzehr gekocht werden

Nach der **Hühnereierverordnung**[7] sind Hühnereier

- ab dem 18. Tag nach dem Legen bis zur Abgabe an den Verbraucher, die spätestens bis zum 21. Tag erfolgen muss, bei einer Temperatur von +5°C bis +8°C zu lagern und zu befördern (bis zu 3 Wochen verhindert ein bakteriostatisches

Milieu im Hühnerei die Salmonellenvermehrung)

- auf der Verpackung zu kennzeichnen mit
  - dem Mindesthaltbarkeitsdatum (nicht später als 28 Tage nach dem Legen)
  - den Verbraucherhinweisen:
    - "bei Kühlschranktemperatur aufzubewahren"
    - "nach Ablauf des Mindesthaltbarkeitsdatums durcherhitzen"
  - Seit dem 1. Januar 2004 muss auf der Verpackung von Hühnereiern und auf dem Verkaufsregal deutlich sichtbar angegeben werden, in welcher Form die Hühner gehalten werden, die diese Eier gelegt haben: In Käfighaltung, in Bodenhaltung, in Freilandhaltung oder aus ökologischer Erzeugung. Zusätzlich müssen die Eier selbst einen unverwischbaren Stempel tragen, aus dem neben der Haltungsform auch der Ort hervorgeht, an dem die Eier gelegt wurden (Legehennenbetriebsregistriernummer). Anhand dieser Stempelnummern konnten z.B. im Januar 2011 Eier identifiziert werden, die mit Dioxinen belastet waren. Ursache der Dioxinbelastung waren Futtermittel, denen technische Fette aus der Biodieselproduktion zugemischt wurden.

16.4.1.4. Milch

Vollmilch und Vollmilchprodukte enthalten biologisch hochwertiges Eiweiß, emulgiertes, leicht verdauliches Fett, reichlich Calcium, Magnesium und Phosphor sowie die Vitamine A, D und B_2. Milch kann nie steril gewonnen werden und enthält Milchsäurebakterien.

Folgende **gesundheitlich bedenklichen Mikroorganismen** können in der Milch u.a. enthalten sein:

- **Primär (Nutztier mit Krankheitserregern belastet):** Tuberkelbazillen, Brucellen, Listerien, EHEC, Campylobacter, Shigellen, Yersinien u.a.
- **Sekundär (Verunreinigung während der Gewinnung):** alle Erreger, insbesondere Darmbakterien möglich; Salmonellen, EHEC, Shigellen, Streptokokken, Staphylokokken, u.a.

Zur Vermeidung von Infektionen durch Milch und Milchprodukte bestehen strenge gesetzliche Anforderungen an die Gesundheit der Kühe, die Stallhygiene, Milchgewinnung sowie Verarbeitung. Für den Direktnachweis vieler pathogener Mikroorganismen in Milch stehen PCR-Methoden zur Verfügung.

Pasteurisierung der Milch tötet die meisten pathogenen Erreger ab (z.B. Tuberkelbakterien, Staphylokokken, Streptokokken, Salmonellen, Brucellen). Rohmilch sollte vor dem Verzehr pasteurisiert werden.

Im **Speiseeis** können sich bei ungenügender oder unterbrochener Kühlung Bakterien massenhaft vermehren (z.B. Salmonellen, Staphylokokken und Streptokokken). Die Ansätze für die Speiseeisherstellung sind daher zu pasteurisieren, abzukochen oder zu sterilisieren. (Keine möglicherweise kontaminierten Produkte danach zugeben!) Bereits einmal aufgetaute Eismasse darf nicht zum zweiten Male eingefroren und verkauft werden.

16.4.2. Pflanzliche Lebensmittel

Pflanzliche Lebensmittel (Getreide, Kartoffeln, Obst und Gemüse) enthalten neben Eiweiß vorwiegend **Kohlenhydrate** und sind meist fettarm (Ausnahme Nüsse). Sie sind ein wichtiger Lieferant für Vitamine, Mineralien und Ballaststoffe.

Aus gesundheitlicher Sicht können durch pflanzliche Lebensmittel folgende Probleme auftreten:

- mikrobielle Kontamination (z.B. durch Düngung mit Abwasser oder Fäkalien), gefährlich bei roh verzehrten, ungenügend gereinigten oder nicht geschälten Produkten besonders in warmen Ländern
- Kontamination mit Bioziden (Pestizide, Herbizide [☞ Kap. 4.7. und 16.5.3.4.])
- erhöhte Nitratkonzentrationen (besonders Spinat, Kopfsalat, Chinakohl, Rote Beete, Rettich [☞ Kap. 8.13.5.1.])
- erhöhte Schwermetallkontamination durch Umweltbelastungen (☞ Kap. 13.6., 13.8. und 16.5.3.1.)
- Verunreinigungen des Brotes durch Mutterkornalkaloide (heute durch moderne Produktionsverfahren ohne Bedeutung [☞ Kap. 16.14.1.])
- Verschimmelung von Brot und anderen Lebensmitteln

Verschimmelte Lebensmittel sollten nicht mehr gegessen werden (Mykotoxine ☞ Kap. 16.14.1.)

Merke:

Grundlebensmittel können aus hygienischer Sicht wie folgt beurteilt werden:

- **Fleisch und Fleischprodukte:** bei keiner oder ungenügender Erhitzung ggf. Überträger von Bandwurmerkrankungen sowie mikrobieller Infektionen und Intoxikationen sowie von Protozoen, z.B. Toxoplasmose (vor allem Hackfleisch [am Tag der Herstellung verkaufen, ständig kühl halten])
- **Fisch und Fischprodukte:** bei ungenügender Erhitzung bzw. Konservierung ggf. Überträger von Nematoden; schneller Verderb, z.B. Entstehung biogener Amine bei Makrelen (Fische ständig kühl halten); evtl. Anreicherung von Schwermetallen und organischen persistenten Verbindungen.
- Die **Eicosapentaensäure** (besonders in Makrelen, Lachs und Thunfisch) wirkt lipid- und blutdrucksenkend
- **Eier:** häufig Träger von Salmonellen, vor allem von *S. enteritidis* (Eier kühl halten und nach Ablauf des Mindesthaltbarkeitsdatums durcherhitzen)
- **Milch:** bei ungenügender Pasteurisierung ggf. Übertragung von
  - **primär:** Tuberkelbazillen, Brucellen und Listerien und
  - **sekundär:** Salmonellen, Shigellen, Streptokokken, Staphylokokken u.a. (saubere Gewinnung, Kühlhaltung)
- **Pflanzliche Lebensmittel** können mikrobiell (Düngung mit Abwasser und Fäkalien [Kopfdüngung]) und mit Bioziden kontaminiert sein sowie erhöhte Nitrat- und Schwermetallkonzentrationen enthalten

---

16.4.3. Getränke

16.4.3.1. Alkoholfreie Getränke

Bei **alkoholfreien Getränken** bestehen gemäß ihrer Zusammensetzung unterschiedliche Probleme:

- **Kaffee**

  Kaffee besitzt durch das Koffein (für 2-3 Stunden) eine anregende Wirkung (Stimulierung des ZNS, Erhöhung des Blutdruckes).

  In einer Tasse sind an Koffein enthalten:
  - normal starker Kaffeeaufguss (150 ml) → 60-80 mg

- Mokka (125 ml) → 135 mg
- Espresso (40 ml) → 45 mg

Obwohl bei Gesunden im Allgemeinen keine Gesundheitsschäden auftreten, wurde doch folgendes beobachtet:

- **Reizwirkungen auf den Magen-Darm-Trakt,** insbesondere durch Chlorogensäuren und Röststoffe (Verträglichkeit wird durch Wasserdampfbehandlung der Rohbohnen verbessert: Zerstörung der Chlorogensäure)
- leichter Anstieg des Cholesterinspiegels (tritt bei gefilterten und löslichen Kaffeeprodukten nicht auf)

Es wird empfohlen, nicht mehr als 3-5 Tassen Kaffee täglich zu trinken. Bei übermäßigem Kaffeegenuss (≥5 Tassen in kurzer Zeit oder >10 Tassen pro Tag) werden Unruhe, leichte Erregbarkeit, Zittern, Schwindel u.a. Symptome beobachtet.

- **Tee**
Tee enthält geringere Mengen Koffein als Kaffee (20-60 mg pro Tasse). Da das Koffein an Gerbstoffe gebunden ist, tritt die anregende Wirkung auf das ZNS verzögert ein, hält jedoch länger an. Die Gerbsäuren (Tannin) des Tees wirken bei Durchfallerkrankungen günstig (adstringierend)

- **Colagetränke**
Colagetränke haben einen hohen Koffeingehalt (60-250 mg/l) und wirken ähnlich anregend wie Kaffee. Der meist erhebliche Zucker- und Kaloriengehalt ist zu beachten (Karies, Adipositas)

- **Limonaden und Fruchtsaftgetränke**
  - Limonaden enthalten Essenzen natürlicher Herkunft und sind meist sehr zuckerreich
  - Fruchtsaftgetränke sind verdünnte und gesüßte Fruchtsäfte, nur z.T. vitaminreich

- **Brausen**
sind nachgemachte Limonaden und Fruchtsaftgetränke, bei denen die natürlichen Essenzen durch künstliche oder künstlich verstärkte Essenzen ersetzt werden

- **Mineralwasser** (☞ Kap. 8.13.6.)

16.4.3.2. Alkoholische Getränke

Mäßiger Alkoholgenuss (z.B. 2 Glas Wein oder Bier täglich) hat sich in verschiedenen epidemiologischen Untersuchungen als protektiv für Herz-Kreislauf-Erkrankungen (HKE) erwiesen. Diese schützende Wirkung wird zurückgeführt auf eine

- Erhöhung des HDL-Cholesterins
- Senkung des LDL-Cholesterins und
- Hemmung der Thrombozytenaggregation

Rotwein hemmt die Oxidation der LDL-Partikel noch besser als das antioxidative Vitamin E. Die LDL-Oxidation durch Sauerstoffradikale gilt als wichtiger Schritt bei der Entstehung der Atherosklerose. Es wird angenommen, dass diese Radikale durch die im Rotwein enthaltenen natürlichen Phenole (Flavonoide, Katechine, Tannine) abgefangen werden (Antioxidantien).

Das **"französische Paradox"** – die niedrige Inzidenz von HKE, bei gleichzeitiger Ernährung mit an Cholesterin und gesättigten Fettsäuren reichen Speisen, wird aus o.g. Gründen mit dem Rotweinkonsum in bestimmten Regionen Frankreichs in Zusammenhang gebracht.

Es ist jedoch darauf hinzuweisen, dass auch eine sehr geringe regelmäßige tägliche Alkoholaufnahme zur **Alkoholabhängigkeit** führen kann.

Bei **höherer regelmäßiger Alkoholaufnahme** überwiegen stets die nachteiligen chronischen Effekte des Alkohols wie Hypertriglyceridämie, Abhängigkeit, Leberzirrhose, Krebserkrankungen und Förderung der Hypertonie (☞ Kap. 16.15.3.4.). Außerdem ist der Kaloriengehalt des Alkohols zu beachten.

Bier enthält neben Alkohol und Kohlenhydraten auch hochwertige Proteine, Vitamine (B-Gruppe) und Mineralien (K, P, Mg, Fe).

Merke:

Bei **Getränken** ist aus hygienischer Sicht zu beachten:

- **Kaffee:** anregende Wirkung (Koffein), aber auch Reizwirkung auf Magen-Darm-Trakt (Röstprodukte, Chlorogensäuren), leichter Anstieg des Cholesterinspiegels
- **Colagetränke:** anregende Wirkung (Koffein), erheblicher Zucker- und Kaloriengehalt
- **Limonaden:** zuckerreich
- **Fruchtsaftgetränke:** zucker- und z.T. vitaminreich
- **alkoholische Getränke:** Suchtgefahr, hoher Kaloriengehalt
  - **höhere regelmäßige Alkoholaufnahme:** Hypertriglyceridämie, Hypertonie, Leberzirrhose, Krebserkrankungen u.a.
  - **mäßiger Alkohol-(besonders Rotwein-) genuss:** protektive Wirkung für Herz-Kreislauf-Erkrankungen

16.5. Fremdstoffe in Lebensmitteln

Lebensmittel können mit unterschiedlichen Stoffen verunreinigt sein:

- Rückstände (Pestizide, Tierarzneimittel)
- Kontaminanten ("Umweltschadstoffe" und unerwünschte natürliche Stoffe).

Rückstände sind Reste von Stoffen, die während der Produktion von Lebensmitteln bewusst eingesetzt werden. Für Rückstände werden im Rahmen der Rückstandshöchstmengenverordnung Höchstmengen festgelegt. Diese Werte sind nicht unbedingt medizinisch und toxikologisch begründet, sondern orientieren sich an der "guten landwirtschaftlichen Praxis", an juristischen, gesellschaftlichen und auch politischen Forderungen. Rückstandshöchstmengen müssen gesundheitlich bedenkliche Werte unterschreiten.

Kontaminanten sind Verunreinigungen mit Substanzen, die nicht bewusst eingesetzt werden, sondern unabsichtlich in Lebensmittel gelangen und aus der Umwelt oder dem Verarbeitungsprozess stammen können (z.B. Nitrosamine im Bier, Dioxine in Eiern, Blei auf dem Salat). Kontaminanten aus der Umwelt können natürlichen Ursprungs sein (Mykotoxine in Getreide oder Fruchtsäften) oder aufgrund anthropogener Aktivität in die Um-

welt gelangt sein (PCB, Dioxine, Schwermetalle). Für Kontaminanten besteht im Sinne des gesundheitlichen Verbraucherschutzes das Minimierungsgebot.

Der Verbraucher kann durch sein Verhalten die Aufnahme von Rückständen und Kontaminanten in gewissen Grenzen reduzieren (z.B. biologisch angebaute Produkte ohne Pestizidverwendung).

16.5.1. Lebensmittelzusatzstoffe

Zusatzstoffe sind Stoffe, die dazu bestimmt sind, Lebensmitteln zur Beeinflussung ihrer Beschaffenheit oder zur Erzielung bestimmter Eigenschaften oder Wirkungen zugesetzt zu werden.

Zusatzstoffe werden absichtlich Lebensmitteln zugesetzt. Sie werden normalerweise nicht als solche verzehrt. Die Zulassung erfolgt nach strengen Kriterien auf EU-Ebene und durch das BfR auf der Basis des ADI-Konzeptes. Gesundheitliche Risiken umfassen Unverträglichkeitsreaktionen und Allergien. In der Diskussion steht bei einigen ein Krebsverdacht; bzw. dieser führt, wenn begründet zur Zurücknahme der Zulassung. Im Vergleich zu allgemeinen Ernährungsrisiken werden Risiken durch Zusatzstoffe eher überschätzt. Während Konservierungsstoffe einen echten Nutzen haben, weisen die anderen Zusatzstoffe nur psychologische und ökonomische Relevanz auf. Die detaillierte Liste kann z.B. im Internet (www.zusatzstoffe-online.de) eingesehen werden.

Zu den **Zusatzstoffen gehören** (mit Angabe möglicher gesundheitliche Aspekte):

- Farbstoffe (E 100-E 180): insbesondere Azo-Farbstoffe (Allergiepotenzial)
- Konservierungsmittel (E 200-E 285): SO_2 (Kopfschmerzen, Sulfid-Asthma), Nitrit (zur Pökelung umstritten wegen Nitrosaminbildung)
- Antioxidantien (E 300-E 321): Auslöser von Unverträglichkeiten, Phosphate stehen in Verdacht am hyperkinetischem Syndrom beteiligt zu sein
- Säuerungsmittel (E 322-E 385)
- Emulgatoren (E 435-E 495)
- Verdickungs-, Gelier-, Feuchthaltemittel (E 400-E 434)
- Geschmacksverstärker (E 620-E 640): China-Restaurant-Syndrom (Glutamat) gastrointesti-

nale Störungen und Kopfschmerzen, die früher dem Natriumglutamat zugeschrieben wurden, sind nach neueren Untersuchungen auf individuelle Überempfindlichkeiten gegenüber verschiedenen Lebensmitteln oder auf eine andere Aminosäuren (Histamin) oder aber auch auf Stoffwechselstörungen zurückzuführen.

- Süß- und Zuckeraustauschstoffe (E 950-E 967): ADI-Werte können teilweise überschritten werden, Krebsverdacht umstritten.

Ausgenommen vom Zusatzstoffbegriff sind Trink- und Tafelwasser (☞ Kap. 8.14.) sowie Stoffe natürlicher Herkunft bzw. solche, welche den natürlichen chemisch gleich sind, die überwiegend wegen ihres Nähr-, Geruchs- oder Geschmackswertes (z.B. Zucker und Kochsalz) oder als Genussmittel (z.B. alkoholische Getränke, Kaffee, Tee) verwendet werden.

Zusatzstoffe müssen gesundheitlich unbedenklich sein.

Die **Zusatzstoffzulassungsverordnung**[3] legt u.a. fest:

- **Es dürfen nur für Lebensmittel zugelassene Zusatzstoffe in festgelegten Höchstmengen (Grenzwert) verwendet werden.** Hierbei wird die duldbare Menge von Zusatzstoffen, aber auch von Rückständen von Pestiziden, für die es eine Wirkungsschwelle gibt, über den ADI-Wert ermittelt. Dieser Wert wird dann mit der Menge verglichen, die aus technologischer Sicht tatsächlich notwendig ist.
  Häufig wird technologisch mit weniger ausgekommen, als gesundheitlich noch tragbar ist. Dann wird dieser niedrigere Wert als Höchstwert (Grenzwert) gesetzlich festgelegt (☞ auch Kap. 6.4.)
- Farbstoffe dürfen nur in einer Menge zugesetzt werden, die ausreicht, den Farbton dieser Lebensmittel dem natürlichen Farbton anzunähern. Wir unterscheiden bei den zugelassenen Farbstoffen:
  - natürliche Farbstoffe (z.B. β-Karotin, Rote-Beete-Saft, Paprikaextrakt, Fruchtsäfte wie Kirsch- oder Orangensaft)
  - synthetische Farbstoffe (z.B. Tartrazin, Amaranth)
  - Der Gehalt an Zusatzstoffen ist bei deren Abgabe an den Verbraucher zu kennzeichnen.

16.5.2. Stoffe mit pharmakologischer Wirkung/Tierarzneimittel

Der Einsatz von Tierarzneimitteln beim Umgang mit Tieren ist unvermeidlich. Wenn solche Tiere als Lebensmittellieferanten dienen, besteht die Gefahr, dass Reste der Tierarzneimittel, die zur Behandlung eingesetzt wurden, in die Nahrungskette des Menschen gelangen (sogenannte "Rückstände"). Deswegen dürfen Arzneimittel bei Lebensmittel liefernden Tieren nur gezielt unter kontrollierten Bedingungen verwendet werden. Es muss so weit wie möglich ausgeschlossen werden, dass Menschen, die Lebensmittel von behandelten Tieren verzehren, Rückstände von Tierarzneimitteln aufnehmen, die ihre Gesundheit schädigen.

Für die Beurteilung bei der Kontrolle von Lebensmitteln auf unerlaubte **Rückstände** von pharmakologisch wirksamen Stoffen gelten **Rückstands-Höchstmengen**, die EU-einheitlich durch die Verordnung (EWG) Nr. 2377/90 des Rates "Zur Schaffung eines Gemeinschaftsverfahrens für die Festsetzung von Höchstmengen für Tierarzneimittelrückstände in Nahrungsmitteln tierischen Ursprungs" geregelt sind. In der Regel wendet man für die Risikobewertung von Tierarzneimitteln das ADI-Konzept an.

Im LFGB sind auch die **Rechtsvorschriften**[2] **für die Anwendung von Stoffen mit pharmakologischer Wirkung bei Schlachttieren festgelegt:**

- Anwendungsverbote (generell oder für bestimmte Anwendungsgebiete)
- Wartezeiten (zwischen letzter Anwendung und Gewinnung der Lebensmittel)
- Höchstmengen (die im Lebensmittel nicht überschritten werden dürfen)

Folgende Stoffe mit pharmakologischer Wirkung werden (teilweise missbräuchlich) eingesetzt:

- **Antibiotika** werden bei Tieren zur Bekämpfung von Infektionen eingesetzt. Hierdurch kann es jedoch zur Verbreitung auch für den Menschen resistenter Mikroorganismen kommen und es besteht die Gefahr, dass Rückstände Allergien (z.B. Penicilline, Cephalosporine) auslösen. Die Verfütterung von Antibiotika zur Erzielung einer besseren Gewichtszunahme ist verboten. Ein besonderes Problem stellen Tetracycline (machen >50 % aus) dar. Praktisch wird jedes zur Schlachtung kommende Schwein damit behandelt. Dies ist wegen der hohen Toxizität der Tetrazykline nicht tolerabel. Auch der gelegentliche Nachweis von Aminoglycosid-Antibiotika ist wegen deren hohen toxischen Potenzials kritisch. Betreffs Chloramphenicol sind trotz Verbot 0,2 % der untersuchten Proben (importierte Ware) positiv. Dies stellt eine Verbrauchergefährdung dar (Risiko für aplastische Anämie 1:10.000). Trotz ungünstiger Resistenzlage sind Sulfonamide im breiten Einsatz. Sie werden auch über Stäube verbreitet. Hier ist auch eine Reduktion des Einsatzes notwendig. Rückstände von Nitrofuranen (EU-weit bei Nutztieren verboten) wurden in den letzten Jahren in Deutschland nur sehr selten festgestellt, wobei die positiven Proben in fast allen Fällen ausländischer Herkunft waren. Nitrofurane, Nitroimidazole sind mutagen und kanzerogen.

- **Hormone** werden in der Veterinärmedizin u.a. zur Behandlung von Fruchtbarkeitsstörungen sowie zur Brunstsynchronisation angewendet. Die Verwendung von Östrogenen zur Tiermast ist in der Bundesrepublik Deutschland verboten. Diese Hormone werden nach einer Wartezeit von ca. 4 Wochen abgebaut.

Vorkommnisse aus den letzten Jahren zeigen **bei illegaler Hormonmast folgende Probleme** auf:

- Anwendung z.T. in ihrer Zusammensetzung unbekannter Hormoncocktails bzw. von Wirkstoffen, deren Abbaukinetik nicht genau bekannt ist
- stark überhöhte Dosierung
- Injektionen intramuskulär, d.h. direkt in das zum Verzehr bestimmte Fleisch. Hierbei wurden in der Umgebung der Injektionsstelle noch Rückstände im für Menschen wirksamen Bereich gefunden (bedenklich vor allem bei der Herstellung von Babynahrung aus diesem Fleisch)

- **β-Sympathikomimetika** (z.B. Clenbuterol und Salbutamol) zur Behandlung von Atemwegserkrankungen bei Tieren zugelassen, als Masthilfsmittel verboten, wenig Beanstandungen diesbezüglich
- **Thyreostatika**, früher als Masthilfsmittel angewendet, heute für alle Anwendungsgebiete bei Tieren verboten

- **Psychopharmaka** (Sedativa) und β-Blocker, eingesetzt zur Sedierung, um Transportverluste bei Schweinen zu vermeiden, wenig positive Befunde
- **Antiphlogistika** sind nicht erlaubt, dennoch einzelne positive Befunde, kritisch Phenylbutazon
- **Antiparasitika** werden breit eingesetzt, für den Verbraucher besteht praktisch kein Risiko

Die Belastung von Fleisch mit Tierarzneimitteln ist zwar seit 1960 rückläufig. Ca. 0,3 % der untersuchten Proben sind derzeit positiv.

Mit der Neufassung der Verordnung über Stoffe mit pharmakologischer Wirkung (Pharmstoff-VO)[13] vom 10.07.2009 wurden Anwendungsverbote und Anwendungsbeschränkungen festgelegt u.a. für:

- Stoffe mit östrogenartiger Wirkung (ausgenommen 17 β- Österadiol und seine esterartigen Derivate), Testosteron, Progesteron oder Derivate dieser Stoffe, Thyreostatika, β-Agonisten (Leistungsförderer)

> **Merke:**
> **Lebensmittelzusatzstoffe** müssen gesundheitlich unbedenklich, zugelassen sowie gekennzeichnet sein und dürfen festgelegte Höchstmengen (Grenzwerte) nicht überschreiten.
> Für **Stoffe mit pharmakologischer Wirkung** (z.B. Antibiotika, Hormone) gelten Anwendungsverbote, Wartezeiten (zwischen letzter Anwendung und Gewinnung des Lebensmittels) und Höchstmengen, die im Lebensmittel nicht überschritten werden dürfen.
> Die Verwendung von Östrogenen, β-Sympathikomimetika und Thyreostatika als Masthilfsmittel ist in der Bundesrepublik Deutschland verboten.
> 2008 wurde EU-weit bei 0,27% eine Grenzwertüberschreitung für Tierarzneimittelrückstände festgestellt. Davon entfielen 46% auf Antibiotika und 19% auf Hormone.

16.5.3. Kontaminanten (Umweltchemikalien)

Vor dem Hintergrund, dass die **Hauptbelastung** des Menschen gegenüber Kontaminanten wie Schwermetalle und Dioxine über die Lebensmittel erfolgt, ist es sehr zu begrüßen, dass in den letzten Jahren begonnen wurde, verbindliche Grenzwerte

(**Höchstgehalte**) durch die EU festzulegen. So wurden beispielsweise mit der Verordnung (EG) Nr. 466/2001 erstmals Höchstgehalte für folgende Kontaminanten in Lebensmitteln festgesetzt: Nitrate, Aflatoxine, Blei, Cadmium, Quecksilber, Monochlorpropan-1,2-diol (3-MCPD), Dioxine, Ochratoxin A, Patulin und anorganisches Zinn. Die früher in Deutschland verwendeten Richtwerte wurden dadurch abgelöst. Zur Erfassung der Gesamtaufnahme werden die Gehalte der Kontaminanten in Lebensmitteln unter Hinzuziehung von Verzehrsdaten oder mittels Duplikatstudien (dabei werden die jeweiligen Schadstoffe in Nahrungsduplikaten, also in der Verzehrsform gemessen) erfasst. Die Beurteilung erfolgt durch Vergleich der Gesamtaufnahme mit den duldbaren Aufnahmemengen (TDI-, ADI-, PTWI-Werten [TDI = *Tolerable Daily Intake*; ADI = *Acceptable Daily Intake*; PTWI = *Provisional Tolerable Weekly Intake*]).

16.5.3.1. Anorganische Kontaminanten (Schwermetalle, Metalle, Metalloide)

In der EU sind Höchstgehalte zur Begrenzung bzw. Minimierung der Schwermetallbelastung von Lebensmitteln festgesetzt.

Eine allgemeine Gefährdung der Bevölkerung durch Schwermetalle kann mit hoher Wahrscheinlichkeit ausgeschlossen werden. Eine potenzielle Gefährdung besteht jedoch für bestimmte Verbrauchergruppen, z.B. durch besondere Verzehrgewohnheiten, zusätzliche Exposition aus anderen Quellen und besondere Empfindlichkeit.

Mit der Verabschiedung der Kommissionsverordnung (EG) Nr. 466/2001 am 8. März 2001, geändert durch die Kommissionsverordnungen (EG) Nr. 221/2002 vom 6. Februar 2002 und (EG) Nr. 78/2005 der Kommission vom 19. Januar 2005, wurden erstmals EU-weit Höchstgehalte (so heißen die EU-Grenzwerte) für Blei und Cadmium in verschiedenen Lebensmitteln sowie für Quecksilber in Fisch und Fischprodukten festgelegt.

- **Blei** (☞ auch Kap. 13.6.2.1.): Die Bleigehalte in pflanzlichen und tierischen Lebensmitteln sind seit Mitte der 80er Jahre rückläufig (Verminderung der Bleibelastung der Ökosphäre). Details zur Bleibelastung von Lebensmitteln in Deutschland sind durch das seit 1995 eingeführte Lebensmittel-Monitoring Programm verfügbar (Berichte im Internet unter www.bvl.bund.

de). Die Höchstgehalte für verschiedene Lebensmittel liegen im Bereich von 0,02 mg/kg Frischgewicht (z.B. für Milch und Milchprodukte) bis 1,0 mg/kg (Muscheln). Vereinzelte Überschreitungen der Höchstgehalte kommen vor. Die Bleibelastung von Innereien und großblättrigen (Ablagerung über Staubpartikel; Waschen reduziert den Bleigehalt von Obst und Gemüse) Gemüsen wie Grünkohl, die früher häufig zu beanstanden war, ist heute nur noch von geringer Bedeutung. Die Ausschöpfung des PTWI-Wertes 25 µg/kg KG und Woche (Wert ist wegen fehlender Wirkschwelle für neurotoxische Effekte von Blei nicht mehr angemessen) anhand der aus Duplikatstudien ermittelten Bleiaufnahme liegt bei etwa 20%, vereinzelt kommen Überschreitungen der PTWI-Werte vor.

Die farbige Glasur von Keramikgeschirr kann Blei enthalten. Je nach Lebensmittel und Dauer der Lagerung können dabei erhebliche Bleimengen freigesetzt werden und eine bedenkliche Belastung der Verbraucher bewirken.

Risikogruppe für eine Bleibelastung sind Kinder und Schwangere. Blei kann schon bei geringen Belastungen (meist pränatal) die kognitive Entwicklung verzögern und die intellektuellen Leistungen beeinträchtigen. Darüber hinaus ist die Bioverfügbarkeit von Blei bei Kindern mit 50 % deutlich höher als bei Erwachsenen (10 %). Daher sollte die Bleibelastung der Lebensmittel so niedrig sein, wie dies vernünftigerweise zu erreichen ist.

Hohe Bleibelastungen können in Nahrungsergänzungsmitteln vorkommen. Hierzu gehören Algenpräparate und pflanzliche Präparate aus dem Bereich ayuvedischer Produkte. Illegal mit Blei versetztes Paprikapulver oder Marihuana sind ebenfalls beschrieben worden.

- **Cadmium:** Die Cadmiumgehalte in pflanzlichen und tierischen Lebensmitteln sind seit Mitte der 80er Jahre nur gering rückläufig. Details zur Cadmiumbelastung von Lebensmitteln in Deutschland sind durch das seit 1995 eingeführte Lebensmittel-Monitoring Programm verfügbar (Berichte im Internet unter www.bvl.bund. de). Die Höchstgehalte für verschiedene Lebensmittel liegen im Bereich von 0,05 mg/kg Frischgewicht (z.B. Fleisch, Gemüse, Obst) bis 1,0 mg/kg (Muscheln, Niere). Vereinzelte Überschreitungen der Höchstgehalte kommen vor.

Besondere Cadmiumbelastungen wurden z.B. in Pilzen, Leinsamen Schokolade und Nieren von älteren Schlachttieren (Cadmium akkumuliert in der Niere) festgestellt. Cadmium wird von den Pflanzen aus dem Boden aufgenommen. Deshalb kann durch Waschen keine Verringerung der Belastung erreicht werden. Die Hauptaufnahme erfolgt über Getreideprodukte (weil Getreideprodukte häufig verzehrt werden). Die Ausschöpfung der PTWI-Werte anhand der aus Duplikatstudien ermittelten Cadmiumaufnahme liegt mit 30-40 % seit Jahren vergleichsweise hoch. Vereinzelt kommen auch Überschreitungen der PTWI-Werte vor.

Die EFSA hat 2009 die duldbare Aufnahmemenge von 7 µg/kg KG und Woche (PTWI-Wert der WHO) auf 2,5 µg/kg KG und Woche gesenkt. Damit wird von Personen in Europa die duldbare Aufnahme bei üblichem Lebensmittelkonsum nahezu ausgeschöpft. Für Deutschland wird eine Ausschöpfung von etwa 50 % geschätzt, bei vermehrtem Verzehr von fettreichen (Müsli-Produkten) und Gemüse wird auch hier die duldbare Menge ausgeschöpft. Wegen der langen Haltbarkeit von Cadmium wird es noch Jahre dauern, bis die Belastung deutlich abnimmt.

Die farbige Glasur von Keramikgeschirr kann Cadmium enthalten. Je nach Lebensmittel und Dauer der Lagerung können dabei erhebliche Cadmiummengen freigesetzt werden und eine bedenkliche Belastung der Verbraucher bewirken.

Cadmium weist eine sehr lange Halbwertszeit auf und reichert sich in der Niere an. Es ist anzunehmen, dass die allgemeine Cadmiumbelastung mit zu den Nierenerkrankungen im höheren Lebensalter beiträgt. Daher sollte die Cadmiumbelastung der Lebensmittel so niedrig sein, wie dies vernünftigerweise zu erreichen ist.

Bei Rauchern besteht meist eine deutlich höhere Cadmiumbelastung als durch die alimentäre Aufnahme. Die Tabakpflanze reichert Cadmium aus dem Boden an.

- **Quecksilber** (☞ auch Kap. 13.6.2.4.): Aus gesundheitlicher Sicht ist Methylquecksilber wegen seiner hohen Neurotoxizität (Risikogruppen Schwangere, Säuglinge, Kleinkinder) besonders relevant. Die Hauptaufnahmequelle des Menschen für Methylquecksilber aus Lebensmitteln sind Fisch und Meeresfrüchte. Der Höchstgehalt beträgt 0,5 mg/kg (Gesamtquecksilber) für Fischerzeugnisse. Belastete Fische kommen in einigen großen Flüssen und gewissen küstennahen Fanggebieten vor. Besonders langlebige Raubfische sind belastet (Ende der Nahrungskette; Hai, Makrele, Schwertfisch, Thunfisch). In Deutschland werden quecksilberbelastete Fische eher weniger verzehrt. Bei starkem Fischverzehr (>100 g/Tag), insbesondere von quecksilberbelasteten Fischen bestehen Gesundheitsrisiken. Diese betreffen das sich entwickelnde Nervensystem. Die Exposition während der Schwangerschaft und frühen Kindheit ist deshalb besonders kritisch. Frauen im gebärfähigen Alter, schwangere und stillende Frauen sowie Kleinkinder sollen aus dem breiten Angebot von Fischarten wählen und die am Ende der Nahrungskette stehenden eher meiden. Allerdings sollte dies nicht dazu führen, Fisch aus dem Speiseplan zu streichen, da er Bestandteil einer gesunden Ernährung ist und wichtige Nährstoffe enthält.

  Bei Trägern von Amalgamfüllungen kann die Quecksilberfreisetzung aus diesem Material die Hauptbelastungsquelle gegenüber Quecksilber darstellen. Es handelt sich dabei um Quecksilberdampf und nicht um Methylquecksilber.

- **Arsen** (☞ auch Kap. 13.6.2.3.): Die Arsengehalte von Lebensmitteln sind gering. Die Aufnahme von Arsen erfolgt hauptsächlich über den Verzehr von Fisch und Fischerzeugnissen. Diese enthalten aber vornehmlich organische Arsenverbindungen, die eine geringere Toxizität als kanzerogene anorganische Verbindungen aufweisen. Dagegen spielt die Aufnahme von anorganischen (kanzerogenen) Arsenverbindungen über das Trinkwasser in einigen Ländern (z.B. Indien, Taiwan) eine große gesundheitliche Rolle.

- **Aluminium** wird als einer von vielen Faktoren (umstritten) bei der Entstehung des Morbus Alzheimer diskutiert (☞ Kap. 8.13.5.8.) Die langfristige Aluminiumbelastung kann zu Osteopathien und Anämie führen. Aus stark säurehaltigen Lebensmitteln (z.B. Rhabarber, Salzgurken) können Aluminiumionen aus Aluminiumtöpfen oder Aluminiumhaushaltsfolie freigesetzt werden und eine erhöhte Aufnahme bewirken.

Für Aluminium hat die EFSA eine gesundheitlich unbedenkliche wöchentliche Aufnahmemenge (TWI, *Tolerable Weekly Intake*) von 1 mg/kg KG und Woche festgesetzt. Bei durchschnittlichem Verzehr von Apfelsaft wird der TWI zu 50 % ausgeschöpft. Ursache ist die unsachgemäße Lagerung von Säften in nicht mit Lack beschichteten Aluminiumtanks.

- **Nickel:** Für Nickelsensibilisierte kann eine hohe Nickelaufnahme über Lebensmittel zu einer Verschlechterung der Symptomatik führen. Zu den Lebensmitteln, die sehr nickelhaltig sind, zählen Kakao und Schokolade, Muscheln, Wirsingkohl, Hülsenfrüchte wie weiße Bohnen oder Linsen, Vollkorngetreide, Naturreis, Nüsse, Mandeln und Lakritz.
  Da für die Auswirkungen bei Sensibilisierten keine Dosis-Wirkungs-Daten vorliegen, kann keine tolerierbare Aufnahmemenge abgeleitet werden. Für Trinkwasser wurde vorsorglich ein Grenzwert für Nickel von 20 µg/l festgesetzt.

- **Kupfer:** Das essenzielle Spurenelement Kupfer wird in hohen Mengen als Futtermittelzusatz verwendet (Nutzung des Nebeneffektes Hellfärbung des Kalbfleisches durch Verdrängung von Eisen). Im Jahre 2003 wurde der Höchstwert für Kupfer in Futtermitteln durch eine EU-Verordnung deutlich gesenkt.

Andere Metalle bzw. Metalloide wie Selen, Thallium oder Zink spielen als Lebensmittelkontaminanten heute praktisch keine Rolle.

Uran ist als Kontaminant in Lebensmitteln unbedeutend. In Trinkwasser und einigen Mineralwässern kommen höhere Gehalte vor, die zur Gesamtbelastung deutlich beitragen können. Der TDI der WHO von 0,6 µg/kg und Tag kann in Ausnahmefällen dann überschritten werden. Uran wird hierbei als Schwermetall, besonders hinsichtlich seiner Nephrotoxizität und nicht wegen des Strahlenrisikos betrachtet.

Merke:

Die Hauptbelastung des Menschen durch Schwermetalle wie Blei, Cadmium und Quecksilber erfolgt über die Lebensmittel. Eine allgemeine Gefährdung der Bevölkerung durch Schwermetalle aus Lebensmitteln ist unwahrscheinlich. Die Cadmiumbelasatung ist allerdings mit >50 % der duldbaren Aufnahmemenge hoch. Andere bedeutende Belastungspfade sind für Cadmium das Rauchen und für Quecksilber Amalgamfüllungen. Bei starkem Verzehr von Fischerzeugnissen durch Schwangere und Frauen im gebärfähigen Alter besteht ein Gesundheitsrisiko (hohe Neurotoxizität von Methylquecksilber) für ungeborene Kinder und Säuglinge.

16.5.3.2. Persistente organische Schadstoffe

Die persistenten organischen Verbindungen in Lebensmitteln, vor allem tierischer Herkunft (besonders Fettgewebe), stammen vorwiegend aus Altlasten, da der Einsatz dieser Mittel z.T. schon seit längerer Zeit untersagt ist bzw. strengen Kontrollen unterliegt:

- **Dioxine und Furane (PCDD/PCDF):** Die polychlorierten Dibenzo-p-dioxine (PCDD) und polychlorierten Dibenzofurane (PCDF) entstehen als unerwünschte und manchmal unvermeidbare Verunreinigungen bei zahlreichen industriellen und thermischen Prozessen. Ihre hohe Persistenz und Lipophilie hat zu einer Akkumulation der teilweise als kanzerogen eingestuften Stoffe in Lebensmitteln geführt. Vom Menschen werden 90-95 % der Dioxine über die Lebensmittel aufgenommen. Nahezu zwei Drittel dieser Aufnahme erfolgt über den Verzehr von Fleisch und Milchprodukten. Fische sind je nach Fettgehalt höher mit Dioxinen belastet, werden jedoch nur in kleinen Mengen in Deutschland konsumiert. Die Belastung von Lebensmitteln ist seit Jahren rückläufig. Auch in aktuellen Untersuchungen werden Dioxine und Furane regelmäßig in tierischen Lebensmitteln nachgewiesen. Die Gehalte liegen meist deutlich unter den Höchstgehalten (☞ Tab. 16.6).
  Allerdings sind die erstmals EU-weit im Jahre 2001 festgesetzten Höchstgehalte für Dioxine in Fleisch, Fisch, Milch, Eiern, Ölen und Fetten nicht streng genug, um die Belastung ausrei-

Produkt	Bezug der Konzentration	WHO-TEQ-Konzentration			
		Dioxine/ Furane	Dioxinähnliche PCB	Summe	EU-Höchstgehalte Dioxine/Furane
		Pg/g Lebensmittel (Fett/Frischgewicht)			
Fleisch					
Schwein	Fett	0,20	0,10	0,30	1
Rind	Fett	0,60	1,50	2,10	3
Geflügel	Fett	0,60	0,60	1,20	2
Milch	Fett	0,50	1,20	1,70	3
Eier	Fett	0,90	1,20	2,10	3
Pflanzliche Fette	Fett	0,20	0,20	0,40	0,75
Fisch	Frischgewicht	0,30	0,90	1,20	4

Tab. 16.6: Durchschnittliche Dioxinkonzentration von Lebensmitteln (2000-2003) in Deutschland (www.umweltbundesamt.de).

chend zu senken. Die mittels Duplikatstudien erhobenen Aufnahmemengen an Dioxinen liegen im Bereich und oberhalb der duldbaren Aufnahmemengen (TDI). Von der WHO wurde 1998 ein TDI-Wert für PCCD/F und dioxinähnliche PCB-Verbindungen von 1-4 pg WHO TEq/kg Körpergewicht und Tag abgeleitet. Die Gesamtbelastung durch PCDD/F muss durch konsequentes Fortführen emissionsmindernder Maßnahmen weiter reduziert werden, da immer noch große Teile der Bevölkerung mehr Dioxin täglich zu sich nehmen, als die WHO als Vorsorgewert empfiehlt. In Schweden wird daher Mädchen und jungen Frauen geraten, nur einmal im Monat fetten Fisch aus der Ostsee zu essen, damit bei einer Schwangerschaft noch nicht so viel Dioxin im Körperfett gespeichert ist und das Kind nicht zu hoch belastet wird. Die kritische Wirkung von Dioxinen und Furanen ist die Beeinträchtigung der Entwicklung von Kindern besonders durch die Exposition im Mutterleib. Subtile Wirkungen auf die Entwicklung werden auch bei der allgemeinen Hintergrundbelastung gegenüber Dioxinen in einigen Studien beschrieben. Die EU hat 2001 einen Strategieplan zur Reduktion der Belastung durch Dioxine, Furane und PCB vorgelegt. Verschiedene "Dioxinskandale" in den letzten Jahren haben immer wieder **verunreinigte Futtermittel** als eine häufige Ursache für die Kontamination von Lebensmitteln erkennen lassen.

- **Perchlorethylen (PER)/Tetrachlorethen:** Das wahrscheinlich krebserzeugende Lösungsmittel wurde früher in höheren Konzentrationen in Lebensmitteln mit großer Oberfläche und hohem Fettgehalt in der Nähe von chemischen Reinigungen nachgewiesen. Durch technische Maßnahmen in chemischen Reinigungen besteht heute kein Problem mehr. Die Höchstmengen werden meist eingehalten.

- **Polychlorierte Biphenyle (PCB):** PCB umfassen eine Gruppe von 209 verschiedenen PCB-Kongeneren, die sich nach ihren toxikologischen Eigenschaften in 2 Gruppen unterteilen lassen: "dioxinähnliche PCB" und "nicht-dioxinähnliche PCB". Die dioxinähnlichen können unter dem Summenparameter Gesamt-Toxizitätsäquivalente (TEq) erfasst und bewertet werden. Die übrigen PCB sind toxikologisch nur eingeschränkt bewertbar, da sowohl beim Menschen als auch in tierexperimentellen Studien Mischexpositionen gegenüber beiden PCB-Gruppen vorliegen. Hohe Persistenz und Lipophilie haben zu einer Akkumulation der mittlerweile verbotenen PCB in Lebensmitteln geführt. Die Belastung von Lebensmitteln ist seit Jahren rückläufig. Lebensmittel tierischer Herkunft (fettreiche) tragen in erster Linie zur PCB-Belastung bei. Auch in aktuellen Untersuchungen werden PCB regelmäßig in tierischen Lebensmitteln nachgewiesen. Die Gehalte liegen meist deutlich unter den Höchstmengen. Hohe PCB- und Dioxingehalte wurden in fetthaltigem Fisch und Fischleber festgestellt.

- **Polybromierte Flammschutzmittel (PBDE):** Der weltweite Einsatz von bromhaltigen Flammschutzmitteln in elektrischen und elektronischen Geräten, Kunststoffen und Textilien hat zu einer zunehmenden Belastung der Umwelt und des Menschen durch bromierte Kohlenwasserstoffe geführt. Besonders wichtig sind hierbei die polybromierten Diphenylether (PBDE), von denen theoretisch 209 Kongenere existieren. Sie sind lipophil und reichern sich wie Dioxine in fettreichen Lebensmitteln an. Die polybromierten Diphenylether (PBDE) bewirken tierexperimentell Beeinträchtigungen endokriner Funktionen und Verhaltensstörungen bei Nachkommen.

16.5.3.3. Bei der Herstellung gebildete Kontaminanten

- **Polyzyklische aromatische Kohlenwasserstoffe (PAK):** Die PAK gehören zu den wichtigsten Kanzerogenen (z.B. Benzopyren) der Umwelt (☞ Kap. 13.8.1.). Sie entstehen beim Räuchern und Holzkohle-Grillen. Der vermehrte Konsum von gegrillten, geräucherten Lebensmitteln führt zu einer erhöhten inneren Belastung (erhöhte Ausscheidung von PAK-Metaboliten im Urin).
- **Heterozyklische aromatische Amine (HAA):** HAA sind ebenfalls potente Kanzerogene und entstehen auch bei küchengemäß erhitzten fleischhaltigen Lebensmitteln. Sie stehen im Verdacht, für das häufige Auftreten von Kolorektal- und Mammakarzinomen in den westlichen Industrieländern mit verantwortlich zu sein.
- **Acrylamid:** Acrylamid entsteht bei Erhitzen von reduzierenden Zuckern mit der Aminosäure Asparagin. Hohe Gehalte wurden in Pommes frites, Kartoffelchips und Backwaren gefunden. Acrylamid steht in Verdacht, kanzerogen zu sein. Durch Umstellung der Lebensmittelherstellung (Temperaturkontrolle beim Frittieren) kann die Acrylamidbelastung von Lebensmitteln gesenkt werden. Die Belastung der Bevölkerung gegenüber Acrylamid kann durch Nachweis von Acrylamid-Addukten im Blut abgeschätzt werden.

16.5.3.4. Pflanzenschutzmittel

Pflanzenschutzmittel (Insektizide, Herbizide, Fungizide) sind Stoffe, die Pflanzen oder Pflanzenerzeugnisse vor Tieren, Pflanzen, Mikroorganismen oder Krankheiten schützen sollen. Auch Stoffe, die Pflanzen abtöten, das Wachstum regulieren oder die Keimung hemmen, gelten als Pflanzenschutzmittel. Nur zugelassene Pflanzenschutzmittel dürfen angewendet werden. Pflanzenschutzmittel unterliegen in der EU einem einheitlichen Regelwerk. Die toxischen Wirkungen von Pflanzenschutzmitteln sind aufgrund der extremen Vielfalt der Stoffe und deren Wirkungsmechanismen umfassend. **Pflanzenschutzmittel** dürfen in Lebensmitteln keine Höchstmengen überschreiten. Sie werden im Rahmen des Lebensmittel-Monitoring regelmäßig erfasst. Danach überschreiten im Allgemeinen weniger als 10 % der in der Bundesrepublik Deutschland untersuchten Proben (jährlich ca. 10.000) die festgelegten Höchstmengen an Rückständen. Besondere Auffälligkeiten treten immer wieder vereinzelt auf, z.B. in Paprika, Trauben oder pflanzlichen Ölen. Der Nachweis nicht zugelassener Mittel kommt vor. Auch in Produkten aus biologischem Anbau können Rückstände nachgewiesen werden. Ursachen sind Abdrift aus konventionell angebauten Kulturen oder Verstoß gegen die europäische Öko-Verordnung. Bei Produkten aus Fernost wird häufiger eine ungünstige Rückstandssituation beobachtet (Überschreitungsquote bei einzelnen Gemüsesorten oder Kräutern bis fast 50 %). Erfreulich ist die Situation bei **Babynahrung** einzustufen. Kurzfristige Überschreitungen der Höchstmengen an Pflanzenschutzmitteln in Lebensmitteln sind in der Regel gesundheitlich unbedenklich, da die der Festlegung zugrunde gelegten ADI-Werte von einer lebenslangen Aufnahme ausgehen. Trotzdem bleibt das Minimierungsgebot auch für Rückstände von Pflanzenschutzmitteln bestehen. Dies auch, weil das Problem vielfacher Fastüberschreitungen von Höchstmengen aufgrund von Kombinationswirkungen gar nicht sicher aufgeklärt ist.

16.5.3.5. Bisphenol A

Bisphenol A, 2,2-Bis(4-hydroxyphenly)propan ist eine der am meisten produzierten Alltagschemikalien mit steigenden Produktionsmengen. Bisphenol A ist Ausgangssubstanz für die Herstellung von

Polycarbonat-Kunststoffen und Kunstharzen. Eine Belastung kann erfolgen über:

- Babyflaschen, Schnuller (2010 Verbot für BPA in diesen Produkten)
- Lebensmittel in Plastikgeschirr (Schüsseln, Teller, Trinkbecher)
- Lebensmittel in Konservendosen (Beschichtung) und in Folienverpackungen
- Beschichtungen von Wasserkochern

Eine Vielzahl von Wirkungen wird mit Bisphenol A in Zusammenhang gebracht. Dazu zählen:

- östrogenartige Wirkung (Bisphenol A zählt zu den endokrinen Disruptoren)
- neurotoxische Wirkungen
- Hinweise auf einen Zusammenhang zu Adipositas

Die meisten Daten liegen aus Tierversuchen vor. Die Bedeutung der Wirkungen ist umstritten. Insbesondere wird kontrovers diskutiert, inwieweit tierexperimentelle Daten auf den Menschen übertragbar sind. Hierbei spielt die schnellere Ausscheidung beim Menschen im Vergleich zum Versuchstier eine wichtige Rolle. Unbestritten ist, dass es eine generelle Hintergrundbelastung der Bevölkerung gegenüber Bisphenol A gibt. In Human-Biomonitoring-Untersuchungen kann Bisphenol A im Urin von Kindern und Erwachsenen nachgewiesen werden. Es wird angenommen, dass es noch weitere bisher nicht identifizierte Belastungsquellen gibt.

Die duldbare Aufnahmemengen der EFSA beträgt 50 µg/kg KG und Tag. Der Wert wird von manchen Experten als zu hoch angesehen. Für weitere Informationen und Entwicklung der Bewertung sei auf die Internetseiten des Bundesinstitutes für Risikobewertung (www.bfr.bund.de), des Umweltbundesamtes (www.umweltbundesamt.de) und der EU (www.efsa.europa.eu) verwiesen.

> **Merke:**
> Die Hauptbelastung des Menschen durch viele Schadstoffe erfolgt über die Aufnahme mit den Lebensmitteln. Das gilt besonders für die lipophilen, persistenten organischen Stoffe. Eine **gesundheitliche Gefährdung** des Verbrauchers durch Schwermetalle und Pflanzenschutzmitteln Lebensmitteln ist gering. Die Aufnahme von Dioxinen und dioxinähnlichen PCB über die Lebensmittel sollte vorsorglich weiter reduziert werden. Der Gehalt der o.g. Schadstoffe in Lebensmitteln ist rückläufig.

16.6. Lebensmittelverderb

16.6.1. Definitionen

> Mit **Verderb** bezeichnet man *stoffliche Umsetzungen* oder sonstige Veränderungen *in Lebensmitteln,* die deren *Gebrauchswert einschränken.*

Ein verdorbenes Lebensmittel ist meist in seiner Beschaffenheit so verändert (Aussehen, Geruch, Geschmack, Konsistenz), dass es vom Verbraucher nicht mehr angenommen wird. Geringe wahrnehmbare Veränderungen werden toleriert und sind z.T. sogar erwünscht wie z.B. Wildfleisch mit "hout gout" oder "reifer" Harzer Käse.

In besonderen Fällen kann ein Lebensmittel auch verdorben sein, ohne sinnfällige Veränderungen zu zeigen. Fiele z.B. eine Ratte in einen Milchtank, dann würde diese Milch von den meisten Verbrauchern auch nach einer anschließenden Pasteurisierung als Ekel erregend empfunden werden und gilt damit als verdorben (unabhängig davon, ob im Einzelfall der Verbraucher hiervon wusste).

Verdorbene Lebensmittel müssen nicht gesundheitsschädigend sein. Bei mikrobiologisch bedingten Erkrankungen nach Lebensmittelgenuss sind die Ursachen meist nicht die Verderbprozesse in Lebensmitteln, sondern die Infektionserreger bzw. deren mikrobielle Toxine. Das Lebensmittel selbst braucht hierbei nicht sinnfällig verändert zu sein.

Ursachen und Erscheinungsformen des Verderbes sind zusammenfassend in Abb. 16.1 dargestellt.

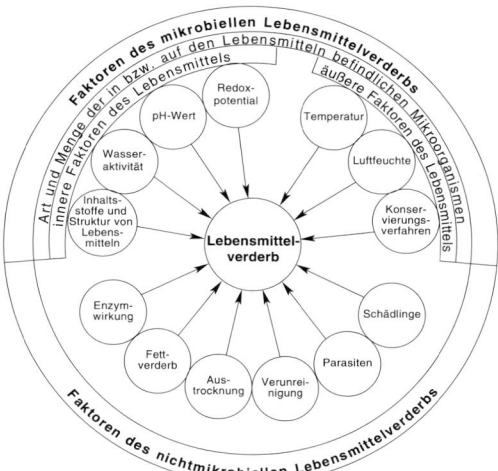

Abb. 16.1: Faktoren, die den Verderb von Lebensmitteln bestimmen.

16.6.2. Mikrobieller Verderb

16.6.2.1. Innere Faktoren des Lebensmittels (intrinsic factors)

Als innere Faktoren des Lebensmittels (intrinsic factors), die den Lebensmittelverderb beeinflussen, sind zu nennen:

- **Inhaltstoffe und Struktur von Lebensmitteln**
  - Gehalt an Fetten, Kohlenhydraten und Eiweißen (der Abbau dieser Stoffe durch die verschiedenen Mikroorganismen ist unterschiedlich)
  - Vorhandensein antimikrobiell wirksamer Substanzen (z.B. ätherische Öle in Gewürzen [Zwiebeln, Knoblauch, Kresse, Petersilie])
  - Struktur (z.B. biologische Barrieren durch Schalen von Muscheln, Eiern, Nüssen; gewisser Schutz gegen das Eindringen von Bakterien in das Fleisch durch Bindegewebshäute, Faszien, nach deren Zerstörung z.B. im Hackfleisch eine ungehemmte Vermehrung der Bakterien möglich ist)
- **Wasseraktivität (Maß für das nicht gebundene Wasser)**

  Freies Wasser ist für die Vermehrung der Mikroorganismen unerlässlich.

  Die Wasseraktivität eines Lebensmittels wird bestimmt durch:
  - den gesamten Wassergehalt
  - Menge und Art der darin gelösten Elektrolyte, Säuren, Zucker u.a.

- die Art der strukturellen Bindung des Wassers (z.B. Adsorption an Kohlenhydrate oder Eiweiße)

Xerophile Mikroben (z.B. Hefen und Pilze), sind solche, welche einen sehr geringen Wasserbedarf haben, d.h. sich auch in trockenen Lebensmitteln noch vermehren können.

Die meisten Bakterien benötigen zum Wachsen eine hohe Wasseraktivität, deshalb können durch Verminderung der Wasseraktivität Lebensmittel konserviert werden (Trocknen, Zusatz von Elektrolyten [Salze] und löslichen Substanzen [z.B. Zucker], oft kombiniert mit anderen Verfahren, z.B. pH-Senkung, Pökeln [☞ Kap. 16.8.3. und 16.8.5.]).

- **pH-Wert**

  Der **pH-Wert** übt eine selektive Wirkung hinsichtlich des Bakterienwachstums aus:
  - Frischfleisch oder Fisch → meist säureempfindliche, proteolytische, gramnegative Flora
  - pflanzliche Lebensmittel, Molkereiprodukte, Marinaden, Fleischerzeugnisse mit niedrigem pH-Wert → säuretolerante, saccharolytische, grampositive Flora

  Von hygienischer Bedeutung sind folgende pH-Werte:
  - < pH 4,5 → keine Vermehrung und Toxinbildung bei *Clostridium botulinum*
  - < pH 4,5 → keine Vermehrung von Salmonellen
  - < pH 4,0 → keine Enterotoxinbildung bei *Staphylococcus aureus*

  Hohe keimhemmende pH-Werte kommen in Lebensmitteln selten vor (z.B. Hühnereiklar bis pH 9,0).

  Mikrobielles Wachstum selbst kann sowohl den pH erniedrigen als auch erhöhen.

- **Redoxpotential**

  Mit **Redoxpotential** bezeichnet man den Grad der Oxidation in einem Lebensmittel (Tendenz des Substrates Elektronen abzugeben [Oxidation] bzw. aufzunehmen [Reduktion]).

  Das Redoxpotential hängt von der chemischen Zusammensetzung des Lebensmittels und vom Grad des Luftzutrittes ab.

  Der Grad der Oxidation der Lebensmittel ist ein Selektionsfaktor für das Wachstum von Mikroorganismen. Diese wachsen:

- aerob
  → nur in Anwesenheit von Sauerstoff (z.B. Schimmelpilze und Hefen ["Oberflächenverderber"], Staphylococcus aureus bildet kein Toxin ohne ausreichende Sauerstoffzufuhr, aerobe Sporenbildner *[Bacillus spp.]*)
- anaerob
  → nur in Abwesenheit von Sauerstoff (z.B. Clostridien, erzeugen Fleischtiefenfäulnis und Bombagen bei Dosenkonserven)
- mikroaerophil
  → bessere Vermehrung bei erniedrigtem Sauerstoffpartialdruck der Atmosphäre (z.B. Laktobazillen, Corynebacterien)

16.6.2.2. Äußere Faktoren *(extrinsic factors)*

Äußere Faktoren, die den Lebensmittelverderb beeinflussen, sind:

- **Temperatur**
  Der Wachstumsbereich der Bakterien in Lebensmitteln reicht von −15 °C bis ca. 80 °C. Nach dem Wachstumsoptimum unterscheidet man psychrophile (kälteliebende), mesophile (mittlere Temperatur liebende) und thermophile (wärmeliebende) Bakterien.
- **Psychrotrophe Bakterien** haben eine mittlere optimale Wachstumstemperatur (15-20°C), können sich aber noch bei 0°C vermehren. Viele Lebensmittel verderbende Bakterien sind psychrotroph.
- **Pathogene Bakterien** haben ein Temperaturoptimum bei 37°C. Psychrotrophe Ausnahmen sind selten (*Clostridium botulinum* Typ E, nicht proteolytische Typ B-Stämme, *Listeria monocytogenes, Yersinia enterocolitica).*
  Hieraus ist ersichtlich, dass eine Kühlung von Lebensmitteln zwar die Vermehrung der meisten pathogenen Erreger in kontaminierten Lebensmitteln verhindert, jedoch die Vermehrungsrate vieler Lebensmittel verderbender Bakterien nur reduzieren kann.
- **Luftfeuchte**
  Eine erhöhte Luftfeuchte in den Lebensmittellagern kann die Oberflächenfeuchtigkeit der Lebensmittel erhöhen und u.a. zu oberflächlicher Schimmelbildung führen.
  Da die Temperatur im Abpackraum der Lebensmittel meist höher ist als im Kühlraum, können sich Kondenswasserfilme auf Lebensmitteln bil-

den (fälschlich als "Schwitzen" bezeichnet). Befindet sich diese Feuchtigkeit innerhalb der Verpackung, werden Lebensmittel verderbende Bakterien und Schimmelpilze besonders begünstigt (z.B. bei abgepacktem Brot in Plastikfolie).
- **Spezielle Konservierungsverfahren** (☞ Kap. 16.8.4. und 16.8.5.)

16.6.3. Nichtmikrobieller Verderb von Lebensmitteln

Bei den vielfältigen Ursachen des nichtmikrobiellen Verderbes sind besonders zu nennen:

- **Enzymwirkung** z.B. bei zu schneller Reifung (infolge ungenügender Kühlung wird die Fleischfarbe ziegelrot und es tritt ein säuerlicher oder fauliger Geruch auf ["stickige Reifung"])
- **Fettverderb** z.B. Ranzigkeit und Tranigkeit
- **Austrocknung** z.B. Gefrierbrand bei Gefrierfleisch, -geflügel und -fisch oder Austrocknen von Eiern
- **Verunreinigungen** (Schmutz, Staub, Umweltchemikalien, Gerüche)
- **Vorrats- und Gesundheitsschädlinge** (☞ auch Kap. 4.7.1.) Vorratsschädlinge sind z.B. Mehl-, Reismehl- und Brotkäfer. Die Stoffwechselprodukte der Schädlinge können gesundheitsschädlich sein. Von Schädlingen befallene Lebensmittel im Haushalt sollten vernichtet werden.
  Insekten (z.B. Fliegen) und Nagetiere (z.B. Ratten) können neben einer allgemeinen Verunreinigung von Lebensmitteln auch pathogene Mikroorganismen übertragen.
  Ein Befall mit Schädlingen sowie ein Kontakt von Haus- u.a. Tieren mit Lebensmitteln führt zu einer Ekel erregenden Beschaffenheit der Lebensmittel und damit zu deren Verderb auch ohne, dass sinnfällige Veränderungen bestehen.
  Zur **Prophylaxe des Befalls** mit Schädlingen im Haushalt ist zu beachten:
- Vorräte übersichtlich, sauber und kühl lagern
- Waren vor Einlagerung sowie in Abständen auf Schädlingsbefall prüfen
- Lebensmittel in dicht schließenden Gefäßen (Kunststoff, Glas, Metall) lagern

Bei einer chemischen Bekämpfung im Haushalt (nur in Ausnahmefällen [☞ Kap. 4.7.]) sind

- Vorräte nie direkt zu behandeln
- wenig giftige Mittel in vorgeschriebener Dosierung zu verwenden und

- die behandelten Flächen nach der Einwirkzeit sorgfältig zu säubern

> **Merke:**
>
> **Mikrobieller Lebensmittelverderb** wird beeinflusst durch
>
> - **innere Faktoren des Lebensmittels:** Inhaltstoffe (Fette, Kohlenhydrate, Eiweiße, Vorhandensein antimikrobiell wirksamer Substanzen), Struktur (z.B. Schalen), Wasseraktivität (Maß für das nichtgebundene Wasser [ist zur Bakterienvermehrung unerlässlich]), pH-Wert und Redoxpotential (Grad der Oxidation in einem Lebensmittel: ist ein Selektionsfaktor für das Wachstum aerober bzw. anaerober Bakterien)
> - **äußere Faktoren des Lebensmittels:** Temperatur (Kühlung hemmt das Bakterienwachstum, Erhitzen tötet Bakterien ab), Luftfeuchte (begünstigt Oberflächenschimmel) und ggf. Konservierungsmittel.
>
> **Nichtmikrobieller Lebensmittelverderb** wird verursacht durch Enzymwirkung, Fettverderb, Austrocknung, Verunreinigungen und Schädlinge.

16.7. Hygiene der Gemeinschaftsverpflegung

16.7.1. Allgemeines

Bei der **Gemeinschaftsverpflegung** sind zwei Aspekte zu beachten:

- Sicherung einer ernährungsphysiologisch hochwertigen und kalorisch angemessenen Ernährung für verschiedene Altersstufen (☞ Kap. 16.3.). Hierbei sind vor allem die Bevölkerungsgruppen zu beachten, für welche die Gemeinschaftsverpflegung mindestens eine Hauptmahlzeit (Kindereinrichtungen, Schulen, Betriebe) oder aber die vollständige Ernährung darstellt (z.B. Altenheime)

- Gewährleistung einer hygienisch einwandfreien Ernährung, welche primäre Infektionen (z.B. durch Salmonellen in Eiern), sekundäre Kontaminationen (z.B. durch Staphylokokken) und Intoxikation durch Lebensmittel sicher verhindert

Wichtige Aufgaben in dieser Hinsicht sind:

- Verhinderung einer Kontamination von Lebensmitteln durch deren hygienisch einwandfreie (saubere) Behandlung
- Verhinderung der Vermehrung von in Lebensmitteln vorhandenen Bakterien (Kühlung). Bei einer theoretischen Keimvermehrung von 3 Teilungen pro Stunde können aus einem Bakterium nach 7 Stunden über 1 Million Keime entstehen. Rohprodukte wie Frischfleisch, Geflügel und Fisch weisen Keimgehalte auf, die bis in die Millionen pro Gramm Lebensmittel gehen können
- Abtötung von Mikroorganismen durch Hitzebehandlung

> **Merke:**
>
> **Mikrobieller Lebensmittelverderb kann nur entstehen, wenn Mikroorganismen**
>
> - primär im Lebensmittel enthalten sind bzw. es sekundär kontaminieren und
> - geeignete Vermehrungsbedingungen vorfinden
>
> Je geringer die **Ausgangskeimzahl,** je kühler die **Temperatur** des Lebensmittels und je ungünstiger die **Wachstumsbedingungen** im Lebensmittel sind (Wasser, Nährstoffe [☞ Kap. 16.6.2.1.], umso geringer ist die Möglichkeit, dass sich die Mikroorganismen zu einer Anzahl vermehren, welche Infektionen und Intoxikationen verursachen kann.

Eine Keimkontamination und -vermehrung wird verhindert durch Sicherung der Hygiene in Küchen bei:

- Bau und Einrichtung (☞ Kap. 16.7.2.)
- Produktion (☞ Kap. 16.7.3.) und Lagerung der Lebensmittel
- Personal (☞ Kap. 16.7.4.)

16.7.2. Bau und Einrichtung von Gemeinschaftsküchen

Folgende grundsätzliche Forderungen bestehen u.a. bei dem Bau und der Einrichtung von Gemeinschaftsküchen (Betriebshygiene):

- ausreichend große, baulich einwandfreie Räume (leicht zu reinigende Fußböden und Wände) in befestigter Umgebung (zur Verringerung der Staubentwicklung)

- funktionsgerechte und saubere Arbeitstische, Maschinen und Geräte. Küchengeräte müssen aus glattem korrosionsfreiem Material bestehen, welches die Lebensmittel nicht negativ beeinflusst
- Trennung von unreinen Bereichen (z.B. Gemüse- bzw. Kartoffellager und Packräume, Geschirreinigung, Abfallentsorgung) und reinen Bereichen (z.B. Kochbereiche, Speisenausgabe)
- Verhinderung des Eindringens von Schädlingen (z.B. Nager, Insekten [Gazefenster])
- ausreichende Kühl- und Gefriereinrichtungen
- hygienisch einwandfreie Wasserversorgung und Abwasserbeseitigung (z.B. Fettabscheider)
- ausreichende Waschmöglichkeiten, Umkleide- und Sanitärräume
- sichere Abfallbeseitigung (keine nachteilige Beeinflussung von Lebensmitteln)

16.7.3. Produktion

Bei der Produktion von Lebensmitteln bestehen folgende grundsätzliche Forderungen (Produktionshygiene):

- Verwendung von einwandfreier Rohware. So dürfen z.B. Lebensmittel oder Verpackungen mit folgenden Mängeln nicht zur weiteren Verarbeitung verwendet werden: auffällige Veränderungen im Geruch, Geschmack, Aussehen und der Konsistenz, bombierte (aufgetriebene) Dosen bzw. Deckel, Gläser mit losen Deckeln, undichte Dosen
- getrennte Lagerung und Verarbeitung von sich gegenseitig negativ beeinflussenden Lebensmitteln (z.B. erdhaltiges Gemüse, Fleisch, Fisch, Geflügel)
- Trennung von rohen und verzehrsfertigen Lebensmitteln im Lager
- hygienisch einwandfreie Bearbeitung mit sinnvoller Technologie
- kein Anbraten von Fleisch für den folgenden Tag (Temperaturen zur Keimabtötung werden oft nicht erreicht, Vermehrung der Keime beim langsamen Abkühlen), stets völliges Durchgaren
- Einhalten der Kühlkette (Kühlung leicht verderblicher Lebensmittel vom Transport über Lagerung bis zur Herstellung bzw. zum Verbraucher ohne Unterbrechung)

- Heißhaltung fertig gestellter warmer Gerichte über 60°C (in Thermophoren oder Heißhaltebecken)
- Sicherung einer ordnungsgemäßen Reinigung und Desinfektion
- tägliches Entnehmen einer Rückstellprobe der letzten ausgegebenen Portionen aller zubereiteten Speisesorten (bis 72 Std. gekühlt aufbewahren, dient ggf. der Untersuchung bei auftretenden Beanstandungen [unterschiedliche Bestimmungen in den einzelnen Bundesländern])
- korrekte Kennzeichnung von Chargen und von ihrer Verwendung
- korrekte Etikettierung und Verbraucherinformation auf dem Produkt

> **Merke:**
> Die allgemeine Zunahme der lebensmittelbedingten Infektionen und Intoxikationen ist neben der Tatsache, dass immer mehr Menschen aus Großküchen versorgt werden, **vor allem auf Mängel bei der Lebensmittelproduktion und -lagerung zurückzuführen.**
> Leichtverderbliche Lebensmittel (z.B. Fleisch und Fleischwaren, Fisch und Fischwaren, Milchzubereitungen, Salate) **sind entweder bei Kühlschranktemperatur oder bei einer Temperatur >60°C** (Heißhalten nach der Zubereitung bis zum Verzehr) **aufzubewahren.**

16.7.4. Personal

Für das Personal bestehen u.a. folgende grundsätzliche Forderungen:

- ausreichende Kenntnisse der Hygiene der Lebensmittelproduktion
- Durchführung von medizinischen Untersuchungen (Gesundheitsausweise) gemäß den Rechtsvorschriften (☞ Kap. 2.7.2.2.), Durchfallerkrankungen sofort dem Betriebsarzt melden
- Sauberhalten von Körper und Kleidung
- Händewaschen vor Arbeitsbeginn, nach jedem Toilettenbesuch und nach Verschmutzung der Hände
- gegarte Speisen nicht mit der Hand anfassen
- saubere Hygienekleidung (einschließlich Kopfbedeckung) tragen
- bei Handwunden undurchlässige Handschuhe tragen

Die grundsätzlichen Anforderungen an die Hygiene der Gemeinschaftsverpflegung gelten auch für andere Lebensmittelbetriebe. Mit "guter Herstellungspraxis" (*Good Manufacturing Practice* [GMP] oder *Good Hygienic Practice* [GHP]) werden die Maßnahmen zur Sicherung einer einwandfreien Beschaffenheit der Lebensmittel durch die Mitarbeiter im Lebensmittelverkehr bezeichnet (Einhaltung der Sorgfaltspflicht).

Merke:

Die **Gemeinschaftsverpflegung** soll eine ernährungsphysiologisch hochwertige, kalorisch angemessene und hygienisch einwandfreie Ernährung sichern.

Eine Kontamination der Lebensmittel und die Vermehrung von Mikroorganismen ist durch Sicherung der Hygiene in den Küchen zu verhindern:

- Bau und Einrichtung der Räume→ einwandfreie Produktions- und Sanitärräume, Einrichtungen und Geräte
- Produktion → einwandfreie Rohware und saubere Bearbeitung der Lebensmittel, ausreichende Erhitzung, getrennte Lagerung sich gegenseitig negativ beeinflussender Lebensmittel, Einhaltung der Kühlkette, Reinigung und Desinfektion
- Personal → ausreichende Kenntnisse der Hygiene, Durchführung der medizinischen Untersuchungen (Gesundheitsausweise), Sauberhalten von Körper und Kleidung, hygienisches Arbeiten, bei Verdacht auf Infektionen keine Arbeit im Lebensmittelverkehr bis zur Entscheidung des Arztes

---

16.8. Haltbarmachen von Lebensmitteln

16.8.1. Allgemeines

Durch das Haltbarmachen von Lebensmitteln können folgende Ziele erreicht werden:

- Abtötung aller Mikroorganismen (durch Sterilisation)
- Keimreduktion (z.B. durch Pasteurisierung)
- Vermehrungshemmung der Mikroorganismen (z.B. durch Kälteanwendung und chemische Konservierung)

16.8.2. Thermische Verfahren

Folgende Verfahren zur thermischen Haltbarmachung von Lebensmitteln kommen zur Anwendung:

- Hitze
  - **Pasteurisieren** (Erhitzen unter 100°C [☞ auch Kap. 4.4.1.2.])
    Abtötung der meisten vegetativen Keime, insbesondere der Krankheitserreger, nicht der Bakteriensporen; angewendet z.B. bei Milch, Fruchtsäften und Halbkonserven (Präserven). Halbkonserven müssen gekühlt gehalten werden und sind meist nur wenige Monate haltbar
  - **Kochen**
    Abtötung nahezu aller vegetativen Keime (bis auf einige extreme Ausnahmen), nicht der Bakteriensporen. Für eine längere Haltbarkeit der Lebensmittel müssen natürliche Konservierungsstoffe zugesetzt werden (Salz, Zucker, Säuren)
  - **Sterilisieren** (☞ auch Kap. 4.6.1.)
    Abtötung aller vegetativen Keime, Bakteriensporen, Viren und Inaktivierung der Enzyme. Die Sterilisation von Lebensmitteln dient der Erzeugung von jahrelang haltbaren Vollkonserven
- Kälte
  - **Kühlen**
    Temperaturen bis 0°C
  - **Gefrieren**
    Temperaturen bis −18°C
  - **Tiefgefrieren**
    Temperaturen unter −18°C

Kälte führt zur Hemmung enzymatischer Verderbnisprozesse und zur Verringerung bzw. Einstellung der Vermehrung von Mikroorganismen, jedoch nicht zu deren Abtötung. Parasiten, z.B. Rinderfinnen oder Nematodenlarven in Fischen, sterben aber beim Einfrieren bei einer Temperatur von mindestens −20°C innerhalb von 24 Stunden ab.

Das Gefrieren von Lebensmitteln erhält je nach Temperatur und Produkt Nährwert, Aussehen, Geschmack und Geruch für eine gewisse Zeit. Der Vitamin-C-Gehalt nimmt jedoch langsam ab.

Um die Phase der Eiskristallbildung (−1 bis −6°C) und damit die Phase der möglichen Zellzerstörung rasch zu durchlaufen, ist ein schnelles Einfrieren der Lebensmittel zweckmäßig.

Folgende Lebensmittel sind haltbar:

- bei Zimmertemperaturen
  - Fischvollkonserven mit Tunken → 1-2 Jahre
  - Fleischvollkonserven → 2-5 Jahre
- bei Kühlschranktemperaturen
  - Hackfleisch → 12 Stunden
  - Frischfisch → 1-2 Tage
  - Frischfleisch → 2-3 Tage
  - Frischgeflügel → 6-8 Tage
  - Koch- und Brühwurst → 1-2 Wochen
  - Salate (verpackt) → 1-2 Wochen
  - Frischmarinaden (verpackt) → 4 Wochen
  - Rohwurst → 3 Wochen bis 3 Monate
- bei Tiefkühltemperatur (unter -18 °C)
  - Schweinefleisch → 6-9 Monate
  - Fertiggerichte portioniert → 6-12 Monate
  - Geflügel → 7-12 Monate
  - Rindfleisch → 9-18 Monate

Merke:

Sterilisieren tötet alle Mikroorganismen ab (einschließlich Bakteriensporen), **Kochen** alle vegetativen Keime und **Pasteurisierung** die meisten vegetativen Keime einschließlich der Krankheitserreger.

Kühlen hemmt die Vermehrung von Mikroorganismen.

Die meisten Bakterien einschließlich aller pathogenen **stellen spätestens bei 0°C ihr Wachstum ein.**

Einzelne Verderbniserreger vermehren sich noch unter 0°C (z.B. *Pseudomonas fluorescens* bis –3°C, *Achromobacter spp.* bis –4°C, *Bacillus psychrophilus* bis –7°C).

Einzelne Hefen und **Schimmelpilze** (z.B. Cladosporium, Penicillium) haben eine minimale Wachstumstemperatur bei –10°C.

Tieffrieren konserviert neben den Lebensmitteln auch ggf. darin enthaltene Bakterien. In kontaminierten Lebensmitteln können sich nach dem Auftauen bei Raumtemperatur die Bakterien schnell zu einer infektionsfähigen Anzahl vermehren.

16.8.3. Wasserentzug

Durch **Wasserentzug (Trocknen)** wird den Mikroorganismen die Vermehrungsgrundlage genommen.

Zum Trocknen eignen sich z.B. folgende Lebensmittel:

- Obst → Trockenobst
- Fleisch → Dörrfleisch
- Fisch → Stockfisch, Klippfisch (gesalzen)
- Milch → Trockenmilch
- Ei → Eipulver

Durch Trocknen wird ein Teil der Bakterien abgetötet; andere überleben in einem Ruhe- oder Schlafstadium *(dormancy)*. Bei Aufnahme von Wasser kann die in den Lebensmitteln ruhende Keimflora wieder aktiv werden.

Bedeutung kann diese Tatsache z.B. beim Überleben von Salmonellen in Trockeneiprodukten haben. Durch spezielle Verfahren, z.B. Lagerung der pulverförmigen Güter in verschlossenen Packungen mehrere Wochen bei über 40°C *(Hot Room Storage)*, lässt sich aber eine Infektionsgefahr weitgehend ausschließen.

Die **Gefriertrocknung (Lyophilisation)** ist das schonendste Trocknungsverfahren. Hierbei wird dem eingefrorenen Gut im Hochvakuumbereich das Wasser entzogen. Struktur und Inhaltsstoffe des zu konservierenden Lebensmittels bleiben weitgehend erhalten.

Das Verfahren wird bei Fleisch, Fisch, Obst, Gemüse sowie bei Gewürzen und Getränken angewandt.

16.8.4. Bestrahlung

Die **Bestrahlung** (z.B. Elektronenstrahlen mit Energien bis max. 10 MeV und γ-Strahlen des Radioisotops Kobalt-60) von Lebensmitteln dient der Bekämpfung pathogener Organismen (Bakterien, Trichinen), der Bekämpfung von Schädlingen (Fruchtfliegen) und der Verlängerung der Haltbarkeit. Hierbei können die Produkte auch in der Verpackung behandelt werden.

Die Bestrahlung von Lebensmitteln ist in der Bundesrepublik Deutschland zwar verboten, bestrahlte Produkte können aber unter bestimmten Voraussetzungen auf den Markt gebracht werden (z.B. Kräuter und Gewürze). In einigen EU-Ländern ist die Bestrahlung bestimmter Lebensmittel erlaubt. Die WHO hat schon 1976 eine Freigabe der Bestrahlung für Kartoffeln, Weizen, verschiedene Obst- und Gemüsearten sowie bei Hähnchen (Salmonellen-Dekontamination) empfohlen. Die durch Elektronenbestrahlung induzierte Radioaktivität in einem Lebensmittel ist gering im Vergleich zur Aktivität natürlich vorkommender Radioisotope. Gesundheitliche Risiken beim Verzehr bestrahlter Lebensmittel sind unwahrscheinlich. Die Bestrahlung kann zu geringen sensorischen Verlusten und zu Nährwertveränderungen führen. Eine Erkennung bestrahlter Lebensmittel ist routinemäßig im Rahmen der Lebensmittelüberwachung möglich.

16.8.5. Chemische Verfahren

Folgende **chemische Verfahren** werden zur Haltbarmachung von Lebensmitteln eingesetzt.

- **Einsalzen**
  Der konservierende Effekt der Salzung beruht auf einer Senkung der Wasseraktivität (☞ Kap. 16.6.2.1.) nicht aber auf einer antibakteriellen Wirkung des Kochsalzes. Die meisten Verderbniserreger, außer einigen halophilen und halotoleranten Mikroorganismen (z.B. *Vibrio parahaemolyticus, Staphylococcus aureus)*, sind empfindlich.
  Durch Einsalzen haltbar gemachte Lebensmittel sind z.B. Fische (u.a. Heringe ["Matjes" sind jugendliche "mildgesalzene" weniger als 20 % Salz im Fischgewebswasser enthaltende Heringe], Sardellen, Sardinen, Thunfisch, Lachs), einschließlich Kaviar (z.B. "Beluga" vom Hausen, "Keta-Kaviar" [grobkörnig, orangefarben] vom Lachs, "Malossol" keine Artbezeichnung, weist nur auf milde Salzung hin)

- **Pökeln**
  Beim Pökeln wird Fleisch mit Kochsalz und Salzen der Salpetersäure bzw. der salpetrigen Säure (Nitrat, Nitrit) sowie sogenannten Pökelhilfsstoffen haltbar gemacht. Nitrat und Nitrit haben eine direkte antimikrobielle Wirkung (zur Nitrosaminbildung ☞ Kap. 7.4.3., zur Methämoglobinbildung ☞ Kap. 8.13.5.1.).
  Zusätzlich zur Haltbarkeit wird das Pökeln wegen der roten Fleischfarbe (Pökelfarbe) und des charakteristischen Pökelaromas angewandt.
  Das Nitritpökelsalz ist eine Mischung von Kochsalz mit höchstens 0,5 % Natriumnitrit.

Anwendungsgebiete für Pökeln sind u.a. die Herstellung von "Kasseler", rohem Schinken und Eisbein

- **Räuchern**
  Der konservierende Effekt des Räucherns beruht auf der antimikrobiellen Wirkung verschiedener Rauchinhaltsstoffe (z.B. Formaldehyd, Phenole, Kresol, Ameisen- und Essigsäure), dem Trocknungseffekt und bei der Heißräucherung auf der Hitzewirkung.
  Neben der Haltbarmachung soll bei der Räucherung der charakteristische Geschmack und Geruch erzeugt werden.
  Die Tiefenwirkung des Räucherns ist sehr begrenzt. Anwendungsgebiet ist u.a. das Räuchern von Schinken und Wurst. Eine Haltbarmachung ist aber allein durch Lufttrocknung möglich (z.B. luftgetrocknete Rohwurstarten in Frankreich und Italien, Parmaschinken).
  Wir unterscheiden eine Kalträucherung (bei maximal 28°C), Warmräucherung (bei maximal 60°C) und Heißräucherung (bei >70°C).
  Im Rauch sind kanzerogene polyzyklische aromatische Kohlenwasserstoffe enthalten. Die Leitsubstanz dieser Gruppe, das Benzo(a)pyren (BaP) darf höchstens in einer Konzentration von 1 mg/kg in geräucherten Fleischerzeugnissen (und bei geräuchertem Käse) enthalten sein (☞ auch Kap. 7.4.3. und 13.8.1.)

- **Chemische Konservierungsstoffe**
  Chemische Zusatzstoffe werden dem Lebensmittel wegen ihrer antimikrobiellen Wirkung (Beeinflussung der Mikrobenzelle [Zellwand, Zellmembran, Proteinsynthese, Enzymaktivität, Struktur der Protoplasten]) zur Haltbarmachung zugesetzt.
  Es kommen u.a. zum Einsatz:

  - Zusatzstoffe wie Sorbin-, Ameisen-, Propion-, Benzoesäure, Ester der p-Hydroxybenzoesäure (PHB-Ester) sowie schweflige Säure (zur Weinkonservierung)

  - Genussäuren (eigener Geschmackswert): Zitronen-, Essig-, Wein- und Milchsäure.
    Chemische Konservierungsstoffe werden u.a. bei Marinaden, Brat- und Kochfisch, Seelachs-, Rogen- und Krabbenerzeugnissen eingesetzt

  - Antioxidantien werden insbesondere zur Verhinderung des Ranzigwerdens von ungesättigten Fettsäuren eingesetzt, z.B. Butylhydroxyanisol (BHA), Butylhydroxytoluol (BHT), natürliche Antioxidantien: Vitamin E, Vitamin C

- Zur Konservierung von Zitrusfrüchten und Bananen werden wegen der fungistatischen Wirkung eingesetzt: Orthophenylphenol, Diphenyl und Thiabendazol
- Phosphate haben eine schwach keimhemmende Wirkung und verbessern das Wasserbindungsvermögen der Wurst (Kutterhilfsmittel)

• **Enzymatische Säuerung**
  Es entsteht hierbei Säure durch mikrobiell-enzymatische Tätigkeit. Zugesetzt werden Salz oder Zucker und häufig Starterkulturen. Angewandt wird diese Form der Haltbarmachung u.a. bei sauren Gurken, Sauermilchprodukten und bei der Käseherstellung

Die Möglichkeiten zum Haltbarmachen von Lebensmitteln sind zusammenfassend in Abb. 16.2 dargestellt.

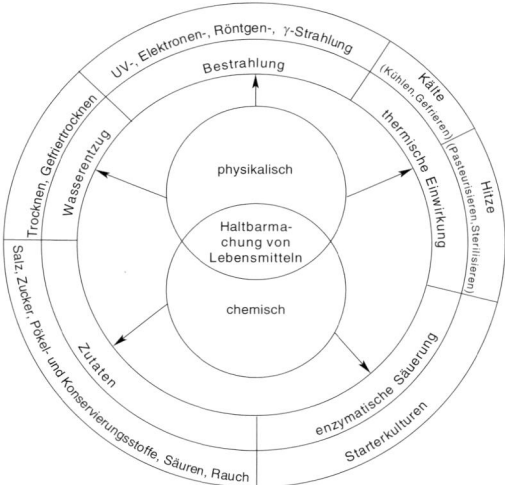

Abb. 16.2: Möglichkeiten zum Haltbarmachen von Lebensmitteln.

Merke:

Das Haltbarmachen von Lebensmitteln geschieht durch:

• Hitze → Pasteurisierung, Kochen, Sterilisierung
• Kälte → Kühlen (bis 0°C), Gefrieren (bis −18°C), Tiefgefrieren (unter −18°C)
• Wasserentzug → Trocknen und Gefriertrocknen
• Bestrahlung → in der Bundesrepublik Deutschland weitestgehend verboten
• chemische Verfahren
  - Einsalzen → Konservierung durch Senkung der Wasseraktivität
  - Pökeln → Konservierung durch Senkung der Wasseraktivität, antimikrobielle Wirkung von Nitrat und Nitrit
  - Räuchern → Konservierung durch antimikrobielle Wirkung von Rauchinhaltsstoffen, Trocknen und Hitzewirkung (Heißräucherung)
  - chemische Konservierungsstoffe → Konservierung durch antimikrobielle Wirkung (Beeinflussung der Mikrobenzelle)
  - enzymatische Säuerung → Entstehung von Säuren durch mikrobiell-enzymatische Tätigkeit

Gesundheitsstörungen sind beim Einsatz der zugelassenen Konservierungsstoffe bei Beachtung der vorgeschriebenen Höchstkonzentrationen nicht zu befürchten.

Präserven (Halbkonserven) sind durch verschiedene Konservierungsverfahren (z.B. Pasteurisieren, Salzen, Zusatz chemischer Konservierungsmittel) in geeigneter Verpackung und unter Kühlhaltung kurzfristig haltbar gemachte, nicht sterile Lebensmittel.

Sterilkonserven sind dagegen einige Jahre haltbar. Bei Pökeln und Räuchern entstehen kanzerogene Stoffe.

16.9. Grundprinzipien der gesunden Ernährung

Für eine gesunde, vollwertige Ernährung hat die Deutsche Gesellschaft für Ernährung (www.dge.de) 10 Regeln aufgestellt:

1. Vielseitig essen

Merkmale einer ausgewogenen Ernährung sind abwechslungsreiche Auswahl, geeignete Kombination und angemessene Menge nährstoffreicher und energiearmer Lebensmittel; Genuss der Lebensmittelvielfalt.

Täglich reichlich essen:

- Getreide, Getreideprodukte, Kartoffeln (Kohlenhydrate, Ballaststoffe, B-Vitamine, Eiweiß)
- Gemüse und Hülsenfrüchte (Mineralstoffe, Vitamine, Eiweiß, Kohlenhydrate, Ballaststoffe)
- Obst (Vitamine, Mineralstoffe)
- Getränke (Wässer)

Weniger essen und Wechsel der Lebensmittel:

- Fisch, Fleisch, Eier (Eiweiß, Iod, Vitamin D, Eisen)

Nur sehr wenig essen:

- Fett

Fast Food (z.B. Pommes frites, verschiedene Burger) hat oft einen hohen Fett- und Kaloriengehalt, ist meist salzig und enthält zu wenig Ballaststoffe, Vitamine und Mineralien und sollte daher zurückhaltend verzehrt werden

2. Reichlich Getreideprodukte und Kartoffeln

Brot, Nudeln, Reis, Getreideflocken, am besten aus Vollkorn, sowie Kartoffeln enthalten kaum Fett, aber reichlich Vitamine, Mineralstoffe, Spurenelemente sowie Ballaststoffe und sekundäre Pflanzenstoffe; Verzehr dieser Lebensmittel mit möglichst fettarmen Zutaten.

3. Gemüse und Obst – Nimm "5" am Tag …

Verzehr von 5 Portionen Gemüse und Obst am Tag, möglichst frisch, nur kurz gegart, oder auch eine Portion als Saft – idealerweise zu jeder Hauptmahlzeit und auch als Zwischenmahlzeit. Dadurch wird die Versorgung mit Vitaminen, Mineralstoffen sowie Ballaststoffen und sekundären Pflanzenstoffen (z.B. Karotinoiden, Flavonoiden) erreicht.

4. Täglich Milch und Milchprodukte; ein- bis zweimal in der Woche Fisch; Fleisch, Wurstwaren sowie Eier in Maßen

Diese Lebensmittel enthalten wertvolle Nährstoffe, wie z.B. Calcium in Milch, Jod, Selen und Omega-3-Fettsäuren in Seefisch. Fleisch ist wegen des hohen Beitrags an verfügbarem Eisen und an den Vitaminen B_1, B_6 und B_{12} vorteilhaft. Mengen von 300-600 g Fleisch und Wurst pro Woche reichen hierfür aus. Fettarme Produkte, vor allem bei Fleischerzeugnissen und Milchprodukten sollten bevorzugt werden.

5. Wenig Fett und fettreiche Lebensmittel

Fett liefert lebensnotwendige (essenzielle) Fettsäuren und **fetthaltige Lebensmittel enthalten auch fettlösliche Vitamine.** Fett ist besonders energiereich, daher kann zu viel Nahrungsfett Übergewicht fördern, möglicherweise auch Krebs. Zu viele gesättigte Fettsäuren fördern langfristig die Entstehung von Herz-Kreislauf-Krankheiten. Pflanzliche Öle und Fette (z.B. Raps- und Sojaöl und daraus hergestellte Streichfette) sind zu bevorzugen. Meiden von unsichtbarem Fett, das in Fleischerzeugnissen, Milchprodukten, Gebäck und Süßwaren sowie in Fast-Food- und Fertigprodukten meist enthalten ist. Insgesamt 70-90 g Fett pro Tag reichen aus.

6. Zucker und Salz in Maßen

Zucker und Lebensmittel, bzw. Getränke, die mit verschiedenen Zuckerarten (z.B. Glucosesirup) hergestellt wurden, sollten nur gelegentlich verzehrt werden. Kreatives Würzen mit Kräutern und Gewürzen und wenig Salz wird empfohlen. Zu viel Salz kann Geschmackseindrücke übertönen und zur Entstehung von Bluthochdruck beitragen. Obwohl nicht alle Hypertoniker kochsalzsensitiv sind, ist in der Praxis weiterhin zur Salzreduktion zu raten, da wir mit der Nahrung durchschnittlich 2-3 mal mehr Kochsalz verzehren als es notwendig ist.

Die Empfehlung zur Kochsalzaufnahme beträgt 5-6 g/Tag. Die meisten frischen sowie wenig verarbeitete Lebensmittel sind salzarm. Fertiggerichte, Suppen, Soßen, Fleisch- und Fischerzeugnisse, Würzmittel (z.B. Brühwürfel, Senf, Tomatenketchup) sowie fast alle Käsearten sind salzreich. Zur Sicherung der Iodversorgung wird empfohlen, zweimal wöchentlich Seefisch zu essen und beim Salzen im Haushalt nur Iodsalz zu verwenden.

7. Reichlich Flüssigkeit

Wasser ist absolut lebensnotwendig. Es sollten täglich rund 1,5 Liter getrunken werden; am besten Wasser – ohne oder mit Kohlensäure – und andere kalorienarme Getränke. Alkoholische Getränke sollten nur gelegentlich und nur in kleinen Mengen konsumiert werden.

8. Schmackhaft und schonend zubereiten

Es wird empfohlen, die jeweiligen Speisen bei möglichst niedrigen Temperaturen, soweit es geht kurz, mit wenig Wasser und wenig Fett zu garen. Das erhält den natürlichen Geschmack, schont die Nährstoffe und verhindert die Bildung schädlicher Verbindungen.

9. Zeit nehmen und Essen genießen

Bewusstes Essen mit Zeit hilft, richtig zu essen und fördert das Sättigungsempfinden.

10. Richtiges Körpergewicht und Bewegung

Ausgewogene Ernährung, viel körperliche Bewegung und Sport (30 bis 60 Minuten pro Tag) gehören zusammen. Richtiges Körpergewicht bewirkt Wohlfühlen und fördert die Gesundheit.

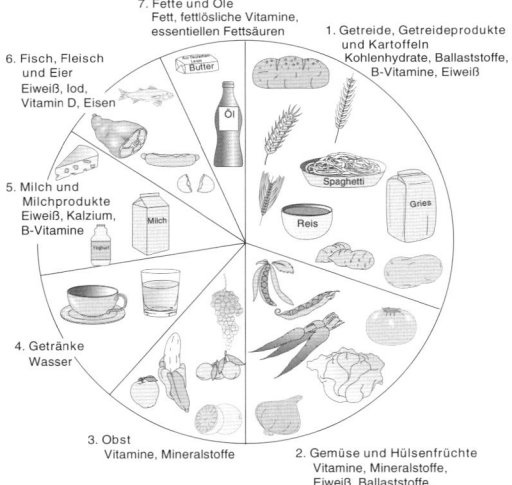

Abb. 16.3: Ernährungskreis: Täglich und reichlich Lebensmittel der Gruppen 1.-5. wählen, weniger Lebensmittel der Gruppen 6.-7. essen, bei der Wahl der Lebensmittel vor allem aus der Gruppe 6. konsequent abwechseln. Quelle: modifiziert nach DGE und AID.

Merke:
Die Grundprinzipien der gesunden Ernährung sind:

- vielseitige, fettarme und kohlenhydratreiche Kost mit weniger tierischem Eiweiß
- Beschränkung der Salzzufuhr (5 - 6 g/Tag) und der Aufnahme von Süßigkeiten
- mehr Vollkornprodukte, reichlich Gemüse, Kartoffeln und Obst
- Deckung des Wasserbedarfes ($1^1/_2$ - 2 l Flüssigkeit pro Tag) vorwiegend durch Wasser bzw. Mineralwasser, Gemüsesäfte, verdünnte Obstsäfte und ungesüßten Früchtetee
- Verteilung des Essens auf fünf kleine Mahlzeiten
- nährstoffschonende Zubereitung (Garziehen, Dämpfen, Dünsten)

16.10. Durch Lebensmittel übertragene bakterielle Infektionen, Toxi-Infektionen und Intoxikationen

16.10.1. Definitionen

Wir unterscheiden bei den durch mikrobielle Ursachen hervorgerufenen lebensmittelbedingten Erkrankungen:

- **Infektionen** (Definition ☞ Kap. 2.1.)
- **Toxi-Infektionen** → nach Aufnahme einer relativ großen Zahl lebender Erreger → Infektion und Freisetzen von Endotoxinen im Darm und/oder Bildung von Ektotoxinen (Exotoxinen) durch die aufgenommen Erreger
- **Intoxikationen** → Ektotoxine werden bei lebensmittelbedingten Intoxikationen von den Bakterien außerhalb des menschlichen Organismus gebildet und in das Lebensmittel abgegeben. Lebende Erreger müssen nicht aufgenommen werden

Ektotoxine sind Sekretionsprodukte lebender Bakterien.

Endotoxine sind an zelluläre Substanzen gebunden und werden erst nach Auflösung der Bakterien frei.

Als **Lebensmittelvergiftungen** bezeichnet man über **Lebensmittel verursachte Gesundheitsstörungen und Erkrankungen** durch mikrobielle Toxine, massive mikrobielle Verunreinigungen (ohne Infektion), Umweltchemikalien, Pilzgifte sowie Gifte von Tieren und höheren Pflanzen.

Im Vordergrund der durch Lebensmittel übertragenen Infektionen stehen Darmkrankheiten. Ein Vergleich der Häufigkeit für Deutschland gibt folgende Tabelle.

Erkrankung	Fälle/Jahr 2008	Fälle/Jahr 2009
Norovirus-Erkrankung	212.760	178.638
Campylobacter-Enteritis	64.742	62.789
Rotavirus-Erkrankung	77.508	62.207
Salmonellose	42.921	31.397
Erkrankungen durch sonstige darmpathogene *E. coli*	7.002	6.224
Giardiasis	4.765	3.962
Yersiniose	4.354	3.731
Kryptosporidiose	1.014	1.106
EHEC-Erkrankung	834	835
Shigellose	574	617

Tab. 16.7: Gemäß IfSG an das Robert Koch-Institut in den Jahren 2008 und 2009 übermittelte meldepflichtige Infektionskrankheiten des Darms (www.rki.de).

Der Trend der jährlich gemeldeten Fälle ist besonders beeindruckend für die Norovirus-Erkrankung. Dieser steigt stetig an und erreichte 2008 mit 212.760 Fällen bis dahin den Höchststand. Auch die Rotaviruserkrankungen nehmen zu (>77.000 Fälle in 2008).

16.10.2. Infektionen

16.10.2.1. Typhus und Paratyphus (*Salmonella typhi* und *Salmonella paratyphi* A, B, C)

▶ Allgemeines

Typhus (Typhus abdominalis, Infektion durch Salmonella Typhi, Typhoides Fieber) ist eine **schwere Durchfallerkrankung** von **großer globaler Bedeutung,** insbesondere in warmen Ländern mit schlechten Hygienebedingungen. Der Paratyphus zeigt ein ähnliches Krankheitsbild in meist abgeschwächter Form. Erreger sind *Salmonella enterica,* Serotyp Typhi, bzw. Paratyphi A, B und C. Sie sind ausschließlich humanpathogen und gehören zur Familie der Enterobacteriaceae. Es handelt sich um gramnegative, bewegliche, begeißelte Bakterien, die nicht sporenbildend und fakultativ anaerob sind. Morbidität und Mortalität der Typhusinfektionen nehmen wegen der weltweiten Verbreitung von resistenten *S. typhi* wieder zu. Die jährliche Inzidenz von **Typhus** wird auf etwa 17 Millionen Erkrankungen und 600.000 Todesfälle (nach WHO) geschätzt. In Ländern mit unzureichenden hygienischen Bedingungen, z.B. in Afrika, Südamerika und Südostasien, sind besonders hohe Erkrankungszahlen sowie wiederholte Ausbrüche und Epidemien zu verzeichnen.

In **Deutschland** konnte die Zahl der Erkrankungen seit vielen Jahrzehnten durch eine erhebliche Verbesserung der hygienischen Bedingungen stark vermindert werden. In den Jahren 2001-2008 wurden jährlich 59-89 Fälle von Typhus abdominalis (gemäß IfGS) übermittelt. Das entspricht einer bundesweiten Inzidenz von 0,1 Erkrankungen pro 100.000 Einwohner. Die meisten Erkrankungen werden importiert (z.B. aus Indien, Pakistan, Sri Lanka, Türkei, Ghana, Marokko). Ähnliches trifft auch für **Paratyphus** zu.

▶ Infektionsquelle

Reservoir ist der Mensch (Erkrankte, Rekonvaleszente, Ausscheider). In seltenen Fällen können Haustiere Reservoir für *S. Paratyphi* B sein (z.B. Rinder). Die Ausscheidung der Bakterien erfolgt über den Stuhl (bei ca. 1 % der Stuhlausscheider auch über den Urin).

▶ Übertragung

Die Übertragung erfolgt vorwiegend über **Trinkwasser** (und daraus hergestellten Produkten wie Eis, Getränke) und kontaminierte Lebensmittel (rohe oder nicht ausreichend erhitzte Speisen, Milch und -produkte, Speiseeis, Fleisch und -produkte, Meeresfrüchte, Obst, Blatt- und Feinkostsalate, Gemüse nach Kopfdüngung und Beregnung mit abwasserbelastetem Oberflächenwasser). Die minimale Infektionsdosis ist kleiner als bei den Enteritis-Salmonellen: die mittlere Infektionsdosis, die zu einer Erkrankung führt, beträgt 10^5 Keime.

▶ Krankheitszeichen

Typhus und Paratyphus gehören zu den zyklischen systemischen Infektionskrankheiten. Die Symptome sind oft uncharakteristisch (Kopfschmerzen, Gliederschmerzen, Stuhlverstopfung anfangs häufiger als Durchfall). Bei unbehandelten Fällen kommt es innerhalb von 2-3 Tagen zu einem hochfieberhaften Krankheitsbild mit Temperaturen um 40°C und schwerem allgemeinen Krankheitsgefühl. Die hohen Temperaturen um 40°C können bis zu 3 Wochen anhalten (Continua). Später treten erbsbreiartige Durchfälle auf. Roseolen sind eher selten. Häufig ist eine Bradykardie. Die beweisende Diagnostik von Typhus oder Paratyphus ist der direkte Erregernachweis (Blut, Knochenmark, Harn, Stuhl und Duodenalsekret) durch kulturelle Anzucht in der ersten Woche im Blut, ab 2. Woche im Stuhl (Urin). Vielfältige **Komplikationen** und Organschäden (Darmblutungen und -perforationen mit Peritonitis, nekrotisierende Cholezystitis, thromboembolische Ereignisse, Osteomyelitis, Endokarditis oder Meningitis) sind möglich. An Typhus oder Paratyphus Erkrankte sollten in jedem Fall antibiotisch (z.B. Gyrasehemmer Ciprofloxacin oder Breitspektrum-Cephalosporin) behandelt werden. Ohne antibiotische Behandlung werden etwa 2-5 % der Patienten Dauerausscheider (☞ auch Kap. 2.6.3.3.). Der Verlauf bei Paratyphus ist ähnlich wie bei Typhus, jedoch leichter ausgeprägt. Eine überstandene Typhuserkrankung hinterlässt keine anhaltende Immunität.

▶ Prophylaxe

Hygienisch einwandfreie Wasserversorgung, Hygiene im Lebensmittelverkehr, Überwachung der Dauerausscheider und Abwasserbeseitigung; bei Auslandsreisen Impfung (☞ Kap. 5.9.) und befolgen der Regel *"Boil it, peel it, cook it, or forget it!"* Die Impfung bietet nur einen Schutz von 50-60 % und hält auch nur ca. 3 Jahre vor. Ausbruchsanalysen durch epidemiologische Analysen (Nachweis der Erreger in Trinkwasser, Lebensmitteln), die Feintypisierung mit molekularbiologischen Methoden dient dem Nachweis der Quelle. Danach Einleitung von geeigneten Maßnahmen.

16.10.2.2. *Yersinia enterocolitica*

▶ Allgemeines

Die enterale Yersiniose wird durch Bakterien der Gattung Yersinia, insbesondere *Yersinia enteroco-*

litica hervorgerufen. Die bundesweite Inzidenz betrug 2009 4,5 Erkrankungen pro 100.000 Einwohner. Insgesamt wurden in den Jahren 2001-2008 um 5.000 Fälle pro Jahr gemeldet. Es besteht keine ausgeprägte Saisonalität.

▶ Infektionsquelle

Tiere, besonders Schweine und Hühner, Serovare aus Oberflächengewässern meist ohne pathogenetische Bedeutung.

▶ Übertragung

Die Infektion mit *Yersinia enterocolitica* kann über kontaminierte Lebensmittel vorwiegend nicht durcherhitzte tierischer Herkunft (Rohmilch, Muscheln, Ei und Eiprodukte, Fleisch und Fleischprodukte, Geflügel und Geflügelprodukte, Milch und Milchprodukte, Fische), kontaminiertes Trinkwasser oder in seltenen Fällen direkt über infizierte Personen (Schmutz- und Schmierinfektion) erfolgen. Der Keim ist psychrophil (Vermehrung noch bei Kühlschranktemperatur!).

▶ Krankheitszeichen

Inkubationszeit 7-10 Tage, Enteritis mit Koliken, Dauer mehrere Wochen, aufgrund der klinischen Symptomatik lässt sich eine Yersinien-Enteritis in den meisten Fällen nicht von einer Salmonellen-, Shigellen- oder Campylobacter-Infektion abgrenzen, evtl. reaktive Arthritis oder Erythema nodosum, z.T. septische Erkrankungen mit hoher Letalität. Bei unkompliziertem Verlauf orale Rehydratation und Elektrolytsubstitution, septische Verlaufsformen bedürfen der antibiotischen Therapie mit Fluorochinolen (Ciprofloxacin) oder Cotrimoxazol, reaktive Arthritiden bedürfen der Therapie mit nichtsteroidalen Antirheumatika.

▶ Prophylaxe

Hygiene im Lebensmittelverkehr.

16.10.2.3. *Campylobacter jejuni/coli*

▶ Allgemeines

Darminfektionen (Campylobacter-Enteritis) durch Bakterien der Gattung Campylobacter. Häufig vorkommend: Inzidenz 2009 in Deutschland 76,6/100.000 jährliche Meldungen ca. 50-70.000 (64.742 in 2008), Tendenz zunehmend. Campylobacter-Infektionen des Menschen sind vorzugsweise auf den **Verzehr von kontaminierten Lebensmitteln** zurückzuführen.

▶ Infektionsquelle

Vögel, Geflügel, aber auch Schweine, Kühe, Schafe, Haustiere (Hunde).

▶ Übertragung

Die häufigsten Infektionsquellen sind unzureichend erhitztes oder rekontaminiertes Geflügelfleisch und -produkte (nicht jedoch Eier) sowie nicht-pasteurisierte Milch (Rohmilch), Säuglinge und Kleinkinder sind besonders empfindlich.

Erkrankungsgipfel: Sommer bis Herbst

▶ Krankheitszeichen

Gastroenteritis mit Bauchschmerzen und wässrigem, gelegentlich blutigem Durchfall. Seltene Komplikationen (Guillain-Barré-Syndrom, Gelenkentzündungen) möglich. Meist keine antibiotische Therapie erforderlich, Volumen- und Elektrolytsubstitution empfohlen.

▶ Prophylaxe

Konsequente Einhaltung der Küchenhygiene bei der Speisenzubereitung: besonders bei frischem oder tiefgefrorenem Geflügel, gründliches Durchgaren von Fleisch, Abkochen von Rohmilch. Säuglinge, Kleinkinder sowie alte und abwehrgeschwächte Menschen sollten auf den Verzehr roher Lebensmittel tierischer Herkunft verzichten.

16.10.2.4. Brucellen

▶ Allgemeines

Die Brucellose ist eine Zoonose, die durch Bakterien der Gattung Brucella erworben wird. Einige Arten sind humanpathogen. Die Brucellose ist in Deutschland selten (21-37 Fälle wurden 2001-2008 übermittelt), meist importiert (Türkei). Weltweit erkranken jährlich ca. 500.000 Menschen.

▶ Infektionsquelle

Schafe, Ziegen (*Brucella melitensis*) und Rinder (*Brucella abortus*), Schweine (*Brucella suis*).

▶ Übertragung

Kontakt mit erkrankten Tieren bzw. deren Ausscheidungen, Totgeburten und Eihautresten besonders durch Schäfer, Landwirte, Melker, Verzehr nicht oder nicht ausreichend erhitzter Milch und daraus hergestellter Milchprodukte.

▶ Krankheitszeichen

Wellenförmiger Fieberverlauf, Leber-, Milz- und Lymphknotenschwellungen, Exantheme, Manifestation am ZNS und Bewegungsapparat (z.B. Osteomyelitis).

▶ Prophylaxe

Wirksame Bekämpfung der Brucellose bei Nutztieren. Expositionsprophylaxe wie Abkochen oder Pasteurisieren von Milch und Milchprodukten. Hygiene beim Umgang mit Tieren.

16.10.2.5. *Listeria monocytogenes*

▶ Allgemeines

Verschiedene Erkrankungen (Neugeborene, Abwehrgeschwächte) durch das Bakterium *Listeria monocytogenes*. Inzidenz in Deutschland gering: In den Jahren 2001-2009 betrug die jährliche Inzidenz 0,4/100.000 (insgesamt durchschnittlich 343 Listeriosen/Jahr).

▶ Infektionsquelle

Haustiere, Ratten, Mäuse; weite Verbreitung in der Landwirtschaft (Tierfutter, Silage, Kot von Tieren)

▶ Übertragung

Die lebensmittelbedingte Erkrankung wird durch Rohmilchprodukte (Käse), roh geräucherten Fisch, Rohwürste Milch, Milchprodukte, Geflügel, Geflügelprodukte, Fleisch, Fleischprodukte, Fisch und Fischerzeugnisse übertragen. Ferner durch Kontakt mit Tieren und deren Ausscheidungen; diaplazentare Übertragung von der Mutter auf das Kind.

▶ Krankheitszeichen

Bei älteren oder abwehrgeschwächten Patienten führt die Infektion zu Sepsis, Meningitis und Meningoencephalitis. Infektionen während der Schwangerschaft können zu Fehl-, Früh-, Totgeburt oder zur Geburt eines geschädigten Kindes führen.

▶ Prophylaxe

Hygiene beim Umgang mit Tieren. Die Keime reichern sich vorwiegend im kühlen und feuchten Milieu an. Deshalb sind verderbgefährdete, d.h. besonders feuchtigkeitshaltige nicht saure Lebensmittel (Weichkäse, Suppen, Soßen, fertig zubereitete Gerichte oder einzelne Mahlzeitkomponenten, Koch- und Brühwurstaufschnitt) nicht länger als 3-4 Tage im Kühlschrank aufzubewahren (jeden Kühlschrank einmal im Monat reinigen!).

Schwangere sollten keine unpasteurisierte Milch trinken, kein rohes Hackfleisch essen und vor dem Verzehr von Weichkäse (besonders Rotschmierkäse, z.B. Limburger, Romadur) die Rinde entfernen (bei einigen Untersuchungen wurde dort eine erhöhte Listerienkonzentration gefunden). Weitere Risikogruppen sind Immunsupprimierte und Neugeborene.

Merke:

Durch Lebensmittel können u.a. folgende Erreger bakterieller Infektionen übertragen werden:

- *Salmonella typhi* und *Salmonella paratyphi* A, B und C → Infektionsquelle: Mensch → Kontakt mit Erkrankten und Ausscheidern, Lebensmittel, Gemüse nach Abwasserkontamination, Fliegen
- *Yersinia enterocolitica* → Infektionsquelle: Tiere (besonders Schweine, Hühner) → Lebensmittel
- *Campylobacter jejuni/coli* → Infektionsquelle: Tiere (besonders Vögel, Geflügel) → Lebensmittel (häufiger bakterieller Erreger der Enteritis infectiosa in der Bundesrepublik Deutschland)
- Brucellen → Infektionsquelle: Schafe, Ziegen, Rinder, Schweine → Kontakt mit erkrankten Tieren, Milch und Milchprodukte
- *Listeria monocytogenes* → Infektionsquelle: Tiere (besonders Haustiere) → Milch- und Milchprodukte, Fleisch und Fleischprodukte erkrankter Tiere; diaplazentare Übertragung von der Mutter auf das Kind

---

16.10.3. Toxi-Infektionen

16.10.3.1. Enteritissalmonellen, Salmonellose, Salmonella-Enteritidis

▶ Allgemeines

Unter allen nach IfSG meldepflichtigen Krankheitserregern werden **häufig Enteritissalmonellen** übermittelt (2001-2009 in Deutschland: 69.000 bis 32.000 Fälle mit abnehmender Tendenz; 1992 noch 200.000 Fälle). Etwa 15 % aller Salmonellosen wurden im Rahmen von Häufungen übermittelt. Der Anteil der gemeldeten Krankheitsfälle

wird jedoch nur auf 10 bis 20 % der tatsächlichen Erkrankungen geschätzt. Es handelt sich um eine durch Bakterien der Gattung *Salmonella enterica* übertragene, infektiöse Gastroenteritis (infektiöse Darmerkrankung, Durchfallerkrankung). Die Bakterien der Serovare Typhi und Paratyphi verursachen Typhus und Paratyphus, eine systemische Infektion mit Darmbeteiligung und werden hier nicht behandelt.

Salmonellen sind gramnegative gerade, stäbchenförmige Bakterien. Ihre ringsum auf der Außenhülle angeordneten Geißeln ermöglichen lebhafte Bewegungen. Außerdem können sie Fimbrien tragen. Diese ermöglichen die Anheftung an die Darmwand des Wirtes. Einige Stämme weisen zusätzlich sogenannte Pili auf. Sie dienen zur Übertragung genetischen Materials (DNA) bei resistenten Stämmen.

Durch biochemische und serologische Untersuchungen lassen sich die zwei Arten (Spezies) Salmonella enterica *(S. enterica)* und Salmonella bongori *(S. bongori)* differenzieren. *S. enterica* wiederum weist sechs Unterarten (Subspezies) auf. Salmonella-Isolate können nach dem Kauffmann-White Schema mittels "Objektträgeragglutination" einem der mehr als 2400 Serovare (Stämme mit gleichen Antigenen) zugeordnet werden. **Epidemiologisch** und **klinisch treten vor allem S. Enteritidis** (60-70 %) und *S. Typhimurium* (17-22 %) auf.

Die **Wachstumsansprüche** der Salmonellen sind, verglichen mit anderen Bakterien, **gering**. Sie wachsen auf einfachen Nährmedien, ihr Temperaturoptimum liegt bei 37°C. Zur besseren Diagnostik wurde für Salmonellen eine Reihe von Spezialnährmedien entwickelt, die spezifische biochemische Eigenschaften der Salmonellen ausnutzen und anzeigen. Schon nach 18 bis 24 Stunden Bebrütung sind typische, 1-2 mm große, runde, leicht gewölbte, glänzende Kolonien sichtbar.

▶ Infektionsquelle

Es sind über 2400 Serovarietäten ("Serovare") von Salmonellen bekannt (20-30 davon haben Bedeutung als Erreger lebensmittelbedingter Erkrankungen). Die Infektionsquellen sind besonders Geflügel, Rinder und Schweine (Tiere sind selten klinisch erkrankt), selten kranke Menschen und Ausscheider.

▶ Übertragung

Verzehr infizierter und kontaminierter Lebensmittel, vor allem Eier und Eiprodukte, Fleisch- und Fleischprodukte (besonders Hackfleisch, ungenügend erhitzte Innereien [z.B. Leber]), Milch und Milchprodukte, Fisch und Fischprodukte, Geflügel, Wild, Feinkostsalate, Meeresfrüchte (z.B. Muscheln), Konditoreiwaren, Cremespeisen (insbesondere nicht erhitzte), Puddings, Speiseeis. In den letzten Jahren wurden bei Salmonelloseerkrankungen immer wieder Speisen als ursächlich ermittelt, die mit rohen Eiern verarbeitet worden waren (z.B. Speiseeis, Süßspeisen, Tiramisu). Eine besondere Bedeutung hat auch die Kontamination des Fleisches auf Schlachthöfen. Eine weitere wichtige Infektionsquelle ist rohes Fleisch. Eine Übertragung von Mensch zu Mensch tritt nur bei Säuglingen und älteren sowie geschwächten Personen auf.

Die Infektionsdosis bei Menschen beträgt 10^5 bis 10^9 Keime. Die Salmonellen der Enteritis-Gruppe bilden ein hitzestabiles Endotoxin.

Besonders begünstigt wird die Verbreitung der Salmonellen durch eine mangelhafte Kühlung von Lebensmitteln. Dadurch kann speziell im Sommer durch rapide Vermehrung der Bakterien in Lebensmitteln rasch die Infektionsdosis erreicht werden. **Die meisten Erkrankungen treten entsprechend in den Monaten Juli bis September auf.** Die größte Erkrankungshäufigkeit liegt mit ca. 30 % der Fälle bei Säuglingen und Kleinkindern; in den Altersgruppen zwischen 15 und 65 Jahren treten ca. 50 % der Infektionen auf. Salmonellosen bei über 65-Jährigen sind deutlich seltener, jedoch sind fast alle durch diesen Keim verursachten Todesfälle dieser Altersgruppe zuzuordnen.

Die Faktoren der Übertragung sind vielfältig und verlaufen von den tierischen Futtermitteln über Tiere, Tierprodukte, Abwasser sowie Pflanzen zum Menschen (☞ Abb. 16.4).

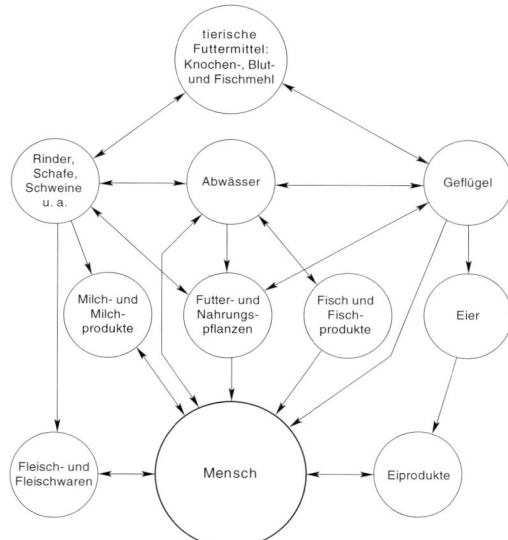

Abb. 16.4: Faktoren der Übertragung bei Enteritis-Salmonellen.

▶ Krankheit/Diagnose/Behandlung

Die Inkubationszeit beträgt 5-72 Stunden (maximal 7 Tage). Meist akuter Beginn mit Leibschmerzen, Durchfällen (selten mit Blut), Fieber, Übelkeit, Erbrechen. Die Symptome dauern nur wenige Stunden bis Tage. Schwere typhoide bzw. toxische Verläufe (hohes Fieber, Kollaps u.a.) kommen vor. Die Keimausscheidung ist meist nur kurzdauernd (3-6 Wochen), bei Säuglingen aber auch über Monate. Dauerausscheidung über 6 Monate ist selten. Die Letalität ist <0,1 % und betrifft vornehmlich ältere und abwehrgeschwächte Patienten. Differentialdiagnostisch sind akute Gastroenteritiden anderer Ätiologie (z.B. Stuhluntersuchung bei Durchfallpatienten und verdächtige Lebensmittel) abzuklären. Zur Aufdeckung von Infektionswegen wird eine Feintypisierung mittels biochemischer und genotypischer Verfahren durchgeführt. Die Behandlung dient dem Ausgleich des Flüssigkeits- und Elektrolytverlustes. Eine antibakterielle Chemotherapie ist nur bei typhoiden Verläufen, Erkrankungen im 1. Lebensjahr, bei Personen mit schweren Grundkrankheiten (Leukämie, AIDS) sowie bei Betagten mit Abwehrschwäche indiziert.

▶ Prophylaxe

Eine Impfung gibt es nicht. Eine Belastung von Rohprodukten mit Salmonellen ist auch bei strenger Kontrolle der Rohware nicht völlig auszuschließen.

Bei den notwendigen Maßnahmen zur Vermeidung von Salmonellen-Infektionen steht daher an erster Stelle der hygienische Umgang mit Lebensmitteln in Verbindung mit persönlicher Hygiene.

Folgende Maßnahmen sind besonders wichtig (www.bfr.bund.de):

- auf den Verzehr von rohem Fleisch, insbesondere rohem Schweinefleisch, wie Mett, Hackepeter, frische Bratwurst und Hack verzichten
- Fleisch, Hackfleisch und frische Bratwurst beim Kochen, Braten und Grillen völlig durcherhitzen
- Lebensmittel, die gekühlt werden müssen, nicht zu lange außerhalb des Kühlschranks lagern
- Kühlschranktemperatur auf unter 7°C einstellen, bei empfindlichen Lebensmitteln (z.B. rohes Fleisch, Fischprodukte) unter 4°C
- empfindliche Lebensmittel möglichst bald verzehren
- rohe Lebensmittel tierischer Herkunft und Rohkost (Salat etc.) getrennt von verzehrsfertigen Produkten halten
- Küchengeräte (Messer, Schneidbretter, Arbeitsplatte etc.) nach jedem Arbeitsgang gründlich reinigen und auf allgemeine Sauberkeit in der Küche achten (Reinigungsmittel, Reinigungsgeräte, Spültücher, Küchentücher, Spülbürsten etc.)
- ausreichendes Erhitzen von Hühnereiern und Eiprodukten
- Waschen der Hände; vor allem nach jedem Besuch der Toilette, nach Kontakt mit vermutlich kontaminierten Gegenständen, z.B. Windeln, mit rohen tierischen Nahrungsmitteln, z.B. Geflügel, und vor der Zubereitung von Mahlzeiten.

Merke:

Salmonellosen werden vor allem durch Eier und eihaltige Speisen sowie Fleisch und Fleischprodukte verursacht, die vor dem Verzehr nicht oder nicht ausreichend erhitzt wurden.

Die für die Prophylaxe von Salmonellosen geltenden Verhaltensregeln dienen prinzipiell auch der Vorbeugung aller anderen durch Lebensmittel übertragbaren bakteriellen Infektionen, Toxi-Infektionen und Intoxikationen: Hygiene beim Umgang mit Tieren sowie bei der Lebensmittelproduktion, Kühlhaltung und schneller Verbrauch leichtverderblicher Lebensmittel, Trennung von Lebensmitteln, die sich gegenseitig negativ beeinflussen können, Hackfleisch am Tage der Herstellung verbrauchen, gleichmäßiges und ausreichendes Durcherhitzen von Lebensmitteln, Sauberkeit bei allen Küchenarbeiten.

16.10.3.2. Shigellen

▶ Allgemeines

Weltweit verbreitete Durchfallerkrankung. In Deutschland etwa 500 Fälle/pro Jahr, Tendenz leicht abnehmend, teils importiert (Ägypten). Häufigkeitsgipfel Spätsommer/Herbst.

▶ Infektionsquelle

Der Mensch (Kranke, Rekonvaleszente, Ausscheider). Folgende Arten von Shigellen sind bekannt und unterschiedlich verbreitet:

- *Sh. sonnei* → Westeuropa (Anteil 70-80 %)
- *Sh. flexneri* → Europa, besonders Balkanländer
- *Sh. boydii* → tropische Länder
- *Sh. dysenteriae* → tropische Länder ("Bakterienruhr") (Ektotoxinbildner!)

▶ Übertragung

Durch Schmierinfektion von Mensch zu Mensch (dadurch Häufungen z.B. in Kindereinrichtungen), epidemische Ausbreitung besonders durch Milch und Milchprodukte, gelegentlich Wasser; Fliegen übertragen Bakterien vom Stuhl auf Lebensmittel. Gemüse kann durch Kopfdüngung und Beregnung mit abwasserbelastetem Oberflächenwasser kontaminiert werden.

▶ Krankheitszeichen

Krampfartige Bauchschmerzen, häufige dünn-breiige, schleimige Stuhlentleerungen oft mit Blutbeimengungen, schwere bis symptomlose Verlaufsformen. Eine Antibiotikabehandlung wird generell empfohlen.

▶ Prophylaxe

Sicherung der Lebensmittel-, Abwasser-, Trinkwasser- und Toilettenhygiene, Fliegenbekämpfung, Hygiene im Reiseverkehr (☞ Kap. 5.11.2.8.). Da die Übertragung in der Regel durch direkten Kontakt von Mensch zu Mensch erfolgt, ist eine wirksame Händehygiene zur Vermeidung von fäkal-oralen Schmierinfektionen die entscheidende präventive Maßnahme. In Ländern mit schlechten hygienischen Verhältnissen gilt zur Vermeidung von Infektionen durch kontaminiertes Wasser oder ungekochte Speisen (z.B. Salate) die Regel *"Peel it, boil it, cook it or forget it."*

16.10.3.3. *Escherichia coli*

▶ Infektionsquelle

Der Mensch. *Escherichia coli*-Bakterien sind normale Darmbewohner und gelten als Indikatoren für fäkale Verunreinigungen (☞ auch Kap. 8.3.).

Die darmpathogenen *Escherichia coli* werden in 4 Gruppen eingeteilt:

- **Enteropathogene *E. coli* (EPEC):** Ursache der Säuglingsdiarrhoe (Dyspepsie-coli). Erkrankungen mit schleimigen Stühlen und Fieber treten sporadisch und epidemisch auf ("klassische" Serogruppen 0 55, 0 111, 0 127 u.a.) und sind in den Entwicklungsländern Hauptursache der Säuglingssterblichkeit (Zytotoxinbildung, Zerstörung der Mikrovilli)

- **Enterotoxinbildende *E. coli* (ETEC):** Ursache der "Reisediarrhoe" *(Traveller's disease)*, einer wässrigen Enteritis ohne Blut und Fieber bei Reisen in subtropische und tropische Länder (choleraähnlicher Verlauf). Pathogenetisch sind zwei Toxine von Bedeutung:
  - hitzelabiles Toxin, LT (Inaktivierung bei 60°C, 30 Min.)
  - hitzestabiles Toxin, ST (Inaktivierung bei Temperaturen >120°C)

Manche Stämme bilden beide Toxine, andere nur eines

- **Enteroinvasive *E. coli* (EIEC):** Verursachen blutig schleimige Diarrhoen, Krämpfe, Fieber; invasive Eigenschaften (lokale Invasivität mit Zytotoxinbildung)

- **Enterohämorrhagische *E. coli* (EHEC):** Einige Stämme des Darmbakteriums *Escherichia coli* bilden sogenannte Shigatoxine und können blutige Durchfälle auslösen. Diese Stämme werden als enterohämorrhagische *E. coli* (EHEC) (Synonym: Shigatoxin produzierende *E. coli* STEC oder Verotoxin produzierende *E. coli* VTEC) bezeichnet. Infektionen mit EHEC kommen weltweit vor, besonders in Ländern mit einer hoch entwickelten Landwirtschaft. In Deutschland wurden im Jahre 2009 835 EHEC-Erkrankungen (Inzidenz 1,0/100.000) übermittelt, Häufigkeitsgipfel im Sommer und Herbst. Symptome sind schwere, wässriger bis hämorrhagische Enterokolitiden ohne Fieber bei Erwachsenen und Kindern (Adhärenzfaktoren, Zytotoxinbildung). Besonders betroffen sind Säuglinge, Kleinkinder und alte Menschen. EHEC-Infektionen sind die häufigste Ursache des **enteropathischen hämolytisch-urämischen Syndroms (HUS) bei Kindern** (Erkrankung ist meldepflichtig). Krankheit kann bei Kindern unter 6 Jahren nach Rückgang der Darmsymptome auftreten.

▶ Übertragung/Erkankung

Von Mensch zu Mensch vor allem bei Kleinkindern, Aufnahme kontaminierter Lebensmittel: vor allem Rohmilch und Rohmilchprodukte, Fleisch und Fleischprodukte, Gemüse, Obst, Wasser. Hauptreservoir für EHEC sind Wiederkäuer. Eine antibakterielle Therapie ist **nicht** angezeigt. Sie kann die Bakterienausscheidung verlängern und zur Stimulierung der Toxinbildung führen. Therapieempfehlung: symptomatisch.

▶ Prophylaxe

Einhaltung der Hygienebestimmungen in Kindereinrichtungen und Kinderkliniken, Beachten der Lebensmittelhygiene besonders in tropischen und subtropischen Ländern (☞ Kap. 5.11.2.8.). Aufgrund eines ähnlichen Pathomechanismus beugt der Cholera-Impfstoff auch der ETEC-Diarrhoe vor (ist aber nicht als solches zugelassen).

16.10.3.4. Cholera-Vibrionen

▶ Infektionsquelle

Der Mensch vor allem durch die Biovarietäten *Vibrio cholerae* und *eltor*. Oberflächengewässer bilden einen natürlichen Standort von Vibrionen. Mit Hilfe ihrer Chitinase können sich die Choleraerreger an Krustazeen und Plankton anheften. Die Erreger bilden ein thermolabiles Enterotoxin (Ektotoxin).

▶ Übertragung

Von Mensch zu Mensch, über kontaminiertes Wasser (Eis!) und andere Lebensmittel, die mit kontaminiertem Wasser zubereitet oder gewaschen wurden, durch Muscheln und Fische, kontaminierte Gebrauchsgegenstände sowie Böden und Flächen.

Bei Austrocknung, stärkerer Erwärmung oder Sonneneinstrahlung sterben Choleravibrionen schnell ab, können sich aber im feuchten Milieu (Flüsse, Seen, Brack- und Meerwasser) unter Umständen wochenlang vermehrungs- oder lebensfähig halten.

Die Überlebenszeit an beschmutzter Wäsche und Kleidungstücken beträgt ca. 3-7 Tage, auf der Schale von Früchten 5-10 Tage.

Tiefgefrieren ($-20°C$) und Auftauen verringert die Zahl infektionstüchtiger Vibrionen in kontaminierten Lebensmitteln beträchtlich.

Bei einem pH-Wert <4,5 sowie Erhitzen auf über 70°C werden Choleravibrionen abgetötet.

In Deutschland werden vereinzelt importierte Fälle übermittelt.

In Katastrophengebieten ist die Cholera-Infektion eine der gefährlichsten Erkrankungen. Nach dem Erdbeben in Haiti 2010 infizierten sich ca. 100.000 Menschen, etwa 2.500 starben bis Ende 2010. Katastrophenhelfern wird eine Impfung empfohlen. Seit 2004 steht ein in der EU zugelassener oraler Impfstoff zur Verfügung.

▶ Krankheitszeichen

Wässrige ("reiswasserähnliche") Durchfälle ohne Blut- und Schleimbeimengungen sowie ohne Fieber. Neben schweren Erkrankungen (massiver Wasser- und Elektrolytverlust) kommen leichte Verläufe vor. Die Cholera fulminans oder Cholera sicca kann in wenigen Stunden ohne Darmerscheinungen durch Kreislaufversagen zum Tod führen.

▶ Prophylaxe

Einhaltung der persönlichen Hygiene und Lebensmittelhygiene (einschließlich Trinkwasser), vor allem bei Reisen in warme Länder (☞ Kap. 5.11.2.8.), ggf. Schutzimpfung (☞ Kap. 5.), Desinfektion wie auch bei anderen infektiösen Darmerkrankungen.

16.10.3.5. *Vibrio parahaemolyticus*

▶ Infektionsquelle

Fische und andere Meerestiere.

▶ Übertragung

Verzehr meist roher Fische u.a. Meerestiere besonders in Ostasien (warme Gewässer). Der halophile Keim bildet Enterotoxin mit haemolytischer Aktivität.

▶ Krankheitszeichen

Bauchschmerzen, Übelkeit, Erbrechen, schwere Durchfälle z.T. mit blutigen Stühlen, erhöhte Temperatur und Kopfschmerzen.

▶ Prophylaxe

Verzehr von nur frischen, ausreichend erhitzten Fischen u.a. Meerestieren und -früchten.

Merke:

Durch Lebensmittel können folgende Erreger von Toxi-Infektionen übertragen werden (Infektion nach Aufnahme lebender Erreger, Freisetzen von Endo- und Ektotoxinen im Darm):

- Enteritis-Salmonellen → Infektionsquelle: Tiere, (besonders Rinder, Schafe, Schweine, Geflügel) → Lebensmittel (besonders Eier und Eiprodukte, Fleisch und Fleischprodukte [Hackfleisch!], Milch und Milchprodukte, Fisch und Fischprodukte, Geflügel, Wild, Pudding, Speiseeis).
Die Salmonellen sind die zweithäufigsten Erreger der bakteriellen Enteritis infectiosa in der Bundesrepublik Deutschland.
- Shigellen → Infektionsquelle: der Mensch → Kontakt mit Erkrankten und Ausscheidern; Lebensmittel (besonders Milch und Milchprodukte, Gemüse nach Abwasserkontamination)
- *Escherichia coli* → Infektionsquelle: der Mensch → Kontakt mit Erkrankten und Ausscheidern vor allem bei Kleinkindern; Lebensmittel (besonders in warmen Ländern)
- Cholera-Vibrionen → Infektionsquelle: der Mensch → Kontakt mit Erkrankten und Ausscheidern; Lebensmittel, Trinkwasser in warmen Ländern
- *Vibrio parahaemolyticus* → Infektionsquelle: Fische und andere Meerestiere → Verzehr meist roher Fische und anderer Meerestiere

Von den Lebensmitteln sind Fleischwaren sowie Milch und Milchprodukte für fast 50 % aller Ausbrüche von Lebensmittelinfektionen, Toxi-Infektionen und Intoxikationen verantwortlich. Der wichtigste Faktor, der zur Entstehung von Lebensmittelinfektionen beiträgt, ist ungenügende Kühlung von Lebensmitteln.

16.10.4. Lebensmittelintoxikationen

16.10.4.1. *Staphylococcus-aureus-*Intoxikationen

▶ Infektionsquelle

Mensch und Tier. Erkrankungen treten durch hitzestabile Ektotoxine auf, die durch koagulasepositive Staphylokokken gebildet werden.

Etwa 50 % aller Menschen sind Träger von *Staphylococcus aureus* im Nasen-Rachen-Raum. Über 20 % der isolierten Stämme bilden Enterotoxine.

Das Toxin ist nur durch Sterilisation bei Temperaturen >120°C (nicht durch Kochen) zerstörbar.

▶ Übertragung

Um eine Erkrankung auszulösen, sind folgende Voraussetzungen erforderlich:

- Kontamination eines Lebensmittels
  - nach intravitaler Infektion eines Tieres (z.B. Milch bei Staphylokokkenmastitis der Kuh)
  - durch Staphylokokkenträger (Furunkulose infizierte Wunden, Nasensekret, Auswurf, Speichel) über Hände und Gegenstände
- Vermehrung des Erregers im Lebensmittel und Bildung von Ektotoxinen

Für die Toxinbildung sind besonders Lebensmittel mit hohem Eiweiß- und Wassergehalt geeignet, wie Milch und Milchprodukte, Fleischgerichte, Kartoffelsalat, Cremefüllungen und Speiseeis. Je größer die Ausgangskeimzahl der Erreger und je besser die Wachstumsbedingungen im Lebensmittel sind, umso größer ist die gebildete Toxinmenge.

▶ Krankheitszeichen

Nach einer **extrem kurzen Inkubationszeit** zwischen 30 Minuten und 7 Stunden kommt es zu akut einsetzender Übelkeit, Erbrechen, Durchfall und häufig Kreislaufkollaps.

▶ Prophylaxe

Veterinärmedizinische Überwachung der Tiere, Beachtung der Hygienevorschriften der Lebensmittelproduktion, Tätigkeitsverbot für Beschäftigte im Lebensmittelverkehr mit pyogenen Prozessen (nach Art der Infektion und Tätigkeit).

16.10.4.2. Intoxikationen durch *Clostridium botulinum*

▶ Infektionsquelle

Der anaerobe Keim ist ubiquitär im Erdreich verbreitet und befindet sich auch im Darm von Menschen und Tieren. Er bildet ein hitzelabiles Ektotoxin (Neurotoxin), von dem die Typen A, B und E für den Menschen bedeutend sind.

▶ Übertragung

Zur Intoxikation des Menschen sind folgende Voraussetzungen erforderlich:

- Vermehrung der Keime und Anreicherung von Toxinen in proteinreichen Lebensmitteln unter absolutem Sauerstoffabschluss

• Aufnahme dieser Lebensmittel ohne vorheriges Kochen

Lebensmittel, die zur Entwicklung von Botulinustoxinen günstige Voraussetzungen bieten, sind: Fleisch-, Fisch-, Gemüsekonserven (bei ungenügender Sterilisation). Verdächtige Konserven sind durch Gasentwicklung aufgetrieben (Bombage). Bei Weckgläsern löst sich der Deckel vom Gummi. Das Lebensmittel selbst ist aber durch die Toxinbildung nicht sichtbar verändert.

Praktisch alle heute auftretenden Erkrankungsfälle (pro Jahr in Deutschland werden meist weniger als 10 Fälle übermittelt) sind auf hausgemachte Zubereitungen zurückzuführen: Eingewecktes, unter ungenügenden technologischen Bedingungen hergestellte Erzeugnisse wie Knochenschinken und andere Rohpökelwaren (anaerobe Verhältnisse in der Tiefe des Fleisches bei ungenügender Pökelung). Durch eine zweimalige Erhitzung im Abstand von 1-2 Tagen bei der Herstellung von Konserven können zwischenzeitlich ausgekeimte vegetative Formen der Clostridien abgetötet werden.

▶ Krankheitszeichen

Toxische Hirnnervenschädigung (neuroparalytisches Syndrom): nach gastrointestinalen Störungen, Auftreten von Schwäche, Lähmungserscheinungen, Doppeltsehen (Augenmuskellähmung), Schluckbeschwerden, Atemstörungen. Das Toxin ist das stärkste bakterielle Gift. Es besteht eine hohe Letalität.

▶ Prophylaxe

Einwandfreie hygienische Verarbeitung von Lebensmitteln, sichere Sterilisation von Konserven, verdächtige Konserven u.a. Lebensmittel vernichten. Selbstgemachte Konserven vor Gebrauch durchkochen (zerstört Toxin, aber nicht Clostridiensporen).

Merke:

Mikrobielle Lebensmittelintoxikationen (Intoxikation nach Aufnahme von Ektotoxinen, welche von Bakterien außerhalb des menschlichen Organismus in Lebensmitteln gebildet werden, lebende Erreger müssen nicht aufgenommen werden) **können verursacht werden durch:**

• *Staphylococcus aureus* → Mensch, Tier → Kontamination von Lebensmitteln → Vermehrung der Keime in Lebensmitteln → Bildung des hitzestabilen Ektotoxins → Aufnahme der erhitzten oder unerhitzten Lebensmittel durch den Menschen (*Staphylococcus aureus* selbst ist nicht hitzeresistent)

• *Clostridium botulinum* → Erdreich, Darm von Menschen und Tieren → unter Sauerstoffabschluss (strikter Anaerobier) Vermehrung der Keime im Lebensmittel → Bildung des hitzelabilen Ektotoxins → Aufnahme der unerhitzten Lebensmittel durch den Menschen (Clostridiensporen selbst sind relativ hitzeresistent)

Mikroorganismus	Inkubationszeit
Inkubationszeit meist Minuten und Stunden	
Staphylococcus aureus	30 Min. - 6 Std.
Bacillus cereus	1-16 Std.
Enteritis-Salmonellen	5-72 Stunden
Clostridium perfringens	8-15 Std.
Vibrio parahaemolyticus	10-24 Std.
Clostridium botulinum	18-36 Std.
Inkubationszeit meist mehrere Tage	
Vibrio cholerae	Std. - 5 Tage
Campylobacter jejuni	2-5 Tage
Shigellen	2-7 Tage
Yersinia enterocolitica	5-11 Tage
Inkubationszeit meist eine Woche und mehr	
Salmonella paratyphi B	1-2 Wo.
Salmonella typhi	1-3 Wo.
Listerien	1-3 Wo.
Brucellen	1-3 Wo.

Tab. 16.8: Inkubationszeiten wichtiger durch Lebensmittel übertragbarer bakterieller Infektionen, Toxi-Infektionen und Intoxikationen.

16.10.5. Lebensmittelvergiftungen durch massive mikrobielle Verunreinigungen

16.10.5.1. *Clostridium perfringens*

▶ Infektionsquelle

Der anaerobe Mikroorganismus ist ubiquitär im Boden und befindet sich auch im Darm von Menschen und Tieren.

▶ Übertragung

Die Clostridien vermehren sich in Lebensmitteln (z.B. Fleisch, Geflügel, Milch) unter günstigen Bedingungen (Sauerstoffabschluss). Nach der Aufnahme dieser Lebensmittel kommt es im Darm zur Sporulation und zur Freisetzung des thermolabilen Enterotoxins (Ektotoxin [Bildung des Toxins erst in vivo]).

▶ Krankheitszeichen

8-20 Stunden nach Ingestion heftige Durchfälle, Krämpfe, Übelkeit. (Zur Bedeutung von *Clostridium perfringens* als Verursacher des Gasödems ☞ Kap. 3.5.5.), Krankheitsdauer 1-2 Tage, Therapie symptomatisch

▶ Prophylaxe

Einwandfreie hygienische Verarbeitung von Lebensmitteln.

16.10.5.2. Streptokokken

β-haemolysierende Streptokokken (*Streptococcus pyogenes*, A-Streptokokken) werden insbesondere über Milch und Milchprodukte sowie Fleisch und Fleischerzeugnisse übertragen. Das klinische Bild ist durch Brechdurchfälle gekennzeichnet.

Die Rolle der Enterokokken (*Streptococcus faecalis*) bei den über Lebensmittel verursachten Erkrankungen ist umstritten.

16.10.5.3. *Bacillus cereus*

Erkrankungen durch diesen ubiquitär in der Umwelt vorhandenen Sporenbildner erfolgen besonders durch Fleisch sowie Milch, pflanzliche Lebensmittel, Soßen, Gewürze, Puddings, Reisgerichte. Gefährdet sind grundsätzlich alle erhitzten Lebensmittel, die nicht sofort verzehrt werden und längere Zeit bei Temperaturen zwischen 10 und 50°C gelagert werden. Die Sporen überdauern auch kurze Kochzeiten. Sie können dann auskeimen und die entstehenden vegetativen Keime vermehren sich in der Folge rasch. Die Übertragung erfolgt in der Regel nicht durch infiziertes Küchenpersonal.

Die Krankheitszeichen werden durch zwei unterschiedliche Enterotoxine hervorgerufen, die von serologisch verschiedenen Typen des Erregers gebildet werden:

- hitzelabiles Enterotoxin → nach 1-5 h Erbrechen
- hitzestabiles Enterotoxin → bis etwa 2 Tage Durchfallerkrankung

Die Lebensmittelvergiftung vom Erbrechen-Typ ist fast immer mit dem Verzehr von Reisgerichten verbunden. Eine symptomatische Therapie der Gastroenteritis ist meist ausreichend.

16.10.5.4. "Unspezifische" Lebensmittelvergiftungen

Mit dem Begriff "unspezifische" Lebensmittelvergiftungen werden Erkrankungen nach Lebensmittelverzehr durch eine Vielzahl unterschiedlicher, "opportunistischer" Bakterien zusammengefasst.

Gemeinsam ist der Gruppe, dass eine massive Verunreinigung bzw. Vermehrung im Lebensmittel stattgefunden haben muss (im Allgemeinen $>10^6$ Keime pro g), ehe Durchfallerkrankungen innerhalb von 2-8 Stunden nach dem Verzehr der betreffenden Lebensmittel auftreten, und dass es sich hierbei um normalerweise apathogene Bakterien handelt.

Eine Ursache dieser Lebensmittelvergiftungen können Enterotoxine, aber auch die Entstehung von Stoffwechselprodukten sein, die nur unter bestimmten Voraussetzungen toxisch werden. Zu ihnen gehören die biogenen Amine, welche durch Decarboxylierung von Aminosäuren, z.B. Histidin, entstehen. Möglicherweise spielt auch die Reaktionslage des Betroffenen eine Rolle. Hinzu kommt, dass eine massive Keimvermehrung auch eine schnellere Zersetzung der Lebensmittel bedingt.

Verursacher dieser Erkrankungen sind:

- **Enterobacteriaceae** (Proteus, Citrobacter, Klebsiella, Enterobacter, Providencia, Edwardsiella), ubiquitär vorkommende **aerobe Sporenbildner** z.B. *B. subtilis* und **anaerobe Sporenbildner** sowie Species der Gattungen Pseudomonas und Aeromonas.

Die **Übertragung** erfolgt durch kontaminierte Lebensmittel, besonders Fleisch und Fleischprodukte, Milch und Milchprodukte, Speiseeis, Fisch und Fischprodukte, Feinkost und Süßspeisen (Pudding, Cremes, Konditoreiwaren).

Die **Prophylaxe** der Lebensmittelvergiftungen infolge massiver mikrobieller Verunreinigungen erfolgt durch Sicherung der Hygiene im Lebensmittelverkehr (☞ Kap. 16.7.).

Merke:

Lebensmittelvergiftungen durch massive mikrobielle Verunreinigungen können verursacht werden durch: *Clostridium perfringens*, Streptokokken, *Bacillus cereus* und eine Vielzahl unterschiedlicher, apathogener ("unspezifischer", "opportunistischer") Bakterien: Enterobacteriaceae (Proteus, Citrobacter, Klebsiella, Enterobacter, Providencia, Edwardsiella), aerobe und anaerobe Sporenbildner sowie Species der Gattungen Pseudomonas und Aeromonas. Die Krankheitserscheinungen werden u.a. durch Enterotoxine sowie Stoffwechselprodukte, die nur unter bestimmten Bedingungen toxisch werden (z.B. biogene Amine), ausgelöst. Möglicherweise spielt beim Ausbruch von Erkrankungen auch die Reaktionslage des Organismus eine Rolle.

16.11. Durch Lebensmittel übertragene virale Infektionen und BSE

16.11.1. Hepatitis infectiosa (Hepatitis A)

▶ Infektionsquelle

Mit Hepatitis A infizierte Menschen.

▶ Übertragung

Die Viren befinden sich im Stuhl, Urin und Speichel von Erkrankten und Ausscheidern und können direkt oder über kontaminierte Abwässer in Lebensmittel gelangen. Erkrankungen wurden auch nach dem Verzehr von Schalentieren (Muscheln, z.B. Austern) bekannt, welche mit Hepatitis A kontaminierte Abwässer mit dem Atemwasser aufgenommen hatten.

▶ Krankheitszeichen

Nach einer Inkubationszeit von 2-6 Wochen und unspezifischen Prodromi Auftreten von Fieber, Ikterus, Leberschwellung, hellem Stuhl und braunem Urin.

Im Jahre 2009 wurden in Deutschland 929 Erkrankungen übermittelt. Fast die Hälfte davon war im Ausland erworben.

▶ Prophylaxe

Hygiene im Lebensmittelverkehr, Absonderung von Infektiösen und deren Kontaktpersonen, aktive Immunisierung.

Große Wasserepidemien traten durch Hepatitis-E-Viren besonders in Asien auf (☞ Kap. 8.14. 7.).

Ein alimentärer Verbreitungsweg besteht auch bei Polio-, Reo-(Rotaviren), Adeno- und Arboviren und wird vermutet bei Echo-, Influenza- und Herpesviren sowie bei den Erregern der Lymphozytären Choriomeningitis (Arenavirus).

16.11.2. Norovirus-Gastroenteritis

Norovirus-Infektionen haben stark zugenommen. In den letzten Jahren stellten sie die häufigste infektiöse Darmerkrankung dar (2009, 178.638 Fälle). Häufig sind Ausbrüche in Gemeinschaftseinrichtungen.

▶ Infektionsquelle

Der Mensch ist das einzige bekannte Reservoir der Viren.

▶ Übertragung

Die Übertragung erfolgt durch infizierte Menschen, die Viren mit dem Stuhl oder Erbrochenem ausscheiden und durch kontaminierte Lebensmittel. Häufung in den Wintermonaten.

▶ Krankheitszeichen

Charakteristische Symptomatik mit schwallartigem Erbrechen und Durchfällen mit erheblichem Krankheitsgefühl. Die Therapie erfolgt symptomatisch (Flüssigkeit und Elektrolyte ausgleichen). Nachweis der Viren im Stuhl mittels PCR. Einhaltung der Hygieneregelungen. Gutes Durchgaren von Gerichten mit Fischen und Meeresfrüchten.

▶ Prophylaxe

Bei Ausbrüchen insbesondere in Krankenhäusern und Altenheimen Hygienemaßnahmen unverzüglich einleiten.

16.11.3. Rotaviren

▶ Infektionsquelle

Hauptreservoir ist der Mensch. Weltweit lösen Rotaviren mehr als 70 % der schweren Durchfallerkrankungen bei Kindern aus und sind damit die häufigste Ursache von Darminfektionen in dieser Altersgruppe. In Deutschland wurden 2009 über 62.000 Fälle gemeldet. In Entwicklungsländern tragen Rotavirus-Erkrankungen erheblich zur Mortalität im Kindesalter bei. Nach WHO-Schätzungen erkranken in Afrika, Asien und Lateinamerika jährlich etwa 500 Millionen Kinder und etwa 600.000 bis zu einer Million sterben durch Rotavirus-Infektionen.

▶ Übertragung

Die Viren werden mit dem Stuhl ausgeschieden und durch Schmierinfektion, aber auch durch verunreinigtes Wasser und verunreinigte Lebensmittel übertragen. Das Virus ist sehr leicht übertragbar; bereits 10 Viruspartikel reichen aus, um ein Kind zu infizieren. Rotaviren gehören zur Familie Reoviridae. Es handelt sich um nichtumhüllte Viruspartikel (Durchmesser etwa 75 nm), die strukturell dreischichtig sind (äußeres und inneres Kapsid und Core-Schale). In der Core-Schale liegt das aus 11 diskreten Segmenten einer doppelsträngigen RNA bestehende virale Genom. Diese Segmentierung kann bei Doppelinfektionen über einen Segmentaustausch (Reassortment) zu neuen Rotavirus-Varianten führen. Es können 7 Serogruppen unterschieden werden. Rotaviren sind sehr umweltresistent (hohe Tenazität, Säure- und Hitzeresistenz).

▶ Krankheitszeichen

Das Virus vermehrt sich in den differenzierten Epithelzellen an den Spitzen der Dünndarmzotten. Nekrose und Abstoßung der oberen Zellschicht führen dabei zur Malabsorption, die anschließende reaktive Hyperplasie wird von einer verstärkten Sekretion begleitet. Die Symptomatik reicht von subklinischen Infektionen über leichte Diarrhoen bis zu schweren Erkrankungen. Die Erkrankung beginnt akut mit wässrigen Durchfällen und Erbrechen. Im Stuhl findet man oft Schleimbeimengungen. Fieber und abdominelle Schmerzen können auftreten. Die Rotavirus-bedingte Enteritis kann klinisch nicht von anderen infektionsbedingten Gastroenteritiden unterschieden werden. Sie verläuft bei Säuglingen und Kleinkindern durchschnittlich schwerer als Durchfallerkrankungen durch andere Erreger. Die gastrointestinalen Symptome bestehen in der Regel 2 bis 6 Tage. In mehr als der Hälfte der Fälle sind unspezifische respiratorische Symptome zu beobachten. Kompliziert sind die Erkrankungen, in deren Verlauf es zur Dehydratation kommt. Diese kann, wenn nicht rechtzeitig adäquat behandelt wird, zur Todesursache werden. Nach Ablauf der Infektion lässt sich eine im Wesentlichen serotypspezifische, humorale Immunität nachweisen. Die Inkubationszeit beträgt 1 bis 3 Tage. Eine Ansteckungsfähigkeit besteht während des akuten Krankheitsstadiums und solange das Virus mit dem Stuhl ausgeschieden wird. In der Regel erfolgt eine Virusausscheidung nicht länger als 8 Tage, in Einzelfällen (z.B. Frühgeborene, Immundefiziente) bis zu 30 Tagen. Der Altersgipfel der Erkrankung liegt im Alter von 6 Monaten bis zu 2 Jahren (hohe Empfänglichkeit aufgrund noch fehlender Immunität). Bei Neugeborenen und Kleinkindern sind Rotaviren die Hauptursache für nosokomiale Darminfektionen. Die Erkrankungshäufigkeit ist in den Wintermonaten am größten (effiziente Übertragung des Virus in geschlossenen Räumen bei trockener Raumluft). Im Erwachsenenalter in milder Form als Reisediarrhoe. Von Bedeutung sind Ausbrüche in Altenheimen. Die Diagnostik erfolgt meist durch Nachweis eines gruppenspezifischen Antigens des inneren Kapsids aus dem Stuhl mit dem Enzym-Immun-Test. Infektketten können am besten durch molekularbiologische Untersuchungsverfahren rekonstruiert werden. Zur Therapie ist in der Regel eine orale Substitution von Flüssigkeit und Elektrolyten ausreichend.

▶ Prophylaxe/Prävention

Seit 2006 stehen Impfstoffe zur Verfügung. Die Ausbreitung von Rotavirus-Infektionen in Kinderkliniken, Kindergärten und ähnlichen Einrichtungen kann nur durch das strikte Befolgen konsequenter Hygienevorschriften verhindert werden. Ziel ist es, den fäkal-oralen Übertragungsweg zu unterbrechen. Die Händehygiene muss besonders beachtet werden. Das Virus bleibt auf kontaminierten Oberflächen oder Händen lange infektionstüchtig.

16.11.4. Bovine spongiforme Encephalopathie (BSE)

▶ Infektionsquelle

Die Übertragung auf die Rinder ("Rinderwahnsinn") erfolgte wahrscheinlich durch unzureichend hitzebehandelte Schlachtabfälle von Schafen, die mit dem sogenannten Scrapie-Virus infiziert gewesen waren. Rinder sind seit Mitte der 80er Jahre in Großbritannien, auch in einigen kontinental-europäischen Ländern, durch den mutierten Scrapie-Erreger erkrankt.

Beim Erreger handelt es sich wahrscheinlich um Prionen (infektiöse Proteine, welche körpereigene Proteine in krankmachende Form umwandeln).

▶ Übertragung/Erkrankung

Zusammenhang zwischen dem Verzehr von BSE-kranken Rindern (möglicherweise auch Schafen, Ziegen) und dem Auftreten einer neuen Variante der Creutzfeld-Jakob-Erkrankung (vCJD) sehr wahrscheinlich. Die Inkubationszeit der CJE, welche in einer Häufigkeit von 1 Fall auf 1 Millionen Einwohner auftritt, beträgt 20 Jahre und länger.

Es besteht auch eine Analogie zur Kuru-Krankheit bei Angehörigen eines rituell kannibalischen Stammes in Neu-Guinea (Verzehr von Gehirn Verstorbener).

BSE gehört zu den Krankheiten, die nur bei Säugetierarten aufgetreten sind und schwammartige Gehirnzerstörungen bewirkt (TSE = transmissible spongioforme Enzephalopathie).

▶ Prophylaxe

Tierseuchenrechtliche Maßnahmen: Kadaver befallener Tiere unschädlich beseitigen (spezielle Verbrennungsöfen) und Einfuhrbeschränkungen (mutmaßlich infiziertes Fleisch vom Verkehr ausschließen). In Deutschland müssen alle über 24 Monate alten Rinder aus Normal-, Krank- und Notschlachtungen, alle über 24 Monate alten verendeten Rinder sowie Rinder mit BSE-verdächtigen Krankheitserscheinungen und Tiere aus Kohortentötungen auf BSE getestet werden. Im Jahre 2001 wurde ein aktives Überwachungsprogramms innerhalb der EU eingeführt. Von mehr als 10 Millionen getesteten Rindern waren mehr als 2000 positiv. Es besteht demnach ein geringes, aber nicht zu vernachlässigendes Risiko. Mit BSE-Prionen infiziertes oder kontaminiertes Ausgangsmaterial

darf nicht in die Nahrungskette gelangen. Ein hohes Risiko geht von Gehirn- und Rückenmark aus. Der BSE-Erreger ist sehr hitzestabil. Durch Kochen und Braten kann der Erreger nicht zerstört werden.

16.12. Von Lebensmitteln übertragene Infektionen durch Protozoen

16.12.1. *Toxoplasma gondii*

▶ Infektionsquelle

Endwirte Katzen, Zwischenwirte fast alle Säugetiere, Vögel sowie der Mensch. Toxoplasmen können im rohen, vom Tier stammenden Lebensmittel (Hackfleich u.a.) vorkommen.

▶ Übertragung

Die Infektion mit Toxoplasmen (Toxoplasmose) gehört weltweit zu den häufigsten parasitären Infektionen. Die Übertragung kann durch **ungenügend gegartes Fleisch** (Verzehr rohen Fleisches mit Zysten) oder **Umgang mit Katzen** (enger Kontakt, Katzen scheiden Oozysten aus, welche nach mehreren Tagen infektiöse Sporozoiten bilden) erfolgen. Kritisch ist die diaplazentare Übertragung von Mensch zu Mensch. In Deutschland besitzt die Hälfte der Bevölkerung Antikörper gegen Toxoplasmen.

▶ Krankheitszeichen

Klinisch ist zwischen der **häufigen inapparenten Toxoplasma-Infektion** und der **relativ seltenen Erkrankung**, der **Toxoplasmose,** zu unterscheiden. Beim gesunden Erwachsenen verläuft die Infektion in der Regel ohne Symptome. Bei der **Toxoplasmose** können Fieber, Müdigkeit, Mattigkeit, Kopfschmerzen, Muskel- und Gliederschmerzen sowie gelegentliche Durchfälle auftreten. Die **häufigste Form einer Organmanifestation** ist die **Lymphknoten-Toxoplasmose**.

Die **erstmalige Infektion in der Schwangerschaft** kann zu **schweren Schädigungen** (z.B. der Augen oder des Gehirns) **beim Ungeborenen** führen, die zum Teil erst nach Jahren in Erscheinung treten. Mit der Dauer der Schwangerschaft nimmt die Wahrscheinlichkeit der pränatalen Übertragung zu, die Schwere des Krankheitsbildes beim Feten ab. Beim Neugeborenen können auftreten:

- klassische Trias (1 % der Fälle) Hydrocephalus, intrazerebrale Verkalkung und Chorioretinitis

- mehrdeutige Krankheitsbilder (10 % der Fälle) mit Fieber, Splenomegalie, Hepatomegalie, Lymphadenitis, Retinochorioiditis, Anämie und Ikterus

- bei etwa 90 % der Fälle symptomloser Verlauf, Monate oder Jahre später können sich Retinochorioiditis und mentale Retardierung entwickeln

Die übermittelten Fälle konnataler Toxoplasmose-Infektionen liegen im Bereich von 18-38 Fällen/Jahr (2001-2009, Tendenz abnehmend).

▶ Prophylaxe

Gefährdet sind Schwangere, abwehrgeschwächte Personen, die keine Antikörper gegen Toxoplasmen und Kleinkinder besitzen. Aufklärung von Schwangeren; Hygiene beim Umgang mit Katzen; während Schwangerschaft Fütterung der Tiere nur mit Dosen- und/oder Trockenfutter, Kotkästen täglich durch andere Personen mit heißem Wasser zu reinigen; **kein Genuss rohen Fleisches** (Hackfleisch, Mettwurst, Teewurst, Salami) insbesondere in der Schwangerschaft. Durch Erhitzen (Kochen, Backen, Pasteurisieren) werden alle Entwicklungsstadien des Parasiten zuverlässig abgetötet. Eine antibiotische Behandlung ist nur in der akuten Phase einer Erkrankung wirksam.

16.12.2. *Entamoeba histolytica*

▶ Infektionsquelle

Menschen, aber auch Haus-, Nutz- und Wildtiere (z.B. Affen). Weltweit Millionen Erkrankte in den warmen Ländern.

▶ Übertragung

Erfolgt nur durch reife Zysten symptomloser Amöbenträger der *E. histolytica* über kontaminierte Lebensmittel, insbesondere Salat, Obst, Gemüse (Kopfdüngung!), Übertragung der Zysten im Trinkwasser sowie auch durch Fliegen. Bei akuten Erkrankungen (meist in den Tropen und Subtropen) wird die nicht infektiöse Magnaform ausgeschieden.

▶ Krankheitszeichen

Bei Disposition (vor allem in warmen Ländern) Bildung der Magnaform, blutig-schleimige Durchfälle, besonders Druckempfindlichkeit im Kolonbereich, ausgedehnte Ulzerationen, metastatische Abszesse (Amöbenruhr).

▶ Prophylaxe

Fernhalten von Ausscheidern vom Lebensmittelverkehr, Verbesserung der Lebensmittelhygiene, Verwendung einwandfreien Trinkwassers, Waschen von Salaten und Gemüse, Schälen von Obst.

Merke:

Über Lebensmittel können folgende Protozoen Infektionen verursachen:

- *Toxoplasma gondii* → Infektionsquelle: Endwirt Katzen, Zwischenwirt: fast alle Warmblüter, Vögel, Menschen → enger Kontakt mit Katzen; Verzehr rohen Fleisches; diaplazentare Übertragung von Mensch zu Mensch

- *Entamoeba histolytica* → Infektionsquelle: Menschen, Tiere → reife Zysten symptomloser Amöbenträger → Lebensmittel vor allem Salat, Obst, Gemüse

---

16.13. Von Lebensmitteln übertragene Infektionen und Infestationen durch Helminthen

16.13.1. Nematoden (Fadenwürmer)

16.13.1.1. Ascaridiasis *(Ascaris lumbricoides hominis,* Spulwurm)

▶ Infektionsquelle

Der Mensch.

▶ Übertragung

Weltweit verbreitet, durch mit Fäkalien oder ungeklärtem Abwasser kontaminierte und unerhitzt genossene vegetabile Lebensmittel (Gemüse, Salate). Einzelfälle von Erkrankungen wurden in Deutschland insbesondere nach "Kopfdüngung" (Düngung mit Fäkalien und Abwasser) von Gemüse im eigenen Garten beobachtet. Die Wurmeier müssen in der Außenwelt bei Feuchtigkeit und Temperaturen von 12-28°C einen ca. 2-6 wöchigen Reifungsprozeß durchlaufen:

- Mensch mit Wurmbefall → Ausscheidung der Wurmeier in Fäkalien → Reifung der Wurmeier in der Außenwelt → Aufnahme durch Menschen über pflanzliche Lebensmittel → Larven im Darm der Menschen → Darmwand → Leber → Lunge → Trachea → Darm (Ausreifung).

Der bleistiftdicke, gelblich rosa gefärbte Wurm erreicht eine Länge von 15-40 cm, Ausscheidung von bis zu 200.000 Eiern täglich.

▶ Krankheitszeichen

Übelkeit, Erbrechen, unklare Bauchbeschwerden, allergische Reaktionen möglich, bei Massenbefall auch Obturationsileus.

16.13.1.2. Trichinose *(Trichinella spiralis)*

▶ Infektionsquelle

Fleisch von Schweinen, durch in der Muskulatur eingekapselte Muskeltrichinen (natürliches Reservoir Füchse, Dachse, Ratten)

▶ Übertragung

Verzehr trichinösen ungenügend erhitzten oder rohen Fleisches:

Trichinen im Schweinefleisch → Aufnahme durch den Menschen: Darmtrichine → Larven → Durchbohren der Darmwand → Blut-/Lymphweg → Muskeltrichine.

Die Darmtrichinen werden 3-4 mm lang, die Muskeltrichinen sind mit bloßem Auge gerade sichtbar. Ca. 800 Fälle/Jahr in der EU.

▶ Krankheitsbild

Muskeltrichinose: Klassisches Symptomenquartett: Muskelschmerz, Lidödem, Fieber, Eosinophilie; Darmtrichinose: Brechdurchfall

▶ Prophylaxe

Durch die Fleischbeschau in Deutschland ist die Trichinose ohne Bedeutung, eine Gefährdung besteht durch den Genuss illegalen, nicht beschauten Fleisches. (Im Ausland ist eine Untersuchung des Fleisches auf Trichinose nicht überall vorgeschrieben!)

Durch Räuchern und Pökeln erfolgt keine sichere Abtötung der Trichinen, jedoch durch Kälte unter −18°C. Kein Füttern von Schweinen mit rohen Schlachtabfällen, Rattenbekämpfung in Tierzuchtbetrieben.

16.13.1.3. Anisakis (Heringswurm)

▶ Infektionsquelle

Larven in Fischen, besonders in Heringen und Makrelen.

▶ Übertragung

Verzehr ungenügend erhitzter oder ungenügend gesalzener Fische.

▶ Krankheitszeichen

Durch Einbohren der Larven in die Magen- oder Darmwand allergisch-entzündliche Reaktionen (Anisakiasis).

▶ Prophylaxe

Ausnehmen der Fische (Würmer leben in der Magenwand) und Untersuchen der Filets auf Larven (ca. 2 cm lang), Erhitzen und ausreichend langes Einlegen in Salzlake oder Säuern sowie Tieffrieren unter −18°C töten Larven ab.

16.13.2. Zestoden (Bandwürmer)

16.13.2.1. *Taenia saginata* (Rinderfinnenbandwurm)

▶ Infektionsquelle

Rind als Zwischenwirt (selten Schaf und Ziege) durch in der Muskulatur befindliche Finnen (Zystizerken), Endwirt: Mensch.

In Deutschland ist der Rinderfinnenbandwurm wesentlich häufiger als der Schweinefinnenbandwurm.

▶ Übertragung

Verzehr finnigen, ungenügend erhitzten oder rohen Fleisches (Schabefleisch, Tatar).

- Finnen im Rindfleisch → nach Verzehr: Kopf heftet sich an Dünndarmwand → Entwicklung des bis zu 10 m langen Wurmes (Skolex ohne Hakenkranz) → Wurmeier → Fäkalien, Abwasser → Rind → Finne

▶ Krankheitszeichen

Gewichtsabnahme, Übelkeit, Erbrechen, "Wühlen im Leib", Obstipation oder Durchfälle z.T. alternierend, Appetitlosigkeit, Müdigkeit, Schwäche, Kopfschmerzen, Abgang von Proglottiden (2 × 1 cm, eigenbeweglich, mehr als 15 Uterusäste auf einer Seite).

▶ Prophylaxe

Untersuchung auf Finnenbefall des Schlachtrindes im Rahmen der amtlichen Fleischuntersuchung (es ist nicht mit Sicherheit auszuschließen, dass Finnen dem Untersucher entgehen). Kein Genuss rohen Hackfleisches, keine unkontrollierte Verbreitung menschlicher Fäkalien (z.B. an Fernstraßen und in Erholungsgebieten), Klärung menschlicher Abwässer (Überlebenszeiten von Taenieneiern auf Wiesen und Weiden bis 200 Tage!). Kochen, Braten und Tieffrieren unter −18°C töten Finnen ab, Räuchern ist unsicher.

16.13.2.2. *Taenia solium* (Schweinefinnenbandwurm)

▶ Infektionsquelle

Hausschwein, Wildschwein, Endwirt: Mensch.

▶ Übertragung

- Verzehr finnigen, ungenügend erhitzten oder rohen Fleisches (Hackfleisch):
  Finnen im Schweinefleisch → Verzehr durch den Menschen → Entwicklung des 4 m langen Wurmes (Skolex mit Hakenkranz, Uterus mit wenigen verästelten Abzweigungen)

- Nach Aufnahme von *T.-solium*-Eiern durch mit Fäkalien menschlicher Wurmträger kopfgedüngtes Gemüse ist in Ausnahmefällen Entwicklung von Finnen beim Menschen möglich (Zystizerkose [Muskulatur, Hirn, subkutanes Bindegewebe]). Der Mensch ist dann Zwischenwirt

▶ Krankheitszeichen

Intestinale Störungen, Gewichtsverlust, meist keine Ausscheidung von Proglottiden (zerfallen bereits intestinal). Bei Zystizerkose: Beschwerden je nach Befallsort (z.B. im ZNS).

▶ Prophylaxe

Gesetzliche Fleischbeschau, kein Genuss rohen Hackfleisches, Kochen, Braten oder Tieffrieren (unter −18°C) tötet die Finnen ab, Sanierung der Bandwurmträger.

16.13.2.3. *Diphyllobothrium latum* (Fischbandwurm)

▶ Infektionsquelle

Fische.

▶ Übertragung

Verzehr nicht oder unzureichend erhitzter finniger Fische:

- Larve in Wasserkrebsen → 2. Larvenform in Fischen → Mensch.

Der Wurm erreicht eine Länge von weit >10 m.

▶ Krankheitszeichen

Intestinale Beschwerden, Anämie, Müdigkeit.

▶ Prophylaxe

Kein Verzehr unzureichend erhitzter Fischgerichte. Kochen, Braten und Tieffrieren (unter 18°C) tötet die Parasiten ab.

16.13.2.4. *Echinococcus multilocularis* (Kleiner Fuchsbandwurm)

▶ Infektionsquelle

Fuchs, besonders in den südlichen Gebieten Deutschlands, Hund, Katze.

▶ Übertragung

Verzehr von in Bodennähe wachsenden Beeren und Früchten sowie Salaten, welche durch Fuchskot kontaminiert sind:

Eier und Bandwurmglieder im Fuchskot → Nager oder Kleinsäuger → Entwicklung von Finnen → Fressen finniger Tiere durch den Fuchs → Fuchsbandwurm → Eier → Beeren und Früchte → Entwicklung von Finnen im Mensch.

▶ Krankheitszeichen

Beim Menschen ist ein Befall **sehr selten, in einem solchen Fall aber lebensgefährlich**. Eine Infektion bedeutet allerdings noch keine Erkrankung. Das Verhältnis von Infizierung und tatsächlicher Erkrankung liegt etwa bei 10:1.
Beim Menschen sind die **Leber** oder die **Lungen** betroffen. Die Finne des Bandwurmes entwickelt eine bis faustgroße flüssigkeitsgefüllte Blase in Leber, Milz, Niere und Gehirn, aus dem durch Knospung Tochterblasen (Alveolen) mit Skolexanlagen entstehen. Wegen des langsamen Wachstums der Metacestoden treten erste Symptome beim Menschen erst nach 10 bis 15 Jahren auf. Die **Symptomatik** wird dabei hauptsächlich durch die **raum-**

fordernde Wirkung der Echinokokkus-Zysten verursacht. Die Letalität der durch *E. multilocularis* verursachten Echinokokkose beträgt unbehandelt über 90 %. Die Therapie der Echinokokkose ist schwierig und umfasst operative Entfernung der Zysten, Langzeittherapie mit Mebendazol oder Albendazol zur Wachstumhemmung des Fuchsbandwurmes. Durch die langjährige Chemotherapie lässt sich die Mortalität unter 20 % senken.

Der Fuchsbandwurm (bis 4 mm lang) ist ein Verwandter des Hundebandwurmes (ca. 800/Fälle pro Jahr in der EU), des *Echinococcus granulosus*, welcher ebenfalls im Menschen Zysten entwickelt.

▶ Prophylaxe

Vor dem Verzehr gründliches Waschen von in Bodennähe wachsenden Waldfrüchten (Beeren,

Kräuter, Pilze), Gemüse, Salat aus Freilandkulturen sowie Fallobst sowie anderer möglicherweise durch Fuchskot kontaminierter Pflanzenteile (Fuchsbandwürmer können an kühlen, schattigen und feuchten Stellen wochenlang lebensfähig bleiben). Erhitzung von Lebensmitteln (>60°) tötet Erreger in wenigen Minuten ab. *Tiefgefrieren mit den üblichen Haushaltsgeräten ist nicht ausreichend.* Hunde und Katzen, welche die Gelegenheit haben, in gefährdeten Gebieten Kleinsäuger zu verzehren, sollten regelmäßig mit einem gegen Echinokokken wirksamen Präparat entwurmt werden. Nach Kontakt mit Hunden oder Katzen Hände waschen.

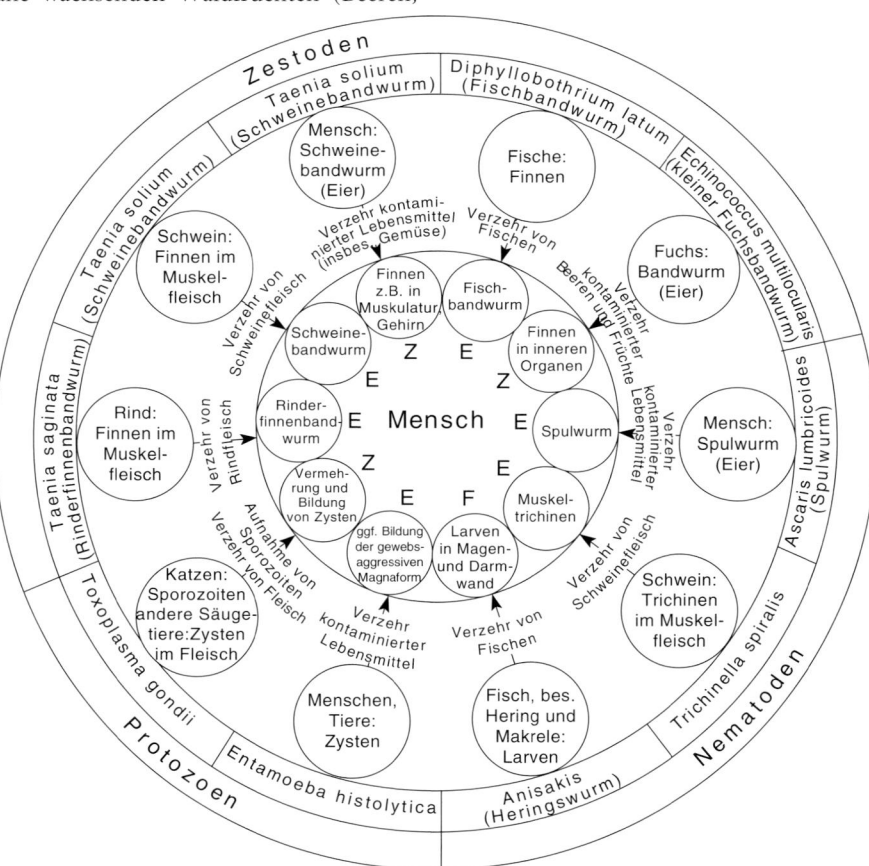

Abb. 16.5: Übertragungswege wichtiger Parasiten (Zestoden, Nematoden und Protozoen).

> **Merke:**
> **Während bei den Bakterien** die Infektion (Invasion und Vermehrung) im Vordergrund steht, ist es bei den **Parasiten** die Infestation (Invasion ohne Vermehrung).

Folgende durch Lebensmittel übertragene Zestoden und Nematoden sind u.a. von Bedeutung (☞ auch Abb. 16.5):

- Ascaris lumbricoides hominis (Spulwurm) → Infektionsquelle: Mensch (Wurmeier) → Lebensmittel → Mensch
- *Trichinella spiralis* (Darm- und Muskeltrichinen) → Infektionsquelle: Fleisch von Schweinen (Trichinen in der Muskulatur) → Mensch; durch Fleischbeschau in Deutschland ohne Bedeutung
- Anisakis (Heringswurm) → Infektionsquelle: Fische (Larven) → Mensch (Larven)
- *Taenia saginata* (Rinderfinnenbandwurm) → Infektionsquelle: Fleisch vom Rind (Finnen in der Muskulatur) → Mensch (Bandwurm)
- *Taenia solium* (Schweinefinnenbandwurm) → Infektionsquelle: Fleisch vom Schwein (Finne in der Muskulatur) → Mensch (Bandwurm); Ausnahmefälle → Infektionsquelle: Gemüse mit Wurmeiern → Mensch (Finne in Muskulatur, Hirn, Haut)
- *Diphyllobothrium latum* (Fischbandwurm) → Infektionsquelle: Fische (Finnen) → Mensch (Bandwurm)
- *Echinococcus multilocularis* (Kleiner Fuchsbandwurm) → Infektionsquelle: Fuchs (Eier) → kontaminierte Beeren und Früchte → Mensch (Finnen)
- In der Regel nicht durch Lebensmittel übertragen wird der *Enterobius vermicularis* (Madenwurm) → bei Kleinkindern meist digitale Übertragung der Eier von der Analregion zum Mund, auch über Gebrauchsgegenstände, Spielzeug

16.14. Sonstige Lebensmittelvergiftungen

16.14.1. Mykotoxine

Mykotoxine sind **natürliche toxische Stoffwechselprodukte** (Sekundärmetabolite) von **Schimmelpilzen.** Die mehr als 400 verschiedenen Mykotoxine zeigen aufgrund ihrer unterschiedlichen chemischen Strukturen **sehr verschiedene toxische Wirkungen**. Viele sind charakteristisch für ihre Produzenten (z.B. Farbstoffe, Aromastoffe, Antibiotika). Ebenso wie antibiotikabildende Mikroorganismen sind mykotoxinbildende Schimmelpilzarten weltweit verbreitet. Die Funktion der Mykotoxinbildung im Stoffwechsel der Pilze ist bisher nicht bekannt. Diskutiert werden metabolische Kontrollfunktionen sowie eine ökologische Rolle bei Interaktionen mit anderen Organismen. **Mykotoxine sind weitgehend hitzestabil und werden daher bei der Nahrungsmittelverarbeitung in der Regel nicht zerstört.** Das Auftreten von Mykotoxinen in Lebensmitteln lässt sich nicht vollständig vermeiden. Wegen vielfältigen u.a. auch kanzerogenen Wirkungen müssen ihre Gehalte in Lebensmitteln so niedrig wie möglich sein. Dazu dienen **Höchstmengen.** Seit 2001 wurden in der EU verschiedene Höchstmengen für Mykotoxine in bestimmten Lebensmitteln festgelegt. Nationale Regelungen finden sich in der Mykotoxin-Höchstmengenverordnung (z.B. BGBl. I vom 12.2.2004. S. 151).

- **Aflatoxine:**
  Mykotoxine mit der stärksten toxischen und kanzerogenen Wirkung (☞ auch Kap. 7.4.), Stoffwechselprodukte der Stämme *Aspergillus flavus* und *A. parasiticus*. Aflatoxine bewirken Lebertumore auf der Basis eines genotischen Mechanismus. In tropischen Regionen wird ein Zusammenhang zwischen der Inzidenz von hepotozellulären Karzinomen mit der Exposition gegen Aflatoxine insbesondere bei hoher Prävalenz von chronischer Hepatitis B beobachtet.
  Vorkommen: Verschimmelte Lebensmittel, besonders Erd-, Hasel-, Wal-, Paranüsse, Pistazien, Mandeln, Kokosraspeln, Mohn, Sesam, Getreide sowie aus o. g. hergestellte Erzeugnisse. 1960 verendeten in England mehr als 10.000 junge Truthühner an einer zunächst rätselhaften *"Turkey X disease"*, als deren Ursache später Aflatoxine aus verschimmeltem Futter erkannt wurden.
  Höchstmengen für Aflatoxine gelten EU-weit für Getreide, Erdnüsse, Schalenfrüchte, getrocknete Früchte, Mais und deren Verarbeitungserzeugnisse sowie für verschiedene Gewürze, die zum direkten Verzehr oder zur Verwendung als Lebensmittelzutat bestimmt sind. Für den Ge-

halt an Aflatoxin M1 in Milch und Milcherzeug-
nissen gelten deutlich niedrigere Grenzwerte, da
diese Produkte insbesondere von Kleinkindern
verzehrt werden. Aflatoxin M1 entsteht im tierischen Stoffwechsel aus Aflatoxin B1 und kommt
in Milch von Tieren vor, die Aflatoxin-konta-
miniertes Futter aufgenommen haben. Noch
niedrigere Höchstmengen gelten für Erzeugnisse zur Herstellung von Babynahrung und Nahrung für Kleinkinder. Die Höchstgehalte werden
häufig überschritten.

- **Patulin:**
  kommt besonders in Apfelsaft vor und ist
  nephrotoxisch

- **Ochratoxin A:**
  betroffen sind Lebensmittel wie Kaffee, Wein,
  Getreide, Bier, Schweine- und Hühnerfleisch,
  wirkt über Enzyme im Phenylalanin-Metabo-
  lismus, Wirkungen umfassen Nephropathie,
  Krebs, Immunschwäche

- **Fusarientoxine:**
  Werden durch pflanzenpathogene Pilze der Gattung *Fusarium* insbesondere auf Mais gebildet.
  In Lebensmitteln kommen vor allem die Fumonisine B1 (am häufigsten und giftigsten), B2 und
  B3 (FB1, FB2, FB3) vor. Am stärksten belastet
  sind Cerealien, insbesondere Mais. Die Haupt-
  zielorgane für die Wirkung von Fumonisinen
  sind Leber und Niere. FB1 wird als (nach IARC
  (International Agency of Research on Cancer)
  möglicherweise karzinogen für Menschen eingestuft (Karzinogene Gruppe 2B), hohe Fumo-
  nisinkonzentrationen in Mais werden als Ursache für Speiseröhrenkrebs in Teilgebieten Süd-
  afrikas, Chinas und Italiens diskutiert. Ferner
  wirken sie möglicherweise teratogen durch eine
  Beeinflussung der Folsäure-Aufnahme. Weitere
  häufig vorkommende Toxine aus dieser Gruppe
  sind Trichothecene (Desoxynivalenol, DON).
  Diese sind starke Hemmstoffe der Proteinsynthese und wirken zellschädigend. Beim Menschen sind Erbrechen, Durchfall und Hautreaktionen die häufigsten Beschwerden bei Tricho-
  thecenaufnahme durch die Nahrung.

- **Mutterkornalkaloide aus *Secale cornutum***
  (Dauermycel des Pilzes *Claviceps purpurea*):
  lösten in der Vergangenheit akute Massenvergif-
  tungen durch Ergometrin und andere Alkaloide
  aus (Ergotismus). Durch moderne Aufberei-

tungsmethoden wird das Mutterkorn aus dem
Getreide entfernt.

**Zur Prophylaxe einer Intoxikation/Belastung mit
Mykotoxinen** dürfen keine verschimmelten Lebensmittel gegessen werden. Es genügt nicht, nur
die sichtbar verschimmelten Teile des Lebensmittels zu entfernen, denn die Schimmelpilzgifte können in die unter dem Pilz befindlichen Schichten
des Lebensmittels eindringen. Je flüssiger die Lebensmittel (z.B. Kompott, Saft, weiche Pfirsiche
usw.) sind, desto schneller ist die Ausbreitung des
Schimmels und seiner Toxine möglich. Solche
vom Schimmel befallenen Lebensmittel müssen
weggeworfen werden. Bei der Lagerung von Tro-
ckenprodukten sind schimmelbegünstigende
hohe Temperaturen (25-30°C) und hohe Luftfeuchte zu vermeiden. Die Entwicklung von
Schimmelpilzen ist jedoch auch bei Kühlschranktemperatur möglich. Bedenklich sind Getreidezu-
bereitungen, die kalt hergestellt und über mehrere
Tage gelagert werden. Angefaultes Obst sollte weder gegessen noch weiter zu Kompott oder Konfi-
türe verarbeitet werden. Käse, der mit Kultur-
schimmel (Edelpilz) hergestellt wurde (z.B.
Roquefort, Gorgonzola, Brie, Camembert) ist gesundheitlich unbedenklich, muss aber verworfen
werden, wenn sich Fremdschimmel ansiedelt.

Merke:

Aflatoxine sind Mykotoxine mit der stärksten
toxischen und kanzerogenen Wirkung. Sie werden nicht durch Sterilisation zerstört. Verschimmelte Lebensmittel dürfen nicht verzehrt
werden.

16.14.2. Pilzvergiftungen

Bei Pilzvergiftungen werden unterschieden:

- **echte Pilzvergiftungen:**
  verursacht durch hitzestabile Toxine aus Giftpil-
  zen z.B. Amanitin, Phalloidin (Knollenblätterpilz) oder Muscarin (Fliegenpilz).
  Bei Vergiftungen durch Knollenblätterpilze
  nach einer Inkubationszeit von 8-36 h akuter
  Beginn mit Erbrechen, Durchfällen, später Bewusstseinsstörungen, Krämpfe, Beeinflussung
  der Herztätigkeit. Die Patienten können nach
  Tagen am akuten Leberverfall strerben. Die tödliche Dosis bei einem Kind ist weniger als ein
  Knollenblätterpilz. Die Pilze werden häufig mit

essbaren Champinons verwechselt. Schon bei Verdacht umgehend eine Klinik aufsuchen, Pilzreste mitnehmen.

- **unechte Pilzvergiftungen:**
durch Zersetzung des leichtverderblichen Pilzeiweißes sowie Vermehrung von Bakterien in Pilzgerichten. Ein Aufwärmen von Pilzgerichten ist möglich, wenn diese nach der Zubereitung unverzüglich im Kühlschrank aufbewahrt wurden und anschließend auf >70°C erhitzt werden

16.14.3. Fisch- und Muschelvergiftungen

Nach dem Verzehr von Fischen und Muscheln treten u.a. folgende Erkrankungen auf:

- **Fischvergiftungen durch Mikroorganismen:**
ausgelöst durch Salmonellen, Choleravibrionen und sonstige lebensmittelverderbende Bakterien, Hepatitisviren (☞ Kap. 16.10.)
- **Scombrotoxismus:**
Entstehen biogener Amine (Histidin → Histamin) durch Zersetzung von Makrelen oder Thunfischen.
Krankheitszeichen: Hautrötung, Kopfschmerzen, Übelkeit, Erbrechen, Durchfälle
- **Ichthyotoxismus** (Barbencholera):
Auftreten nach Genuss des Rogens von Barben und anderen Fischen.
Krankheitszeichen: Kopfschmerz, Fieber, Schwindel, Benommenheit, Lähmungen
- **Kugelfischvergiftung:**
Auftreten nach Genuss von rohen Kugelfischen ("Fugu") durch das hitzestabile Tetrodotoxin, welches von den Organen dieser Fische während der Laichzeit gebildet wird (Toxin kann auch im Fleisch vorhanden sein).
Krankheitszeichen: gastrointestinale und neurotoxische Störungen (Blockade der Natrium-Kanäle an den Nervenmembranen) bis zur tödlichen Lähmung. (Fugu-Köche müssen eine spezielle Prüfung ablegen und die entsprechenden Gaststätten werden amtlich überwacht.)
- **Mytilotoxismus** (Mytilismus, Muschelvergiftung):
Auslösung durch von Dinoflagellaten synthetisiertes, thermostabiles Toxin (Saxitoxin) besonders bei Mies- und Pfahlmuscheln, aber auch Austern.
Krankheitszeichen: Kribbeln und Brennen der Lippen und Fingerspitzen, Schwindel, Ataxie.

Da die minimale Wachstumstemperatur der Dinoflagellaten bei 8-10°C liegt, ist das Risiko der Muschelvergiftung in Monaten ohne "r" besonders groß

- **chronische Vergiftungen durch chemische Umweltkontaminanten:**
Entstehung durch Kumulation chemischer Schadstoffe in Fischen (z.B. Cadmium, Quecksilber, persistente organische Schadstoffe wie PCB). Deshalb haben langlebige (große) Raubfische und Fische aus belasteten Binnengewässern eine höhere Schadstoffkonzentration (besonders Quecksilber) als kurzlebige (kleine) Friedfische aus den Meeren

---

Merke:

Fischvergiftungen können ausgelöst werden durch: Mikroorganismen (Salmonellen, sonstige lebensmittelvergiftende Bakterien, Hepatitisviren u.a.), biogene Amine (Zersetzung besonders von Makrelen), Toxine aus dem Rogen der Barben, von Kugelfischen, Muscheln und Dinoflagellaten sowie durch Umweltkontaminanten (z.B. Cadmium, Quecksilber).

Die Schwermetallbelastung in Fischen ist um so höher
- **je belasteter das Gewässer und**
- **je langlebiger (größer) der Fisch**
ist.

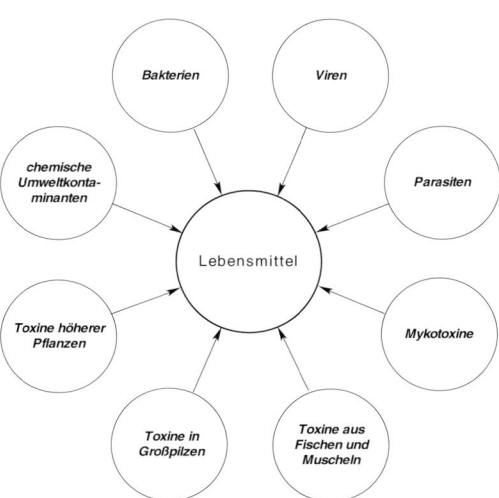

Abb. 16.6: Ursachen von Gesundheitsgefährdungen durch Lebensmittel.

16.14.4. Natürliche Toxine höherer Pflanzen

Verschiedene Pflanzen bilden Giftstoffe, z.B.

- **Solanin** Chaconin (Glykosidalkaloide):
  - Vorkommen: in Nachtschattengewächsen, z.B. in Schalen grüner Kartoffeln, Kartoffelkeimen, grünen Tomaten
  - Wirkungen: Übelkeit, Erbrechen, Durchfall, in schweren Fällen Atemstörungen, Krämpfe und Lähmungen
  - Prophylaxe: Vor der Zubereitung grüne Teile und Keime großzügig entfernen; Kartoffeln kühl und dunkel lagern (Verhinderung von Vergrünung und Keimung; grüne Tomaten sollten auch nicht als Sauergemüse verzehrt werden)
- **blausäurehaltige Glycoside:**
  - Vorkommen: in vielen Pflanzen, vor allem in bitteren Mandeln (hohe Gehalte!), Samen von Kern- und Steinobst (z.B. Äpfel, Kirschen, Pflaumen), Gartenbohnen, Erbsen, tropischen Pflanzen wie Süßkartoffeln, Bambussprossen, Limabohnen (hohe Gehalte!), Zuckerhirse
  - Wirkung: Freisetzen von Blausäure, Hemmung der Sauerstoffaufnahme im Blut, Schwindel, Atemnot bis Atemstillstand (5-10 bittere Mandeln können für Kinder tödlich sein)
  - Prophylaxe: Kochen (Entweichen der Blausäure), Einweichen von Hülsenfrüchten (Blausäure geht in das Wasser über [dieses weggießen])
- **Oxalsäure:**
  - Vorkommen: Spinat, Sellerieknollen, Rhabarber, Rote Beete, Vorstufen der Oxalsäure in unreifem Obst und Beeren
  - Wirkung: Störungen des Calciumstoffwechsels (Hemmung der Calciumabsorption) bei hohen Oxalsäuregehalten; durch Ablagerung von Calciumoxalat in den Nieren, Begünstigung der Harnsteinbildung
  - Prophylaxe: Verzehr oxalsäurehaltiger Gemüse möglichst gemeinsam mit calciumreichen Lebensmitteln (Ausgleichen der Calciumbindung [z.B. Milch und Milchprodukte]); bei Nierenerkrankungen Aufnahme oxalsäurehaltiger Lebensmittel einschränken, Weggießen des Kochwassers, Auslaugung durch Blan-

chieren (kurzfristige Hitzebehandlung des rohen Gemüses mit kochendem Wasser, Wasserdampf oder heißem Fett), zerstört auch Oberflächenenzyme (z.B. Ascorbinsäureoxidase), die hierdurch nicht mehr verändernd wirken können
- **Lectine:**
  - Vorkommen: Bohnen (grüne Bohnen, Soja-, Lima-, Feuerbohnen)
  - Wirkung: Agglutination roter Blutkörperchen, Schädigung von Nieren und Schleimhäuten
  - Prophylaxe: Erhitzen der Bohnen für 15 Minuten zerstört das Phytohämagglutinin (Phasin [Lectin])
- **Proteaseinhibitoren:**
  - Vorkommen: Sojabohnen, Erbsen, Speisebohnenarten, Rüben, Getreide, Erdnüsse
  - Wirkung: Hemmung eiweißabbauender Enzyme (Proteasen), bei längerer Hemmung Gefahr unzureichender Versorgung mit essenziellen Aminosäuren
  - Prophylaxe: 15-minütiges Erhitzen zerstört Proteaseinhibitoren

16.14.5. Chemische Umweltkontaminanten

Chemische Umweltkontaminanten wie Schwermetalle und persistente organische Verbindungen (**Dioxine, PCB, DDT**) können in einer Vielzahl über Wasser und Lebensmittel aufgenommen werden (☞ Kap. 13.6., 13.8. und 8.12.). Akut toxische Konzentrationen kommen heute nicht mehr vor.

Als **spanisches Giftöl-Syndrom** (TOS, *Toxic Oil Syndrome)* bezeichnet man eine 1981 in Spanien aufgetretene Massenvergiftung von ca. 20.000 Menschen (350 Todesfälle) durch Aufnahme illegal vertriebenen Rapsöls, das mit 2 % Anilin denaturiert und bei der Raffination nur unzureichend von toxischen Produkten gereinigt war. Die Symptome (u.a. Pneumonitis, Exantheme, Fieber) wurden u.a. auf toxische Fettsäureanilide und Phenylthioharnstoffderivate zurückgeführt.

16.15. Gesundheitsschäden durch fehlerhafte Zusammensetzung der Nahrung

16.15.1. Allgemeines

Ungünstige Ernährungsgewohnheiten tragen erheblich zum Entstehen und Fortschreiten von Krankheiten bei, welche unter den Lebensbedingungen der entwickelten Industrieländer häufig sind: Herz-Kreislauf-Erkrankungen, einige häufige Krebsformen, Diabetes mellitus, Leberzirrhose u.a.

Diese Erkrankungen verursachen auch die weitaus meisten Todesfälle. Obwohl noch nicht alle Zusammenhänge geklärt sind, erscheint sicher, dass eine überkalorische Ernährung sowie die Zusammensetzung der täglichen Nahrung bezüglich Fett, Eiweiß, Kohlenhydraten und die Mineralstoff- und Vitaminversorgung in enger Beziehung mit den o.g. Krankheiten stehen.

Rückstände oder Zusatzstoffe, welche in der öffentlichen Diskussion im Vordergrund stehen, spielen demgegenüber keine erkennbare Rolle.

Details zur Ernährung der deutschen Bevölkerung können der Nationalen Verzehrstudie II (2008) entnommen werden (www.was-esse-ich.de).

Die Kernaussagen sind:

- 87,4 % der Befragten unterschreiten die DGE Empfehlung für den Gemüseverzehr von 400 g/Tag
- 59 % erreichen nicht die DGE Empfehlung zum Obstverzehr von 250 g/Tag
- Männer verzehren doppelt so viel Fleisch, Wurstwaren und Fleischerzeugnisse im Vergleich zu Frauen
- 16 % aßen in den letzten 4 Wochen keinen Fisch
- Süßigkeiten stellen den Hauptteil der Süßwaren dar
- Personen mit niedrigem Sozialstatus verzehren eher ungünstige Lebensmittel

Hinsichtlich der Mortalität bestehen folgende Zusammenhänge:

- Zwei Drittel aller registrierten Todesfälle sind auf ernährungsabhängige Krankheiten zurückzuführen. Hierbei verursachen die meisten Todesfälle
  - Herz-Kreislauf-Erkrankungen
  - maligne Neubildungen

Krankheiten des Herz-Kreislaufsystems werden begünstigt durch:

- Zigarettenkonsum
- Übergewicht
- Bewegungsmangel
- Störungen des Fettstoffwechsels
- Diabetes mellitus

Diese Risikofaktoren lassen sich größtenteils durch die **persönliche Lebensweise beeinflussen**. Die Ernährung spielt hierbei eine wichtige Rolle. Etwa 35 % aller Krebserkrankungen lassen sich ebenfalls durch den Lebensstil beeinflussen. Auch hier ist von einem wichtigen Einfluss der Ernährung auszugehen.

Infektionen im Zusammenhang mit dem Lebensmittelverzehr haben hinsichtlich der Morbidität und Mortalität sowie der Kosten ernährungsabhängiger Krankheiten im Vergleich zu den Gesundheitsschäden durch fehlerhafte Zusammensetzung der Nahrung nur eine untergeordnete Bedeutung.

Die Tendenz der Ernährungssituation in der Bundesrepublik Deutschland ist wie folgt einzuschätzen:

- in den letzten Jahren steigender Verbrauch von Getreideprodukten, Gemüse, Obst, Frischmilcherzeugnissen, Käse, Geflügelfleisch und Fisch
- Abnahme des Verbrauches von Eiern und Fleisch
- nach wie vor zu hoher Verbrauch an Zuckern und Fetten
- Anstieg des Verbrauchs von Fertigprodukten, Fast Food und Nahrungsergänzungsstoffen
- allgemein ausreichende Versorgung mit Vitaminen und Mineralstoffen (Unterversorgung mit Vitamin E, D, Folsäure, Jod und Calcium bei einigen Bevölkerungsgruppen)
- Frauen ernähren sich gesünder als Männer

> **Merke:**
>
> Die Ernährung ist von überragender Bedeutung für den Gesundheitszustand der Menschen. Ernährungsabhängige Krankheiten verursachen in der Bundesrepublik Deutschland
>
> - zwei Drittel aller Todesfälle (Herz-Kreislauf-Erkrankungen, maligne Neubildungen)
> - ein Drittel aller Kosten im Gesundheitswesen
> - Ernährungsberatung ist demnächst eine wichtige Säule der Präventivmedizin

16.15.2. Unterernährung

Die **Unterernährung** (Mangelernährung) ist in vielen Teilen der Welt, vor allem in den Entwicklungsländern verbreitet. Sie entsteht bei Energie- und Eiweißmangel sowie ungenügender Zufuhr von Vitaminen und Mineralstoffen.

Unterernährung ist gekennzeichnet durch Abmagerung, Wachstums- und Entwicklungsstörungen, Kräfteverfall, Resistenzminderung gegen Infektionskrankheiten und verkürzte Lebenserwartung. Jährlich sterben Millionen Menschen an den Folgen der Unterernährung.

Folgende Formen der Unterernährung treten u.a. auf:

- **Marasmus:**
  hochgradige Auszehrung als Folge einer starken Unterernährung beim Fehlen von Kalorien und Proteinen; Bildung des wachen Greisengesichtes bei Kindern; führt zum Tode, wenn das Körpergewicht auf ca. die Hälfte des Solls abgesunken ist

- **Kwashiorkor:**
  bei starkem Eiweißmangel im Kindesalter häufig verbunden mit Vitaminmangel; Auftreten von Gewichtsverlusten, Wachstumsstörungen, Ödemen ("Trommelbauch"), Apathie, pergamentartigen Hautveränderungen, rötlichen Haarverfärbungen, gastrointestinalen Störungen

- **Malabsorptionssyndrom:**
  Störung der Resorption von Nahrungsendprodukten durch Verdauungsinsuffizienzen verschiedener Genese (z.B. bei Zöliakie, Mukoviszidose, Sprue)

- Avitaminosen und Hypovitaminosen (durch mangelnde Zufuhr der Vitamine und/oder Verdauungs- bzw. Resorptionsstörungen [☞ auch Kap. 16.3.2.4.]):

  - **Beriberi** (Vitamin-B_1-Mangel) → neuritische Störungen, Myokardschädigung (bei Verwendung von geschältem oder poliertem Reis [Entfernung des Keimes] als Hauptnahrungsmittel [Asien])

  - **Pellagra** (Mangel an Nicotinsäureamid [Niacin] und anderen Vitaminen des B-Komplexes [Riboflavin, Pyridoxin]) → Krankheit der 3D: Diarrhoe, Dermatitis, Dementia (Unterversorgung kommt in Ländern mit vorwiegendem Maisverzehr vor, Mais enthält wenig Tryptophan [= essenzielle Aminosäure aus der im Organismus Niacin gebildet werden kann] und Niacin liegt hier in einer nicht ausnutzbaren Form vor [Niacytin-Komplex])

  - **Skorbut** (Vitamin-C-Mangel) → multiple Blutungen in Geweben besonders sichtbar im Zahnfleisch (Lockerung und Verlust der Zähne), Hyperkeratose der Haarfollikel

  - **Keratomalazie** (Vitamin-A-Mangel) → Austrocknung und Trübung der Hornhaut des Auges

- **Unterversorgung mit Mineralien** (☞ Kap. 16.3.2.5.)

> **Merke:**
>
> Die Unterernährung ist in vielen Teilen der Welt weit verbreitet:
>
> - Marasmus → Kalorien- und Eiweißmangel
> - Kwashiorkor → Eiweißmangel
> - Avitaminosen und Hypovitaminosen
>   - Beriberi → Vitamin-B_1-Mangel
>   - Pellagra → Nicotinsäureamid-Mangel
>   - Skorbut → Vitamin-C-Mangel
>   - Keratomalazie → Vitamin-A-Mangel

16.15.3. Erkrankung durch Imbalancen der Nährstoffaufnahme

16.15.3.1. Herz-Kreislauf-Erkrankungen

Herz-Kreislauf-Erkrankungen stellen in Deutschland und vielen entwickelten Industrieländern die häufigste Todesursache dar.

Sterbefälle 2008 (Statistisches Bundesamt, www.destatis.de):

- Krankheiten des Kreislaufsystems 363.785
- Bösartige Neubildung 214.307
- Myokardinfarkt 62.670

- Krankheiten des Atmungssystems 59.767
- Krankheiten des Verdauungssystems 42.837

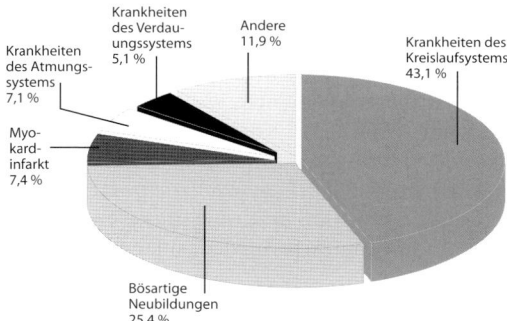

Abb. 16.7: Sterbefälle (%) in der Bundesrepublik Deutschland (2008).

Folgende Faktoren der Ernährung beeinflussen die Herz-Kreislauf-Erkrankungen:

- **Risikoerhöhend wirken:**
  - hoher Konsum von gesättigten Fettsäuren → Serumcholesterinspiegel ↑, LDL-Cholesterinspiegel ↑
  - hoher Konsum von Trans-Fettsäuren → Serumcholesterinspiegel ↑, LDL-Cholesterinspiegel ↑
  - hoher Konsum von Cholesterin → Serumcholesterinspiegel ↑
  - hoher Kochsalzkonsum (NaCl) → Blutdruck ↑ bei "salzsensitiven" Personen
  - geringer Kalium- und Calciumgehalt der Nahrung
  - Übergewicht und Fettsucht
  - starker Alkoholkonsum
- **Risikovermindernd wirken:**
  - hoher Konsum mehrfach ungesättigter Fettsäuren
    - Omega-6-Fettsäuren (Linolsäure) → Serum-Cholesterinspiegel ↓, LDL-Spiegel↓
    - Omega-3-Fettsäuren (besonders Eicosapentaensäure) → zusätzlich zu o.g. Wirkung: Serumtriglyceridspiegel ↓, VLDL-Spiegel ↓, Thrombozytenaggregation ↓ (Thromboseneigung ↓)
  - hoher Konsum einfach ungesättigter Fettsäuren (im Vergleich zu gesättigten Fettsäuren) → Serumcholesterinspiegel ↓
  - vegetarische Kost → Serumcholesterinspiegel ↓, Blutdruck ↓

- Knoblauch (besonders Alliin) → Serumtriglycerid- und -cholesterinspiegel ↓. Blutdruck ↓
- Kalium → Blutdruck ↓
- leichter Alkoholkonsum (z.B. 2 Glas Wein täglich)

Werte >6,4 beim Verhältnis von Gesamtcholesterin zu HDL-Cholesterin (mg/mg) im Blut ist bei Männern und Frauen mit einem höheren koronaren Risiko verbunden.

Das Risiko für die Manifestation von Herz-Kreislauf-Erkrankungen ist bei einem Raucher, dessen Cholesterinspiegel >300 mg/dl liegt, sechsmal höher als bei einem gleichaltrigen Nichtraucher mit einem Cholesterinspiegel <200 mg/dl Blut.

16.15.3.2. Malignome

Bei der Entstehung von **Malignomen** der Mamma, Lunge, Prostata, des Darmes, Magens, der Gebärmutter, Speiseröhre, Bauchspeicheldrüse, Mundhöhle und des Rachens, Kehlkopfes und der Leber spielen Ernährungsfaktoren eine Rolle (☞ Kap. 7.4.3.).

16.15.3.3. Adipositas

Als **Adipositas**[14] wird ein über dem Normalen liegender Körperfettanteil charakterisiert. Übergewicht kann jedoch auch durch einen hohen Anteil fettfreier Körpermasse bedingt sein.

Zur **Einschätzung des Sollgewichtes** (**Normalgewicht**) werden u.a. folgende Berechnungen herangezogen:

- **Broca-Index** → Körperlänge in cm minus 100 = Gewicht in kg
  Diese Formel ist bei besonders großen (>190 cm) oder kleinen Personen (<160 cm) nicht geeignet (für große Menschen ergäbe sich ein zu hohes, für kleine ein zu niedriges Sollgewicht). Auch für Kinder kann diese Formel nicht benutzt werden.
  Die Empfehlung, das Brocasollgewicht zur Erreichung des "Idealgewichtes" um 10-15 % zu unterschreiten, gilt insbesondere für Personen, welche bereits normalgewichtig sind, aber Risikofaktoren haben (Bluthochdruck, erhöhte Blutzucker-, Blutfett-, Harnsäurewerte)

- Körpermassen-Index
  (Body-Mass-Index [BMI])

$$BMI = \frac{Gewicht\ (kg)}{Größe\ (m)^{\,2}}$$

Zur Bestimmung des Ausmaßes des Übergewichts bzw. der Adipositas gibt es eine auf dem BMI beruhende Klassifizierungstabelle der Weltgesundheitsorganisation.

Bezeichnung	BMI (kg/m²)
Untergewicht	<18,5
Normalgewicht	18,5-24,9
Präadipositas	25,0-29,9
Adipositas Grad I	30,0-34,9
Adipositas Grad II	35,0-39,9
Extreme Adipositas Grad III	≥40

Tab. 6.9: Klassifizierung des Body-Mass-Index (nach WHO 2000).

In Deutschland sind je nach Definition 10-20 % aller Schulkinder und Jugendlichen als übergewichtig bzw. adipös einzustufen. Als Maßstab für Übergewicht und Adipositas wird üblicherweise der alters- und geschlechtsspezifische 90 %- bzw. 97 %-Perzentilwert der Normstichprobe verwendet. Ein Drittel der männlichen Bevölkerung ist normalgewichtig, bei den Frauen ist es etwas weniger als die Hälfte. Über die Hälfte der Bevölkerung ist mindestens übergewichtig, ca. 20 % sind als adipös zu bezeichnen. In den letzten Jahrzehnten stieg der durchschnittliche BMI in der deutschen Bevölkerung leicht an.

Eine große Zahl von Krankheiten ist mit der Fettsucht assoziiert (☞ Abb. 16.8). Die Morbidität und Mortalität beginnen ab einem BMI von 25-30 zu steigen:

- **arterielle Hypertonie:** Sie ist die häufigste Begleiterkrankung von Adipositas. In verschiedenen epidemiologischen Studien zeigte sich eine kontinuierliche Beziehung zwischen BMI und Hypertonieprävalenz, d.h., je höher der BMI, desto häufiger wird ein Bluthochdruck festgestellt. Bluthochdruck ist ebenfalls ein Risikofaktor für die koronare Herzerkrankung und Arteriosklerose.

- Koronare Herzkrankheiten (KHK), **Herzinsuffizienz:** Das Herzinfarkt-Risiko steigt mit zunehmendem BMI. Das relative Risiko für KHK ist bei einem BMI zwischen 25,0 und 28,9 doppelt so hoch als bei Normalgewicht. Bei einem BMI über 29 ist das Erkrankungsrisiko dreimal höher (gegenüber einem BMI bis zu 21,0). Mit jedem Anstieg des Körpergewichts um 10 % steigt die Auftretenswahrscheinlichkeit einer KHK um ca. 20 %. Herzinsuffizienz ist eine häufige Komplikation und wesentliche Todesursache in Abhängigkeit von der Dauer der Adipositas.

- **Störungen des Kohlenhydratstoffwechsels:** Insulinresistenz, gestörte Glukosetoleranz, Gestationsdiabetes, Diabetes mellitus Typ 2; Bei Frauen steigt das Diabetesrisikos schon bei einem BMI zwischen 23,0 und 24,9. Bei einem BMI über 30 ist das Risiko mindestens um das 30-fache erhöht (gegenüber der Wahrscheinlichkeit bei einem BMI unter 22). Ähnliche Befunde gibt es auch bei Männern. Das Risiko steigt mit der Dauer der Adipositas.

- **Fettstoffwechselstörungen** (Hyperlipidämie und Dyslipidämie): Es besteht ein Zusammenhang zwischen dem Körpergewicht und den Lipoproteinparametern (Triglyzerid- und Cholesterinspiegel). Eine Erhöhung des Triglyzeridspiegels im Blut führt zur Absenkung des HDL-Cholesterins, das einen protektiven Effekt im Organismus hat.

- **Schlaganfall:** Das Schlaganfallrisiko ist bei Frauen mit einem BMI über 27 um 75 %, mit einem BMI über 32 um 137 % höher als bei einem BMI unter 21. Das Risiko für ischämische Schlaganfälle korreliert mit Adipositas.

- **Schlafapnoe-Syndrom:** Adipositas ist der Hauptrisikofaktor für das obstruktive Schlafapnoe-Syndrom (OSA). Etwa 2/3 aller OSA-Patientinnen und Patienten sind adipös.

- **Hyperurikämie** und **Gicht:** Mit zunehmendem Gewicht steigt das Risiko für Gicht. Es gibt eine positive Korrelation zwischen Gewicht und Harnsäurekonzentration im Serum.

- **Gallenblasenerkrankungen:** Adipositas erhöht das Risiko für Gallensteine erheblich. In der *Nurses' Health Study* fand man bei Frauen mit BMI >30 ein 2- bis 3 mal höheres Gallensteinrisiko (gegenüber BMI<24).

- **Krebserkrankungen:** Verschiedene Studien zeigen einen Zusammenhang zwischen dem Körpergewicht und dem Vorhandensein eines Karzinoms. Bei adipösen Frauen ist vor allem das Risiko erhöht, an Endometrium-, Zervix-, Ovarial- oder postmenopausalem Brustkrebs zu erkranken. Die Tatsache, dass in Ländern mit einem westlichen Lebensstil häufiger Brustkrebs auftritt, erklärte man sich mit der unterschiedlichen Ernährung, besonders in Hinsicht auf deren Fettgehalt (umstritten). Bei adipösen Männern bezieht sich das erhöhte Risiko auf Darm- und Prostatakrebs. Das relative Risiko, an einem Karzinom zu sterben, ist bei adipösen Frauen um ca. 55 % und bei adipösen Männern um ca. 33 % erhöht. Dabei könnte auch die meist gleichzeitig vorliegende ungünstige Ernährung ursächlich für die Karzinome (vor allem beim Darm- und Brustkrebs) sein.

- **Orthopädische Komplikationen:** Adipositas begünstigt das Auftreten von Arthrose besonders im Kniegelenk. Auch Wirbelsäule, Hüftgelenke und untere Extremitäten sind betroffen.

- **Psychosoziale Komplikationen:** Bei einem BMI ≥30 ist die Prävalenz von Angststörungen und Depression doppelt so hoch wie bei Normalgewichtigen.

- **Mortalität:** Zusammenhang teilweise widersprüchlich. Ab einem BMI über 30 besteht aber ein deutlicher Anstieg des Mortalitätsrisikos.

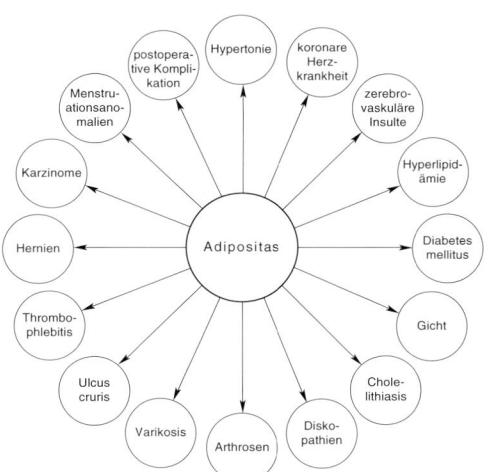

Abb. 16.8: Krankheiten, die mit Adipositas im Zusammenhang stehen (Auswahl).

Ursache für die Fettsucht ist eine gestörte Energiebilanz bei zu hoher Energieaufnahme und/oder zu geringem Energieverbrauch. Es wird geschätzt, dass 60-80 % der BMI-Varianz **genetisch** bedingt sind. Auch die individuelle Gewichtszunahme bei Überernährung bzw. die Gewichtsabnahme unter Reduktionsdiät werden durch genetische Faktoren beeinflusst. In Tierversuchen wurde das *Obesity*-Gen gefunden. Beim Menschen hat man mehrere Kandidaten-Gene gefunden, ohne deren Auswirkungen genau einschätzen zu können. Die Anzahl adipöser Kinder nimmt zu. Neben weiteren Einflüssen sind auch **Umwelt- und Lebensstilfaktoren** dafür verantwortlich. So bietet die wachsende Fast-Food-Industrie schnell verfügbares, hochkalorisches Essen. Gleichzeitig bieten sich weniger Gelegenheiten im Alltag, die aufgenommene Energie zu verbrauchen. Der sitzende Lebensstil ist ein Hauptumweltfaktor bei der Entstehung und Aufrechterhaltung des Übergewichts.

Die **Adipositas** kann in **zwei Gruppen** eingeteilt werden:

- **primäre Fettsucht** d.h. ohne erkennbare Grundkrankheit auftretende Erhöhung der Körperzellmasse und des Körperfettanteils
  - **hyperplastische, endogene oder konstitutionelle Fettsucht** → Übergewicht besteht seit frühester Kindheit, beruht vor allem auf einer Vermehrung der Zahl der Fettzellen (Fettzellmasse); Dauertherapieerfolge schwierig
  - hypertrophische oder exogene Fettsucht → beginnt meist zwischen dem 20. und 40. Lebensjahr, der Fettansatz ist die Folge einer Volumenzunahme der Fettzellen durch erhöhten Energieverzehr; Diätmaßnahmen sind oft erfolgreich
- **sekundäre Fettsucht** d.h. zerebral bzw. hormonell bedingt (z.B. Dystrophia adiposogenitalis oder Cushing-Syndrom)

"Schwere Knochen" sind für ein Übergewicht nicht verantwortlich. Eine Abweichung des Körpergewichtes hierdurch um mehr als 3-5 % ist unwahrscheinlich. Dagegen kann durch eine antrainierte größere Muskelmasse das Normalgewicht erheblich überschritten werden.

Die Behandlungsmöglichkeiten sind vielfältig:

- **Ernährungsumstellung:** z.B. im Sinne der DGE-Richtlinie (10 Regeln) ist in jedem Fall unumgänglich

Grad des Körpergewichts und der Gesundheitsgefährdung		Ziel		Maßnahmen
Normalgewicht (BMI 18,5-24,9)	→	Gewichtsstabilisierung	→	Ggf. Gewichtsmonitoring
Normalgewicht (BMI 18,5-24,9) plus Risikofaktor und/oder Komorbidität	→	Gewichtsstabilisierung, bei familiärer Prädisposition Gewichtszunahme >3 kg verhindern. Risikofaktoren-Management, z.B. Aufgabe des Rauchens, gesunder Lebensstil	→	Gewichtsmonitoring, Risikofaktoren-Management, Therapie der Komorbidität, Beratung zu gesundem Lebensstil
Präadipositas (BMI 25-29,9)	→	besser noch Gewichtsreduzierung	→	Basisprogramm *
Präadipositas (BMI 25-29,9) plus Risikofaktor und/oder Komorbidität	→	Dauerhafte Gewichtsreduzierung um 5-10 %	→	Basisprogramm, Risikofaktoren-Management, Therapie der Komorbidität, bei BMI >27 kg/m² frühestens nach 12wöchiger Therapie zusätzliche medikamentöse Therapie erwägen
Adipositas Grad I (BMI 30-34,9)	→	Dauerhafte Gewichtsreduzierung um 5-10 %	→	Basisprogramm *
Adipositas Grad I (BMI 30-34,9) plus Risikofaktor und/oder Komorbidität	→	Dauerhafte Gewichtsreduzierung um 5-10 %	→	1. Basisprogramm *, Risikofaktoren-Management, Therapie der Komorbidität 2. Wenn kein Erfolg, frühestens nach Wochen zusätzliche medikamentöse Therapie erwägen
Adipositas Grad II (BMI 35-39,9)	→	Dauerhafte Gewichtsreduzierung um ≥10 %	→	Basisprogramm *
Adipositas Grad II (BMI 35-39,9) plus Risikofaktor und/oder Komorbidität	→	Dauerhafte Gewichtsreduzierung um 10-20 %	→	1. Basisprogramm *, Risikofaktoren-Management, Therapie der Komorbidität 2. Wenn kein Erfolg, frühestens nach 12 Wochen zusätzliche medikamentöse Therapie zu erwägen 3. Bei erfolgloser konservativer Therapie chirurgische Maßnahmen erwägen
Adipositas Grad III (BMI >40)	→	Dauerhafte Gewichtsreduzierung um 10-30 %	→	1. Basisprogramm *, Risikofaktoren-Management, Therapie der Komorbidität 2. Wenn kein Erfolg, frühestens nach12 Wochen zusätzliche medikamentöse Therapie zu erwägen 3. Chirurgische Therapie bei erfolgloser konservativer Therapie erwägen

Tab. 16.10: Die Praxis-Leitlinien der Deutschen Diabetes-Gesellschaft zur Adipositasprävention und -therapie (www.uni-duesseldorf.de/WWW/AWMF/www.awmf). *Das Basisprogramm setzt sich zusammen aus Ernährungstherapie, Bewegungstherapie und Verhaltensmodifikation.

- **Körperliche Aktivität und Bewegung**
- **sehr niedrig-kalorische Diäten** (sogenannte *Very Low Calory Diets*, VLCD): eng begrenzte Indikation (z.B. bei dringend nötigem Gewichtsverlust vor Operationen, Durchführung möglichst in interdisziplinären Therapieprogrammen). Nebenwirkungen sehr niedrigkalorischer Diäten können sein: vorübergehende Erschöpfung, Blutdruckabfall, Haarausfall, Schwindel, Entwicklung von Gallensteinen und akuten Gallenblasenerkrankungen
- **Verhaltenstherapie**
- **Medikamentöse Therapie:** (Appetitzügler) nur nach strenger Indikation (BMI >25-30, Begleiterkrankungen, nur zusätzlich und zeitlich begrenzt zu Ernährungsumstellung und Bewegungssteigerung)

Die Praxis-Leitlinien der Deutschen Diabetes-Gesellschaft zur Adipositasprävention und -therapie (http://www.uni-duesseldorf.de/WWW/AWMF/ www.awmf) gibt die Tab. 16.10 wider.

Fastenkuren, Null-Diäten und weitere Diäten mit sehr unterschiedlichen Ansätzen sind zum Teil kritisch zu werten:

- **Fastenkuren:**
  - **Null-Diät (totales Fasten)** → nur Aufnahme energiefreier Getränke (Mineralwasser, ungesüßter Tee und Kaffee [2-3 l/Tag] und Gaben von Vitamin- und Mineralstoffpräparaten und essenziellen Fettsäuren), führt zur raschen Gewichtsabnahme; sollte nur unter ärztlicher Überwachung durchgeführt werden
    → 0 kcal, schnelle Gewichtsreduktion
  - **Gemüsesaftfasten (Buchinger-Fasten)** → Beginn mit Obst-, Reis- oder Rohkosttagen mit stufenweiser Energiereduktion, danach nur Aufnahme geringer Mengen von Kohlenhydraten (Obst-, Gemüsesäfte, warme Gemüsebrühe, Kräutertee mit Honig)
    → 150-300 kcal täglich, schnelle Gewichtsreduktion
  - **Modifiziertes (proteinsubstituiertes) Fasten** → zum Ausgleich der Eiweißverluste und um dem Gehirn ein Minimum an Glukose zur Verfügung zu stellen, Zuführung von täglich ca. 100 g eines biologisch hochwertigen Eiweißgemisches und von ca. 90 g Kohlenhydraten, Gaben von Vitamin- und Mineralstoffpräparaten und essenziellen Fettsäuren

→ 600-900 kcal täglich, schnelle Gewichtsreduktion

- **Kalorienreduzierte Mischkost:**
  - **Brigitte Diät** → ausgeglichene, kalorienreduzierte Mischkost
    → ca. 1000-1400 kcal täglich, langsame Gewichtsreduktion
  - **Weight Watchers** → fettarme, relativ eiweißreiche, vollwertige Mischkost, psychologische Stützung in einer Gruppe, Bewegungsprogramm, persönliche Verhaltenspläne
    → ca. 1200 kcal täglich, langsame Gewichtsreduktion
  - **Formuladiäten** → verschiedene, definierte, in der Regel ausgewogene Kombination der wichtigsten Nährstoffe einschließlich Vitamine und Mineralien (Fertigprodukte), meist Fehlen von Ballaststoffen, häufig eintönig, "wenig zu beißen", ungenügende Auseinandersetzung zum richtigen Umgang mit Nahrungsmitteln, Erfolge daher oft nur kurzzeitig
    → meist unter 1000 kcal täglich, schnelle oder langsame Gewichtsreduktion (je nach Kaloriengehalt)
- **Diäten mit extremen Nährstoffrelationen**
  - **Atkins-Diät** → extrem kohlenhydratarme Ernährung (kein Obst, Gemüse, keine Kartoffeln, Reis, Süßigkeiten, Backwaren und Brot), ohne Beschränkung der Energiezufuhr, aufgenommene fettreiche Lebensmittel können unbegrenzt gegessen werden, Eiweißaufnahme ist nur bei Milch und Milchprodukten (außer Käse) beschränkt, Alkohol reduziert
    → Gefahren: ballaststoffarme Kost, keine ausreichende Vitamin- und Mineralstoffzufuhr, hohe Aufnahme von Purinen (Gichtgefährdung), gesättigten Fettsäuren und Cholesterin (erhöhtes Risiko für Herz-Kreislauf-Erkrankungen)
    → Wirkung: Durch Minderung des Appetites nach Anstieg der Ketonkörperkonzentration im Blut (infolge erhöhten Fett- und erniedrigten Kohlenhydratabbaus) nach einiger Zeit Entwicklung einer Abneigung gegen diese extreme Kostform (dadurch weniger Nahrungsaufnahme). Die Ausscheidung von Energie in Form von Ketonkörpern (Urin, Stuhl, Atem) kann maximal 100 kcal täglich betragen und ist damit unwesentlich, daher Wirkung vorwiegend durch Einschränkung der Energiezu-

fuhr wie bei anderen Diäten.

→ Die Theorien von Atkins zur Gewichtsabnahme z.B. zur Umwandlung von Fett in Glykogen sind wissenschaftlich unhaltbar, keine Auseinandersetzung im richtigen Umgang mit Nahrungsmitteln

→ meist schnelle (oft nur kurzzeitige) Gewichtsabnahme; diese "Diät" ist aber in keiner Weise zu akzeptieren.

- **Punkte-Diät** → Fett, Eiweiß und Energie können beliebig zugeführt werden, Alkohol ist erlaubt; Kohlenhydrate erhalten gemäß ihrem Kohlenhydratgehalt Punkte. Pro Tag dürfen höchstens 60 Punkte verbraucht werden. Hiernach enthalten z.B. 1 Brötchen 25 Punkte, 1 Kartoffel 21 Punkte, 500 g Ente 0 Punkte(!) Gefahren und Wirkungen entsprechen denen der Atkins-Diät (☞ s.o.)

  → meist schnelle (oft nur kurzzeitige) Gewichtsabnahme, diese "Diät" ist in keiner Weise zu akzeptieren

- **Haysche Trennkost:** Kost aus 80 % "basenbildenden" Lebensmitteln (Gemüse, Salate, Früchte) und 20 % "säurebildenden" Lebensmitteln (Milch- und Getreideprodukte, Eier, Fleisch, Fisch), welche getrennt verzehrt werden sollen ("Kohlenhydratmahlzeit" morgens, "Eiweißmahlzeit" abends). Fette gelten nach Hay als neutral und sind zu allen Mahlzeiten erlaubt. Diese Kostform soll gegen alle Zivilisationskrankheiten einschließlich Krebs wirken.

  Die Hayschen "chemischen Verdauungsgesetze", nach denen Eiweiß und Kohlenhydrate im Verdauungstrakt nicht gleichzeitig verdaut werden können, sind wissenschaftlich nicht haltbar

  Wirkung: die Kost ist unausgewogen, die von Hay postulierte Heilwirkung besteht nicht, positiv ist lediglich die Einschränkung des Fleischverzehrs und die Bevorzugung von Obst, Gemüse und Vollkornprodukten

  → meist nur ungenügende Gewichtsabnahme, nicht zu empfehlen

Am günstigsten sind Reduktionskostformen, bei denen langsam das Gewicht durch eine ausgewogene auch sonst im Alltag übliche und damit auch später beibehaltbare, aber kalorienarme Kost verringert wird (kalorienarme Mischkost).

Fastenkuren reduzieren das Gewicht schneller, führen jedoch nach ihrem Abschluss meist schnell wieder zu einer starken Gewichtszunahme. (Ab 5. Fastentag Schaltung des Körpers auf "Notprogramm" [starke Reduzierung des Grundumsatzes]), nach Beendigung der Kur schnell Gewichtszunahme [Jo-Jo-Effekt])

Jeder Mensch hat ein persönliches Sollgewicht ("Set-Point" [abhängig von Vererbung, Zahl der Fettzellen, frühkindlicher Ernährung]), welches nur sehr schwer zu unterschreiten ist. Bis zu diesem Punkt ist ein Abnehmen relativ leicht, danach wird der Grundumsatz reduziert (☞ s.o.).

Bekannt ist auch, dass Menschen primär gute und schlechte "Futterverwerter" sein können. So wurde bei Übergewichtigen bei gleicher Kost ein schnellerer Fettansatz bzw. ein langsamerer Fettabbau als bei Normalgewichtigen gefunden (angeborene Disposition).

Der Erhaltung eines guten Körpergewichtes dient u.a. auch der Vegetarismus, der in drei Formen bekannt ist:

- ovo-lakto-vegetabile Kost →
  Verzehr pflanzlicher Lebensmittel sowie von Milch, Milchprodukten und Eiern
- lakto-vegetabile Kost →
  Verzehr pflanzlicher Lebensmittel sowie von Milch und Milchprodukten
- vegane Kost →
  Verzehr nur pflanzlicher Lebensmittel

Vegetarier verzichten meist auf Alkohol und Nikotin und bevorzugen eine regelmäßige körperliche Aktivität.

Nachteile: Bei der veganen Kost ungenügende Zufuhr von Eiweiß, Vitamin B_{12} sowie Iod, Calcium und Eisen (bei Schwangeren, Säuglingen und Kleinkindern dringend abzuraten). Die lakto- oder ovo-lakto-vegetabile Kost kann für Schwangere, Stillende sowie weibliche Jugendliche wegen ungenügender Eisenzufuhr problematisch werden.

Vorteile: Ausreichende Zufuhr von Gemüse, Obst und Vollkornprodukten (Kohlenhydrate, Vitamine, Mineralien, Ballaststoffe), geringere Zufuhr tierischer Fette, von Cholesterin und Purinen.

Die vegetarische Ernährung (außer Veganer) ist als Dauerernährung geeignet (Ausnahmen s.o.). In epidemiologischen Untersuchungen ergaben sich gesundheitliche Vorteile bei den Vegetariern (z.B. auch seltener Übergewicht) gegenüber Nichtvegetariern.

Die Ernährung mit starker Bevorzugung pflanzlicher Lebensmittel ist ökologisch vorteilhaft, da auf einer vorgegebenen Ackerfläche durch pflanzliche Produkte mehr Nahrung bereitgestellt werden kann, als wenn man mit den Pflanzen tierische Lebensmittel erzeugen würde. Der Energieaufwand zur Erzeugung pflanzlicher Lebensmittel ist wesentlich geringer als der zur Erzeugung tierischer Lebensmittel. Folglich sind die Lebensmittelversorgungsprobleme der Welt viel besser mit Pflanzenproduktion als mit Tierproduktion zu lösen.

Besondere Bedeutung hat die **Prävention**:

- **primäre Prävention**: die Anleitung zu ausgewogener Ernährung und sinnvollem Bewegungs- und Freizeitverhalten
- **sekundäre Prävention**: frühzeitiges Erkennen übergewichtiger Kinder und gezielte Beratung und Unterstützung bei der Verhaltensänderung; für Erwachsene gilt, Gewicht im Normal- bis Übergewichtsbereich zu halten
- **tertiäre Prävention**: Gewichtsreduzierung bei Vorliegen einer Adipositas, im Anschluss an Therapien dauerhafte Unterstützung anbieten (Selbsthilfegruppen u.a.)

Merke:

Die Fettsucht (Adipositas) steht mit vielen Erkrankungen im Zusammenhang, z.B. Hyperlipidämie, Herz-Kreislauf-Erkrankungen, Diabetes mellitus, Gicht, Arthrosen, Diskopathien, Karzinome. **Daher sollte ein Körpermassenindex (BMI) von 19-24 angestrebt werden.**

Gewichtsreduktionen werden erreicht durch:

- **Fastenkuren** → Nulldiät → nur unter ärztlicher Aufsicht; Gemüsesaftfasten; proteinsubstituiertes Fasten → schnelle Gewichtsreduktion
- **Kalorienreduzierte Mischkost** → Brigitte-Diät, Weight-Watchers → 1000-1400 kcal täglich → gut geeignet als Langzeitdiät; Formuladiäten → Ballaststoffe ↓ → häufig eintönig, ungenügende Auseinandersetzung zum richtigen Umgang mit Nahrungsmitteln → meist langsame Gewichtsreduktion
- **Diäten mit extremen Nährstoffrelationen** → Atkins-Diät, Punkte-Diät → extrem kohlenhydratarm, Ballaststoffe ↓, Vitamine ↓, Mineralstoffe ↓, gesättigte Fettsäuren ↑, Cholesterin ↑ → Risiko Herz-Kreislauf-Erkrankungen ↑, Gichtgefahr ↑, keine Auseinandersetzung im richtigen Umgang mit Nahrungsmitteln → trotz meist schneller (oft nur kurzfristiger) Gewichtsabnahme sind diese "Diäten" nicht zu akzeptieren (gesundheitsschädlich)
- **Haysche Trennkost** → getrennter Verzehr "basenbildender" (Gemüse, Salate, Früchte) und "säurebildender" (Milch, Getreideprodukte, Eier, Fleisch, Fisch) Lebensmittel → unausgewogene Kost (vorteilhaft jedoch Fleischverzehr ↓ sowie Obst, Gemüse, Vollkornprodukte ↑) → meist nur ungenügende Gewichtsabnahme, nicht zu empfehlen

Am günstigsten hinsichtlich der gesundheitlichen Auswirkung und eines Langzeiteffektes sind kalorienreduzierte ausgewogene Mischkostformen.

Streng **vegane Kost** kann bei Schwangeren, Säuglingen und Kleinkindern eine ungenügende Zufuhr von Eiweiß, Vitamin B_{12}, Iod, Calcium und Eisen bewirken.

- **Bewegung und Sport** unterstützen die Gewichtsreduktion erheblich

16.15.3.4. Alkoholbedingte Erkrankungen

Ethanol wirkt fruchtschädigend, erbgutschädigend und ist als Humankanzerogen eingestuft. Regelmäßige Alkoholaufnahme kann zur Abhängigkeit führen. Zielorgane der chronischen Alkoholaufnahme sind die Leber, das Nervensystem und das Herz-Kreislaufsystem. Folgende Tumorlokalisationen sind mit chronischem Alkoholkonsum assoziiert: Mund, Rachen, Kehlkopf, Speiseröhre, Leber, Pankreas, Dickdarm und weibliche Brustdrüse. Die Krebsrisiken steigen bei moderatem Alkoholkonsum von 30-50 g/Tag (Männer) bzw. 20-30 g/Tag (Frauen) je nach Tumorart auf das 2-5-fache an. Alkoholmissbrauch in der Schwangerschaft ist die häufigste Ursache für embryonale Schäden (Alkoholembryopathie). Risikoerhöhungen für Leberzirrhose und Tumore werden ermittelt ab:

- Männer → 20 g reiner Alkohol
- Frauen → 10 g reiner Alkohol

Geringe Mengen bei älteren Erwachsenen (20 g/Tag Männer; 10 g/Tag Frauen) wirken **protektiv gegen Herz-Kreislauf-Erkrankungen.** Die **tolerable obere Alkoholzufuhrwerte (TOAM)** betragen für erwachsene Frauen 10-12 g/Tag und für erwachsene Männer 20-24 g/Tag. Die Einhaltung dieser Grenzen garantiert allerdings keinen gefahrlosen Konsum. 31 % der Männer und 16 % der Frauen in Deutschland konsumieren durchschnittlich höhere Alkoholmengen. Zum Alkoholkonsum von Jugendlichen liefert der Kinder- und Jugendgesundheitssurvey (KiGGS) des RKI folgende Daten: regelmäßiger Konsum (einmal pro Woche) 39 % der 11-17-jährigen Jungen und 22 % der Mädchen.

In den letzten Jahren werden zunehmend schwere Vergiftungen und Todesfälle bei Jugendlichen durch "Komasaufen" festgestellt.

Alkohol wird getrunken

- als Begleitgetränk der Mittags- oder Abendmahlzeit
- als Genussmittel, weil eine leicht berauschende Wirkung als angenehm empfunden wird; allein, bei Partys oder Familienfeiern ("soziales Trinken")
- zum Abbau von Spannungen, Angst, Hemmungen, schlechter Laune oder um Probleme zu vergessen ("Konflikttrinken")

In Europa ist der Alkoholkonsum einer der wichtigsten Risikofaktoren für die Gesundheit. Europa ist der Kontinent mit dem höchsten Pro-Kopf-Alkoholkonsum der Welt. In etablierten Marktwirtschaften der EU-Mitgliedstaaten wird die volkswirtschaftliche Belastung durch alkoholbedingte Krankheiten und Unfälle auf 8-10 % geschätzt. Kostenschätzungen des RKI für alkoholassoziierte Krankheiten gehen von einer gesellschaftlichen Last für Deutschland von jährlich 20 Milliarden Euro aus. **Wie bei Rauchen auch, verdient der Staat durch Steuereinnahmen an Alkohol.** Deutschland zählt weltweit zu den Ländern mit dem höchsten Alkoholverbrauch. Durchschnittlich werden in Deutschland etwa 10-11 Liter reiner Alkohol pro Einwohner und Jahr getrunken. Der Trend ist in den letzten Jahren geringfügig abnehmend. Höhere Alkoholmengen in Europa werden u.a. in Luxemburg, Irland, Tschechien, Ungarn, Spanien und Estland getrunken.

Die mit einem Glas alkoholischen Getränks zugeführten Alkoholmengen sind:

- 0,33 l Bier → 13 g Alkohol
- 0,125 l Wein → 11 g Alkohol
- 0,1 l Sekt → 9 g Alkohol
- 4 cl Schnaps → 11 g Alkohol

Die **hohe Energiedichte** des Alkohols (7,1 kcal/g) beeinflusst die Nährstoffrelation. **Alkoholaufnahme verändert den Versorgungszustand des Körpers mit Makro- und Mikronährstoffen** vor allem durch Verdrängung, Beeinflussung der Resorption oder durch Eingriffe in den Stoffwechsel.

Die **Nährstoffaufnahme** kann durch erhöhten Alkoholkonsum u.a. wie folgt beeinflusst werden:

- erniedrigte Resorption von Eiweiß sowie der Vitamine A und C
- reduzierte Zufuhr von Ballaststoffen, Eisen und Calcium
- erniedrigter Pyridoxin-(Vitamin-B_6-) und Folsäurestatus
- durch niedrige Calcium-, Phosphat- und Vitamin-D-Konzentrationen im Blut langfristig erheblicher Verlust an Knochenmasse mit erhöhter Frakturgefährdung

Die Zahl der behandlungsbedürftigen Alkoholiker wird auf etwa 2,5 Millionen Bundesbürger geschätzt.

Die **gesundheitlichen Folgen erhöhter Alkohol-aufnahme** können sein:

- akute Effekte:
  - Unfälle (Kraftverkehr, Haushalt, Freizeit, Arbeitsstelle)
  - Gewalteinwirkungen (Verlust des physischen und psychischen Gleichgewichtes)
  - Vergiftungen
- chronische Effekte:
  - Vielzahl von Erkrankungen (☞ Abb. 16.9)

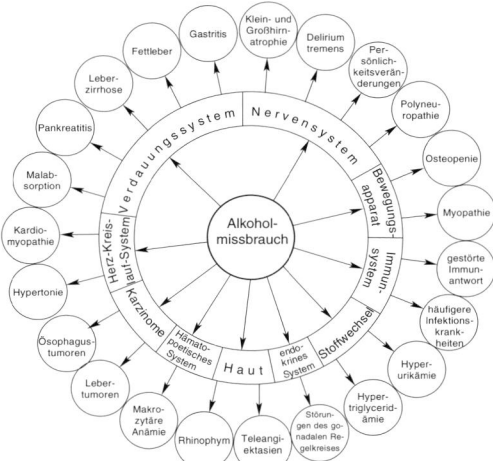

Abb. 16.9: Mit Alkohol im Zusammenhang stehende Krankheiten (Auswahl).

Merke:

Der hohe Alkoholverbrauch in Deutschland ist aus gesundheitlicher Sicht bedenklich.

Neben **akuten Effekten** (z.B. Unfälle) stehen eine **Vielzahl von chronischen Erkrankungen** mit Alkohol in Verbindung (Krankheiten des Herz-Kreislauf-, Verdauungs-, Immun-, Nerven- sowie des endokrinen und hämatopoetischen Systems, Stoffwechselstörungen, Hauterkrankungen, maligne Tumoren).

16.15.3.5. Karies

Bei der **Entstehung der Karies** sind neben der Ernährung auch die Mikroflora des Mundes (insbesondere Besiedelung mit *Streptococcus mutans*) und die individuelle Disposition (Speichelzusammensetzung, Mineralisationsstatus der Zähne) von Bedeutung.

Saccharose (Haushaltszucker) hat von den niedermolekularen Kohlenhydraten den stärksten kariogenen Effekt (Förderung der Plaquebildung mit gutem Nährboden für kariogene Mikroorganismen [lokale Demineralisierung des Zahnes durch gebildete organische Säuren]). Eine deutliche Zunahme der Kariesinzidenz tritt ab einem Pro-Kopf-Verbrauch von 40 g Zucker pro Tag auf.

Prophylaktisch wirken:

- Reduktion des Verzehrs von Zucker und stark zuckerhaltigen Lebensmitteln (Süßigkeiten, Honig, Gebäck, Marmelade)
- nach jeder Hauptmahlzeit Zähne putzen
- keine zuckerhaltigen Lebensmittel zwischen den Mahlzeiten verzehren
- Trinkwasserfluoridierung (in Deutschland nicht zugelassen), fluorierte Zahnpasta und Fluortabletten (Remineralisierung demineralisierter Zähne, antimikrobielle Effekte [☞ auch Kap. 8.13.5.2.])

16.15.3.6. Sonstige Erkrankungen

Folgende Erkrankungen werden wesentlich durch die Ernährung beeinflusst:

- **Diabetes mellitus:** risikoerhöhend wirkt Übergewicht. Mit zunehmendem Body-Mass-Index (☞ Kap. 16.15.3.3.) zeigt sich eine deutliche Zunahme der Erkrankungshäufigkeit (☞ Abb. 16.10)

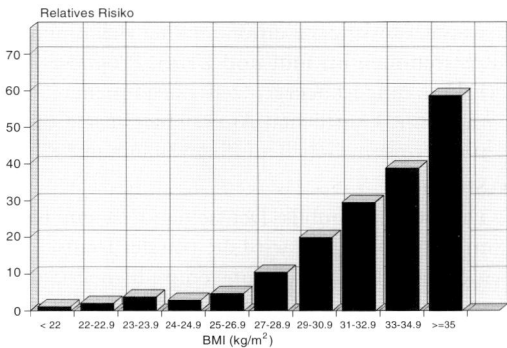

Abb. 16.10: Diabetesrisiko und Body-Mass-Index (BMI). Quelle: nach Colditz, G. A. et al.[15].

- **Gicht:** risikoerhöhend wirken u.a. Übergewicht, Alkoholkonsum und erhöhte Zufuhr von fruktosereicher Kost sowie von Nahrungspurinen. Purine sind wichtige Bestandteile von Zellen (u.a. Zellkernen). Sie werden im Organismus synthetisiert oder aus purinhaltigen Lebensmitteln aufgenommen. Der Abbau erfolgt zu Harnsäuren.

- purinreiche Lebensmittel sind: Fleisch und Fleischwaren (besonders Innereien), Fisch und Fischwaren (besonders Ölsardinen)
- purinarme bis -freie Lebensmittel sind: Milch und Milchprodukte, Eier, Teigwaren, Obst und Gemüse (außer Hülsenfrüchten)
- Alkoholkonsum kann auch auslösend für Gichtanfälle sein (Hemmung der Harnsäureausscheidung durch die Nieren)

- **Störungen des Lipidstoffwechsels** (Erhöhung der Konzentrationen einzelner oder mehrerer Lipoproteinfraktionen im Blut, ungünstige Konzentrationsverhältnisse):

Risikoerhöhend wirken:

- fettreiche Ernährung vor allem mit gesättigten Fettsäuren
- hohe Cholesterinzufuhr
- Rauchen
- Kaffeekonsum (besonders nicht gefilterter Kaffee)

Risikomindernd wirken:

- fettarme Ernährung insbesondere mit weniger gesättigten Fettsäuren
- hohe Ballaststoffaufnahme
- körperliche Aktivität

- **Phenylketonurie** (autosomal-rezessive Stoffwechselstörung mit erhöhten Phenylalaninkonzentrationen im Blut und Urin). Prognose der Erkrankung ist bei rechtzeitig begonnener Therapie mit künstlichen Aminosäuremischungen mit geringem Gehalt an Phenylalanin gut

- **Struma**
Die Bundesrepublik Deutschland ist ein Iodmangelgebiet. Hier wird die von der Deutschen Gesellschaft für Ernährung empfohlene Iodaufnahme in keiner Altersgruppe erreicht (z.B. Jugendliche und Erwachsene: empfohlen 180-200 mg/Tag, Aufnahme 30-70 mg/Tag). Populationen in iodarmen Gegenden haben ein erhöhtes Erkrankungsrisiko.

Prophylaktisch wirken:

- vermehrter Verzehr iodhaltiger Lebensmittel (z.B. Seefisch [reicht wegen des niedrigen Iodgehaltes der übrigen Lebensmittel nicht aus])
- Verzehr iodierten Speisesalzes (enthält 20 mg Kaliumiodat/kg). Hierdurch werden bei dem empfohlenen täglichen Kochsalzverzehr von 5 g ca. 60 mg Iod täglich zugeführt

Die Verwendung iodierten Speisesalzes wird empfohlen.

- **Eisenmangelanämie und sonstige Mangelanämien:**
Anämien entstehen durch zu geringe Zufuhr oder Resorption der für die Erythropoese unerlässlichen Stoffe: Eisen, Folsäure und Vitamin B_{12}

Ein erhöhtes Risiko besteht bei

- Personen mit erhöhtem Bedarf (Wachstum, Schwangerschaft, Stillperiode, Leistungssport)
- erhöhtem Verlust (Menstruation [meist ausreichende Deckung bei Frauen nach der Menopause])

Der Bedarf bei Erwachsenen beträgt 10-15 mg/Tag.
Gute Resorption besteht bei zweiwertigem Eisen (Fe^{++}), schlechte dagegen bei dreiwertigem Eisen (Fe^{+++}). Die durchschnittliche Eisenresorption beträgt aus pflanzlichen Lebensmitteln ca. 10 %, aus tierischen ca. 30 %.
Gute Eisenlieferanten sind Fleisch, Wurst, Geflügel, Leber und Nieren. Vollkornerzeugnisse, Gemüse und Hülsenfrüchte tragen auch zur Eisenversorgung bei.
Bei **Untersuchungen zur Eisenverfügbarkeit** sowie deren Beeinflussung durch Nahrungsmittel wurden folgende Faktoren identifiziert:

- absorptionshemmend: schwarzer Tee, Kaffee, Phytate, Calcium, Weizenkleie
- absorptionssteigernd: Ascorbinsäure, tierische Lebensmittel, Fruktose

Bei Vegetariern, die völlig auf Milchprodukte verzichten, besteht ein Mangel an Vitamin B_{12}. Die Bedarfsdeckung für Folsäure ist in Deutschland unsicher, ein besonderer Mangel besteht bei Alkoholikern.

- **Gallensteine:** Risikofaktor für Gallensteinbildung ist Übergewicht. Der Zusammenhang zwischen der Aufnahme von Cholesterin und Gallensteinen ist umstritten. Alkoholkonsum korreliert negativ mit der Gallensteinbildung

- **Darmdivertikel:** Risikofaktor für die Bildung von Darmdivertikeln ist eine ballaststoffarme Ernährung. Die prophylaktische Wirkung der Ballaststoffe scheint im Zusammenhang mit einem erhöhten intraluminalen Druck zu stehen. Eine tägliche Aufnahme von 30 g Ballaststoffen wird empfohlen (☞ auch Kap. 16.9., Regel 5)

- **Osteoporose:** Wir unterscheiden u.a. die postmenopausale sowie senile Osteoporose (betrifft beide Geschlechter).

  Begünstigend für eine Osteoporose wirken nach epidemiologischen Studien: zu geringe Calciumaufnahme, niedriger Vitamin D-Spiegel, chronischer Alkoholabusus (→ verminderte Zufuhr von Calcium, Phosphat und Vitamin D), Kaffeekonsum über drei Tassen täglich (gesteigerte Calciumausscheidung, geringere Aufnahme calciumhaltiger Getränke), unzureichende Aufnahme von Vitamin K und Phosphat.

  Prophylaktisch sollten vor allem Frauen, besonders in den ersten Jahren nach der Menopause, die Calciumzufuhr durch verstärkten Verzehr von Milch und Milchprodukten steigern.

Merke:

Imbalancen der Nährstoffaufnahme stehen mit einer Vielzahl von Erkrankungen im Zusammenhang. Hierbei sind von besonderer Bedeutung

- gesättigte Fettsäuren ↑, Transfettsäuren ↑, Cholesterin ↑, Kochsalz ↑, Kalorienzufuhr ↑ (Fettsucht), Körpergewicht ↑ → Herz-Kreislauf-Erkrankungen
- Fett, besonders gesättigte Fettsäuren ↑, Körpergewicht ↑, Obst und Gemüse ↓, Ballaststoffe in der Nahrung ↓, gepökelte und stark gesalzene Lebensmittel ↑, starker Alkoholgenuss (☞ Kap. 16.15.3.4.) → Malignome
- Kalorienzufuhr ↑ (Fett¬, Kohlenhydrate ↑), Körpergewicht ↑ → Adipositas
- Zucker (Saccharose ↑) → Karies
- Kalorienzufuhr ↑, Körpergewicht ↑, Zucker ↑ → Diabetes mellitus
- Kalorienzufuhr ↑, Übergewicht ↑, Nahrungspurine ↑ → Gicht
- Fett, besonders gesättigte Fettsäuren ↑, Cholesterin¬, Kaffee (vor allem nicht gefiltert) ↑ → Lipidstoffwechselstörungen
- Iod ↓ → Struma
- Eisen ↓, Folsäure ↓, Vitamin B_{12} ↓ → Anämien
- Kalorienzufuhr ↑, Übergewicht ↑ → Gallensteine
- Ballaststoffe ↓ → Darmdivertikel

Lebensmittel sind nicht primär gesund oder ungesund (enthalten Lebensmittel Krankheitserreger oder toxisch wirkende Substanzen, sind sie nicht verkehrsfähig und damit keine Lebensmittel), entscheidend ist deren Menge und Kombination bei der individuellen Ernährung. Ernährungsrisiken durch Lebensmittelzusatzstoffe und chemische Rückstände sind sehr niedrig, durch pathogene Mikroorganismen beachtenswert und durch Überernährung und Fehlernährung sehr groß (☞ Abb. 16.11).

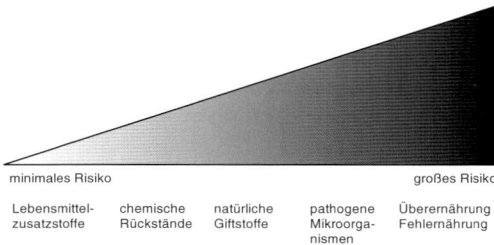

minimales Risiko   großes Risiko

| Lebensmittel- zusatzstoffe | chemische Rückstände | natürliche Giftstoffe | pathogene Mikroorga- nismen | Überernährung Fehlernährung |

Abb. 16.11: Wichtung der Ernährungsrisiken.

16.16. Gentechnisch veränderte Lebensmittel

Lebensmittel werden aus Pflanzen und Tieren gewonnen, die seit vielen Jahrtausenden gezüchtet werden. Über diese Zeiträume haben sich diese Pflanzen und Tiere genetisch verändert, da diejenigen mit den am meisten erwünschten Merkmalen für Lebensmittel zur Züchtung der nächsten Generation ausgewählt wurden. Die erwünschten Merkmale wurden durch natürlich auftretende genetische Variationen verursacht. Heute kann das genetische Material lebender Zellen und Organismen mit Hilfe der modernen Gentechnologie kurzfristig geändert werden. Organismen, wie Pflanzen und Tiere, deren genetisches Material (DNA) auf diese Weise verändert wurde, nennt man **gentechnisch veränderte Organismen (GVO)**. Lebensmittel, die solche GVO enthalten, daraus bestehen oder aus GVO hergestellt werden, nennt man gentechnisch veränderte (GV) Lebensmittel. Diese neue Biotechnologie wird vor allem für Pflanzen (GVP, genetisch veränderte Pflanzen) wie Soja, Mais und Raps angewandt. Für den Verbraucher bieten die GVP zunächst keine Vorteile. GVP werden heute in erster Linie mit Genen ausgestattet, die eine Resistenz gegen Pestizide geben oder vor Befall durch Insekten schützen. Allerdings zielt die neue Technologie auch darauf, zukünftig ernährungsphysiologische, geschmackliche Vorteile und bessere Lagerfähigkeit zu erreichen.

Seit dem 18. April 2004 unterliegen GV Lebens- und Futtermittel der Verordnung (EG) Nr. 1829/2003 über gentechnisch veränderte Lebens- und Futtermittel (weitere Details ☞ http://europa.eu). Produkte mit einem GVP-Anteil >0,9 % müssen als solche ausgewiesen werden.

In der Bevölkerung bestehen Befürchtungen über ein gesundheitliches Risiko durch den Verzehr genetisch veränderter Pflanzen. Folgende Risiken sind denkbar:

- toxisches Potenzial
- allergenes Potenzial
- Auftreten unerwarteter Effekte durch genetische Veränderungen
- Möglichkeit der Übertragung der genetischen Information auf Bakterien während der Verdauung im Darm (z.B. Resistenzgene)
- schädlicher Einfluss des neuen Proteins auf die Ernährung.

Grundsätzlich wird für GVP eine verschärfte Risikobewertung vorgenommen. Bislang gibt es auch keine Beobachtungen, dass zugelassene GVP gegenüber nicht genetisch veränderten Lebensmitteln ein höheres toxisches oder allergenes Potenzial aufweisen. Allerdings ist der Anteil von GVP an Lebensmitteln noch gering und die Kennzeichnungspflicht besteht erst seit 2004. Damit fehlen Langzeitbeobachtungen beim Menschen.

16.17. Muttermilch

Muttermilch ist das **wichtigste Lebensmittel des Säuglings**. Muttermilch ist die natürlichste und beste Ernährungsform des Säuglings. Muttermilch ist auf den Nährstoffbedarf des Kindes optimal abgestimmt und reicht als einzige Nahrungs- und Flüssigkeitsquelle die ersten vier bis sechs Monate vollkommen aus. Ausschließliches Stillen in den ersten **sechs Monaten (Empfehlung der nationalen Stillkommission)** sichert so auf optimale Weise Wachstum, Entwicklung und Gesundheit des Kindes.

Die Zusammensetzung der Muttermilch verändert sich in Abhängigkeit von der Stilldauer, während einer Stillmahlzeit, aber auch bei Erkrankungen der Mutter. Muttermilch wird in ihrer zeitlichen Abfolge und entsprechend ihrer unterschiedlichen Zusammensetzung eingeteilt in:

- Kolostrum oder Vormilch: wird ab der 20. Schwangerschaftswoche bis wenige Tage nach der Geburt gebildet. Sie ist eine dickflüssige, gelbliche Milch mit hohem Anteil an Immunglobulinen (Antikörpern) und ist eiweißreich, enthält viel Vitamin A und E sowie Eiweiß und Salze. Wegen des geringen Fett- und Milchzuckergehaltes ist das Kolostrum kalorienarm und für Neugeborene leicht verdaulich. Der hohe Anteil an Immunglobulinen, Laktoferrin, Lysozym und Makrophagen schützen das Kind vor Infektionskrankheiten.

- Transitorische Milch oder Übergangsmilch: ca. ab dem 5.-15.Tag nach der Geburt. Im Gegensatz zum Kolostrum ist die Übergangsmilch flüssiger und enthält weniger Eiweiß, dafür aber mehr Kohlenhydrate und Fette.

- Reife Frauenmilch: ab der 2.-3. Woche nach der Geburt. Sie ist reich an essenziellen Fettsäuren und weist eine für das Wachstum des Kindes ausreichende Eiweißmenge auf.

Stillen hat u.a. **folgende Vorteile für das Kind:**

- Durch das Saugen an der Brust wird die Kieferentwicklung des Neugeborenen positiv unterstützt.

- Muttermilch fördert die typische Keimbesiedlung des Darms und ist deshalb für den Säugling gut verträglich.

- Auf Grund der Zusammensetzung ist die Muttermilch den zum Teil noch nicht ausgereiften Funktionen des kindlichen Magen-Darm-Traktes und seinem Stoffwechsel besonders gut angepasst. So können bestimmte lebenswichtige Nährstoffe (wie Eisen, Zink und Calcium) aus dem Darm besser aufgenommen werden.

- Schutz vor Infektionskrankheiten (Nestschutz) und Reduktion des Allergierisikos (deswegen besonders bei Familien mit Allergierisiko auf Umsetzung der Stillempfehlung achten)

- Wahrscheinlich Risikominderung (teilweise noch kontroverse Diskussion) für chronische, nicht übertragbare Erkrankungen im Erwachsenenalter, Autoimmunerkrankungen und Stoffwechselstörungen (Adipositas, Diabetes u.a.). Stoffwechsel, Hormon- und Immunsystem können sich optimal entwickeln.

Inwieweit das Stillen das Brustkrebsrisiko der Mutter senkt, ist noch nicht endgültig geklärt. Unbestritten ist förderliche emotionale Bindung zwischen Mutter und Kind durch das Stillen.

In Deutschland wird die empfohlene Stilldauer im Mittel nicht erreicht. **Weniger als 50 % der Säuglinge im Alter von 2 Monaten werden ausschließlich gestillt.**

Aufgrund des hohen Fettanteils der Muttermilch, ist diese ein **typisches Anreicherungsmedium für lipophile, persistente organische Schadstoffe** (POPs, persistent organic pollutants wie Dioxine, PCB, DDT, HCB u.v.a.). Muttermilch-Unter-

suchungsprogramme weisen seit Jahrzehnten einen deutlichen Rückgang der Schadstoffbelastung der Muttermilch auf (☞ Abb. 16.12+16.13). Die zunehmende Belastung der Bevölkerung durch polybromierten Diphenylether (PBDE) wurde anhand von Muttermilchanalysen erst deutlich. Die PBDE-Gehalte stiegen von 1972 bis 2002 an, seitdem ist der Trend eher abnehmend, zumindest für einige PBDEs.

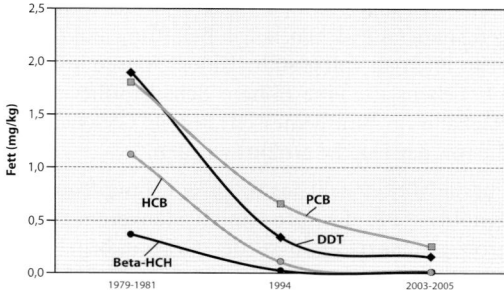

Abb. 16.12: Abnahme der Schadstoffgehalte in der Muttermilch in Deutschland 1979-2005. Quelle Umweltbundesamt, Kommission Human-Biomonitoring

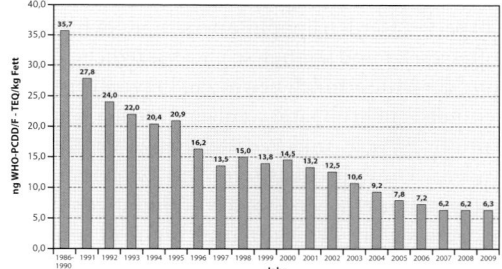

Abb. 16.13: Zeitlicher Trend der Gehalte an Dioxinen (ng WHO-PCDD/F-TEQ/kg Fett) in Frauenmilch aus Deutschland 1986-2009. Diese Angaben beziehen sich nur auf die PCDD/PCDF, die dioxinähnlichen PCB wurden hierbei nicht berücksichtigt. Nach Stellungnahme Nr.002/2011 des BfR vom 26.01.2011.

DDT ist ein Insektenvernichtungsmittel. In der ehemaligen DDR wurde es bis zur Wende 1989 verwendet, in der Bundesrepublik war DDT schon lange verboten. Die DDT-Belastung der Frauen aus Ostdeutschland war deswegen über viele Jahre hinweg nach der Wende höher als die bei westdeutschen Frauen. DDT wird in manchen Ländern mit hohem Malariavorkommen auch heute noch verwendet. Lindan, die Gamma-Form des Hexachlorcyclohexan, wurde in Deutschland noch bis

Ende 2007 in der Behandlung gegen Hautparasiten wie Läusen und Krätzemilben eingesetzt. Seit Januar 2008 ist es jedoch verboten.

Die Aufnahme von einigen POPs über die Muttermilch liegt für den Säugling deutlich oberhalb der duldbaren Aufnahmemenge (TDI-Werte der WHO). Dies ist besonders ausgeprägt bezüglich der Dioxine. Dennoch wird keine Einschränkung des Stillens empfohlen. Diese Ansicht fußt auf den vielfältigen Vorteilen des Stillens und auch auf dem Ableitungsprinzip duldbarer Aufnahmemengen, dem eine lebenslange Belastung zugrunde liegt. Ehemals voll gestillte Kinder weisen bis zum 14. Lebensjahr eine höhere Schadstoffbelastung (Gehalte im Blut gemessen) auf als Gleichaltrige die mit der Flasche ernährt wurden.

Für die Mutter stellt das Stillen eine **Entgiftung** gegenüber POPs dar (pro Kind bei längerem Stillen grob geschätzt 10-30 % der Gesamtkörperlast). Die Dioxingehalte im Blut von Frauen sind klar negativ mit deren Gesamtstilldauer assoziiert. Von Fastenkuren bei Stillenden bzw. Frauen mit Kinderwunsch zur Reduktion der Schadstoffbelastung ist abzuraten. Muttermilch wird u.a. aus den Fettreserven der Mutter generiert. Durch Abbau von Körperfett werden lipophile persistente Schadstoffe freigesetzt und können so eine zusätzliche Belastung der Muttermilch bewirken. Präventiv ist eine gesunde Ernährung mit weniger Anteilen von fetthaltigen Fleisch- und Wurstwaren zu empfehlen. Andere Umweltschadstoffe wie Schwermetalle und perfluorierte persistente Verbindungen (PFC) reichern sich in der Muttermilch nur in geringen Mengen an. PFC weisen eine hohe Affinität zu Proteinen auf, sind nicht lipophil. Das Verhältnis der PFC-Gehalte im Plasma zu dem in Muttermilch beträgt 300:1. Für einige Organochlorpestizide (DDT, HCB, β-HCH) und PCB (Summe von 3 Kongeneren) stehen Referenzwerte (Bezugsjahr 2003-2005) in Muttermilch zur Verfügung (www.umweltbundesamt.de). Einige Bundesländer (z.B. Niedersachsen, Schleswig-Holstein, Nordrhein-Westfalen, Bayern) bieten Frauen kostenfreie Untersuchungen der Muttermilch auf Schadstoffe an. Das Spektrum der Stoffe, die in Muttermilch nachgewiesen werden kann, umfasst weitere Substanzen wie z.B. Moschusverbindungen (Duftstoffe), Phthalate und Acrylamid.

Infektionsrisiken bei chronisch infizierten Müttern für den Säugling sind erregerabhängig. So ist eine Virusübertragung über das Stillen bei **chronischer Hepatitis C** Erkrankung nicht bekannt. Dagegen erfolgt eine Übertragung des HI-Virus in etwa 15 % der Fälle beim Stillen. Entsprechend erkrankte Mütter wird vom Stillen abgeraten.

Internet

http://www.bfr.bund.de → Bundesinstitut für Risikobewertung

http://www.bvl.bund.de → Bundesamt für Verbraucherschutz und Lebensmittelsicherheit

http://www.cdc.gov/foodsafety/ → Centers for Disease Control and Prevention

http://www.dge.de → Deutsche Gesellschaft für Ernährung

http://europa.eu.int/comm/food/index_de.htm → Europäische Kommission

http://www.rki.de → Robert Koch-Institut

Rechtsvorschriften und Literatur

1. EU Verordnung (EG) Nr. 178/2002 des europäischen Parlaments und des Rates vom 28. Januar 2002 zur Festlegung der allgemeinen Grundsätze und Anforderungen des Lebensmittelrechts zur Einrichtung der Europäischen Behörde für Lebensmittelsicherheit und zur Festlegung von Verfahren zur Lebensmittelsicherheit.

2. Lebensmittel-, Bedarfsgegenstände- und Futtermittelgesetzbuch (LFGB) vom 1.9.2005, BGBl. I, S. 2618, letzte Änderung 24.7.2009, BGBl. I, S. 2205

3. Verordnung über die Kennzeichnung von Lebensmitteln (Lebensmittel-Kennzeichnungsverordnung – LMKV) neugefasst am 15.12.1999, BGBl. I S. 2464; zuletzt geändert durch Art. 1 V v. 18.12.2007 I 3011

4.Verordnung über die Zulassung von Zusatzstoffen zu Lebensmitteln zu technologischen Zwecken (Zusatzstoff- Zulassungsverordnung - ZZulV) vom 29.01.1998, BGBl. I S. 230, 231, zuletzt geändert durch Art. 3 V v. 30.9.2008, BGBl. I S. 1911

5.Verordnung über Anforderungen an die Hygiene beim Herstellen, Behandeln und Inverkehrbringen von Lebensmitteln (Lebensmittelhygiene-Verordnung; LHMV) vom 8.8.2007 BGBl. I Nr. 1816, 1817

6. Verordnung über Anforderungen an die Hygiene beim Herstellen, Behandeln und Inverkehrbringen von bestimmten Lebensmitteln tierischen Ursprungs (Tierische Lebensmittel-Hygiene-Verordnung; Tier-LHMV) vom 8.8.2007 BGBl. I Nr. 1816, 1828

7.Verordnung über die hygienischen Anforderungen an das Behandeln und Inverkehrbringen von Hühnereiern und roheihaltigen Lebensmitteln (Hühnereier-Verordnung) vom 5.7.1994, BGBl I, S. 6973, geändert 6.8.2002, BGBl. I, S. 3082

8. Verordnung (EG) Nr. 466/2001 der Kommission von 8. März 2001 zur Festsetzung der Höchstgehalte für bestimmte Kontaminanten in Lebensmitteln, Amtsblatt L 77 vom 16.3.2001

9. Verordnung von Höchstmengen an Schadstoffen in Lebensmitteln (Schadstoffhöchstmengenverordnung – SHmV) vom 18.7.2007, BGBl. I, S.1471

10. DGE (Deutsche Gesellschaft für Ernährung) 2000: Referenzwerte für die Nährstoffzufuhr. Umschau Braus Verlagsgesellschaft, Frankfurt am Main

11. Auswertungs- und Informationsdienst für Ernährung, Landwirtschaft und Forsten (AID) e.V.: Vitamine & Mineralstoffe, Broschüre, Bonn 1992

12. Verordnung über die hygienischen Anforderungen und amtlichen Untersuchungen beim Verkehr mit Fleisch (Fleischhygiene-Verordnung), vom 29.6.2001, BGBl. I S. 1366, zuletzt geändert am 8.8.2007, BGBL. I, 1816

13. Verordnung über Stoffe mit pharmakologischer Wirkung (PharmStV) vom 8.7.2009, BGBl. I, S. 1768

14. Robert Koch-Institut, Statistisches Bundesamt: Gesundheitsberichterstattung - Themenhefte 2005, Heft 16 Übergewicht und Adipositas aus der Reihe "Gesundheitsberichterstattung des Bundes" Übergewicht und Adipositas

15. Coldwitz GA, Willet WC, Stampfer MR et al.: Weight as a risk factor for clinical diabetes in women. Am J Epidemiol 1990; 132:501-513

Index

A

Abfall 305, 308
  Behandlung 315
  Beseitigung 314
  Bioabfall 316, 317
  Bodengefährdung 312, 313
  Entsorgung 81, 322
  Export 320
  gefährlicher 317
  Krankenhaus 72, 81, 82, 322
  PCB-haltiger 381
  Recycling 318, 329
  Vermeidung 320
Abflammen 91
Abgas
  Ausbreitung 356
  Reinigung 387, 388, 389
  Smog 334, 335, 337
Abklatschuntersuchungen 85
Abkochen 253
Abkühlzeit 105, 108
Abscheider 387, 389
Absonderung 43, 136, 496
Absterbekinetik 90
Abwasser 288
  Ableitung 243, 292, 297, 301, 323
  -arten 290
  Arzneimittelrückstände 266, 267
  Behandlung 293
  chemische Schadstoffe 299
  Desinfektion 104, 105, 296
  Einleitung 244, 288
  Gewässerbeeinflussung 297-299, 300-305
  Infektionsverursachung 270, 299
  im Haushalt 305, 306
  im Krankenhaus 72, 79, 86, 105, 291
  im Meer 145
  Lebensmittelkontaminationen 464, 491, 496, 499, 500, 501
  Pharmaka und Hormone 300
  Reinigung 293
  Sauerstoffbedarf 292
  Schädlichkeit 289
Abwasserabgabengesetz 288
Acceptable Daily Intake 162
Acinetobacter 59, 61, 67, 79, 80, 84, 226
Acrylamid 186, 187, 199, 202, 266
  in Lebensmitteln 473
Adipositas 509
  assoziierte Krankheiten 510
  Prävention 512
ADI-Wert (acceptable daily intake) 162
Adjuvanz (Impfstoffe) 122
Aedes 116, 145, 148, 345
Aerosol 179, 202, 226, 348, 360
  Legionellen 60, 61, 79, 226, 272, 279, 284, 384
Aflatoxine 203, 204, 205, 503
Agent Orange 377
AIDS ☞ HIV
Akarizide 117, 228
Aktivkohle 249
Akute Toxizität (Prüfung) 161
ALARA-Prinzip 213

Aldehyde 97, 98
Algen
  Badegewässer 282, 283
  Nordsee 303
  Eutrophierung 298
  Schwimmbäder 285
  -präparate 469
Algentoxine 282
Alkohol 198, 516
  Abhängigkeit 465
  -bedingte Erkrankungen 516
  Genuss 465
Alkohole 96, 98
alkoholfreie Getränke 464
alkoholische Getränke 464
Allergene
  in Badegewässern 282, 283
  in Desinfektionsmitteln 98
  in der Luft 359, 385, 422
  in Lebensmitteln 447, 520
  im Schwebstaub 428, 429
  Schimmelpilze 175, 176, 177
  Wirkungsschwellen 159
Altenheime 226, 227, 477, 496, 497
Altlasten 202, 308
Altpapier 321
Aluminium 264, 265
  im Trinkwasser 264
  in Lebensmitteln 470
Alveolitis (exogen-allergische) 176
Amalgam 172
Ambulanzen, umweltmedizinische 181
Ameisen 116, 117
Ames-Test 188
Amine
  bei Lebensmittelvergiftungen 495, 496, 505
  in Badegewässern 280
  im Trinkwasser 251, 259, 260
  in der Innenraumluft 423
  in Lebensmitteln 204, 205, 459, 462, 463, 466, 473
Aminosäuren, essenzielle 453
Ammonium 101, 223, 230, 251, 258, 280, 283, 289, 301, 312
Amöben 226, 272, 286, 499
Ampholytseifen 101
Amtsarzt 25
Anaerobier 224, 494
Anamnese, umweltmedizinische 169
Anbraten 203, 478
Anheizzeit 105
Anisakis 500
Anopheles Mücke 28, 35, 269
Ansteckungsverdächtige 29, 43
Antibiotika in tierischen Lebensmitteln 467
Antikörper
  bei der Disposition 33
  bei Infektionen 151, 219
  bei Infestationen 498, 499
  bei Schutzimpfungen 120, 121, 122, 123, 136, 140
  in der Muttermilch 520
  in der Umweltmedizin 172
Antioxidantien 206, 466
Antisepsis 88

Antiseren 122, 123, 124
Antitoxine 123
AOX 251, 289
Arbeitsbereiche der Hygiene und Umweltmedizin 22
Arbeitshygiene 24
Arbeitsplatzgrenzwert 355
Aromaten 250, 335, 337, 426
Arsen 203, 265, 364
   im Trinkwasser 265
   in Lebensmitteln 470
Arthropoden 35, 117, 145, 148
Arzneimittelgesetz 47
Asbest 215, 366
Ascaridiasis 499
Ascorbinsäure 459
Aseptik 88
Aspergillose 65
Aspergillus 65, 84, 175, 176, 177, 203, 385, 443, 503
Asthma 176, 180, 335, 359, 369, 371, 373, 411, 442, 466
Atemwegsinfektionen 55, 57, 59, 72
Atkins-Diät 513, 514, 515
Atmosphärische Einflüsse 326
Atombombe 211, 213
Auffrischimpfungen 137, 139
Aufgaben der Hygiene und Umweltmedizin 22
Aufheller, optische 304
Aufnahme (von Schadstoffen) 158
aurale Lärmwirkung 407
Ausbrüche nosokomialer Infektionen 84
Ausfaulgrube 297
Ausgleichszeit 105, 113
Ausglühen 91
Auskochen 150
Ausscheider 29
Ausscheidung 158
Autoabgase 335, 345, 372
Autoklavierung 91, 106, 107
Avitaminose 456, 508

B

Bacillus cereus 495
Badebeckenwasser 276, 281
   Aufbereitung 280
   Desinfektion 281
   Desinfektionsnebenprodukte 277
   UBA-Empfehlungen 276
Badeeinrichtungen 276
Badegewässer 276, 282
   Infektionsgefährdung 286
Bakterien
   gramnegative 59
   grampositive 60
   und Lebensmittel 476
Ballaststoffe 455
Bandwurm 500
Baukastensysteme 304
bauliche Abgrenzung 82
Bedarfsgegenstände 447
Behandlungsindikatoren 114
Belastungsuntersuchungen 172
Belebtschlammbecken 294, 295
Belehrung, Patienten 45
Belüftung
   im Trinkwasser 248, 249, 252, 253, 294, 297
   in Wohnungen 210, 426, 429, 431
Benzo(a)pyren 200, 205
Benzoesäure 203, 481

Benzol 203, 205, 376
   Belastung 201
Beratungsstellen, umweltmedizinische 183
Beriberi 508
Beschwerdeproben 449
Bestrahlung
   Abwasserdesinfektion 291, 296
   elektromagnetische Felder 440
   FCKW 344
   Höhensonne 186, 329
   Lebensmittel 480, 481, 482
   medizinische 440
   radioaktive 207-214
   Sonne 327, 330, 331, 343
   Trinkwasserkonservierung 253
Betriebshygiene 450, 477
Betriebswasser 248
Betriebszeit 105, 249
Beulenpest 150, 151
Bewegung 197
Bhopal 383
Biguanide 101
Bilharziose 145, 152, 219
Bioabfall 316
Bioaerosole 385
Biofilm
   Desinfektion 99
   Katheter 60
   Hausinstallation (Trinkwasser) 67, 69, 223, 251
   Legionellen 226, 227, 272
   Pseudomonas aeroginosa 279
   Trinkwasseraufbereitung (Filtration) 249
Bioindikatoren 111, 113, 114, 297
Biokatalysatoren 304
Biomarker ☞ Human Biomonitoring
Biomasse 243, 340, 391, 392
Biometeorologie 326
Biomonitoring ☞ Human Biomonitoring
Biostoffverordnung 51
Bioverfügbarkeit 158
Biotin 459
Biozide 114, 115, 117, 118, 464
Biphenyle, polychlorierte 380
   in Lebensmitteln 472
Bisphenol A
   im Trinkwasser 267
   in Lebensmittel 473
   Wirkungen 474
Bissverletzungen 35, 140
black foot disease 265
Blauer Umweltengel 305
Blausäure 117, 351, 506
Blei 164, 186, 200, 229, 255, 261
   im Trinkwasser 261
   in Lebensmitteln 469
Bleichmittel 304
Bleigehalte 199
Bluetooth 438
Blut
   bei der Abfallentsorgung 322
   bei der Desinfektion 92, 93, 94, 95, 113
   -cholesterin und Fettspiegel 171, 446, 454, 455, 465,
   ....509, 510
   Blutprodukte 47, 112, 127, 128
   -hochdruck 363, 464, 483, 509, 510

Hepatitis 127, 128, 216, 217
Infektionsrisiko 66, 67, 68, 70, 71, 72, 74, 75, 81, 140, 150
Schadstoffe im Blut 162, 164, 362, 372, 473, 521, 522
Blutdruck...71, 464, 509, 513
Blutentnahme.......................................71, 75, 85, 102
Blutkonserven 67, 81, 322
BMI 197, 452, 510, 511, 512, 513, 515, 517
Boden 308
Abfallbehandlung...316
Abfallbeseitigung...314
Belastung des Menschen...313
biologische Aktivität 311
exogene Krebsnoxen 208-214
-erosion 360
-gefährdung..202, 312
-haltung
-hygiene
Krebsnoxen 202
pathogene Mikroorganismen.....................................312
Schadstoffe...................................158, 259, 260, 297, 309-313
Selbstreinigung...244
Trinkwasserreinigung 238, 239, 253
Versiegelung...301
Waldschäden 338
Bodenbakterien 238, 312
Bodenbelag............................46, 383, 426, 433
Bodeninversion 333, 334
Body-Mass-Index ☞ BMI
Bohrbrunnen...246
Bombage 476, 494
Borreliose......................................142, 145, 345
Botulismus...30
Bowie-Dick-Test 114
Brauchwasser.......................................248
Brause 465
BRI ☞ Building Related Illness
Brigitte Diät...513
Broca-Index 509
Brom 100
Bromierte Flammschutzmittel ☞ Polybromierte
Flammschutzmittel
Bromoform..230, 251, 280
Bronchialkarzinom 215, 367
Bronchitis.........138, 139, 151, 176, 177, 335, 358, 369, 371, 373, 411
Brucellen...487
Brunnen...245
BSB$_5$-Wert...292
BSE 496, 498
Building Related Illness (BRI) 441
Bundesbodenschutzgesetz 308
Bundes-Immissionsschutzgesetz ....199, 350, 393, 396, 405, ...411, 412
Bundesinstitut für Arzneimittel und Medizinprodukte 47
Bundesinstitut für Risikobewertung 47
Bundesministerium für Ernährung, Landwirtschaft und
Verbraucherschutz..47
Bundesministerium für Gesundheit 25, 47, 120
Bundeszentrale für gesundheitliche Aufklärung 47
Buntwaschmittel 304
Butter 455

C

Cadmium..264, 364
im Trinkwasser...264
in Lebensmitteln 469
Calciferole..457

Calcium 460
in der Nahrung......................................509
Campylobacter jejuni/coli 486
Candida.................................57, 64, 65, 172, 443
Chagas-Krankheit 145
Challenge-Tests 172
Chemikaliengesetz 181
Chemoprophylaxe 120
Chemo-thermische Desinfektion...................................93, 96
China-Restaurant-Syndrom 466
Chlamydien...219
Chlor...99, 281
-akne.......................................378, 179
Desinfektion.....................79, 93-96, 98-100, 103-105
im Beckenwasser..............................277, 279, 279-282
im Trinkwasser 233, 250-253, 268
in Warmsprudelbecken 284
-pestizide 313
Chlornitrat...344
Chloramin.........................96, 99, 100, 251, 280
Chlorchemie..383, 384
Chlordioxid 79, 99, 233, 251, 252, 272, 277, 280, 296
Chlorgas...................99, 251, 252, 280, 281, 296
Chlorhexidin 94, 101, 102
Chlorid.............................230, 238, 239, 256, 257, 280
Chlorit..............................251, 252, 277, 280
Chlorkalk.............................67, 100, 233, 251
Chloroform 230, 251, 267, 280
Chloroquin 147, 148
Chlorphenol 251, 256
Chlorung..........105, 227, 250, 251, 252, 267, 268, 280, 281, 284, 296
Chlorwasserstoff 344, 352
Chlorzehrung 100, 251, 252
Cholera 30, 141, 270, 492
Cholesterin 454, 509
Chronic Fatigue Syndrome 178, 180
Citrobacter.............................57, 224, 495, 496
Claviceps purpurea 504
Clenbuterol..468
Clostridium
botulinum..................................64, 493
difficile 64
perfringens 64, 495
tetani 64
Cobalamine 458
CO-Hb 372
Cola 465
coliforme Bakterien 224
Crotonöl 188, 207
Cyanid...................................203, 228, 352

D

Dämmplatten 367
Dampfdesinfektion 93
Dampf-Durchdringungstest 114
Dampfinjektionsverfahren 108
Dampf-Kreislauf-Verfahren 93
Dampfsterilisation 106
Darmdivertikel 519
Darminfektionen 286, 486, 497
Darmtrichinen 500
Dauerausscheider 29, 40, 270, 486
Dauerschallpegel 398, 402, 403, 405, 408, 409, 411
DDT 118, 164, 188, 189, 313, 506, 521, 522
Dekontamination 90, 115, 118, 481
Dellwarzen 286
Dengue-Fieber...152

Denitrifikation..................................253, 259, 295, 312
Dermatophyten...65
Desinfektion 88, 252
    chemische...94
    Flächen-...103
    Haut und Hände...101, 102
    physikalische..91
    Raumluft...105
    Textilien...104
    thermische...91
    von Ausscheidungen..104
    UV-...93, 252
    von Viren..96
    Waschverfahren..93
    Wirkstoffgruppen..96
Desinfektionsgeräte...113
Desinfektionsmittel
    Anforderungen..94
    Wirkstoffgruppen..96
Desinfektionsmittel-Kommission im Verbund für
Angewandte Hygiene e.V. 89
Desinfektions-Waschmaschinen..............................93
Desinfektionswaschverfahren 93
Desinsektion...114
Desorption..................................109, 110, 111, 115, 118
Detergentien...94
Deutsche Diabetes-Gesellschaft 512
Deutsche Gesellschaft für Ernährung 451
Deutscher Verein des Gas- und Wasserfaches 244
Deutsches Krebsforschungszentrum 191
Dezibel-Skala..399
Dezimalreduktionszeit..90
DGHM-Liste...89
Diabetes mellitus..517
Dialyse.......................53, 56, 61, 62, 85, 128, 226, 264, 265, 268, 315
Diarrhoe 146
Diäten 513
Dibenzodioxine...310, 377, 380
Dibenzofurane.......................................310, 376, 377, 380, 471
Dichlorvos...117
Dieldrin...118, 187, 228
Dieselmotor 187, 359, 376, 389
Dieselrußpartikel..201, 202
Dioxine ☞ polychlorierte Dibenzo-p-dioxine (PCDD)
Diphenyl...473, 482, 521
Diphtherie 137
    Diphtherie-Impfung...126
Diphyllobothrium latum 501
Disaccharide 455
Diskotheken 408, 411
Disposition 33
    Prophylaxe...43
Distanzierung...84, 86, 301, 405
Distickstoffoxid...340, 343
Dosisrate 187, 202
Dosis-Wirkungs-Beziehung 165
Duales System Deutschland GmbH........................319
Duftstoffe 179, 304, 522
Düngemittelgesetz..310
Düngung
    Bodeneintrag 297, 299, 300, 301, 314, 464, 499
    Eutrophierung..298
    Wasserverunreinigung............239, 242, 243, 244, 259, 260, 269
Durchfallerkrankungen
    durch Lebensmittel 22, 345, 465, 478, 495, 497
    durch Trinkwasser 222, 227, 268, 272
    im Kindesalter...66, 272, 497

    Therapie..146
    Untersuchungen 85
Duschen
    Dispositionsprophylaxe.......................................43
    im Schwimmbad...........................281, 282, 285, 330
    in der Wohnung..........222, 241, 242, 420, 421, 427
    Legionellenverbreitung.............60, 61, 68, 79, 223, 272, 279
D-Wert...90, 113, 353
Dyspepsie-coli..491

E

E 605 118
E. coli
    bei Fernreisen...142
    Infektionen 30, 44, 57, 59, 67, 78
    in Trinkwasser.........224, 225, 226, 227, 260
    in Badegewässern 277, 278, 279
    in Lebensmitteln 485, 491
Echinococcus.............................39, 443, 501, 502, 503
Echinococcus multilocularis 501
Economy Class Syndrome 144
EDTA..171, 304
Edwardsiella 495, 496
Effektivhöhe...356
Effektivtemperaturen...417
Effektmonitoring ☞ Human Biomonitoring 164
EFSA...448
EGW...292
EHEC (Enterohämorrhagische Escherichia coli)...............39, 40, 44,
    ....279, 442, 463, 485, 491
Eicosapentaensäure......................454, 462, 464, 509
Eier..463
Eigenschutzzeit..330
Einrichtungsgegenstände 88, 116, 286, 404, 422, 424, 428
Einsalzen..481
Einwegartikel...108
Einwegverpackungen 318, 319, 320
Einwirkungszeit
    Desinfektion 90, 92, 93, 94, 96, 97, 98, 99, 102, 103, 104, 105
    thermische Abwasserbehandlung 296
    Sterilisation................................105, 106, 107, 114
Einwohnergleichwert (EGW)...................................292
Eisen...257, 460
    im Trinkwasser..257
Eisenmangelanämie...460, 518
Eisenresorption..518
Eisenverfügbarkeit...518
Eiweiß...452, 507
    Aufnahme...453
    Fehler...98
Ektoparasiten...443
Ektotoxine 123, 484, 493, 494
Elektromagnetische Felder 432
    elektrostatische Gleichfelder 432
    gesundheitliche Wirkungen 435, 438
    hochfrequente elektromagnetische Felder 436-440
    Luftionen..433
    magnetische Gleichfelder 433
    Mobilfunk...437
    nicht ionisierende elektromagnetische Felder...................432
    niederfrequente Wechselfelder...................433, 434
    schnurlose Festnetztelefone...............................437
Elektrosmog 172, 426
Emissionen 156
Emissionskataster...349, 351, 390
Empfindungstemperatur 417, 419

Emulgatoren...466
Endemie...31
Endokrine Disruptoren, endokrin wirksam, östrogenartige
Wirkung...255, 363, 473, 474
Endosulfan...118
Endotoxine...............................178, 385, 422, 429, 484
Energiebedarf..............415, 451, 452, 453, 454, 455, 457, 459, 461
Energieverbrauch.............291, 343, 371, 390, 452, 455, 511
Entamoeba histolytica 499
Enteisenung..248
Enteritis infectiosa..43, 488, 493
Enteritissalmonellen.................................269, 463, 488
Enterobacter 57, 59, 78, 150, 224, 485, 495, 496
Enterobacteriaceae 59, 78, 150, 485, 495, 496
Enterobius vermicularis 503
Enterokokken...224
Enthärter...303, 304, 306
Enthärtung..250, 253
Entkarbonisierung 250, 253
Entkeimung 93, 94, 252, 285
Entkeimungsfiltration 93
Entmanganung 248
Entsäuerung 248, 249
Entsorgung 81, 82
    Abfallstoffe 308, 319
    Abfallexport...320
    Abwasser...271, 288, 291, 306
    Arzneimittel......................................267, 300, 321
    Asbest..215
    Energiesparlampen 174
    gefährlicher Abfall 118, 215, 317, 380, 477
    Hausabfälle 174, 320, 321
    Krankenhausabfall..........69, 72, 81, 82, 86, 316, 322, 323, 324
    Krankenhausabwässer 291
    Mineralfasern 215
    Problemabfälle 321
    thermische 315
Entwässerung 290, 295, 296
Entwesung 114
Entwicklungsstörungen 262, 363, 365, 433, 436, 458, 508
Environmental Protection Agency (EPA) 190
Enzephalitis 81, 123, 143, 286
Enzephalopathie 28, 38, 81, 498
Enzyme............................99, 100, 101, 158, 262, 304, 306, 316, 460,
    ....479, 504, 506
Epichlorhydrin 229
Epidemie..31
epidemischer Grundvorgang...29
Epigenetische Wirkung.......................................188, 189
Epoxidharze...255, 267
Epoxidierung...189
Epstein-Barr-Virus (EBV) 218
Erdboden 209, 264, 333, 343, 345, 385, 432
Ergometrin 504
Ergotismus..504
Erhitzen
    Abwasser...296
    Desinfektion...88, 92
    Lebensmittel 22, 462, 463, 464, 473, 477,
    ....479, 490, 492, 499, 500, 506
Erkältungen 328
Ernährung 197
    gesunde..483
    Herz-Kreislauferkrankungen 508, 510
Ernährungsgewohnheiten...........................169, 171, 507

Ernährungshygiene 446
    Definition...446
    Energiebedarf und Nährstoffe........................451
    Fremdstoffe in Lebensmitteln 466
    Gemeinschaftsverpflegung 477
    gesunde Ernährung 483
    Getränke..464
    Hygiene der Grundlebensmittel.....................462
    Lebensmittelhaltbarkeit 479
    Lebensmittelverderb 474
    Lebensmittelvergiftungen 495
    pflanzliche Lebensmittel 464
    Rechtsvorschriften 447
erneuerbare Energien..390
Erregerreservoir......................28, 34, 59, 61, 68, 312
Erregerwandel...66
Erschütterungen 156, 348, 393, 396, 404, 411, 414
ESBL extended-spectrum beta-lactamase.................57, 59, 76
Escherichia coli ☞ E. coli
Ethanol.......................73, 96, 97, 186, 187, 198, 516
Ethylalkohol...96
Ethylcarbamat...203, 205
Ethylendiamintetraessigsäure......................................304
Ethylenoxidgas...109
EU-Immissionsgrenzwerte...199
Europäische Wasserrahmenrichtlinie...........................243
Eutrophierung 282, 298
Exkremente...................................291, 292, 297, 392
exogene Krebsnoxen 186
Explosivepidemien..31
Expositions
    -nachweis..163
    -prophylaxe.....................22, 43, 44, 142, 147, 148, 487
Expositionsabschätzung..161
Expositionsprophylaxe.....................22, 43, 44, 142, 147, 148, 487
Extensität..32
extrinsic factors...476

F

Fadenwürmer 499
Fäkalien
    Abwasserbehandlung.......................................293
    Badegewässer..277
    Biogaserzeugung...392
    Desinfektion...99, 100, 104
    Heimtierhaltung...443
    Infektionsquelle.......................................150, 277
    Lebensmittelkontamination 464, 499, 500, 501
    Schlachthöfe..451
    Wasserverunreinigungen...............240, 269, 293, 301
Fallout..213
Farb-Indikatoren..114
Farbstoffe...466
Fast Food 461, 483, 507
Fastenkuren 461, 513, 514, 515, 522
Faulbehälter 295, 296, 369
Faulgase..296
Faulräume...294
Faultürme 294, 297
FCKW..381
    Abfallbeseitigung..315
    Luftverunreinigungen 315, 341-345,
    ....357, 367, 381-385, 390
Fehlernährung 193, 446, 519
Feinstaub...389
Feinwaschmittel..306
Ferienlager...44

Fernreisen 143
Festnetztelefone, schnurlose................................437
Fett 454
Fettsäuren 454
　　Empfehlung für Zufuhr 454
　　gesättigt 509
　　ungesättigt 509
Fettsucht 454, 509, 510, 511, 515, 519
Fettverzehr 207, 455
Feuchtbereiche 59, 79, 427
Feuchtigkeit
　　bei der Sterilisation 109, 110, 114
　　Feuchtigkeitsschutz...366
　　Haut 73
　　Innenraumluft 418, 419, 420, 421, 427, 444
　　Lebensmittel 476, 487
　　Luftfeuchtigkeit 144, 156, 236, 326, 328, 332, 337, 418
　　Schimmelpilzwachstum......................430, 431, 432
　　Wurmeierentwicklung......................................499
Feuchtkeime 59, 61, 83
Feuchtreinigung 84
Fibromyalgie...180
Filtermaterialien 94
Filtrationsverfahren 270, 295
Filtrierung 249
Finnen 462, 500, 501, 503
Fisch 462
　　-bandwurm 501
　　hygienische Aspekte 462
　　-produkte. 462
　　-vergiftungen. 505
FKW 341, 342, 382
Flachbrunnen 246
Flächendesinfektion 103
Flavonoide 206, 207, 465, 483
Fleckfieber 38, 45, 145, 152
Fleisch 462
　　Gesundheitsgefahren 462
　　Hygieneverordnung 462
Fliegenbefall..116
Flockung 249, 277
Flöhe 116, 117, 145, 150, 151, 443
flüchtige organische Verbindungen ☞ auch VOC......172, 177, 335, 356, 386
　　in Wohnungen..422, 423, 425-429, 441
Fluglärm 400, 405, 409, 412
Flugzeug...................33, 117, 144, 327, 400, 405
Fluor im Trinkwasser...260
Fluorchlorkohlenwasserstoff ☞ FCKW
Fluoride 260, 261, 461
Fluorwasserstoff 358
Flüchtige organische Verbindungen ☞ VOC
Flüssigwaschmittel 305
Flussläufe 301
Flusswassererfassungen 245
Föhn 331
Folat 458
Folsäure...............458, 460, 461, 504, 507, 516, 518, 519
Formaldehyd
　　als Krebsnoxen 186, 187, 193
　　Desinfektion 88, 91, 96, 97, 98, 103, 104
　　Haltbarmachen von Lebensmitteln 481
　　in der Umweltmedizin......................157, 163, 170, 172, 179, 182
　　in Impfstoffen 122, 124
　　Innenraumluftqualität 423, 424, 425, 428, 429
　　Raumluftdesinfektion 105
　　Sterilisation...................106, 109, 110, 111, 113, 114

Formaldehyddampf 88, 110
Formaldehydlösungen 105
Formuladiäten 513, 515
FOV (VOC) 425
Freibadegewässer 283, 285
Freizeitlärm 398
Fremdstoffe ☞ auch Schadstoffe..............23, 156, 157, 158, 163, 171
Fremdstoffe in Lebensmitteln 466
fremdstoffmetabolisierende Enzyme 158, 427
Fremdwasser..290
Frequenzbewertung..398
Frischluft 144, 420, 421
Frittieren 203, 205, 473
Fruchtsaftgetränke 465, 466
Fruktose 455
FSME...........................39, 123, 126, 139, 142, 145, 345
Fuchsbandwurm 501
Fungizide 228, 422, 473
Furane ☞ polychlorierte Dibenzofurane
Fusarientoxine 504
Fußbodenbeläge 433, 383
Fußbodenheizung 419
Fußbodenreinigung 68, 84, 103, 477
Fußbodentemperatur 417, 421
Fußsprühanlagen 282
Futtermittel 447

G

Galaktose 455
Gallensteine 510, 513, 518, 519
Garziehen 484
Gasbrand 28, 64, 91, 123, 124, 312
Gaspendelverfahren 386
gefährliche Abfälle 317
Gefahrstoffe 156
Gefahrstoffverordnung 110, 215, 355, 393, 414
Gefrieren 479, 482
Gefriertrocknung 480
Gegenprobe 449
Gelbfieber
　　Erkrankung..30, 31, 38, 39
　　Impfung 120, 121, 125, 127, 139, 141, 142, 143, 152
Gemeinschaftseinrichtungen 44
　　Infektionsschutz 42, 44-46, 66
Gemeinschaftseinrichtungen 44
　　Infektionsschutz 42, 44-46, 66
　　Schutzimpfungen 127, 130, 132, 133, 135, 496
Gemeinschaftsküchen ☞ auch Küchen.................477
Gemeinschaftsverpflegung 477, 479
Gemüse 483
Genotoxizität 189
gentechnisch veränderte Lebensmittel................520
gentechnisch veränderte Organismen 520
Genusssäuren 481
Geräusche 396
　　Definitionen 156, 348, 396
　　Fahrzeuglärm ....401 , 402, 403, 407
　　Fluglärm 405
　　Geräuscharten 349, 400
　　Geräusch-Schallpegel......................................400
　　Lärm in Wohnungen 405, 406, 414
　　Lärm von Anlagen 397
　　Lärmwirkungen..........406, 407, 408, 409, 410, 411
　　Messung 398, 399
　　Schutzzonen 405
Gerinnungsfaktorpräparate 91
Gesamtrisiko 202

Geschmacksverstärker 466
Gesundheitlicher Orientierungswert ☞ GOW
Gesundheitsamt
    Aufgaben bei Kopflausbefall...............................46, 47
    Aufgaben bei Schutzimpfungen 124
    Maßnahmen im Infektionsschutz.......................43, 141
    Maßnahmen in der Badewasserüberwachung 276, 277
    Maßnahmen in der Krankenhaushygiene.................51-53, 63, 84
    Aufgaben in der Trinkwasserüberwachung.........223, 227, 233,
    ....234, 253, 255, 256, 258, 260, 261
    Maßnahmen in Gemeinschaftseinrichtungen.....................44, 45
    Meldung von Infektionen 29, 37-42
    epidemiologische Analyse 42
    Struktur 25, 47, 48
Gesundheitsbehörde, europäische 50
Gesundheitsdienst, öffentlicher 25
Gesundheitseinrichtungen 36, 70
Gesundheitserziehung 25, 36
Gesundheitsrisiken 168, 264, 345, 446, 448, 470
Gesundheitsschädlinge 115
    Befallserkennung und Verhütung............................116
    Entwesung...114-117
    im Krankenhaus.......................................69
    im Lebensmittelverkehr.................................476
    in der Abwasserhygiene 300
    in der Wasserhygiene 254
    Schädlingsbekämpfungsmittel....................117-118
Gesundheitsschutz 25, 51, 52, 54, 86, 173, 224, 405, 440, 441
Gesundheitswesen...24
Getränke 464
    alkoholfreie...464
    alkoholische...465
Getreideprodukte 483
Gewässergüte...297
    Klassen...298
Gewässerschutz 300
    im Haushalt...305
    Nord- und Ostsee 301
Gewerbelärm 397, 398, 401, 405, 406
Gewürze 204, 475, 480, 483, 495, 503
GHP 479
Giardien...270
Gicht 510, 513, 515, 517, 518, 519
Giftöl-Syndrom 506
Gleichfelder
    elektrostatische.....................................432
    magnetische...433
Glucose..455
Glutaraldehyd..96, 97
Glycoside, blausäurehaltige 506
Glykosidalkaloide..506
Glyoxal 97, 98
GMP...479
Good Manufacturing Practice.......................................479
GOW-Konzept...234
gramnegative Bakterien 59
grampositive Kokken 60
Gravitationsverfahren 107
Grenzwerte 160
    Ableitung...161
    Badegewässer.........................277, 278, 279
    im Strahlenschutz.................214, 234, 235, 439
    in Lebensmitteln 448, 468, 469, 504
    in Umweltmedien 162
    Luft....................199, 200, 351-355, 360-362, 368, 370
    Schall 397, 398
    Trinkwasser ....224-234, 238 , 239, 248, 257-268

Grillen 204, 205, 374, 473, 490
Großionen 433, 441
Großküchen 316, 478
Grundlebensmittel 462, 464
Grundvorgang, epidemischer...................................30
Grundwasser...237
    Anreicherung 247
Grüner Punkt 319
GSM...437
Guanidine 101
Gülle.............................240, 258, 260, 297, 316

H

HACCP-Grundsätze 451
Hackfleisch...462
Hackfleischverordnung 462
Haemophilus influenza Typ b.................................137
Haftung bei Hygienemängeln...................................52
Haloforme 100, 251, 252, 296
Halogene 98, 99
Halbwertszeit..159
Haltbarmachung von Lebensmitteln 88, 479, 481
Händedesinfektion.......................................101
    bei Ausscheidern 42
    chirurgische 74, 75
    Desinfektionsmittel..........................96, 97, 99
    Fehlerquellen 102
    hygienische 58, 62, 63, 66, 73, 74, 101
    Überwachung von Händedesinfektionsmitteln 89
    Virusdesinfektion....................................96
Händehygiene.................67, 70, 71, 73, 83, 84, 101, 491, 497
Handschuhe.........71, 73, 74, 75, 78, 80, 81, 140, 151, 323, 443, 478
Handy 433, 436, 437, 439, 440
Harnblasenkatheter ☞ Katheter
Harnwegsinfektionen.....................51, 55, 56, 57, 58, 59, 60, 61
Härtegrad...258, 305
Hausbrand 334, 337, 351, 360, 368, 387, 389, 390
Haushaltsabwasser 104
Haushaltsprodukte...441
Hausinstallationen 226, 233, 254, 255, 258, 262, 263
Hausmaus 116
Hausmüll 296, 301, 314, 315, 322, 323, 364, 365, 378, 383
Hausratte 116, 117
Hausvogelhaltung 443
Hautdesinfektion 102
Hautflora 73, 74, 102
Haysche Trennkost 514, 515
Hb-Addukt-Spiegel...203
HBM-Wert
    Definitionen 163
    Quecksilber...174
HBM I-Wert ☞ Human-Biomonitoring-Werte
HBM II-Wert ☞ Human-Biomonitoring-Werte
HBV 66, 83, 84, 96, 123, 127, 128, 216, 217
HCV...............................66, 84, 127, 216, 217
Hefen..64
Heilwasser...276
Heimtierhaltung..442
Heimwerken 406
Heimwerkerprodukte 426, 428
Heißluftsterilisation 106
Heißräucherung 481, 482
Heizen 388, 389, 390, 392, 419, 423, 432
Heizung.................215, 360, 414, 415, 419, 420, 423
Helicobacter pylori 219
Helminthen 499
Hepadnaviren..95

Hepatitis A...496
Hepatitis B...30, 137
    Impfung..123
    Prophylaxe..139
    -Virus..216
Hepatitis C
    -Virus..217
Herbizide..............................228, 449, 464, 473
Heringswurm...500
Herpesviren..218
Herz-Kreislauf-Erkrankungen
    als Impfindikation..139
    bei elektromagnetischen Feldern.....................433, 436
    bei Luftverunreinigungen..........................361, 370, 371
    Ernährungseinfluss.............466, 507, 508, 509, 513, 515-517
    Klimaeinfluss.......................................328, 332, 337
    Lärmwirkung.........................407, 409, 410, 411
Herzschrittmacher..........................439, 440, 441
Hexachlorbenzol.......................................118, 186
Hexachlorophen..99, 383
H-FCKW.........................341, 342, 344, 381, 382
Hintergrundstrahlung............................162, 208
Hiroshima...211
Histamin...463, 505
Histidin........................165, 188, 453, 495, 505
Hitzekollaps..144, 327
Hitzeresistenzstufen..92
Hitzewellen...332, 333, 345
Hitzschlag..144, 327
HIV/AIDS
    Abfallentsorgung...81
    Desinfektion..92, 96
    Häufigkeit..40, 150
    Impfindikation.......................128, 129, 134, 139
    Krankenhaushygiene.............50, 66, 69, 83, 84
    Krebsnoxen...216, 218, 219
    Meldepflicht...39
    Pasteurisieren..91
    Pilzinfektion...64, 177
    Prophylaxe..43, 47, 48
    Resistenz...96
Hobbyprodukte..................422, 423, 426, 428
hochfrequente, elektromagnetische Felder.....................436
Hochvakuumverfahren..108
Hochwasserschutz...300
Höheninversion.......................................333, 334
Höhenkrankheit...327
Höhensonne..186, 329
Holzschutzmittel............167, 379, 415, 427, 428
Hörbereich..396, 398
Horizontalfilter-Brunnen....................................246
Hormone............188, 234, 300, 454, 459, 468
Hormonmast...468
Hörschäden..411
HPV.....................................129, 137, 217, 218
Hühnereier........................448, 463, 490, 522, 523
Hühnereiweiß..463
Human-Biomonitoring-Werte........................163, 164
Humane Papillomviren......................129, 137, 217
Humane T-Zell-Leukämie-Viren (HTLV-1)...................218
Humanes Herpesvirus 8 (HHV-8)..............................218
Humanes Immundefizienzvirus (HIV)........................218
Humifizierung...312
Huminsäuren...............100, 238, 249, 251, 252, 256
Hunde
    lebensmittelbedingte Erkrankungen.................487, 502
    Tollwutgefahr......................136, 139, 140, 145

Hygienebeauftragter Arzt..53
Hygienefachkraft...53
Hygienefachpfleger..53
Hygieneinstitute...53
Hygienekleidung.................................80, 86, 478
Hygienekommission..54, 55
Hygienemanagement..52
Hygienepläne...51
Hygieneschädlinge ☞ Gesundheitsschädlinge
Hygienestandard...36, 52
Hygieneteam.....................52, 53, 55, 79, 80, 84
Hyperimmunserum...123
Hypertonie.....................409, 411, 465, 466, 510
Hypovitaminosen...508

I

IARC (International Agency for Research on Cancer).........186, 448
IARC-Gruppierung...186
Ichthyotoxismus...505
Idiopathic Environmental Intolerances (IEI)................179
Immissionen...156, 157, 402
Immissionswerte...351
Immunglobuline.................47, 120, 121, 122, 137, 520
Immuninsuffizienzen...64
Immunisierung......................................121, 137
    aktive..120
    passive..120, 122
Immunität, spezifische..33
Impfabstände..143
Impfausweis...120, 124
Impfkalender.......................................137, 138, 143
Impfkommission...................48, 120, 137, 153
Impfschaden...120
Impfstoffe.......................25, 47, 83, 94, 99, 100, 120,
    ....124, 125, 138, 143, 151, 174, 216, 218, 497
    Lebendimpfstoffe...121
    Malariaprophylaxe..147
    Risiken...124, 125
    Todimpfstoffe...122
    Verträglichkeit...124, 125
Impfung ☞ Schutzimpfung
Indikationsimpfungen...137
Indikator Kongenere ☞ PCB
Indikatorparameter.................223, 224, 225, 227, 230,
    ....233, 256, 257, 264, 270, 277, 279
Individualhygiene..24
Industrieanlagen...............301, 338, 339, 361, 370, 387
Infektionen...269
    durch Lebensmittel.....................................484, 485
    durch Trinkwasser...269
    nosokomiale.............................50, 55, 56, 69
Infektions
    -dosis..32
    -epidemiologie...47
    -krankheiten..28
    -krankheiten, Bekämpfung.......................................28
    -krankheiten, Verhütung..28
Infektionsschutz...42
    -gesetz.............29, 51, 120, 276, 288, 448
    im Lebensmittelverkehr..484
    im Reiseverkehr...143
    in Gemeinschaftseinrichtungen.................................44
    Sofortmaßnahmen..36
Infektiosität..95, 96, 150

Infektketten 35
Infestation..462, 499, 501, 503
Influenza..30, 138
Infrarotstrahlung.......................................328, 339, 416
Infraschall..411
Ingestion 35, 158, 310, 313, 353, 358, 495
Inhalation
    -Geräte 57, 71
    von Gasen 369, 371, 376
    von Mikroorganismen 35, 176, 178, 226, 385
    von Radon 208, 211, 213
    von Schadstoffen 158, 302, 313, 358, 367, 374
Inhaltsstoffe, chemische 257
Inkubationsausscheider 29
Inkubationszeiten 28, 30
Innenraumklima 421
Innenraumluftqualität 421, 423, 425, 427, 428, 429, 431
Inokulation 35
Insekten 145
    Entwesung 114, 118, 521
    bei Infektionsübertragung.....................145, 152, 300
    bei Waldschäden 338, 339
    im Lebensmittelschutz............................476, 478, 520
    in der Reisemedizin 143, 145, 145-148, 152
Insektizide 117, 145, 148, 228, 473
Instrumentendesinfektion 102
Intensivpflegestation 56
International Agency for Research on Cancer (IARC) 186, 191
Intoxikationen
    durch Clostridium botulinum 493
    durch Lebensmittel 146, 462, 466, 477, 478,
    ....484, 490, 493, 494, 504
    durch Metalle 265, 363
    durch organischer Verbindungen..........................379
    durch Schimmelpilze 176, 177, 178
    durch Staphylococcus aureus 476, 493, 494
intrinsic factors 475
Inversion...333
Invertseifen...101
In-vitro-Testsysteme..165
    Kurzzeittest..188
Inzidenz..58
Inzidenzrate..39, 40, 150, 213
Iod..100, 460
Iodophore...98, 100
Iodversorgung..483
Ionenaustauschverfahren 250, 253
ionisierende Strahlen 164, 207, 214
Isolierung...77
Isopropylalkohol..96
Itai-Itai-Krankheit 364

J

Jauchegruben..297
Jet-lag-Syndrom 144

K

Kachelöfen...419, 420
Kaffee...464
Kakerlaken..115, 116
Kalium
    in der Nahrung...509
Kaliumpermanganat 99, 292
Kalträucherung 481

Kanalisation
    Abwasserarten 288, 290
    Abwasserableitung 292, 293, 297, 301, 323
    Abwasserdesinfektion 291, 292, 296
    Dauerausscheider..42
    Infektionsschutz...........................42, 72, 222
    Klärwerksarbeiter 127
    Krankenhaushygiene 72
    Schädlingsbekämpfung 116, 117
Kantinenabfälle..323
Kanülen....................................72, 75, 81, 82, 150, 163
Kanzerogene 159, 186
    epigenetisch..189
    exogene 190
    ultimale..189
    Unterteilung..187
Kanzerogene in der Natur 207
Karies...517
Karstgrundwasser 238, 244
Kartoffeln..............266, 450, 453, 455, 456, 458, 459, 464, 481, 483,
    ....484, 506, 513
Käse.........453, 454, 458, 461, 474, 481, 482, 483, 487, 504, 507, 513
Katalysator............................371, 372, 376, 387, 388, 389
Katheter
    antimikrobielle Ausrüstung...................................100
    Händehygiene 71, 74, 75
    Liegezeiten 76
    MRSA...61, 62
    nosokomiale Infektionen 56-60, 65, 68, 69, 70, 79, 85
    Rechtsvorschriften 51, 53
    Risikofaktor 56
    Schutzkleidung...80
    Sterilisation 106, 108
Kathodenstrahlen 108
Kaugummitest...174
Keime ☞ auch Bakterien
    Desinfektion 90, 91, 97, 98, 100, 101
    im Boden 311
    im Schwimmbad 285
    im Trinkwasser 79, 80, 239, 253, 256
    in der Luft..384
    im Krankenhaus....................53, 55, 59, 60, 61, 63, 64,
    ....67, 71, 76, 77, 81, 83
    in Lebensmitteln...............477, 478, 479, 480, 485, 487, 489, 495
    von Pflanzen 506, 508
Keimreservoir..61
Keratomalazie...508
Kernenergie..208
Kernspinresonanzanlagen 433
Keuchhusten...35, 44, 137
Kilojoule..452
Kilokalorien...452
Kindergärten....................25, 36, 44, 128, 226, 233, 416, 497
KISS..57
Klang...396
Kläranlagen............283, 288, 290, 295, 296, 297, 300, 304, 384, 385
Klärschlammverordnung...310
Klarsicht-Sterilisierverpackung.....................................111
Klebsiella....................................56, 57, 59, 84, 224, 495, 496
Kleinionen..433, 441
Kleinkläranlagen...290, 296, 297
Kleinwasserkraftwerke...392
Klima
    -einflüsse in der Reisemedizin.............................144
    -zonen..326

Klimaanlagen...70
   Befeuchterwasser..59, 79, 85
   FCKW 344, 381, 382
   Legionellen 59, 384, 385
   Raumklima 420
   Wartung..422, 430
Klimaeinflüsse 144
Klimasituation.........................144, 152, 339, 341, 343, 345
Klimasummenmaß 417
Klimawandel...312, 326, 345
Kochen
   Desinfektion 92, 104, 108
   Haltbarmachen von Lebensmitteln 479, 480, 482,
   ....490, 493, 494, 499, 501, 506
   Luftverunreinigung...423, 428
   Vitaminverluste 459
   von Trinkwasser...............................247, 253, 258, 263
Kochsalzkonsum 509
Koffein 464, 465, 466
Kohlendioxid 294, 296, 339, 343, 355, 388, 392, 422, 423, 429
Kohlenhydrate 455, 507
   Empfehlungen für Zufuhr 455
Kohlenmonoxid 371
Kohlenwasserstoffe
   Abgasreinigung 387, 388
   Aktivkohlebehandlung 249
   Dieselmotor 389
   Fluorchlorkohlenwasserstoffe 341, 344, 381, 182
   Halogenkohlenwasserstoffe......................................195
   im Abwasser 305
   im Boden 313
   im Feinstaub 389
   im Trinkwasser...........................240, 243, 251, 252, 268
   in Lebensmitteln 473, 481
   in der Luft...200, 201
   Innenraumluftqualität.............................423, 426, 429
   Kanzerogene 187, 189, 199, 204
   Klimawirksamkeit 335, 337, 341, 343, 344, 345
   polyzyklische aromatische 201, 205, 374, 375, 205, 374, 376
   Schädlingsbekämpfungsmittel 118
   Umweltmonitoring 172
Kokanzerogene..186
Kolonisation 28
Kombinationswirkung 160, 215, 216, 358, 473
Kommission für Krankenhaushygiene und Infektions-
prävention (KRINKO)......................48, 51, 53, 54, 61, 79, 80, 84
Kompostierung 316, 385
Kondensationsverfahren...387
Kondenswasserbildung 418, 419, 430
Konjunktiva...38, 158
Konserven...474, 494
Konservierungsmittel...466, 481
Konservierungsstoffe 447, 466, 479, 481, 482
Kontagionsindex...33, 151
Kontaktinfektion 35, 77
Kontaminanten 468
Kontaminationen 28, 156, 269
Kontrollen
   Lebensmittelverkehr 449, 450, 451, 471
   Lufthygiene...350
   von Desinfektionsmaßnahmen 112, 113
   von Objekten 43, 65, 435
   Wasserversorgung 234
Konvektion 334, 416, 417, 419
Konvektoren...419
Kopfdüngung 464, 485, 490, 499
Kopfhaube 80, 81

Kopflausbefall...45
Korngrößen...294
Körpermassenindex..515
Körperungeziefer 115
Kraftfahrzeuge
   elektrische Felder 333, 433, 434
   Lärm........................396, 399, 400, 401, 402, 403
   Schadstoffemissionen......................301, 335, 337, 349, 350, 362,
   ....371, 372, 374, 376, 387
Kraft-Wärme-Kopplung..388
Krankenhausabfälle.......................................92, 314, 316
Krankenhausabwasser...................................105, 291
Krankenhaushygiene 50
   Hygienekommission 54
   Krankenhaushygieniker 52
   nosokomiale Infektionen 55
   Organisation..52
   Rechtsvorschriften 51
Krankenhaushygieniker.................52, 53, 54, 55, 84, 324
Krankenhausinfektionen..56
Krankenhaus-Infektions-Surveillance-System (KISS)...........57
Krankheiten
   durch Insekten 145
   ernährungsabhängige...508
   meldepflichtige..40
   sexuell übertragbare 150
   übertragbare 28
Krankheitsausbrüche 47, 131
Krankheitserreger...28
Krankheitsverdächtige 29, 36, 38, 43
Krebs
   Entstehung 191
   Inzidenz 190, 193
   Lokalisationen 191
   Mortalität 193
   Neuerkrankungen 191
   Prävention 197
   -register 190
   Risikoeinschätzung 199
   Risikofaktoren 195
   Sterbefälle 191
   Ursachen 196
Krebsnoxen 186
   biologische 216
   chemische 198
   physikalische 207
Kresole 99
Kreuzinfektion 55
KRINKO ☞ Kommission für Krankenhaushygiene und
Infektionsprävention
Kryptosporidien 270
Küchen
   Abfälle 316, 320, 323
   Bau und Einrichtung 477, 478
   Desinfektion 104
   Geräte 406, 435
   hygienisches Arbeiten 450, 479, 487, 490
   Personal 478, 479
   Produktion 478
   Reinigung und Desinfektion 104
   Rückstellprobe 478
   Schädlinge 115, 116
   Tätigkeitsverbot 43, 493
Küchenpersonal 495
Kugelfischvergiftung 505
Kühlaggregate 381, 382
Kühlen 392, 479, 480, 482

Kühlhaltung...464, 482, 490
Kühlkette...478, 479
Kühlschränke...315, 387, 434
Kühlschranktemperatur.............463, 478, 480, 486, 490, 504
Kunststoffabfälle...320
Kunststoffverpackungen...320
Kupfer...262
   im Trinkwasser...262
   in Lebensmitteln..471
Kurzwellen..437
Kurzzeitwert RW II K..414
Kwashiorkor..508

L

Labordiagnostik, umweltmedizinische.............................171
Lachgas..340
Lactose..455
lakto-vegetabile Kost...514
Landesgesundheitsbehörden..120
Landeswassergesetze..288
Langzeitwert RW II..414
Lärm...396
   Emissionen..405
   Messung..398
   Wirkungen..406
Lärmbereich...407, 411
Lärmkarten..396, 397, 398, 403
Lärmminderungspläne..396
Lärmquellen.........................399, 400, 401, 403, 405, 406
Lärmschutzwände...403, 405
Lärmschwerhörigkeit..411
Lärmwirkungen...............................406, 407, 409, 410, 411
Latenzperiode...28
Läuse.....................................45, 46, 117, 145, 152, 522
Lebendimpfstoffe..121
Lebensmittel (☞ auch Nahrungsmittel)...........................446
   Bestrahlung...480
   Ektotoxine...484
   Endotoxine..484
   Fremdstoffe in..466
   gentechnisch verändert..520
   Haltbarmachen von..479
   -hygiene..446
   Nitrate...258
   pflanzliche..464
   Temperatur..476
   tierische..452
   Trocknen...480
   Überwachung..449
   Zusatzstoffe...447, 466
Lebensmittelepidemie...32
Lebensmittelhygiene...446
   Verordnung über...450
Lebensmittelintoxikationen.......................................484, 493
   mikrobielle Verunreinigungen.....................................495
Lebensmittel-Kennzeichnungsverordnung.......................447
Lebensmittel-Monitoring.......................204, 450, 469, 473
Lebensmittelschädlinge..114
Lebensmittelüberwachung...........................47, 446, 449, 450, 481
Lebensmittelverderb...474
   äußere Faktoren..476
   durch Mikroben...475
   nichtmikrobieller..476
   Prophylaxe..476

Lebensmittelvergiftungen.....................64, 485, 495, 496, 503, 505
Lebensmittelverkehr
   hygienisches Arbeiten................269, 272, 299, 479, 486
   Infektionen.......................................485, 486, 487, 488
   Intoxikationen..................................484, 493, 494
   Personal..478, 479
   Rechtsvorschriften...448, 449
   Tätigkeitsverbote..............................42, 43, 44, 493, 496
   Toxininfektionen...........488, 489, 490, 491, 492, 493
   Überwachung..42, 43, 449
   Wasser...469, 472, 486
   virale Infektionen...496
Lebensmittelzusatzstoffe..447, 466
Leberkrebs....................................189, 198, 203, 204, 216, 217
Lebertumor...207, 503
Leberzirrhose.......................198, 216, 217, 263, 465, 507, 516
Lectine...506
Legionella pneumophila...........................61, 226, 286
   in Beckenwasser..279
Legionellen...271
   Konzentrationen...226
Legionellose..226
Leichtflüssigkeitsabscheider...295
Leinöl..454
Leishmaniasis...145
Leistungsnachweise..23
Leitsubstanz.............165, 189, 199, 202, 336, 374, 375, 416, 422, 481
Leitwert.................186, 199, 200, 233, 257, 266, 267, 278, 367, 423
Lepra..30
Leptospira icterohaemorrhagiae.......................................442
Leq...398, 405
Leuchtstofflampen..365
Lichtschutzfaktor...................................145, 330, 331
Limonaden...465, 466
Lindan...118, 187, 427, 521
Linolsäure..454
Lipidstoffwechsel...518
Listeria monocytogenes..487
LOAEL...162
London-Smog..334, 337
Los-Angeles-Smog..335, 337
Lösungsmittel
   Benzol...376
   Emissionen.....................335, 357, 373, 376, 382, 386
   im Abwasser.......................289, 291, 305, 306, 323
   im Haushalt.......................420, 426, 428, 473
   im Trinkwasser..228, 249
   in der umweltmedizinischen Praxis.........159, 169, 170, 179, 182
   Klimawirksamkeit...341, 383
   Perchlorethylen..............................382, 383, 472
Lowest observed adverse effect level ☞ LOAEL
Luft
   -druck..326
   -feuchtigkeit..327
   -qualität..199
   Qualitätsleitlinie...200
   Schadstoffe..201
   -temperatur..327
Luftaustausch....................109, 210, 333, 334, 420, 421
Luftbefeuchter..430
Luftdruck...77, 326, 327, 331, 333
Luftfeuchtigkeit................105, 109, 144, 156, 236, 326, 328, 332,
   ....337, 418, 420, 421, 441
Luftgeschwindigkeit...............................416, 417, 419
Lufthygiene...348
Luftinseln..108
Luftionen...433, 441

Luftkeime 60
Luftkeimzahl 65, 85
Luftkeimzahlmessungen 85
Luftreinhaltepläne......................................351, 390
Lufttreinhaltung 385, 387, 389, 390, 391, 393
Lufttrocknung 481
Lüftung 420
Lüftungsregeln 420
Luftverunreinigungen
   anorganische Gase 367-374
   Aufnahmewege 358
   Ausbreitung 356, 357
   Definition 156, 348
   Emissionskataster 349, 350
   Feinstaub 359, 360
   Grenzwerte 351, 352, 353, 354, 355
   Hauptverursacher 348, 355, 356
   Hausbrand 390
   Innenraum ....422, 423 , 424
   Inkorporation..357
   Innen/Außenverhältnis...............................428
   Klimawirkung...........326, 333, 334, 338, 339, 341, 343, 345
   partikelförmige ....359 bis 366
   Krebsrisiken...202
   mikrobiologische 429
   organische Verbindungen 374-383
   Reinhaltemaßnahmen.........................361, 385-392
Lungenkrebs 189, 191, 193, 196, 197, 208, 209,
   ....215, 216, 337, 360, 361, 364, 371, 375, 424, 443
Lungenkrebsrisiko.....................................196, 200
Lungenödem 379

M

Magenkrebs 191, 193, 204, 219, 260
Magnesium 233, 250, 251, 256, 257, 258, 304, 310, 460,
   ....461, 463
Mahlzeiten 443, 452, 456, 484, 490, 514, 517
MAK-Kommission.......................................186, 187
MAK-Werte......................110, 160, 186, 355, 363
Malabsorptionssyndrom 508
Malaria 152
   Prophylaxe.......................................146, 147
   quartana...30
   tropica..30
Malignome, Ernährung 509
Maltose 455
Mangan 257
   Mangan im Trinkwasser 257
Mangelernährung...................................56, 508
Manifestationsindex 33
Marasmus 508
Margarine 455
Masern 30, 138
   Impfung...123
Matratzendesinfektion.....................................93
Mäuse..116
Maus-Spot-Test..188
MCS ☞ Multiple Chemical Sensitivity
Medizinaluntersuchungsämter 48
Medizintechnik 68, 69, 70, 79, 439, 441
Meere
   Badegewässer.....................................276
   Emissionsquelle....................................360
   Entsalzung 240
   Fischvergiftungen 505
   Gewässerschutz 241, 301, 303

Klima 326
Meeresfrüchte...........................460, 470, 485, 489, 492, 493, 496
Meeresgeräusche...................................407, 411
Meeresspiegelanstieg.....................................342
Meerwasser..240
Mefloquin 147, 148
Mehl..476
Mehrkammergrube..297
Meldebögen...40
Meldepflicht..38
   bei MRSA...63
   gemäß Chemikaliengesetz 181
   übertragbare Krankheiten 37
Meningitis......................38, 44, 60, 81, 125, 131, 142,
   ....143, 283, 286, 486, 487
Meningokokken 137
Menschenfloh..116
Merkblatt der Länderarbeitsgemeinschaft Abfall....322
Mesotheliom der Pleura.................................215
Metabolismus.....................................158, 188, 205
Metalle
   als Desinfektionsmittel 100, 101
   im Abfall 315
   im Abwasser 289, 294, 296, 300
   im Boden 311, 314
   im Trinkwasser 240, 241, 254, 258, 268
   in der Lufthygiene 362, 363, 364, 365, 378, 386
   in der umweltmedizinischen Praxis.......163, 164, 170,
   ....182, 179, 182
   in Gewässern 301, 302
   in Lebensmitteln..............448, 462, 469, 470, 471, 474
Metallothionein..364
Methämoglobinämie 259, 260
Methan.................294, 296, 298, 335, 340, 343, 344, 388, 392, 424
Methylphenole...99
Methylquecksilber.......................264, 365, 470, 471
MID-Werte..353
Mikrobistase...88
Mikrobizidie...88
Mikrokerntest...188
Mikroorganismen ☞ auch Bakterien, Pilze und Viren
   als Kanzerogene............................203, 503
   Aufnahmemechanismen..............................35
   beim medizinischen Personal.....................82, 83
   Chemotherapie...76
   Desinfektion und Sterilisation...............88-114
   Eigenschaften...32
   gentechnisch veränderte 520
   gramnegative 59
   grampositive 60
   im Boden 312, 316
   im Trinkwasser ....224 - 227, 230, 240, 244, 249,
   ....250, 252, 253, 269, 270
   in Badegewässern 278, 279, 280, 281, 282, 283
   in der Luft 384, 385
   in Gewässern 299
   in Lebensmitteln.........449, 462, 463, 475, 476, 479, 480, 481, 505
   in Wohnungen 420, 422, 428, 429, 430, 444
   Kolonisation...28
   MRSA..61, 62, 63
   nosokomiale Infektionen.........50, 51, 55, 56, 57, 67, 68, 69
   Pilze..64
   Schimmelpilze 175-179, 430-432
   Sporenbilder...64
   Übertragung 34, 35, 36, 55, 69
   Viren 65, 66
Mikrowellen 435, 437, 439

MIK-Werte 351, 353
Milch 463
Milchprodukte 483
Milzbrand 30
Minamata-Krankheit 264
Mineralfasern, inhalierbare 215
Mineralisation 295, 312, 457, 517
Mineralöle 249, 256, 278, 376
Mineralstoffe 460, 507
Mineralwasser 146, 235, 259, 260, 261, 266, 465, 484, 513
Minimierungsgebot 110, 160, 189, 203, 232, 235, 466, 473
MIR-Werte 353
Mischkanalisation 292, 293
Mischkost 513, 514, 515
Mitarbeiter, infizierte 82
Mittelungspegel 397, 398, 402, 407
Mobilfunk 214, 433, 435, 436, 437, 438, 439, 441
Mobiltelefon 438
Monosaccharide 455
Moorbäder 285
Mop-Systeme 103
Morbidität 24, 42, 58, 126, 146, 269, 337, 361, 485, 507, 510
Morbiditätsstruktur 42
Moschusverbindungen 522
MRSA 61
Mucous Membrane Irritation Syndrome 177
Mukoziliäre Clearance 361
Mülldeponie 380, 383
Multiple Chemical Sensitivity 178, 179
Mumps 30, 138
Muschelvergiftungen 505
Mutagene 159, 165
Mutation 188
Mutterkornalkaloide 504
Muttermilch 520
MVOC (microbial volatile organic compounds) 178, 422,
....429, 430
Mykobakterien 91, 96, 97, 98, 99, 100, 101, 279, 285, 286, 299
Mykoplasmen 219
Mykosen 64, 65, 176, 177, 282, 444
Mykotoxine 203, 207, 503
Mytilotoxismus 505

N

Nachfällung 295
NaCl ☞ Natriumchlorid
Nagasaki 211
Nagetiere 117, 150, 286, 345, 443, 476
Nährstoffbedarf 451
    täglicher 453
Nährstoffe 452
Nahrung
    und Krebs 202
    Zusammensetzung 507
Nahrungsmittel ☞ auch Trinkwasser und Lebensmittel
    Allergie 125, 172, 446
    bei Fernreisen 146, 152
    Cholesteringehalt 456
    Eisenverfügbarkeit 518
    Eisenresorption 459, 518
    Energiebedarf 453
    fehlerhafte Zusammensetzung 508-515
    Fremdstoffe 466
    Gesundheitsgefährdung 144, 146, 202-207, 271, 358
    hygienische Zubereitung 490
    Krebsnoxen 202-207
    Kontaminanten 468-473

Mykotoxine 503, 504
    Rückstände von Tierarzneimitteln 467
    Schädlingsbefall 115, 117
    -pflanzliche 453
    -tierische 453
    Unterernährung 508
    Zusatzstoffe 466
Nährwertkennzeichnung 448
Nahtourismus 143
Naphthylamin 193, 195
Nasskeime 59
National Cancer Institute 191
Nationale Verzehrstudie 507
Natrium
    in Lebensmitteln 448, 456, 460, 509
    im Trinkwasser 231, 233, 251, 257
Natriumaluminiumsilikat 304
Natriumchlorid 509, 518, 519
Natriumglutamat 467
Natriumhydrogensulfat 280
Natriumhydroxid 280
Natriumhypochlorit 99, 100, 251, 280, 305
Natriumnitrit 481
Natriumthiosulfat 256
Naturbäder 281, 283
Naturstoffe, kanzerogene 207
Nematizide 228
Nematoden 462, 464, 479, 499, 502, 503
Neubildungen 198, 507, 508
Neurotoxizität 234, 262, 470
Neutronenstrahlung 208
Niacin 459
Nickel 186, 187, 193, 199, 202, 229, 255, 289, 310, 352, 353
    im Trinkwasser 266
    in Lebensmitteln 471
Nicotinsäure 459
Nikotin 22, 361, 377, 422, 423, 514
niederfrequente Wechselfelder 433
Niederschlagswasser 290
Niedertemperaturverfahren 108
Nitrat
    -entfernung 250
    im Abwasser 289, 293-295, 297, 298, 299, 301
    in Badegewässern 278, 283
    in Lebensmitteln 195, 448, 450, 464, 469, 481, 482
    im Boden 312
    im Trinkwasser 228, 229, 238, 239, 243, 250,
    ....253, 258, 259, 260, 268
    Krebsnoxen 204
Nitrifikation 258, 295, 312
Nitrit
    im Abwasser 289, 295, 301
    im Trinkwasser 228, 229, 258, 259, 260
    in Lebensmitteln 195, 466, 481, 482
    Krebsnoxen 204, 205
Nitritpökelsalz 481
Nitrosaminbildung 260, 466, 481
Nitrosamine 188, 190, 204, 205, 260, 422, 423, 459, 462, 466
Nitrosodimethylamin 205
N-Nitroso-Verbindungen 204
NOAEL 162
Non-Touch-Technik 75
No observed adverse effect level ☞ NOAEL
Nordsee 303
Normalgewicht 509
Noroviren 65
Noroviren-Gastroenteritis 496

nosokomiale Infektionen 50-57
    Erreger und Surveillance 56
    Quellen 67
    Übertragung 68
    Verhütung und Bekämpfung 70
Novel foods ☞ neuartige Lebensmittel 446
n-Propanol 73, 96

O

Oberflächenwasser 239
Obst 483
Ochratoxin A 504
Olivenöl 454
Omega-3-Fettsäuren 454, 509
Omega-6-Fettsäuren 509
Onkogene Viren ☞ Viren
Operationen 56, 64, 66, 69, 70, 75, 80, 85, 513
Orale Aufnahme ☞ Aufnahme
Organochlorverbindungen 164
Orthophenylphenol 482
Ortsbegehung 171, 283
Osteoporose 519
Östrogene 186, 189, 195, 197, 461, 468
Ostsee 303
ovo-lakto-vegetabile Kost 514
Oxalsäure 506
Oxidantien 99
Oxidationsgrabenanlagen 297
Ozon 372
    -loch 343
Ozonschicht
    FCKW 344, 381, 384
    Funktionen 328, 372
    -schichtzerstörung 343, 344, 345, 374, 381, 382, 383
Ozonung 252

P

package years 196
PAH ☞ PAK
PAK 374-376
    als Krebsnoxe..................187, 194, 199, 200, 201, 204, 205, 375
    bei der Abfallbehandlung 315
    bei der umweltmedizinischen Untersuchung 164, 187
    im Boden 313, 315
    im Trinkwasser 229, 268
    in der Innenraumluft 422, 423, 428, 429
    in Lebensmitteln 375, 473
    in der Luft 374, 375, 376, 481
PAN 158, 335
Pandemie 31
Pantothensäure 459
Papierverbrauch 321
Parasiten 443
Parathion 118
Paratyphus 30, 152
Parfüm 331
Partikelzahlmessung 85
Partylärm 406
Passivrauchen 196
Pasteurisieren 88, 91, 464
Pathogenität 28
Patientenbetreuung, umweltmedizinische 168
Patulin 504
Paul-Ehrlich-Institut 47
PBN 158, 335

PCB
    Abfall 315, 317
    Boden 309, 313
    Dioxin-ähnliche 377, 378
    Human Biomonitoring 164
    Indikator PCB 309, 380
    Innenraum, Wohnungshygiene 415, 416
    in Lebensmitteln, Fisch 462, 463, 472
    Lufthygiene 380, 381
    Luftqualitätsleitlinie 354
    Ostsee 303
    PCB Richtlinie, Innenraumluft 416
    Frauenmilch 521, 522
    Umweltmedizin, Anamnese 168
    Umweltmonitoring 172
PCDD, Dioxine ☞ Polychlorierte Dibenzo-p-dioxine (PCDD)
PCDF, Furane ☞ Polychlorierte Dibenzofurane (PCDF)
PCP ☞ Pentachlorphenol
Pediculosis capitis 45
Pellagra 508
Pentachlorphenol 187, 309, 377, 379, 415, 427
PER ☞ Perchlorethylen
Perchlorethylen 203, 205, 382
Peressigsäure 98
Periode, infektiöse 28
Permethrin 46, 117, 148
Perorale Aufnahme ☞ Aufnahme
Peroxiacetylnitrat 335
Peroxibenzoylnitrat 335
Peroxisomenproliferation 189
Pertussis 137
Pesterkrankungen 150
Pestizide 115, 466
Pettenkoferzahl 422
PFC (perfluorierte organische Verbindungen).................267-268
    im Trinkwasser 267-268
    in der Frauenmilch 522
Pflanzenöle 454
Pflanzenschutzmittel 239
    in Lebensmitteln 473
pflanzliche Lebensmittel 464
Pflegeeinheiten 82
Pflegespray 426
Pflichtpfand 319
PFOA (Perfluoroktansäure) 267
    Aktivkohlebehandlung 249
    im Trinkwasser Hochsauerlandkreis 267
PFOS (Perfluorooktansulfonsäure) 267
    in Fischen 463
PFT (perfluorierte Tenside) 267
Pharaoameisen 116, 117
PHB-Ester 481
Phenole 98, 99
Phenylketonurie 518
Phlebotomus-Mücken 145
Phosgen 351, 352, 383
Phosphate 238, 278, 283, 290, 294, 295, 298, 299, 304, 313,
    ....364, 466, 482
Phosphathöchstmengenverordnung 290
Phosphor..........117, 118, 164, 282, 283, 289, 294, 301, 352, 460, 463
Phosphorsäureester 117, 118
Phosphorwasserstoff 352
Photooxidantien 335, 336, 337, 338, 372, 373, 374
Phthalate 164, 522
    Metabolite im Urin 164

pH-Wert
   Trinkwasser 258
   und Lebensmittel 475
Pilze ☞ auch Schimmelpilze
   Desinfektion, Sterilisation 91, 92, 94, 96-101, 110, 112
   im Abwasser 297
   im Boden 311
   im Innenraum 175, 430
   in Badegewässern 285, 286, 299
   in der Ernährung 459
   in der Luft 385, 422
   in der Tierhaltung 385, 422
   im Trinkwasser 226
   nosokomiale Infektionen 64, 65, 67
   Pilzvergiftungen 504, 505
   Speisepilze 212, 364, 365, 470
   -toxine in Lebensmitteln 503, 504
   Infektionen 64
   Vergiftungen 504
Pilzinfektionen 64, 65
Pilzvergiftungen 504, 505
Plantarwarzen 286
Pleuramesotheliom ☞ Mesotheliom der Pleura 215
Pneumokokken 137
Pneumokokkenimpfung 137
Pneumokoniosen 358
Pneumonie 51, 57, 58, 59, 61, 64, 65, 68, 151, 213, 272, 273
Pocken 33
Pökeln 481
Poliomyelitis 30, 137, 142
Polonium 193, 208
Polyamid 255
Polychlorierte Biphenyle ☞ PCB
Polybromierte Flammschutzmittel, polybromierte diphenyl-
ether, PBDE 186, 473, 521
Polychlorierte Dibenzofurane (PCDF), Furane
   Eintrag in Böden 313
   Eintrag in Nord- und Ostsee 301
   Eintrag in die Umwelt 376-379
   Emissionswerte 352
   Klärschlamm 310
   Lebensmittel 448, 463, 466, 468, 469, 471-472, 522
   Maßnahmewerte Boden 309
   Müllverbrennung 315
   Wirkungen 378
Polychlorierte Dibenzo-p-dioxine (PCDD), Dioxine
   Eintrag in Böden 313
   Eintrag in Nord- und Ostsee 301, 303
   Eintrag in die Umwelt 376-379
   Emissionswerte 352
   Klärschlamm 310
   Lebensmittel 448, 463, 466, 468, 469, 471-472, 522
   Maßnahmewerte Boden 309
   Müllverbrennung 315
   Wirkungen 378
Polyensäuren 454
Polyester 255
Polymorphismus (Enzym-) 179
Polysaccharide 122, 123, 455, 456
Polyvinylchlorid 255, 319, 386
Polyzyklische aromatische Kohlenwasserstoffe ☞ PAK
POPs, persistente organische Schadstoffe 303, 377, 380, 521
Präserven 479, 482
Prävalenz 45, 58, 61, 64, 78, 150, 159,
   ....181, 203, 217, 219, 503, 510
Präventivmedizin 508
Primärprävention 22

Probenahme 256
Problemabfälle 321
Produktionshygiene 478
Proguanil 147
Prophylaxe 44, 96, 120, 127
Proteaseinhibitoren 506
Proteinaddukte 164
Proteus 59, 495, 496
Protozoen 498
Providencia 495, 496
PSE-Fleisch 462
Pseudomonaden 59, 101, 226, 284, 285, 286
Pseudomonas aeruginosa 226
   in Beckenwasser 279
Psittakose 30
Pteroylglutaminsäure 458
PTWI (provisional tolerable weekly intake) 469
Puerperalsepsis 30
Punkte-Diät 514, 515
Purin 458, 462, 513, 514, 517
PVC 94, 199, 319, 323, 383, 384, 386
Pyrethroide 115, 117
Pyridoxin 458

Q

Quarantäne 43, 78, 79, 151
Quartäre Verbindungen 98, 101
Quarzsand 249
Quarzstäube 194, 358
Quats 94, 98, 101
Quecksilber 264, 365
   Bestimmung 173
   im Trinkwasser 264
   in Lebensmitteln 470
Quellfassungen 244
Quellhöhe 333, 334, 356, 359, 368, 387
Quellwasser 235, 239, 242, 248, 270, 290

R

Rachitis 457
Radar 214, 437, 438
Radiatoren 419
Radikale, freie 206
Radikalfänger ☞ Antioxidanzien 206
Radioaktivität 170, 208, 214, 223, 291, 481
Radon 209, 210
Ranzigwerden 481
Ratten 116
Rattenflöhe 150
Raubwanzen 145
Rauchen 193
Räuchern 481
Rauchgase 368
Raumdesinfektion 88, 98, 105
Raumklima 170, 414, 416, 417, 419, 420, 421, 427, 442
Raumklimaparameter 416, 419
Raumluftdesinfektion 105
Raumluftfeuchtigkeit 418
Raumluftkontamination 429
Raumlufttemperatur 172, 416, 417, 420, 421, 424, 442
Raumtemperatur 417, 418, 419, 441, 480
Reaktorunfall 211, 212, 213
Recycling 318
Redoxpotential 475
Reduktionskostformen 514
Reduktionstyp 334
Reduktionsverfahren 387

Reference dose (RfD)..162
Referenzwerte
    Arbeitsmedizin...186
    hochfrequente elektromagnetische Strahlung.........438
    Hb-Addukt bei Acrylamidexposition 203
    Human-Biomonitoring 163, 164
    Nährstoffzufuhr (DACH)...........................451, 453
    Schadstoffe in Frauenmilch...............................522
    Quecksilber im Urin..174
Regenfälle...269, 270, 292
Regenwasser...240
Reinigungsgeräte..113
Reinigungsmaßnahmen.......................83, 115, 117, 295
Reinigungsmittel..303
Reinigungsstufen, Abwasser 293
Reinluftgebiete..337
Reiseimpfungen...................................137, 139, 141
Reisemedizin...143
Reiseverkehr..121, 124, 491
Reizgase..305, 358, 362
Reizklima..326
Rekonvaleszentenausscheider...................................29
Renovierungsmaterialien.......................................422
Reproduktionstoxizität...161
Reservoir...28
Resistenz, unspezifische..33
Resistenzentwicklung.........................94, 115, 148
Resistenzspektren...70, 75, 76
Resistenzstufen...91, 113
Resorption ☞ auch Aufnahme......................157, 158
Resorptionsverfügbarkeit.......................................310
Respirationstrakt
    Aufnahme...157
    Entzündliche Prozesse.....................................177
    Infektionen...55, 66
Retinol...456
Retroviren...95, 218
Riboflavin...458
Richtkonzentrationen..199
Richtlinie für Krankenhaushygiene 86, 89
Richtwert
    Einwirkzeit Dampfsterilisation.........................107
    Grenzwerte..160
    Innenraumluft RW I, RW II..........414, 415, 416, 417, 426
    Immissionskonzentration (MIK).......................353
    Immissionsrichtwerte Lärm 397, 398
    Nährstoffe................................451, 453, 454, 455, 461
    Radon...209
    Tablettenfluoridierung....................................261
Riegelungsimpfungen..135
Rinderfinnenbandwurm...500
Risiko..162
    Einschätzung...160
    tolerables..162
Risikobereiche...............42, 53, 57, 58, 65, 68, 79, 80, 82, 83, 86, 104
Risikofaktoren für Malignome.................................193
Risikofaktoren nosokomialer Infektionen.................69
Risikogruppen
    bei Luftverunreinigungen..............359, 367, 373, 374
    bei Vitaminversorgung.............................457, 458
    bei Schutzimpfungen...............................137, 138
    bei Trinkwasseraufnahme...................232, 262, 268
    in der Lebensmittelhygiene 469, 470, 488
    in der Umweltmedizin.......................................23, 24
    im Infektionsschutz................................42, 48, 79
RLT-Anlagen...................................53, 57, 441, 442

Robert Koch-Institut....................47, 48, 51, 91, 168, 191
    Meldung..37
Rodentizide..117, 228
Rohrreinigungsmittel..305
Röntgenaufnahme..211
Röntgendiagnostik..214
rooming in...82
Rotaviren..497
Rotavirusinfektion..138
Röteln..30, 138
    Impfung..123
Rückfallfieber...38, 45, 145
Rückstände in Lebensmitteln.................................466
Rückstellprobe...478
Ruhr...30
Rundfunk...................................214, 437, 438
Ruß ☞ auch Dieselruß und Dieselrußpartikel.............194, 201, 202,
    ....334, 348, 360, 361

S

Saccharin..189
Saccharose...455
Safrole...207
Salmonellen...219
Salmonellose..488
Salpetersäure.....................338, 339, 344, 371, 481
Salz...483
Sammelgruben..297
Sandfang..293, 295
Sauerstoffbedarf..............289, 292, 293, 294, 297, 373
Sauerstoffsättigung..........................278, 283, 327
Säuerung, enzymatische...482
Säuerungsmittel..466
Saunatauchbecken..284
Säureentkarbonisierung...250
Saurer Regen...............................264, 338, 339
Saxitoxin..505
SBS...........................172, 178, 179, 430, 441, 442
Schaben..115, 116, 117
Schachtbrunnen............................245, 248, 255
Schadeinheit..289, 290
Schädlinge.................114, 115, 117, 118, 427, 476, 477, 478, 480
Schädlingsbekämpfung ☞ Gesundheitsschädlinge
Schädlingsbekämpfungsmittel 117
Schadstoffausbreitung 334
Schadstoffe
    Bodenschadstoffe.............................309-315, 317
    Definition...156
    Grenzwertableitungen.............................161, 162
    Human-Biomotoring..162-166
    im Abwasser ....289, 290, 294, 296 , 299-301, 303-307
    im Trinkwasser..............233, 239, 243-245, 248, 254, 258-268
    in der Luft......................348, 353, 355-383, 386 -389
    in der Umwelt.........................23, 156, 157, 158
    in Lebensmitteln..........446, 448, 466-474, 505, 521, 522
    in Wohnungen...........214, 215, 414, 415, 420, 422-424, 428, 433
    Krebsnoxen..........................196, 199, 201, 202, 205
    Messung..163
    Umweltmedizinische Beratung.....................183, 184
    Wetterbeeinflussung.....................333, 334, 335
    Wirkungsschwellen.................................159, 160
Schadstoffeintrag..........................243, 301, 303
Schadstoffemissionen..389
Schall.............156, 166, 341, 366, 396, 397, 398, 399, 400, 401, 402,
    ....403, 404, 405, 406, 407, 408, 410, 411, 414
Schallabsorption..401
Schalldämmung 400, 402, 404, 406

Schalldämpfung 401, 402
Schalldruckpegel 398
Schalldruckpegelmessung...398
Schallschirm 401
Schallschutz 341, 399, 400, 401, 403, 404, 405, 414
Schallschutzfenster 341, 401, 404, 405
Schallschutzmaßnahmen..........................399, 401, 403, 404, 405
Scharlach..30, 44, 60, 384, 385
Scheuerdesinfektion 99, 105
Schimmelbefall 204, 430
Schimmelpilze 65, 175
    als Hospitalkeime..65
    im Bioabfall..317
    im Innenraum...429
    in der Wohnung...431
    in Lebensmitteln 450, 503
    MVOC...430
    Mykotoxine...503
    Raumluftkontamination....................................429
    Sanierungsleitfaden......................................178
Schistosomiasis....................145, 152, 219, 268, 285
Schistosomiasis, urogenitale.....................................219
Schlacke...293
Schlafapnoe-Syndrom 510
Schlafkrankheit 35, 145
Schlaf-Wach-Rhythmus 144
Schlaganfall...510
Schlammbehandlung 295
Schleusen..70, 82
Schluckbrunnen 247, 248
Schlussdesinfektion 72, 78, 88
Schmierinfektion............................35, 61, 65, 81, 486, 490, 491, 497
Schmutzwasser 290
Schneeberger Bergkrankheit...208
schnurlose Festnetztelefone.......................................437
Schornsteinhöhe 156, 356
Schulen....................25, 36, 44, 46, 226, 233, 278, 405, 416, 423, 477
Schürzen 81
Schutzbrille 71, 80
Schutzgebiete..243
Schutzhandschuhe 71, 74, 75, 78
Schutzimpfungen 30, 120
    Cholera..126
    Diphtherie...126
    Dokumentation..124
    FSME..126, 142
    Gelbfieber..127, 142
    Haemophilus influenzae Typ b.............................127
    Hepatitis A...127, 143
    Hepatitis B...128, 143
    HPV...129, 217, 218
    Influenza..129
    Kontraindikationen.......................................125
    Masern...130
    Meningokokken-Infektionen..................130, 131, 132, 133
    Meningokokkenmeningitis..................................143
    Mumps..133
    Pertussis..133
    Pneumokokken-Krankheiten.................................134
    Poliomyelitis.......................................134, 143
    Röteln...135
    Tetanus..135
    Tollwut...136, 139
    Tuberkulose..136
    Typhus..136, 143
    Varizellen...136
Schutzkittel...71, 78, 84

Schutzkleidung 80, 81
Schutzzonen 234, 235, 243, 244, 255, 405
Schwankungen, säkulare 34
Schwarz-Weiß-Trennung..86
Schwebstaub 335, 338, 339, 359, 360, 362, 364, 369, 370, 422, 428, 429
Schwebstoffe.............................247, 281, 294, 295
Schwefeldioxid...367
Schwefeloxide..352
Schwefelsäureaerosole..337
Schwefelwasserstoff.................249, 256, 294, 296, 298, 352, 369, 392
Schweinefinnenbandwurm..501
Schwellenkonzentration ☞ Wirkungsschwelle 159, 199
Schwellenwert................159, 161, 166, 188, 190, 202, 205, 289, 313, 362, 436
Schwermetalle 469
    Einträge in Nordsee......................................302
Schwimmbadkonjunktivitis...286
Schwimmbecken 281
    -wasser..276
Schwimmen 145, 269, 278, 280, 299, 452
Schwülegrenze 328
Scombrotoxismus..505
Sedimentation 249
See- und Talsperrenfassungen......................................245
Seifen.....................62, 94, 95, 96, 99, 101, 257, 303, 304, 447
Seifenfehler..94, 95, 96
Sekundärprävention 23
Selbstreinigung.....................244, 248, 281, 282, 295, 296, 303, 362
SELECT-Studie 206
Selen...460
Sepsis..28, 36, 57, 59, 84
Septikämien.................................55, 56, 58, 59, 60, 61
Serratia..57, 59, 224
Serumcholesterinspiegel..509
Set-Point...514
Seuchen...31, 32
    -wanderung..33
Seveso-Dioxin 377, 379
sexuell übertragbare Krankheiten 150
Sferics...333
Shigellen 490
Shigellose..152
Sicherheitsfaktor ☞ Unsicherheitsfaktor, Grenzwertableitung 202
Sicherheitszuschlag 107
Sicherstellung 37, 40, 451
Sick Building Syndrome (SBS)...........................178, 179, 441
Siebschalen...103, 108, 113
Siedeverzug...108
Silberverbindungen...100, 253
Silosickersaft..297
Singulett-Sauerstoff-Moleküle 206
Sinkstoffe..248, 293
Sinnesprüfung..255, 256
Skorbut..459, 508
Smog..333
Smogalarm...334
Smogepisoden..334, 337, 369, 370
Sofortmaßnahmen...36, 40, 432
Solanin...506
Solarien...198, 329
Sollgewicht...509, 514
Sommersmog..335, 336, 337, 357
Sonderabfall...308
Sonderisolationseinheiten...296
Sondermülldeponie 318
Sonnenbrand..330

Sonnenschutzmittel 330
Sonnenstich 327
Sonnenstrahlung 328
Sorptionsverfahren 295, 387
Sozialhygiene 24
Spanplatten 424, 425, 428
Speiseeis 146, 464, 485, 489, 493, 496
Speisesalz 261, 451, 460, 518
Sperrschichten...333
Spinat 259, 450, 458, 459, 460, 464, 506
Sporen...64, 65
   bei nosokomiale Infektionen............64, 65, 73, 75, 77
   Desinfektion 73, 88, 90-93, 95-101, 104, 113
   im Trinkwasser..227, 230
   in der Luft...360, 385
   in Lebensmitteln 476, 479, 480, 485-495
   Schimmelpilze 175, 177, 430, 431, 432
   Sterilisation 91, 92, 110-113
Sporenbildner...64
Sprays 341, 381, 382
Spritzasbest...366
Sprosspilze 64, 65
Spulwurm..499
Spurenelemente 460
Standardimmunglobulin 122
Ständige Impfkommission (STIKO).............................120
Staphylococcus aureus
   in Lebensmitteln 475, 476, 481, 493, 494
   im Krankenhaus 48, 56, 59, 60, 67, 74, 84
Staphylococcus-aureus-Intoxikationen.........................493
Staphylokokken..60
   Enterotoxikose...30
Staphylokokkenträger 493
Stärke 455
Starterkulturen 482
Staubbelastung 428
Staubniederschlag 353, 364
Staubwischen 84
Stechmücken...116
Steinwolle 187, 215, 367
Stellmittel 304
Sterilfiltration 93
Sterilisation 88
   mit energiereicher Strahlung....................................108
   mit Ethylenoxidgas..109
   mit Formaldehyddampf 110
   mit Peressigsäure...112
   mit Wasserstoffperoxid 111
   thermische 105
Sterilisationsindikatoren...114
Sterilisierbehälter 108
Sterilisierzeit 107, 108
Sterilkonserven 482
Stichverletzungen..66
Stickgase 358
Stickstoffdioxid 344, 368, 370, 415, 429
Stickstoffmonoxid 370, 372
Stickstoffoxide 370
STIKO 48, 65, 120, 121, 129, 137, 138, 139, 140, 153, 217
Stoffaufnahme 157
Störfallbeauftragter 351
Strahlenbelastung 208, 211, 212, 213, 214
Strahlenexposition
   beim Fliegen 211
   natürliche 210

Strahlung 207
   alpa- 208
   beta- 208
   gamma- 208
Straßenverkehr 240, 334, 351, 359, 362, 372, 398, 401, 402, 403, 405, 410
Stratosphäre..................328, 341, 343, 344, 345, 372, 373, 374, 382
Streptokokken..495
   Desinfektion 91
   hämolysierende 67
   in Krankenhäusern 60, 61, 67
   in Lebensmitteln 463, 464, 495, 496
   in Schwimmbädern 285, 286
   vergrünende 61
Stress 172, 206, 218, 407, 410, 431, 441, 442, 459
Struma 460, 518, 519
Stuhlprobe 64
Subunit-Impfstoffe 151
Sulfat 239
   im Trinkwasser...257
Surveillance 47, 50
Süßigkeiten 484, 507, 513, 517
Süßstoffe 467
Synkanzerogenese 186, 216

T

Tabakrauchen 186, 193, 194, 195, 197, 198, 203, 204, 364, 375, 423, 424, 428
Taenia
   saginata 500
   solium 501
Tafelwasser 234, 235, 260, 272, 467
TA-Lärm 398, 405
Talsperrenfassungen 245
TA-Luft 199
Tankerunfälle 301
Tankstellen 376
Tardivepidemien 31
Taubeneier 463
Taucher-Krankheit 327
Taupunktkurve 418
Taupunktunterschreitung 418, 419
TCDD 201, 351, 377, 378, 379, 383
TDI ☞ Tolerable Daily Intake
Technische Regeln für Gefahrstoffe (TRGS) 110, 215, 355
Technische Richtkonzentrationen 199
Tee...465
TEF (Toxizitäts-Äquivalent-Faktoren)
   PAK 375
   Dioxine 377
Teildisziplinen..23
Telefon 64, 68, 72, 77, 315, 437, 438, 440
Temperatur 417
Temperaturanstieg...333
Temperaturgradient...333
Tenside 101
   amphotere 101
Tensidverordnung 290
Teppich
   elektrische Aufladung 433
   Emissionen 357, 424, 428, 430, 441
   -kleber 416
   mit Schädlingsbekämpfungsmitteln 118
   Reinigung 46, 116, 426
   Schalldämmung 406
Teppichböden 357, 424, 430, 441
TEQ (Toxizitätsäquivalent)..377

Terpene..415, 426, 430
Tertiärprävention..23
Tetanus 30, 137
Tetanus-Immunprophylaxe 123
   im Verletzungsfall 141
Tetanus-Toxin..377
2, 3, 7, 8-Tetrachlordibenzo-p-dioxin ☞ TCCD, Dibenzodioxine,
Dioxine 186, 377
Tetrachlorethylen ☞ Perchlorethylen
Tetrodotoxin 505
Thallium 118, 352, 353, 471
Thiabendazol...482
Thyreostatika..468
Tiefbrunnen 246
Tiefgefrieren 479, 482, 492, 502
Tierarzneimittel...467
Tierversuche 159, 161, 162, 165, 190, 377, 380, 438, 474, 511
   auf Kanzerogene........................187, 202, 207, 215, 228,
   ....251, 260, 266, 363, 378
   auf Mykotoxine 178
   bei Tollwut 141
Tocopherole 457
Tolerable Daily Intake (TDI) 162
Tollwut...30, 139
Tollwut-Immunprophylaxe 123
   postexpositionell 140
Töne...396
Totimpfstoffe...122, 123
Toxi-Infektionen
   durch Lebensmittel 484, 488
Toxikokinetik..157
Toxikologische Testverfahren 161
Toxine
   höherer Pflanzen 506
   natürliche 506
Toxoide...122
Toxoidimpfstoffe 122
Toxoplasma gondii 498
Transfettsäuren 455
Transmission 67, 68, 348, 357
Treibhauseffekt 339
Treibhausgase 339, 342, 343, 382, 392
Trennkanalisation 292, 293
TRGS ☞ Technische Regeln für Gefahrstoffe
Trichinose...500
Triethylenglykol 96, 97
Trihalogenmethane....................230, 251, 267, 277, 280
Trinken 79, 183, 222, 234, 262, 269, 272, 516
Trinkmenge 484
Trinkwasser
   Aktivkohlebehandlung 249
   Aluminium 264
   Arsen..265
   -aufbereitung 233, 248, 253
   Bakterien 269
   Blei 261
   Bohrbrunnen...246
   Brunnen..245
   Cadmium 264
   chemische Inhaltsstoffe 257
   Chlorung 250
   Desinfektion 250, 252
   Eisen 257
   Enteisenung 248
   Enthärtung 250
   Entmanganung...248
   Entsäuerung 248

Filtrierung...249
Flockung...249
Flusswasserfassungen 245
   -förderung 242
   Grundwasseranreicherung 247
   -hygiene 222
   Indikatorparameter..230
   Infektionen durch 268, 269
   Konservierung...253
   Kontaminationen 266, 269
   Kupfer 262
   Mangan 257
   mikrobielle Verunreinigung 224
   Nitrate 258
   Ozonung 252
   Parasiten 269
   Phenole 266
   pH-Wert 258
   Probenahme 256
   Quecksilber 264
   Quellfassungen 244
   Schachtbrunnen 245
   -schutz 242
   -schutzgebiete 244
   Sedimentation 249
   -speicherung 254
   Sulfat 257
   Überwachung 255
   Uferfiltration 246
   -verteilung 254
   Verunreinigung 227
   -verwendung 241
   Viren 269
   Vorklärung 248
   -vorkommen 242
   Wasserhärte 257
   Zink..263
   Zisternen 255
Trinkwasserverordnung 222, 234
   Grenzwerte 225
Trittschallübertragung 406
TRK-Werte 199
Tröpfcheninfektion.....................35, 78, 81, 151, 384
Trockenkeime 60
Tropfkörper 294, 295
Troposphäre 344, 345, 373, 374
Tschernobyl 211
TSP (total suspended particulates) 359, 428
Tuberkulose..30
Tumorentstehung 188, 215, 217
Tumorpromotion 189
Tupferproben 42, 85
Turbulenz 334, 356, 357, 359
TVOC (total volatile organic compounds) 425, 426, 427
Tyndallisation..88
Typhus...30, 485
   abdominalis 30, 152
   -epidemie 270

U

Überdüngung 297, 298
Übergewicht...509-515
   als Krebsnoxe 194-198, 207
   bei Kindern 452, 510
   Diäten...513-515
   gesundheitliche Folgen 455, 507, 509-512, 517-519
   Vorbeugung.......................................461, 483, 515

Übertragung infektiöser Erkrankungen 34
Übertragungsfaktoren...69, 70
Überwärmung 327
Uferfiltration 246
Ulcus molle 30
Ultrafeinstaub 359
Ultrakurzwellen 437
Umgebungsuntersuchungen 42, 43, 53, 85, 86, 170
Umkehrosmose 240, 253, 265, 295
Umkippen, Gewässer 299
UMTS 437
Umwelt
  -belastung 156, 162
  -bezogene somatoforme Störung.......................................180
  -epidemiologie 165
  -kontaminanten 468, 506
  -Monitoring 168, 172
  -standards 160
  -syndrome 172
  -toxikologie 164
  -zeichen 305
Umweltchemikalien 244, 468, 476, 485
Umwelteinwirkungen
  durch die Luft 348, 349, 350, 351
  durch Lärm 397
  Krebsnoxen 198, 199
Umweltepidemiologie.......................................165, 166, 167
Umweltkatastrophen 383
Umweltmedizin 156
  Ambulanzen 181
  Aufgaben 167
  Definitionen 167
  klinische 166
  Therapie 183
Umweltmediziner 182
Umweltstandards 160, 199
Umweltzeichen...118, 305, 306, 424
Unfallverhütungsvorschrift 121, 251
Unit Risk 199, 200, 202
Unsicherheitsfaktor (UF) 162
unspezifische Lebensmittelvergiftungen.............................495
Unterernährung 508
Unterkühlung 44, 328
Untersuchungsmethoden
  epidemiologische 165
  umweltmedizinische 156, 162, 170
  umwelttoxikologische 164
Uran 208, 235
  im Trinkwasser 266
Uranabbau 209
UV-Desinfektion 93
UV-Strahlung 198, 214
  Desinfektion 93, 252

V

VAH-Liste...72
Vakuumtest 114
Vakuumverfahren 107, 108, 111
Vakzine 120, 122
Varizellen 30
  Impfung...123
VDI-Richtlinien 393
Vegetarismus 514
Vektoren 28
Venenkatheterinfektionen..60
Verbandswechsel 75
Verbrennen 92

Verbrennung, Müll 81
Verderb, Lebensmittel 474
Verderbniserreger 480, 481
Verdunstung.........................237, 328, 338, 373, 384, 416, 417, 418
Verhütung übertragbarer Krankheiten.................................28
Verkehr 401
Verkehrslärmschutzverordnung 401, 412
Verpackungsverordnung 319
Verrotten 175
Vertebraten 35, 145
Verteilungsvolumen...158
Vertikalfilterbrunnen...246, 248
Verunreinigungen
  anthropogene 239
Vibrio parahaemolyticus 492
Vinylchlorid 186, 189, 193, 199, 230, 255, 319, 352, 358, 386
Viren...65-66
  Abwasserdesinfektion 296
  Ausbrüche durch Viren und Maßnahmen 72, 84
  behüllte und unbehüllte 95
  Desinfektion ....91 ff
  durch Lebensmittel übertragene Infektionen...................496, 497
  Händedesinfektion 73, 96
  Heimtierhaltung 443
  infiziertes medizinisches Personal 83
  Infektionsgefährdung Abwasser 299
  Infektionsgefährdung Badegewässern 286
  Isolierung bei Ausbrüchen 77
  Kleinbadeteiche 283
  Klimawandel 339, 345
  Krankenhausabwasser 291
  Luftverunreinigung...384, 385
  mikrobiologische Parameter Badegewässer.......................278
  onkogene Viren 216-220
  Schutzimpfung gegen virale Erreger 120-143
  Testviren 96
  trinkwasserbedingte Virusinfektionen...................269, 271
  Wirksamkeit von Desinfektionsmittel 98
virtually safe dose 162, 190, 201
Virulenz 28
Virusdesinfektion 96
Virushepatitis 38, 43, 44, 81
Virusinfektionen 65
  trinkwasserbedingte 271
Vitamin A 456
Vitamin B$_1$ 457
Vitamin B$_{12}$ 458
Vitamin B$_2$ 458
Vitamin B$_6$ 458
Vitamin C 459
Vitamin D 457
Vitamin E 457
Vitamin K 457
Vitamine 456
  Beständigkeit 459
  fettlösliche 456
  Vorkommen 456
  wasserlösliche 456
VOC (volatile organic compounds) 172, 335,
  ....356, 386, 423, 425
Vollbakterienimpfstoff 122
Vollkornprodukte 455, 458, 459, 461, 484, 514, 515
Vollmilch..463
Vollwaschmittel...303, 304, 305, 306
Vorfluter 270, 288, 292, 293, 294, 296, 297, 299
Vorklärbecken...253, 293, 294

Vorratsschädlinge 115, 476
Vorsorgeprinzip 179, 232, 243, 267, 348
Vorvakuumverfahren 107
VRE (Vancomycin resistente Enterokokken) 55, 76, 82
Vulkanausbrüche 343

W

Waldschäden 264, 338, 339
Waldsterben 339, 345
Wanderratte 116, 117
Wärmebrücken 418, 419, 430
Wärmeleitung 416
Wärmepumpen 387, 392
Wärmestrahlung 339, 416
Wärmetransportmechanismen 416
Warmräucherung 481
Warmsprudelbecken 284
Wasch- und Reinigungsmittelgesetz......................289
Wäschedesinfektion 98, 99
Waschmittel 303
Wasser
    -bilanz...237
    -haushaltsgesetz 288
    -kreislauf 236
    -rahmenrichtlinie 288
    -verbrauch 241
    -vorkommen 237
Wasseraktivität 475, 477, 481, 482
Wasserentzug 97, 480, 482
Wasserhärte 257, 258, 304, 306
Wasserkreislauf 236, 238, 239, 243, 293
Wassersparen 291
Wasserstoffperoxid 99, 105, 111, 187
Wasserverbrauch 241, 242, 291
Wasserverunreinigungen.............................240, 255
Wasservorkommen 236, 237, 239, 242, 255
Wattenmeer 303
Wechselfelder
    hochfrequente 436
    niederfrequente 433
Weichmacher 164, 204, 380
Weichspüler 304
Weight Watchers 513
Weißasbest...215
Wertigkeit, biologische 452
Wetter 326
Wetterfühligkeit 333
Whirlpools 284
Windkraft 391
Wintersmog...................................334, 335, 337
Wireless Local Area Networks.............................438
Wirkungsmechanismus
    Adjuvanzien 122
    Desinfektionsmittel.......................................96
    PAK..375
    UV-Strahlen Trinkwasserdesinfektion 252
Wirkungsschwellen...159
Wischdesinfektion............................78, 84, 103, 104
WLAN 438
Wohnungshygiene 414
    Ausstattungsmaterialien 424
    elektromagnetische Felder.............................432
    Heimtierhaltung..442
    Innenraumluftqualität...................................421
    mikrobiologische Raumluftkontamination 429
    Raumklima 421
    Sick Building Syndrom....................................179, 441

Wolken 236, 332, 344
Wolldecken..104
Wundinfektion 35, 55, 56, 57, 58, 59, 60, 61, 85, 88

Y

Yersinia enterocolitica 486
Yusho-Krankheit..381

Z

Zecken........................34, 117, 126, 142, 145, 148, 152, 345, 442, 443
Zeitverschiebung...144
Zeolith..290, 304
Zerkarien 145, 286
Zestoden 500
Ziele der Hygiene und Umweltmedizin.....................22
Zigarettenrauch.............................193, 215, 216, 367, 374
Zink..263, 264, 461
    im Trinkwasser..263
Zisternen..247
Zooanthroponosen 442, 443, 444
Zoonosen 28
Zucker...455, 483
    Austauschstoffe..467
Zusatzstoffe 466
Zusatzstoffzulassungsverordnung.........................467
Zwei-Eimer-Methode 103
Zystizerkose...501
Zytostatika 64, 75, 195, 291, 323